重要血管への
アプローチ

外科医のための局所解剖アトラス
第3版

訳 鰐渕 康彦 藤沢御所見病院内科部長
　　安達 秀雄 自治医科大学名誉教授・練馬光が丘病院循環器センター長

ANATOMIC EXPOSURES IN VASCULAR SURGERY
THIRD EDITION

GARY G. WIND, M.D., F.A.C.S.

Professor of Surgery
Department of Surgery
Uniformed Services University of the Health Sciences
Director of Art and Education, Vesalius.com
Bethesda, Maryland

R. JAMES VALENTINE, M.D., F.A.C.S

Professor and Chairman
Division of Vascular and Endovascular Surgery
Executive Vice Chairman, Department of Surgery
Alvin Baldwin, Jr. Chair in Surgery
University of Texas Southwestern Medical Center
Dallas, Texas

メディカル・サイエンス・インターナショナル

Authorized translation of the original English edition,
"Anatomic Exposures in Vascular Surgery", Third Edition
by Gary G. Wind and R. James Valentine
All rights reserved.

Copyright © 2013 by Gary G. Wind and R. James Valentine

This translation is CoPublished by arrangement with Lippincott Williams & Wilkins/Wolters Kluwer Health, Inc., U.S.A.

© Third Japanese Edition 2014 by Medical Sciences International, Ltd., Tokyo

Printed and Bound in Japan

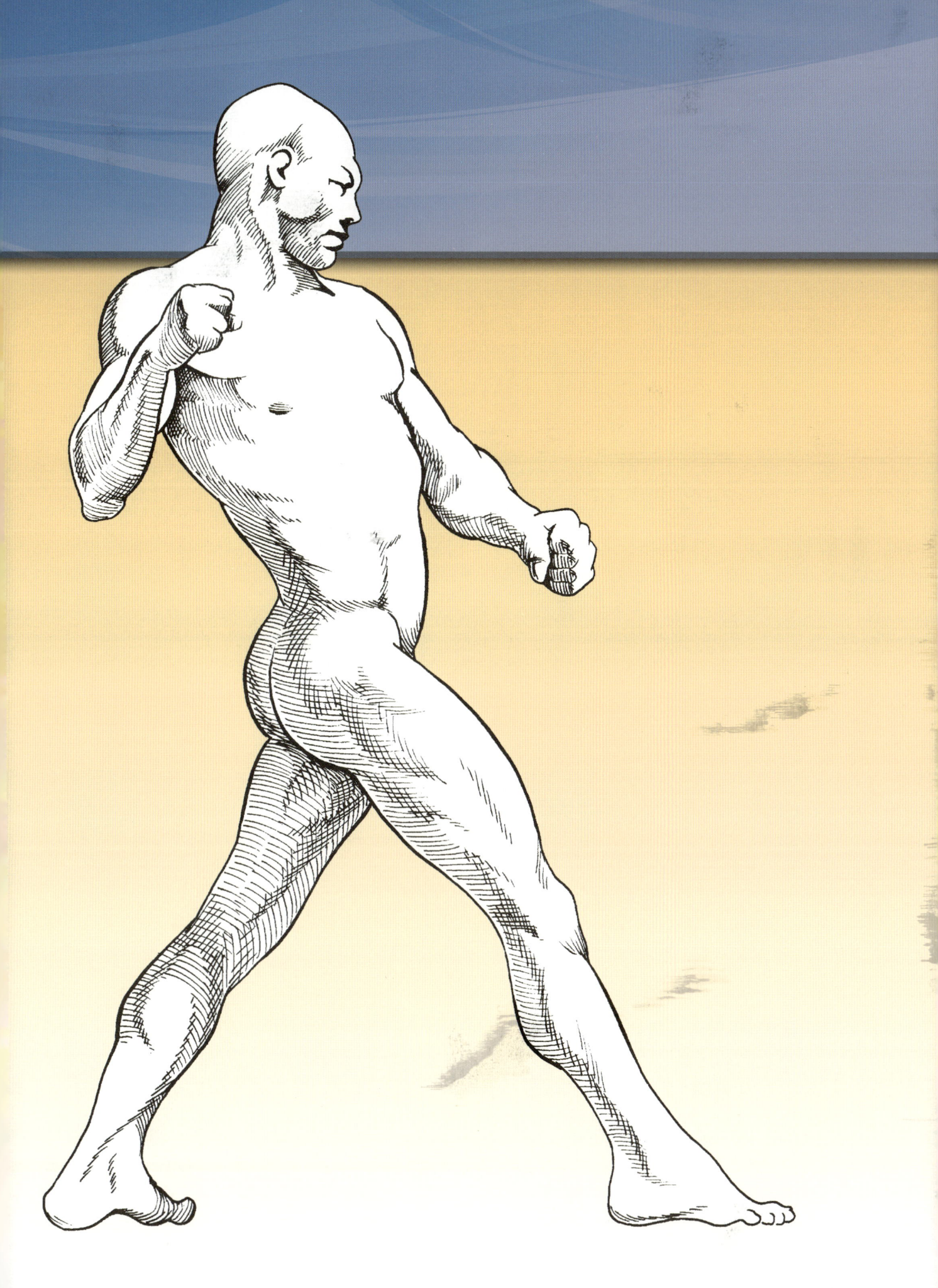

この本を，いつも忍耐強くわれわれを支えてくれた二人の妻，
Marilyn Gail Wind と Tracy Williams Valentine に捧げる．

訳者序文

　血管の処理を必要としない外科手術はまずないといってよい．主要な血管とその周辺の構造との関係をよく知っておくことは，血管外科医に限らずあらゆる領域の外科医にとっての共通で必須の課題であろう．

　この本は，二人の外科医が直接解剖を繰り返して調べたり，コンピュータ・グラフィックスを駆使して得た知識や，それぞれの専門領域で豊富な経験をもつ外科医達から教えてもらった知識などを，外科医の眼で図解し，外科医の言葉で解説したものである．いわゆる手術書とは異なり，臨床において何が重要であるかを良く知っている二人によって書かれた，あくまでも解剖書であるという点に大きな特徴がある．またこの本は多数の著者による共同執筆ではなく，気の合った二人の外科医だけによって書かれている．この著者達の企図を尊重して翻訳も私達二人だけで行った．こなれた良い翻訳とはとても言えないが，理解しやすい日本語になるよう精一杯努力したつもりである．

　第1版の日本語版が出版されたのは1995年のことである．外科手術はその後も着実に進歩し続け，いろいろな領域で鏡視下手術や血管内手術が導入された．それによって従来行われてきた古典的な直視下手術の件数が減ったことは否めない．しかし，術式がどんなに変化したとしてもヒトの解剖や血管の解剖が変わるわけではないし，観血的な手術が全くなくなってしまうということもあり得ない．本来，外科は他の方法ではどうしようもない症例を，手術という手段を使って何とか治療できないかと考える分野である．不可能を可能にすることをいつも要求されるのが外科医の宿命でもある．したがって，この本の価値はこれから先も変わることはないと確信している．

　今回の第3版では，内容的には前腕筋膜切開と腰椎周辺の血管露出の2項目が加えられた．また部分的にではあるが，図のカラー化が行われた．これによって血管とその周辺組織との関係がより一層わかりやすくなったように思われる．引用文献も更新されて新しい文献が加えられている．

　地味ではあるが，この本がいろいろな領域で手術に関わる若い外科医達の基本的な参考書となれば幸いである．

2014年4月

鰐渕康彦
安達秀雄

第1版前文

　この優れた本の特徴は挿図にある．これらの図は，手術中に何が見えるかをよく知っている外科医の視点で描かれている．解剖学者は，解剖室で見るような解剖図を描くものであるが，Dr. Gary Wind と Dr. R. James Valentine は外科医が手術室で目にするままの傑出した図を提供してくれた．

　Dr. Wind はこれまでもコンピュータを使って，解剖図の三次元的構築を試みている．これらの特異な映像やモデルは，従来の伝統的な解剖図とは異なる概念を与えてくれる．この本を満たしている独特の，そしてきわめて示唆に富む挿図の数々は，この研究から得られた身体のいろいろな部位に関する知識に基づいて描かれている．普通の解剖図では，椎骨動脈が第6頸椎の横突孔に入る前の部分は，ごく短い距離しかないように思われる．しかし，この部分でこの動脈の手術をしたことのある外科医は，横突孔に入る前の椎骨動脈は数 cm の長さがあることを知っている．この本はまた，Dr. Wind の特殊な解剖学的再構築法によって明らかにされた，同じように有益な情報で満たされている．解説は，明快かつ簡潔であり，各章の終わりには適切な文献も挙げられている．この解説は明らかに，臨床家にとって何が重要であるかをよく知っている人によって書かれたものである．

　発生学を扱った序章と血管の変異に関する最後の章の2つの章は，特に興味がもたれる．このような血管の変異は，いつも外科医を悩ませるものである．発生学は，このような変異が起こりうる理由を示してくれるし，解剖学的変異に関する最後の章は，外科医が遭遇するかもしれない思いがけない構造を予期して，これを見きわめるのに役立つことであろう．

　これは外科医によって書かれた解剖学の本であるが，手術手技を述べることを目的としたものではない．この本は，血管と周辺組織との解剖学的関係を叙述し図示したものである．その結果，この本は血管外科医にとってのみならず解剖学者にとっても，大きな価値をもつ本となった．それは古い問題，すなわち肉眼解剖学に新しい光を投げかけているからである．

Charles G. Rob, M.D., F.R.C.S., F.A.C.S[†]
Professor of Surgery
Uniformed Services University of
the Health Sciences
Bethesda, Maryland

[†] Dr. Charles Rob は 2011 年に逝去されました．先生は血管外科の優れた先駆者であり，いわゆる"大外科医"の最後の一人でもありました．本当に非の打ちどころのない，礼儀正しい方であったにもかかわらず，いつもその強い個性を感じさせられる方でした．われわれおよび外科領域全体として先生に心からの哀悼の意をささげます．

Gary G. Wind, M.D.
R. James Valentine, M.D.

第1版序文

「その構造上のどのような局面にせよ，人間の身体を言葉で理解させることができるという考えは捨てなさい．完全に言葉で述べようとすればするほど，わからなくなるものです．…目の見えない人に話をするのなら別ですが，言葉で悩まされないようにしたほうが賢明だと思います．」
—Leonardo da Vinci

血管の解剖を理解しようとすることは，人体のあらゆる組織面を通る血管系の複雑な枝分かれを知るという，高度に視覚的な仕事である．この本は，言葉を最小限にして，できるだけ多くの新しい図を使って，臨床で必要な血管の解剖を伝えようと意図したものである．人体の中のあらゆる領域における血管のパターンを理解するのに必要な，最も重要な解剖学的関係を，簡潔に，しかも明瞭に示すことに焦点を絞っている．各章は，解剖学的な概観と外科的な到達法の部分に分かれている．

多数の著者によって書かれた本の場合は考え方や説明の仕方に統一性を欠くという欠点を生じやすいが，二人だけで書かれたこの本ではその点でも有利である．同時に，執筆が進行して行く過程において，助言者としてリストにあげた卓越した外科医の方々から，助言と批判をいただくことができた．解剖を図示するに当たっては，それぞれの部分について全く新しい死体で行った解剖が役に立った．臨床的な考察は，われわれ自身の経験と新旧文献の綿密な再調査に基づいている．

血管外科のような比較的若い専門領域の文献は，当然のことながら新しい術式が工夫され，完成されるにしたがって増えてくる．その術式にとって必要な手術解剖は，最初の原著の中ではいろいろ詳細に述べられるが，やがて外科の教科書や図譜の中で濃縮される．この発展過程の中で，血管外科の解剖学的背景を包括的に取り扱うほうが有利なときがやってくる．この本の目的は，周辺組織や血管そのものに与える損傷を最小限にして，血管を露出しこれを操作するための，詳細で実際的な指針を与えることである．

この本は血管への解剖学的到達法について，統一的で一貫性のある考え方を与えるように構成した．解剖は，最新の手術手技との関連において記述し，身体の各領域ごとにまとめてある．解剖学的説明はそのまま，これから新しく生まれてくる手術手技に対しても同様に当てはまるはずである．本文は，臨床に関連のある解剖をできるだけ簡潔に記述し，些細で難解なことにはまり込んで身動きがとれなくなるようなことのないように心がけた．読者は，発表の水準を高め，知的好奇心をもって興味をそそられた問題を詳しく考えるのに満足のいくような，十分な解剖学的知識を得られるはずである．手術での到達法を示す挿図は理想的な視野を描いており，実際には創縁を保護するために使われるはずの創縁タオルは，明瞭でわかりやすいようにするために，わざと除外してある．臨床的な文献は各章の最後に，また解剖学的な文献はこの本の最後に載せてある．このようにしてわれわれは，血管外科の解剖に生き生きした明快さと統一性をもたらしたいと思っている．

第 3 版序文

　この 20 年間，私たちはカテーテルによる血管内手術への関心が高まるなかで，従来行われてきた観血的な血管手術の件数が減少するという大きなうねりに直面している．しかし，観血的に血管を露出する臨床経験が少なくなればなるほど，外科的な観点から血管解剖学に焦点を合わせた詳しい教科書がますます必要になると思われる．周辺組織の損傷を最小限におさえて血管を露出するための，詳しくて役に立つガイドブックをつくろうというこの本の最初の目的は全く変わっていない．アイデアにあふれた新しい到達法や，特殊なアプローチの新しい適応など，最近数多くの文献が出てきたことが第 3 版を出版する動機となった．

　第 1 版，第 2 版が好評だったので，臨床解剖に重点を置き，記述を多くするよりも詳細に描かれた図を中心にするという方針は変えていない．この本の特徴は，すべての図が外科医でもあり解剖学者でもあるたった一人の画家によって描かれているということである．このことによって，それぞれの図に一層詳しい内容を盛り込むことができ，最大の教育効果をあげることができた．この第 3 版に加えられた主な点は，解剖図を完全に色刷りにして三次元的関係をよりわかりやすくしたことである．手技の説明や臨床文献も現在の考え方を反映するように更新した．新たに前腕筋区画症候群と筋膜切開に関する項目と，腰椎の血管露出に関する項目を付け加えた．さらに web システムによる三次元的解剖情報に関する参考文献も入れておいた．

　前の版と同じように，各章は解剖学的概観と外科的な到達法の 2 つの部分に分けられている．記述のところは，解剖学的に鍵となる重要な関係を軸にして，外科医の視点から臨床的な表現で書かれている．どうでもいいような枝葉末節のところは省いてある．関係のある臨床的な考察は，最近の文献を十分に再調査したうえでのものである．

　今回この本をつくるに当たっての最も重要なポイントは，いつまでも役に立つ本を目指すということである．血管の手術法には流行り廃りがあるかもしれない．しかし，ヒトの解剖が変わることはここ当分ないであろうし，また血管を露出する技術も手術の基本的な部分であって，現在も将来も変わることはないであろう．

執筆協力者

前腕筋膜切開：

Jeffrey A. Marchessault, MD
Adjunct Faculty, Lincoln Memorial University-DeBusk College
　of Osteopathic Medicine, Harrogate TN
Associated Orthopaedics of Kingsport, TN

腰椎の血管露出：

David Whittaker, MD, FACS
CDR, MC, USN
Chief, Vascular Surgery
Walter Reed National Military Medical Center
Bethesda, MD

Leo Daab, MD
Fellow, Vascular Surgery
Walter Reed National Military Medical Center
Bethesda, MD

注 意

　本書に記載した情報に関しては，正確を期し，一般臨床で広く受け入れられている方法を記載するよう注意を払った．しかしながら，著者，訳者ならびに出版社は，本書の情報を用いた結果生じたいかなる不都合に対しても責任を負うものではない．本書の内容の特定な状況への適用に関しての責任は，医師各自のうちにある．

　著者，訳者ならびに出版社は，本書に記載した薬物の選択，用量については，出版時の最新の推奨，および臨床状況に基づいていることを確認するよう努力を払っている．しかし，医学は日進月歩で進んでおり，政府の規制は変わり，薬物療法や薬物反応に関する情報は常に変化している．読者は，薬物の使用にあたっては個々の薬物の添付文書を参照し，適応，用量，付加された注意・警告に関する変化を常に確認することを怠ってはならない．これは，推奨された薬物が新しいものであったり，汎用されるものではない場合に，特に重要である．

目　次

序　章　動脈と静脈の発生 ……………………………………… *1*

第Ⅰ部　頭部と頸部の血管 …………………………………… **21**
第 1 章　頸動脈 …………………………………………… *22*
第 2 章　椎骨動脈 ………………………………………… *51*

第Ⅱ部　胸部の血管 …………………………………………… **77**
第 3 章　胸部大動脈 ……………………………………… *78*
第 4 章　胸郭上口と頸胸部交感神経幹 ………………… *113*

第Ⅲ部　上肢の血管 …………………………………………… **153**
第 5 章　腋窩動脈 ………………………………………… *154*
第 6 章　上腕動脈 ………………………………………… *176*
第 7 章　前腕の血管 ……………………………………… *189*
第 8 章　手の血管 ………………………………………… *216*

第Ⅳ部　腹部の血管 …………………………………………… **235**
第 9 章　中枢側腹部大動脈（腹部分枝起始部とその中枢部分
　　　　を含む）……………………………………… *236*
第 10 章　腹腔動脈と腸間膜動脈 ………………………… *272*
第 11 章　腎動脈 …………………………………………… *295*
第 12 章　腎動脈下大動脈，骨盤動脈および腰部交感神経 …… *314*
第 13 章　下大静脈 ………………………………………… *348*
第 14 章　門脈系 …………………………………………… *364*

第Ⅴ部　下肢の血管 …………………………………………… **389**
第 15 章　総大腿動脈 ……………………………………… *390*
第 16 章　大腿の血管 ……………………………………… *428*

第17章　膝窩動脈 …………………………………… *449*

第18章　下腿の血管 ………………………………… *483*

第Ⅵ部　血管の変異 …………………………………… **539**

第19章　血管の解剖学的変異 ……………………… *540*

付　録　解剖の文献 …………………………………… *577*

索　引 …………………………………………………… *579*

訳	鰐渕康彦：序章，第1章～第8章
	安達秀雄：第9章～第19章

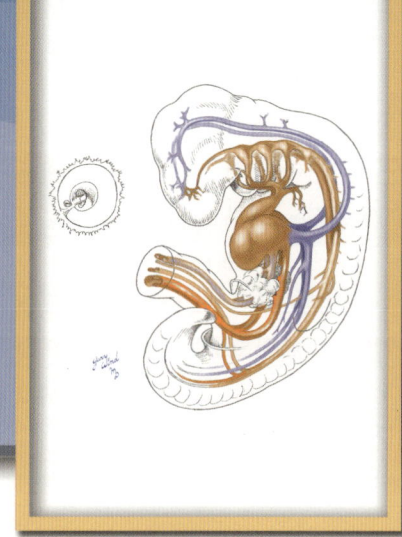

動脈と静脈の発生
Embryology of the Arteries and Veins

序章

血管の発達

概観

胎生第3週と第4週の間（排卵後の日数で測定）に血管が形成され，ヒトの最終的な循環の形式に近い状態に発達する．第3週の終わりに向かって初期の循環が始まり，新しく融合した心臓により推進される．第4週における急速な変化は，その後の胎生2か月から最終月にわたる大幅な改変のための舞台を設定する．胸腹部臓器や体壁，そして四肢の成長と相互に関連しながら動脈と静脈が成熟するなかで，胎児の頭側末端の発達は尾側末端より早く進行する．この信じがたいほど複雑な生物学的構造の発達と再構成は，胎児が3 mmから3 cmの大きさ（頭部から殿部までの長さ）になる間に行われる（図1）．血管形式の次の大きな変化は，出産のときに生じる．

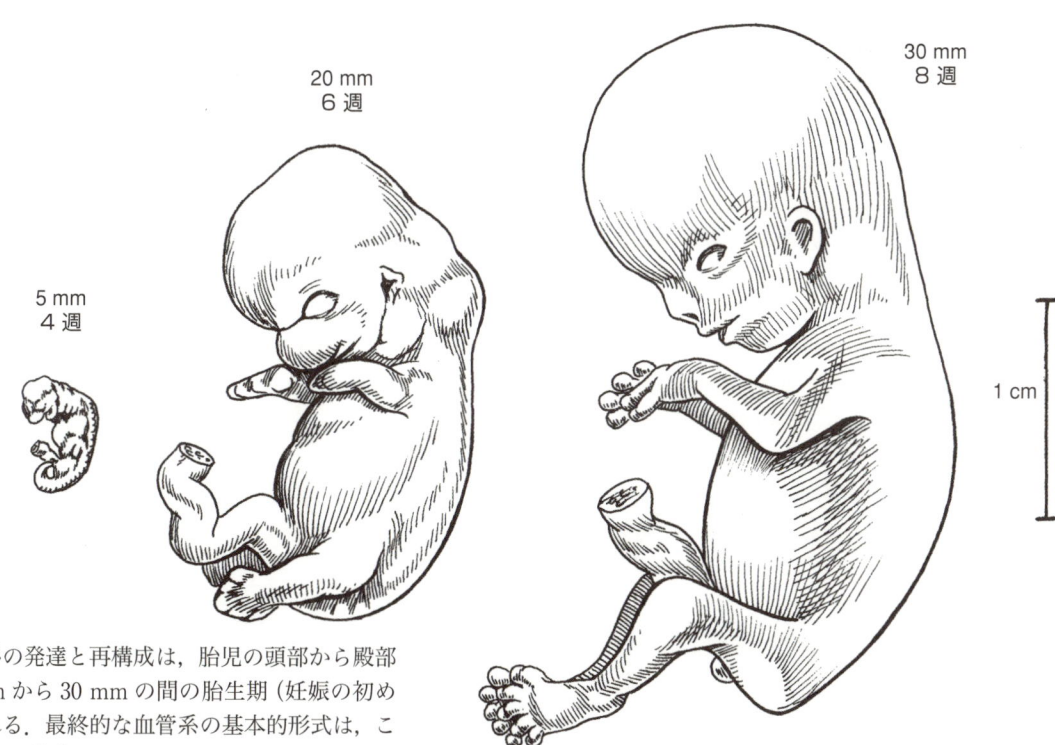

図1　急速な血管系の発達と再構成は，胎児の頭部から殿部までの長さが3 mmから30 mmの間の胎生期（妊娠の初めの2か月）に行われる．最終的な血管系の基本的形式は，この期間の終わりまでに確立される．

成人の血管系の発達のなかで発生する変化についての理解は，血管外科医が遭遇するであろう多くの変異や奇形を概念化する理論的枠組みを与える．

原始的血管と循環の始まり

循環が始まるときには，胎児は絨毛小胞 chorionic vesicle 内においてポリープ様の構造物として出現する（**図2**）．茎は結合茎 body stalk を構成する．ポリープの頭部は精妙に2つに分かれ，分葉した境界部の溝は胚盤 embryonic disk が内部に存在していることを反映している．3 mm の胚盤の上方のドームは羊膜 amnion であり，下にぶらさがっている嚢胞は，卵黄嚢 yolk sac である．

これら上下2つのドームにはさまれた細長い2 mm の胚盤は，その外側縁が上方に屈曲して神経溝 neural groove の閉鎖を始め，体中部では第1体節 first somites が出現する（**図3**）．間葉溝 mesenchymal clefts の並んだ細胞は，このときまでにそれぞれ独自に発育しているが，相互に結合を始め，内側と外側に2つの細長い管腔を形成する．内側の管腔は，胎児の頭側で対になった心臓管 heart tubes の末端に付着し，末梢卵黄嚢動脈のネットワーク内に延びていく原始的大動脈を形成する．外側の管腔は心臓管の尾側端に付着し，卵黄嚢静脈と臍静脈になっていく．

数日以内に心臓は融合し，卵黄嚢循環 vitelline circuits を通じて血液を押し出す蠕動運動様の拍動を開始する．卵黄嚢循環は急速に退縮する哺乳類の卵黄嚢から栄養を供給するが，それは早熟性の絨毛がその役割を果たすまでのわずかな短い期間である．臍帯血管は，卵黄複合体から結合茎を経て絨毛に延び，主要な経路となる．

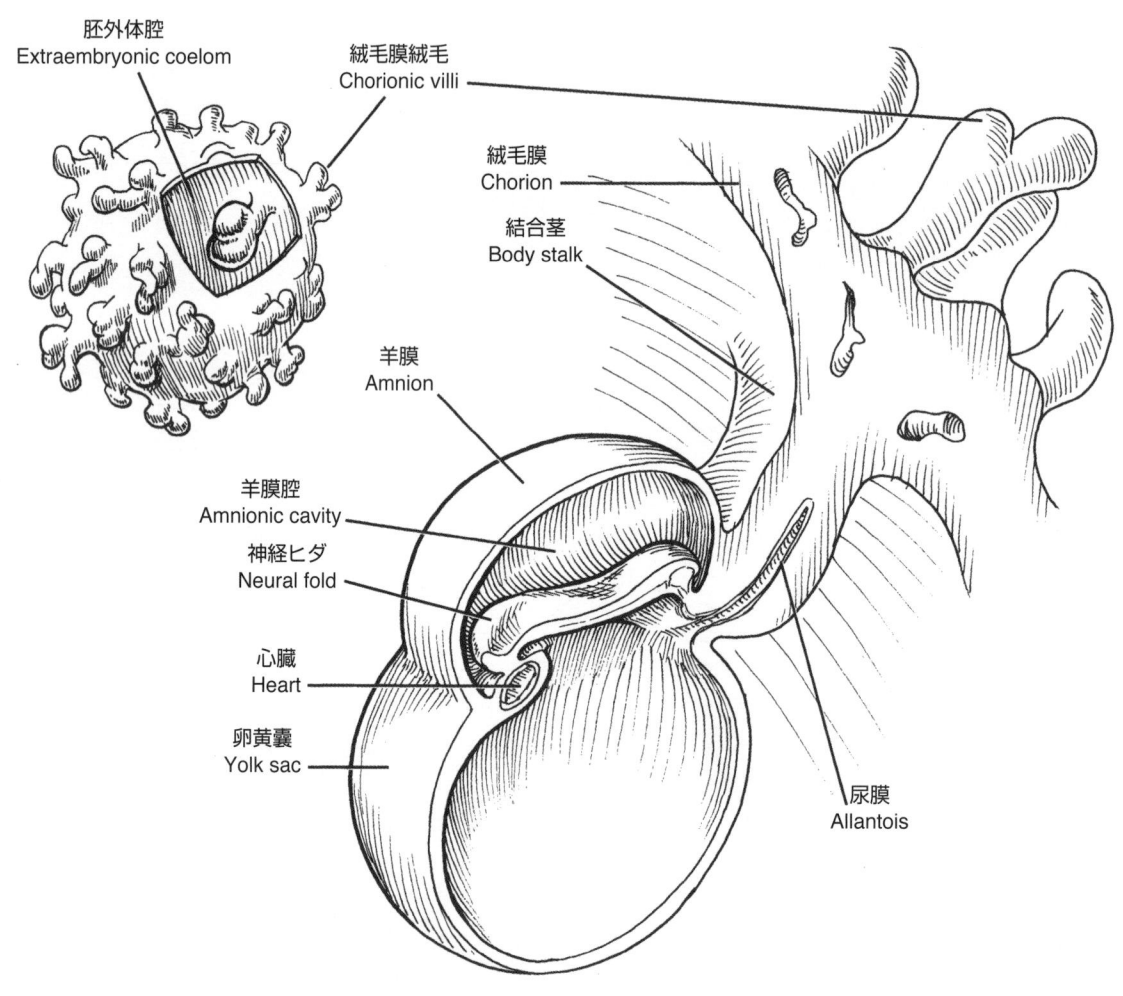

図2　血管形成の始まりにおいては，胚盤は絨毛小胞内のポリープ状の突起内にある．

動脈と静脈の発生　3

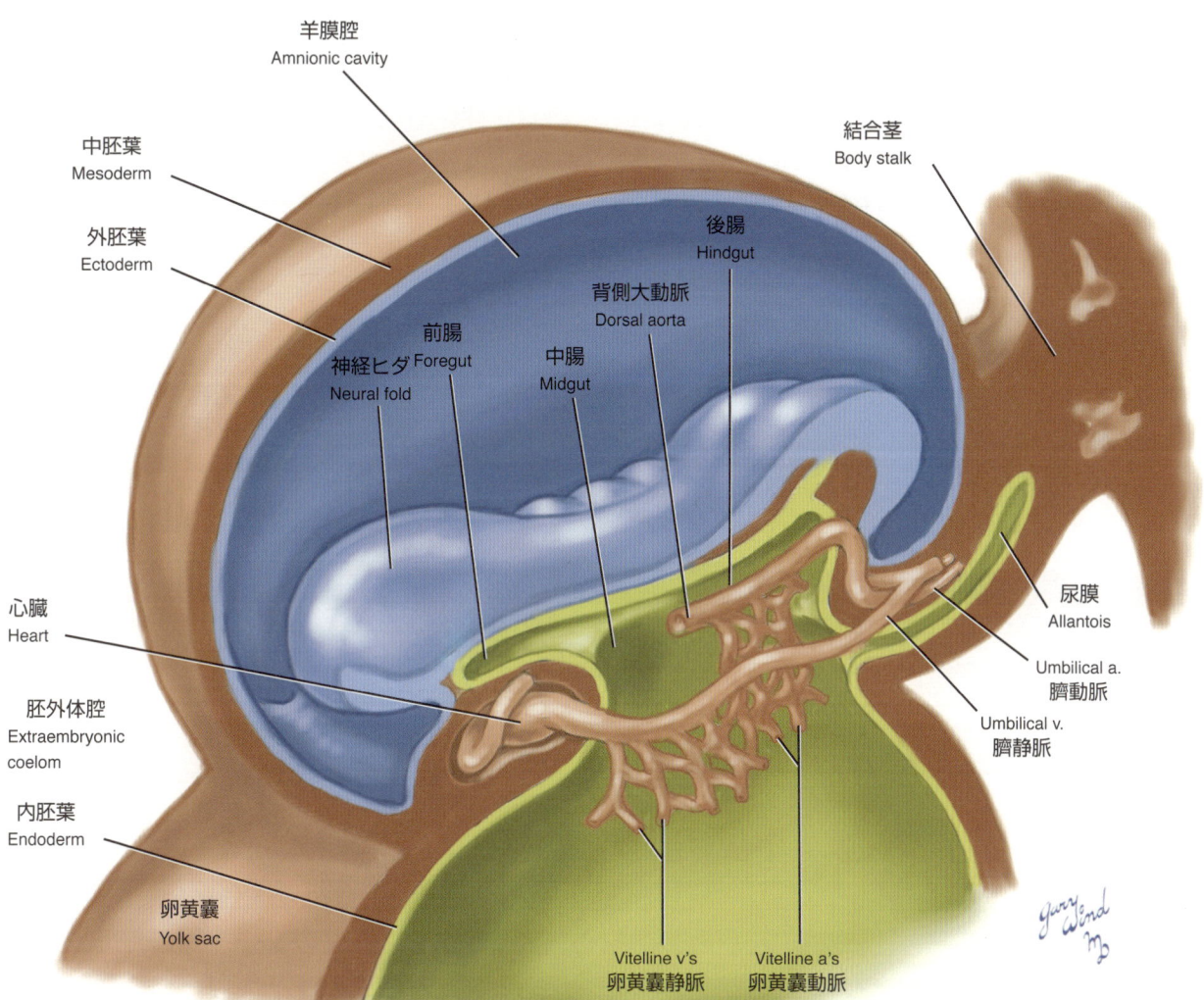

図3　初めの2セットの原始的な血管が，新しく融合した心臓管の端につながる．

第4週の間に胎児は4mmから5mmの長さに達し、体節のすべての補完物complementが発達し、血管形態における一連の変化が開始される（図4）。対になった大動脈はほぼその全長で融合し、多数の背側、外側、そして腹側の分枝を形成する。5対の余分な一連の動脈弓は、発育しつつある上腕の囊状突起outpouchingsの間で、まだ融合していない背側の大動脈と連絡しながら、心臓の頭側端でかつ咽頭周囲の外側を通過する。頭側の動脈弓は尾側の動脈弓が加わるのと同じ速さで退縮し、そして6つの動脈弓は第5週から第7週の間に進化論的な変化をとげる（下記参照）。多数の卵黄囊動脈は退縮し、腹腔動脈、上腸間膜動脈、そして下腸間膜動脈となっていく

3本のみを残す。対になった前主静脈および後主静脈が体腔内で形成され、総主静脈common cardinal veinsを介して心臓の尾側の角（現在では冠静脈洞sinus venosusとして知られる）につながる。

第4週の最後までに、四肢の芽状突起limb budsは明瞭となり、頭側の1対がより発達してくる。卵黄囊静脈の名残りは発育しつつある肝臓内の洞様毛細血管sinusoidsを形成し、そして門脈系を形成するために癒合していく。体幹と四肢の動脈および静脈系において次に同時に生じる発達については別に記載した方がよいが、それらの出来事は同時進行であることを覚えておく必要がある。

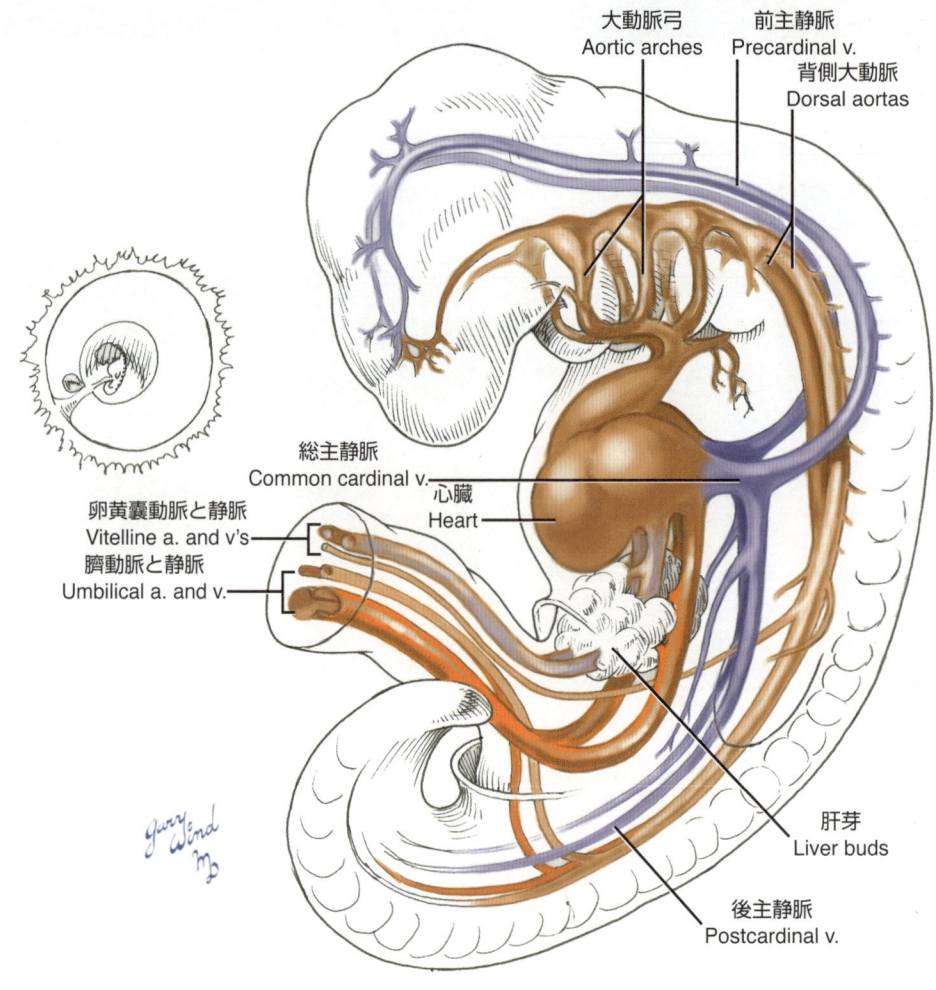

図4 胎生第4週に大動脈の融合が始まり、大動脈弓が形成され、臍帯血管がはっきりと区別され、そして主静脈が形成されて、2か月目の急速な変化の基礎がつくられる。

動脈と静脈の発生　5

大動脈弓　aortic arches

6セットの大動脈弓は連続する上腕動脈弓の中心を穿通し，そして胎児が6 mmの長さになる第5週の初めまでには，第1動脈弓，第2動脈弓，さらに未発達の第5動脈弓は大幅に退縮する（**図5**）．背側の大動脈は初めの2本の動脈弓のレベルでは遺残し，内頸動脈を形成するためにそれらと第3弓との連絡を保持する．外頸動脈は大動脈嚢 aortic sac の新たな分枝として起始し，別に発達して第3弓の末梢に移動する（**図6**）．そのため，第3弓の根部は総頸動脈となる．外頸動脈は，顔と頭部に移動した初めの2つの上腕動脈弓から由来する筋肉に続く．

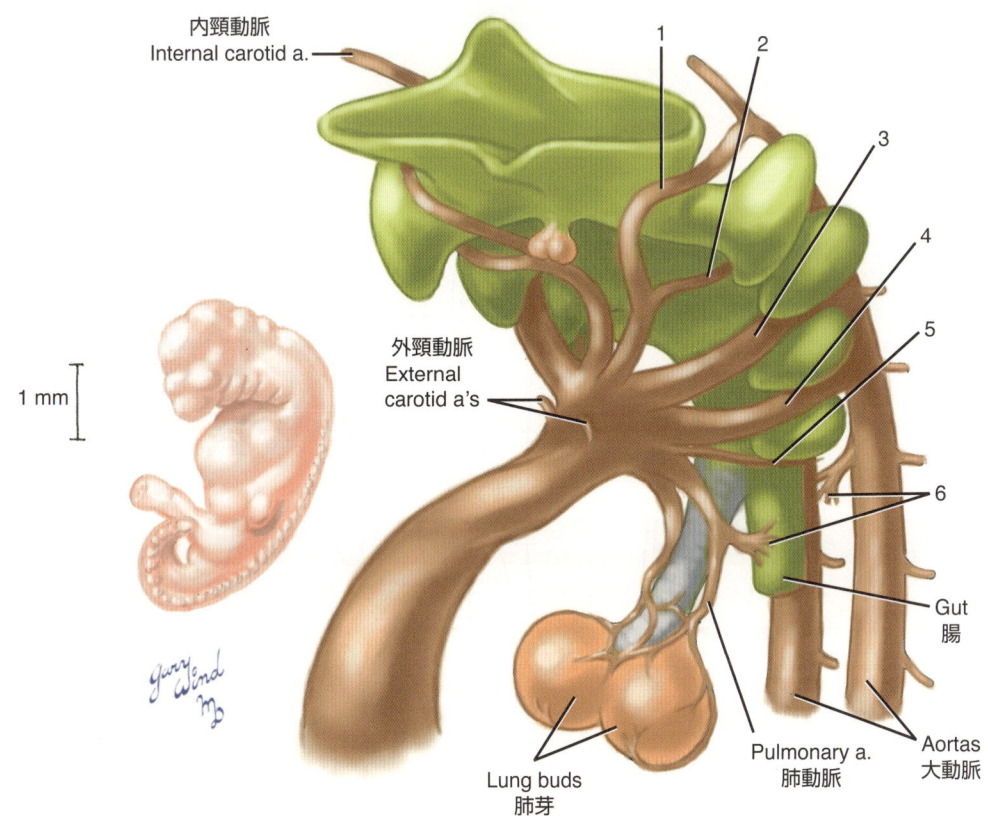

図5　大動脈弓は頭側から尾側への発育のなかで発達する．

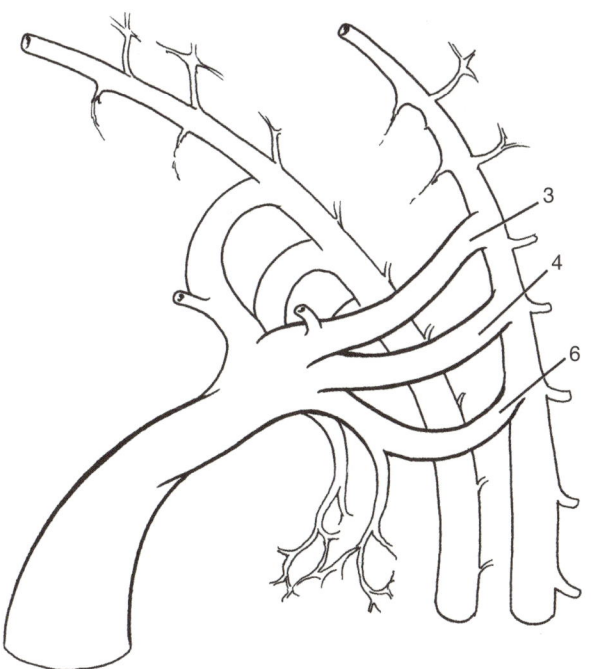

図6　内頸動脈は初めの2つの弓が吸収された後に頭側の背側大動脈の遺残として残り，第3弓により養われる．

第4弓は，左は成人の大動脈弓として，右は右鎖骨下動脈の根部として，左右ともに残存する（**図7**）．鎖骨下動脈は初めは，対になった大動脈末端が結合する部位のすぐ近位からの分枝として起始する．鎖骨下動脈と融合した動脈幹との間で右大動脈が吸収されることにより，右鎖骨下動脈が分離する．

第6（肺動脈）弓は背側の大動脈から発育して，大動脈嚢から肺芽 lung buds まで延びて発達しつつある肺動脈と出会う．左第6弓は動脈管 ductus arteriosus（後の動脈管索）となるのに対して，右第6弓は消失する．これらの大動脈弓の変化が生じる第5週から7週の期間において，総動脈幹と心臓の大動脈嚢は，大動脈と肺動脈幹とに分離する．

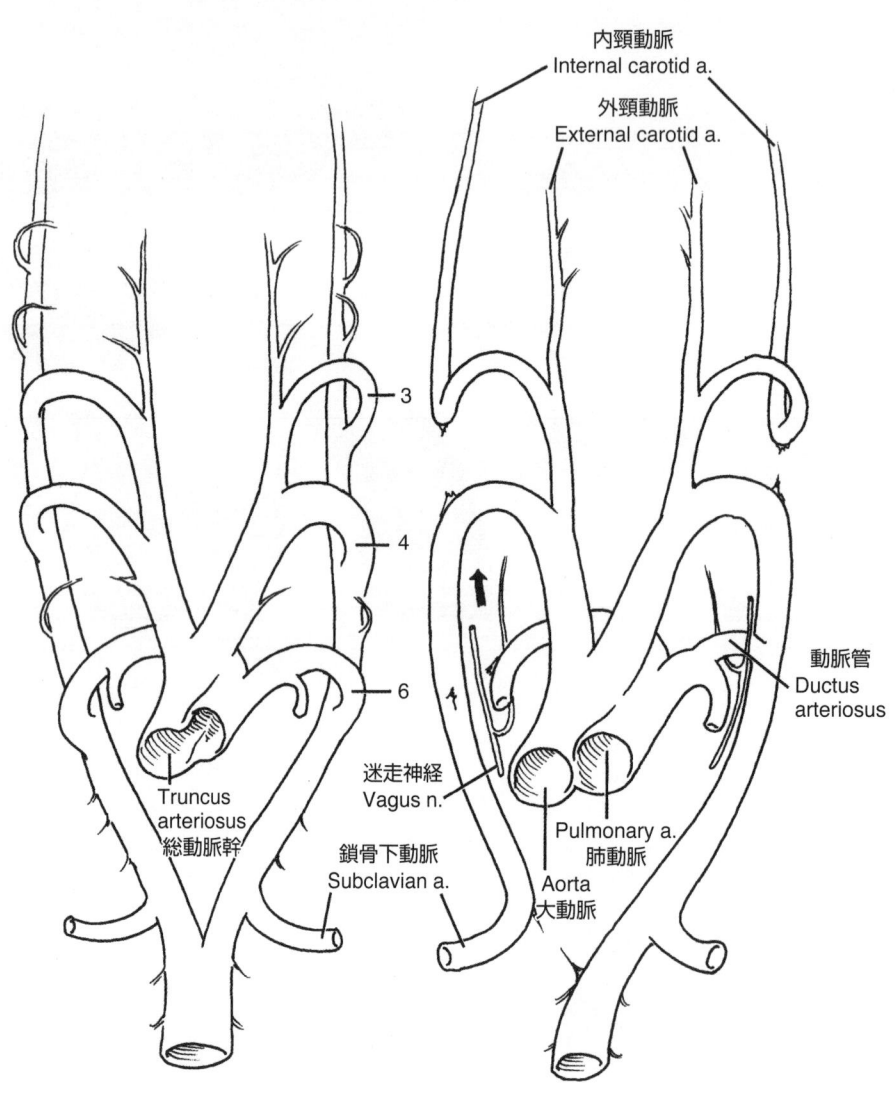

図7　残存した大動脈弓が選択的に吸収されることにより，大動脈と肺動脈の形式が決まる．

背側大動脈　dorsal aorta

大動脈弓が胎児の頭側で再構成されている間に，背側大動脈は背側，外側，そして腹側の分枝をつくりあげる（図8）．これらの枝には，体壁と四肢への一連の分節間の枝，泌尿器領域への泌尿生殖分枝，そして腹側の内臓枝が含まれる．

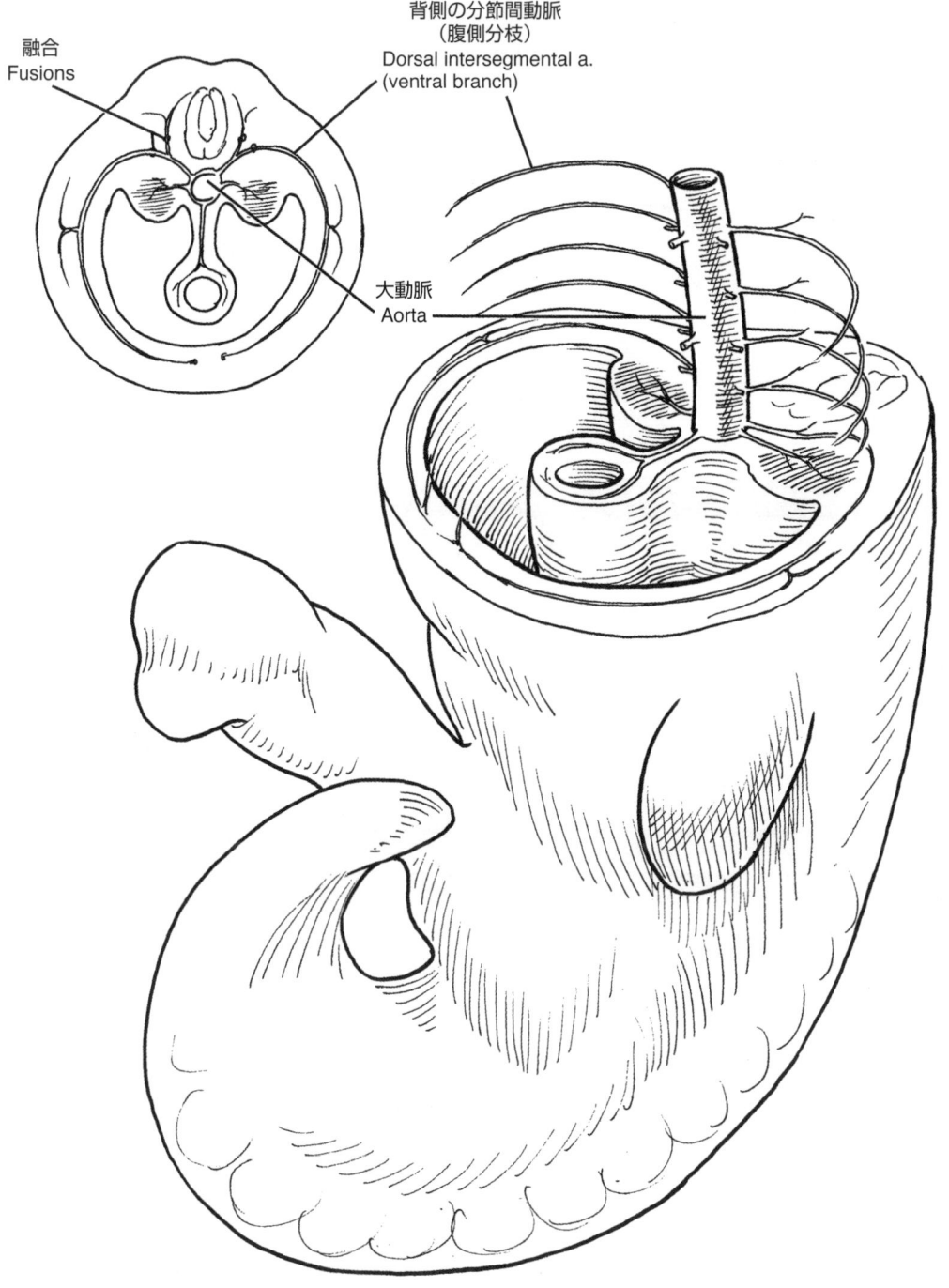

図8　融合した背側大動脈は分節的な背側と外側の分枝をつくりあげ，そして卵黄嚢動脈から下行する腹側内臓枝を保持する．

背側枝は背側分枝と腹側分枝とに分けられる．頸部の背側分枝は長軸方向に融合して，頭側の分節から出る全部あるいはほとんどの枝が吸収されて椎骨動脈を残す（図9）．椎骨動脈と鎖骨下動脈は，頸部の第7分節間動脈からの共通の起始をもつ．腹側枝は肋間動脈と腰動脈を構成する．背側分枝の融合と同様に，肋骨前面で長軸方向に2つの融合が起こり，鎖骨下動脈の頭側では甲状頸動脈幹を形成し，鎖骨下動脈の尾側では肋頸動脈幹を形成する．四肢の芽状突起の血管も同様に背側分節間分枝に由来する．

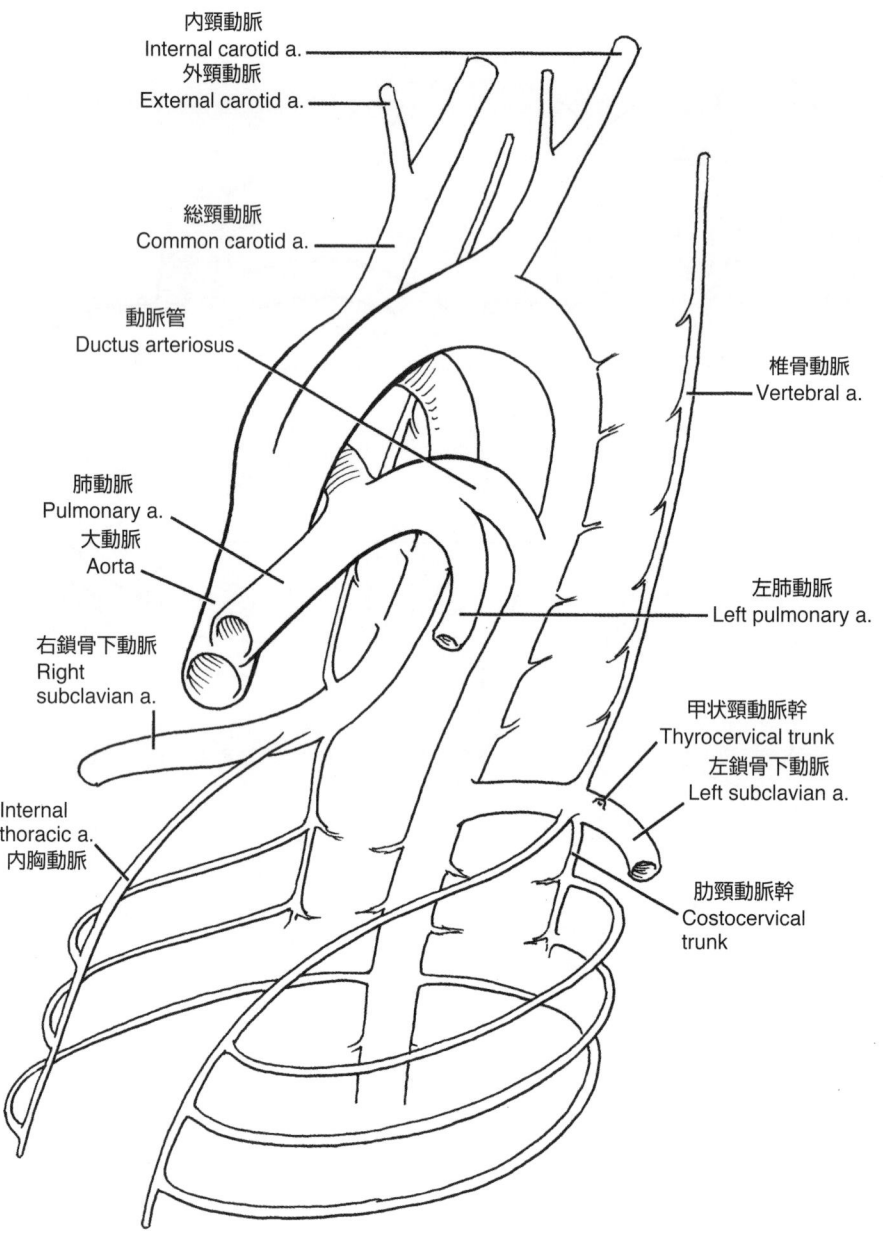

図9 頸部と胸部上部の背側枝が長軸方向に融合することで，椎骨動脈と肋頸動脈幹がつくられる．

多数の外側枝が泌尿器領域に入り，中腎，生殖器，後腎，副腎を栄養する（**図10**）．中腎が退縮するにつれ，分枝の数も減少し，腎，副腎，そして内生殖器の血管を残す．横隔膜動脈も明らかに外側枝である．

大動脈の腹側枝は対になった卵黄嚢動脈から由来するが，卵黄嚢動脈は大動脈が融合するときに1本になる．卵黄嚢が退縮するときには，血管の本数が減少する．第5週の終わり近く，胎児の長さが8 mm のとき，腹腔動脈，上腸間膜動脈，下腸間膜動脈が残る．さらに，臍動脈と卵黄嚢システムとの初めからの連続性は失われ，そして臍動脈は総腸骨動脈となる隣接する背側の分節間分枝と連絡する（下記および**図14**参照）．

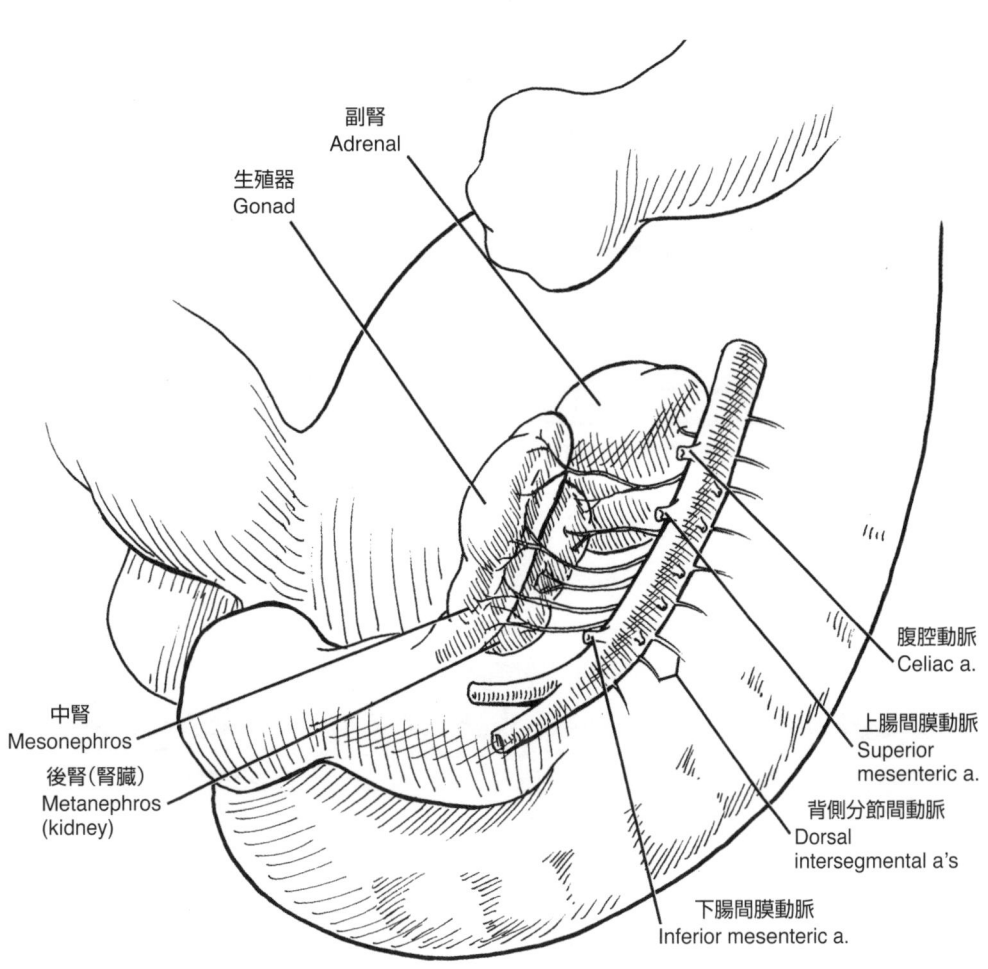

図10 泌尿器領域への外側分枝は生殖器，中腎，そして後腎（後の腎臓）を栄養する．

四　肢　extremities

四肢の突起は体長 3〜4 mm の胎児において出現し，上肢の方がより早く発達する（**図 11**）．突起の基部はいくつかの分節に及び，最初は散らばっていた毛細血管叢は，いくつかの背側分節間動脈により栄養される（**図 12**）．1 本の本幹が主要な位置を占めて，他の動脈は退縮する．静脈もまた主要な経路を形成し，原始的な四肢のへら paddle の部分で，先端の成長する高まりの下を走行する辺縁血管を形成する．

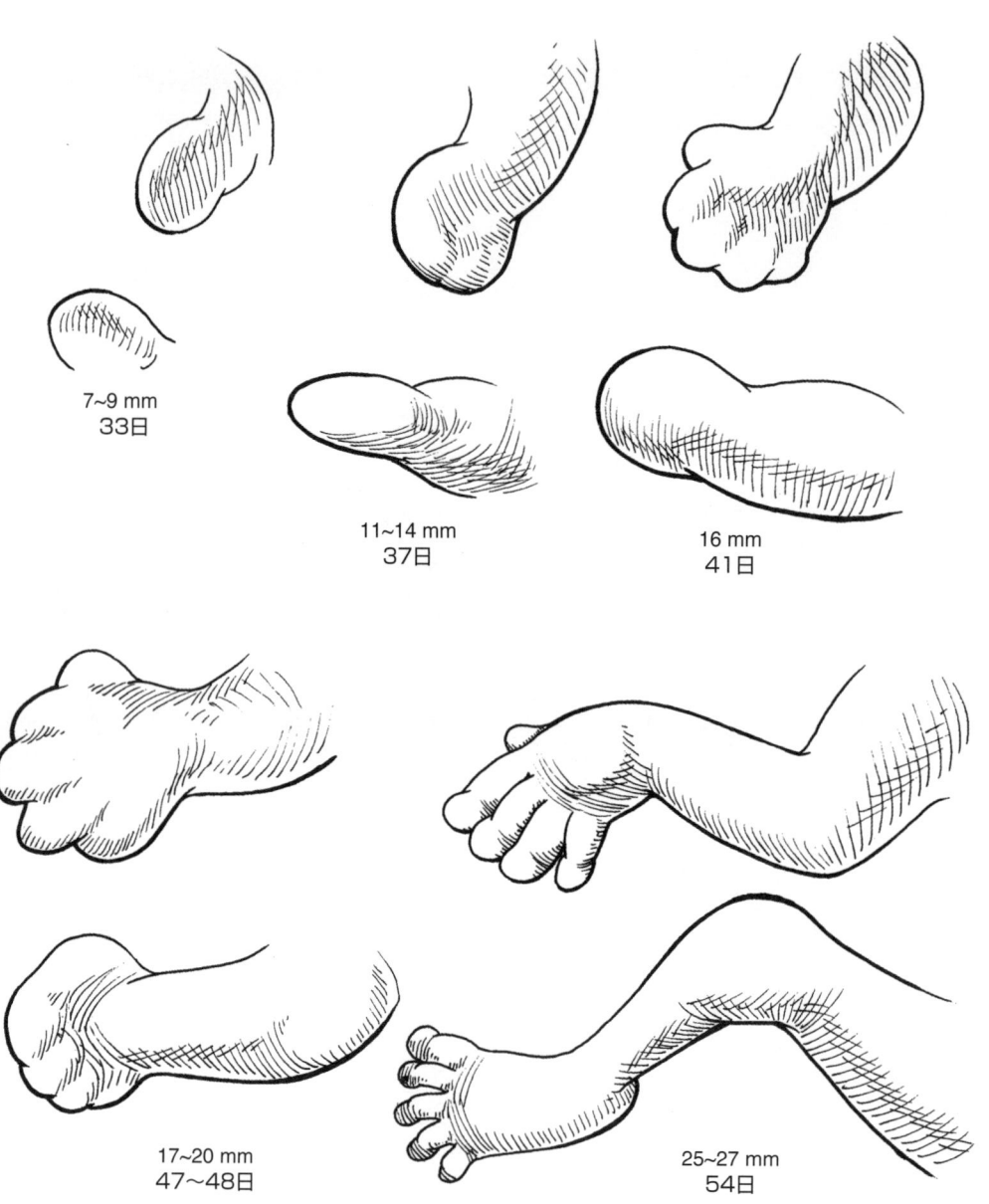

図 11　発達，成熟の過程においては，上肢は下肢を先導する．

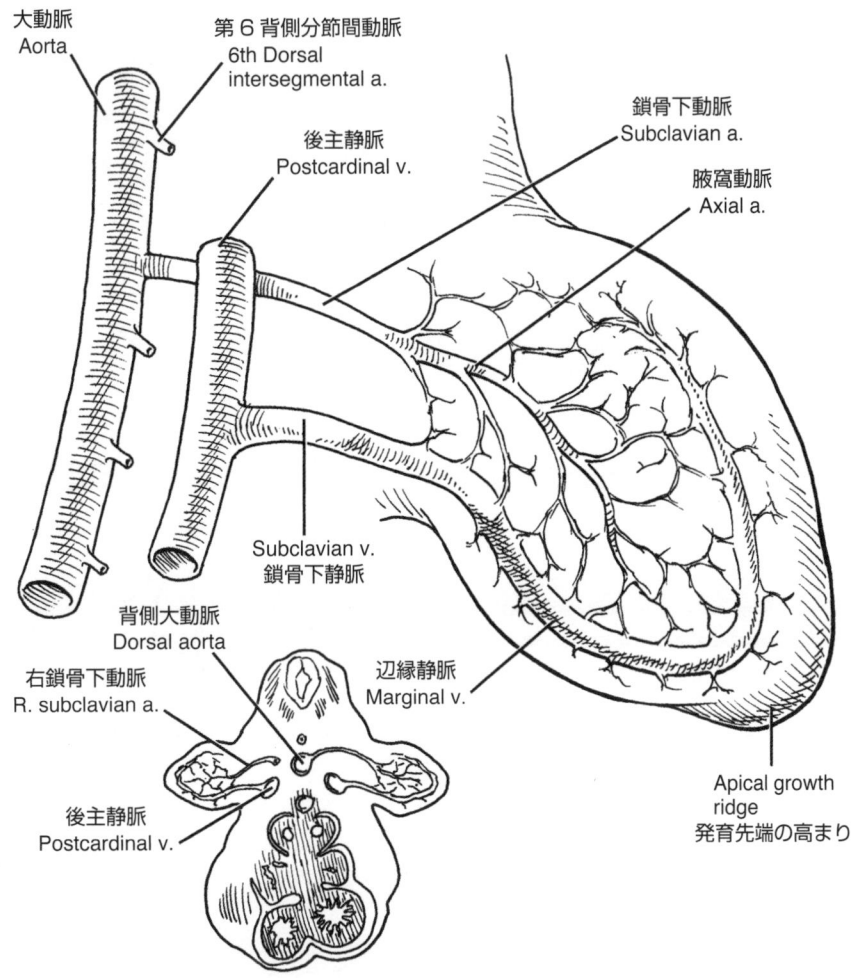

図12 四肢の原始的な軸となる動脈は，精巧な血管網により太い辺縁静脈とつながるが，この辺縁静脈は初めは後主静脈に流入している．

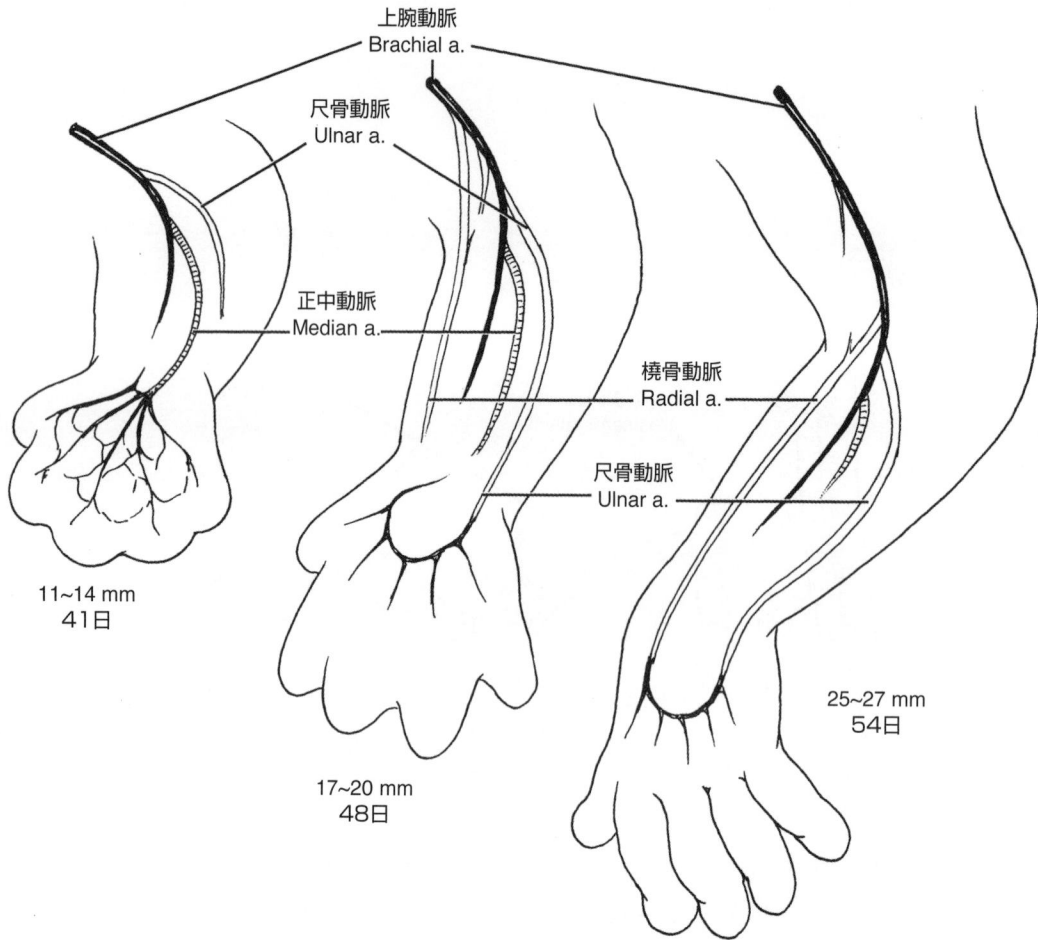

図 13 橈骨動脈と尺骨動脈は軸血管から分岐し，前腕と手の血管を栄養している中間的な正中動脈にとって代わる．

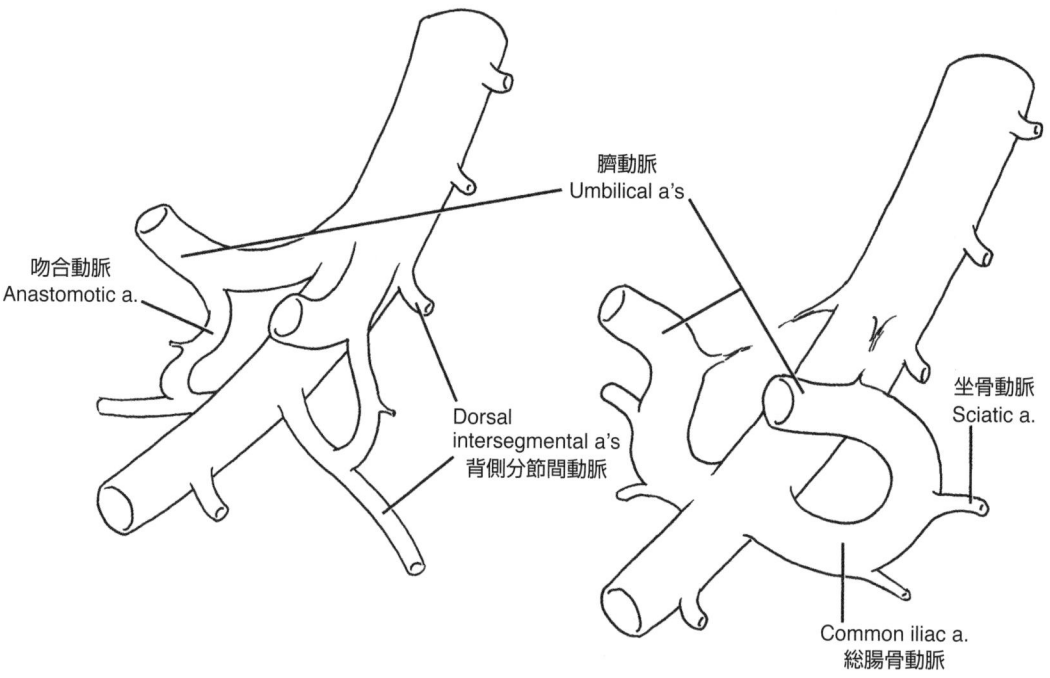

図 14 臍動脈は第 4 週にその基部を背側分節間動脈根部に移す．

鎖骨下動脈は大動脈弓の変化と協調しながら起始し，体長5 mm，4週の胎児のときに腋窩動脈を形成する．この初めの軸血管は，上腕動脈と腕および前腕の骨間動脈として残存する（図13）．上腕動脈は手の3本の分枝，すなわち正中動脈，尺側動脈，橈側動脈を起始する．正中動脈は退縮し，他の2つの動脈は残存する．上肢の突起が相対的に初めは頭側に位置するために，静脈弓はまず後主静脈 postcardinal vein に流入する．頭側辺縁の静脈弓は退縮し，尾側辺縁は尺側皮静脈，腋窩および鎖骨下静脈として残存する．この時期までに，成長の違いにより，鎖骨下静脈の流入は前主静脈領域に移る．

第4週には臍動脈は隣接する背側分節間動脈分枝と交通する（図14）．この二次的連絡はすぐに支配的となり，そして初めの大動脈との連絡は消失する．新しい臍動脈の背側の経路は，総腸骨動脈および内腸骨動脈となる予定である．これらの根部の血管は，下肢の原始的な軸となる血管，すなわち坐骨動脈，および外腸骨動脈を起始する．

坐骨動脈は，体長9 mm，胎生5週に臍動脈の新しい背側根部から起始する．外腸骨動脈は坐骨動脈と同様の血管区分から起始し，それらの2本の血管は相互に連絡し，部分的に吸収され，分岐して下肢の確立した動脈系を形成する（図15）．前脛骨血管と後脛骨血管は，それぞれ坐骨動脈の膝窩部の遺残部分と大腿動脈から由来する．

下肢の辺縁静脈は尾側の下肢の発達に相応して，上肢におけるよりも後に形成される．上肢におけるのと同様に，辺縁静脈の頭側あるいは脛骨側での連絡は退縮し，腓骨枝を残す．後者は大伏在静脈と相互に交通するが，この静脈は後主静脈から独立して起始する．この2本の血管が下肢の最終的な静脈流入の起源となる．

下肢の血管形式の最終的な確立は上肢のそれより遅れるが，3か月目には完成する．一方，上肢では第8週の終わりまでには成熟した形式となる．中仙骨動脈は，腸骨動脈遠位の背側大動脈の遺残である．

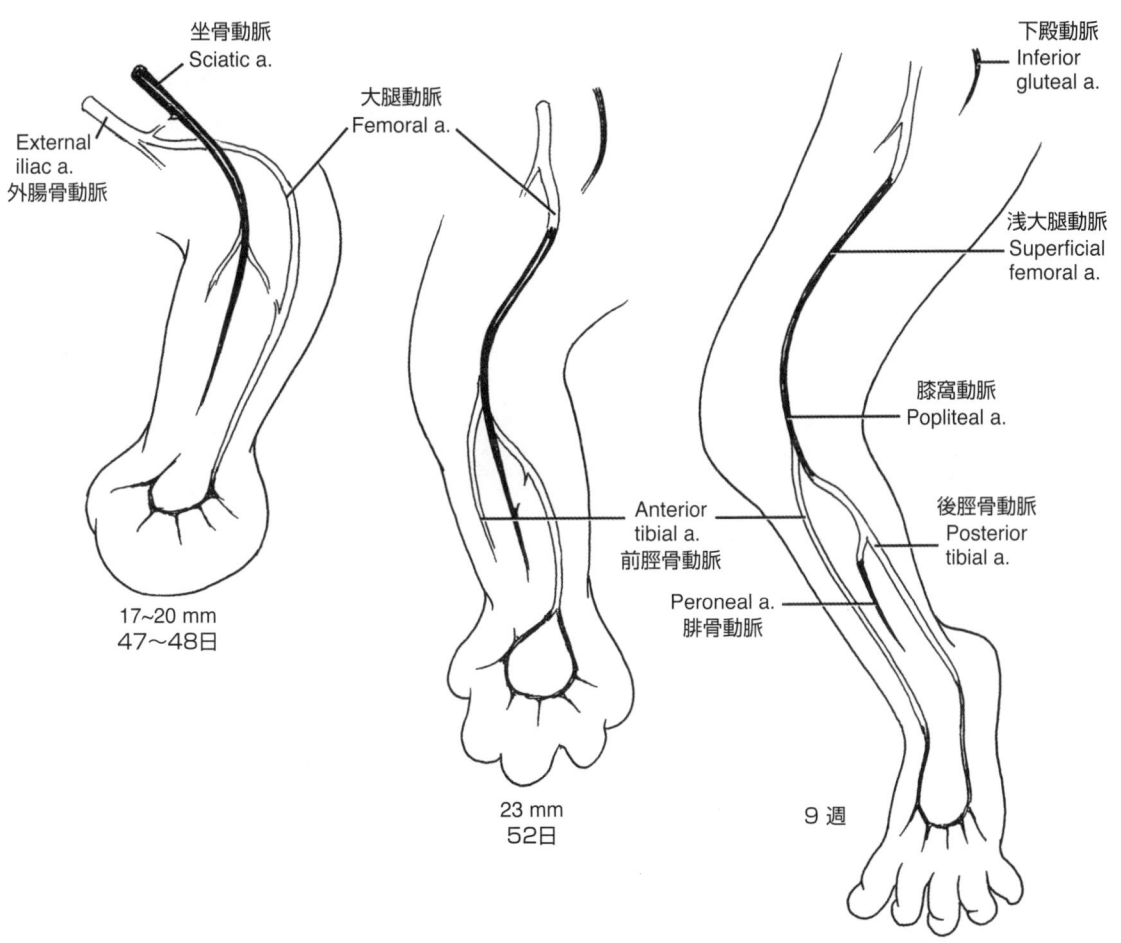

図15 下肢の軸となる坐骨動脈と外腸骨動脈幹は相互に関連しながら，下肢の成熟した血管の形式をつくりあげる．

静　脈　veins

第3週には胎児は3 mm長となり，神経管は閉鎖を開始し，3セットの対になった静脈系が確立される（**図16**）．最も初めには卵黄嚢からの卵黄嚢静脈であり，次いで絨毛からの臍静脈であり，そして身体そのものから流入する主静脈である．静脈の発達による変化は動脈より複雑であり，追加，消失，相互の交通，位置の変化，血流の変化などを含む．

卵黄嚢静脈は，卵黄嚢から横中隔を経て前腸の傍側にある静脈洞に入る．横中隔を経由するこの経路において，卵黄嚢静脈は成長する肝の突起部分に織り込ま れ，肝静脈洞 hepatic sinusoids となる（**図17**）．静脈洞システムの一部は静脈管 ductus venosus（下記参照）に関与し，右側の肝臓上部の枝は肝静脈となる．肝臓下部の卵黄嚢静脈は第4週（5 mm）までには対をなし，十二指腸のそれぞれの側に存在する．卵黄嚢静脈の相互に交差する吻合と部分的な吸収を通じて，門脈は十二指腸の周囲を蛇行する経路を形成する．上腸間膜静脈は門脈と交通する卵黄嚢静脈に置き換わる．肝臓の頭側では，左卵黄嚢静脈と静脈洞の左角部は消失する．

臍静脈は初めは，結合茎から肝臓部分のそれぞれの側の外側体壁を通って静脈洞に到達する．肝臓が成長するにつれ，臍静脈と肝静脈洞との血管吻合が確立する．静脈管が確立するまでは，血流はより直接的な経路を通じ

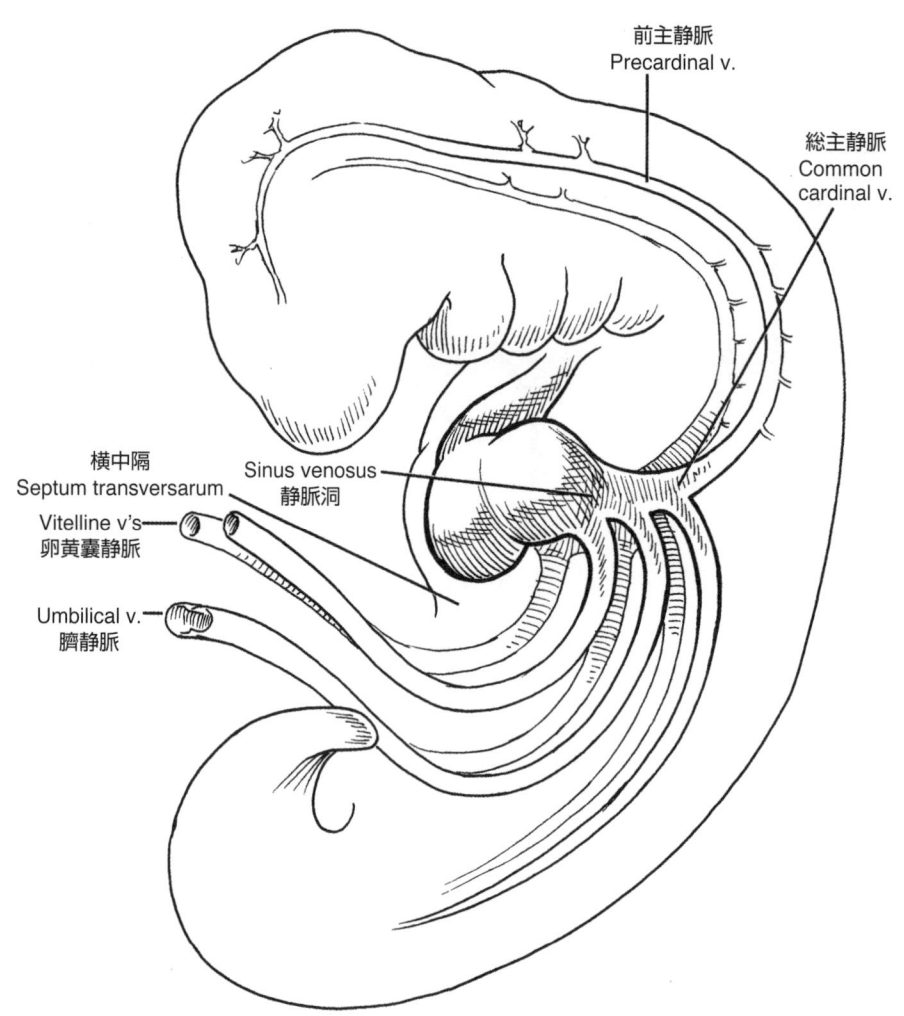

図16　3対の静脈が身体の最終的な静脈形式の起源となる．

動脈と静脈の発生　15

て増大しながら心臓へ流入する．4週半までには，6 mmの胎児のすべての臍静脈血は肝臓を通じて流れる．右臍静脈の全体と左臍静脈の肝外の近位部分は退縮し，わずかに左臍静脈を残す．残存した静脈は正中に移動し，肝鎌状靱帯の自由縁内を走行する．

対になった前主静脈および後主静脈は，胎生第4週の5 mmの胎児で確立され，成人の成熟した静脈流入形式へ向かう一連の変化を受ける．前主静脈は上大静脈流域の静脈へと成熟し，そして後主静脈は2セットの平行する静脈に補足されながら，下肢の下大静脈系になる．

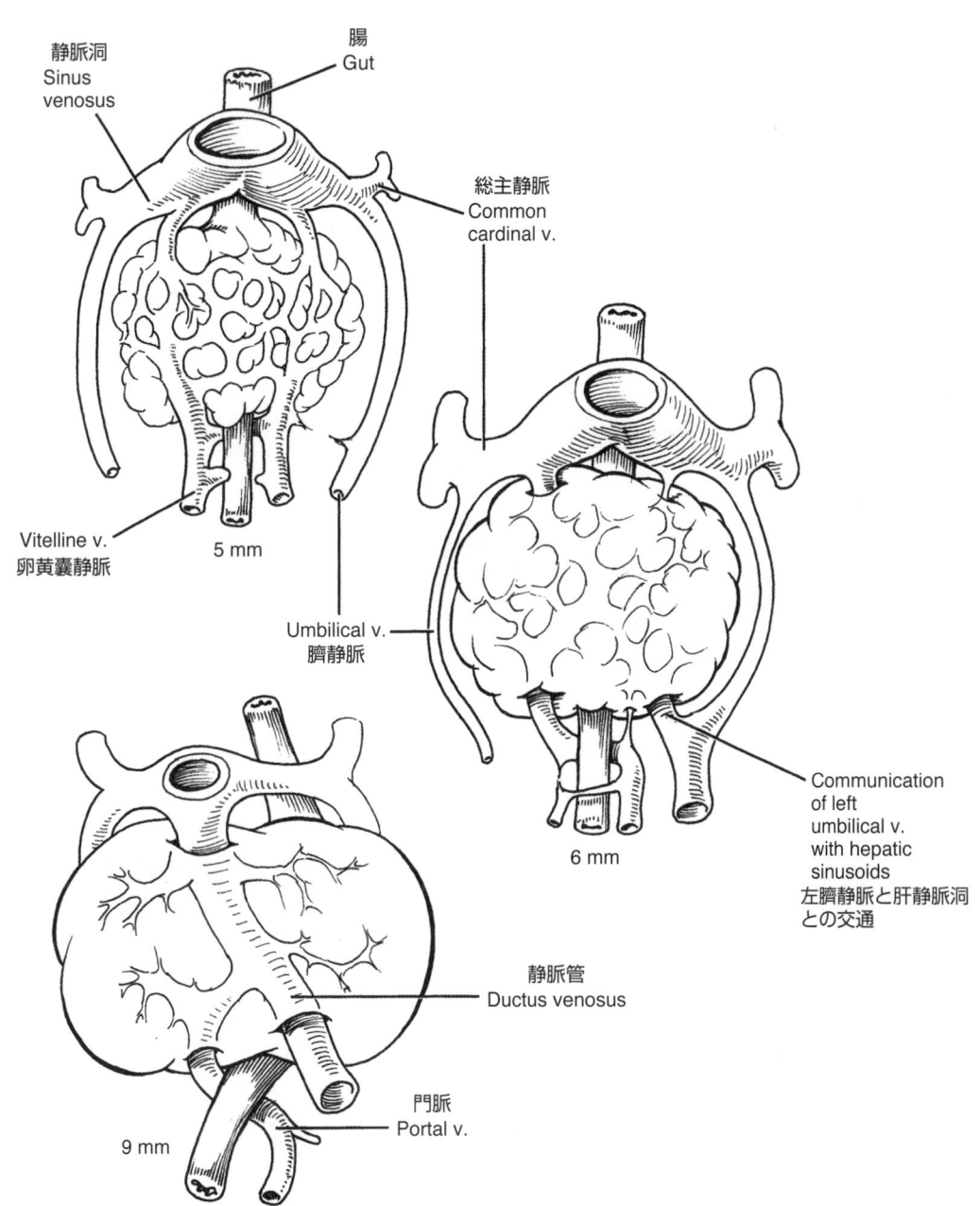

図17　卵黄嚢静脈は発育しつつある肝芽の間に入り込み，肝静脈洞となる．左臍静脈は二次的に肝内血管叢と連絡し，主要な静脈管経路が確立される．

第8週の間に，斜めの静脈路は脳の外腹側にある前主静脈と連絡する（**図18**）．左前主静脈の根部は後退し，右の根部は上大静脈として残存し，左右の交通路は左腕頭静脈として残存する．前主静脈の頭側部分は内頸静脈になる．外頸静脈と鎖骨下静脈は独自に発達し，前主静脈につながる．右鎖骨下静脈と左腕頭静脈との間の右前主静脈部分は右腕頭静脈になる．

尾側の静脈系の発達は必ずしも，まっすぐとは限らない．胎生2か月の間では，後主静脈は下主静脈と上主静脈により次々に補足される．一連の静脈が出現した順序で部分的に退縮し，多数の相互の連絡により成熟した静脈系が導かれる．

後主静脈は中腎の背側に存在し，下肢と体壁の血液を流入させる（**図19**）．中腎とともに後主静脈幹が退縮する前に，後主静脈の遠位端は早期に連絡する．下肢の静脈入口部のレベルでのこの遠位部の連絡は，左総腸骨静脈となる（**図20**）．奇静脈の根部のみは，後主静脈の別の部分の遺残である．

下主静脈は後主静脈の後から起始するが，後主静脈がまだその場所にある間は，中腎の内腹側に存在する．下主静脈と後主静脈との相互の交通が中腎を介して起こる．下主静脈の中心での吻合が生じ，それは左腎静脈の本幹となっていく．下主静脈は後主静脈との頭側の連絡を急速に消失させ，そして右下主静脈は肝静脈の尾側への延長部分と交通して，将来は肝下部，腎上部の下大静脈を形成する．副腎静脈と精巣静脈は下主静脈の遺残で

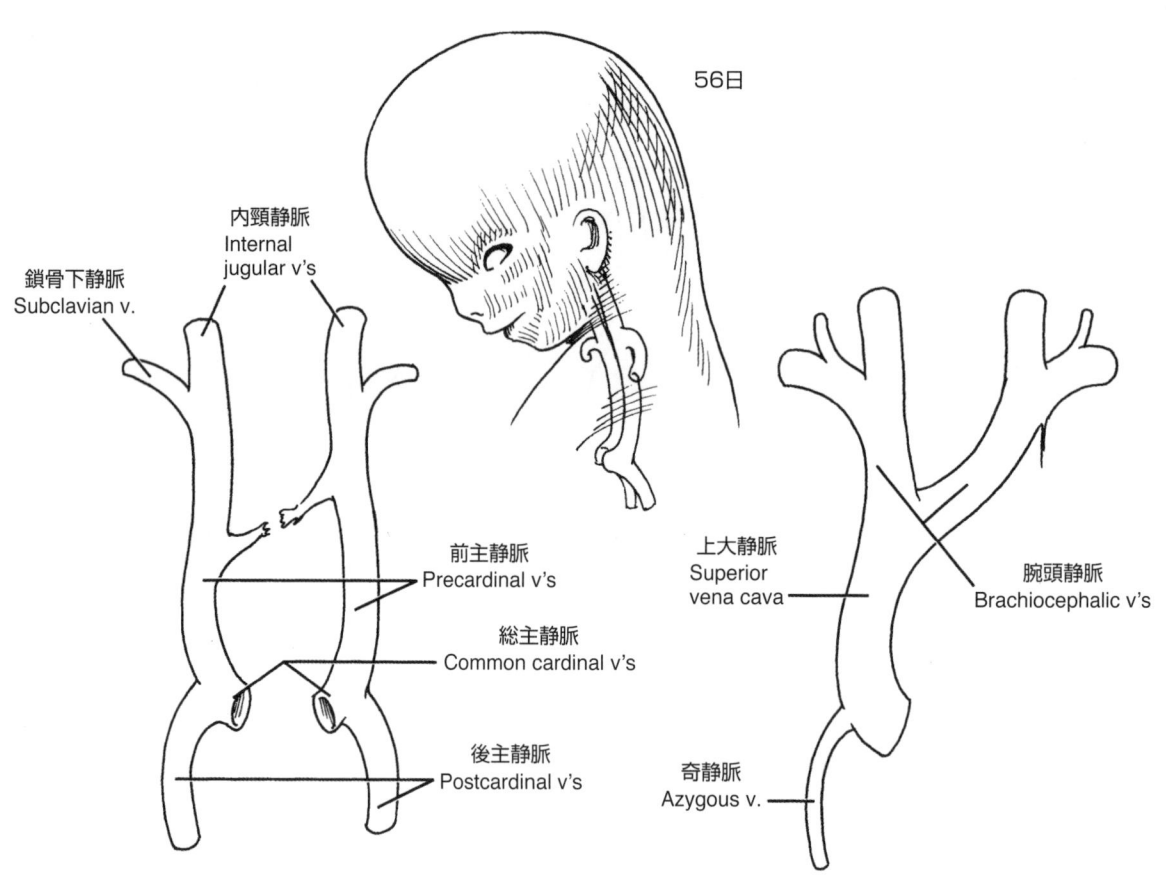

図18　対角枝は第8週に前主静脈と連絡し，左腕頭静脈を形成する．

ある．

　上主静脈は最後に出現し，後主静脈の内背側に存在する．腎臓が発育してその最終的な位置につくとき，上主静脈は発達しつつある腎静脈のレベルで下主静脈と結合し，左腎静脈の部分を形成する．右側の交通は腎静脈下での下大静脈の連続する部分となり，右上主静脈の持続する尾側部分へと導く．後者は後主静脈の持続する早期の相互交通と連絡し，それは腸骨領域の合流を構成する．上主静脈の連絡の絶たれた頭側部分は交差して連絡し，奇静脈と半奇静脈を形成する．肋間静脈と腰静脈は，初めは後主静脈に流入するが，最終的には上主静脈由来の静脈に流入する．そのため，体壁の頭側の分枝は奇静脈系に流入し，そして，より下方の腰静脈は下大静脈の末梢に流入する．

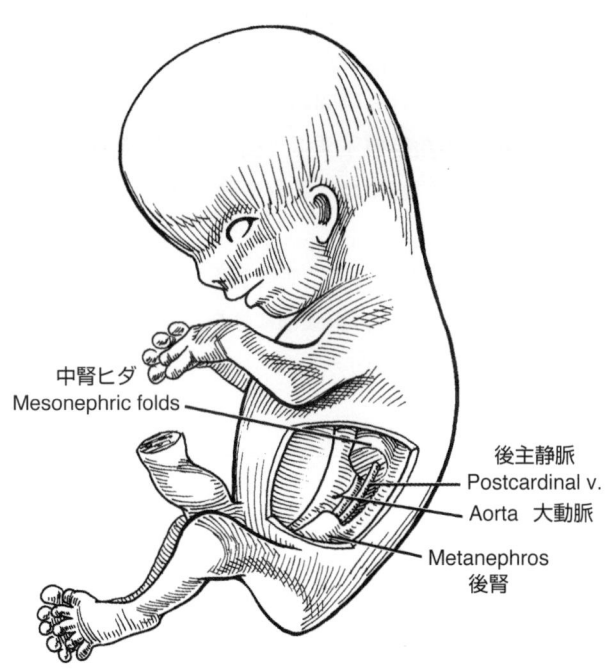

図19 後主静脈は中腎ヒダの実質の背側に存在する．

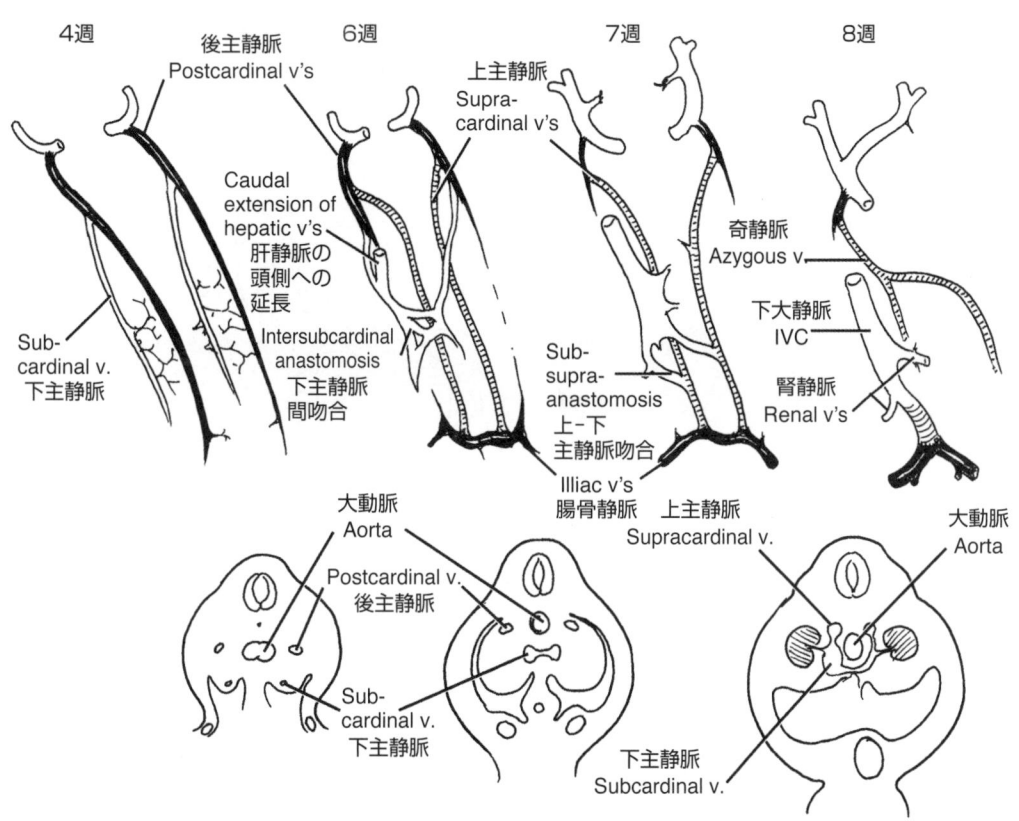

図20 後主静脈と下主静脈および上主静脈由来の血管とが複雑に相互に関係して，下半身からの最終的な静脈流入形式となる．

胎児循環と出産

残りの妊娠7か月の間，胎児の期間は臍静脈からの酸素が豊富な血液が，主に静脈管を介して肝臓を通過する（図21）．この血液は酸素の低下した血液，すなわち胎児により消費された血液と心臓で混合される．血流動態と卵円孔および動脈管を介する選択的な短絡は，胎児の頭側に酸素を運搬するのに適している．混合された血液は，下行大動脈から総腸骨動脈，内腸骨動脈，臍動脈の経路で胎盤に返される．

出産時には肺血管系は瞬時に満たされ，同時に臍帯血管系が途絶することでより多くの血液が左房に返ってくる．その結果，左右心房間の圧が逆転し，卵円孔が閉鎖して心房間短絡は終了する．動脈管は筋肉の収縮により閉鎖し，最終的には静脈管や臍帯血管と同様に線維化する．

特別な胎児循環の痕跡は，動脈管索，静脈索，そして肝の円靱帯が胸部および上腹部にあり，また下腹壁の内側表面には正中臍靱帯がある．

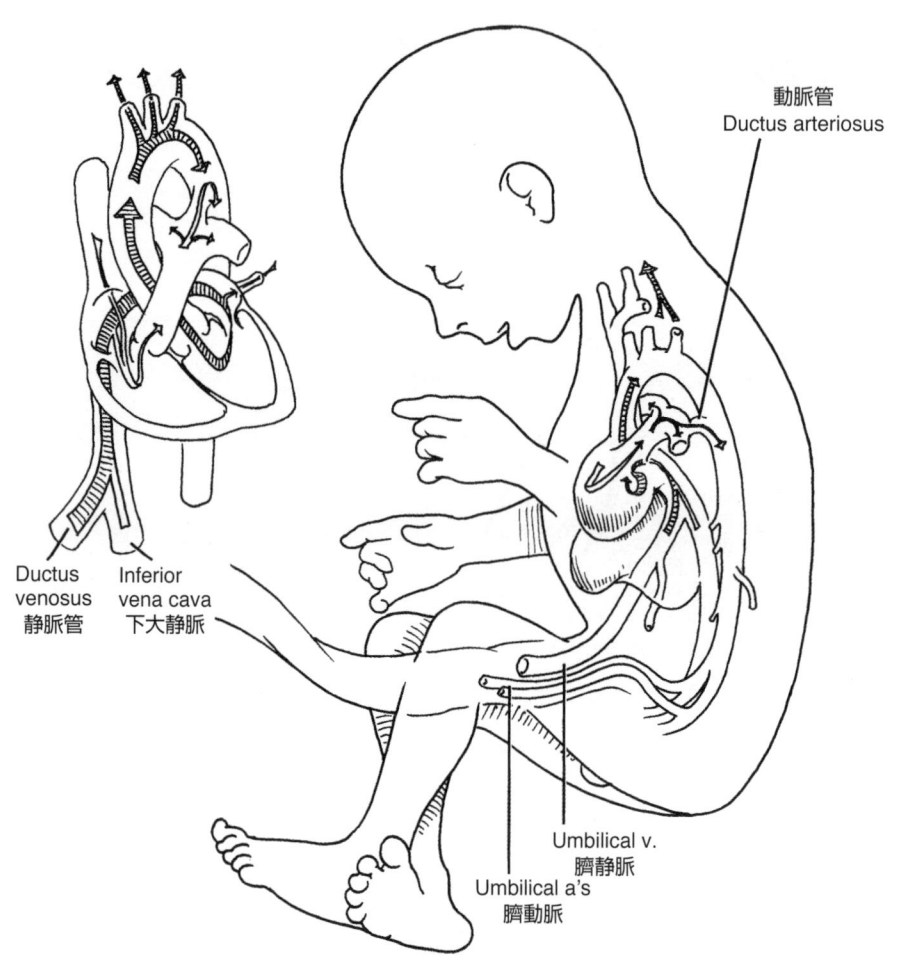

図21 胎児循環では酸素化された臍帯血の選択的な血流が主体であり，これは卵円孔を通過し，大動脈を介して頭と身体へ向かう．静脈や肺からの血液との混合は，下大静脈および心房で直接に行われ，さらに二次的には動脈管を介して行われる．

参考文献

1. O'Rahilly R, Muller F. *Developmental Stages in Human Embryos.* Washington, DC: Carnegie Institution of Washington, DC;1987. Publication 637.
2. Arey LB. *Developmental Anatomy.* Philadelphia, PA: WB Saunders; 1963.
3. Gray SW, Skandalakis JE. *Embryology for Surgeons.* Philadelphia, PA: WB Saunders; 1991.
4. Moore KL. *The Developing Human.* Philadelphia, PA: WB Saunders; 2008.
5. Sadler TW. *Langman's Medical Embryology.* Baltimore, MD: Lippincott Williams & Wilkins; 2009.
6. Stewart JS, Kincaid OW, Edwards JE. *An Atlas of Vascular Rings and Related Malformations of the Aortic Arch System.* Springfield, IL: Charles C Thomas; 1964.
7. Senior HD. Development of the arteries of the human lower extremity. *Am J Anat.* 1919;25:55–95.
8. Seyfer AE, Wind G, Martin R. Study of upper extremity growth and development using human embryos and computer reconstructed models. *J Hand Surg.* 1989;14A:927–932.

第Ⅰ部
頭部と頸部の血管

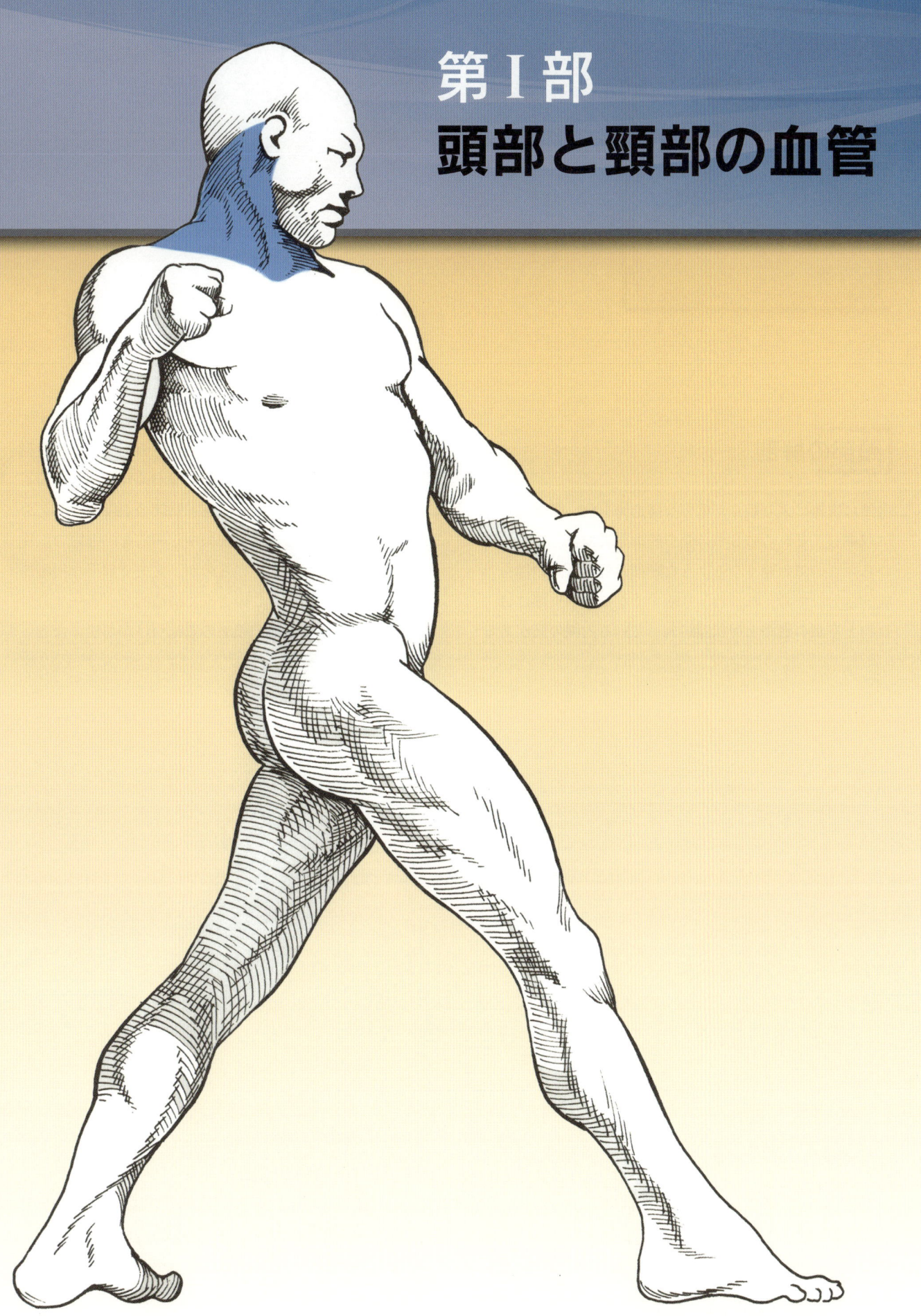

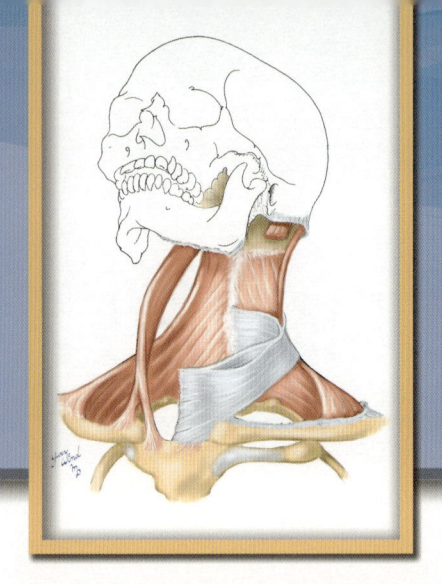

頸動脈
Carotid Arteries

第1章

頸部の解剖

自然は複雑に入り組んだ重要な構造物を狭い頸部に巧みに収納し，これらの3つの面を筋肉と骨で包んでくれている．この気の遠くなるような頸部の解剖も，頸部を系統的に分けて考えればわかりやすくなる．中央部には，食物と空気の通路と甲状腺が入っている内臓の筒がある（図1-1）．この内臓の筒の後方は頸椎とそれを支持する筋肉群によって境されている．またその両側には，縦軸方向に走る頸部の大きな神経血管群が疎性結合組織からなる頸動脈鞘に包まれて，頭部と胸郭の上部開口部との間を走っている．これら頸部の中心構造を，電線の螺旋状の被覆のように包んでいるのが，丈夫で扁平な僧帽筋と胸鎖乳突筋である．このように構造的なグループ分けをすると，次に頸部の筋膜層の意味づけが可能になる．

第 1 章　頸動脈　23

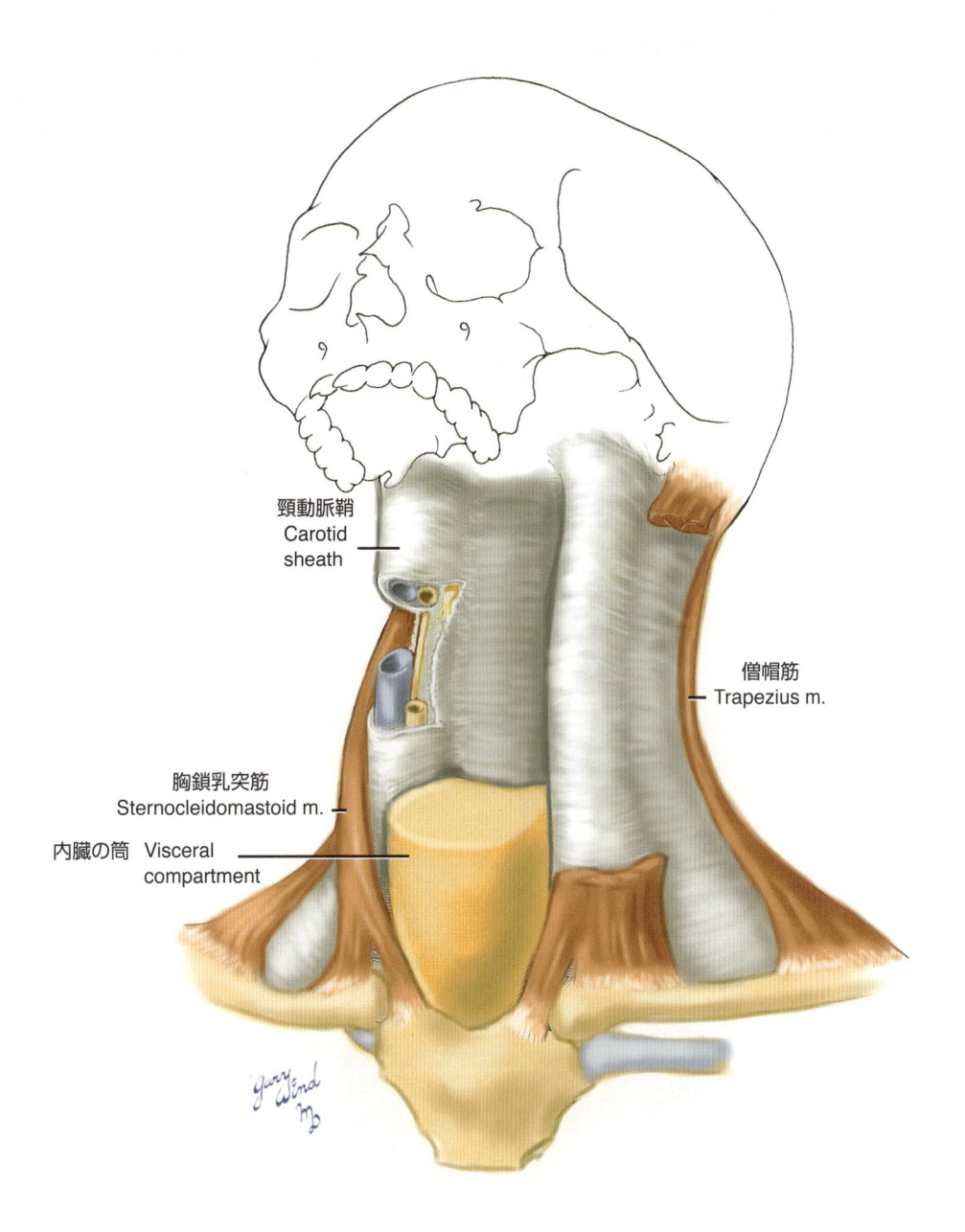

図1-1　頸部は，筋肉と骨という構造的な柱と中央部にある内臓の筒，およびその両側を走る1対の重要な神経と血管の束という3つの主要な部分に分けることができる．

椎前葉　prevertebral fascia

しなやかな頸椎は，肋骨や頭蓋底および隣接する椎骨に付着する中央の筋肉群によって包まれている (**図1-2**). これらの筋肉群には，後方では小さな固有筋群と強力な脊柱起立筋群が，前方では小さな頸長筋と頭長筋が，側方では肩甲挙筋と斜角筋が含まれる．この椎骨に接する筋肉群は，椎前葉と呼ばれる明瞭な線維性の膜で包まれている．この筋膜は前方では頭蓋底から始まり，椎体に沿って下行し胸椎の前縦靱帯と一緒になる．後方では，中央線上で頸椎棘突起の項靱帯 ligamentum nuchae に付着する．椎前葉は，頸神経の起始部とそこから出る横隔神経を覆っている．頸部の下の方では，椎前葉はさらに複雑な形をとり，側方に扇状に広がりながら腕神経叢と鎖骨下動脈の基部を覆い，腋窩鞘 axillary sheath と呼ばれる神経血管被覆を形成している．椎前葉のこの三角形をした前葉の中央部に沿って，頸部の内臓部分がある．

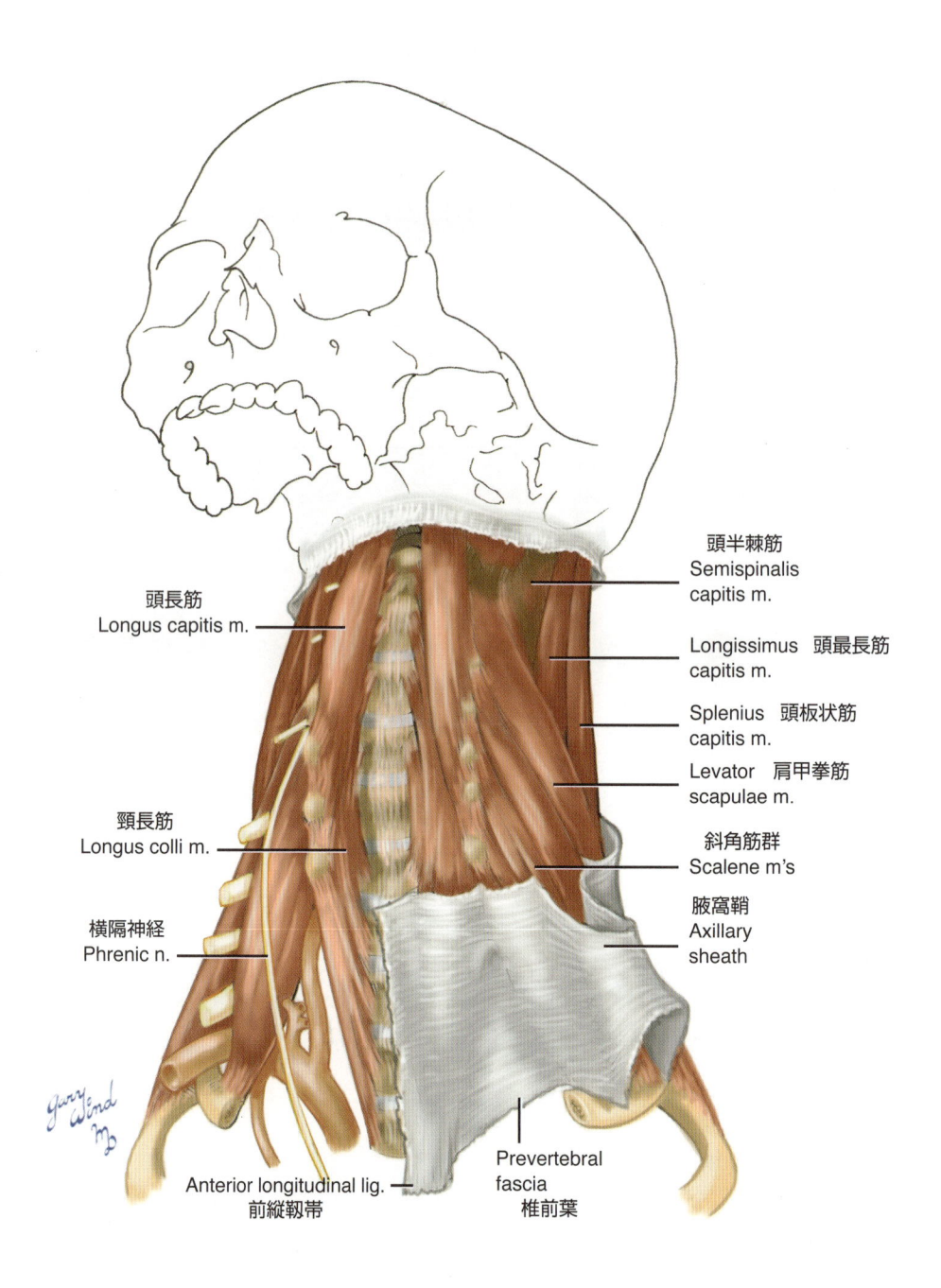

図 1-2　頸部の筋骨格柱は椎前葉で包まれており，この椎前葉は肩の中まで伸びて腋窩鞘となる．

臓側筋膜　visceral fascia

頸部の中央では，ほぼ円筒形をした臓器部分が，前方を気管前葉 pretracheal fascia，後方では頬咽頭筋膜 buccopharyngeal fascia と呼ばれる薄い筋膜層で囲まれている（**図1-3**）．この筋膜層板の中には舌骨下筋群 strap muscles も包み込まれている．この舌骨下筋群を包んでいる臓側筋膜の部分はまた，気管前葉または頸筋膜中間層 middle cervical fascia と呼ばれている．食道損傷を受けたときには，頬咽頭筋膜と椎前葉との間の層が頸部と縦隔とを結ぶ主要交通路となり，空気や消化管の内容物が広がってしまう．中心線上でこの2つの筋膜層の間に存在する種々の癒着は，このような異常な物質の拡散をある程度まで抑えることができる．

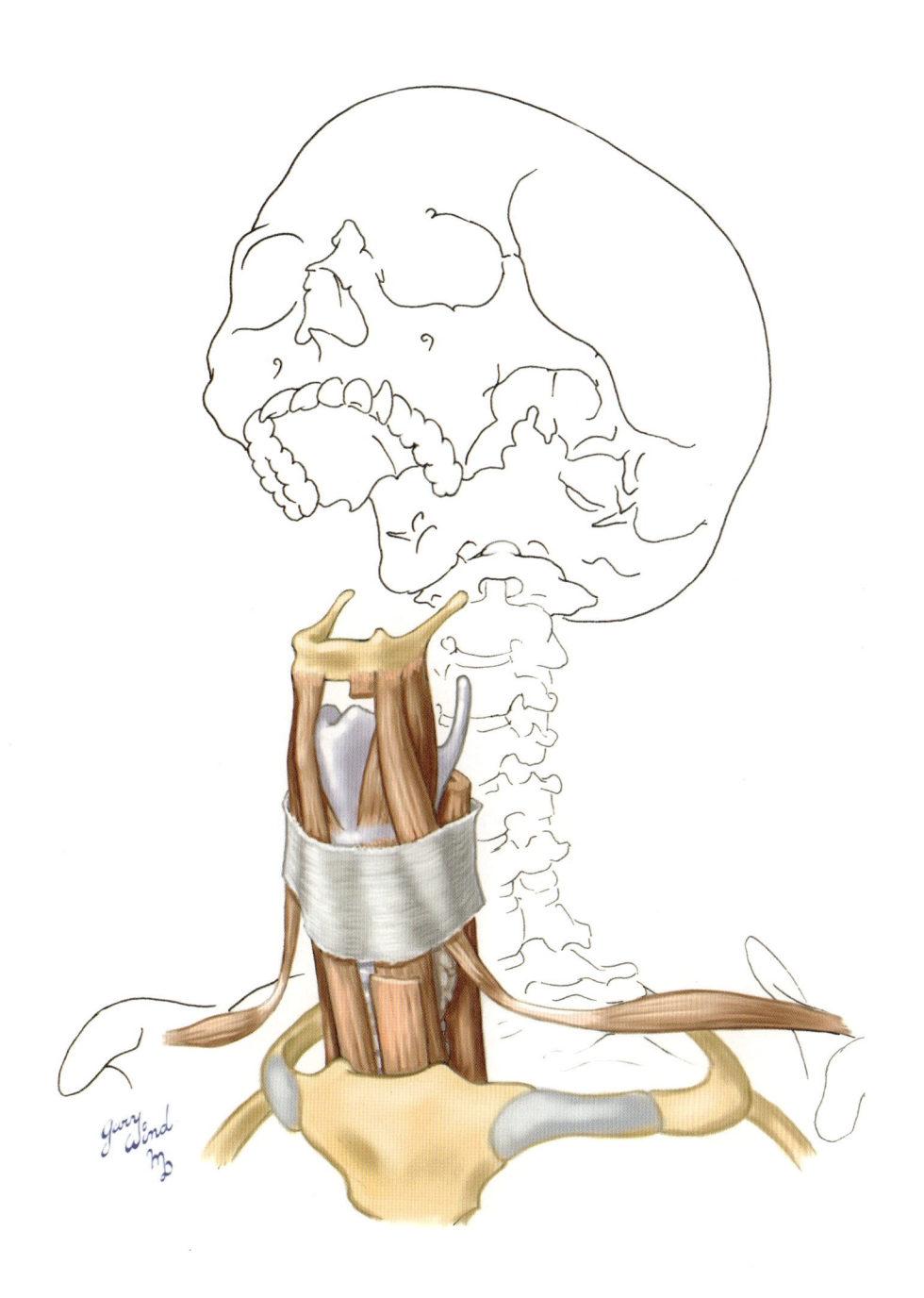

図1-3 臓器部分は固有の筋膜層で包まれている．気管に直接接している部分は気管前葉と呼ばれる．舌骨下筋群の周りの筋膜は深頸筋膜の中間層と呼ばれることもある．

被包葉　investing fascia

頸部を形よく束ねて包んでいるのが，深頸筋膜の中でいちばんはっきりしている最表層，すなわち被包葉である（**図1-4**）．これは背側中央線上で項靱帯に付着しており，それから2葉に分かれてその中に僧帽筋と胸鎖乳突筋を包んでいる．被包葉は完全な鞘を形成しており，その上縁は広がって頭蓋底後方，頬骨弓，および下顎骨下縁に付着する．その下縁は，胸骨，鎖骨，肩峰，および肩甲棘に付着している．耳下腺と顎下腺もこの筋膜の層の中に入っている．

扁平な胸鎖乳突筋は，頸動脈鞘を入れている空間の最外側の境界をつくっている．

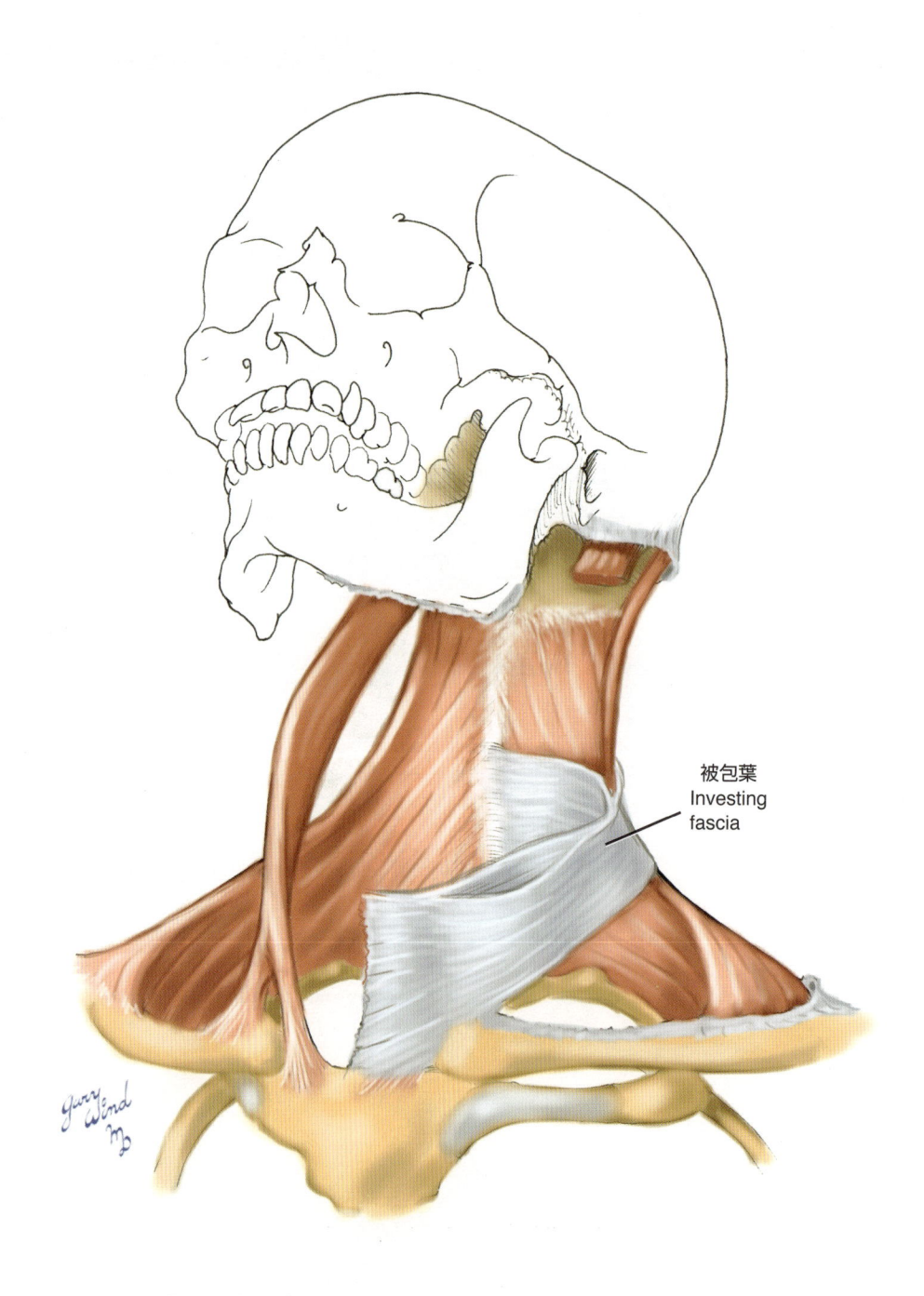

図1-4　幅の広い胸鎖乳突筋と僧帽筋は，深頸筋膜の最表層の中に包まれている．この層はまた被包葉とも呼ばれる．

頸動脈鞘　carotid sheath

頸動脈鞘は，三角形の断面をもつ長い割れ目を満たしている結合組織の集合と考えると最もわかりやすい．この割れ目の境界は，内側は内臓部分，後方は椎前葉，前側方は胸鎖乳突筋からなっている（**図 1-5**）．頸動脈鞘は，被包葉のような明瞭な筋膜ではない．これは頸動脈，内頸静脈，および迷走神経を覆っているが，この"鞘"自体が曖昧な形のものであるので，その中にある構造物に到達しようとする際，隣接構造物にほとんど影響されることなく剝離することができる．

この頸動脈鞘には，さらに 2 つの神経構造が付随している．頸動脈鞘の最後方の線維の表面には頸部交感神経幹が入り込んでいる．また舌骨下筋群に運動神経線維を供給している頸神経ワナ ansa cervicalis は，この鞘の前方の線維の中で吊り上げられている．

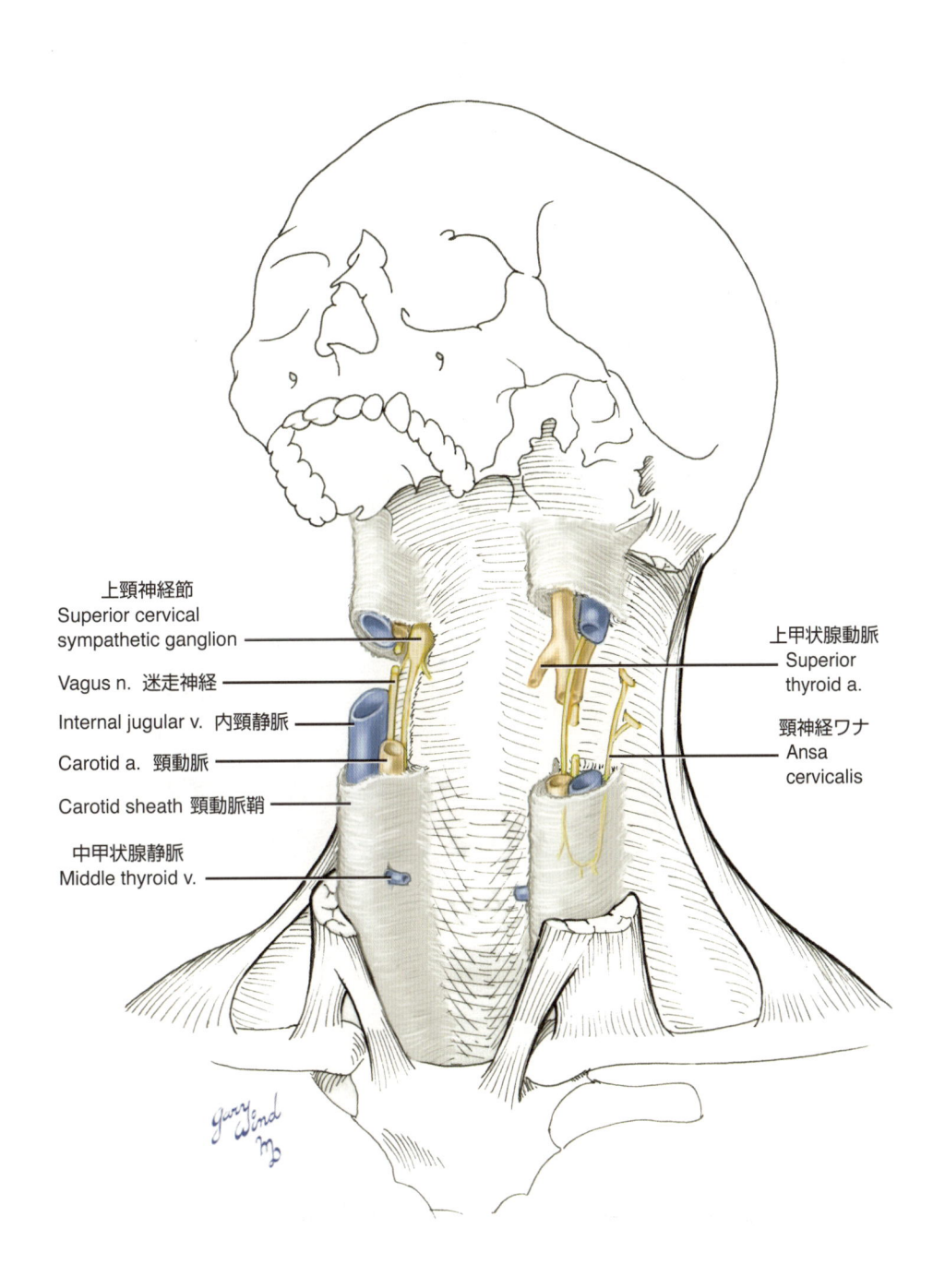

図 1-5　頸動脈鞘は筋膜の疎な網目構造で，中に頸動脈，内頸静脈および迷走神経を入れている．

浅筋膜　superficial fascia

頸部の浅筋膜の中には2枚の薄い筋肉層，すなわち広頸筋が入っている（**図1-6**）．この筋肉は，他の哺乳動物ではもっと広範囲に広がっている筋肉層 panniculus carnosus の名残りで，これを使って動物は全身の毛皮をぶるぶる震わせることができる．表情筋は，この筋肉層の働きの特に変化したものである．

広頸筋と被包葉の間にははっきりした隙間があって，その中に皮神経と表在静脈がある．甲状軟骨の高さでの頸部の横断面を見ると（**図1-7**），これらと筋膜で境されている他の解剖学的グループとの関係がよくわかる．

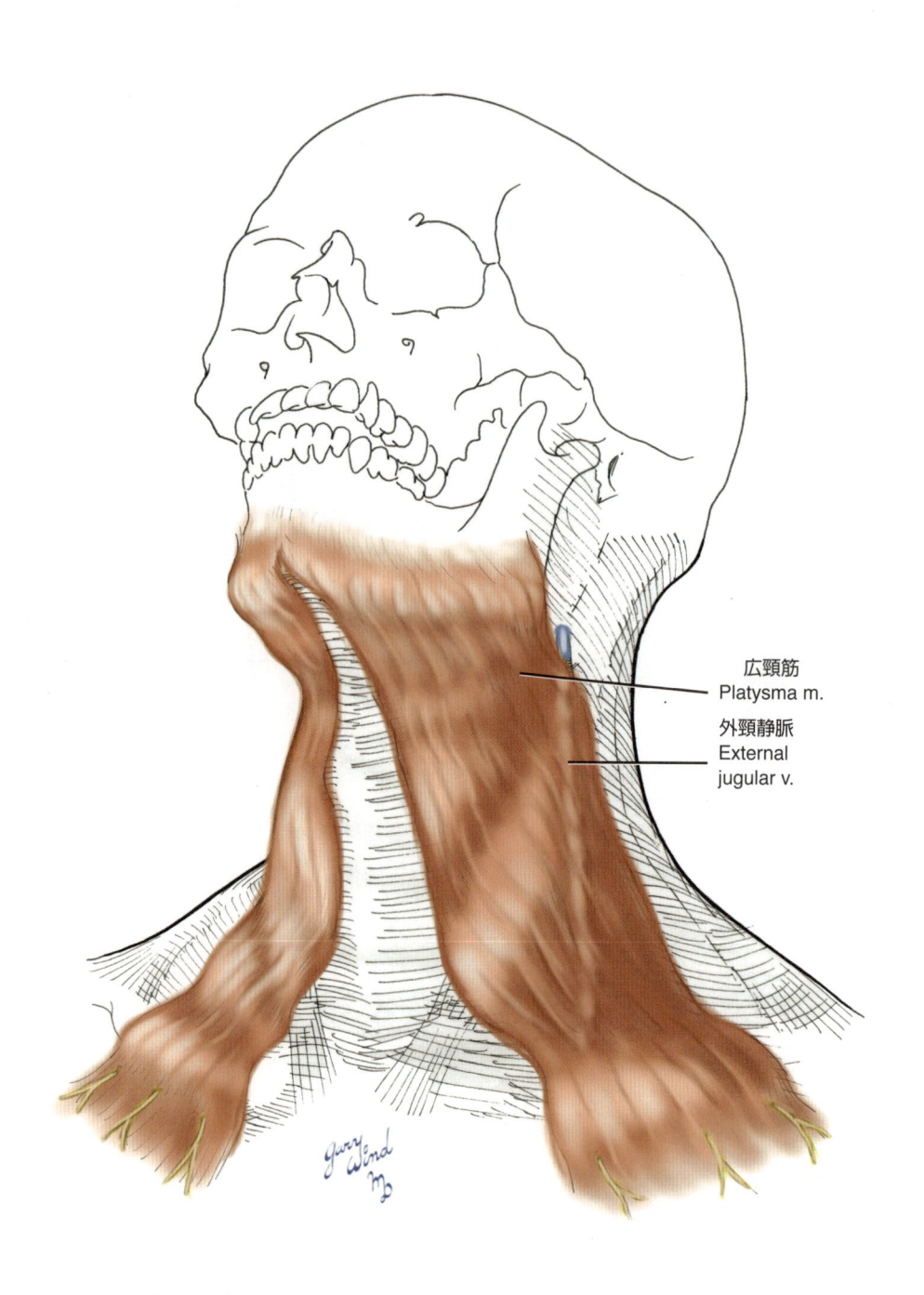

図1-6 広頸筋は浅筋膜層の中にあり，手術に際してこの面での剥離を容易にしている．

正常の位置にある頸動脈分岐部には，胸鎖乳突筋と顎二腹筋の後腹，および肩甲舌骨筋の前腹とで囲まれた頸動脈三角 carotid triangle の中で容易に到達することができる．頸動脈分岐部と頭蓋底との間の領域では，血管，神経，筋肉が幾重にももつれ合った塊となって下顎枝の後の狭い空間の中に詰め込まれている．内頸動脈の末梢部の周りの解剖は特にそうである．手術のときに，この動脈に確実で安全に到達するためには，これらの関係を完全に把握していることが大切である．まず最初に個々の血管や神経の全体的な形を検討し，その後で頸動脈三角における詳しい解剖を検討する．

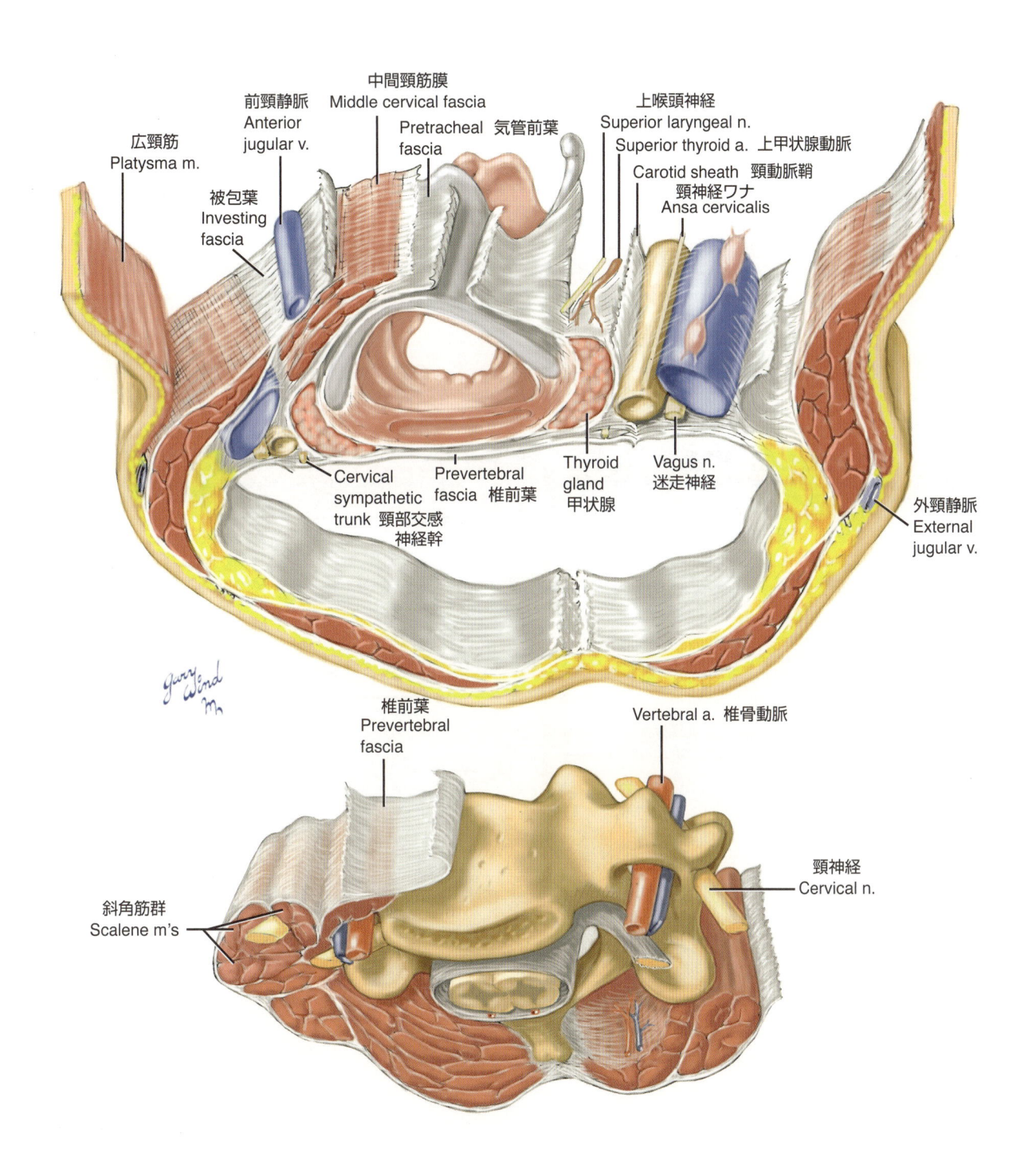

図 1-7 頸部の横断面を見ると，頸部の筋肉骨格群と他の部分とが明瞭に境されていることがわかる．

頸動脈　carotid artery

頸部では，総頸動脈は内頸静脈の内側を上行し，正常では枝を出さない（**図1-8**）．ときとして，上甲状腺動脈が内頸動脈と外頸動脈への分岐部よりも中枢側から出ることがある．頸動脈分岐部は普通，甲状軟骨の上縁の高さにある．この高さにはいろいろなバリエーションがあるが，この位置より下にあるよりも上にあることの方が多い．頭部の頭蓋外組織に血液を供給している外頸動脈は，最終的に顎動脈と浅側頭動脈とに分かれる前に数本の枝を出している．これらは上甲状腺動脈，上行咽頭動脈，舌動脈，顔面動脈，後頭動脈，および後耳介動脈などである．内頸動脈は後内側を進み，分枝することなく頭蓋底で頸動脈管 carotid canal に入る．頸動脈分岐の内側には，化学受容体である小さな卵形の頸動脈小体と，総頸動脈と内頸動脈の壁に本来備わっている圧受容体である頸動脈洞 carotid sinus がある．

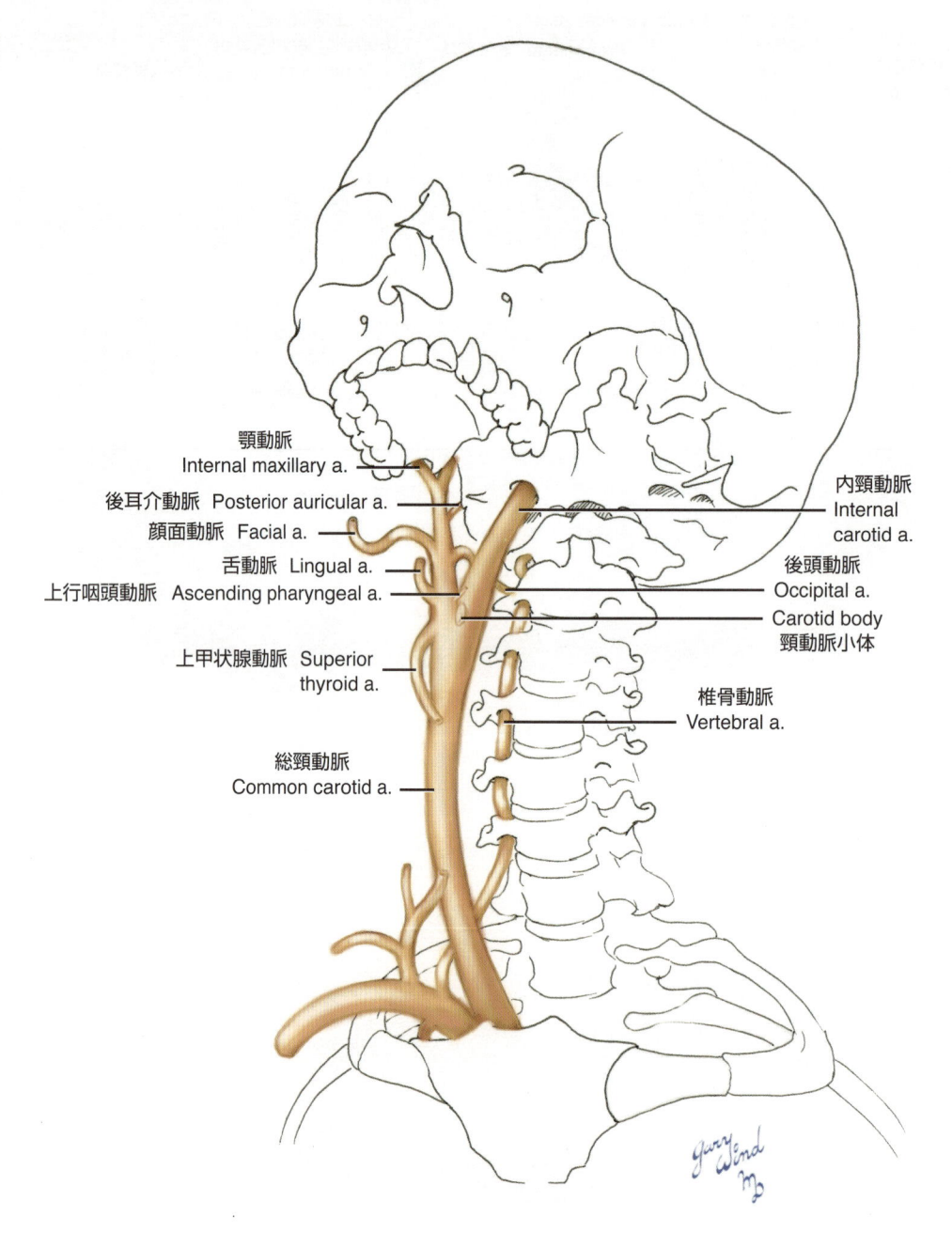

図1-8 総頸動脈は枝を出すことなく頸部の3分の2の高さまで上行して，そこで分岐する．外頸動脈は頭蓋外への分枝を多数出しているが，内頸動脈は枝を出さない．

頸静脈　jugular veins

胸鎖乳突筋は内頸静脈と外頸静脈の間にはさまれている．これらの静脈はこの筋肉の末梢側前縁から中枢側後縁に向かって幾分斜めに走っている（**図 1-9**）．末梢側では下顎後静脈でこの2つの静脈は互いに連絡している．外頸静脈はそのほとんどが広頸筋の下にあり，内頸静脈は胸鎖乳突筋の下にある．総顔面静脈は普通，頸動脈分岐部の高さで内頸静脈に入っている．

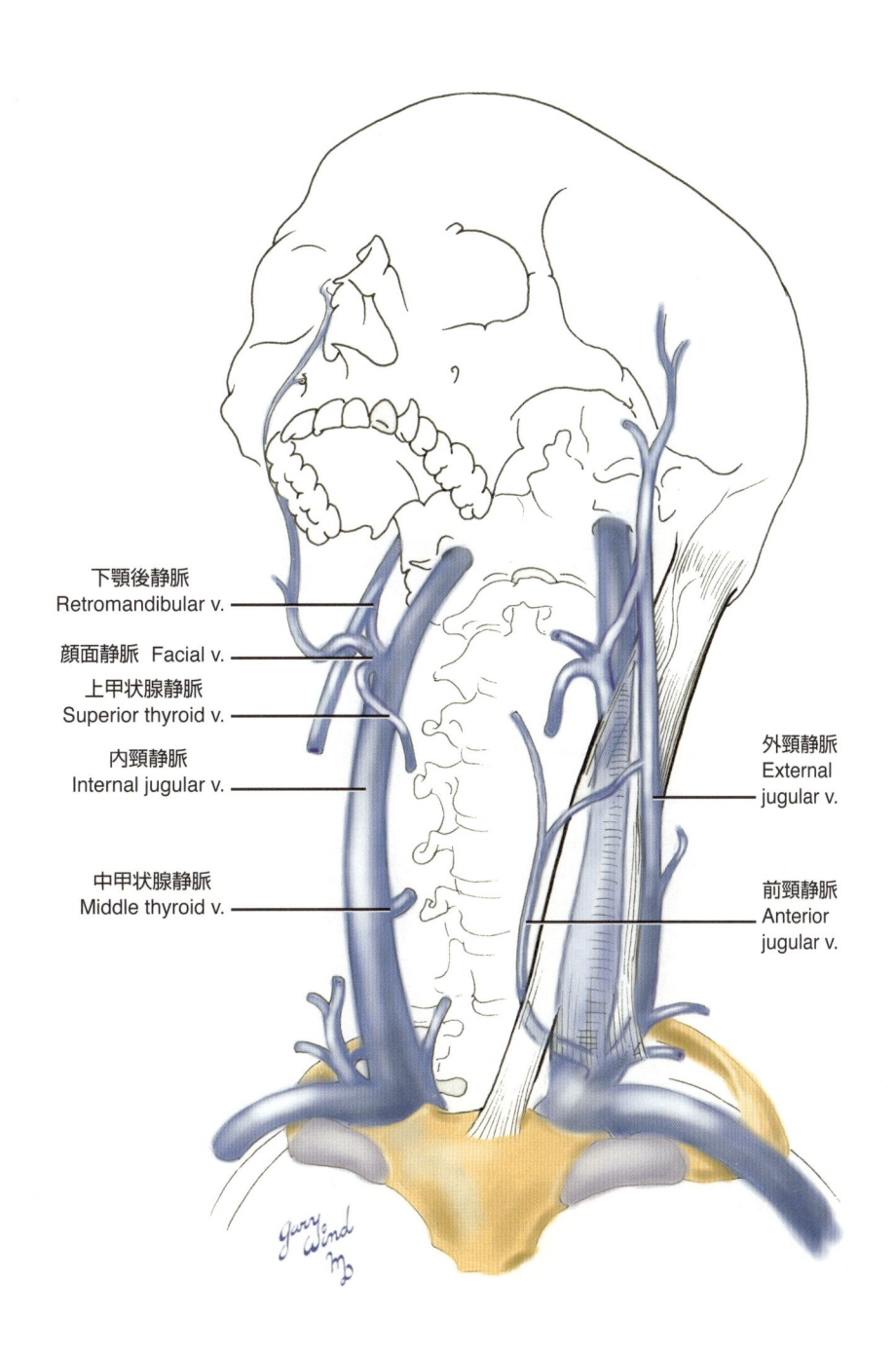

図 1-9　内頸静脈は胸鎖乳突筋のすぐ下にあり，これと平行してこの筋の表面を横切るように，より小さい外頸静脈が走る．これらの静脈からの比較的小さな枝の出方は，頸動脈に較べて変化が多い．

頸部の神経　nerves of the neck

頸部には，脳神経系，頸神経叢の神経，腕神経叢の神経という3つの神経グループがある（図1-10）．頸動脈末梢部へのアプローチを考えるときに重要なのは，脳神経系だけである．内頸動脈の末梢部と密接な関係にあるのは，脳神経系のうちの顔面神経（Ⅶ），舌咽神経（Ⅸ），迷走神経（Ⅹ），副神経（Ⅺ），および舌下神経（Ⅻ）であり，これらは後に詳しく述べることにする．中頸部では，迷走神経，頸部交感神経幹，および頸神経ワナ（舌下神経ワナ ansa hypoglossi とも呼ばれる）が頸動脈鞘の一部を形成している．頸神経叢の皮枝は，椎前葉を出て胸鎖乳突筋の中に深く入り，この筋肉の後縁で被包葉を貫通する．

腕神経叢の神経根は，前斜角筋と中斜角筋の間から出て総頸動脈の外側に位置している．この関係については第4章でさらに詳しく述べる．

頸動脈分岐部と内頸動脈へのアプローチを理解するための最終的な鍵は，咽頭，上に述べた脳神経系，血管系，および下顎枝の相互の関係を知ることである．

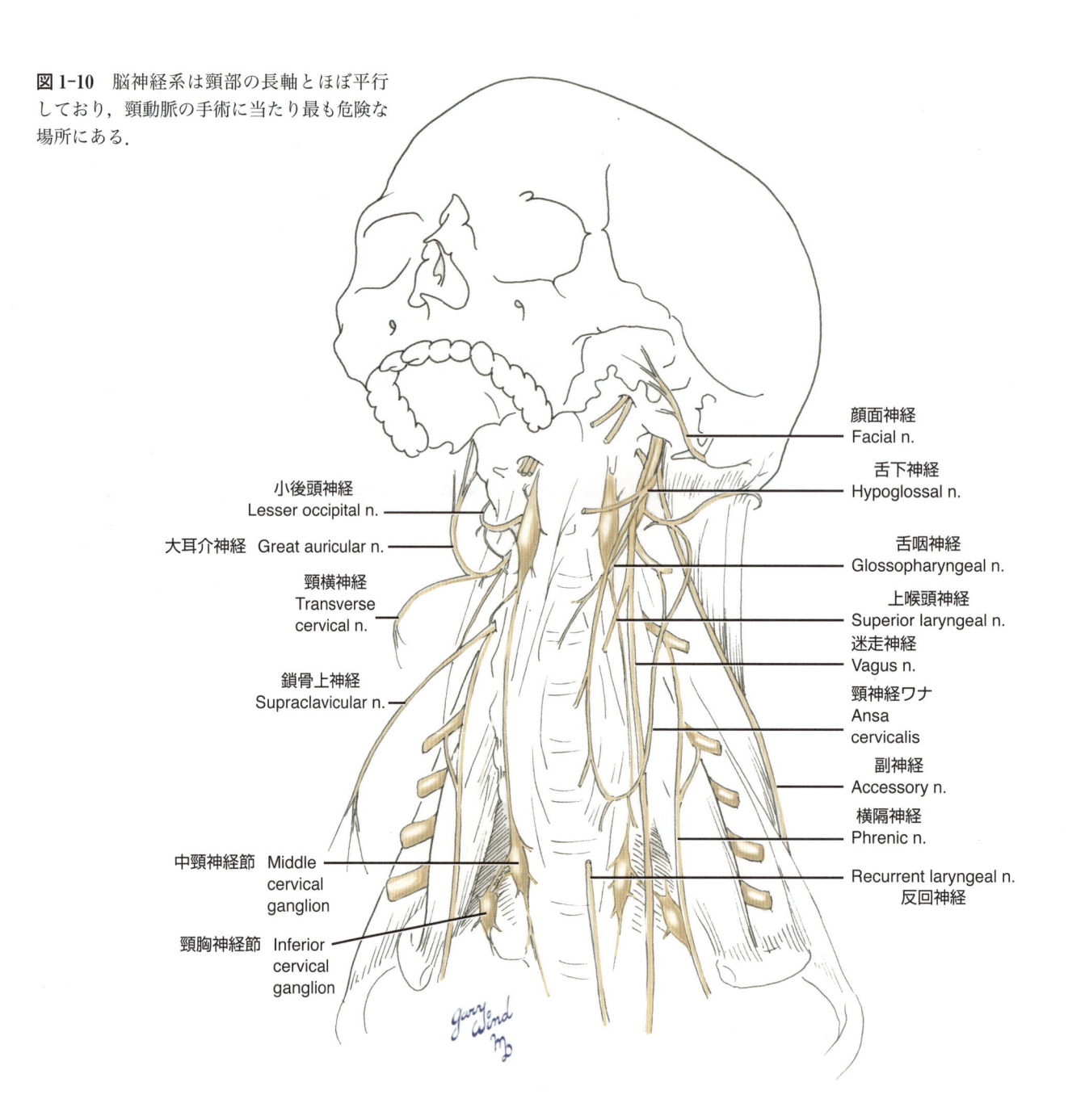

図1-10　脳神経系は頸部の長軸とほぼ平行しており，頸動脈の手術に当たり最も危険な場所にある．

咽　頭　pharynx

咽頭を頭蓋底から後方で吊り下げる支点となっているのが茎状突起である（**図1-11**）．茎突舌骨靱帯，茎突舌筋，茎突咽頭筋，および茎突舌骨筋は，この骨性の突起から始まり扇状に広がって咽頭の上壁と舌骨に付着している．これをさらに顎二腹筋が補強する形になっている．これらの筋肉群の中に織り込まれるようにして，頸動脈や頸静脈の分枝と脳神経が入り込んでいる．

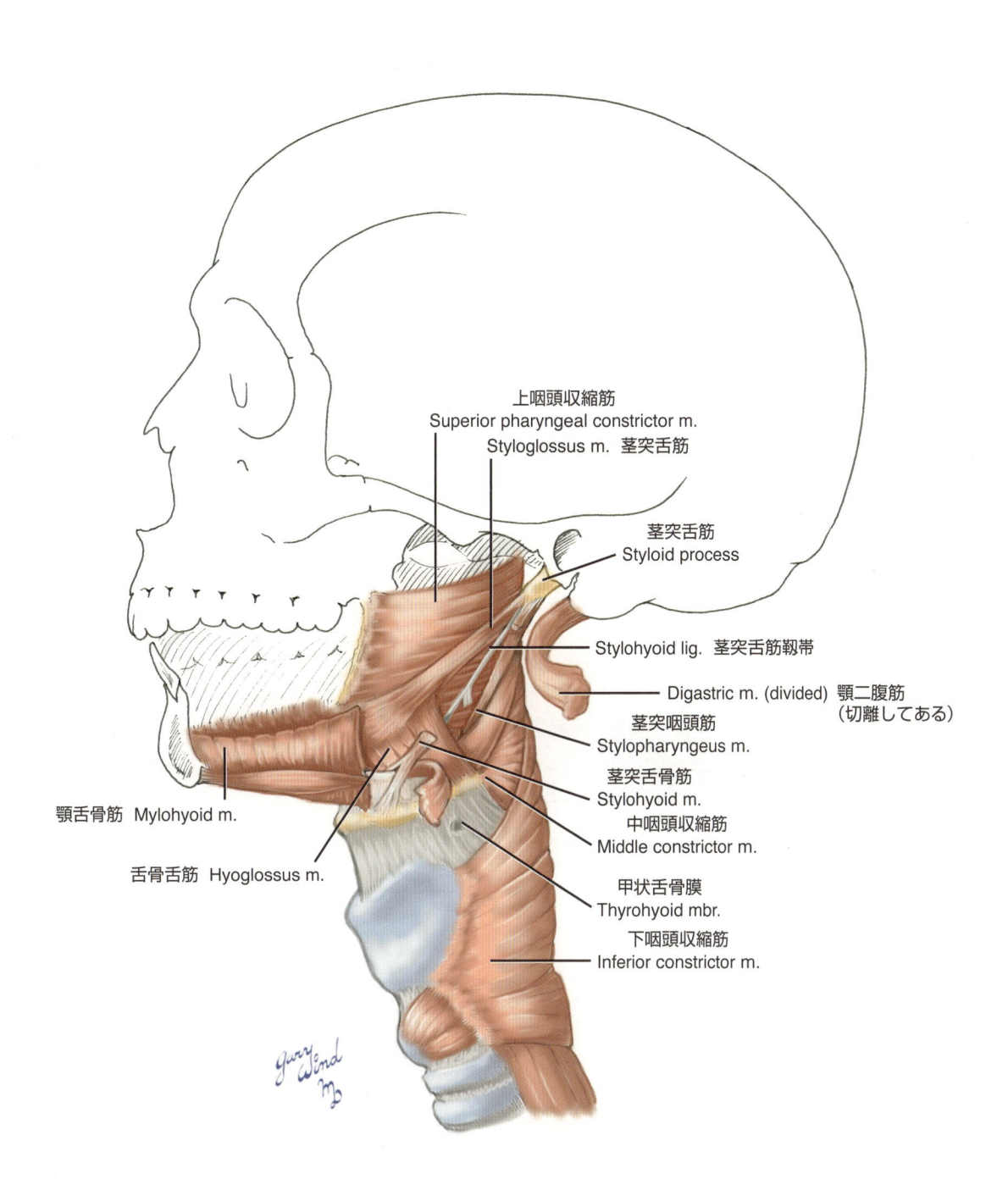

図1-11　咽頭とそれに関わる筋肉群が，深部で頸動脈や頸静脈の乗る面を形成している．

内頸動脈と外頸動脈　internal and external carotid arteries

内頸動脈は茎状突起とそれに付着する構造物の奥を通って，頭蓋底に達する（図1-12）．外頸動脈は喉頭を吊り上げている筋肉群を二分しており，外側には顎二腹筋と茎突舌骨筋が，内側には茎突舌筋と茎突咽頭筋がくるように走っている．顎二腹筋の後腹の下で，後頭動脈が内頸動脈の末梢部を横切っている．

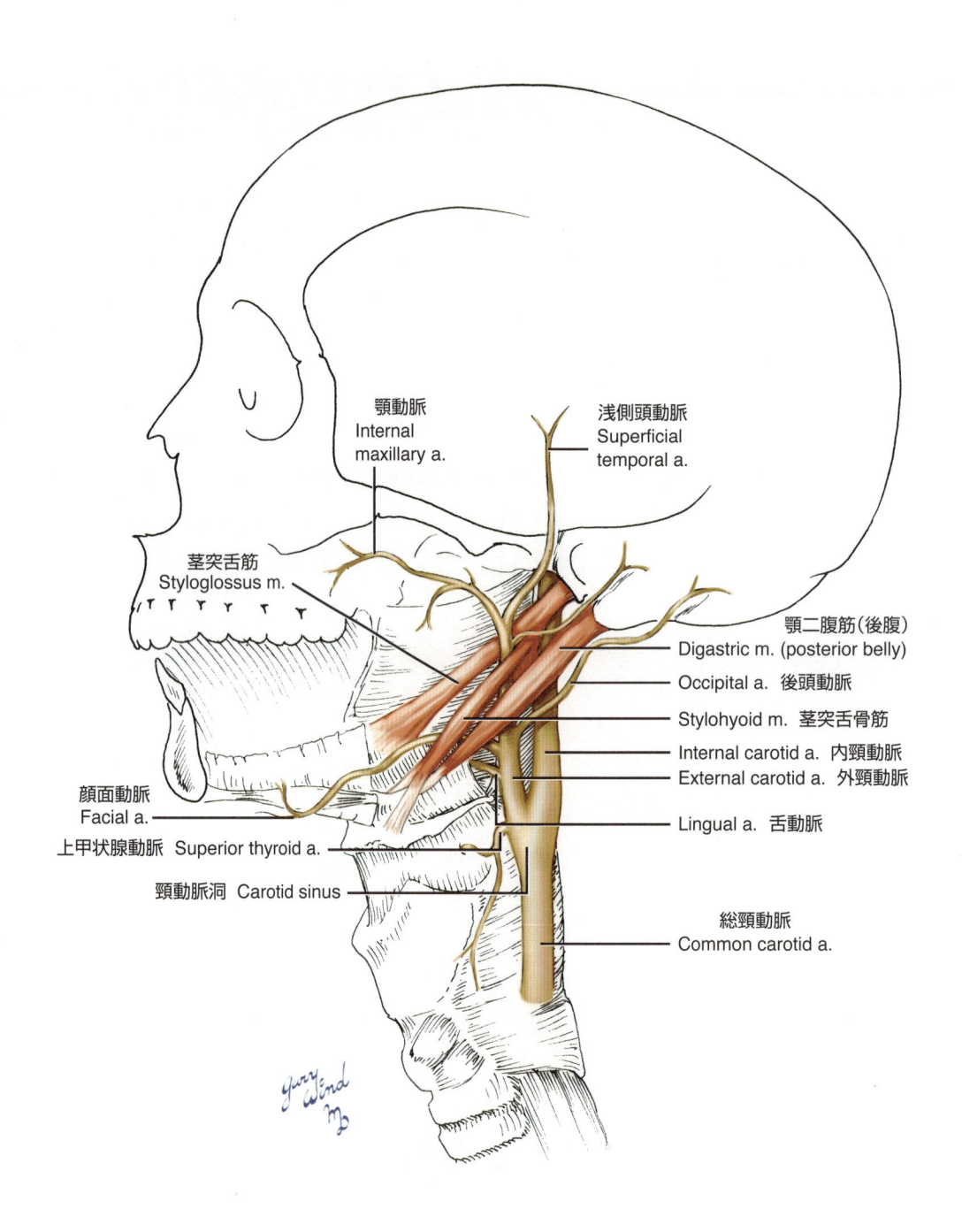

図1-12 内頸動脈は咽頭を後方から吊り上げている筋肉群よりも奥を走って茎状突起の内側に入る．一方，外頸動脈の末梢部はこれらの筋肉群の間を通っている．

頸静脈末梢部　distal jugular vein

頸静脈孔 jugular foramen から出て直ぐのところでは，内頸静脈は内頸動脈と茎状突起の基部との間にある（**図 1-13**）．総顔面静脈の枝である下顎後静脈と顔面静脈は，顎二腹筋と茎突舌骨筋の表面を走る．しかし茎突舌骨筋より頭側では，下顎後静脈と外頸動脈は耳下腺と下顎枝の間を走っている．この関係は耳下腺の実質内にあると記述されるのが普通である．この両血管とも，扇状に広がって耳下腺を貫通している顔面神経の分枝の奥にある．

外頸静脈
External jugular v.

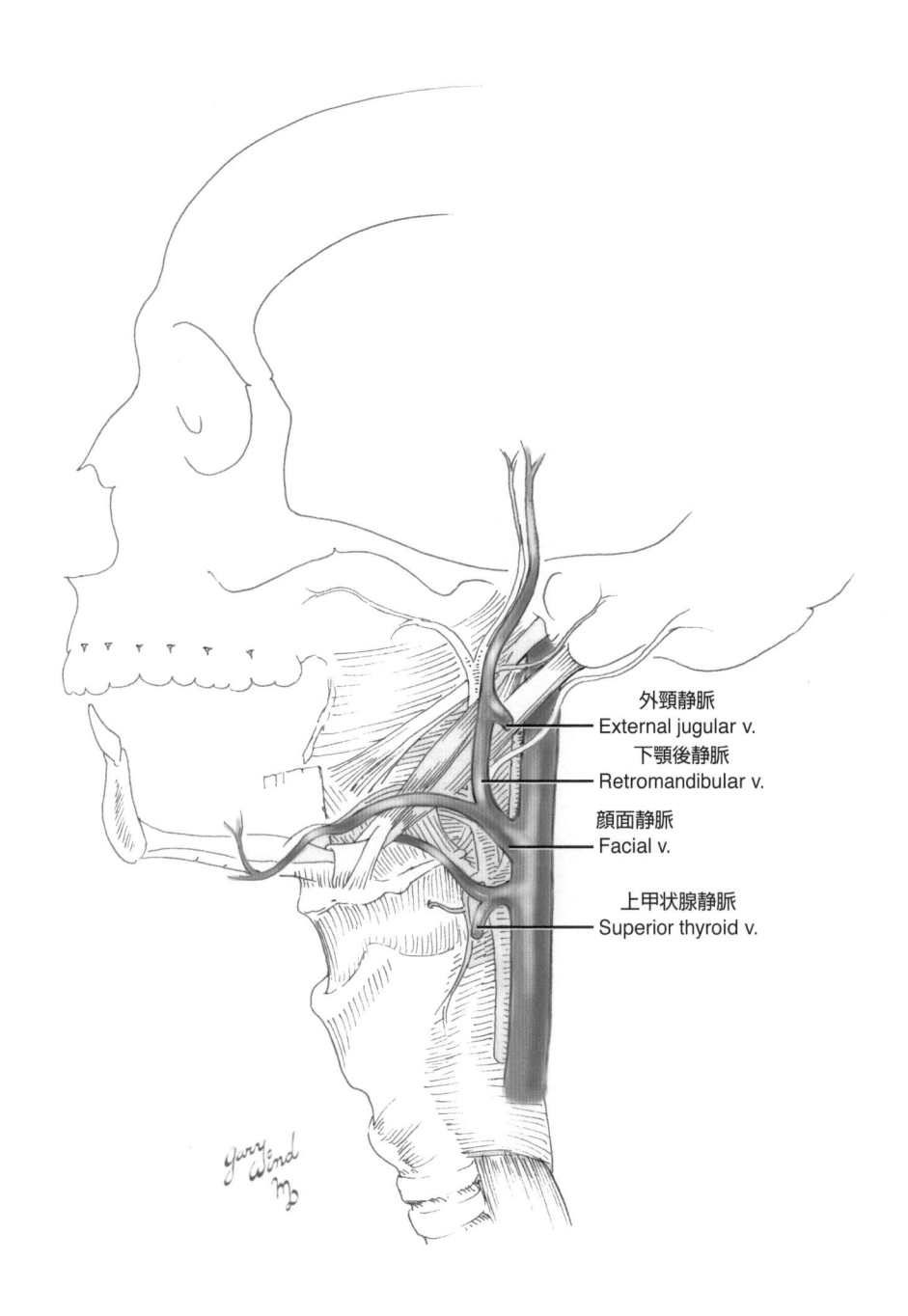

下顎後静脈
Retromandibular v.

顔面静脈
Facial v.

上甲状腺静脈
Superior thyroid v.

図 1-13　内頸静脈は内頸動脈の後側方を，ほぼこれと平行して走る．顔の表在静脈からの血液は顔面静脈に流入するが，この静脈はほとんど常に存在し，頸動脈分岐部を横切って内頸静脈に流入している．

脳神経　cranial nerves

脳神経の頭蓋のすぐ外にある部分は，これまで述べてきた筋肉系や血管系の構造物の間にあるので，頸動脈の手術の際に損傷を受ける危険がある（**図1-14**）．頸動脈の手術によって発生する医原性神経損傷のほとんどのものは一時的で軽微なものであるが，注意して調べてみると，患者の5〜21%[1〜5]にこのような損傷が認められる．

頸動脈血行再建手術とステント治療の比較治験（Carotid Revascularization vs. Stenting Trial[1]）では神経内科医による詳細な術後評価が行われ，無作為に選ばれた手術群1,240例中4.7%の患者に脳神経障害が記録された．これは20年前に報告された北米頸動脈内膜摘除術治験（North American Carotid Endarterectomy Trial[3]）での無作為に手術を行った1,415例中の脳神経障害は8.6%という値よりも低かった．脳神経損傷の出現頻度は再手

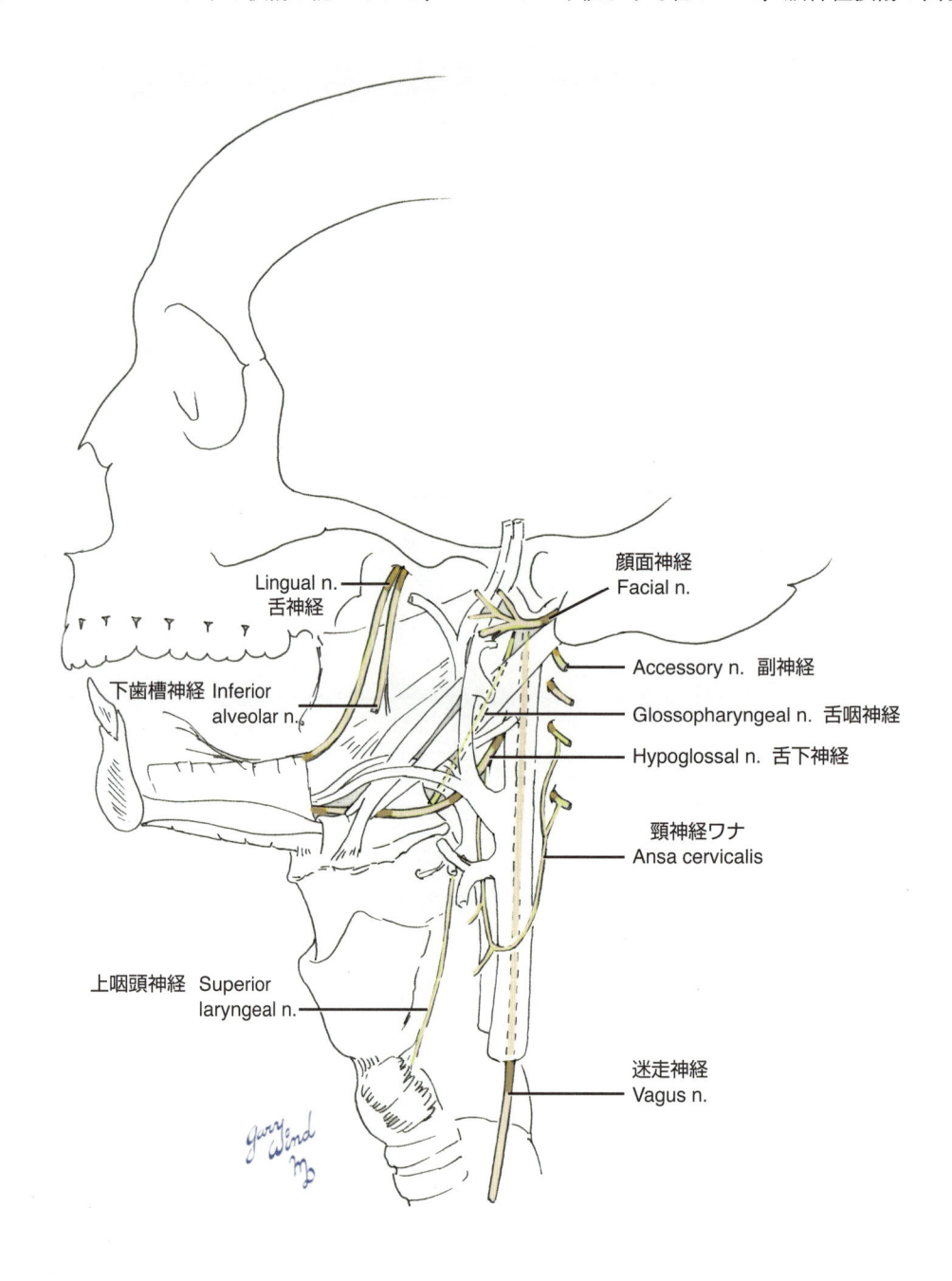

図1-14 頸動脈や頸静脈よりも浅いところを前方に向かって降りていく舌下神経は，頸動脈の手術のとき，しばしば見えてくる．この舌下神経と一緒に走っている頸神経ワナの脚は，頸動脈手術の際しばしば犠牲にされるが，特に障害を残すことはない．

術として頸動脈内膜摘除術を受ける患者の方が高率である[4]．個々の神経の損傷頻度についてはまだ議論の余地があるものの，大抵の著者は舌下神経[2]か反回神経[3,4]のいずれかの損傷が最も多いと報告している．舌咽神経の損傷頻度は最も低いが，この神経の永久損傷は嚥下困難のために高度の障害を伴う．

これらの神経は，頭蓋底から出る位置によってその後の進路が決まってくる（図 1-15）．顔面神経は茎状突起の後方から出て，すぐに前側方に向かい耳下腺に入る．副神経，迷走神経，舌咽神経は頸静脈孔から出る．舌下神経は頸静脈孔のすぐ内側にある舌下神経管 hypoglossal canal から出る．上頸神経節は，その頭側極のところで出る小さな頸動脈神経を介して上方とつながっている．

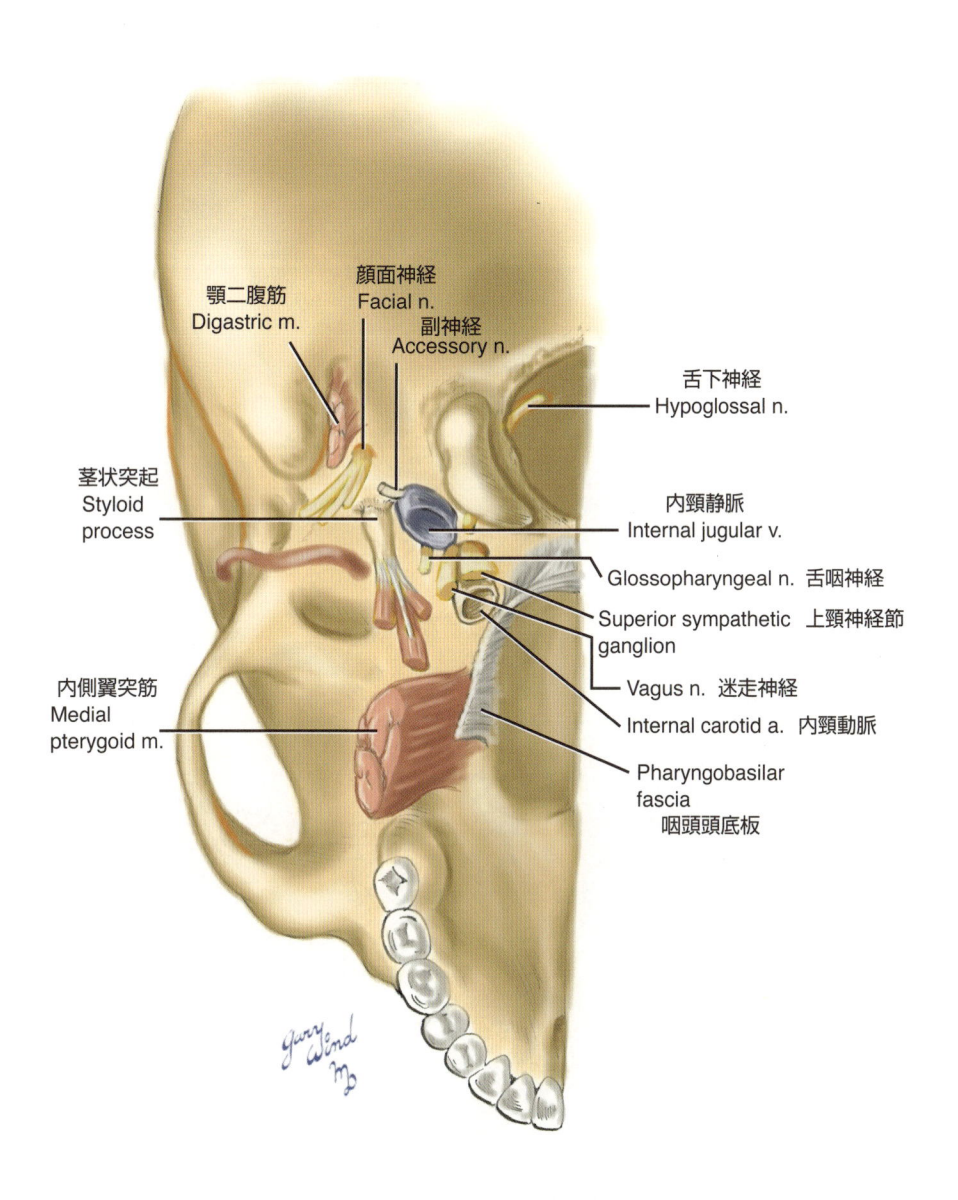

図 1-15　内頸動脈末梢部の手術に際し，脳神経系への損傷を防止するためには，頭蓋底でのこれらの神経の出方をよく知っていることが役に立つ．

顔面神経の下顎縁枝 marginal mandibular branch（下顎枝 ramus mandibularis）は耳下腺の後ろから出て下顎角の下を走り，その後，上方に向かって下顎骨の下顎枝 mandibular ramus と平行に走る（**図1-16**）．この神経は，通常は下顎下縁から1横指以内のところにあるが[6]，場合によってはこのレベルよりはるか下方のコースをとることがあり，頸動脈の内膜摘除をする際に損傷を起こしやすい．この神経は下口唇の筋肉を支配しており，口角を下方に下げることができなくなるため反対側の口唇が代償的にたるんでくる[6,7]．顔面神経下顎枝は縦切開をあまり前方においたり，下顎角に鉤をかけたりしたときに損傷を受けやすい[5]．この顔面神経下顎枝の損傷を少なくするには，広頸筋よりも浅い位置で鉤をかけるとか，縦切開を乳様突起に向けて後方にカーブさせることが有益である．

迷走神経と交感神経幹は，後方で内頸静脈と内頸動脈，そのあとは総頸動脈との間のくぼみの中にある（**図1-17**）．迷走神経は，ときとして頸の底部で頸動脈に対して，より前方に位置していることがある．迷走神経の上喉頭枝および下喉頭枝は，喉頭の筋肉を支配しており，これを損傷すると種々の程度の発声障害が起こってくる．上喉頭神経は，頸の上部を出てからずっと同名の動脈に伴走しており，この動脈の剥離に際し直接危険にさらされる．反回神経は頸の下部から出ており，頸の中部で迷走神経本幹が損傷されると間接的に障害を受ける．稀ではあるが，非反回喉頭神経が頸動脈分岐部の高さで直接迷走神経から枝を出し，頸動脈球の後ろで内側のコースをとって喉頭に入ることもある．この走行異常は普通右側に見られ，異常右鎖骨下動脈を伴っていることが多い．

下顎縁神経
Marginal mandibular n.

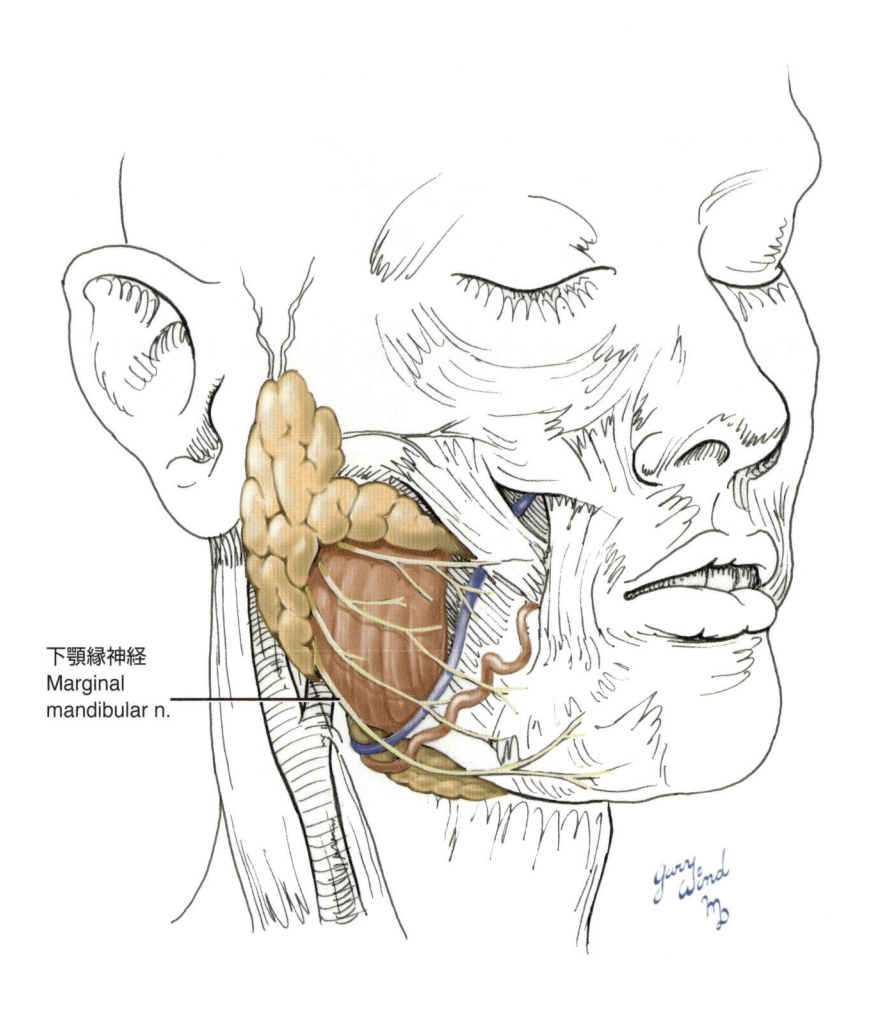

図1-16 顔面神経の下顎枝は下顎骨下縁の下を走っており，頸動脈の内膜摘除手術に際して損傷を受けやすい．

副神経は後頸三角を横切って僧帽筋に入る前に，胸鎖乳突筋を貫通する際に枝を出してこの筋肉を支配している．しかし，位置が高いので損傷する危険は少ない．

　舌下神経は，内頸動脈と内頸静脈の間を走っている．そして内頸動脈の周りを回りながら前方に向かい，後頭動脈の下をこれに沿って走る．さらに外頸動脈の外側面を横切ってループを形成し，茎突舌骨筋停止部と顎二腹筋のワナの奥を進み，顎舌骨筋の下縁の下で見えなくなる．通常は頸動脈分岐部より約2cm頭側で見つかるが，位置が変わっていることもある．舌下神経は，頸神経ワナ上根と胸鎖乳突動脈および静脈によって固定されている．高位の頸動脈を露出するときには，これらを慎重に剝離していけば舌下神経を遊離することができる．舌下神経を損傷すると，舌の運動機能が障害されて構語障害や嚥下障害を起こす．

　舌咽神経も内頸動脈の表面を進み，茎突咽頭筋の後縁に達する．そこでこの筋肉の前面に回り込み，舌骨舌筋の後縁の下で見えなくなる．この神経が損傷されると舌と咽頭への感覚線維と運動線維が失われ，稀ではあるが誤嚥を起こすことがある．

　頸動脈分岐部のところには，頸動脈小体と頸動脈洞に複雑な神経支配を送っている繊細な神経の網状構造がある[8]．頸動脈小体は，頸動脈分岐部の後面に位置する卵形で扁平な化学受容体である．これは身体の中にいくつかある受容体の中の1つで，おそらく神経堤 neural crest 起源のものであり，低酸素や高炭酸やアシドーシスに敏感に反応して呼吸刺激を引き起こす．舌咽神経，迷走神経，および上頸神経節から頸動脈小体に入る神経の小枝は，内頸動脈と外頸動脈との間にある．

　頸動脈洞神経（舌咽神経の頸動脈洞枝）は舌咽神経から出て下降し，拡大部と内頸動脈中枢部にある頸動脈洞受容体に入る．その途中で，迷走神経，上頸神経節，および頸動脈小体とも連絡している．またその末梢部は，頸動脈小体に付随する神経叢とも絡み合っている．血圧上昇という正常の刺激のほかに，頸動脈を手術的に操作することによっても，反射的に徐脈や低血圧を引き起こすことがある．

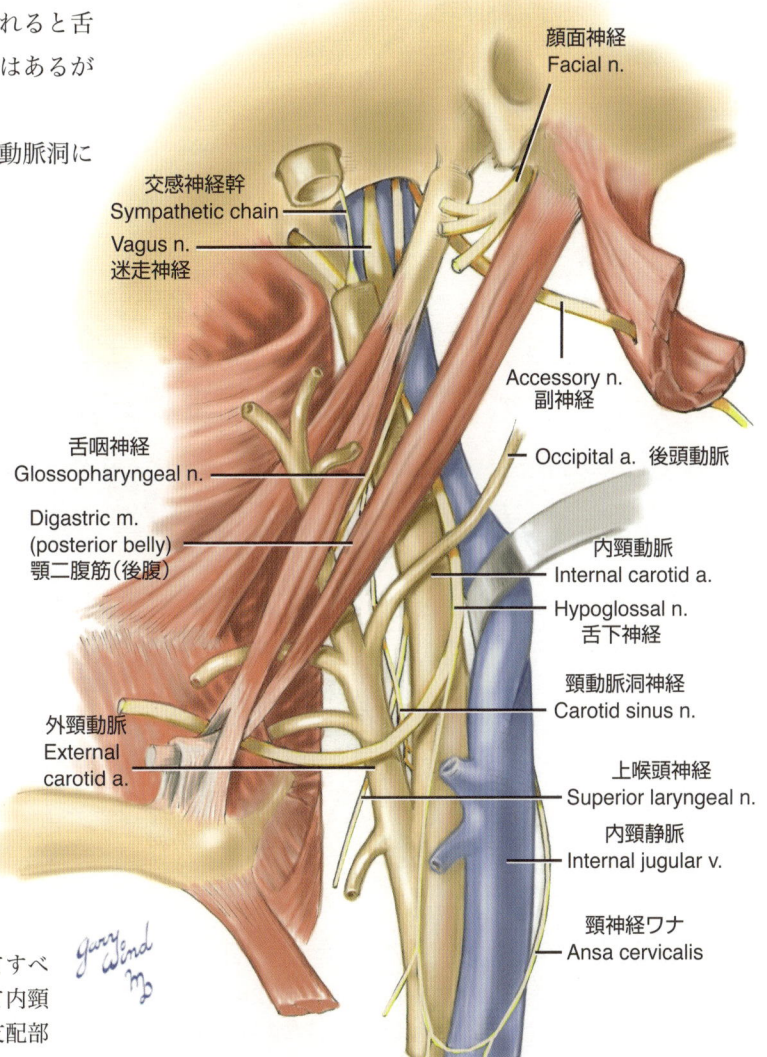

図1-17　頸部の主要な脳神経は，顔面神経を除いてすべて茎状突起よりも深いところから出てくる．そして内頸動脈にきわめて近接した経路を通ってそれぞれの支配部に到達する．

40　第Ⅰ部　頭部と頸部の血管

下顎後窩　retromandibular space

高い位置にある頸動脈分岐部や総頸動脈末梢部の露出は，下顎枝と乳様突起が近くにあるために制限を受ける（**図1-18**）．この章の後半では，この特別な場所の扱い方について述べる．

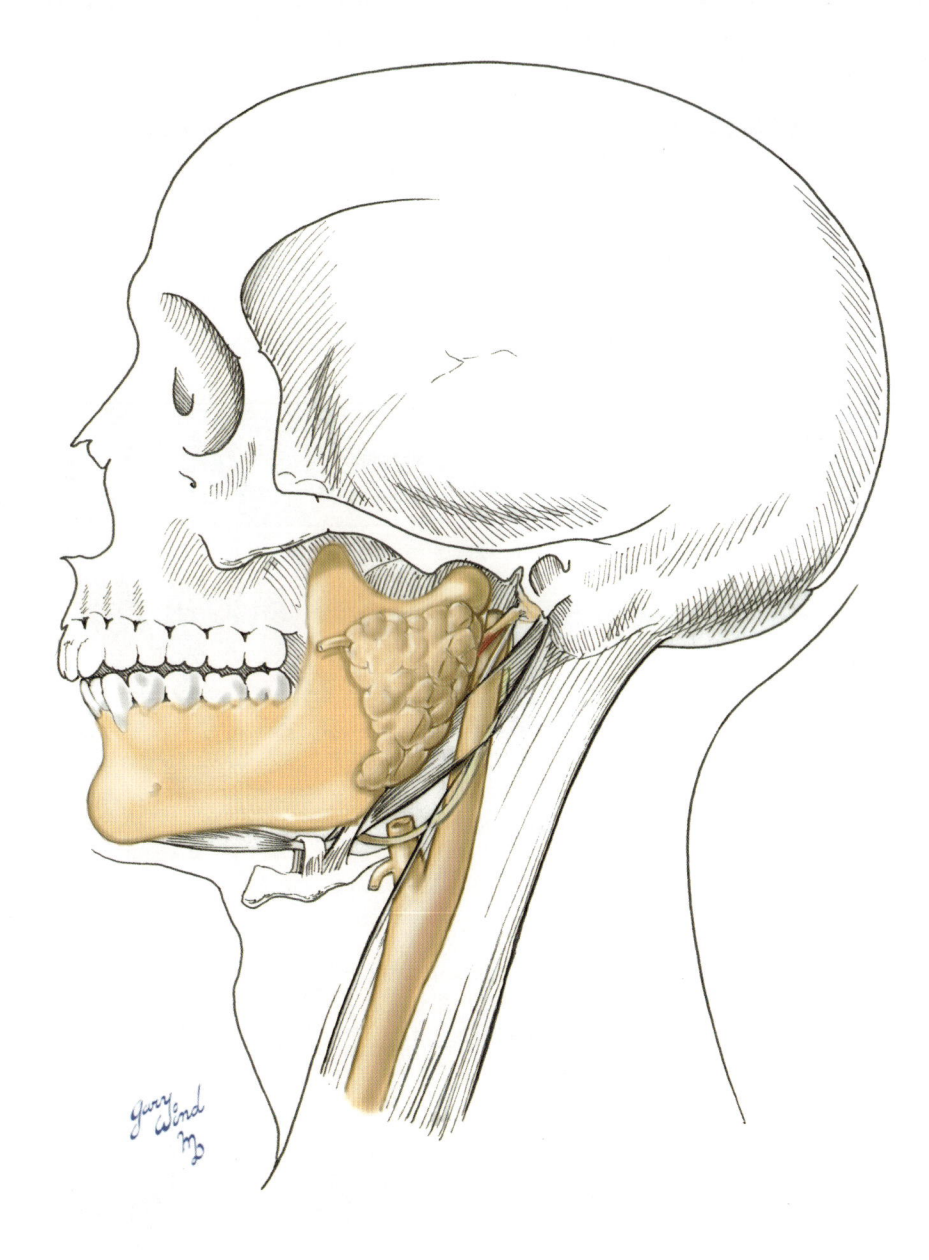

図1-18　内頸動脈末梢部は下顎枝の後方深くにある狭い場所にはめ込まれたように固定されているので，これに到達しにくくなっている．

頸動脈とその分枝の露出

頭蓋外頸動脈への最もよい到達方法は，露出しようとする部位によって異なる．頸部頸動脈の主な部分は比較的浅い位置にあり，1本の頸部前方切開で到達できる．しかし，頭蓋底や頸基部に近い部分の頸動脈を露出するに当たっては，十分な血流のコントロールを得るために特別な操作[9]が必要となる．頸動脈の手術を計画するとき，Monsonら[10]（図1-19）が提唱したように，頸部を3つの部分に分けるのが役に立つ．第Ⅰ区域は頸基部から鎖骨上1 cmまで，第Ⅱ区域は鎖骨上1 cmから下顎角まで，第Ⅲ区域は下顎角から頭蓋底までの範囲とする．第Ⅱ区域だけの頸動脈を露出するためには，1本の頸部前方切開でよい．第Ⅰ区域の頸動脈を露出する必要のある患者では，中枢側からの血流を十分にコントロールできるように胸骨正中切開を同時に行うことを考えるべきである．第Ⅲ区域の頸動脈部分を露出するためには，顎関節の一部をはずし，頸部の切開線を耳介の後ろまで延ばすことが必要となる．

次に，第Ⅱ区域と第Ⅲ区域の頸動脈の露出を考えていく．頸動脈中枢部を露出するための胸骨正中切開の方法は，第3章で述べることにする．

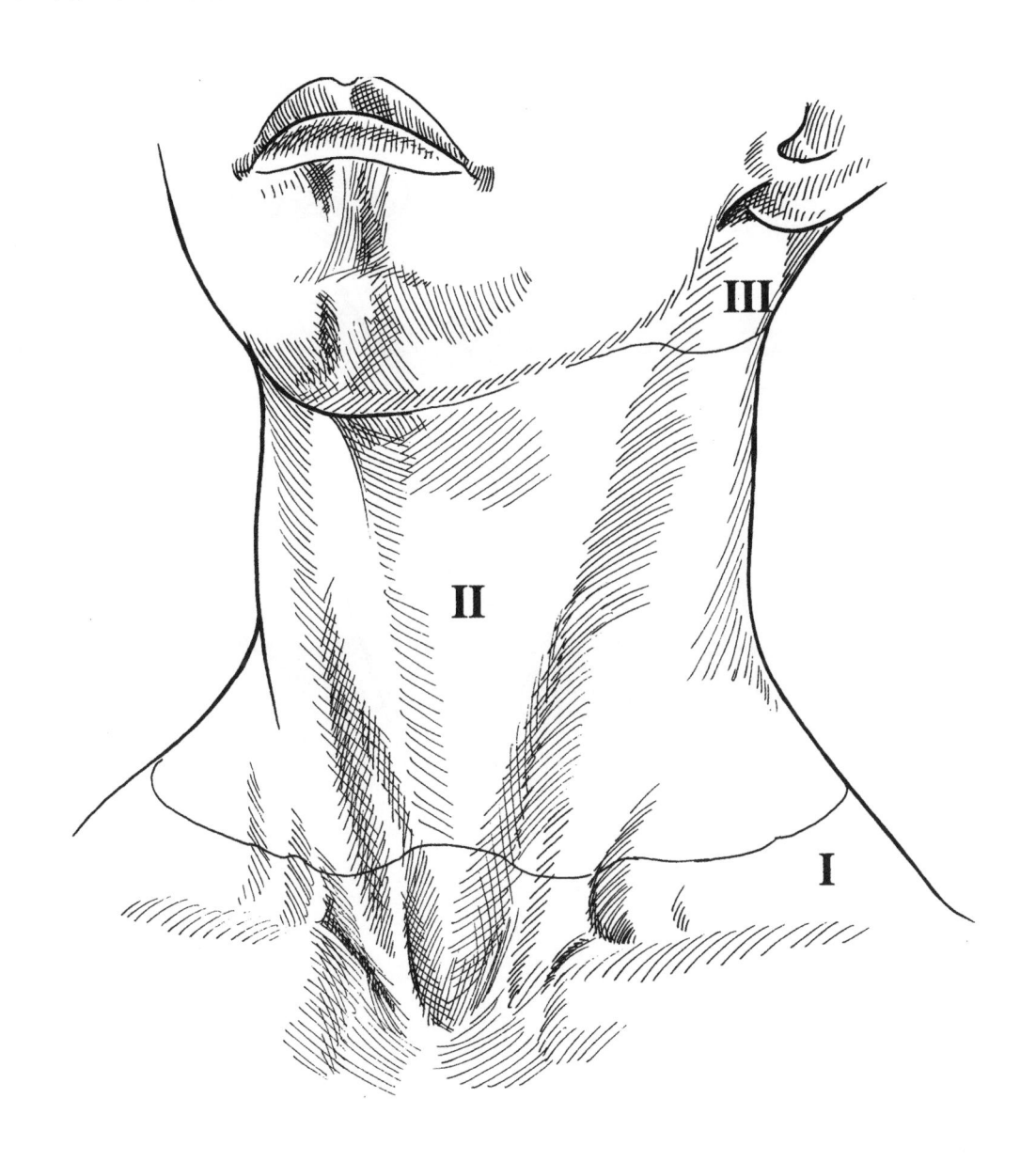

図1-19 頸動脈への外科的アプローチはそれぞれの部位で異なってくるので，頸を3つの区域に分けて考える．

頸部（第Ⅱ区域）での頸動脈分岐部の露出

頸を少し伸展し，頭を切開側と反対側に回してゴムの輪枕の上にのせる．頸をもっと伸展させるには，巻いた布を入れて肩を持ち上げる．特に，頸が太くて短い患者ではこれが必要である．上胸部から顔面下部および耳の下部にかけて消毒をし，ドレープをかける．

胸鎖乳突筋の前縁に沿って，鎖骨の胸骨端から下顎後部にかけて縦切開を加える（**図1-20**）．この切開線の頭側端は，少し曲げて耳介の真下まで延長する．このように切開線を後方に曲げることは，顔面神経下顎縁枝の損傷を避けるのに役立つ[11]．この代わりに頸部横切開が用いられることもある．しかしこの斜切開は頸動脈の露出範囲が狭く，下顎縁神経を損傷する危険も高くなる[11]．

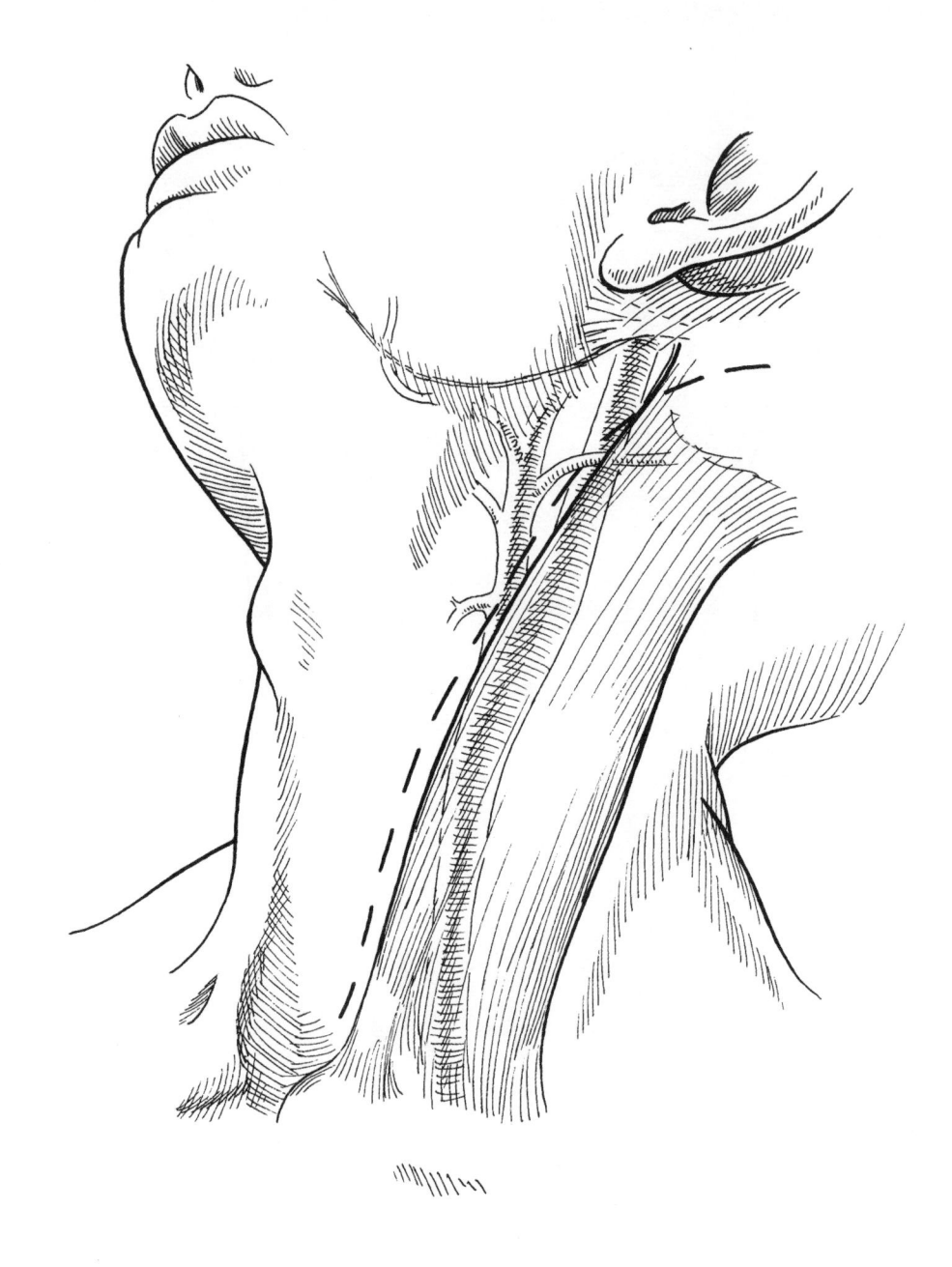

図1-20 顔面神経下顎縁枝の損傷を避けるために，頸部縦切開の頭側の切開線を少し曲げて耳介後方に延ばしていく．

広頸筋を切開し，胸鎖乳突筋の前縁で深頸筋膜の被包葉を開く．胸鎖乳突筋をその内側縁で鋭的に剝離し，下にある血管鞘から分離する（**図1-21**）．この操作中に，上甲状腺動脈の小さな胸鎖乳突筋枝の結紮が必要になる．さらに末梢側まで遊離するためには，切開創の上部近くで後頭動脈の胸鎖乳突筋枝の切離が必要になる[12]．副神経が創の上方を横切って胸鎖乳突筋を貫通していくので，これを損傷しないように気をつけなければならない[13]．遊離した胸鎖乳突筋を牽引すると，血管鞘が出てくる．これを肩甲舌骨筋の上方で開くのであるが，もっと中枢側を露出したいときには，この筋を切離する必要がある．創の中央部で内頸静脈をその前縁に沿って剝離して遊離し，これを胸鎖乳突筋と一緒に後方に牽引する．この操作のためには，総顔面静脈の切離が必要であ

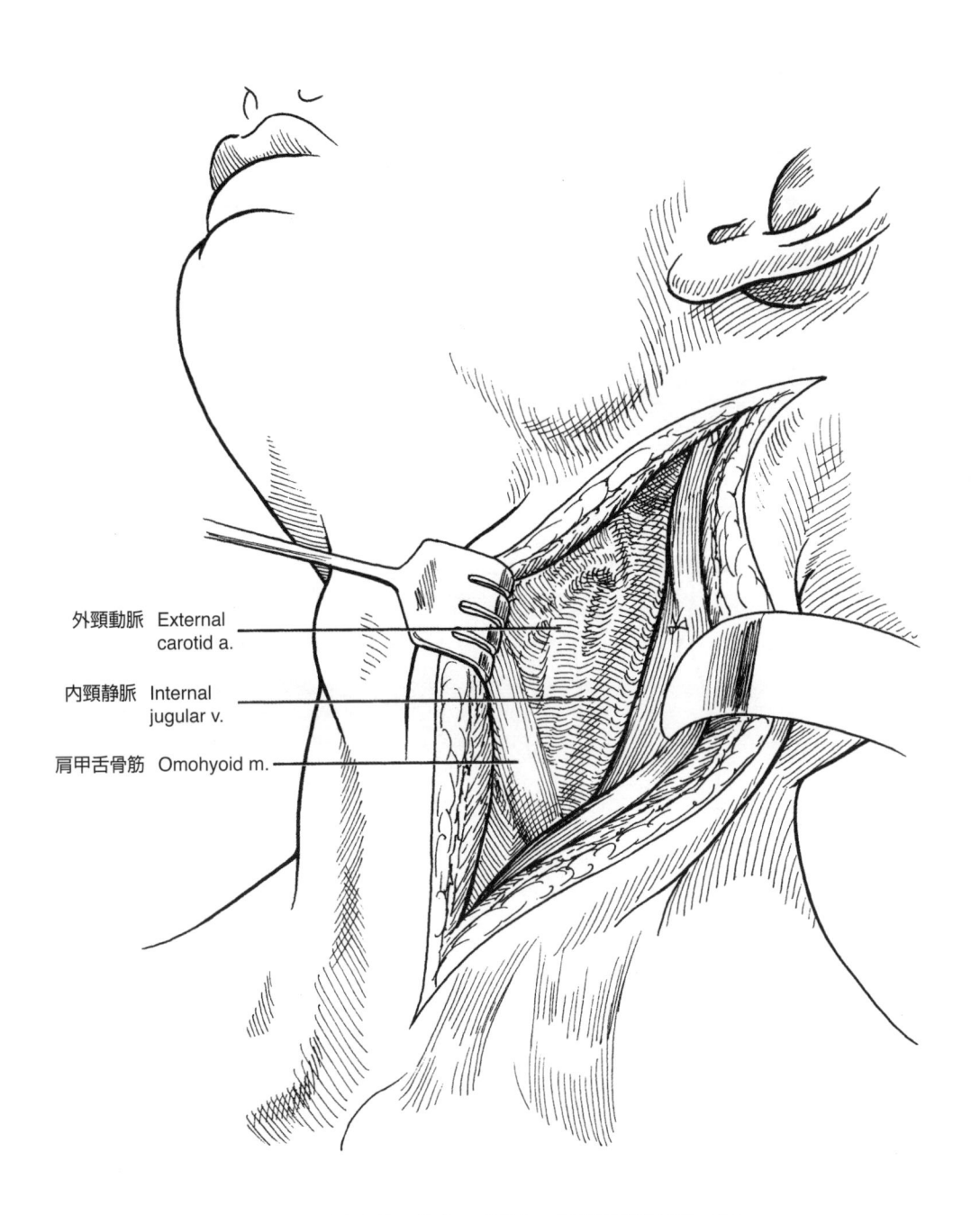

外頸動脈 External carotid a.
内頸静脈 Internal jugular v.
肩甲舌骨筋 Omohyoid m.

図1-21 胸鎖乳突筋を後方に牽引すると頸動脈鞘が出てくる．

る（図1-22）．総顔面静脈はよく見えるのが普通で，その切離はちょうど上げ蓋trap doorを跳ね開けるのに例えることができ，すぐ下に頸動脈が現れる．

次に総頸動脈とその分枝の剝離を行う．動脈を遊離するに当たっては，不規則な内面に付着している小さな栓子を飛ばさないように，正確に注意深く操作することが大切である．われわれは総頸動脈とその分枝の剝離は分岐部から離れたところで行い，分岐部の剝離は最後に行うようにしている．こうすれば，粥状硬化病変を来たしやすい分岐部をいじる前に，比較的正常な内面をもった部分でこれらの血管を剝離することができる．まず最初に，総頸動脈を鋭的に遊離する．迷走神経は普通は総頸動脈の後方にあるが，ときとしてこの動脈の前や横にあることがある[11]．反回神経は普通は気管食道溝の中にあるので，頸動脈の剝離に際しては損傷を免れるものである．しかし非反回喉頭神経という奇形のあることもあり，この場合はもっと損傷を受けやすくなる．この奇形は普通は大動脈弓の異常を伴うものであるが，大動脈弓が正常の患者でも報告されている[14]．非反回喉頭神経は，0.3％対0.8％の頻度で右側により多く見られ，通常

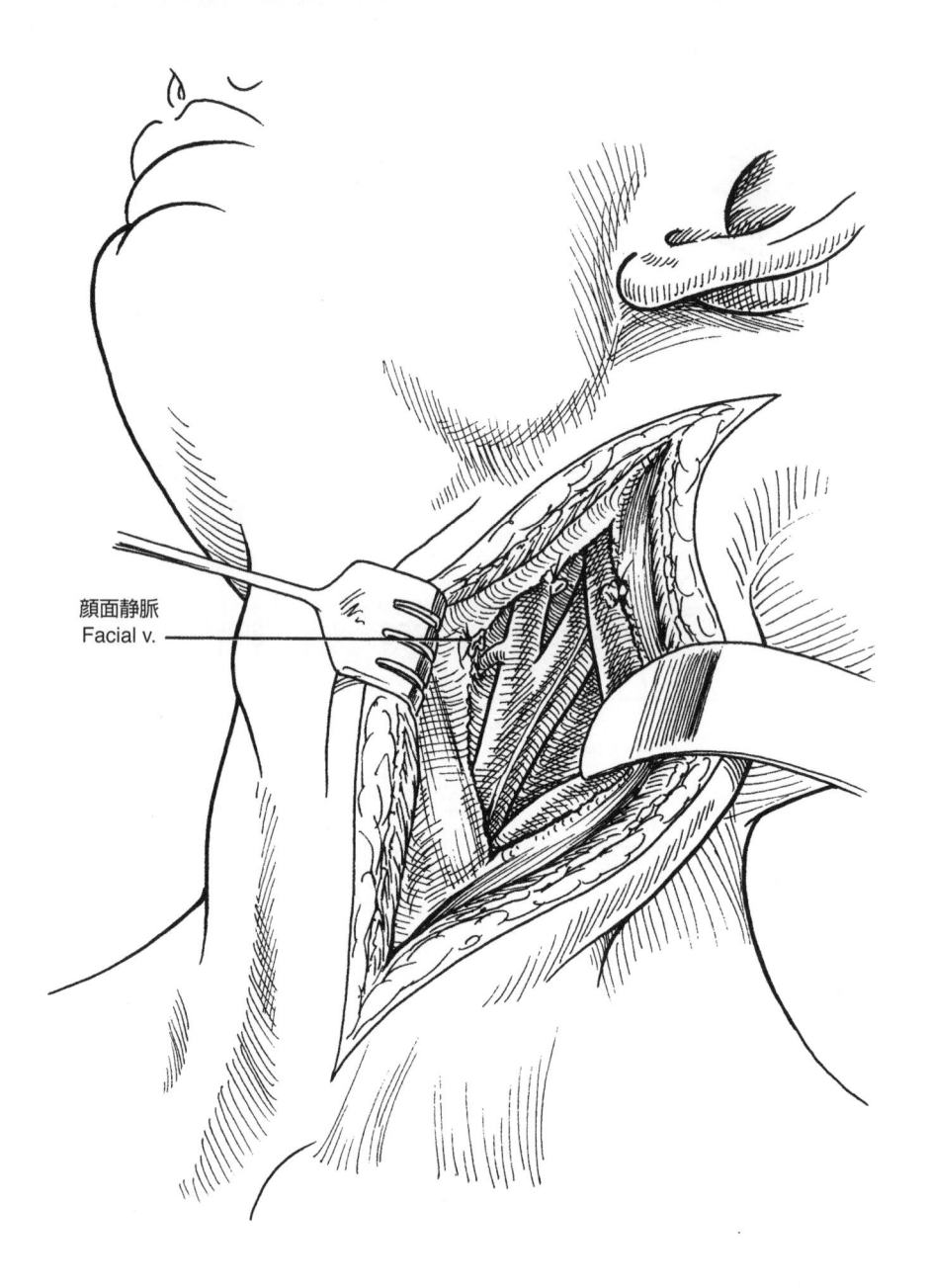

顔面静脈
Facial v.

図1-22　顔面静脈を切離した後，内頸静脈を後方に牽引すると，肩甲舌骨筋前腹の頭側に頸動脈分岐部を露出することができる．

は異常右鎖骨下動脈を伴う[14]．この非反回喉頭神経は頸動脈分岐部の高さで迷走神経から分かれるので，頸動脈球部の内側または後方に剥離を広げる際には損傷される危険がある．総頸動脈を周囲組織から完全に遊離したら，分岐部から離れたところで弾力性の血管テープを回す（図1-23）．総頸動脈の前面の組織を除去するためには，舌下神経ワナの神経を切離した方がやりやすい．

次に，内頸動脈を遊離する．これは外頸動脈の後方，内側に位置しており，内頸静脈より深いところで見つかる（図1-23）．創の上部で内頸静脈の内側縁に沿って剥離を進めると，分岐部から離れたところで内頸動脈を露出することができる．内頸静脈の上にはリンパ組織があるので，これを切離する必要がある．顔面静脈の高さよ

り上では，内頸静脈の前面に流入する小さな静脈の枝を同定して結紮し，厄介な出血を防止する[12]．内頸動脈の遊離には，鋭的剥離を注意深く行う必要がある．舌下神経幹が頸動脈分岐部の上で内頸動脈を横切る高さはさまざまであり，剥離に際してはこれを避けるようにしなければならない．舌下神経を見つけるには，舌下神経ワナをそれが舌下神経幹とつながるところまで追いかけていくとよい[15]．舌下神経は後頭動脈の胸鎖乳突筋枝につながれたような形になっている[11]．もし初回の剥離のときすでに結紮されている場合は別であるが，内頸動脈の末梢側露出に際し，舌下神経を遊離するためにはこの動脈分枝を切離しなければならない．内頸動脈を遊離したら，それに弾力性の血管テープを回しておく．

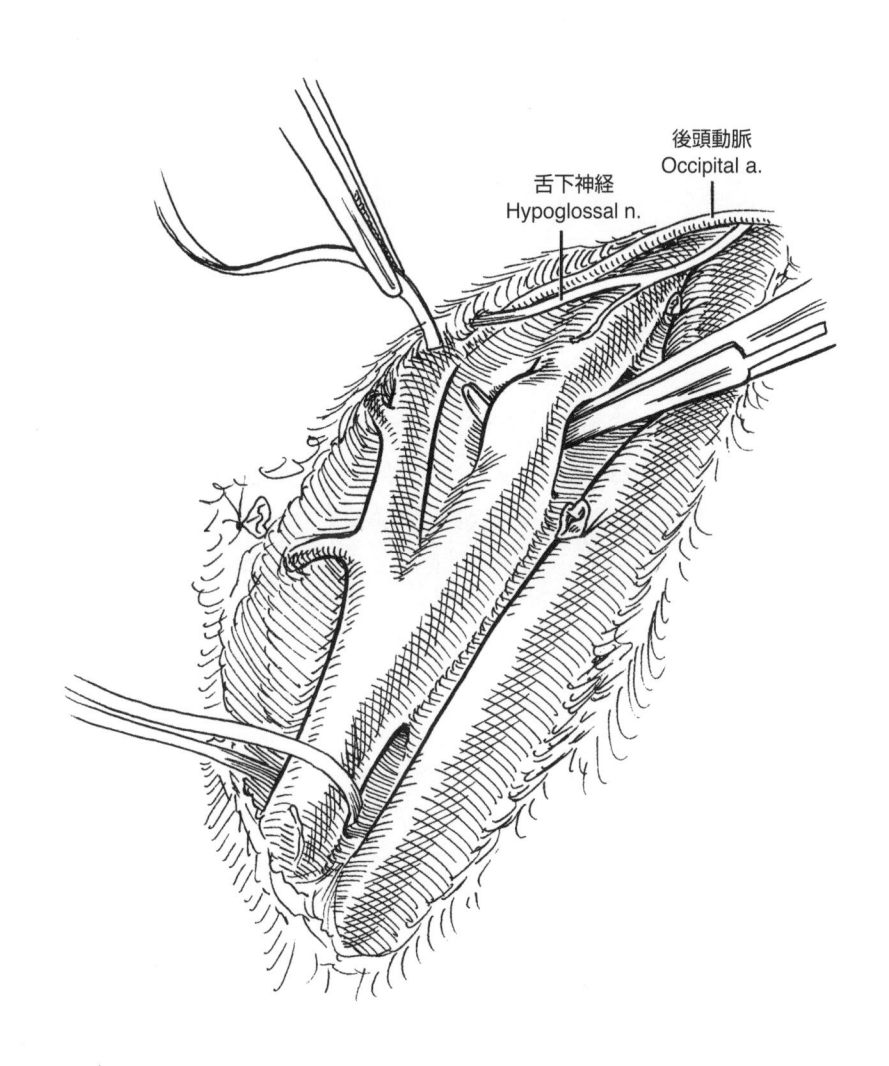

図1-23 頸動脈分岐部を遊離する前に，その中枢側と末梢側をまずコントロールする．

外頸動脈は分岐部のところで遊離し，弾力性血管テープを回す（**図 1-24**）．上甲状腺動脈が総頸動脈から直接分岐している場合には，これも遊離する必要がある．上喉頭神経は外頸動脈の後方を走っているが[16]，外頸動脈の最も中枢側でテープをかけるようにすればこれを避けることができる．あらかじめ同定されていない場合には，外膜周囲組織のところで剥離するようにすれば舌下神経を避けることができる．

さてここで，いよいよ頸動脈分岐部の剥離に入る．まず，頸動脈洞神経（Heringの洞神経）に多大の注意を払わなければならない．頸動脈洞は，総頸動脈と内頸動脈の結合部にある圧受容体の集合体である．内膜摘除によってこれらの圧受容体が変化を受け，迷走神経の反射が亢進するため，低血圧と徐脈が起こることが示唆されている[17,18]．この圧受容体と迷走神経との間の反射弓を遮断するために，頸動脈分岐部のところに局所麻酔薬を注射したり，頸動脈洞神経を含んでいる神経叢を分岐部の後方で切離したりして，頸動脈洞神経を不活化することを提唱する人たちもいる[17,18]．また他の人たちは，この操作をすると後で高血圧を引き起こす傾向があるとして，常にこの神経を不活化することはせずに，迷走神経の機能亢進が起こったときだけこの操作を行っている[19]．頸動脈洞を麻酔することを決めたならば，頸動脈分岐部は完全に授動して内膜摘除をやりやすくしておく．総頸動脈とその分枝をあらかじめ遊離しておくと，その周辺にある神経や静脈の剥離が著しく容易になり，これらを損傷することも少なくすることができる．

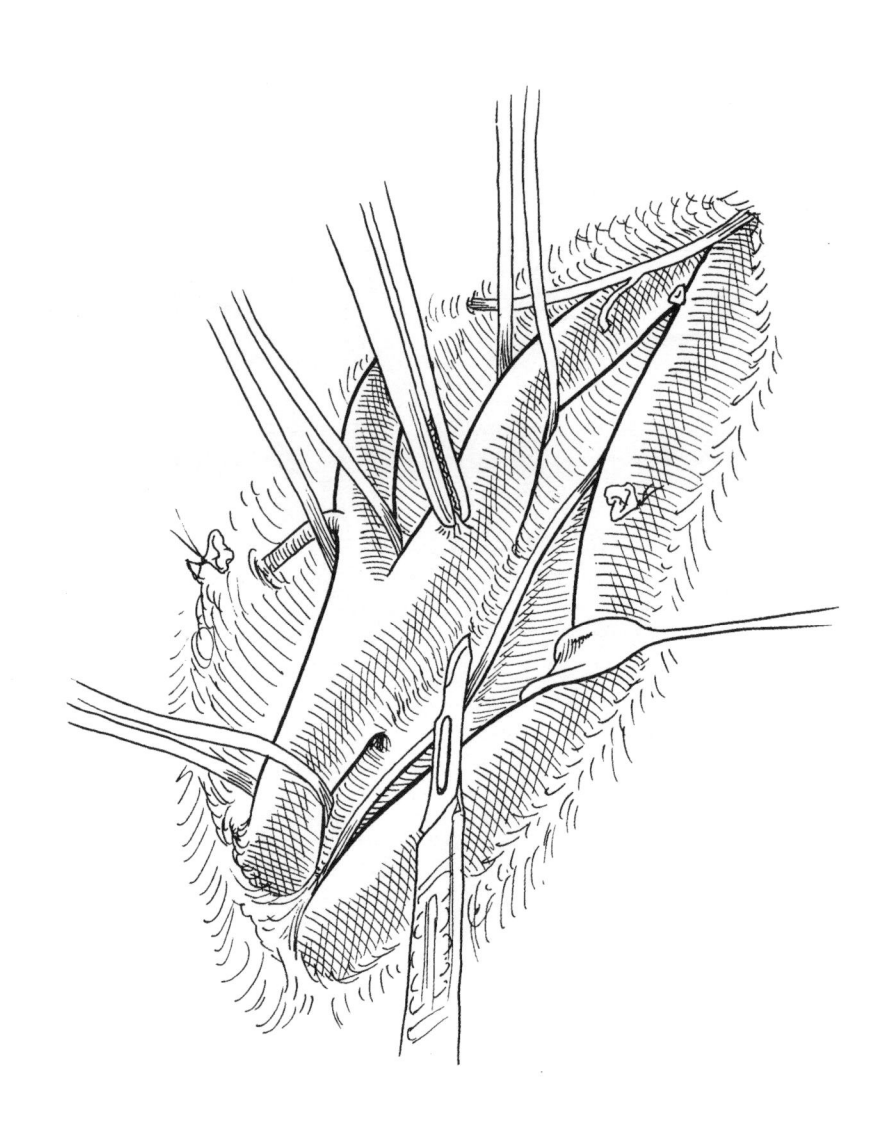

図 1-24 外膜に接して剥離を進めると，近接する脳神経分枝を損傷する危険は少なくなる．

上頸部（第Ⅲ区域）での内頸動脈の露出

動脈の病変は，そこへ到達することが比較的難しいと考えられている内頸動脈の上部にまで波及していることがある．この領域でよくある病変は，外傷性動脈瘤，内膜解離，粥状硬化，および粥状硬化や線維筋過形成による内腔狭窄である．昏睡状態にある患者でない場合には，頸動脈の単純結紮は望ましくない結果を引き起こすことがあるので，この部分の病変を外科的に治療するには，頭蓋に近い部分の頸動脈末梢部を露出することが必要となる[20]．この内頸動脈末梢部の露出に当たっては，下顎骨骨切り術[21]，前耳介フラップおよび後耳介フラップの作製[22]，乳様突起の部分切除[23]，中耳腔をなくしてしまう根治的乳様突起切除術[24]など，多くの到達法があるが，われわれは先に述べたような標準的な縦切開で，Fisherら[25]が記述した下顎骨を亜脱臼させる方法を用いて露出する方法に頼っている．

この到達法では，経鼻挿管による全身麻酔が必要である．手術側の関節突起を亜脱臼させ，経鼻的口腔内ワイヤー固定法 transnasal/oral wiring で固定する（図1-25）．最良の一時的固定法はしっかりと固定された歯があるか否かにかかっており，Simonianら[26]は別のワイ

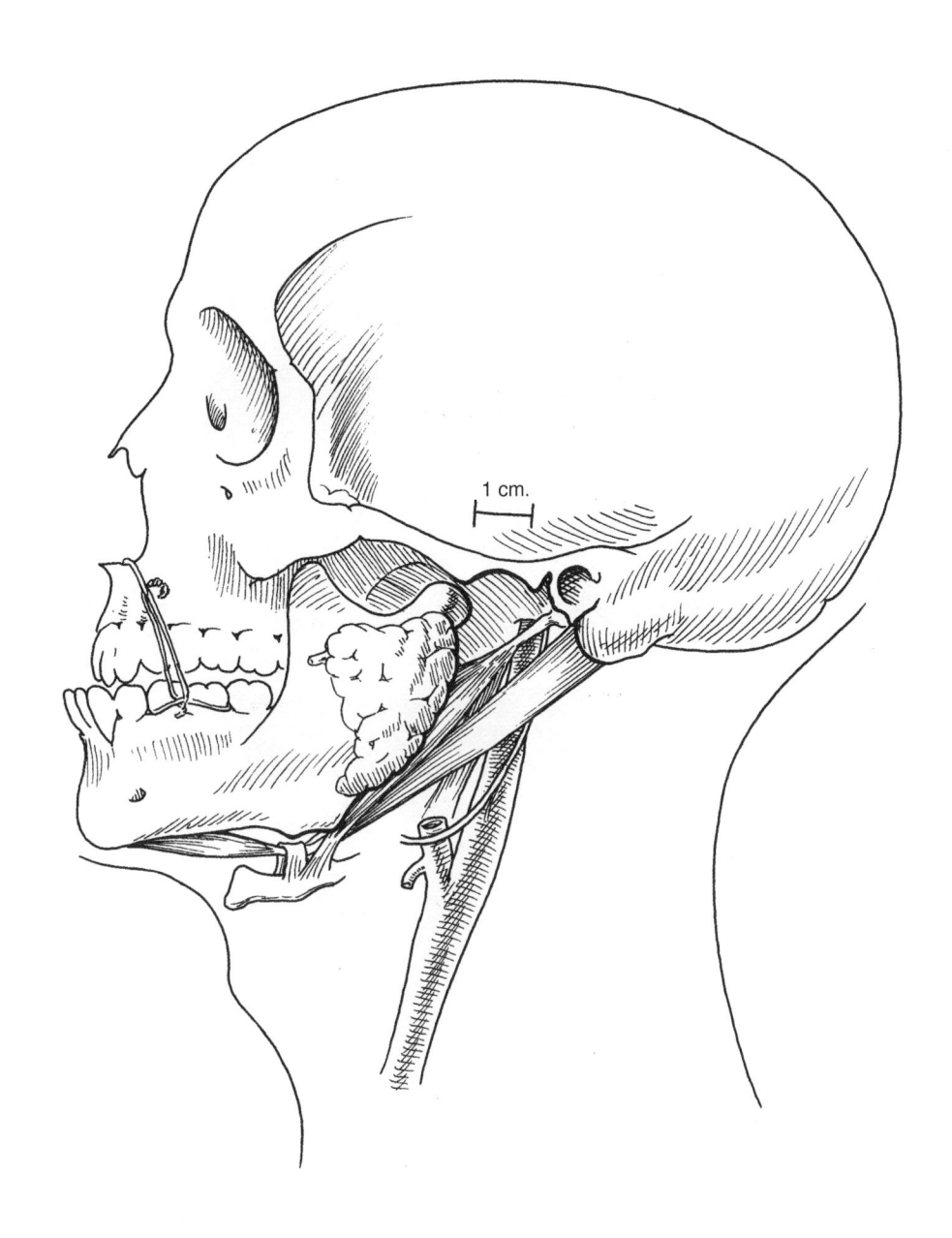

図1-25　片側の関節突起を亜脱臼させると，内頸動脈末梢部の操作に必要な手術野をさらに1cm広げることができる．

ヤー固定法もいくつか発表している．Yoshino らは，ある歯科医が下顎骨を亜脱臼させた位置で安定させるために作ったマウスピースを用いて，より侵襲の少ない亜脱臼法を最近発表した[27]．患者は先に述べたような体位で術野を消毒し，胸鎖乳突筋の前縁に沿って皮切を加える．この皮膚切開はできるだけ上まで延ばし，耳介の真後ろに向かって後方に曲げる．総頸動脈と内頸動脈を先に述べた手順で露出する．舌下神経を同定してこれを温存しなければならないが，最良の授動を得るためには，ときとして後頭動脈と舌下神経ワナを切離することが必要になる．内頸動脈を遊離する際には，これを横切る内頸静脈の細い枝を同定して結紮するように注意する．この操作中，耳下腺の下縁は前方に牽引しておく．

顎二腹筋の後腹を切離すると，頭蓋底から2cm以内の内頸動脈を露出することができる（図1-26）．後頭動脈と，これに随伴する静脈が顎二腹筋の後腹の下縁の近

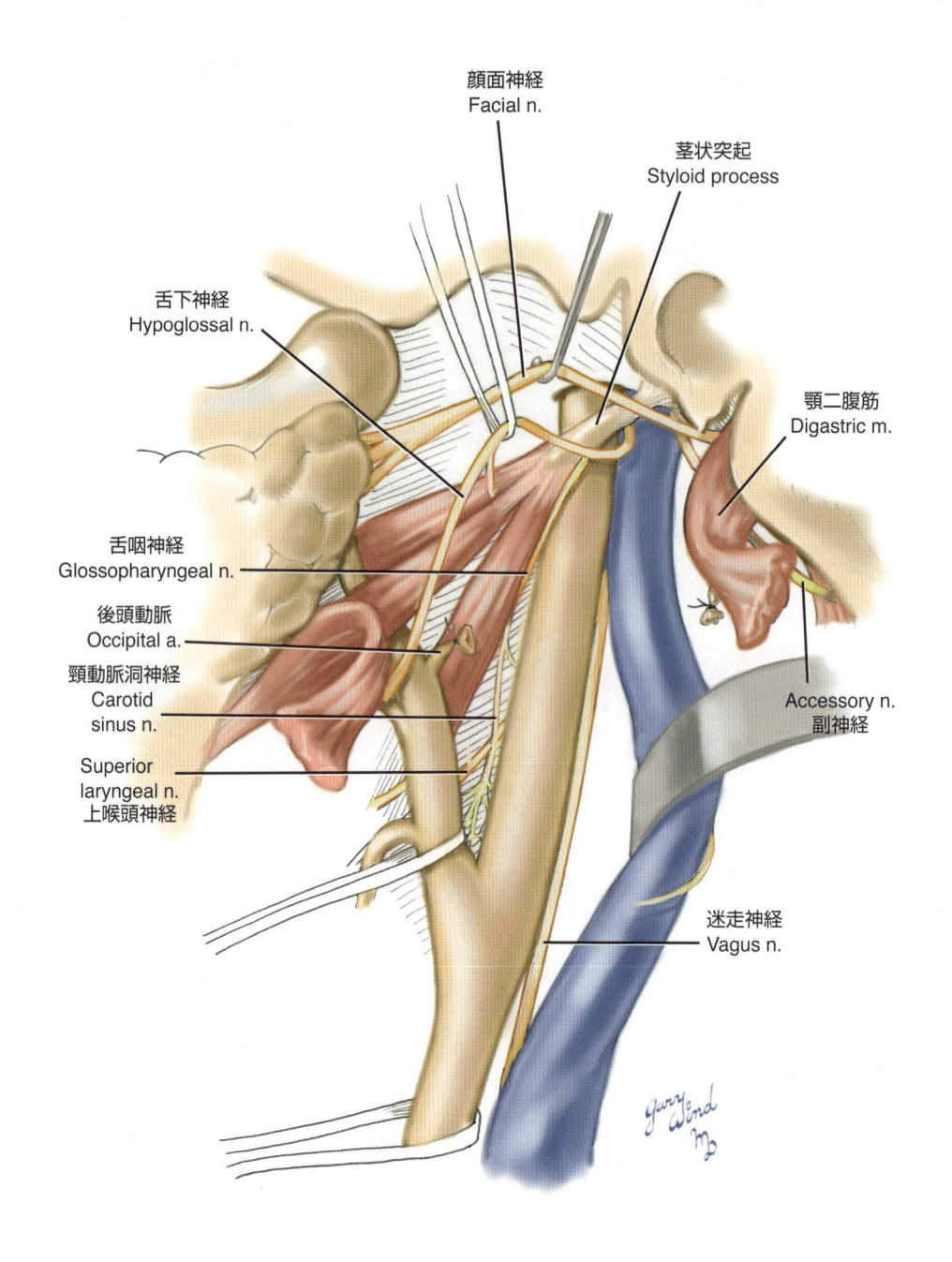

図1-26 顎二腹筋の後腹と後頭動脈を切離すると，舌下神経を頭側に動かすことができる．茎状突起を切離する場合には，舌咽神経がすぐ近くを走っているので，これを損傷しないよう骨に密接して剥離を行わなければならない．

くを走っているので，この筋肉を切離するときに結紮する．茎突舌骨靱帯と，茎突舌骨筋，茎突咽頭筋，および茎突舌筋を切離して茎状突起を切除すると，内頸動脈をより高位まで露出することができる[28]．この操作に際し，舌咽神経を損傷する恐れがある．この神経は内頸動脈と内頸静脈との間を走っており，茎状突起やこれに付着する筋肉よりも深い位置にある．この神経を十分に露出できない場合でも，外膜周囲組織のところだけで内頸動脈の剥離を行えば，これを損傷する危険は少なくなる[29]．

内頸動脈をもっと高位まで遊離したい場合には顔面神経を露出し，これをそっと牽引する必要がある．この際，耳下腺の尾部を切除すると，下顎骨の後ろの軟部組織を露出するのに役立つ[28]．顔面神経を完全に露出するために，頸部の皮膚切開を耳介の前方まで延長しなければならないこともある．内頸動脈錐体部は Thomassin と Branchereau[30] が発表した前方側頭下到達法 anterior infratemporal approach を用いて露出することができる．

参考文献

1. Brott TG, Hobson RW II, Howard G, et al. Stenting versus endarterectomy for treatment of carotid-artery stenosis. *N Engl J Med.* 2010;363(1):11–23.
2. Cunningham EJ, Bond R, Matberg MR, et al. Risk of persistent cranial nerve injury after carotid endarterectomy. *J Neurosurg.* 2004;101:445–448.
3. Ferguson GG, Eliasziw M, Barr HWK, et al. The North American symptomatic carotid endarterectomy trial: surgical results in 1,415 patients. *Stroke.* 1999;30:1751–1758.
4. AbuRahma AF, Choueiri MA. Cranial and cervical nerve injuries after repeat carotid endarterectomy. *J Vasc Surg.* 2000;32(4):649–654.
5. Basile RM, Sadighi PJ. Carotid endarterectomy: importance of cranial nerve anatomy. *Clin Anat.* 1989;2(3):147–155.
6. Moffat DA, Ramsden RT. The deformity produced by a palsy of the marginal mandibular branch of the facial nerve. *J Laryngol Otol.* 1977;91:401–406.
7. Tulley P, Webb A, Chana JS, et al. Paralysis of the marginal mandibular branch of the facial nerve: treatment options. *Br J Plast Surg.* 2000;53(5):378–385.
8. Tchibukmacher NB. Surgical anatomy of carotid sinus nerve and intercarotid ganglion. *Surg Gynecol Obstet.* 1938;67:740–745.
9. Perry MO. Basic considerations in the diagnosis and management of carotid artery injuries. *J Vasc Surg.* 1988;8(2):193–194.
10. Monson DO, Saletta JD, Freeark RJ. Carotidñvertebral trauma. *J Trauma.* 1969;9(12):987–999.
11. Schauber MD, Fontanelle LJ, Soloman JW, et al. Cranial/cervical nerve dysfunction after carotid endarterectomy. *J Vasc Surg.* 1997;25:481–487.
12. Fróes LB, Castro de Tolosa EM, Camarga RD, et al. Blood supply of the human sternocleidomastoid muscle by the sternocleidomastoid branch of the occipital artery. *Clin Anat.* 1999;12(6):412–416.
13. Yagnik PM, Chang PS. Spinal accessory nerve injury: a complication of carotid endarterectomy. *Muscle & Nerve.* 1996;19:907–909.
14. Coady MA, Adler F, Davila JJ, et al. Nonrecurrent laryngeal nerve during carotid artery surgery: case report and literature review. *J Vasc Surg.* 2000;32:192–196.
15. Demos NJ. The ansa hypoglossi as a guide to the hypoglossi nerve during carotid endarterectomy and related anatomy. *Surg Rounds.* 1984;7(12):50–52.
16. Hertzer NR, Feldman BJ, Beven EG, et al. A prospective study of the incidence of injury to the cranial nerves during carotid endarterectomy. *Surg Gynecol Obstet.* 1980;151:781–784.
17. Bove EL, Fry WJ, Gross WS, et al. Hypotension and hypertension as consequence of baroreceptor dysfunction following carotid endarterectomy. *Surgery.* 1979;85:633–637.
18. Tarlov E, Schmidek H, Scott RM, et al. Reflex hypotension following carotid endarterectomy: mechanism and management. *J Neurosurg.* 1973;39:323–327.
19. Elliott BM, Collins GJ, Youkey JR, et al. Intraoperative local anesthetic injection of the carotid sinus nerve: a prospective, randomized study. *Am J Surg.* 1986;152(6):695–699.
20. Reva VA, Pronchenko AA, Samokhvalov IM. Operative management of penetrating carotid artery injuries. *Eur J Vasc Endovasc Surg.* 2011;42(1):16–20.
21. Nelson SR, Schow SR, Stein SM, et al. Enhanced surgical exposure for the high extracranial carotid artery. *Ann Vasc Surg.* 1992;6:467–472.
22. Perdue GF, Pellegrini RV, Arena S. Aneurysms of the high carotid artery: a new approach. *Surgery.* 1981;89(2):268–270.
23. Pellegrini RV, Manzetti GW, DiMarco RF, et al. The direct surgical management of lesions of the high internal carotid artery. *J Cardiovasc Surg.* 1984;25:29–35.
24. Fisch UP, Oldring DJ, Senning A. Surgical therapy of internal carotid artery lesions of the skull base and temporal bone. *Otolaryngol Head Neck Surg.* 1980;88(5):548–554.
25. Fisher DF, Clagett GP, Parker JI, et al. Mandibular subluxation for high carotid exposure. *J Vasc Surg.* 1984;1(6):727–733.
26. Simonian GT, Pappas PJ, Padberg FT Jr, et al. Mandibular subluxation for distal internal carotid

exposure: technical considerations. *J Vasc Surg.* 1999;30:1116–1120.
27. Yoshino M, Fukumoto H, Mizutani T, et al. Mandibular subluxation stabilized by mouthpiece for distal internal carotid artery exposure in carotid endarterectomy. *J Vasc Surg.* 2010;52:1401–1404.
28. Shaha A, Phillips T, Scalea T, et al. Exposure of the internal carotid artery near the skull base: the posterolateral anatomic approach. *J Vasc Surg.* 1988;8(5):618–622.
29. Rosenbloom M, Friedman SG, Lamparello PJ, et al. Glossopharyngeal nerve injury complicating carotid endarterectomy. *J Vasc Surg.* 1987;5:469–471.
30. Thomassin JM, Branchereau A. Intrapetrosal internal carotid artery. In: Branchereau A, Berguer R, eds. *Vascular Surgical Approaches*. Armonk, NY: Futura; 1999:15–20.

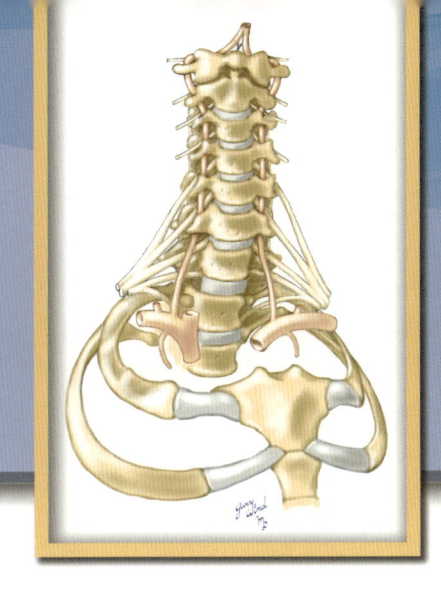

椎骨動脈
Vertebral Arteries

第2章

椎骨動脈の解剖

椎骨動脈は，その走行の3分の1が頸底部の深いところを鎖骨下動脈の中枢側から第6頸椎の横突起に向かって走っている（**図2-1**）．大後頭孔 foramen magnum までの残りの3分の2は，上部頸椎の穴のあいた横突起でつくられる梯子状の骨性の格子の中に入っている．動脈の通る穴は雨樋状の横突起の前方部分にあり，後方部分には頸神経の根部がある．

この2本の椎骨動脈は環椎 atlas の横突起を通過した後，関節突起の後ろにループをつくるように回り込んで一緒になり，前上方に向かって進み，大後頭孔に入る．頭蓋の中に入ると，橋 pons の下縁で癒合して1本になり，脳底動脈 basilar artery となる．

椎骨動脈
Vertebral a.

頸動脈結節
（C6横突起）
Carotid tubercle
(C6 transverse process)

甲状頸動脈
Thyrocervical trunk

鎖骨下動脈
Subclavian a.

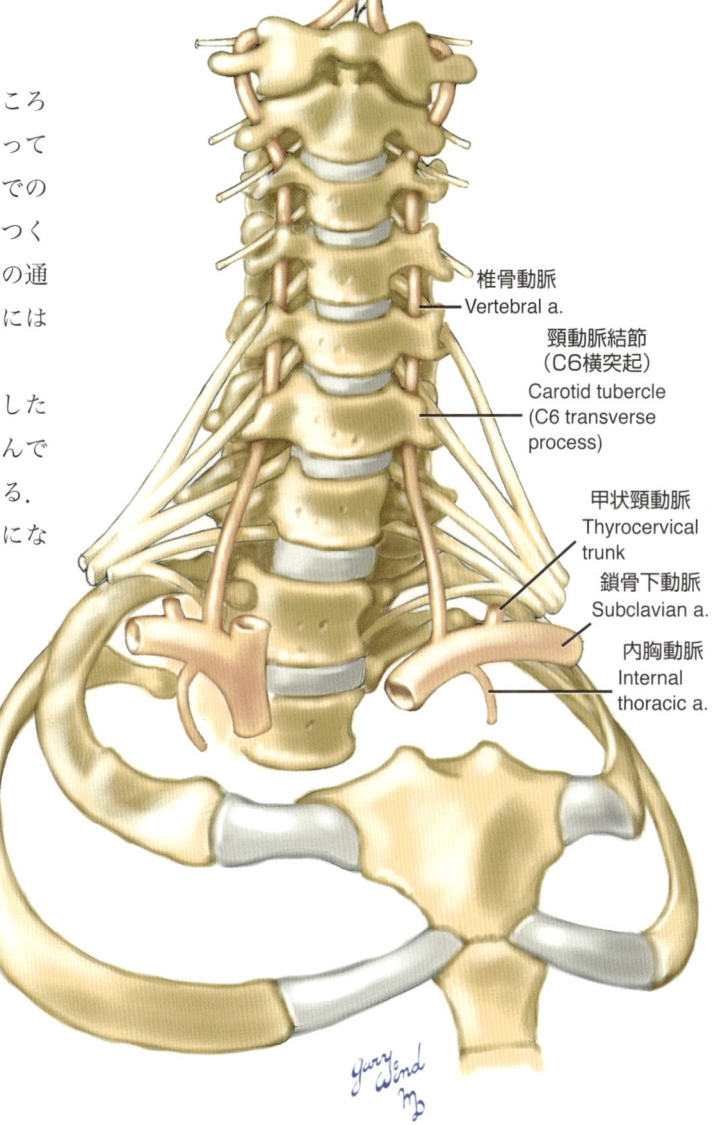

内胸動脈
Internal thoracic a.

図2-1 椎骨動脈の中枢側の3分の1の部分は，頸底部の最も深いところにある．残りの3分の2の部分は，頸椎横突起がつくる骨性の格子の中で，頸神経幹の前方にある．

51

中心部の深い位置にあるために椎骨動脈はよく保護されてはいるが，手術的に到達するには，頸動脈系への到達に比べてはるかに難しい．そこで次に，この動脈の種々の高さにおける重要な位置関係に焦点を絞り，詳しく論じることにする．

傍椎骨前面の筋肉構造

椎骨動脈は，椎体や横突起に付着して三角形状に配列している筋肉群がつくる平面の中にある（**図 2-2**）．頸長筋と頭長筋は，頸椎を前方から支持するとともに，その間に前縦靱帯 anterior longitudinal ligament を入れている．側方では，頸椎の横突起から斜角筋群が扇状に広がり，第 1 肋骨と第 2 肋骨に付着する．下方の頸神経根は前斜角筋と中斜角筋の間から出てくるが，上方の頸神経根は，頭長筋と肩甲挙筋との間から現れる．この筋肉三角は椎前葉によって覆われている．前斜角筋と頸長筋は，ときとして頸動脈結節 Chassaignac's tubercle と呼ばれることのある第 6 頸椎横突起の膨隆した前結節に収束する．この 2 つの筋肉が形づくる逆"V"字形の中で，椎骨動脈の最初の部分は椎前葉を貫いて第 6 頸椎の横突孔の中へ上がっていく．

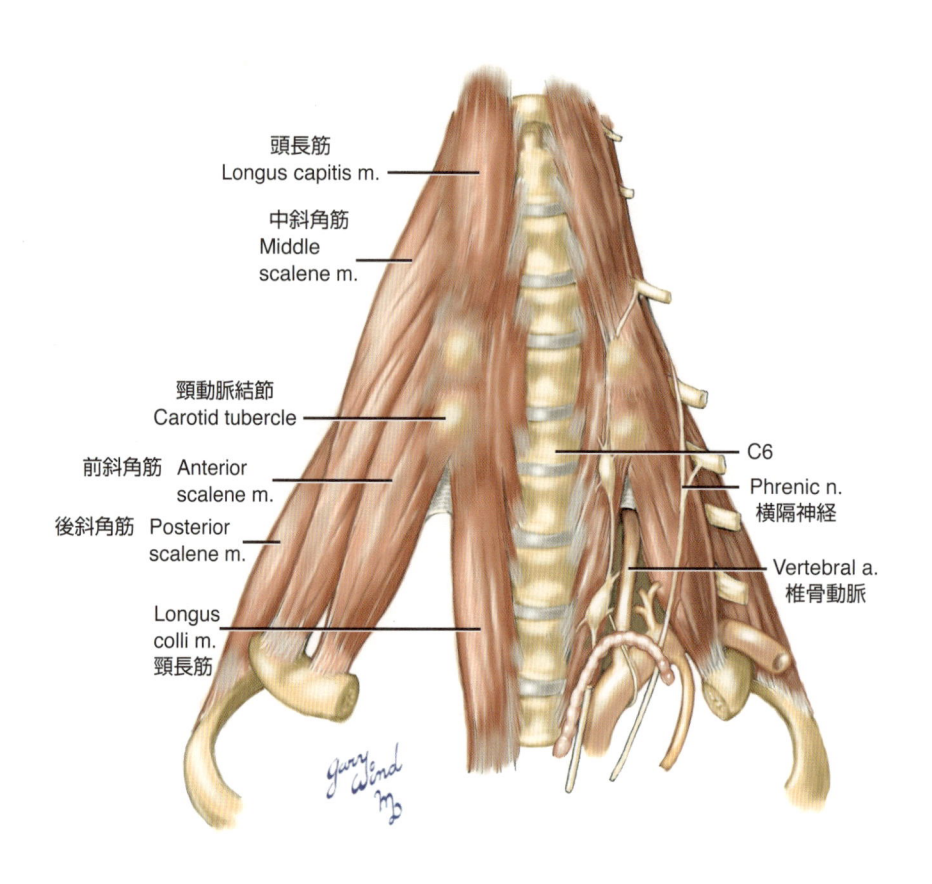

図 2-2 椎骨動脈は，傍椎骨筋群と斜角筋群とがつくる三角地帯を穿通し，その下に埋まっている．

頸基部　root of the neck

椎骨動脈は，内胸動脈（以前は内乳動脈と呼ばれた）や甲状頸動脈，および肋頸動脈に近接して，鎖骨下動脈の最初の部分から出る（**図 2-3**）．これらの動脈は，鎖骨下動脈から放射状に並んで出ており，椎骨動脈は上後方から出ている．この椎骨動脈の最初の部分は，胸膜頂の上を通って椎骨斜角筋角 scalenovertebral angle に到達する．

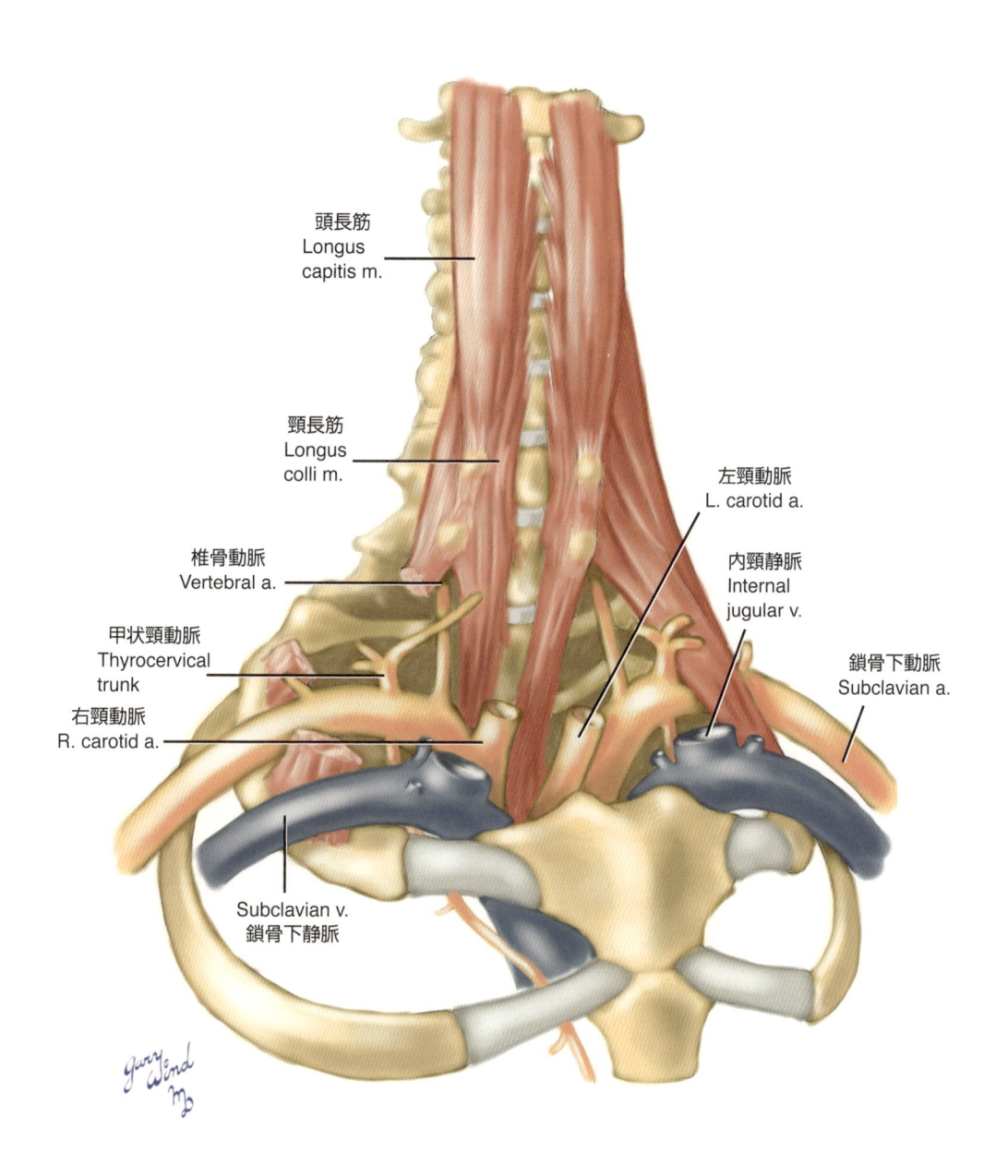

図 2-3　頸基部では，大血管が椎骨動脈の上に横たわっているので，手術で椎骨動脈に到達する際には，これらの大血管を授動しなければならない．

末梢側の椎骨動脈に沿って走る静脈の枝は，第6横突起から出るとすぐに合流して1本の静脈となる（図2-4）．この静脈は内頸静脈を出したすぐ末梢の中枢側鎖骨下静脈に入る．左側では胸管が胸郭後方から現れ，鎖骨下動脈の上でアーチを描くようにして，内頸静脈と椎骨静脈の間で鎖骨下静脈に入る．

頸部交感神経幹は，頸長筋と頭長筋の前方の椎前葉の上にあり，さらにこれらの筋肉は椎骨動脈を入れている横突起の前方にある．中頸神経節はほぼ頸動脈結節の高さにあり，頸胸神経節は椎骨動脈起始部の後内側にある．頸胸神経節は椎骨動脈を包むようにして，これと一緒に上がっていく線維を出している．

肋頸動脈は後方に向かって鎖骨下動脈から出る．この動脈の頸枝は後方深部の頸筋群の中を上がっていき，その途中で椎骨動脈と連絡し，さらに後頭動脈の下行枝とも連絡する．

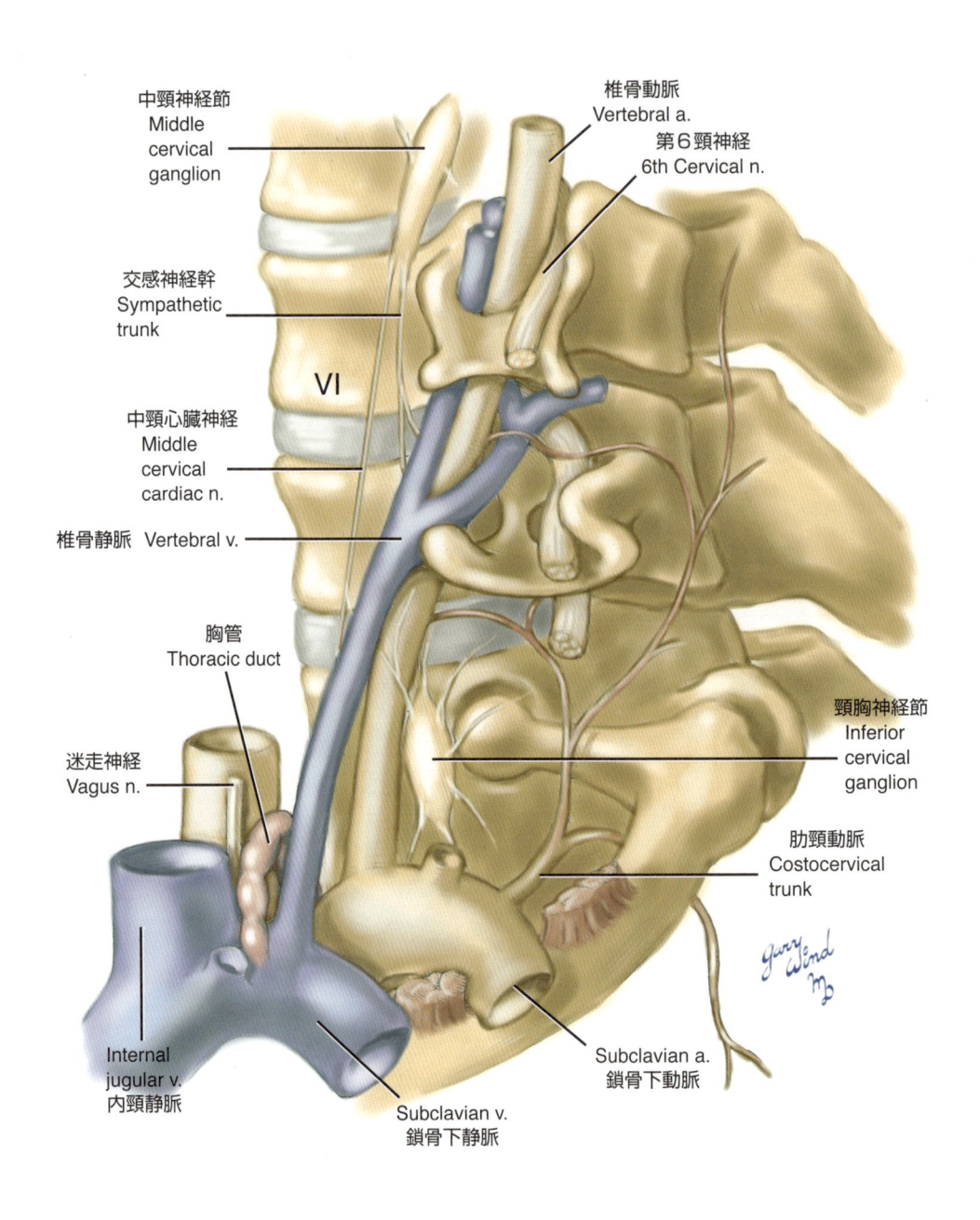

図2-4 左側方から見た中枢側椎骨動脈．胸管や静脈，神経系などとの関係を示すために，斜角筋の脂肪組織は取り除いてある．

中枢部および中部椎骨動脈の前方における位置関係

椎骨動脈の走行を露出するに当たって，皮膚と広頸筋の下で，胸鎖乳突筋と被包葉とが最初の層を構成している（**図 2-5**）．肩甲舌骨筋は，胸鎖乳突筋とその下にある頸動脈鞘の間を斜めに走っている．頸動脈鞘は内側の胸鎖乳突筋と椎前葉との間にあり，この鞘の外側では斜角筋前脂肪塊が椎骨動脈第1部分の上に直接乗っている．

この脂肪塊の中や周りには，椎骨動脈にアプローチする際に留意しなければならない重要な構造物がある．左側の内側には，前に述べた胸管がある．脂肪塊の奥の外側には，横隔神経が前斜角筋を横切るように斜め下方に向かって走り，甲状頸動脈の外側を通って鎖骨下動脈と静脈の間に沈み込むようにして胸隔の中に入る．下甲状腺動脈は，椎骨動脈中枢部の前面を横切っている．

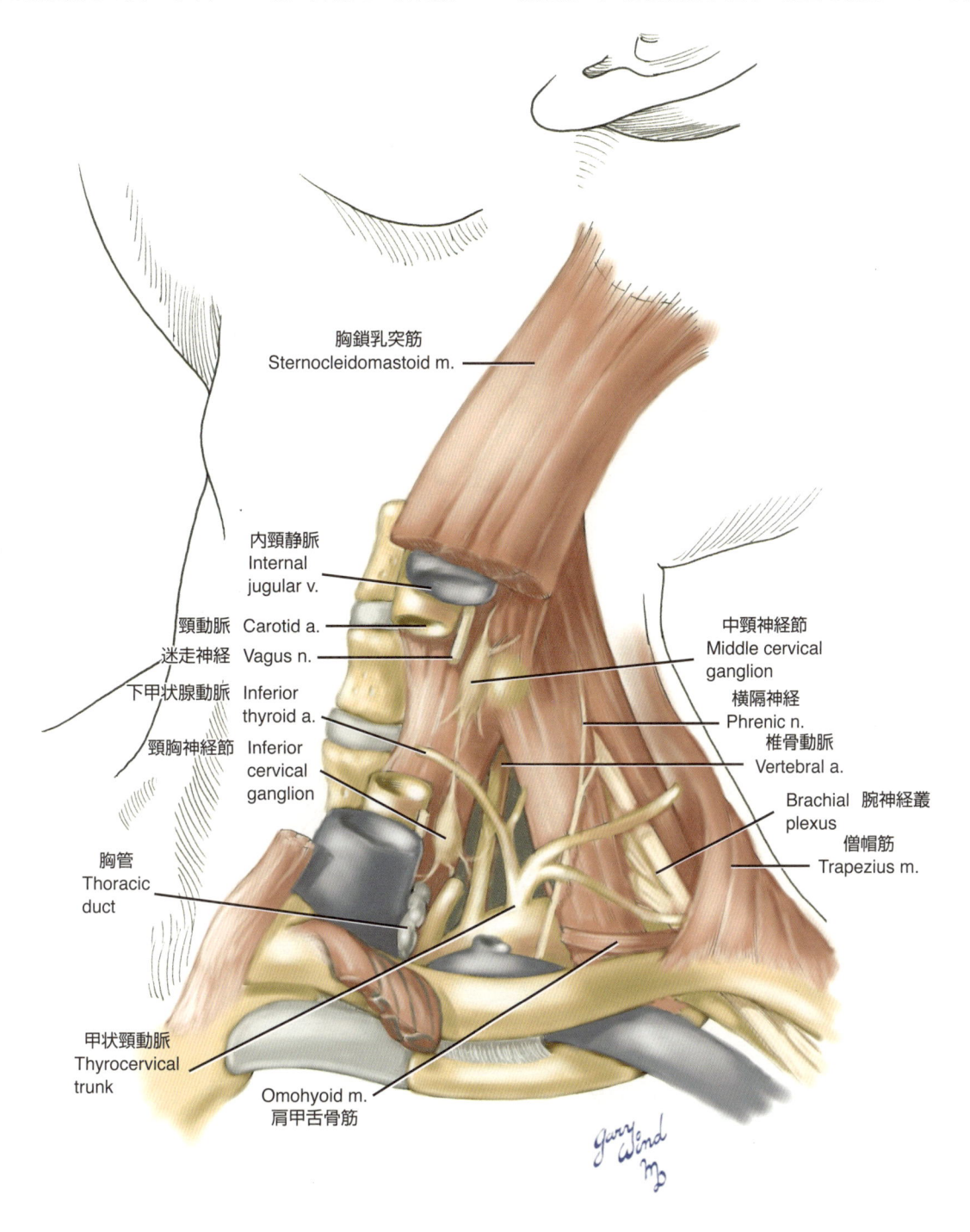

図 2-5 この図では，筋肉や血管の一部を切除して，椎骨動脈に到達するまでに処理しなければならない主要な解剖学的目標を示してある．

椎骨動脈末梢部　distal vertebral artery

環椎の横突起と軸椎 axis の横突起との間には，後方の骨弓の膨隆が少ないために椎骨動脈に到達する際，他の間隙におけるよりも広いスペースが得られる（図 2-6）．環椎の横突孔を出るとすぐに椎骨動脈は鋭く後方に向かって曲がり，骨性の関節隆起の後縁を回り込む溝に入る．その後，環椎後頭関節の内側で前方に向かい，大後頭孔を通過する．

椎骨動脈溝 posterior groove の高さで，この動脈は深部の頚筋群に枝を出し，上行頚動脈や後頭動脈，および深頚動脈と連絡している．関節面の内側で，椎骨動脈から出る枝は脊柱管の中を下降し，椎体や髄膜に入っていく．また，橋の高さで1本に収束する前に小さな下降枝を出し，これらが癒合して脊髄の前面中央を走る前脊髄動脈となる．

屈曲の強い頭蓋外椎骨動脈の終末部は，筋肉の多い後頭下三角の奥深くにあるので，露出が難しい（図 2-7）．

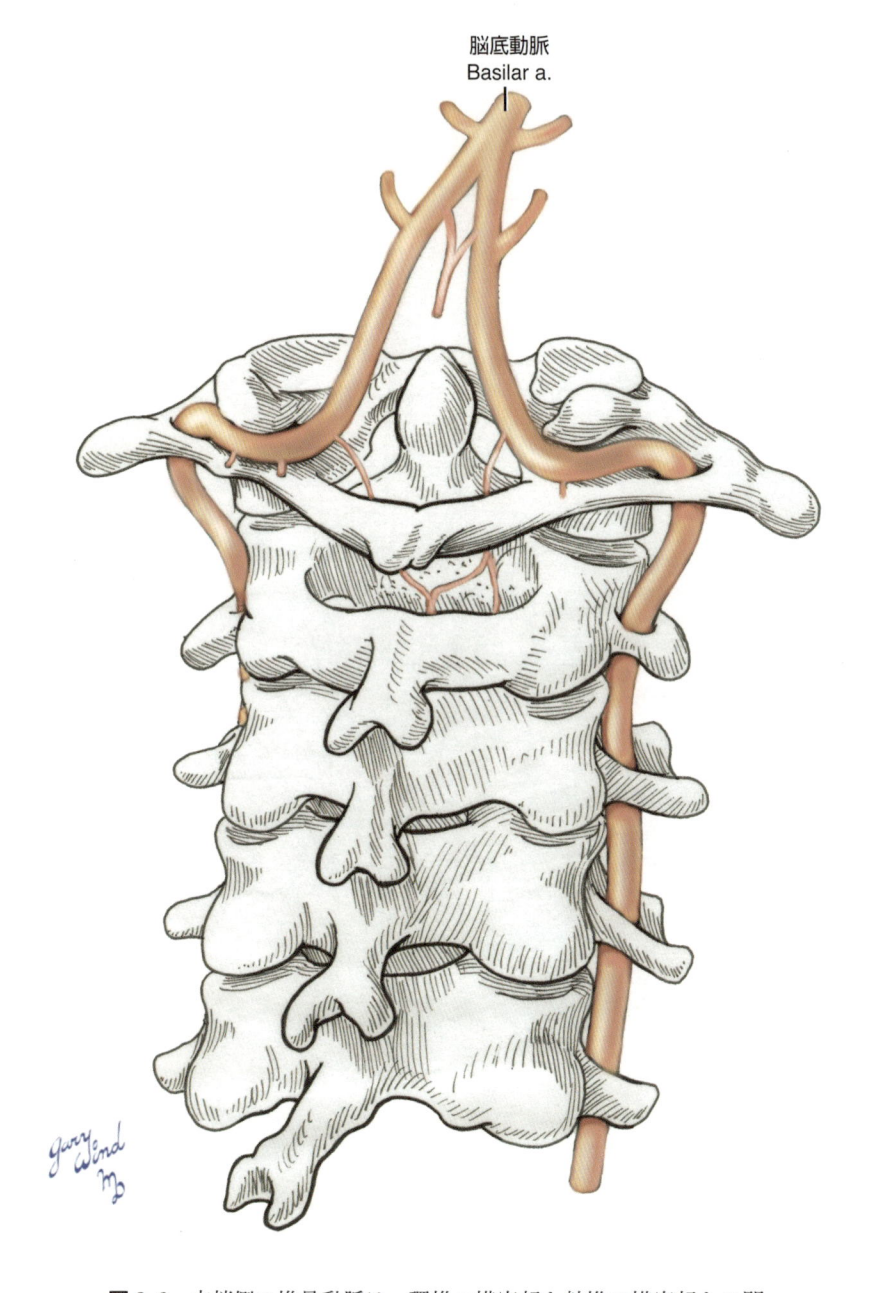

図 2-6　末梢側の椎骨動脈は，環椎の横突起と軸椎の横突起との間のスペースで最も良い視野が得られる．この動脈の環椎より上の部分は側副血管が合流する場所であり，あたかもこれを守るかのように厚い静脈叢で覆われている．

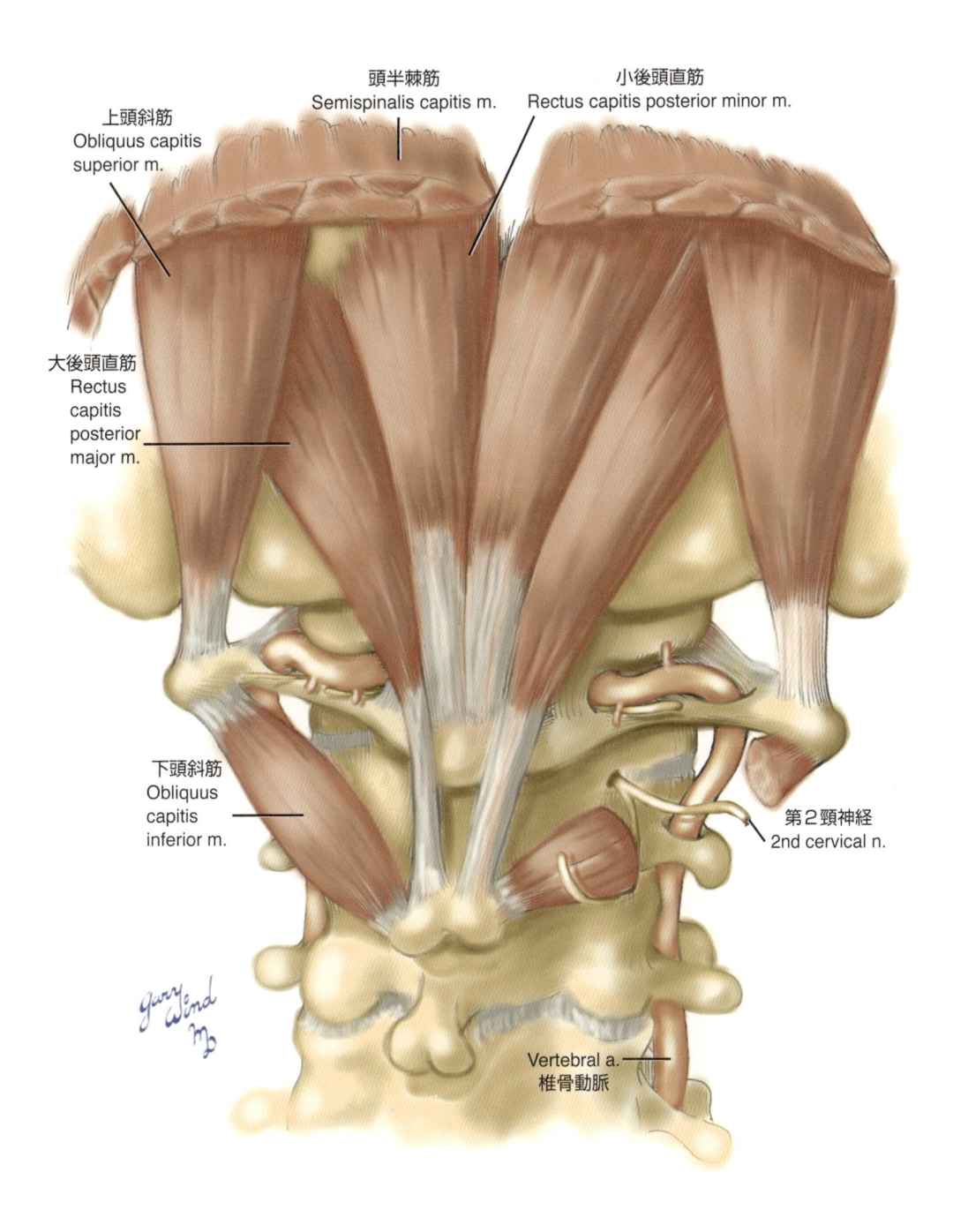

図2-7　この図では後頸三角の中での椎骨動脈の深さを示している．

58　第Ⅰ部　頭部と頸部の血管

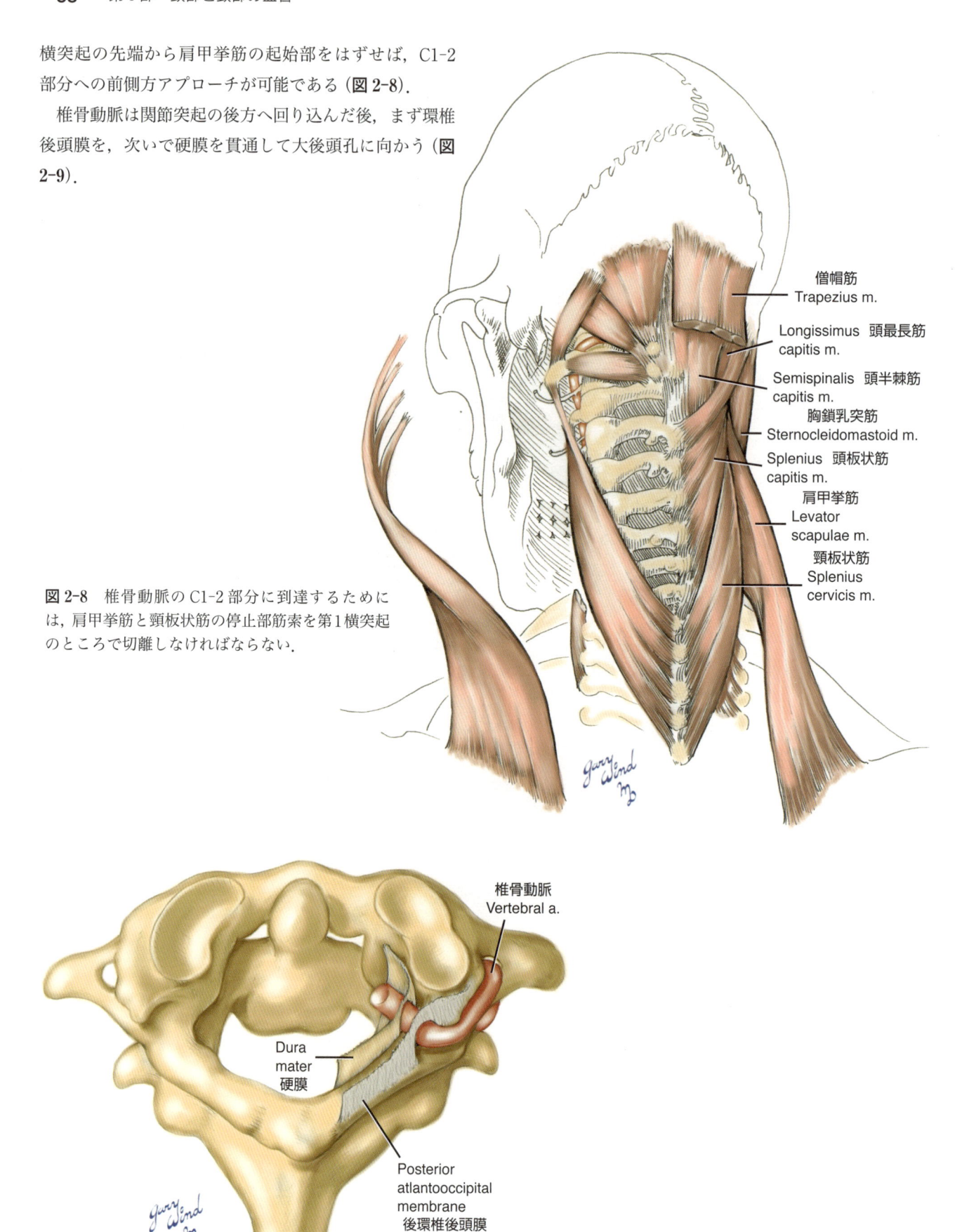

　横突起の先端から肩甲挙筋の起始部をはずせば，C1-2部分への前側方アプローチが可能である（図 2-8）．
　椎骨動脈は関節突起の後方へ回り込んだ後，まず環椎後頭膜を，次いで硬膜を貫通して大後頭孔に向かう（図 2-9）．

図 2-8　椎骨動脈の C1-2 部分に到達するためには，肩甲挙筋と頸板状筋の停止部筋索を第1横突起のところで切離しなければならない．

図 2-9　椎骨動脈の頸椎部分は，環椎後頭膜と硬膜を貫通して脊柱管の中に入り，大後頭孔の中を上行して終わる．

頸部における椎骨動脈の露出

頭蓋外椎骨動脈を露出するには，この動脈の部分によっていくつかの到達法がある．Morasch[1]は椎骨動脈の局所解剖を記述するのに便利な区分法に光を当てた（**図2-10**）．最も中枢側の分節（V1）は，椎骨動脈が鎖骨下動脈から出たところからC6の横突起に入る高さまでである．骨間分節（V2）はC6からC2までの頸椎横突起の中を進む．第3分節（V3）はC2の横突起の頂点から始まり，頭蓋骨の底部で終わる．頭蓋内分節（V4）は環椎後頭膜のところから始まり，脳底動脈のところで終わる．

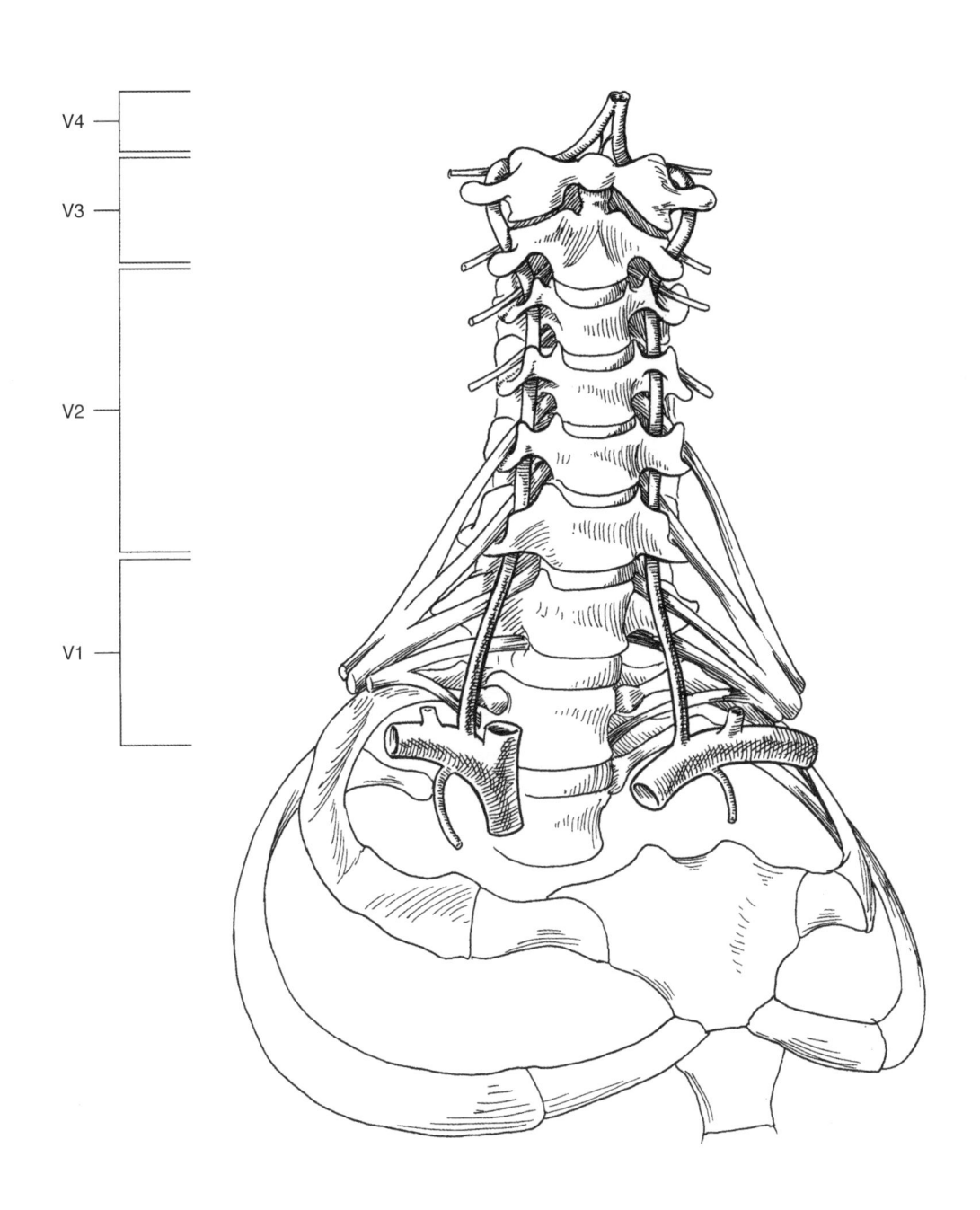

図2-10 外科的に見た椎骨動脈の区分を示す．

骨外椎骨動脈（V1分節）の露出

椎骨動脈の最も中枢側の部分を露出する主要な方法としては，鎖骨上横切開到達法と前頸部縦切開到達法の2つがある．鎖骨上到達法は椎骨動脈の起始部を露出するには優れた方法であるが，視野が比較的狭く胸鎖乳突筋の切離が必要となる．前頸部到達法は筋肉を切離する必要はないし，椎骨動脈のさらに末梢部で血管をコントロールする必要が生じた際には素速く切開創を延長することができる．しかし，椎骨動脈の露出自体は前頸部到達法の方が難しい．一般的には，椎骨動脈を隣接する総頸動脈に吻合して再建するような待機的な手術では鎖骨上到達法が採用され，椎骨動脈の損傷が疑われるときのような緊急手術では前頸部到達法が好まれる[1〜4]．

鎖骨上横切開法　supraclavicular approach

患者を仰臥位とし，顔を手術側と反対の方向に向ける．鎖骨の約1cm上で，鎖骨の胸骨端から外側に向かって7〜8cmの皮膚切開を置く（図2-11）．さらに広頸筋と浅

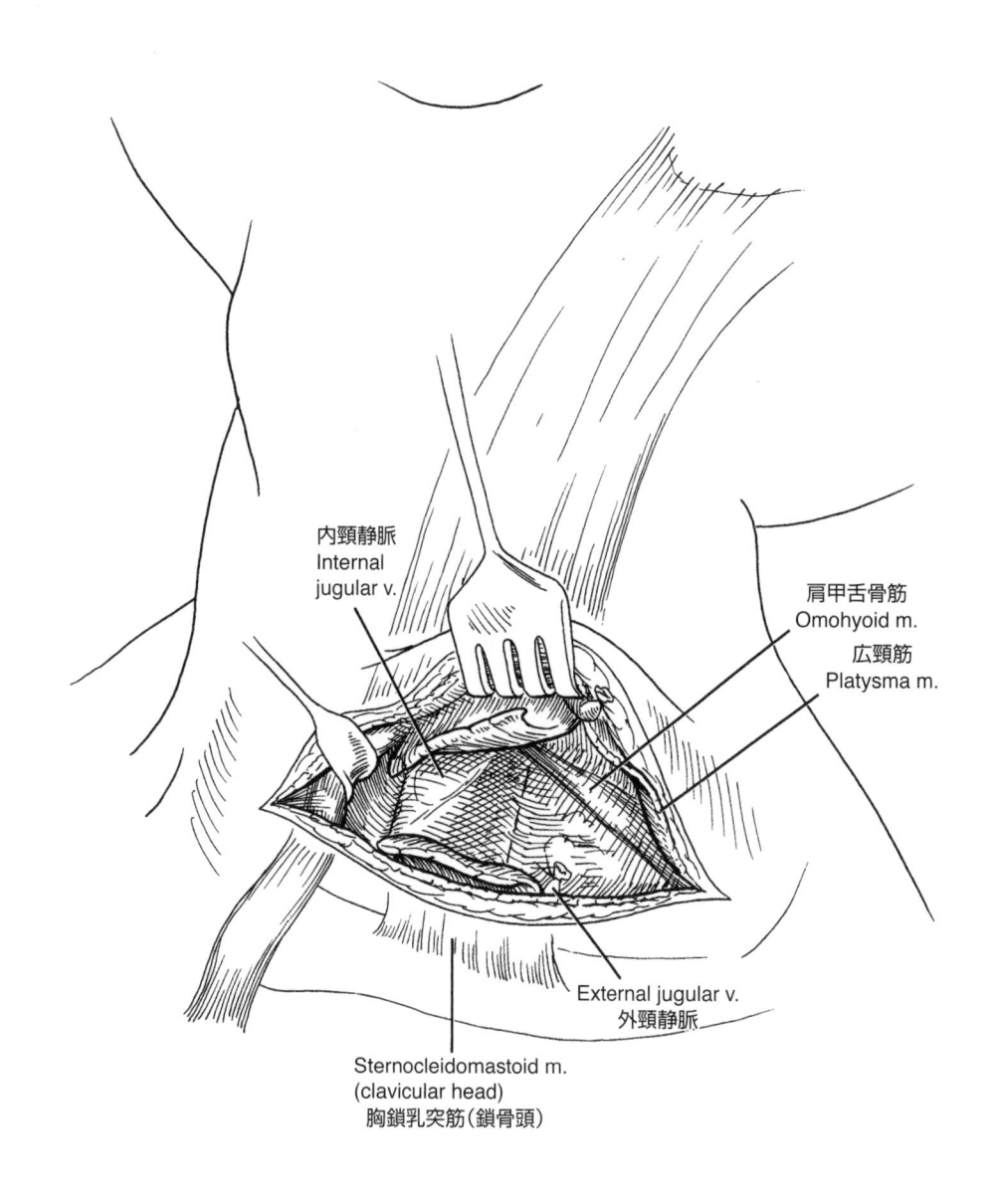

図2-11　鎖骨上横切開は，胸鎖乳突筋の鎖骨頭を切離して入る．

筋膜とを切離する．外頸静脈は胸鎖乳突筋の外縁で切離する．胸鎖乳突筋の鎖骨頭を切離し，胸骨頭を鉤で牽引すると，下にある頸動脈鞘が出てくる．この頸動脈鞘を内頸静脈の外縁に沿って縦方向に剝離し，肩甲舌骨筋を切離する（**図2-12**）．左側の手術をするときは，左内頸静脈と鎖骨下静脈との合流部のところで，胸管をできるだけ終末部近くで結紮切離する．最終的に椎骨動脈を総頸動脈に再移植する必要がある場合には[1,2,5,6]，この時点で総頸動脈を注意深く剝離し，シリコン・テープを回しておく．この操作に際しては，普通は頸動脈鞘の後外側付近を走っている迷走神経と交感神経幹を損傷しないように，いつも気をつけておかなければならない．剝離が終了したら，頸動脈鞘の中のものを胸鎖乳突筋の胸骨頭と一緒に内側に牽引する．

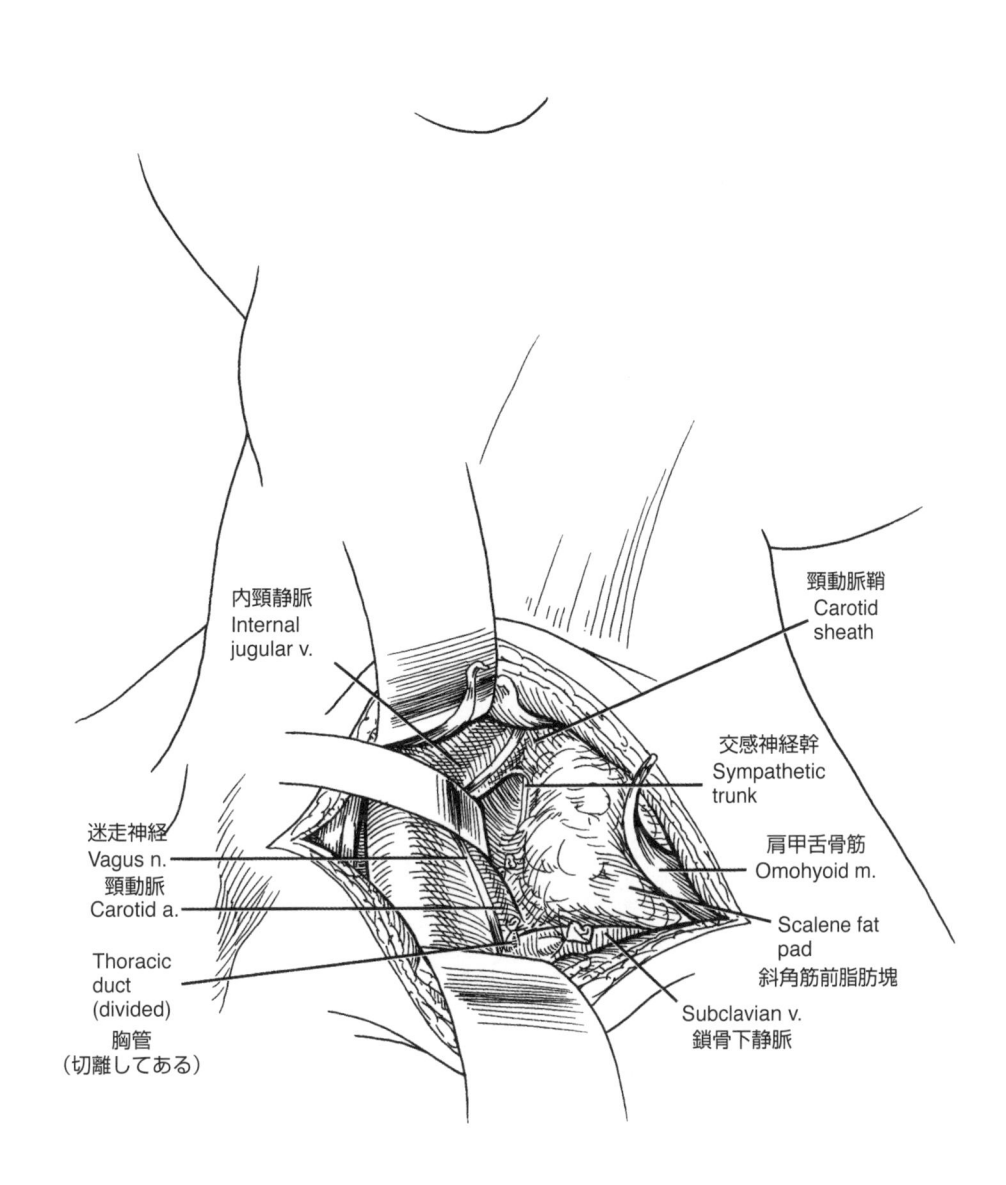

図2-12　肩甲舌骨筋，外頸静脈，および胸管（左側の場合）を切離し，頸動脈鞘を内側に移動させる．

次に，斜角筋前脂肪塊の内側縁を剥離して，脂肪塊を外側に牽引する．鋭的に注意深く剥離を行い，この脂肪塊の中を走っている表層の血管を同定して1本ずつ結紮し確実に止血をしなければならない．脂肪塊を外側に移動させると，その下に前斜角筋が出てくる．前斜角筋の前面には横隔神経があり，普通はこの筋肉の内側縁の近くを走っている（**図 2-13**）．EdwardsとEdwards Jr.[2)]は，横隔神経と前斜角筋が見えたら，それは剥離があまりにも外側に行き過ぎてしまったことを外科医に知らせる警鐘であると述べている．しかし，この2つのものを確認することは，不注意に鉤を悪い位置にかけて横隔神経を損傷したりしないよう保証するのに役立つ．

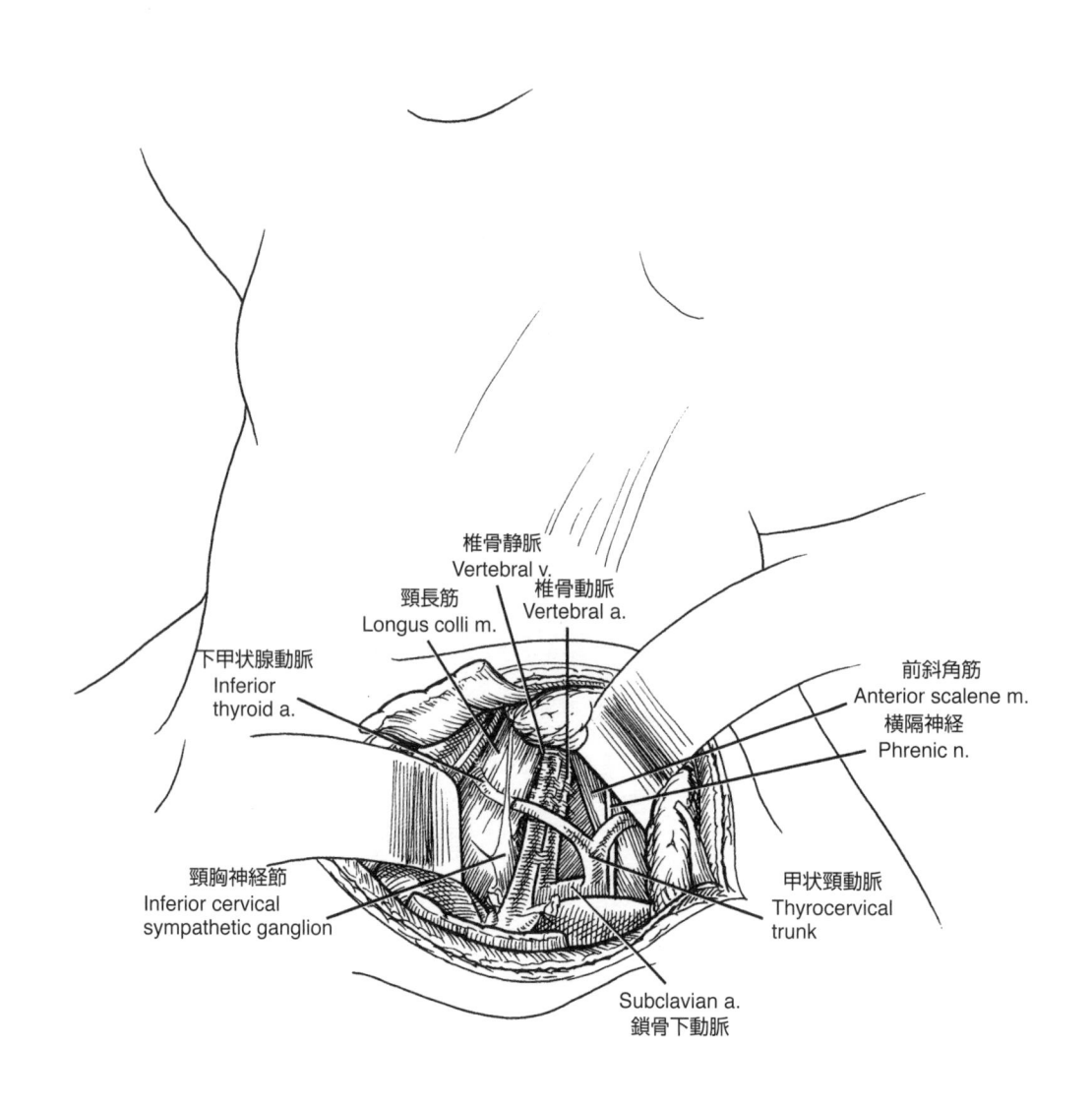

図 2-13 斜角筋前脂肪塊を内側から外側へ注意深く剥離していくと，交感神経幹，前斜角筋，および横隔神経が現れる．中枢側の椎骨動脈の上には，下甲状腺動脈と椎骨静脈が乗っている．

椎骨動脈は，前斜角筋と頸長筋がつくる角の真ん中に位置している．前斜角筋を外側に牽引すれば，この動脈を見つけて遊離することはきわめて容易である（**図2-14**）．前斜角筋を切離することを勧める人もいるが[7]，その必要は滅多にない．椎骨動脈の中枢側は，鎖骨下動脈からの起始部まで露出すべきである．近くにある甲状頸動脈は多くの枝を出しているので，椎骨動脈と区別することができる．椎骨動脈はこの高さでは，枝を出さない．甲状頸動脈から分枝する下甲状腺動脈が椎骨動脈の前を横切っているので，これを結紮しなければならない．伴走する椎骨静脈も結紮する．剝離を頭側に進めていくと，椎骨動脈の骨外の部分の全体を第6頸椎の高さまで露出することができ，ここで椎骨動脈は頸長筋の下に潜り込んで，C6の横突起に入っていく．

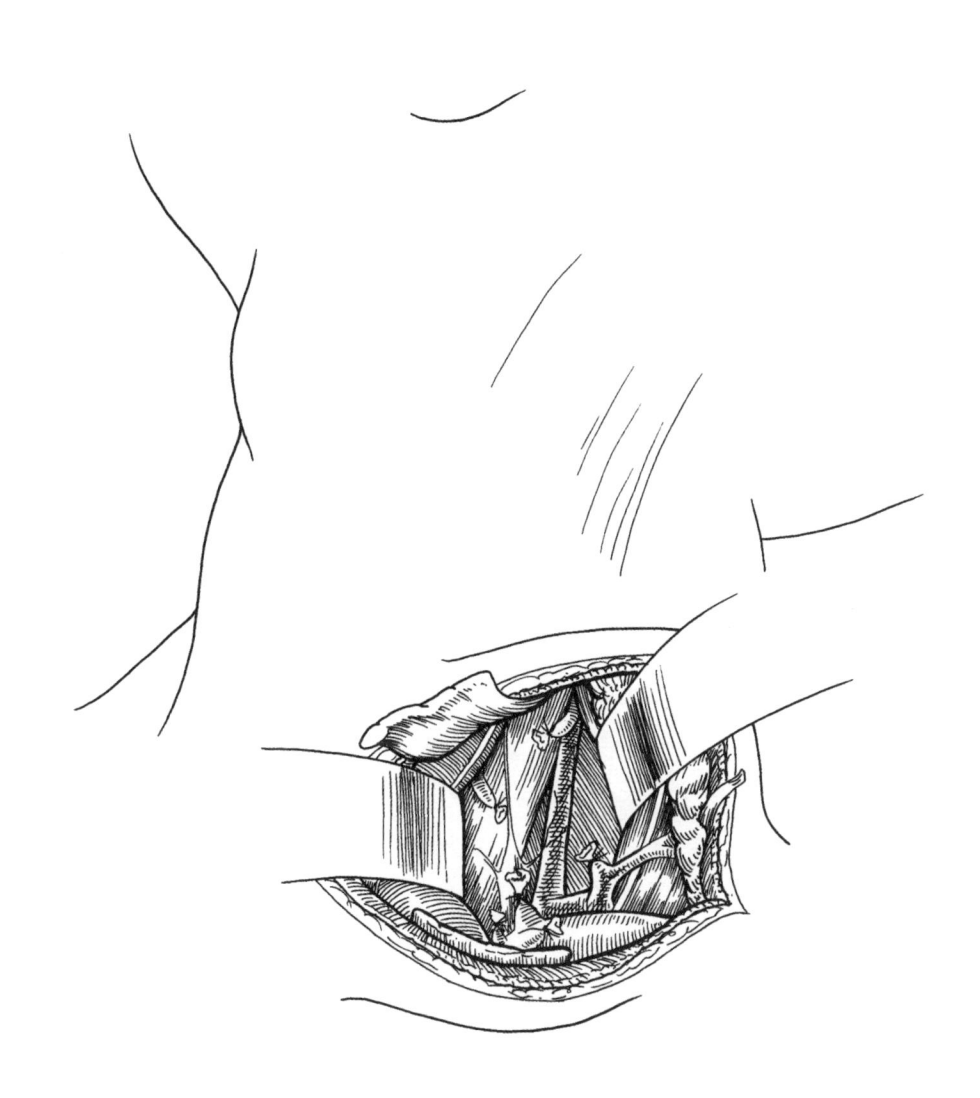

図2-14 下甲状腺動脈と椎骨静脈を切離すると，椎骨動脈が出てくる．

前頸部縦切開法　anterior cervical approach

患者の体位は仰臥位とし，頸部を伸展させ，顔を皮膚切開側の反対側に向ける．胸鎖乳突筋の前縁に沿って，下顎後部から鎖骨頭部まで縦切開を加える．さらに広頸筋と被包葉を切離し，胸鎖乳突筋の前面に到達する．この筋肉を，下にある頸動脈鞘から剥離して外側に牽引する（図2-15）．創下部の視野を十分に得るために，この時点で肩甲舌骨筋の上腹を切離してもよい．内頸静脈の外縁に沿って縦方向に剥離を進め，頸動脈鞘とその中にあるものを慎重に遊離する．頸動脈鞘の後外側を走っている迷走神経と交感神経幹を損傷しないように十分注意しな

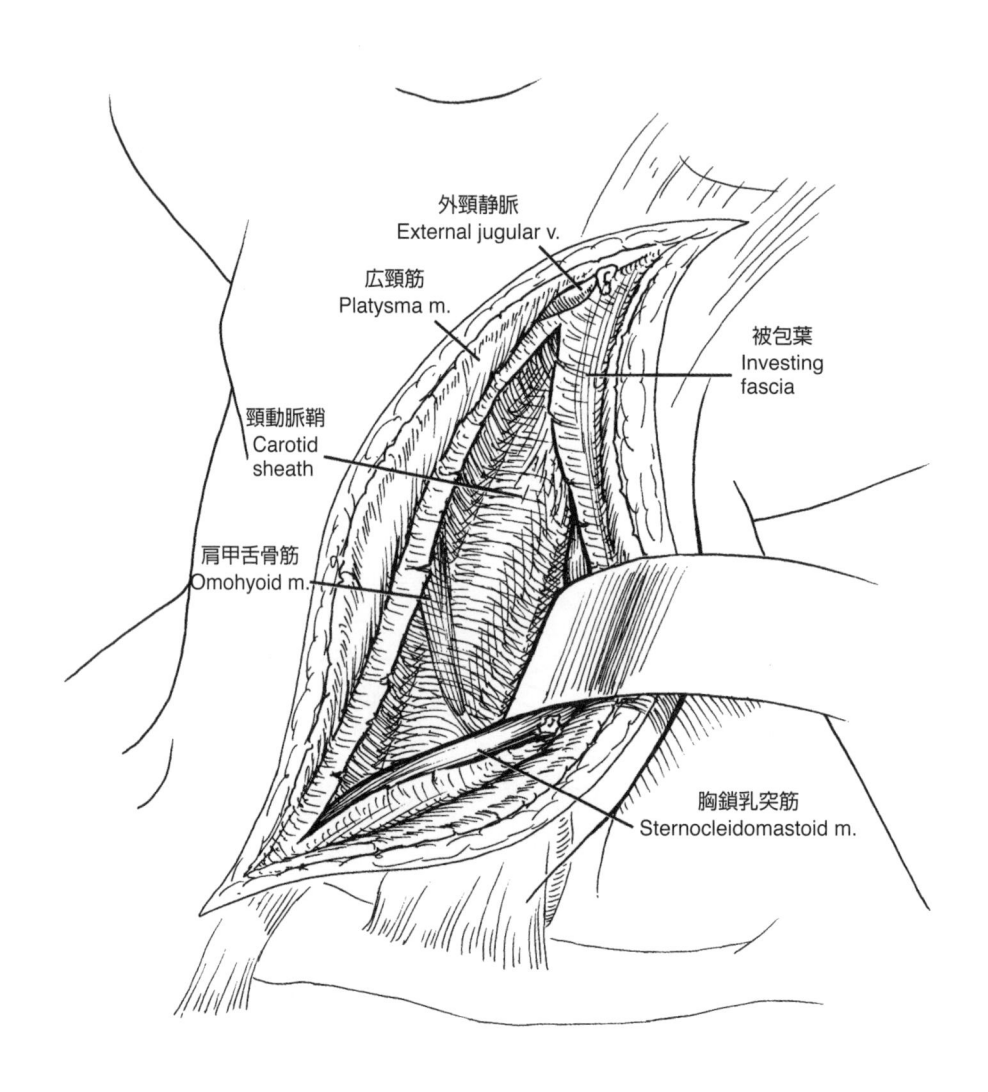

図2-15　椎骨動脈の頸部3分節すべてを露出するためには，前頸部縦切開法が用いられる．

ければならない．頸動脈鞘とその内容物を周囲組織から遊離したら，これらを内側に牽引する[3]（**図 2-16**）．斜角筋前脂肪塊をその内側縁に沿って授動し外側に牽引すると，下にある前斜角筋が創の外方に出てくる．前斜角筋の腹側縁で横隔神経を同定し，これを損傷しないように保護しておく．下甲状腺動脈は結紮し，前斜角筋の内側縁を横切るところで切り離す．椎骨動脈は，前斜角筋を外側に牽引すると見つけることができる．それ以後の剝離は前に述べたのと同様に進める．

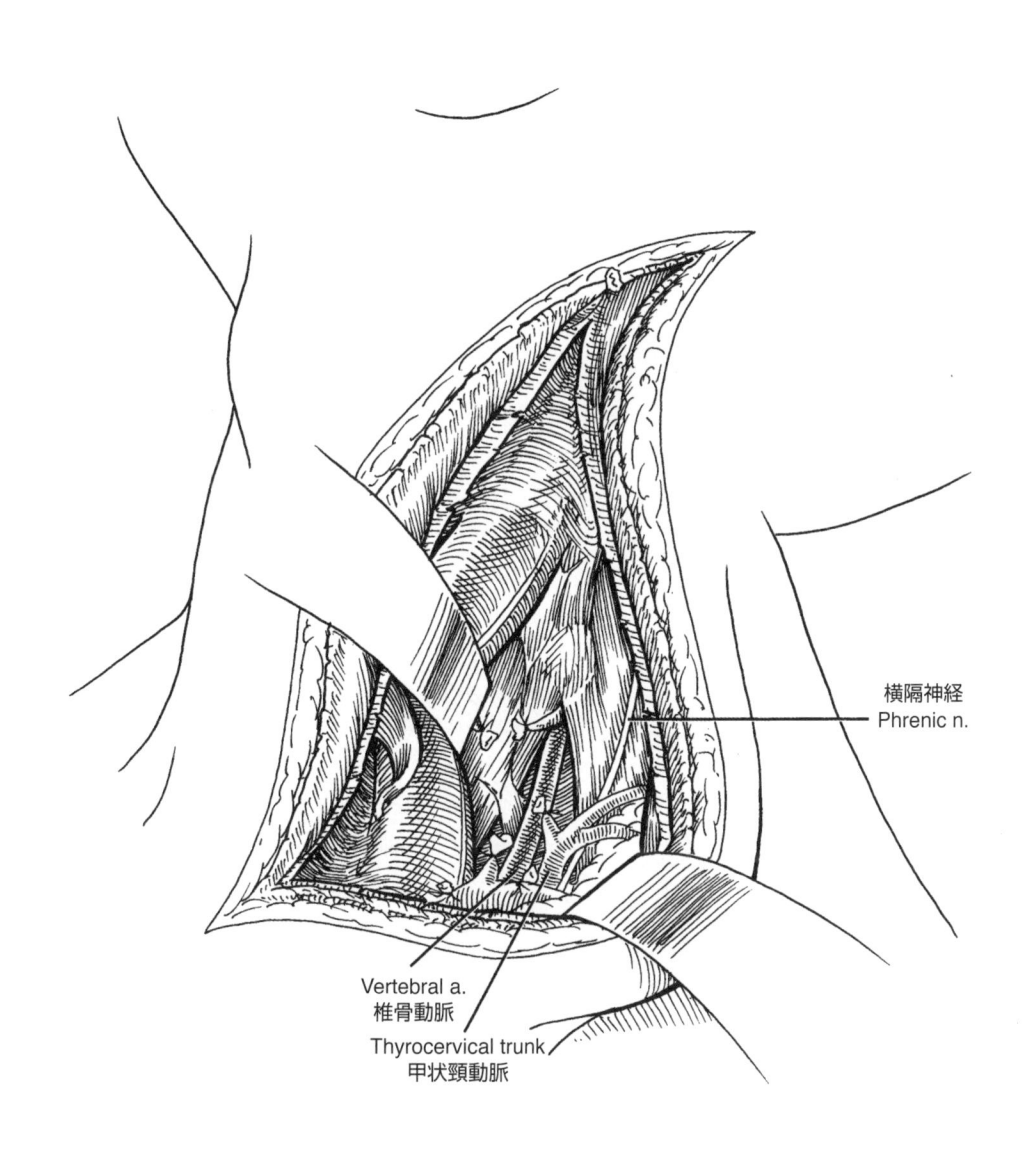

図 2-16 頸動脈鞘を内側に圧排し，前に述べたように頸下部の剝離を行うと，椎骨動脈の中枢側分節が現れる．

骨間椎骨動脈（V2分節）の露出

頸椎横突孔の中にある椎骨動脈分節の露出が必要になる最も一般的な適応は、出血のコントロールである。いまでは、ほとんどの椎骨動脈損傷は血管内治療という手段を使って治療されるが、高度の出血とか、血管内治療が不成功といったようなときには、いまでも外科的なコントロールが必要になることがある[8]。この部分で損傷された椎骨動脈は結紮するのが適切であり、それによって神経学的な合併症を起こすことはない[3,9,10]。末梢側の結紮は、骨間椎骨動脈の損傷部よりも1横突起上、または必要ならばそれよりも高い位置で行う。椎骨動脈は、Shumacker[11]が述べたように横突起をはずして、骨管腔の中で直接露出するのが最もよい。中枢側の結紮は骨外分節（V1）で行う（前記参照）。

患者の体位は仰臥位とし、頸を軽く伸ばして顔を手術側の反対側に向ける。図2-15と図2-16に示したのと同じ前頸部縦切開法を用いる。鎖骨頭から乳様突起に向け胸鎖乳突筋の前縁に沿って縦切開を加える。切開の最上端は、耳垂の真下を通るように後方に曲げる。切開を深めて広頸筋と被包葉を切離する。胸鎖乳突筋の前縁を遊離し外側に牽引して、その下にある頸動脈鞘を露出する。次いで、咽頭後隙 retropharyngeal space で臓器と椎前葉との間にある付着組織を除去して、頸動脈鞘、咽頭、および喉頭を椎前葉から遊離する。横突起の膨隆のすぐ内側で椎前筋群の上にある交感神経節は残して、頸動脈鞘とその内容物をできるだけ内側に牽引する。創の内側の深いところに前縦靱帯が現れる（図2-17）。これ

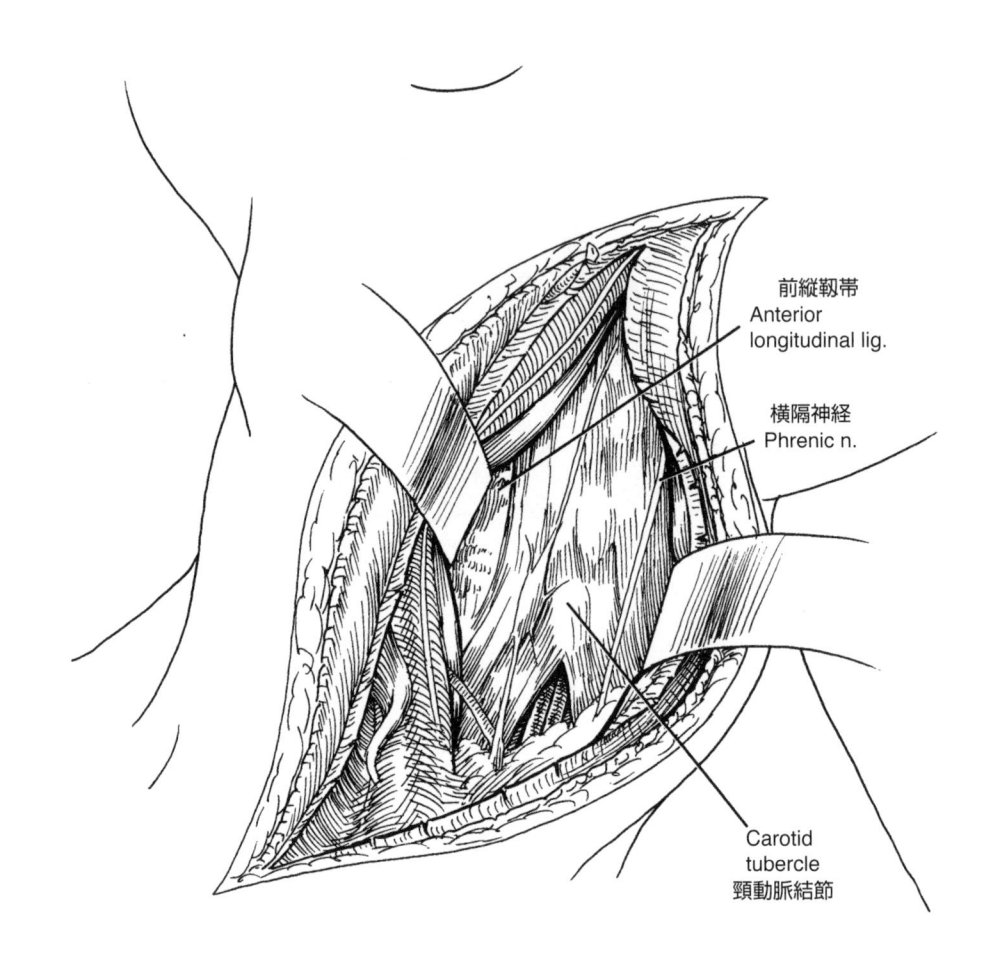

図2-17 頸動脈鞘と頸部臓器を内側に圧排すると、前縦靱帯に覆われた頸椎が出てくる。

を脊柱の上で，切開創いっぱいに縦方向に切開する（図2-18）．骨膜剝離子を用いて椎体と横突起から椎前葉，頸長筋，および頭長筋を剝がす[3]．頸神経根への損傷を起こさないためには，この剝離は横突起の外縁を越えないようにすることがきわめて重要である[3]．

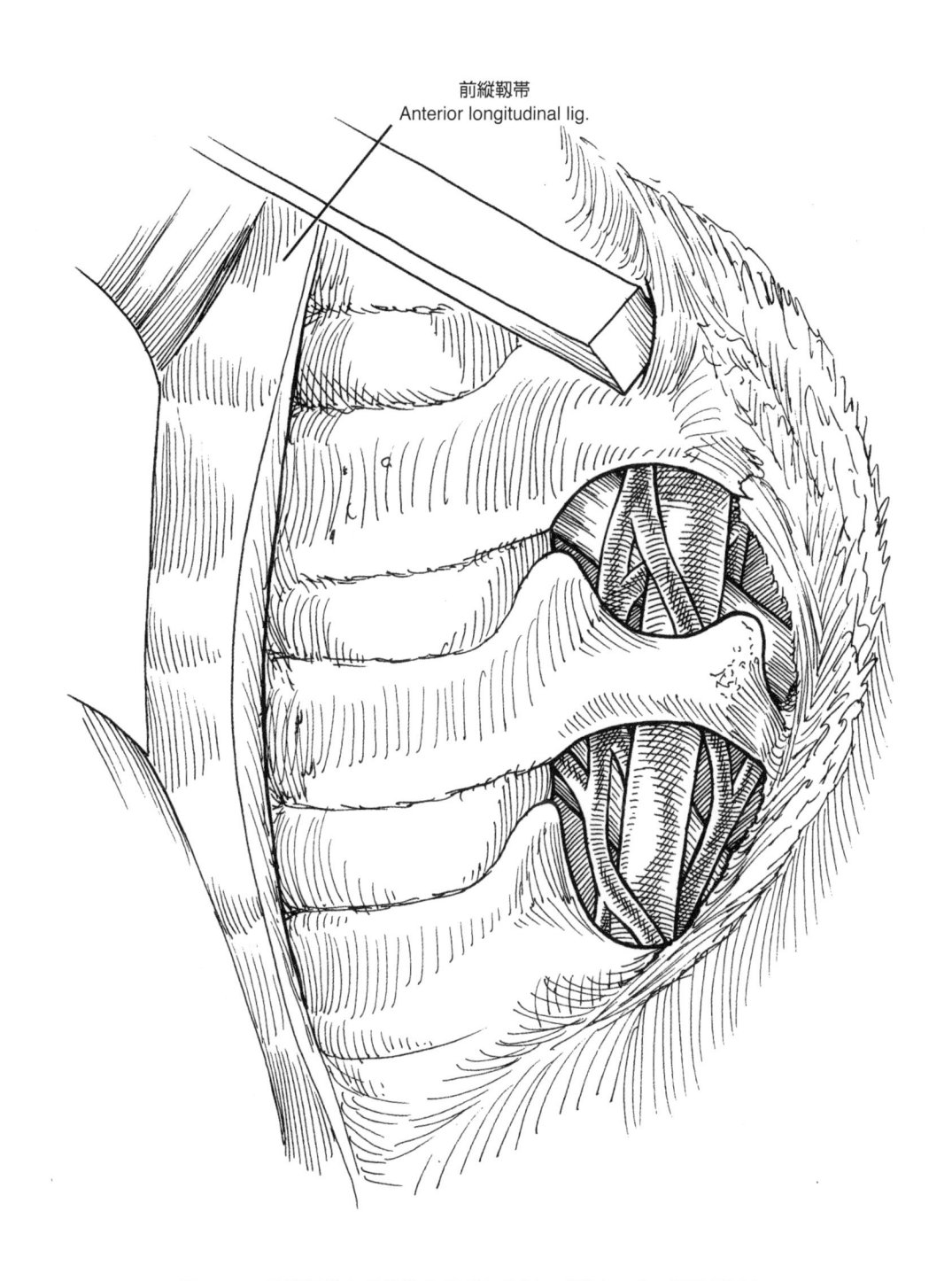

図2-18 前縦靱帯と前傍棘突筋群を外側に牽引すると，椎骨動脈と静脈を入れている横突起が露出される．

椎骨動脈は骨の真後ろにあり，横突起の中の管の前縁を形成している．横突起と横突起との間では多くの静脈分枝が動脈を取り巻いているので，むしろ骨性管の中でこの動脈を処理する方がやりやすい[3]．骨性管の中に入ることで視野がよくなり，より安全にこの動脈を処理することができる．骨性管は，その前縁を形成している骨を除去することで開放される．これには小さな骨鉗子 rongeur を使って，頭側から尾側に向かって骨をかじっていけばよい[3]（図2-19）．

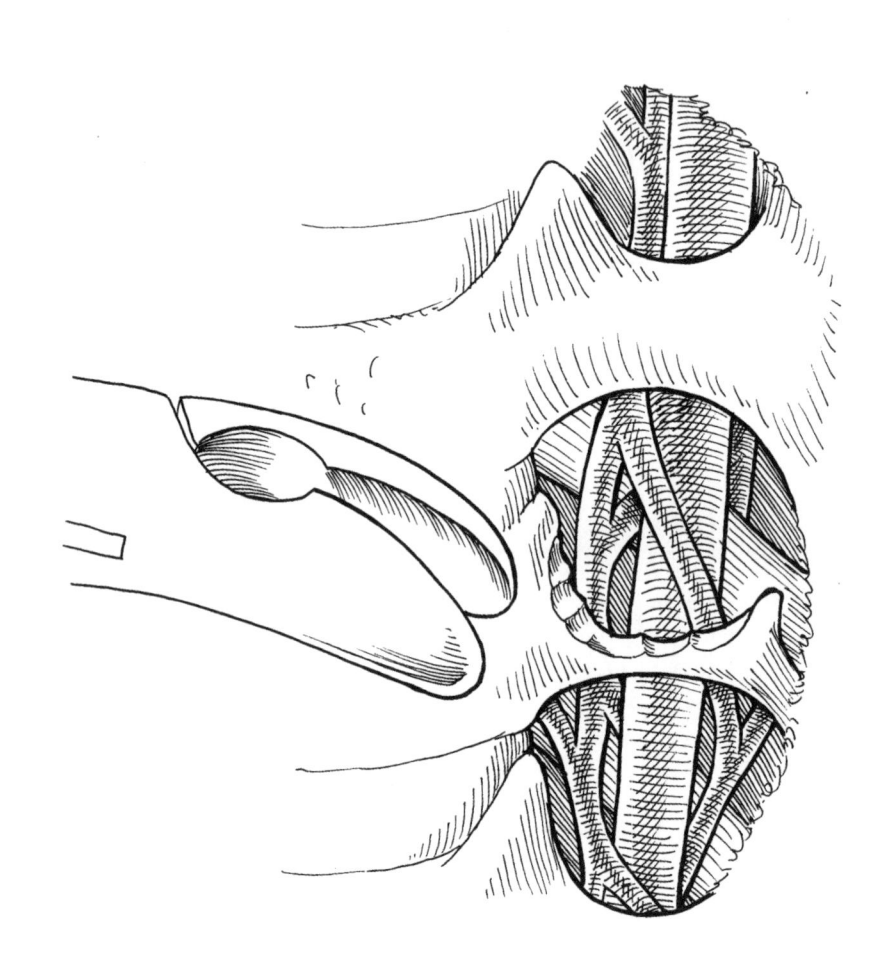

図2-19　横突起の前弓を除去すれば，椎骨動脈への視野が良くなる．

末梢側頭蓋外椎骨動脈（V3分節）の露出

Berguer[12]は，末梢側椎骨動脈にはC1とC2の横突起間隙から外科的に到達できると述べている．この間隙は頸椎横突起間隙の中で最も広い．Berguerの術式は，もともとこの動脈のV3分節にバイパスを作成するために述べられたものである[12]．320人を超える患者の23年間の経験からKieffer[13]は末梢椎骨動脈再建の優れた長期成績を報告した．しかし専門センターは別として，実際の臨床においてはこの部分の椎骨動脈吻合が必要になることは滅多にない．むしろこの到達法は，外傷による末梢椎骨動脈損傷を扱うときの方が役に立つ．椎骨動脈のC1と頭蓋底の間にある部分は，周囲を取り巻いている静脈叢からの危険な出血を伴うため露出が難しいので，この部分の椎骨動脈の中枢側をコントロールしようとするときには，この場所が役に立つであろう[3]．この動脈への外科的処置を必要とするような損傷を治療するには，C1とC2の横突起の間の間隙でこの動脈の中枢側を結紮する．前にも述べたように，これらの動脈損傷はカテーテル・テクニックで治療されることの方がはるかに多くなってきており，その方が外科手術よりも簡単で安全で，しかもより早くできると思われる．しかし，血管内治療が適応とならないとき[8]には，中枢側と末梢側を手早く結紮する必要がある．前述したように，このときはV1分節で簡単に中枢側を結紮することができる．

次に，C1とC2の横突起の間の間隙でのV3分節の外科的な露出法について述べる．

患者の体位は前頸部縦切開法と同じである．胸鎖乳突筋の前縁に沿って，輪状軟骨から乳様突起にかけて縦切開を加える（図2-20）．末梢側の切開線は，ちょうど耳垂

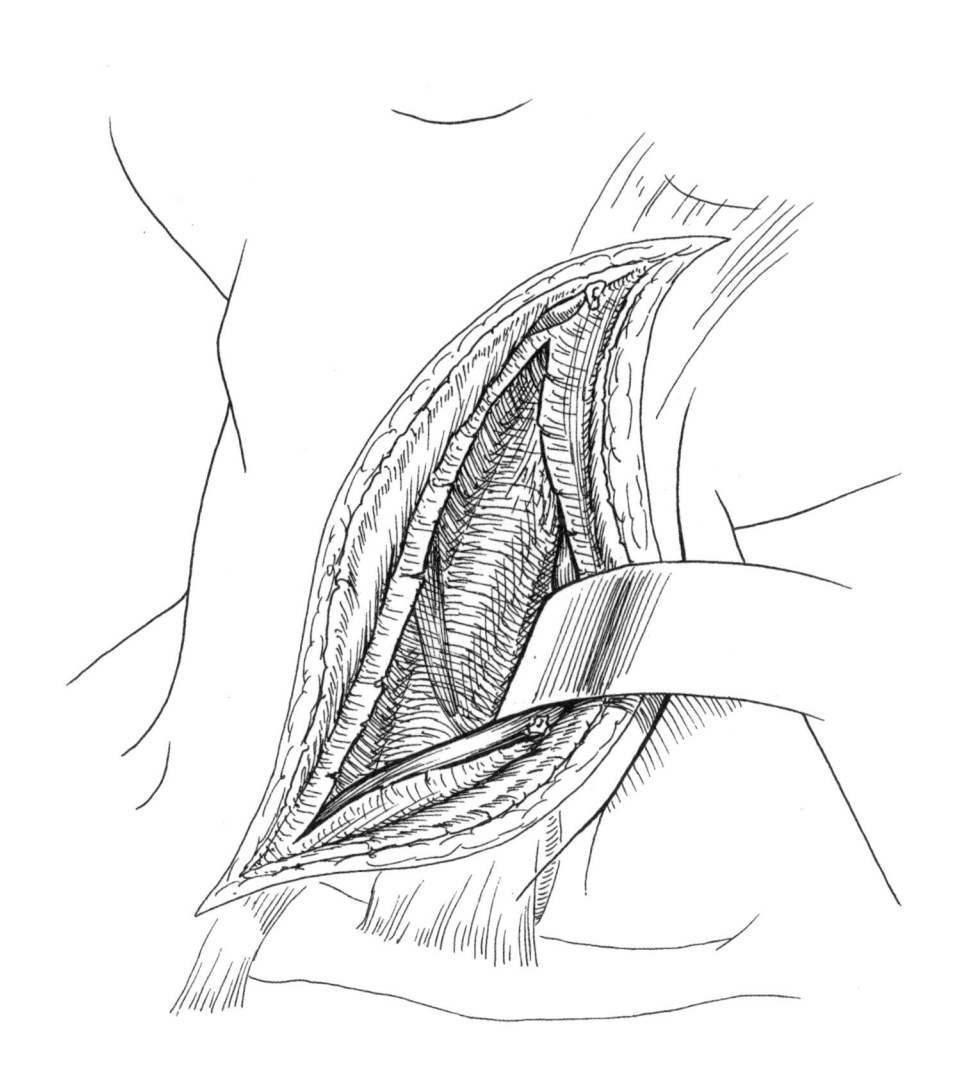

図2-20 椎骨動脈末梢側を露出するためには縦切開法が用いられる．

の下で乳様突起を横切るように後方に曲げる．広頸筋と被包葉を切開し，胸鎖乳突筋を遊離して外側に牽引する．頸動脈鞘とその内容も同様に，内側に牽引する．胸鎖乳突筋と頭板状筋を乳様突起から切り離すのを好む人もあるが[3,14]，この操作は不必要だとする人もある[12]．われわれの経験からは，視野がぐっと良くなるので胸鎖乳突筋の起始部を部分的に，または完全に切離した方がよいと思う(図2-21)．いずれの方法にしても，普通は乳様突起の先端の下2～3cmのところで，胸鎖乳突筋の中に入る副神経を同定することが大切である[4,11]．この神経を遊離して，そっと前方に牽引する．

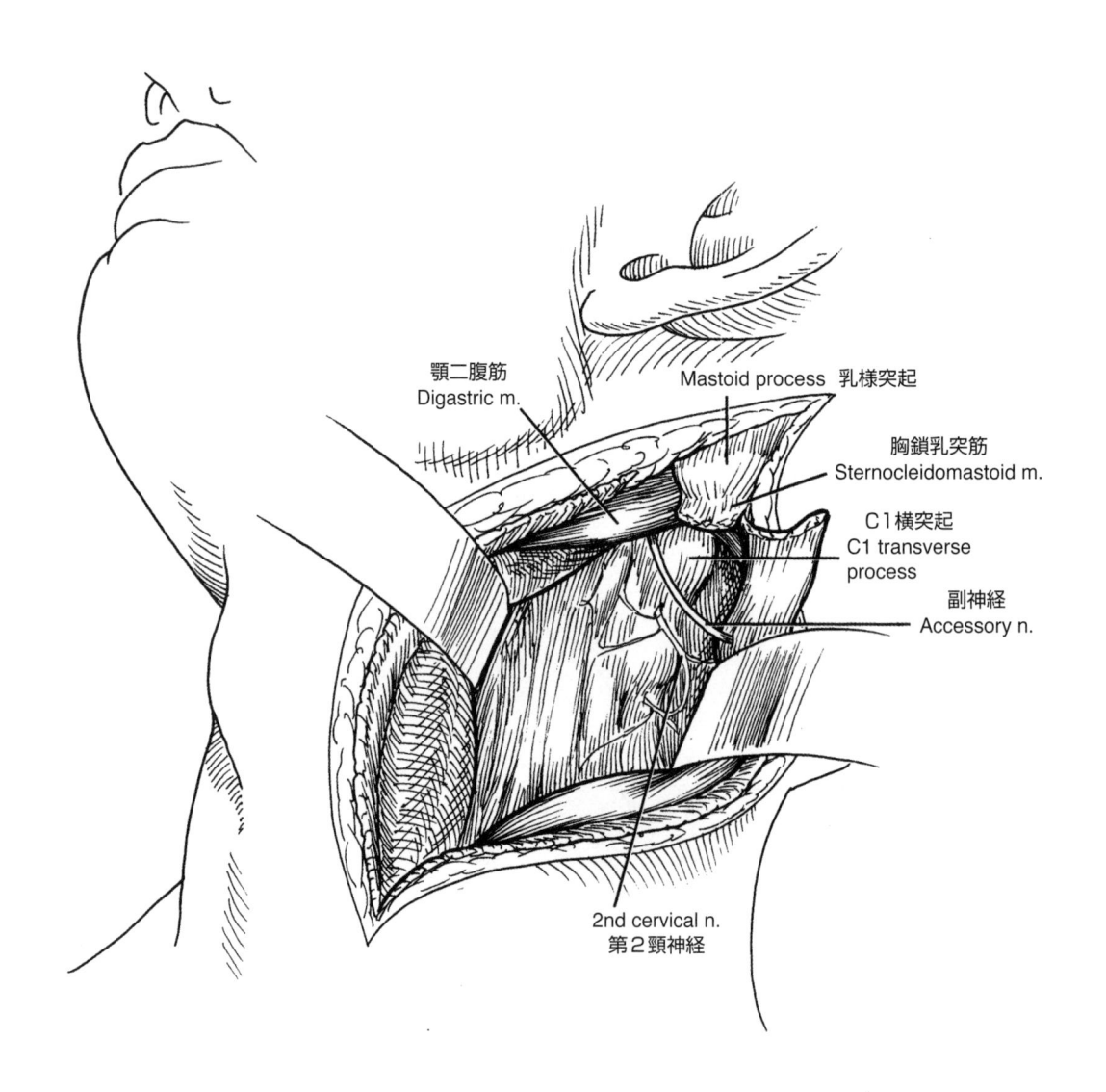

図2-21 上方の2つの横突起へは，胸鎖乳突筋の付着部を切離すると非常にやりやすくなり，特に太っていて頸の短い人の場合には有利である．

創の上方で顎二腹筋の奥にある環椎（C1）の横突起の先端を触れてみる．この環椎横突起の先端は，頭を回旋しているために，軸椎（C2）の横突起よりも前にきていることに注意すべきである[3]．次に，椎前葉を副神経に平行な線に沿ってC1の横突起から後方に向けて切開する．副神経を前方に牽引すると，肩甲挙筋とその下にある頸板状筋群が創の後方で容易に同定される（図2-22）．これらの筋肉が椎骨動脈に最も到達しやすいC1とC2の間隙を覆っている．C2神経根の前枝は肩甲挙筋の前縁の下から出ており，これが上を覆っている筋肉群を安全に切離するための重要な目印になる．小さな筋鈎をC2の神経枝とこの筋肉の間に挿入する[12]．この筋鈎は肩甲挙筋と頸板状筋群をできるだけC1の横突起に近いところで切離するときのガイドとして役立つ．C1とC2の間隙を覆っているこれらの筋肉群を切離すると，椎骨動脈が現れる．この間隙の中で，椎骨動脈の2 cmの部分に近づくことができる．C2の神経枝はこの動脈の後から出てくることがわかるから，動脈を操作する間はこれを保護しておかなければならない．この動脈の後方では，多数の静脈の小さな枝が椎骨静脈に入る．これらの静脈の枝はC1とC2の横突起の付近で最も密であり，これらの横突起の間で動脈の操作を行えば厄介な出血を起こす可能性は最も少ない[12]．

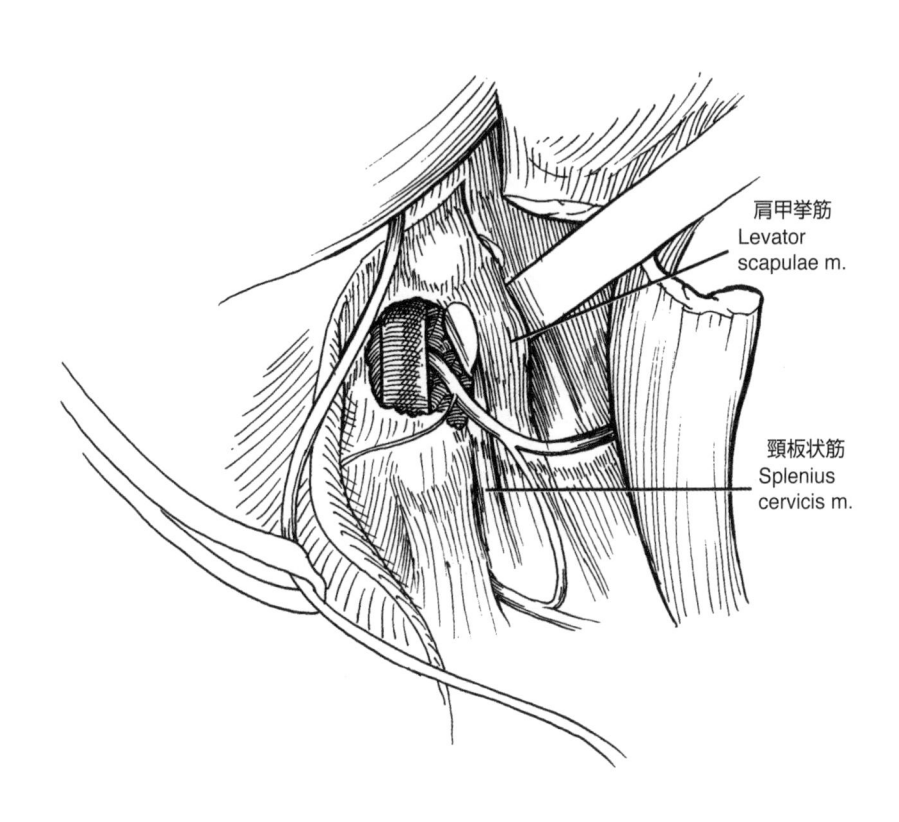

図 2-22　副神経を前方に牽引し，肩甲挙筋と頸板状筋群の上端をC1の横突起から切離して，C1とC2の間の椎骨動脈を露出する．

後頭下椎骨動脈（V4分節）の露出（後方到達法）

Berguerは，C1横突起と頭蓋骨底部の間にあるV4分節への今や古典的ともいえる到達法を発表した[15]．この方法は，頭蓋骨外椎骨動脈の最末梢部に起きた解離や動脈瘤など稀な病変の治療に際して用いられる．またこの後方到達法は内頸動脈末梢部を同じ切開部で露出することができるので，このような症例のときに内頸動脈を流入血管として用いることもできる．

患者は腹臥位として頭を手術側に向ける．Berguerは手術側とは反対側のこめかみを自分の前腕の上に乗せる"公園ベンチ park bench"体位を推奨している[15]．後頸部中央線上にある後頭隆起から乳様突起の先端に向かって，水平にややカーブさせながら横切開を行う．そこから皮膚切開を下方に曲げ，胸鎖乳突筋の後縁に沿って2～3 cm下まで延ばす（図2-23）．

さらに三角筋，頭板状筋，頭半棘筋，頭最長筋を切りながら切開を深くしていく．大後頭神経（C2の背側枝）が頭半棘筋の上を上方に向かって走っており，後正中線の約2 cm外側に現れるので，ここで切離が必要になる（図2-24）．胸鎖乳頭筋を乳様突起の停止部で切断し下方に反転させる．こうすると内頸静脈と副神経が創の外側部に現れてくる．C1の横突起を触れ，これを手掛りに骨性隆起の上縁に付着する上頭斜筋を確認する．この筋肉の内側縁の近くで大きな顆導出静脈を結紮切離する（図2-25）．創の内側部にある大後頭直筋の一部を切離すると椎骨動脈が露出してくる．

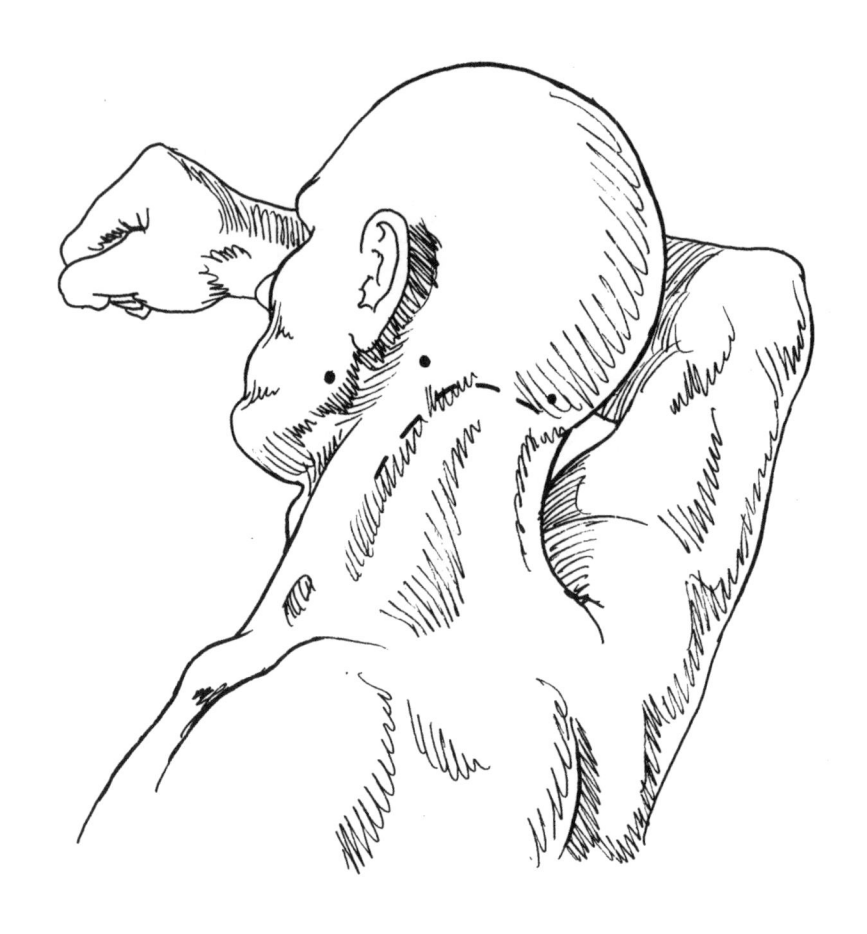

図2-23 後頭下椎骨動脈への後方到達法の切開線を示す．

第 2 章　椎骨動脈　73

図 2-24　深い部分を露出するには 4 つの筋肉層の切離が必要である．創外側部の視野を良くするためには大後頭神経は犠牲にしてもよい．

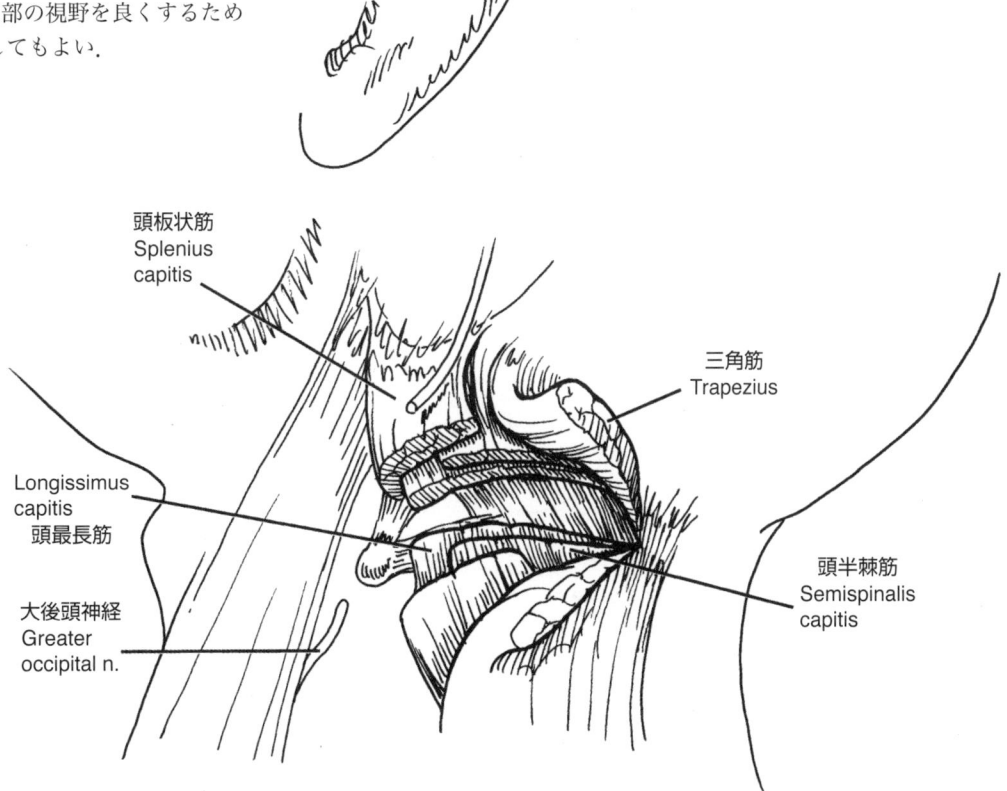

頭板状筋
Splenius capitis

三角筋
Trapezius

Longissimus capitis
頭最長筋

頭半棘筋
Semispinalis capitis

大後頭神経
Greater occipital n.

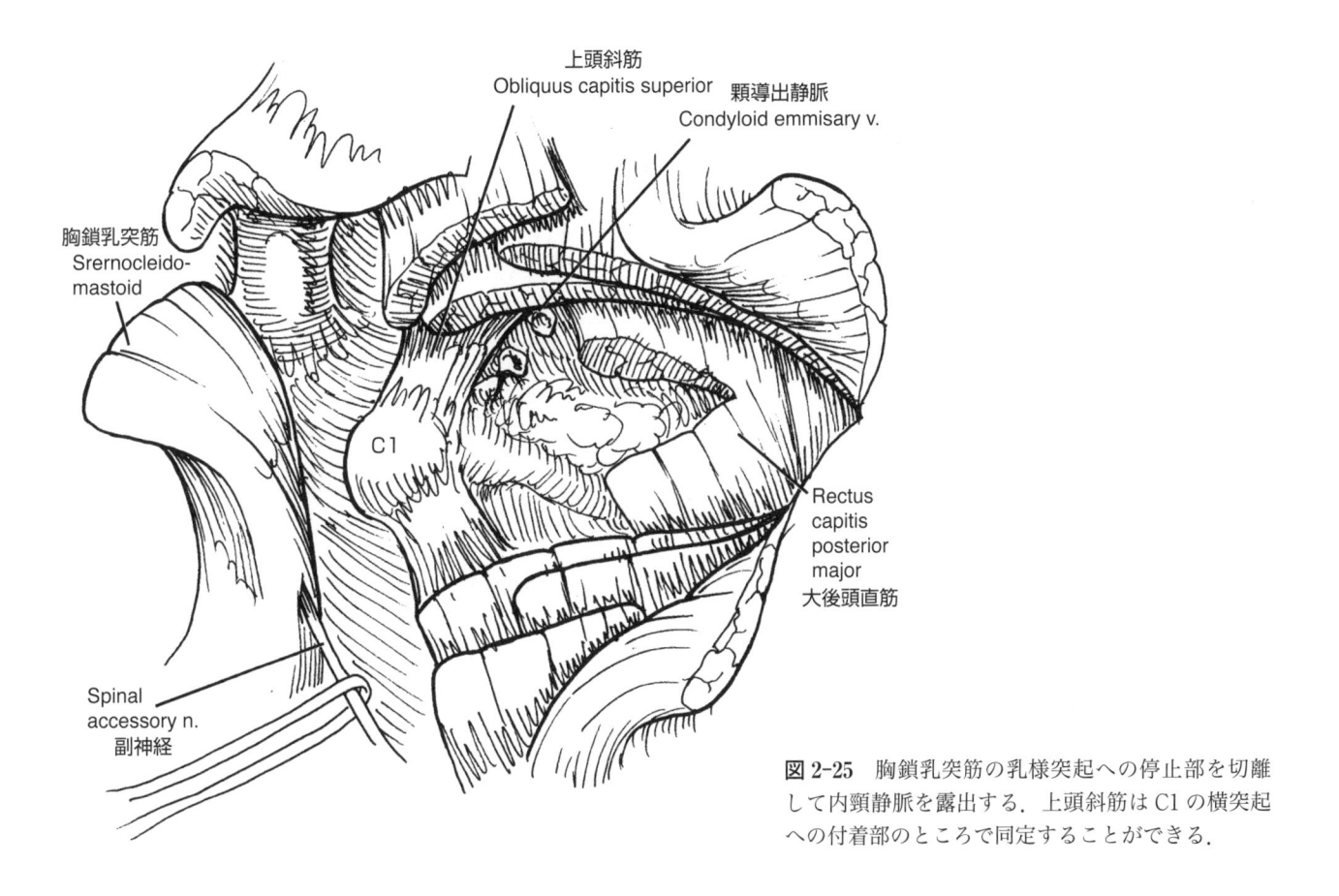

上頭斜筋
Obliquus capitis superior

顆導出静脈
Condyloid emmisary v.

胸鎖乳突筋
Srernocleido-mastoid

Rectus capitis posterior major
大後頭直筋

C1

Spinal accessory n.
副神経

図 2-25　胸鎖乳突筋の乳様突起への停止部を切離して内頸静脈を露出する．上頭斜筋は C1 の横突起への付着部のところで同定することができる．

このレベルでの椎骨動脈の上には大きな静脈叢が乗っている（図2-26）．動脈の上を跨いでいる静脈をていねいに結紮切離していくと，椎骨動脈の外膜からこの静脈叢をどかすことができる．このレベルでは，後頭下神経の枝がこれらの血管の上を横切っているのでこれを切離する．これで椎骨動脈を環椎後頭膜の高さまで授動することができるようになる（図2-27）．この部位ではC1神経根の腹側枝が椎骨動脈の下を走っているので，これを損傷しないように気を付けなければならない．内頸動脈末梢部を流入血管として使いたいときには，創の外側部でこれを同定することができる[15]．この動脈はこの面の中の胸鎖乳突筋の内側で露出し，舌下神経と迷走神経の間で授動することができる（図2-28）．

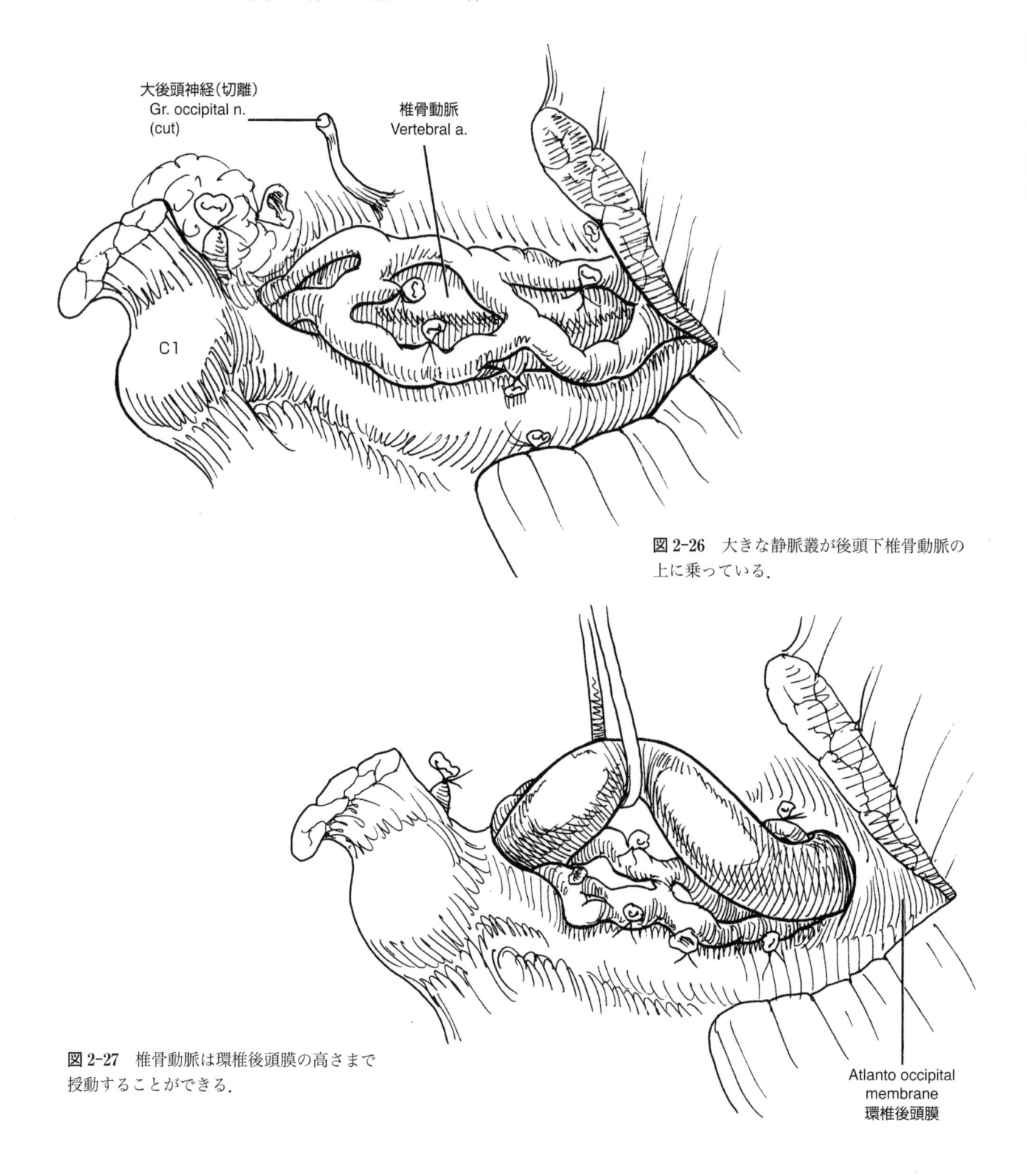

図2-26　大きな静脈叢が後頭下椎骨動脈の上に乗っている．

図2-27　椎骨動脈は環椎後頭膜の高さまで授動することができる．

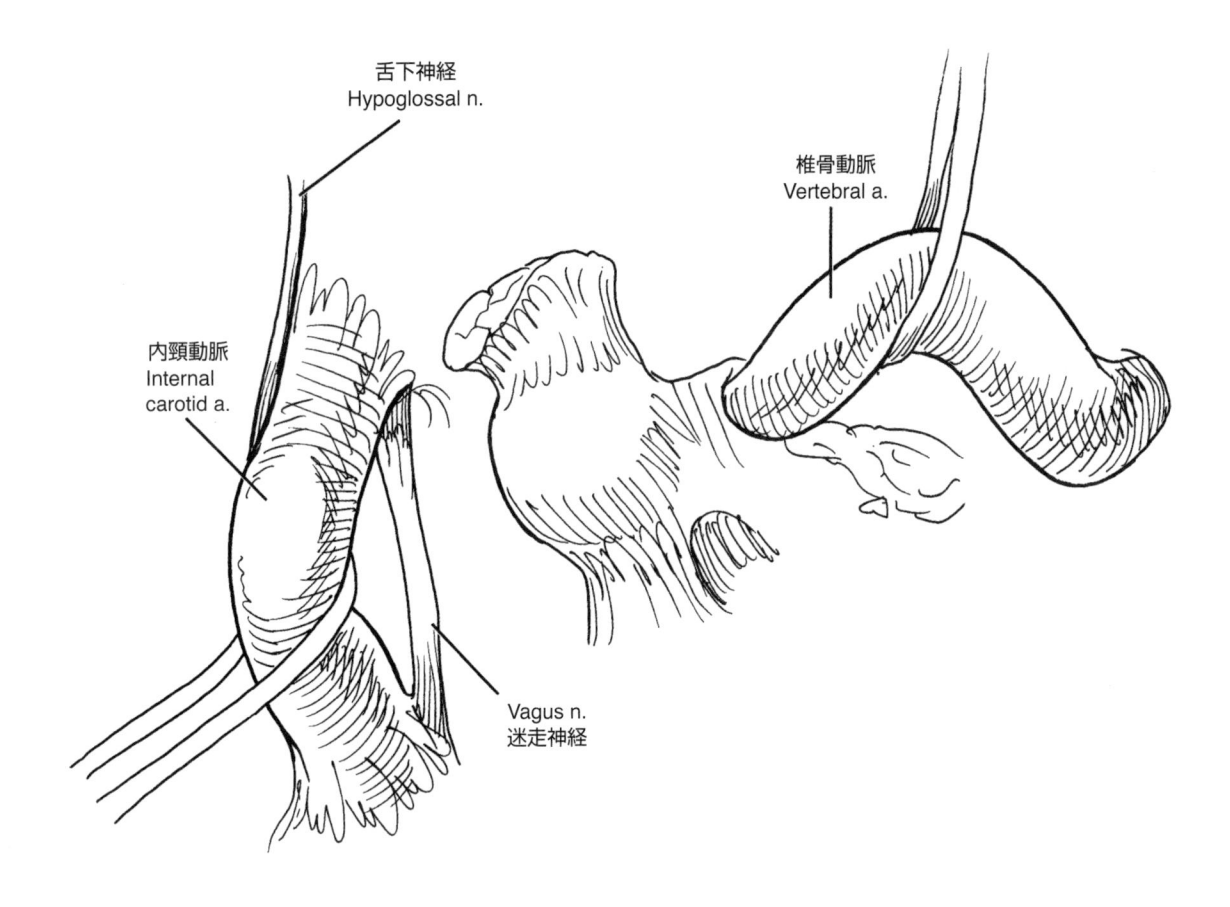

図 2-28 内頸動脈末梢部はこの創の外側部で授動し，後頭下椎骨動脈へのバイパスの流入血管として用いることができる．

参考文献

1. Morasch MD. Vertebral artery disease. In: Cronenwett JL, Johnston KW, eds. *Rutherford's Vascular Surgery.* 7th ed. Philadelphia, PA: Saunders Elsevier; 2010:1557–1574.
2. Edwards WH, Edwards WH Jr. Vertebral-carotid transpositions. *Semin Vasc Surg.* 2000;13(1):70–73.
3. Meier DE, Brink BE, Fry WJ. Vertebral artery trauma: acute recognition and treatment. *Arch Surg.* 1981;116(2):236–239.
4. Roberts LH, Demetriades D. Vertebral artery injuries. *Surg Clin North Am.* 2001;81:1345–1356.
5. Kline RA, Berguer R. Vertebral artery reconstruction. *Ann Vasc Surg.* 1993;7:497–501.
6. Berguer R, Flynn LM, Kline RA, et al. Surgical reconstruction of the extracranial vertebral artery: management and outcome. *J Vasc Surg.* 2000;31:9–18.
7. Imparato AM. Vertebral artery reconstruction: a nineteen-year experience. *J Vasc Surg.* 1985;2:626–634.
8. Kesser BW, Chance E, Kleiner D, et al. Contemporary management of penetrating neck injury. *Am Surg.* 2009;75:1–10.
9. Reid JDS, Weigelt JA. Forty-three cases of vertebral artery trauma. *J Trauma.* 1988;28:1007–1012.
10. Pearce WH, Whitehill TA. Carotid and vertebral injuries. *Surg Clin N Am.* 1988;68:705–723.
11. Shumacker HB. Arteriovenous fistulas of the cervical portion of the vertebral vessels. *Surg Gynecol Obstet.* 1946;83:625–630.
12. Berguer R. Distal vertebral artery bypass: technique, the "occipital connection," and potential uses. *J Vasc Surg.* 1985;2:621–626.
13. Kieffer E, Praquin B, Chickle L, et al. Distal vertebral artery reconstruction: long-term outcome. *J Vasc Surg.* 2002;36:549–554.
14. Henry AK. Sternomastoid eversion giving an exposure extensile to the vertebral artery. In: Henry AK, ed. *Extensile Exposure.* Edinburgh, England: Churchill Livingstone; 1973:58–74.
15. Berguer R. Suboccipital approach to the distal vertebral artery. *J Vasc Surg.* 1999;30:344–349.

第 II 部
胸部の血管

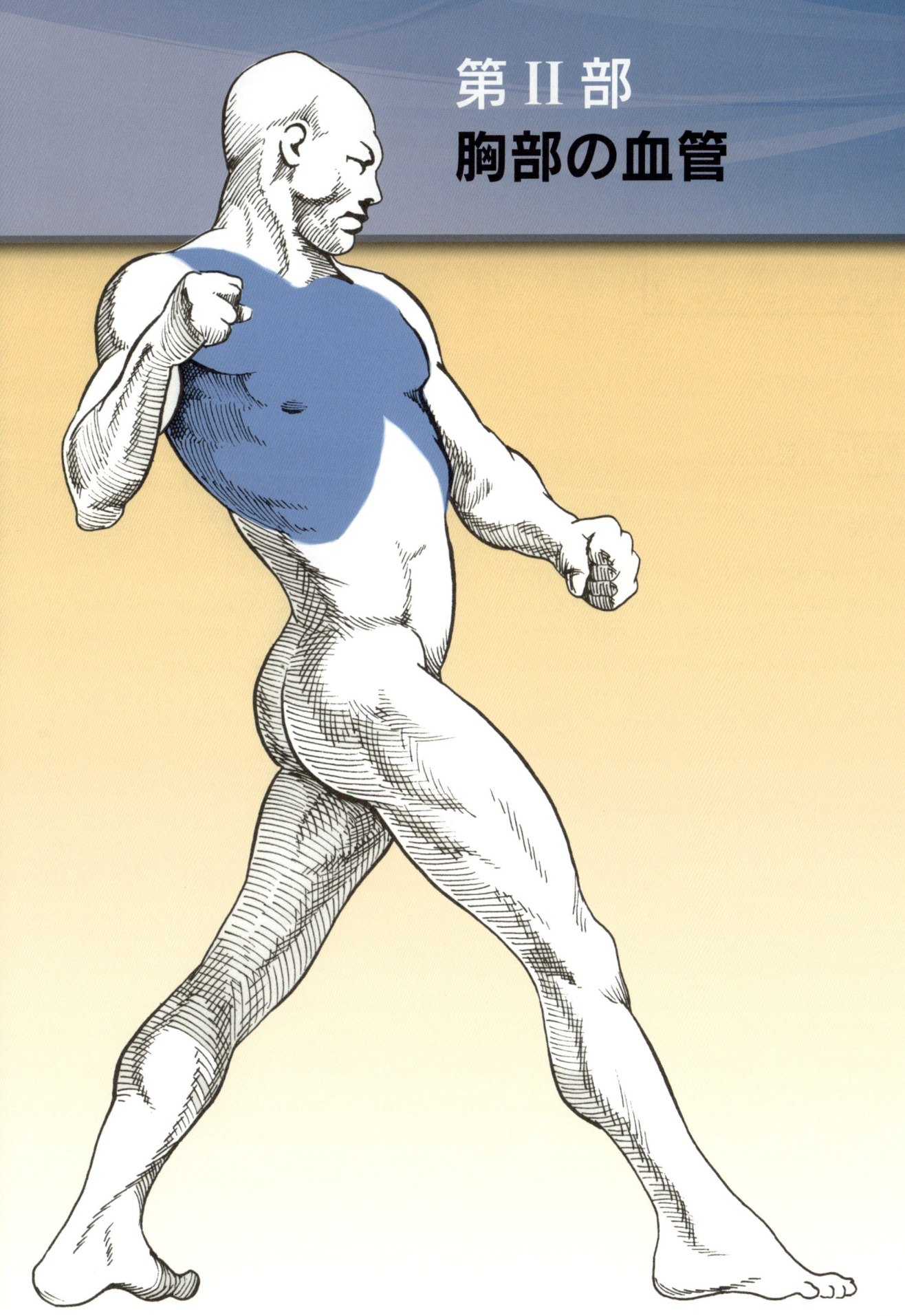

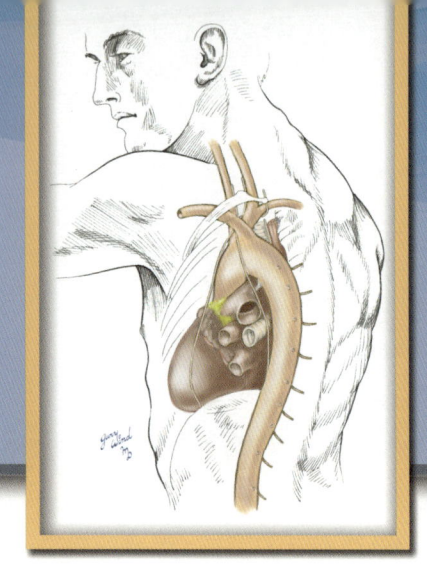

胸部大動脈
Thoracic Aorta

第3章

胸部大血管の解剖

概観

胸部大血管の解剖学的配列を理解するには，まず縦隔と上部胸郭口 superior thoracic aperture との関係を考えなければならない．縦隔は心臓の下の横隔膜を底部として上部胸郭口までの，せいぜい手をいっぱいに広げたぐらいの高さしかない短い部分である（図3-1）．心臓の基部から出る大血管の起始部は，この高さのちょうど中間点に位置している．大動脈弓部，上大静脈，およびそれから出る分枝は，気管や食道とともに上縦隔にきっちりと詰め込まれている．主要な分枝は，上部胸郭口のところで腕や頭に向かって広がっていく．これら2つのキーポイントでの関係を理解すれば，これらの血管への外科的アプローチがわかりやすくなる．

縦隔　mediastinum

上縦隔の高さでは，胸部の前後径の半分は椎骨によって占められている（図3-2）．この断面の小さな前方部分の中に，大血管，気管気管支系，および食道が入っている．この空間の側面には，壁側胸膜 parietal pleura がぴったりとくっついて覆っており，中の構造物があたかもしわだらけに包まれているような様相を呈している．

第 3 章　胸部大動脈　79

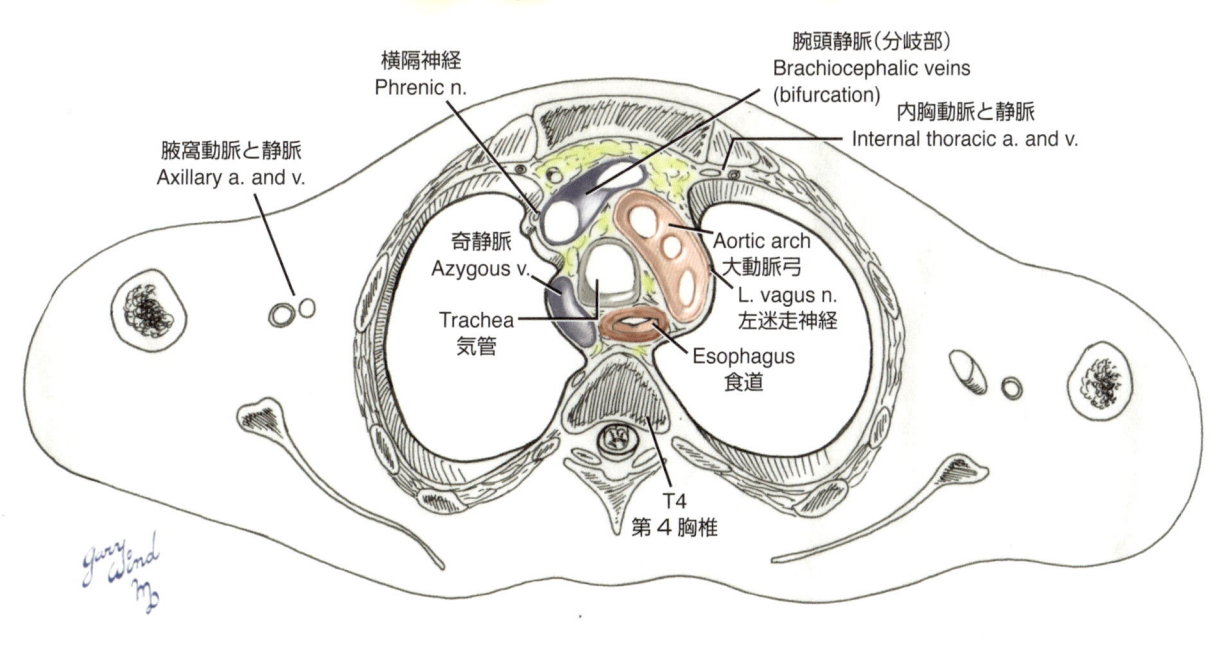

図 3-1　縦隔の短い距離の中に，上部胸郭口を通る主要な血管がつながっている重要な臓器が詰め込まれている．

図 3-2　上縦隔の高さでは，胸郭の前後径の前半分は大血管，気管，および食道で占められている．

壁側胸膜は肺門部を包むようにして短い広基性の筒を形成し，肺の内側面の上に折れ返っていく（**図3-3**）．肺門を包んでいる胸膜葉は肺と縦隔の間を下方に延びていき肺間膜を形成する．大動脈は左肺の基部を縁どるような位置にあるので，肺を適当な方向に折り返せば大動脈の上行部，横行部，および下行部を出すことができる．

横隔神経は細い心膜横隔動脈と静脈 pericardiophrenic vessels と一緒に，胸膜と心膜の間を横隔膜に向かって下行する（**図3-4**）．この心膜横隔動静脈は，腕頭動静脈と内胸（内乳）動静脈から，またはそのどちらかから出ている．

左肺動脈
L. pulmonary a.

左上肺静脈
L. superior pulmonary v.

左主気管支
L. mainstem bronchus

左下肺静脈
L. inferior pulmonary v.

横隔神経
Phrenic n.

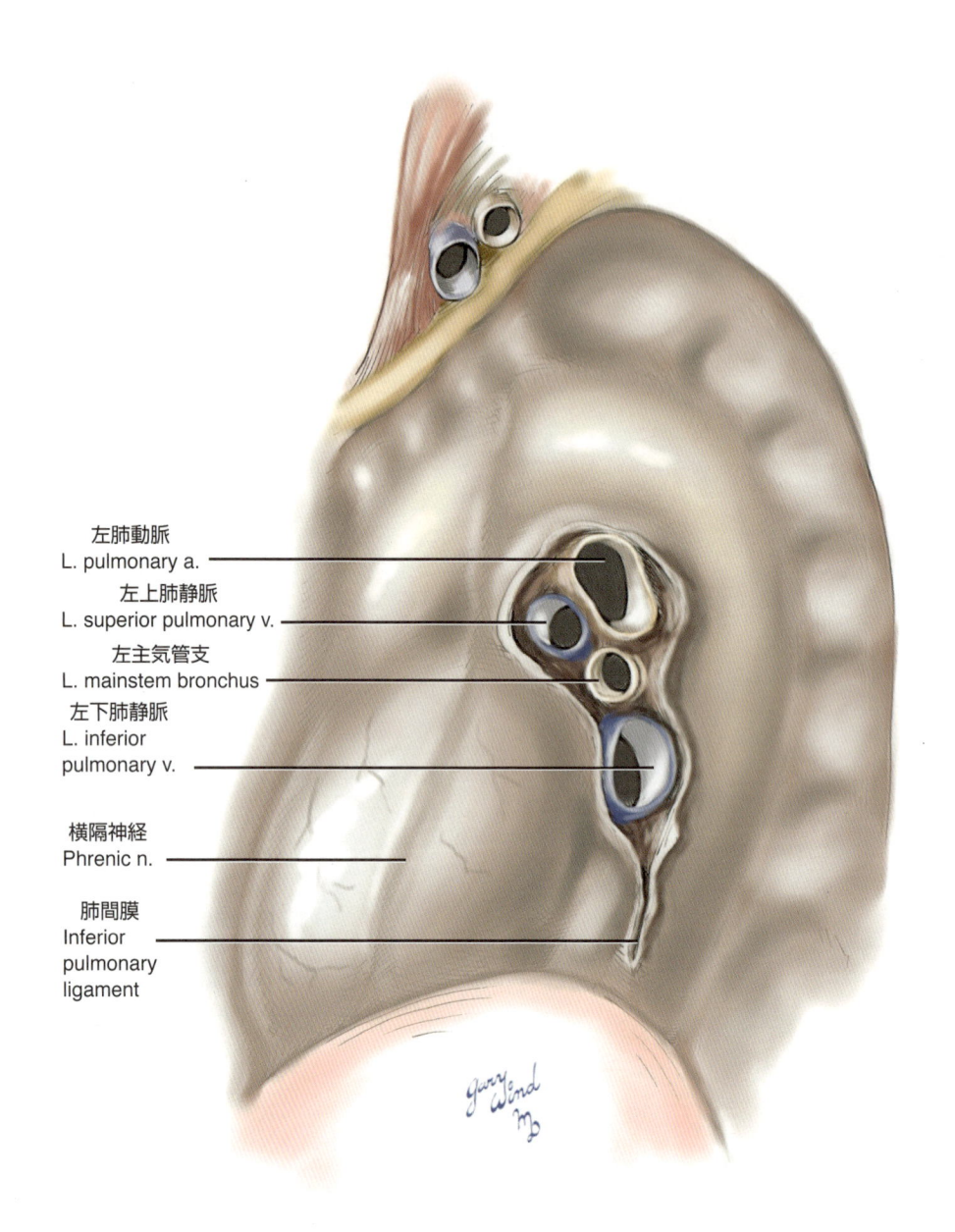

肺間膜
Inferior pulmonary ligament

図3-3 壁側胸膜がしっかりと付着して縦隔の外側を包み，肺門部の各血管をひとまとめにして取り囲んでいる．

内胸動脈と静脈
Internal
thoracic a. and v.

横隔神経
Phrenic n.

左迷走神経
L. vagus n.

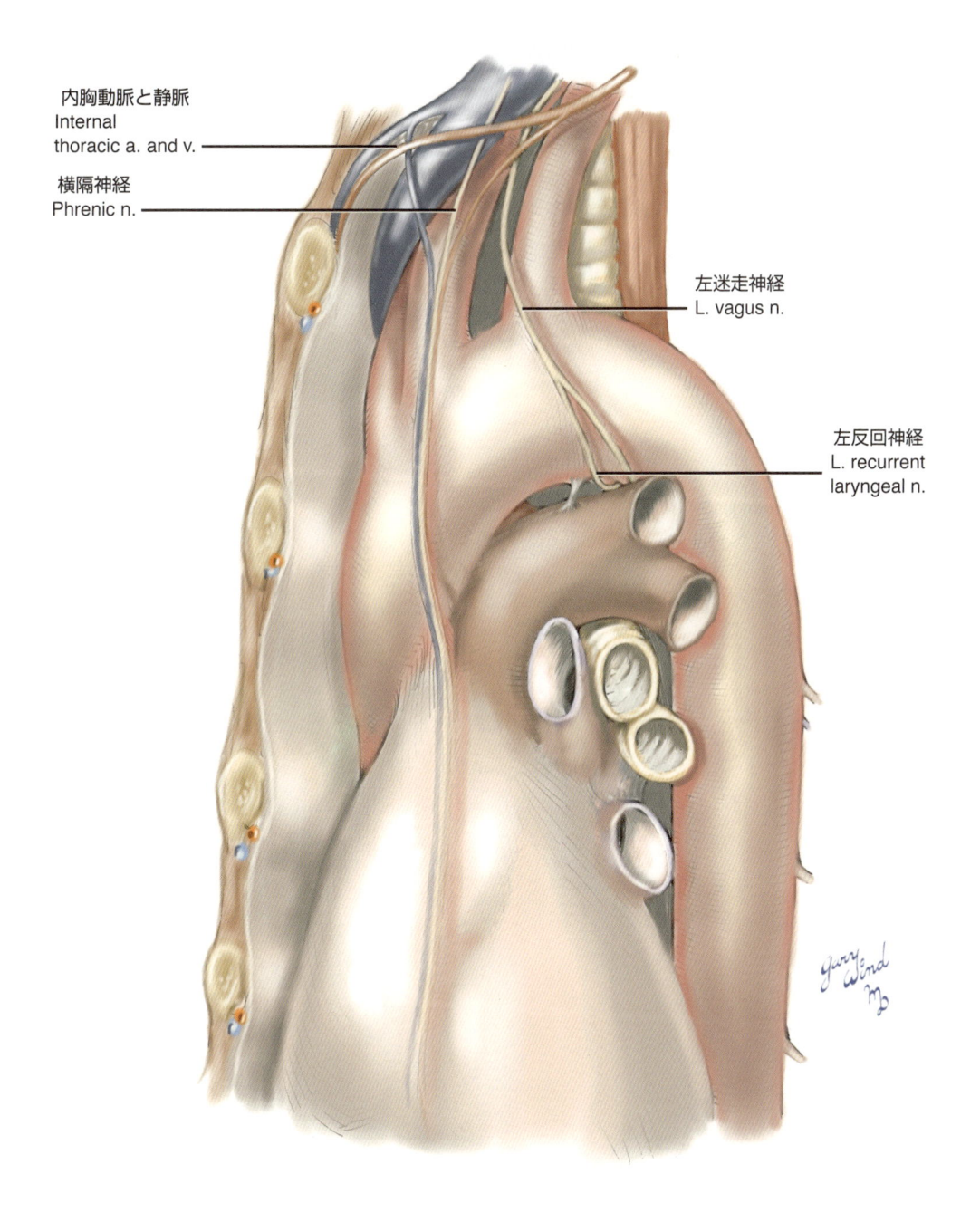

左反回神経
L. recurrent laryngeal n.

図3-4 横隔神経と迷走神経は壁側縦隔胸膜の下にある．横隔神経の末梢部は胸膜と心膜との間にある．

縦隔を通る主要な神経の次の一群は，左右の迷走神経である（図3-5）．これらは別々に考えた方がよい．右の迷走神経は，鎖骨下動脈が腕頭動脈から分かれたすぐ外側でその前を通過する．右反回神経は，鎖骨下動脈の下を後方に回り込み，気管食道溝 tracheoesophageal groove を上方に上がっていく．一方，迷走神経は右主気管支の後ろを下降して食道に到達する．左迷走神経は，左鎖骨下動脈と左腕頭静脈の間を通って大動脈弓の外側に到達する．ここで左反回神経が分かれ，動脈管索 ligamentum arteriosum の後方で大動脈弓の下に回り込む．迷走神経はそのまま下降して食道の左側に達する．食道に到達すると両迷走神経はそれぞれに位置を変えて，左は前方に，右は後方に移動する．両方の神経幹は，多数の枝を出して食道の周りで互いに連絡し合う．この神経叢は下部食道のところで収束して，2つの大きな神経と数本の小さな神経になる．主要な神経幹は食道の前と後に位置する．

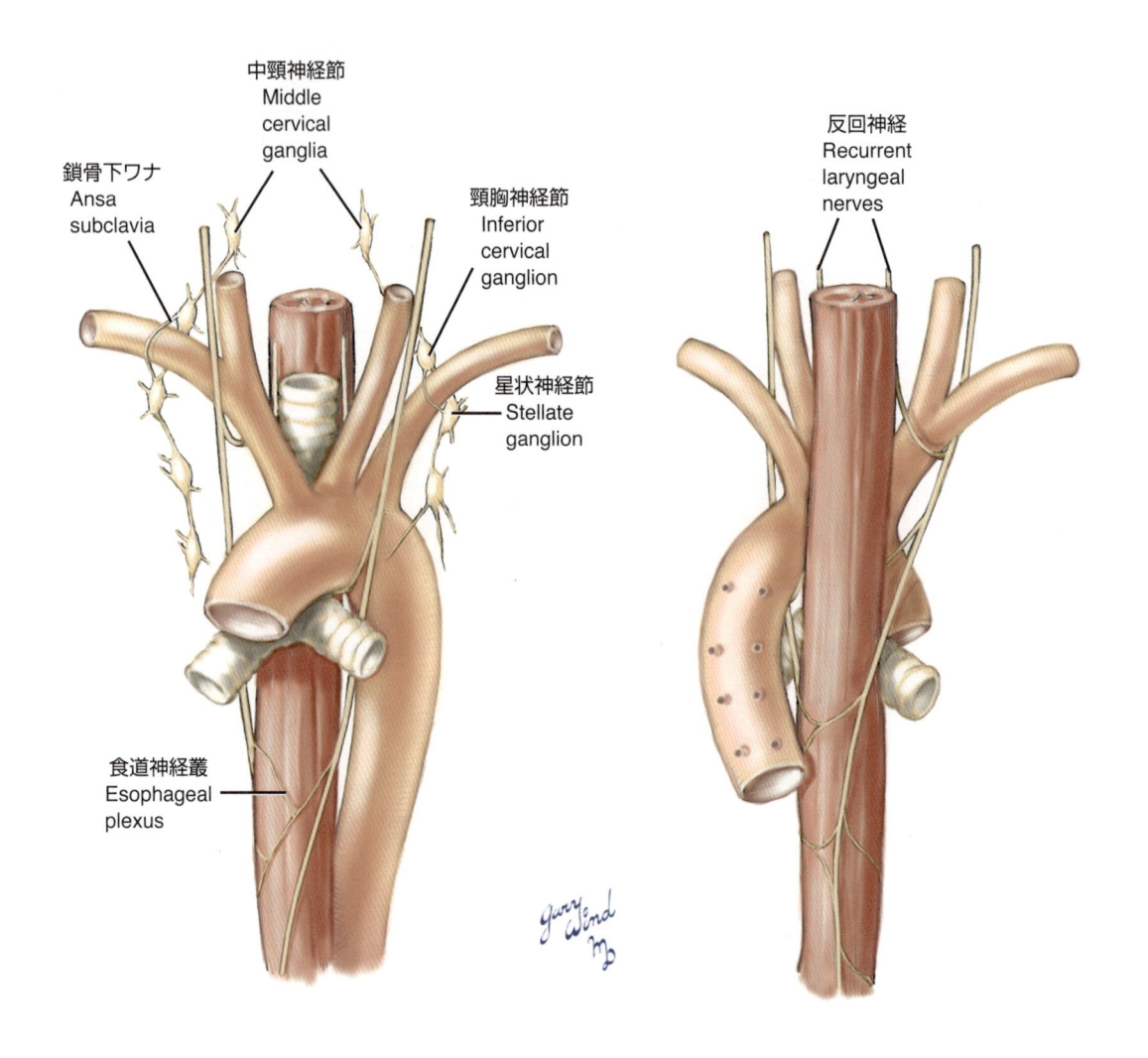

図 3-5 迷走神経は肺門部の後方を通って中部食道に達し，そこで相互に連絡して神経叢をつくる．

最後に，さらに2つの構造物についてふれておく必要がある．縦隔の後方の境界のところでは，食道と椎体の間を胸管が上行している（**図3-6**）．また，上縦隔の血管や気管支の周りには自律神経の豊富な神経叢が取り囲んでいる．

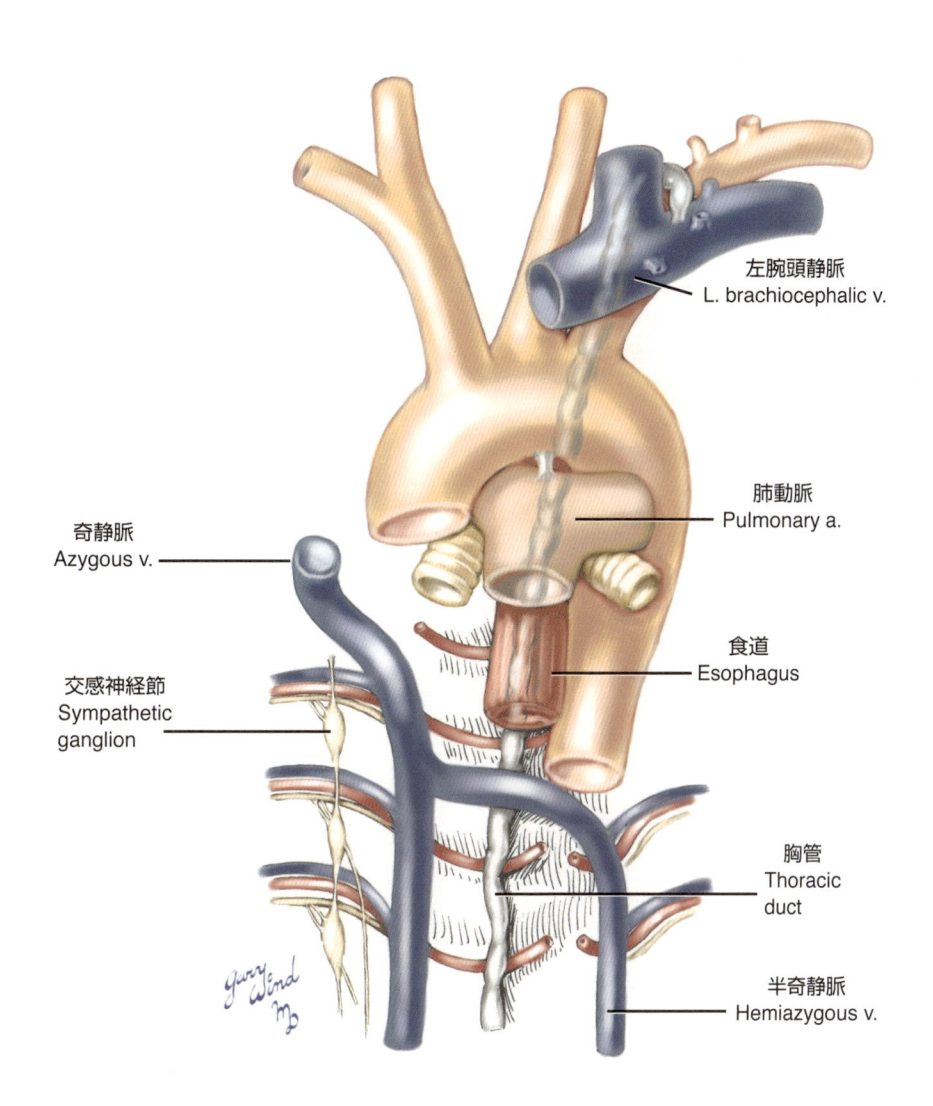

図3-6　縦隔の最後部には，胸管と胸壁の血液灌流に関わる血管群がある．

大動脈　aorta

上行大動脈は胸骨柄結合sternomanubrial jointの下にあり，経胸骨的に直接到達することができる（**図3-7**）．介在する唯一の組織は，胸腺の遺残である．内胸動脈は中枢側をその起始部で固定されたまま，胸骨のそれぞれの外側を下降していく．内側胸膜の折り返し部分は，上行大動脈の上では中央線にきわめて近づいている．大動脈弓の頂部は胸郭の矢状面に対して斜めに位置している（**図3-8**）．その結果，腕頭動脈と左総頸動脈の起始部は

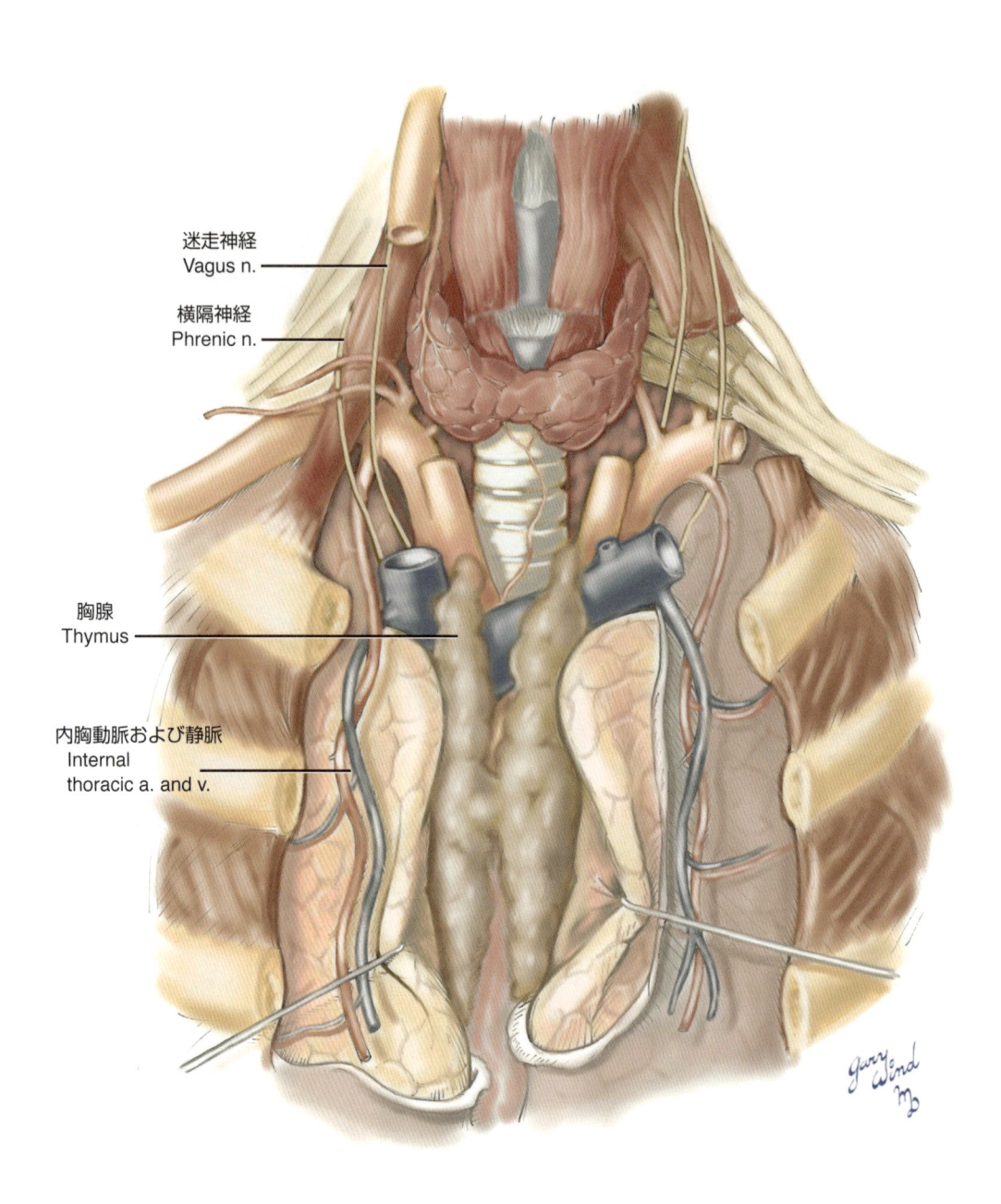

図3-7　胸骨の下にある血管と肺の関係を示す．

比較的前方から出ており，これに対して左鎖骨下動脈は，より後方に位置している．肺尖部の入っている空間は先細りになっているために，左鎖骨下動脈の中枢側に前方から到達するには限りがあり，十分な視野を得るためには左開胸が必要である．

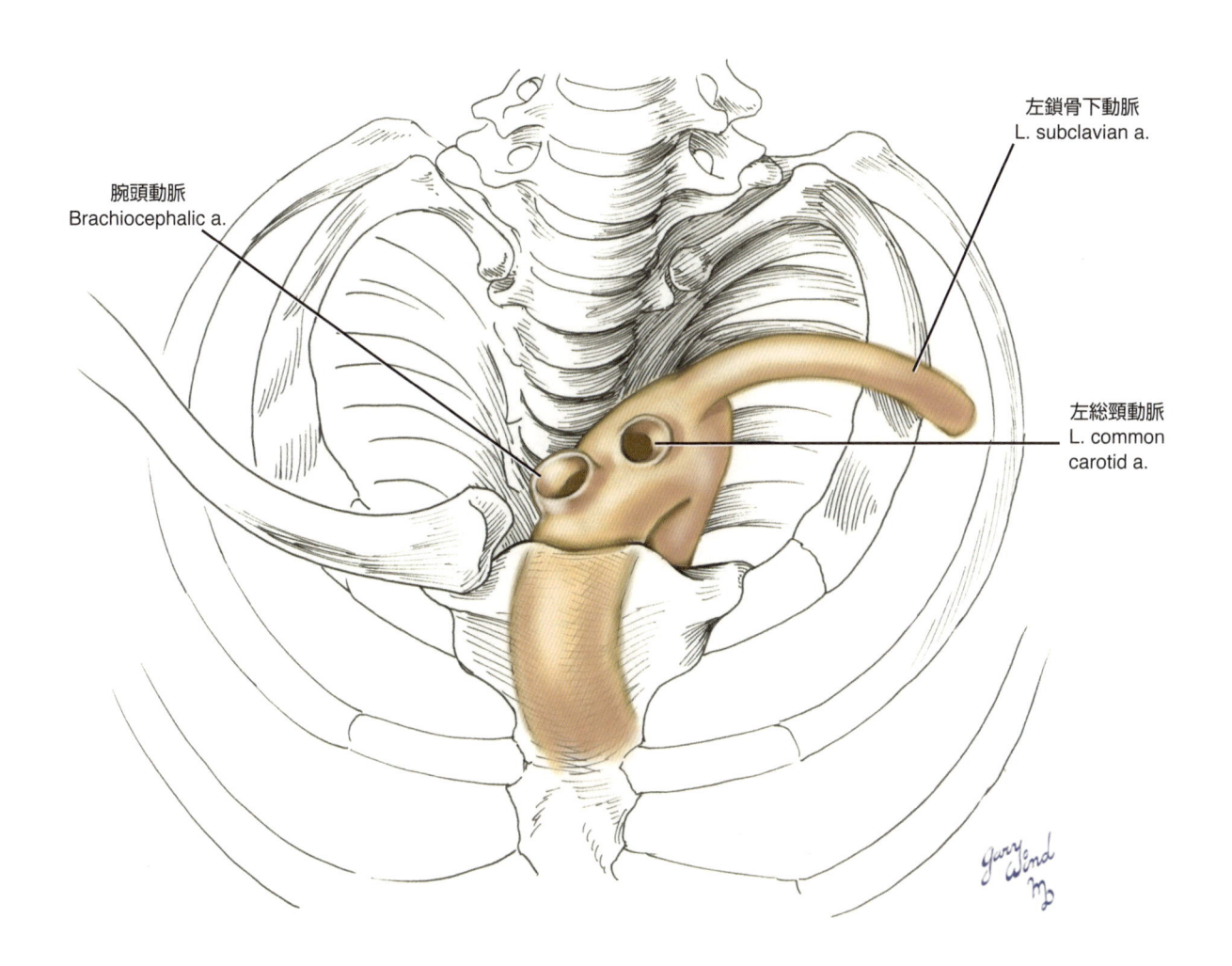

図 3-8 胸郭の横断面に対して大動脈弓の軸はやや斜めになっているため，左鎖骨下動脈の起始部は後方に位置している．

これらの血管は，上方に向かい分岐しながら気管と食道を3つの面から取り囲んでいく（**図3-9**）．一方，動脈は大静脈の外層で覆われている．上大静脈は，上行大動脈の外側でこれと平行に並んでいる（**図3-10**）．腕頭静脈の分岐部で，右の枝は上大静脈と同じ前頭面にあり，わずかに右側に傾いている．これに対して，左腕頭静脈は左から右に向かって下降しながら，左総頸動脈と腕頭動脈の起始部の上を前方に向かって孤を描いている（**図3-11**）．右側では，心膜の上限のちょうど上のところで，奇静脈が上大静脈に流入している．左側では，副半奇静脈 accessory hemiazygous vein が腕頭静脈に流入する．

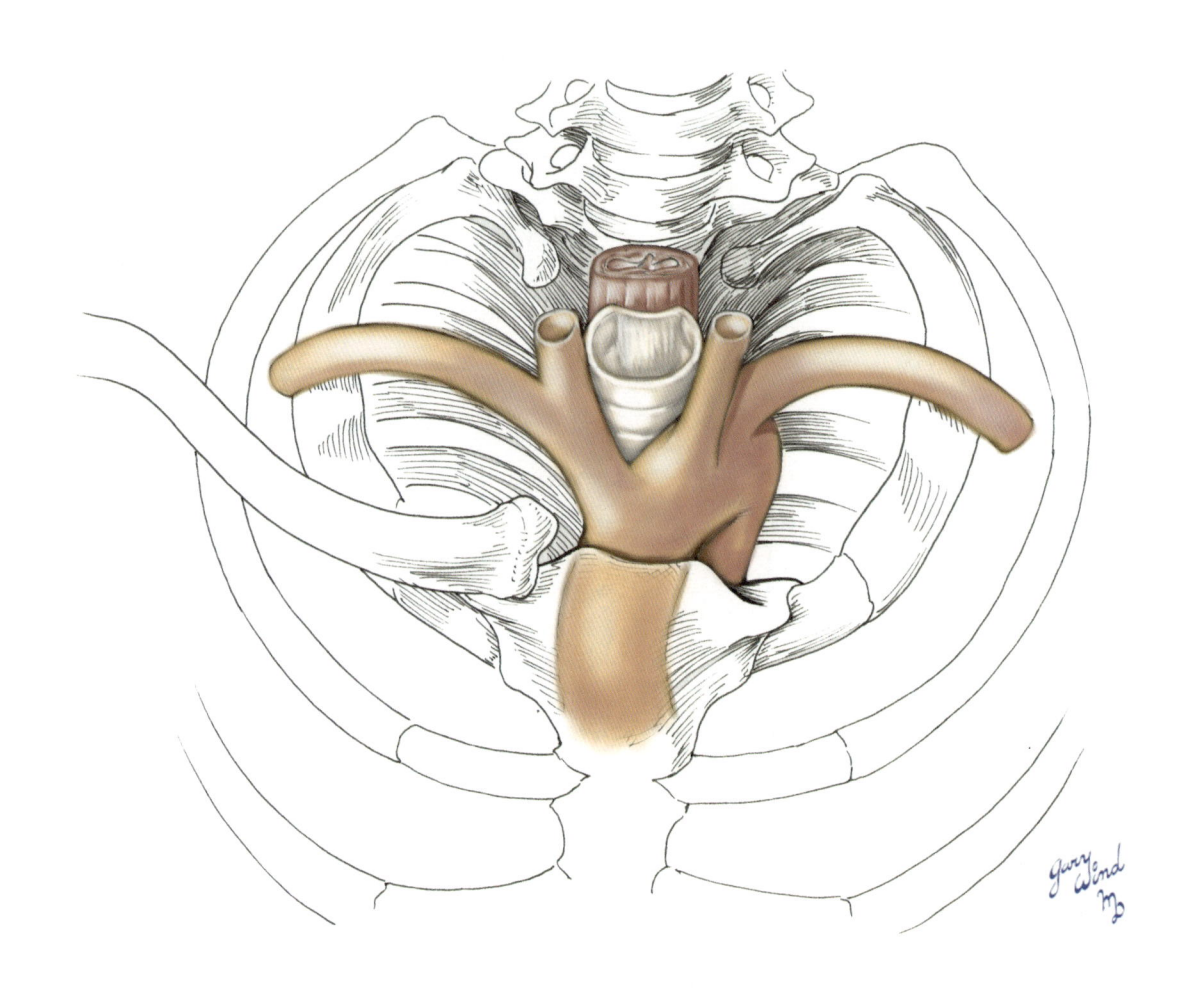

図3-9 上行大動脈と下行大動脈は気管を取り囲んでいる．

第 3 章 胸部大動脈　87

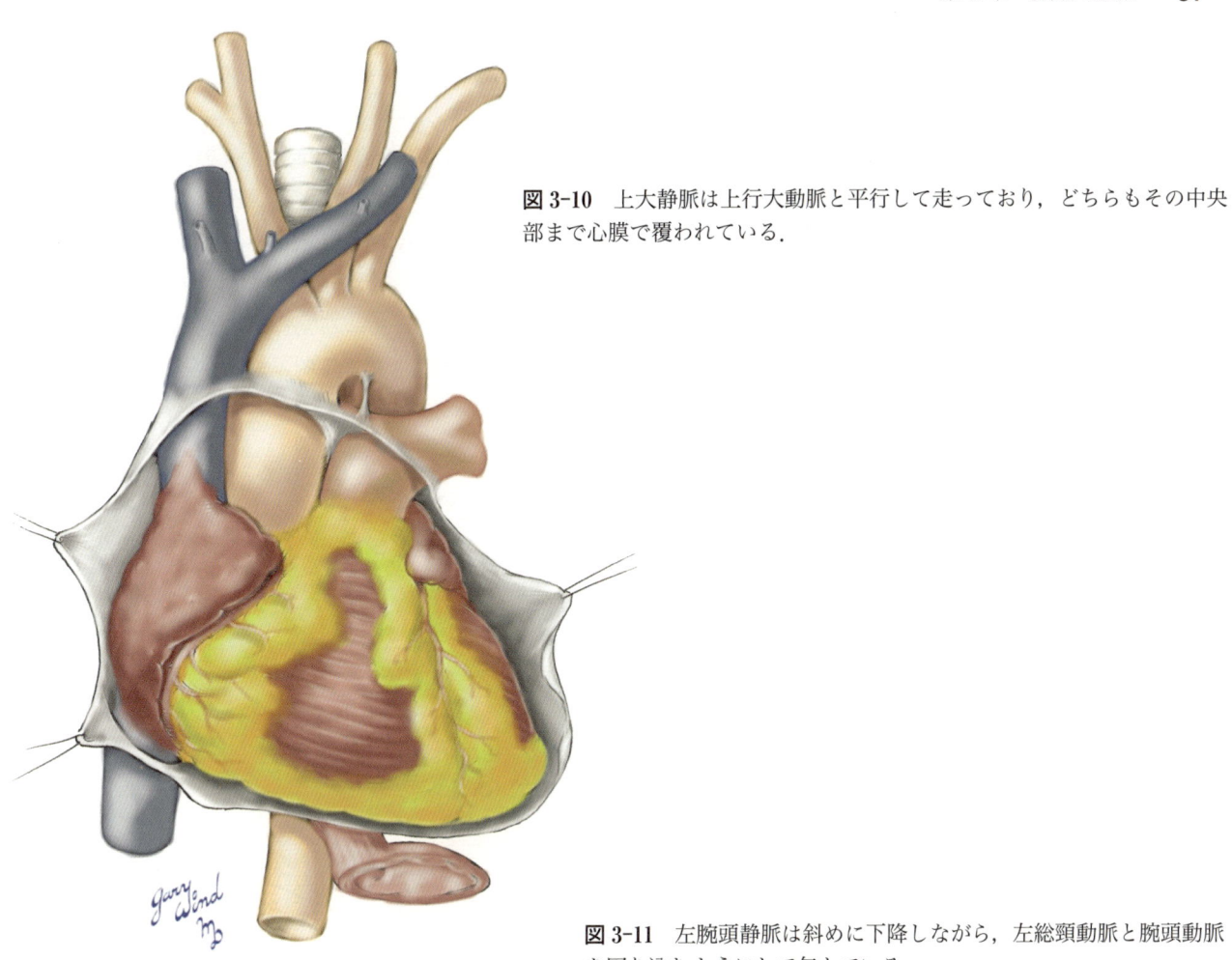

図 3-10　上大静脈は上行大動脈と平行して走っており，どちらもその中央部まで心膜で覆われている．

図 3-11　左腕頭静脈は斜めに下降しながら，左総頸動脈と腕頭動脈を回り込むようにして包んでいる．

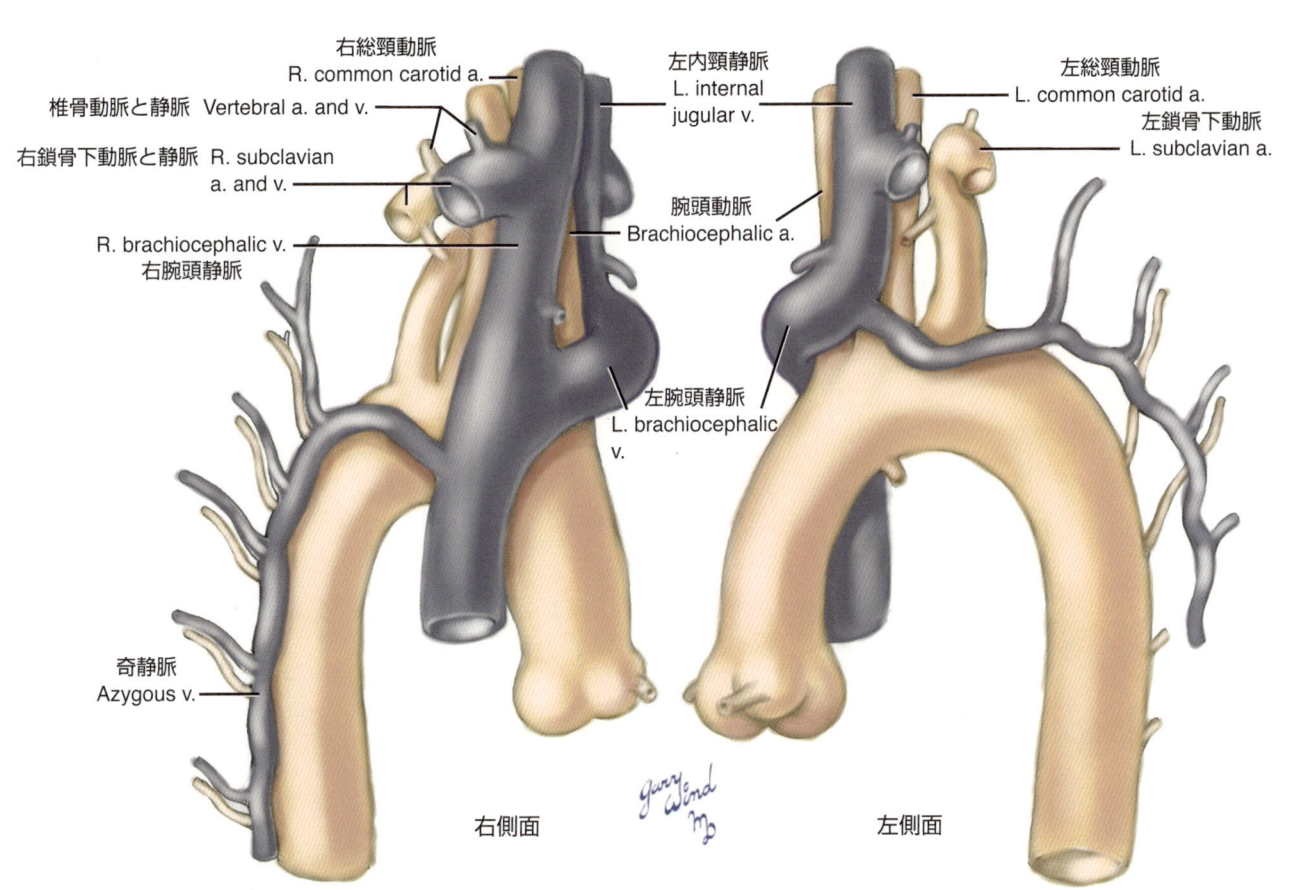

右総頸動脈　R. common carotid a.
椎骨動脈と静脈　Vertebral a. and v.
右鎖骨下動脈と静脈　R. subclavian a. and v.
R. brachiocephalic v.
右腕頭静脈

左内頸静脈　L. internal jugular v.
腕頭動脈　Brachiocephalic a.
左腕頭静脈　L. brachiocephalic v.

左総頸動脈　L. common carotid a.
左鎖骨下動脈　L. subclavian a.

奇静脈　Azygous v.

右側面　　左側面

上部胸郭口　superior thoracic aperture

胸郭口の中央にある臓器は，前方では胸骨柄 manubrium of sternum により，後方では脊柱により境されている．両側の肺尖は，胸内筋膜と連続している丈夫なドーム状の筋膜 (Sibson's fascia) で覆われている．これらのドームの前半分は，弧を描いている鎖骨下血管群を支えている（**図 3-12**）．腕神経叢の神経束はドームの後縁を下降し，第 1 肋骨の上で鎖骨下動脈と一緒になる．

鎖骨下血管群の中枢側の枝は，このドームの上から立ち上がり分岐する．

鎖骨は内側で胸骨柄と関節をつくり，鎖骨下血管を覆う保護障壁として働いている．鎖骨と第 1 肋骨との間の肋鎖靱帯 costoclavicular ligament は，胸郭口の前方の境界を形成し，ここで腋窩静脈は第 1 肋骨の上を通過して鎖骨下静脈となる．この肋鎖靱帯は，腋窩郭清のときの上限を示し，鎖骨下静脈穿刺のための重要な目印となる．

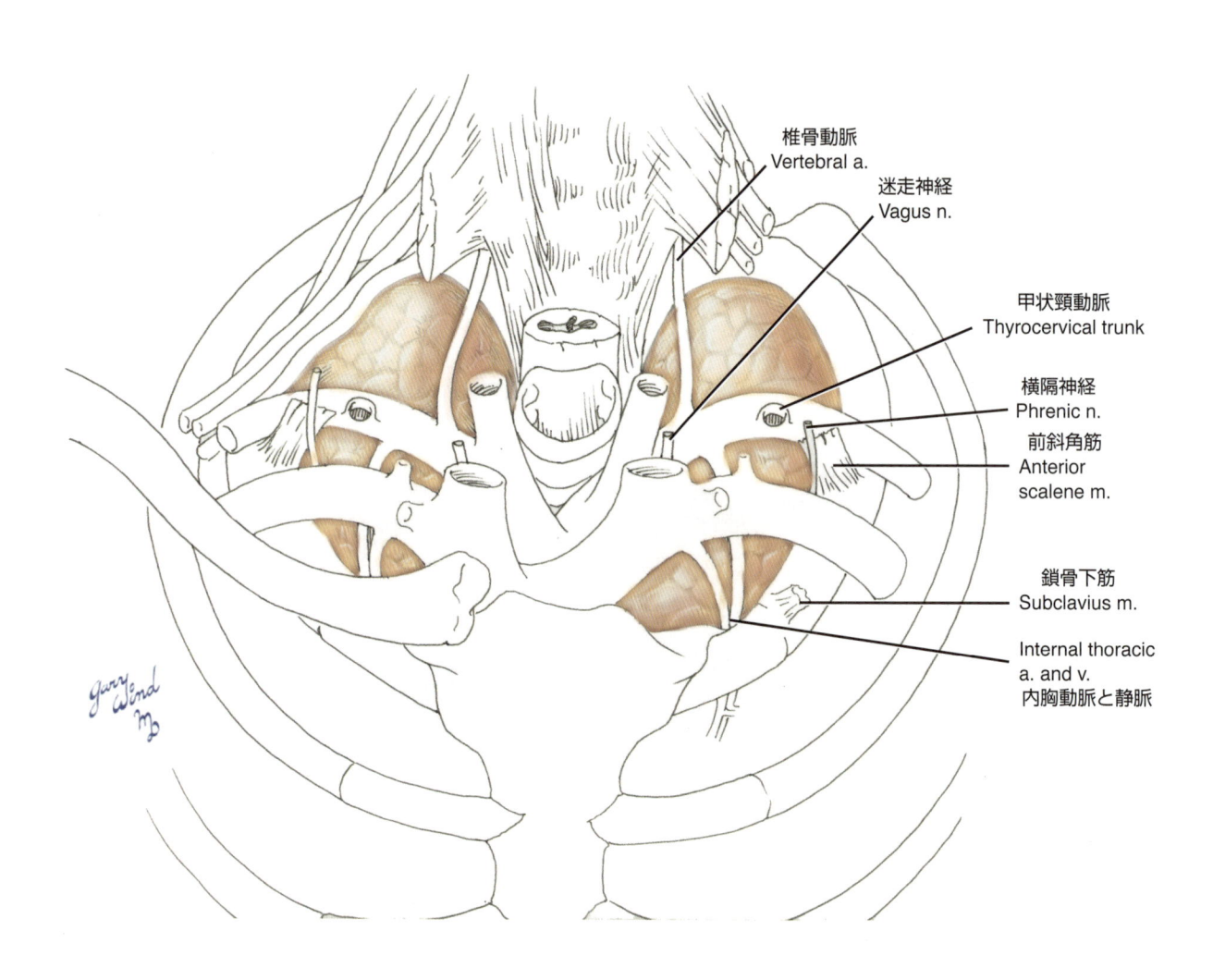

図 3-12　ドーム状の肺尖部は胸郭の上縁よりも上にせり上がってきて，弓状の血管と下降する腕神経叢を下から支えている．この図では Sibson 筋膜と胸膜は除去してある．

逆円錐状に並ぶ筋肉群は，上部胸郭口を取り囲む縁に付着している（**図3-13**）．前斜角筋と中斜角筋は第1肋骨に，後斜角筋は第2肋骨に，舌骨下筋群は胸骨柄に，胸鎖乳突筋は鎖骨の内側部と胸骨柄に付着している．この保護構造のすべてが働くと，第1肋骨の骨折を起こすほどの強い力が発生する．このような骨折が起こったときには，主要な血管の損傷を合併していることを疑わなければならない．

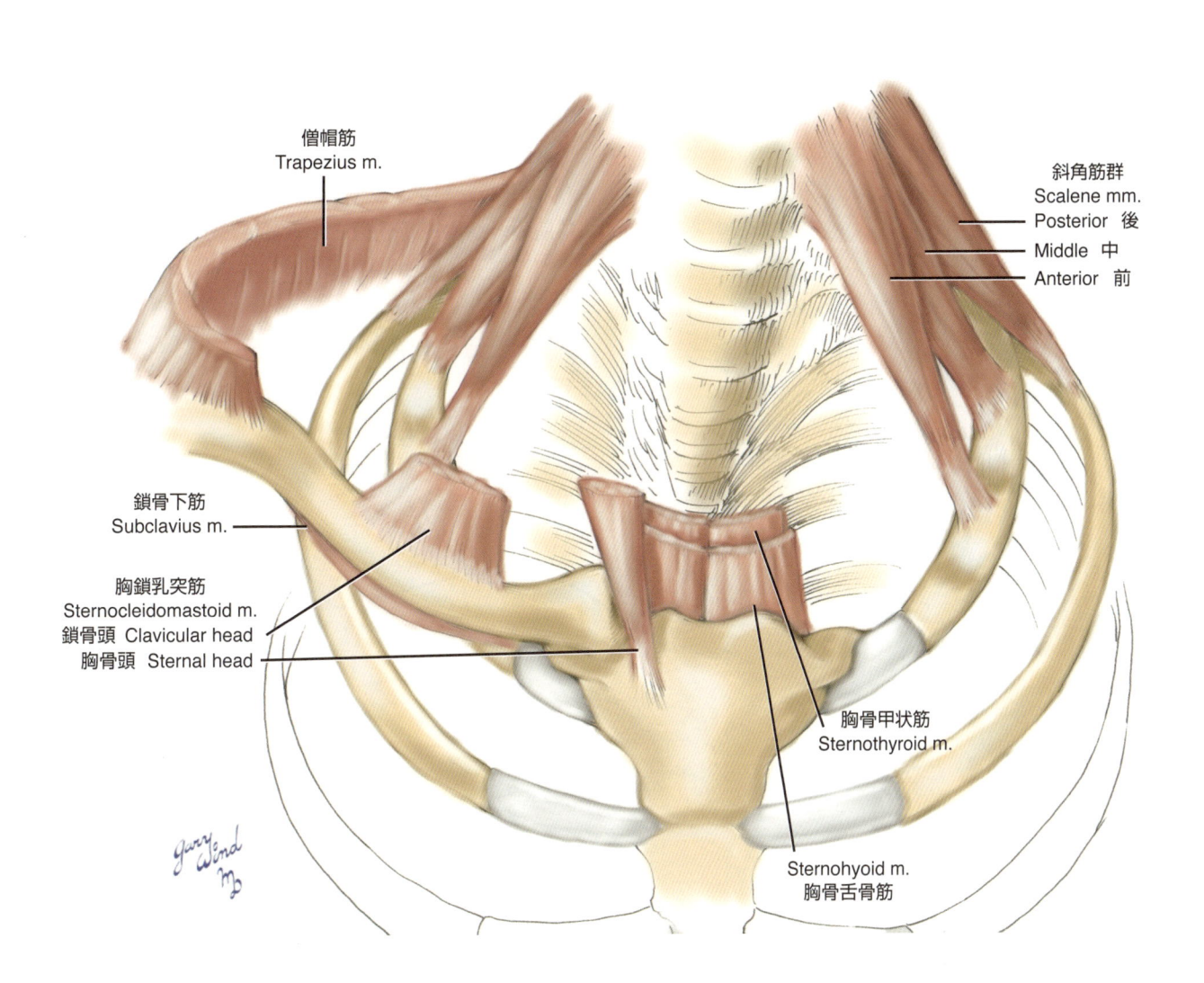

図3-13 胸郭の上の開口部にある臓器は，逆円錐状になっている筋肉群によって覆われている．

弓部大動脈に続く中枢側下行大動脈は，胸椎の左側に位置している（図3-14）．下行大動脈はしだいに中央線に寄ってきて，第12胸椎の高さで大動脈裂孔 aortic hiatus に達する．これらの関係は，外傷による出血のコントロールや待機的手術に当たって，胸部大血管への最良のアプローチを決定する基になる．

大動脈弓部分枝の露出

動脈損傷に際し，その中枢側と末梢側で血管をコントロールするには縦隔ほど大切な場所はほかにはない．大動脈弓部主要分枝の損傷を受けた患者は，急速な出血，気道の圧迫，および心タンポナーデによって生命を脅かされる．血管内治療は限局的な血腫などごく限られた患者の治療で役に立つことはあるが，不安定な患者では迅速な直視下到達法が適応となる[1]．大動脈弓部分枝の鈍的損傷や刺傷の治療に当たっては，外傷患者群におけるステントグラフトの長期耐用性がまだわかっていないので[1,2]，通常の直視下治療法が今なお標準的な治療法となっている．

大動脈弓部分枝には左鎖骨下動脈，左総頸動脈および腕頭動脈がある．胸部を切開せずにこれらの動脈を十分に露出することは，事実上不可能である．頸基部（第Ⅰ層，第1章参照）での血管損傷でも，胸の中で，より中枢側の動脈を露出しなければ，やはりコントロールすることは難しい．早期に開胸あるいは胸骨切開を行って，中枢側の動脈を胸の中で迅速に処理することにより，縦隔や頸基部の血管損傷に伴う死亡率を著しく減らすことができる[3〜5]．大動脈弓部の損傷を修復するには，たいていの場合，低体温下心停止と人工心肺（またはそのどちらか）の使用が必要であるが，弓部分枝の場合は普通，補助体外循環や動脈シャントを使わないでも修復できる[6]．

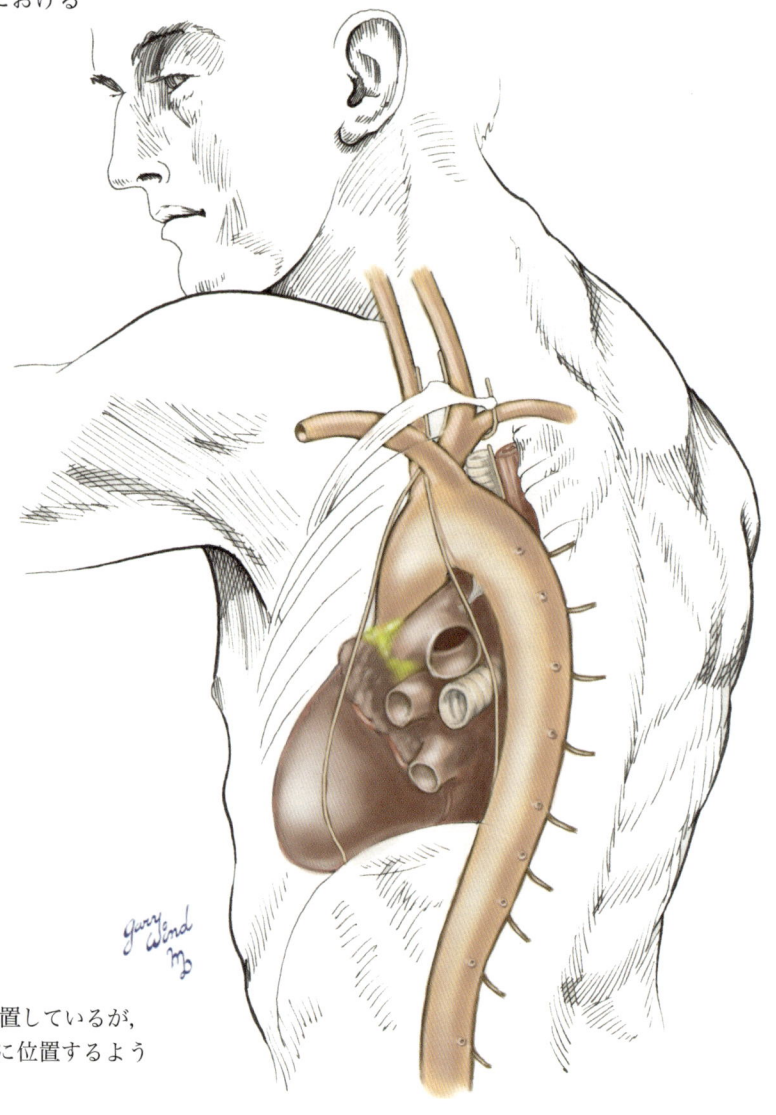

図3-14　下行大動脈は最初のうち脊柱の前側方に位置しているが，大動脈裂孔のところでは第12胸椎の前でほぼ中央に位置するようになる．

腕頭動脈，右鎖骨下動脈と右頸動脈の中枢側，および左総頸動脈の中枢側を露出するには，胸骨正中切開が必要である[4,5]．左鎖骨下動脈は縦隔の中では比較的後ろにあるので（図3-9参照），左鎖骨下動脈の中枢側を十分に出すためには左開胸が必要であり，通常は同時に鎖骨上で別の皮膚切開を置くか，あるいはさらに"上げ蓋 trap door"型の切開を加える[4,7]．

大動脈弓部分枝の慢性閉塞の患者では，胸部の切開は稀にしか必要としない．頸動脈-鎖骨下動脈バイパスのような胸腔外血行再建術は，合併症も少なく簡単で耐久性のあるアプローチであることが示されている[8]．同様に胸腔内の大動脈血管内治療を目的として術前に行う左鎖骨下動脈血行再建術も，胸腔外皮膚切開で行うことができる[9]．ただし有症状の腕頭動脈疾患は一つの重要な例外で，これは胸骨正中切開による動脈への直達手術が最も良い治療法である[10,11]．

前方分枝（腕頭動脈，中枢側頸動脈（第Ⅰ層），右鎖骨下動脈中枢側）の露出

腕頭動脈と左頸動脈のそれぞれの起始部への最も直接的な到達方法は，胸骨正中切開である．特に皮膚切開を頸部または鎖骨上部に延長すれば，この切開法は右側第Ⅰ層の頸部外傷を受けた患者での腕頭動脈末梢部，およびその分枝への迅速かつ確実な到達法にもなる[4]．胸骨正中切開が術後に問題を起こすことが少ないことはよく知られている[12]．

胸骨正中切開 median sternotomy

患者の体位は，両腕を脇につけた仰臥位とする．頭は，左総頸動脈の露出が必要な場合には右側に，腕頭動脈とその分枝の露出のためには左側に向ける（図3-15）．前胸部，腹部，および頸部を通常の無菌操作に従って消毒し，布掛けを行う．

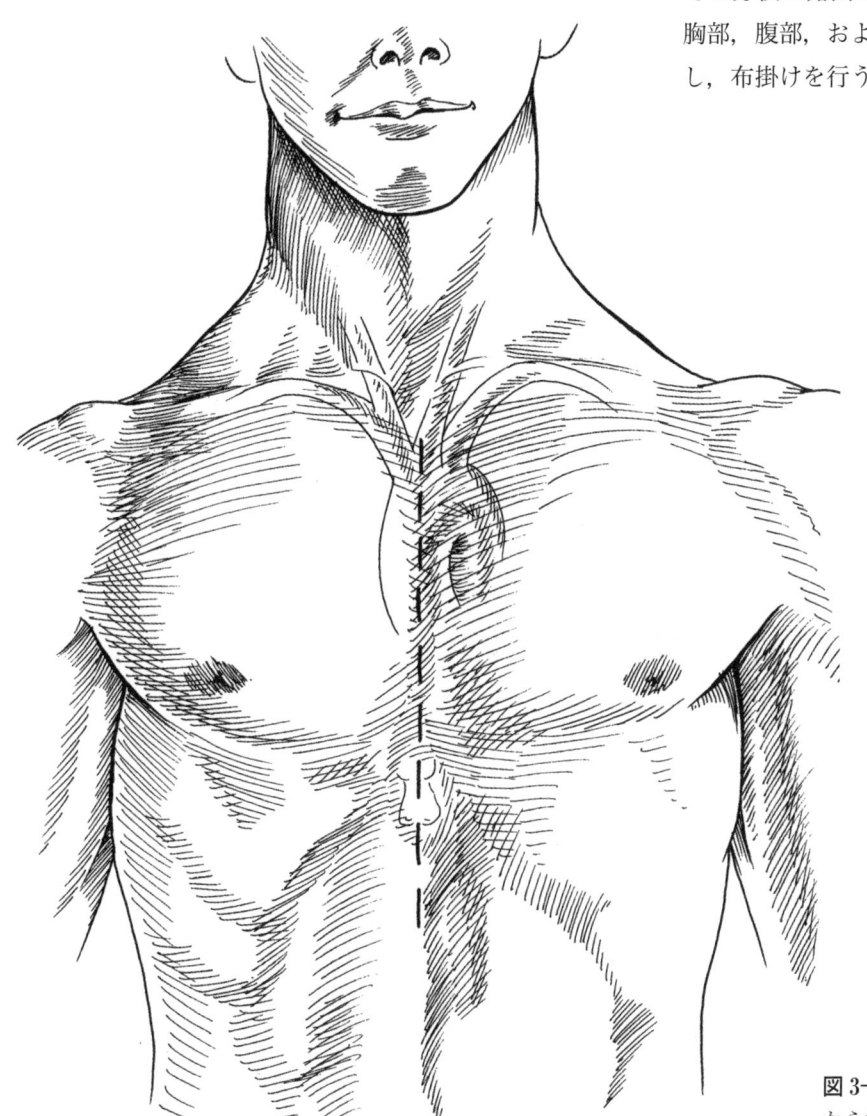

図3-15 胸骨正中切開の皮膚切開は，頸切痕から剣状突起の下の白線まで延ばす．

頸切痕 suprasternal notch から剣状突起 xiphoid process の 5 cm 下まで，胸骨の上に縦切開を加える．左頸動脈を露出するときには，左胸鎖乳突筋の前縁に沿って皮膚切開を上方に延ばし，腕頭動脈やその分枝を出すときには右胸鎖乳突筋の前縁に沿って延長する．頸部切開では広頸筋を切開し，胸骨部切開では皮下組織を切開して胸骨の骨膜に達する．創の下部では，白線 linea alba を剣状突起の先端まで切開して，腹膜と腹直筋後鞘との間の層を展開する．指を用いて鈍的にこの層を剣状突起と胸骨下部の裏側まで剥離する（図 3-16）．胸骨上部の裏側の同じ層を，頸切痕のところから剥離する．胸骨後部のこの 2 つの層を連続させる必要はない．

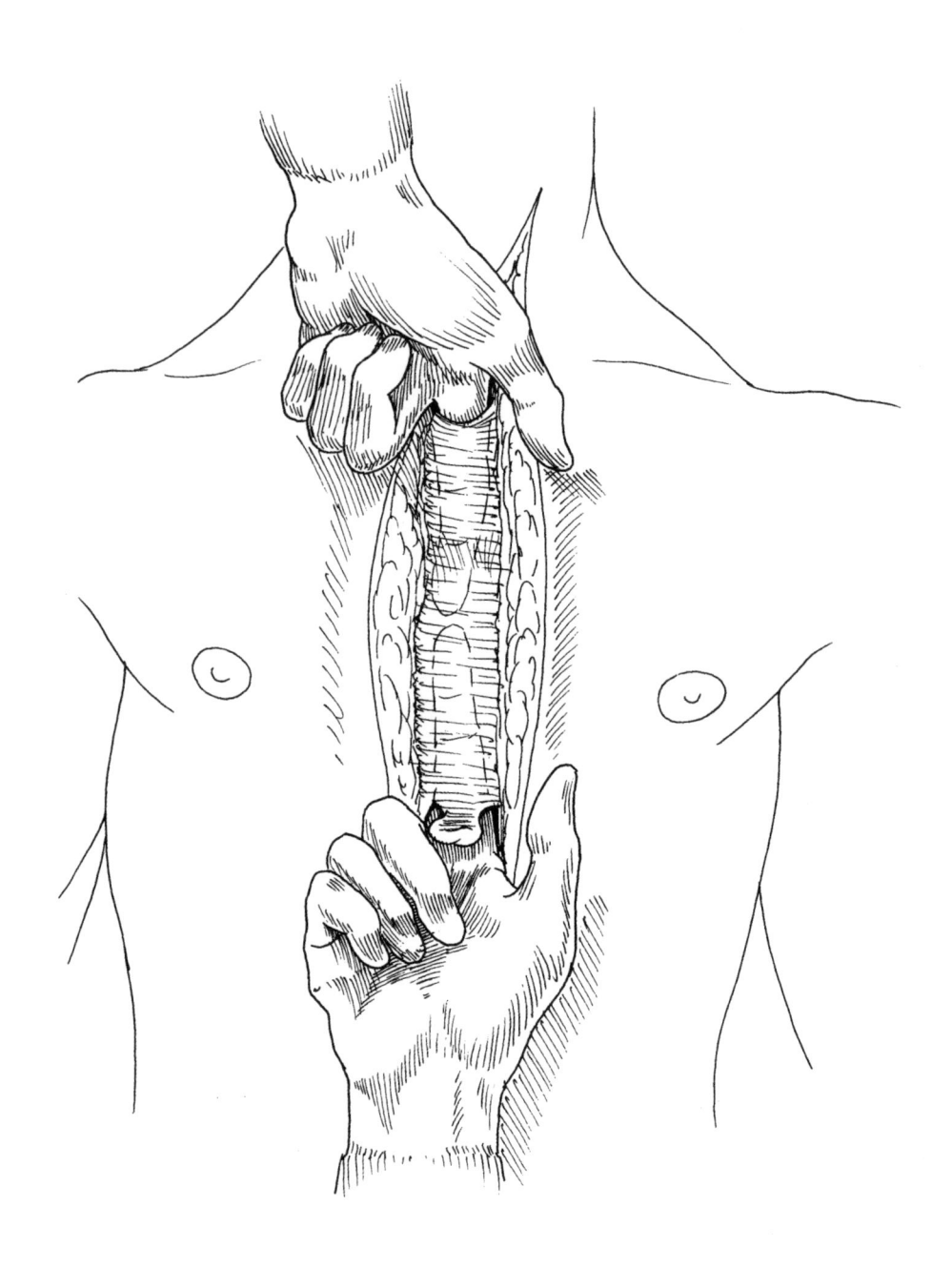

図 3-16　胸骨後面を指で鈍的に剥離する．

胸骨切開を行う準備ができたら，麻酔医に指示して一時的に両肺を脱気してもらう．これは，胸膜を破って開胸してしまうのを避けるのに役立つ．次に，垂直振動刃のついた電動鋸または Lebsche 刀を用いて，胸骨を正中部で切開する（**図 3-17**）．胸骨切開を正中線で正しく行うことが，理想的な閉創をして創の離解を防ぐうえできわめて大切なことである[13]．胸骨の切開縁からの出血は，電気メスで止血する．胸骨切開面への骨蝋の使用は，創治癒を阻害したり，感染の機会を増し，また蝋による肺梗塞を起こす危険があるので[14]，特別な場合以外は禁

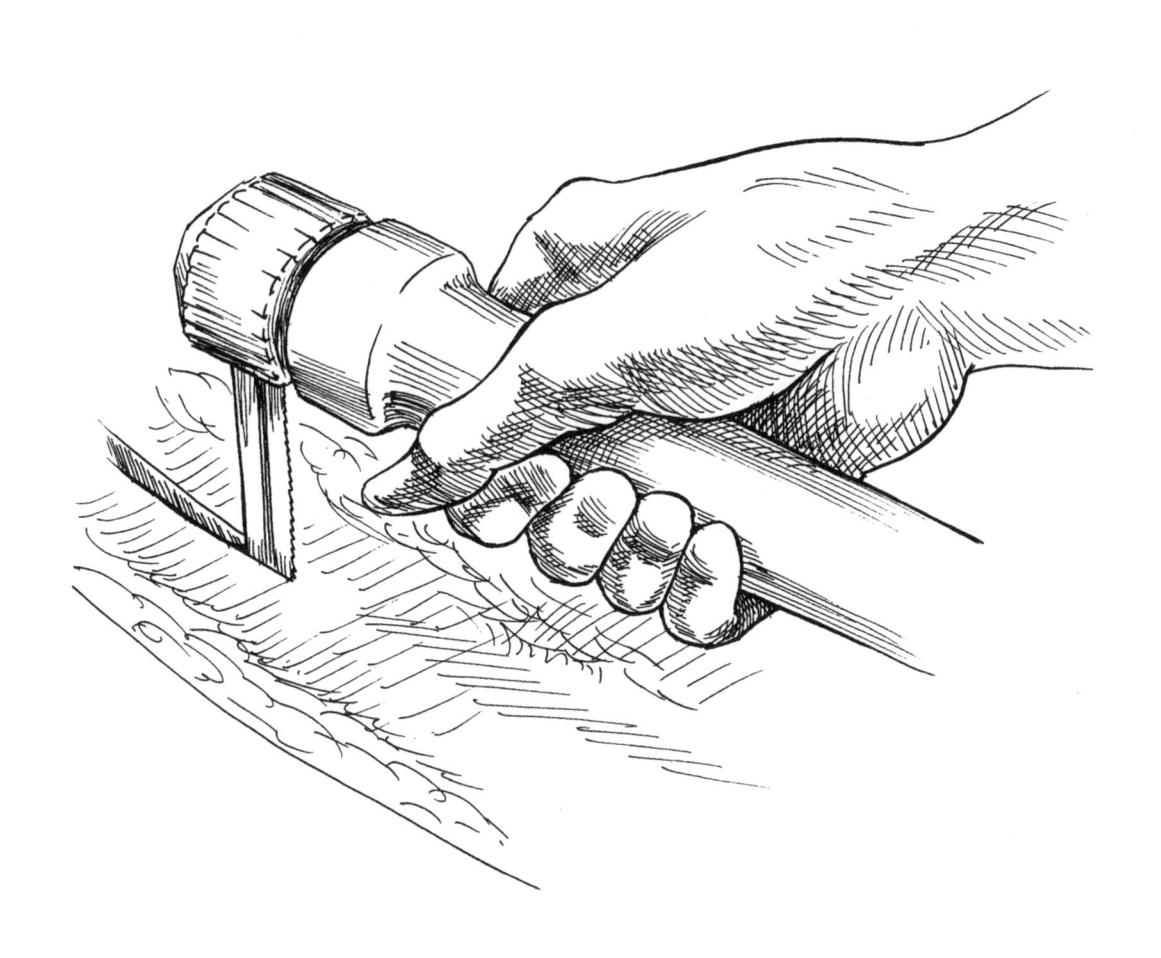

図 3-17　胸骨を正中線で切開する．

忌である．止血ができたら胸骨開創器をかけ，骨折を起こさないように注意深く，1回に数回転ずつ開いていく（図3-18）．

胸骨切開を頸部に延長すると頸動脈鞘が現れる（図3-19）．胸鎖乳突筋の前縁に沿って被包葉を切開して，この筋の内側面を遊離する．その下にある胸骨甲状筋と胸骨舌骨筋は切離する．胸鎖乳突筋を外側に牽引すると内頸静脈が現れる．内頸静脈を授動してこれを外側に引くと総頸動脈があり，これを剝離することができる（第1章参照）．

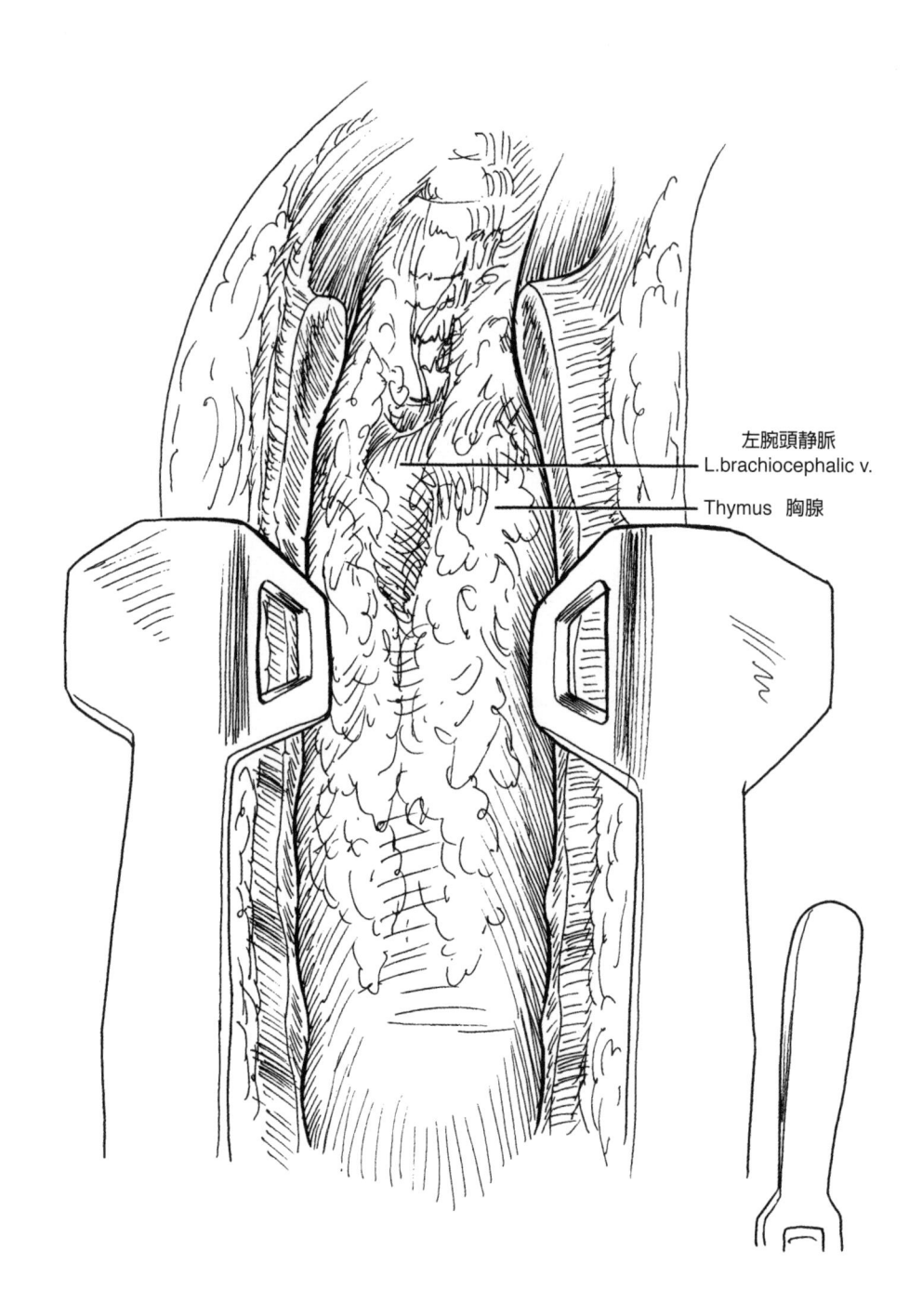

左腕頭静脈 — L.brachiocephalic v.
Thymus 胸腺

図 3-18 胸骨開創器をかけ，骨折を起こさないように力を分散させながらゆっくり開いていく．わかりやすくするために，通常は開創器の下に入れる開腹用のガーゼ・パッドは取り除いた状態での全剝離面を示してある．

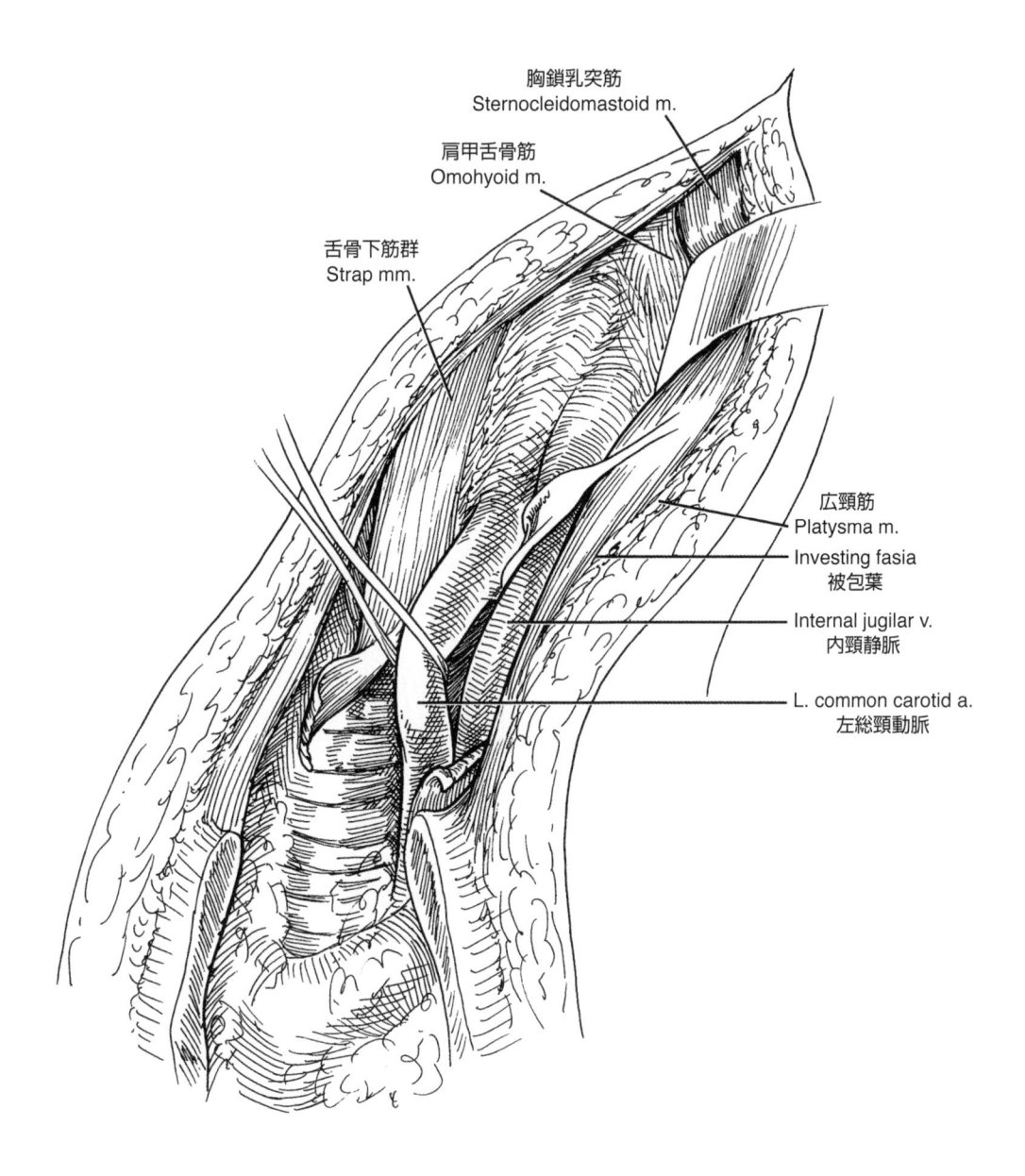

図 3-19 胸骨正中切開の皮膚切開を頸部まで切り上げると，頸動脈鞘を出すことができる．

96 第Ⅱ部 胸部の血管

　胸骨正中切開から，さらに大動脈弓とその分枝を露出する（図3-20）．胸腺を真ん中で縦方向に切離し結紮する．左腕頭静脈を見つけてこれを授動して，シリコン・テープをかける．左腕頭静脈が閉塞している場合には，側副血行路として役立っている数多くの静脈分枝があるが，普通，この左腕頭静脈をあえて切離する必要はない．その代わり，左腕頭静脈を十分に授動するために，下甲状腺静脈や他の左腕頭静脈から出る枝は切離する．左腕頭静脈の上方に腕頭動脈が現れる．大動脈からの分岐部は，左腕頭静脈を上方に牽引するとよく見える．腕頭動脈の授動に際しては，右の迷走神経と反回神経を注意深く同定する．右迷走神経は右頸動脈の外側面に沿って走っており，右鎖骨下動脈の前方をその起始部の近くで横切って，右腕頭静脈の後方を下がって縦隔の中に入っていく（図3-21）．右迷走神経から出る反回神経は，右鎖骨下動脈の下縁を回って内側に向かい，気管と食道の間を上方に上がっていく．これらの神経を保護するには，外膜周囲組織をつけたままにしておくのが最もよい．腕頭動脈末梢部や右鎖骨下動脈の中枢側を剥離する際には，これらの組織をつけたまま外側に牽引すれば，神経

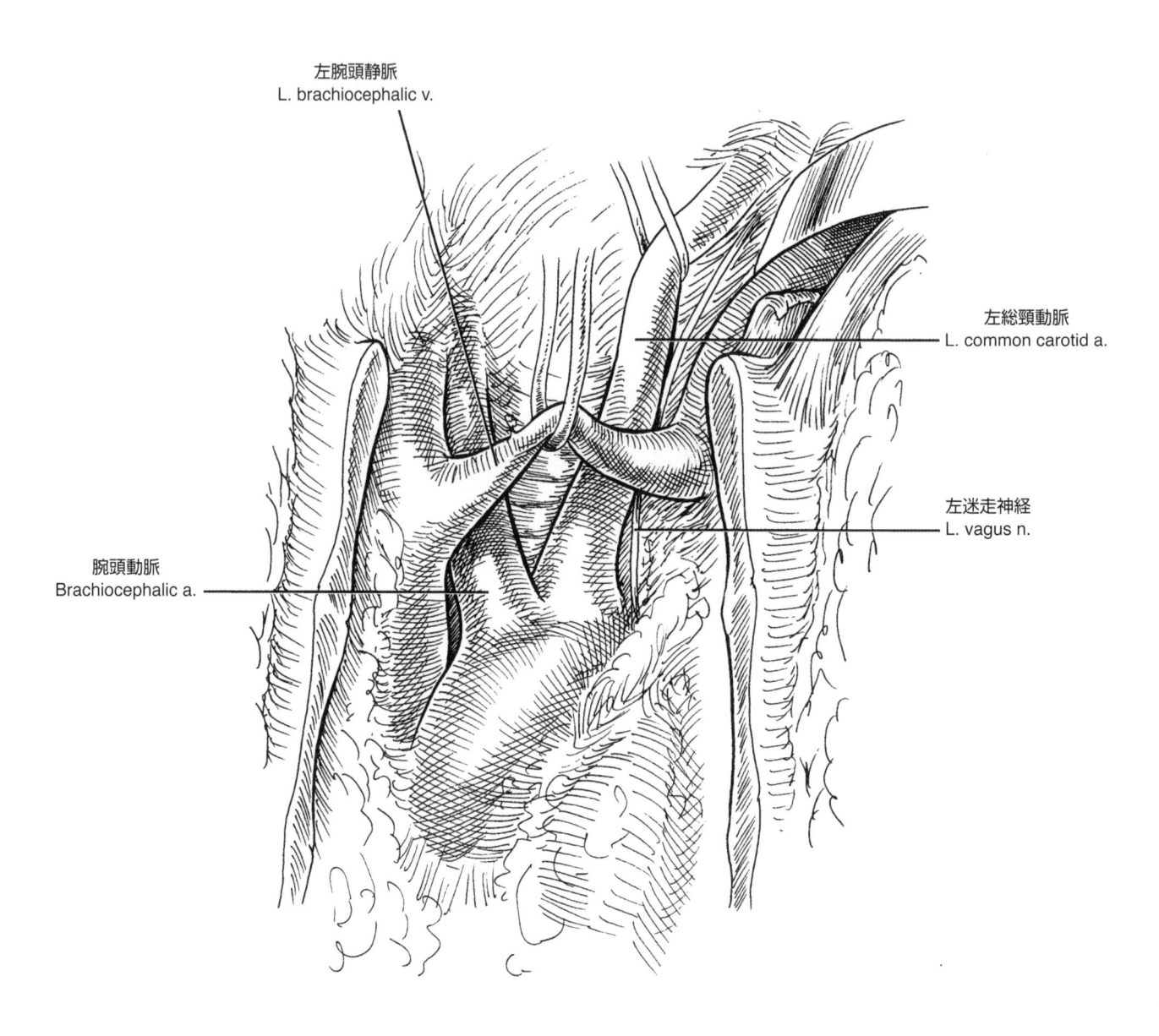

図3-20　左腕頭静脈を完全に授動すると，腕頭動脈と左総頸動脈の中枢側が現れる．

損傷を防ぐことができる．

　右鎖骨下動脈の中枢側と右総頸動脈の剥離は，腕頭動脈の分岐部のすぐ末梢部のところで行う．これらの血管を完全に露出するためには，右側の舌骨下筋群 strap muscles を切離する必要がある．右頸動脈をさらに末梢まで露出するためには，頸部の皮膚切開を上方に延ばし，肩甲舌骨筋を切離することも必要になる（第1章参照）．右鎖骨下動脈をさらに末梢まで露出するためには，正中切開創を右鎖骨を越えて外側に延ばして鎖骨の内側の半分を切除するか，あるいは別に右鎖骨上切開を加えることも必要になる（第5章参照）．

　左総頸動脈の中枢側は腕頭静脈を上方に牽引すれば，胸骨正中切開創の左半分の中で出すことができる．この際，左総頸動脈と左鎖骨下動脈の間を下降して縦隔の中に入り，大動脈弓の左側を横切っていく左迷走神経を損傷しないように注意しなければならない．左反回神経は，大動脈弓と動脈管索の下を回ってやや内側に向かい，気管食道溝に入っていく．

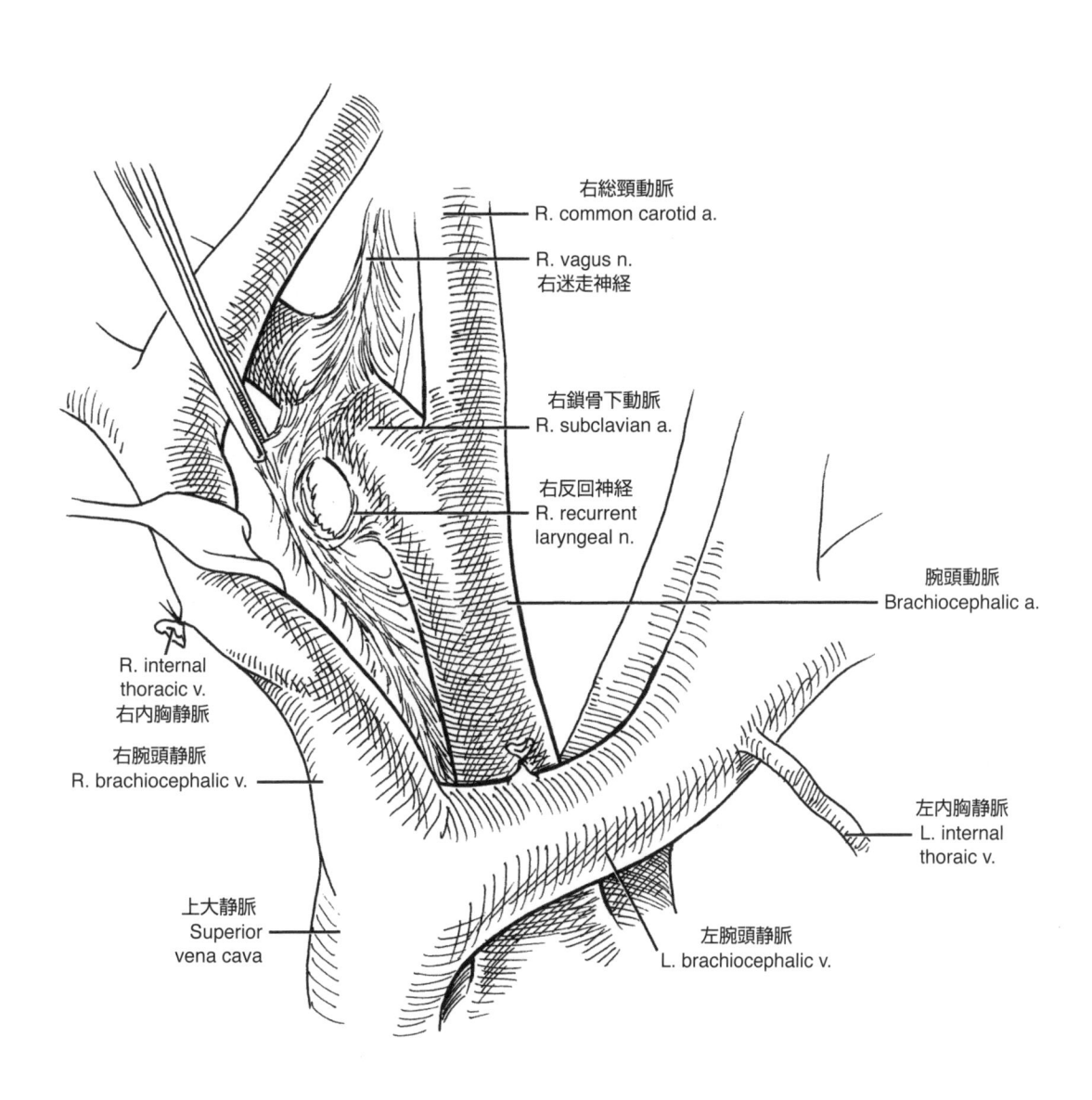

図 3-21　右側で腕頭動脈の分岐部，右鎖骨下動脈の中枢側，および右総頸動脈を露出するためには迷走神経を授動する必要がある．

胸骨上半部部分切開 limited upper sternotomy

大動脈の弓部分枝の露出が必要となるような大部分の手術や，特に損傷部位が正確にわかっていない緊急症例の場合には完全胸骨正中切開が推奨される．しかし，きわめて限られた状況下では，完全胸骨正中切開をしないでも胸腔内の腕頭動脈や左総頸動脈を露出できることがある．Sakopoulosら[15]は待機的手術において腕頭動脈や左総頸動脈の病変への直達治療を行うための"胸骨小切開"法を報告した．この低侵襲到達法は大動脈弓部分枝の病変が制御しやすい形の場合には有用であるが，より広範囲の病変を伴う患者や緊急手術の場合には避けるべきである．

患者の体位は仰臥位とし，腕は下げて身体の両側に置く．頸部から胸部および上腹部までは消毒し，必要になったらいつでも完全胸骨正中切開ができるように完全にドレープを貼っておく．頸切痕からLouis角の下2cmの高さまで皮膚に縦切開を加える．電動鋸を用いて胸骨柄から第3肋間まで正中線上で胸骨を切る（図3-22）．次いで逆"T"字型に胸骨を第3肋間で水平に切離する．このとき，すぐ側にある内胸動脈と静脈を損傷しないように注意する．止血を十分に行った後，小児用の胸骨開創鉤を使って胸骨の上半部をゆっくりと広げていく[15]（図3-23）．すぐ下にある胸腺を結紮切離して左腕頭静脈を露出する．前に述べたと同じようにして腕頭動脈と左総頸動脈を同定し露出していく（図3-24）．この到達法は，特に腕頭動脈の中枢側病変に対する直達修復に向いている（図3-25）．

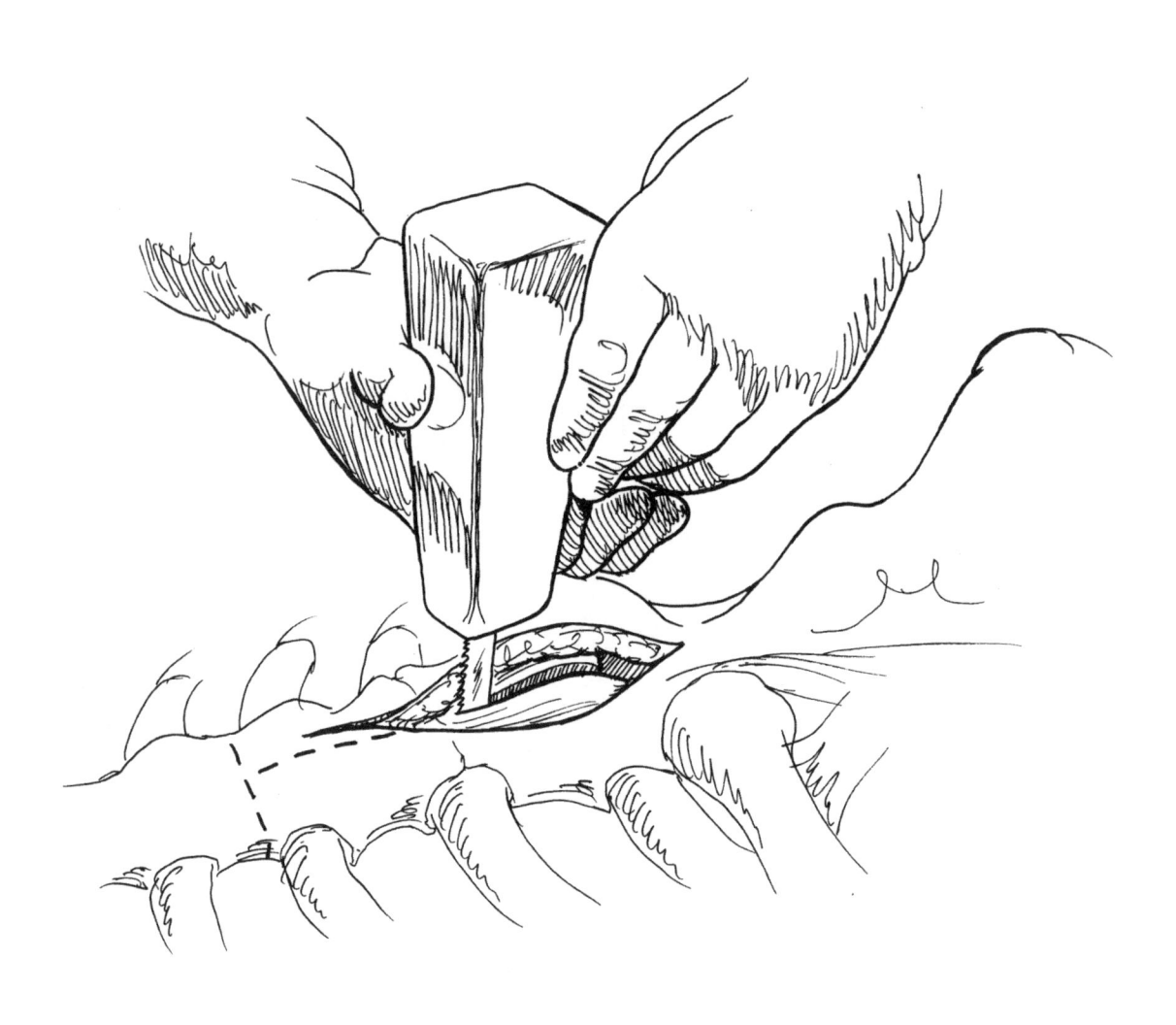

図3-22 胸骨上半部を切開していき，第3肋間の高さで逆"T"字型になるように胸骨を水平に切離する．

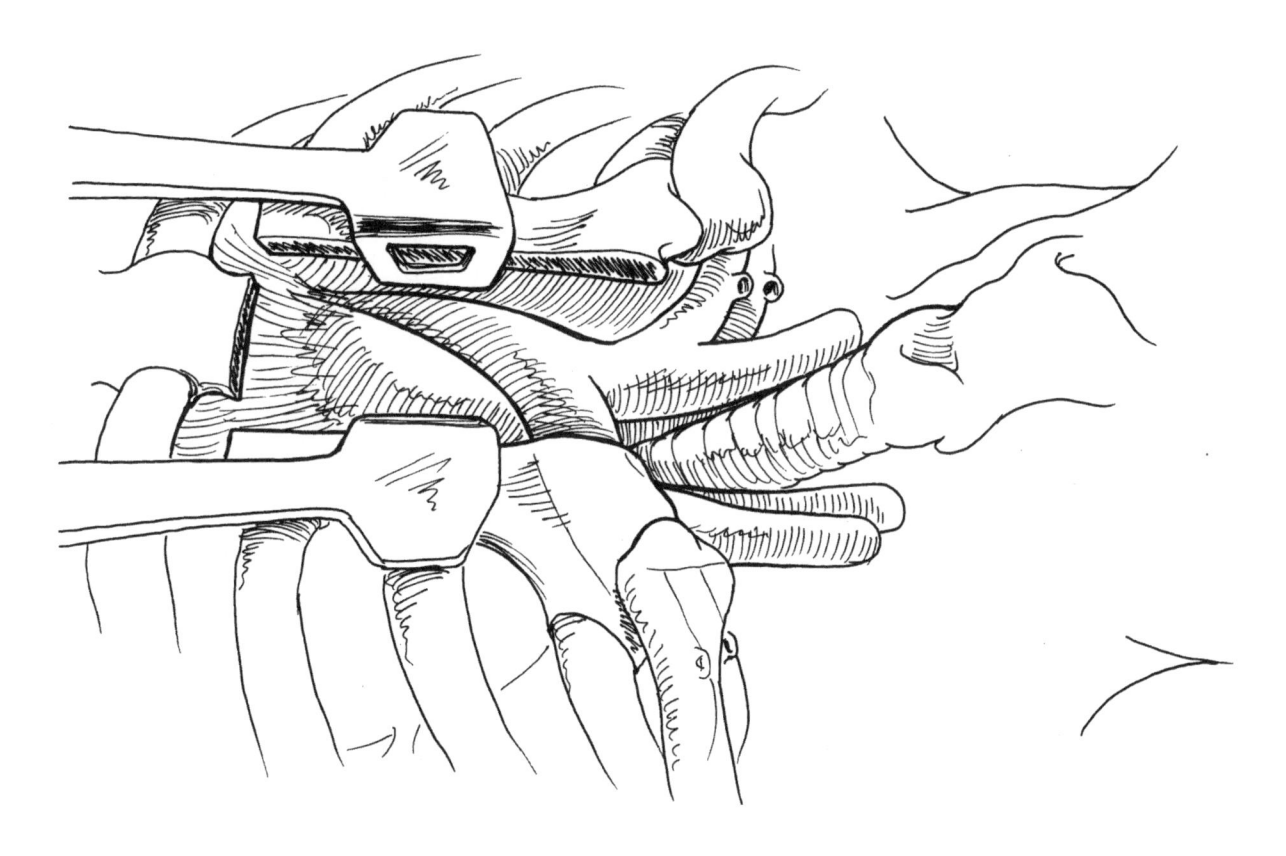

図 3-23 胸骨の部分切開で大動脈弓とその分枝の中枢側が容易に露出される．

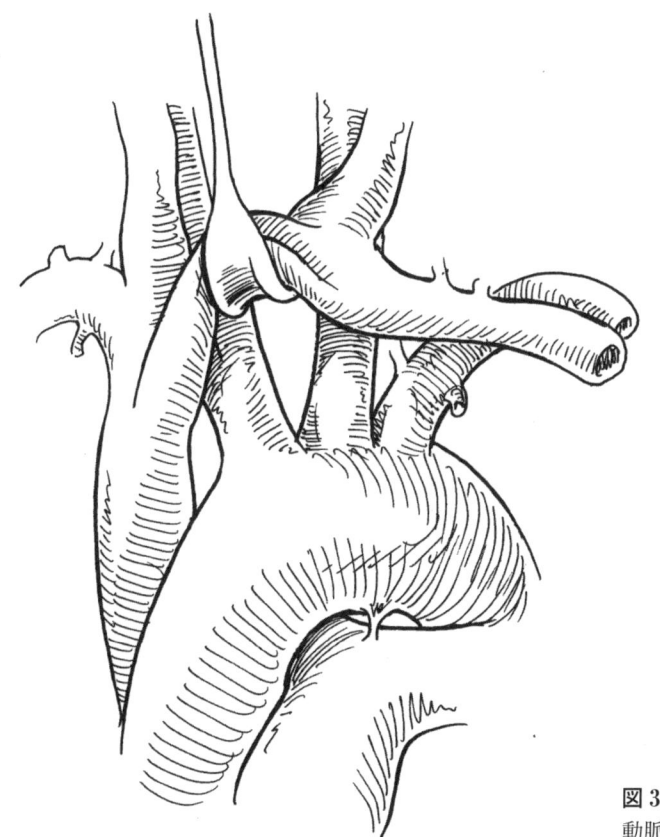

図 3-24 左腕頭静脈を上方に持ち上げると，腕頭動脈と左総頸動脈の起始部が現れる．

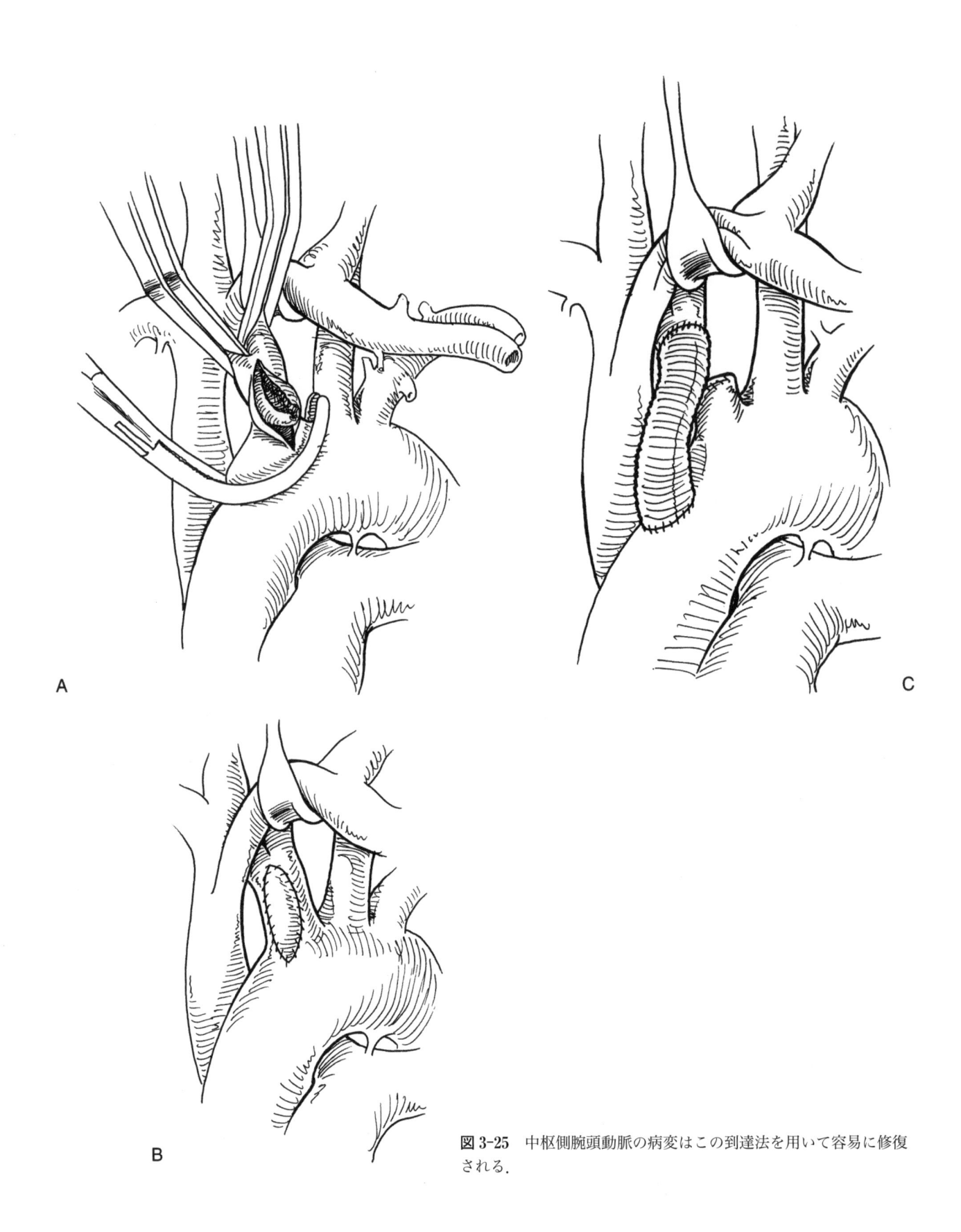

図 3-25 中枢側腕頭動脈の病変はこの到達法を用いて容易に修復される.

左鎖骨下動脈中枢側の露出

左縦隔や頸基部への刺傷の際に，しばしば見られる左鎖骨下動脈中枢側の損傷による出血をコントロールするためには，この動脈を縦隔内で露出することが必要になる．鎖骨下動脈のもっと末梢部の損傷であっても，鎖骨上部の血腫が急速に増大するようなときには，やはり縦隔内でのコントロールを急いで行わなければならない．この部分の慢性閉塞の症例では，胸腔外バイパス法が登場し，それが耐久性もあり安全でもあることから，この動脈を露出する必要はなくなってきた[8]．

左鎖骨下動脈は，他の弓部分枝に比べてずっと後方に位置しているために，胸骨正中切開でこれを露出することはきわめて難しい（図3-9参照）．左鎖骨下動脈の起始部を十分良い視野で露出するための外科的到達法としては，2つの方法がある．前側方開胸と"trap door（上げ蓋）"型開胸とである．前者は，緊急で左鎖骨下動脈の中枢側コントロールを行うのに適しており，確実に血管修復を行うためには，同時に鎖骨上に別の皮切を加えることができる（第5章参照）．後者の到達法は，前側方開胸を思い切り拡大するもので，胸鎖関節部の近くでの左鎖骨下動脈損傷の際の出血のコントロールと血管修復に最も適している．しかし，この"trap door"切開法は視野が限られているので，左側胸膜頂部内での血管損傷のときのためにとっておくべきである．

前側方開胸 anterolateral thoracotomy

患者は仰臥位とする．枕や当て枕を左肩甲骨と尻の下に入れ，左胸を約20°持ち上げる．前胸部と側胸部全体，肩，腋窩，および頸部を消毒してドレープを貼る．

左乳頭の直下で第5肋骨の上に，孤状の横切開を置く．美容上の見地から，皮膚切開は大胸筋の下縁に沿って置いてもよい（図3-26）．

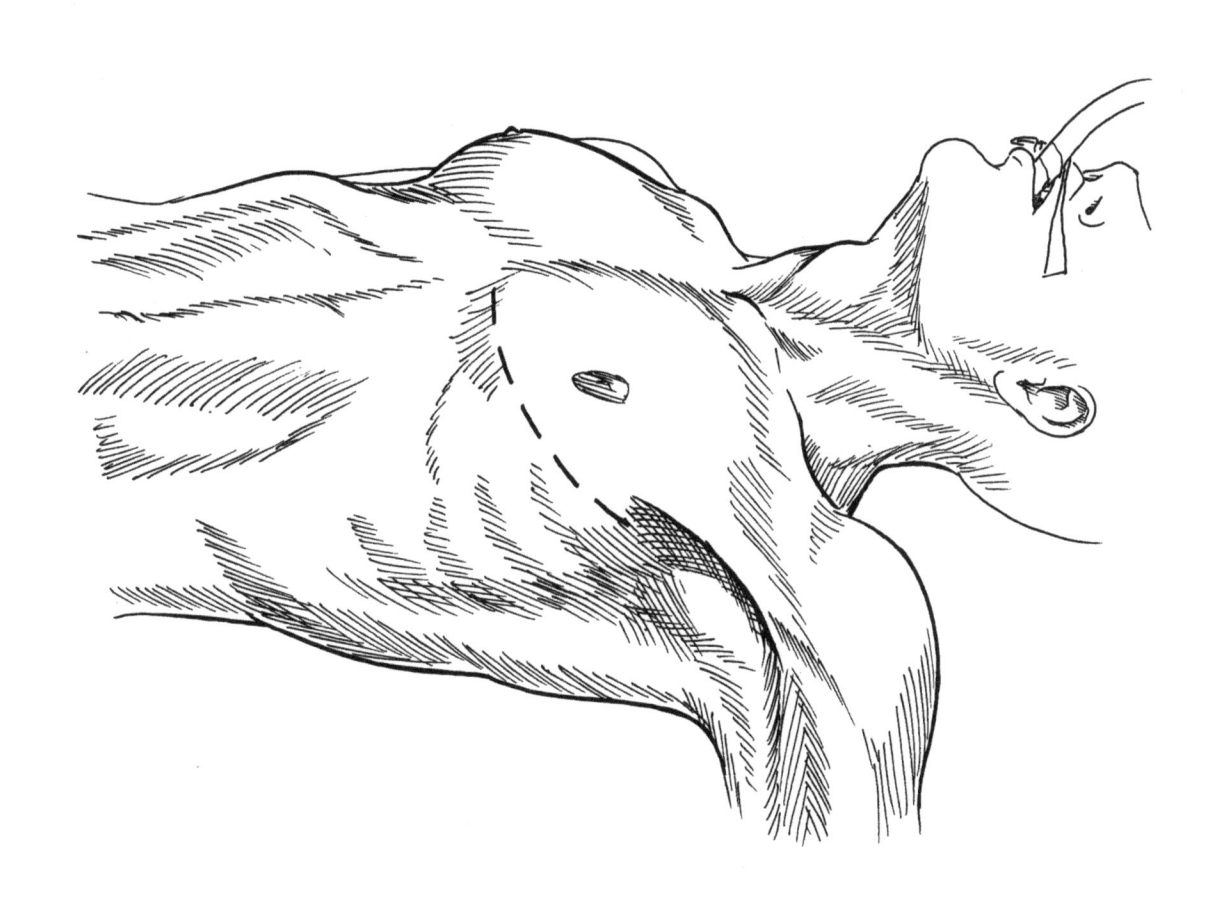

図3-26　左前側方開胸の皮膚切開の目印を示す．

女性の場合は，乳房の直下に皮膚切開を置く．乳頭の上の第3肋間での皮膚切開を勧める人もいるが[16〜18]，われわれの経験では厚い大胸筋がいくぶん邪魔になるし，美容的にもより低い位置での皮膚切開に劣る．切開線は胸骨の側縁から前腋窩線まで延ばす．丈夫な大胸筋筋膜とその下の大胸筋を切開して分け，第4肋間に到達する．さらに，第5肋骨の上縁で肋間筋を切開して肋間に入る（図3-27）．こうすることで，第4肋骨の下縁の深いところにある神経や血管への損傷を防ぐことができる．壁側胸膜を開いた後，肺を虚脱させて胸壁から離し，残りを皮膚切開の全長にわたって開く．内胸動脈と静脈は胸骨外縁で結紮切離する．肋間開胸器をかけ，肋骨を折らないようにゆっくり開いていく．

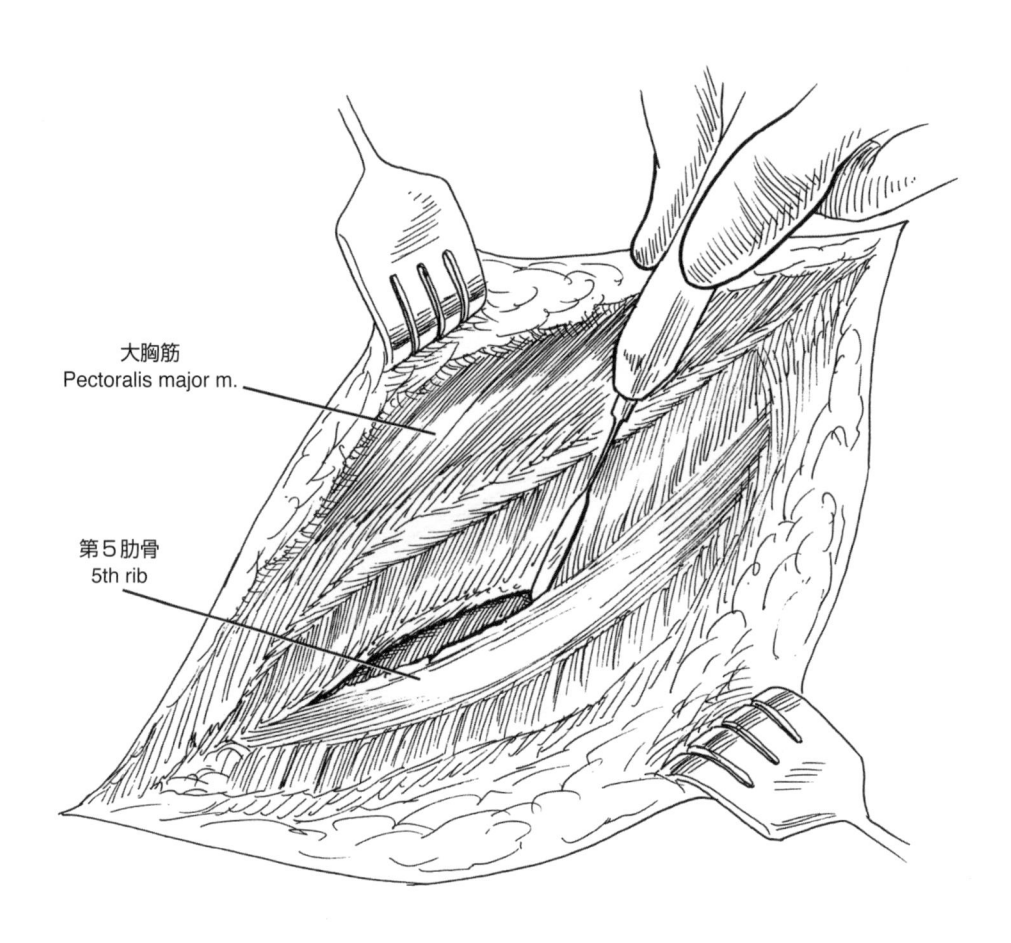

図3-27 第5肋骨の上縁で第4肋間に入る．

左肺の上葉を下方に引きおろすと，光沢のある縦隔胸膜の下に大動脈弓部がすぐ見える（**図3-28**）．縦隔胸膜は，左迷走神経のすぐ後方の大動脈弓の上で切開する．この切開線を左鎖骨下動脈の上で垂直に延ばしていくと，この血管をその起始部の直上で簡単に露出すること

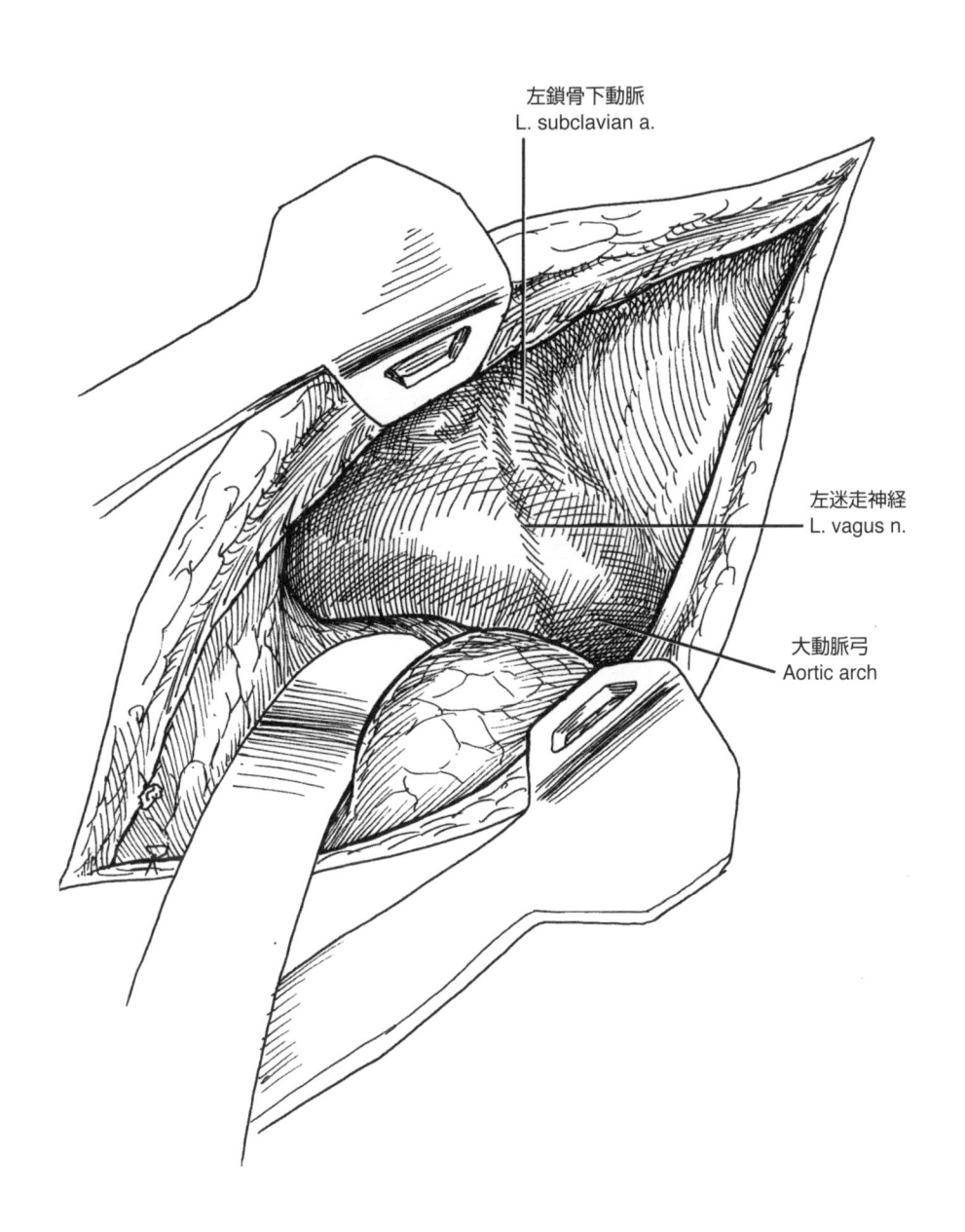

図3-28 肺を尾側に圧排すると大動脈弓が現れる．

ができる（図3-29）．この操作中，左迷走神経と胸管を損傷しないように注意する．左迷走神経は，左鎖骨下動脈の前側方を走り，大動脈弓を横切っていくのが縦隔胸膜の下で見ることができる．胸管は左鎖骨下動脈の内側後方にあり，この動脈をその起始部よりも末梢で剥離しようとするときに損傷しやすい．

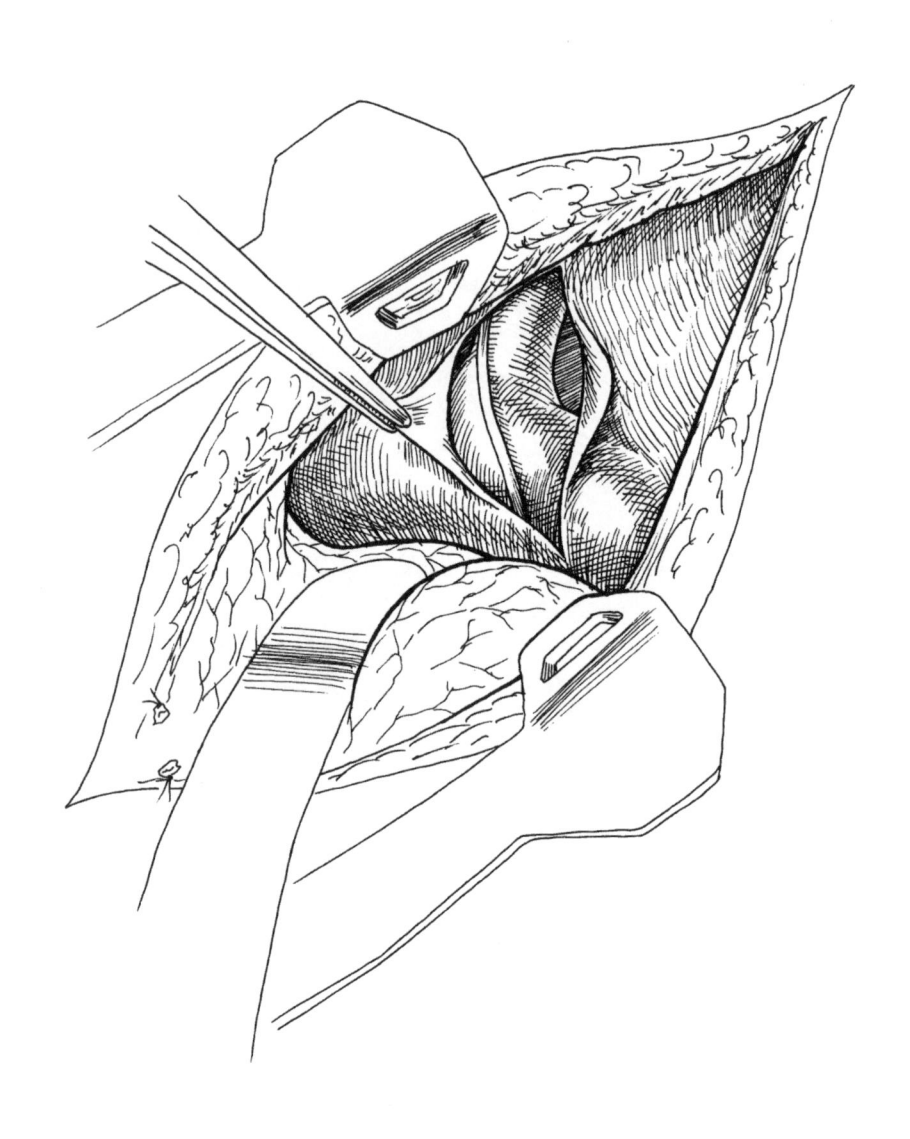

図3-29 迷走神経の後方で，大動脈弓と左鎖骨下動脈の上の縦隔胸膜を開く．

"trap door"型開胸 "trap door" thoracotomy

このアプローチは左前側方開胸と左鎖骨上切開，それにこの間をつなぐ上部胸骨正中切開を組み合わせたものである（**図3-30**）．この名前からすると，胸壁を折り返すような感じを受けるが，そうではなくて，通常の鉤で胸骨正中切開のところを開くだけである[18]．この切開で胸腔に入るのは時間がかかるとか，出血が多くなるとか，肋骨骨折を起こしやすいとかの批判はあるが[19,20]，"trap door"型開胸法は依然として左肺尖部付近の損傷部を露出するための重要なオプションであり，不安定な患者に，外科医がすでに左前側方開胸を行ってしまっているようなときには特に有用である．

体位は仰臥位とする．胸部全体と，頸部および左肩を消毒しドレープをかける．

まず，先に述べたように前側方開胸を行う．われわれは第4肋間で胸腔に入るようにしているので，乳輪の下で皮膚切開を加えている．まずこの部分で開胸を行うと，左鎖骨下動脈を最初の段階で素早くコントロールす

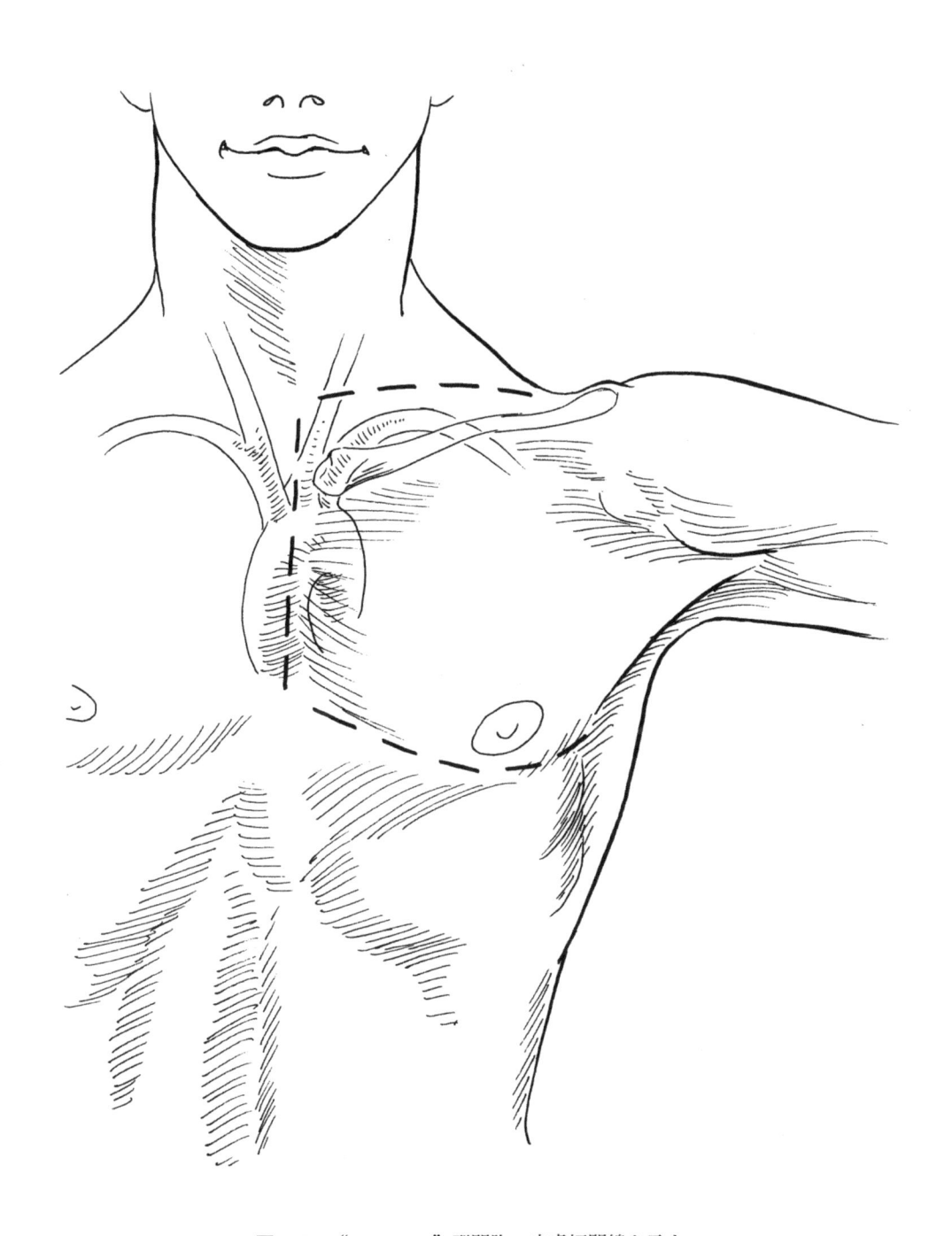

図3-30 "trap door"型開胸の皮膚切開線を示す．

ることが可能で，それから左前側方開胸を完成させる．切開の内側部の胸骨の近くで，内胸動脈を結紮切離する．

次に，胸腔外の鎖骨下動脈を露出し動脈損傷の末梢部のコントロールを行う．鎖骨の内側半分を切除しても，鎖骨切除に時間がかかり，あまり視野も良くならない[18,21]ので，それよりも鎖骨上アプローチの方が好まれる．左鎖骨の上2cmのところでこれと平行に，頸切痕のところから外側に8cmの横切開を加える．さらに皮下組織と広頸筋を切開し，胸鎖乳突筋と肩甲舌骨筋を露出する．これらの筋肉は，どちらも下方の付着部の近くで切離する（図3-31）．外頸静脈は結紮切離する．斜角筋前脂肪塊の上の薄い筋膜を横切開し，鋭的剥離を進めて，脂肪組織を外側に押しやる．胸管は，内頸静脈と鎖骨下静脈の分岐部近くで結紮すべきである．

頸動脈鞘は，この脂肪組織の内側縁にある．内頸静脈の外縁を遊離し，頸動脈鞘の内容を内側に牽引できるようにする．これによって，前斜角筋が視野の中央に現れる（図3-32）．左横隔神経がこの筋肉の前面を横切っているので，十分に注意して，この神経を前斜角筋から遊離する．

神経が確実に保護できたならば，前斜角筋は第1肋骨への付着部近くで切離する．この際，この筋肉の前方にある左鎖骨下静脈の損傷を防ぐために，切離は直視下に，筋線維を少しずつ切りながら行うべきである．次に，前斜角筋の下にある鎖骨下動脈を剥離する（図3-33）．甲状頸動脈と椎骨動脈を同定する．

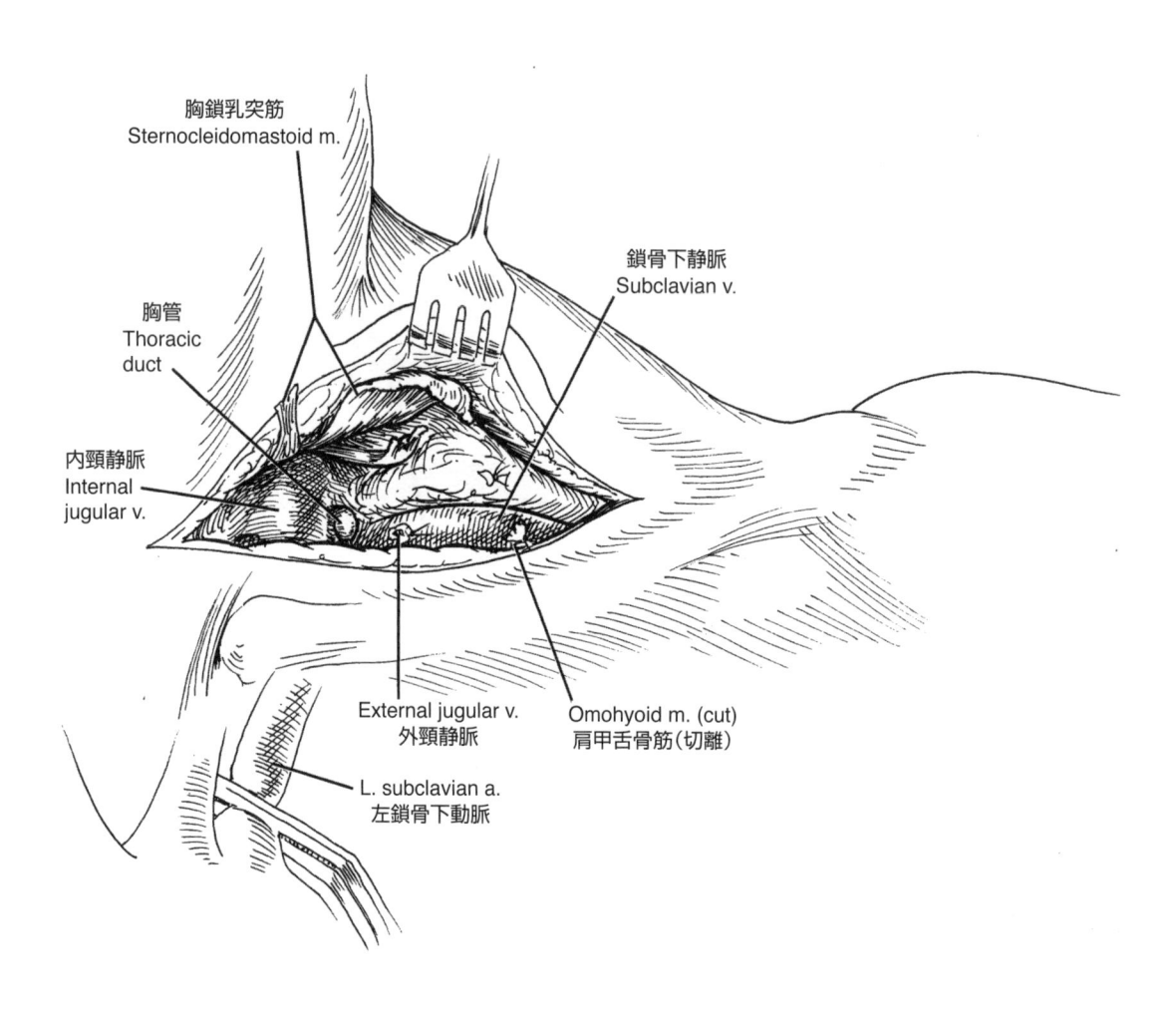

図3-31 前側方開胸を行った後，鎖骨上切開を加える．

第3章　胸部大動脈　107

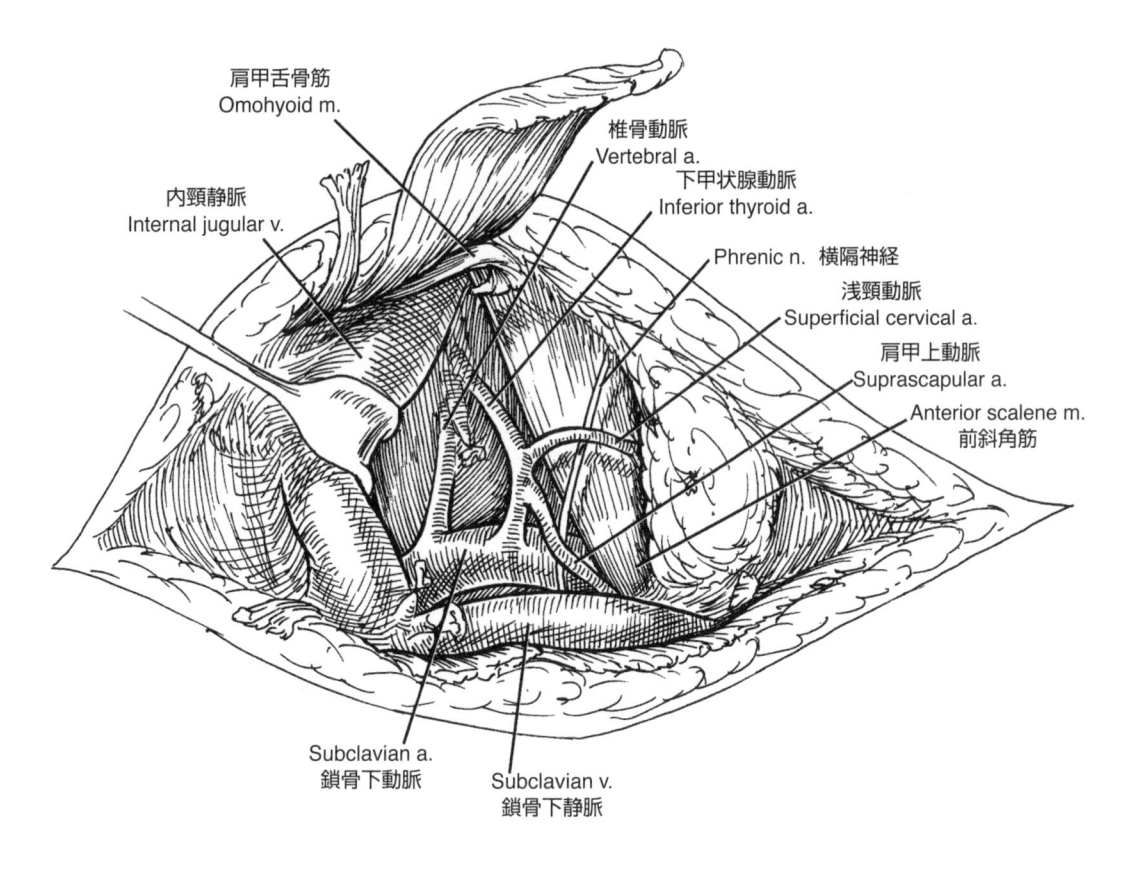

図 3-32　頸動脈鞘と斜角筋前脂肪塊を牽引すると，鎖骨下動・静脈と前斜角筋が現れる．

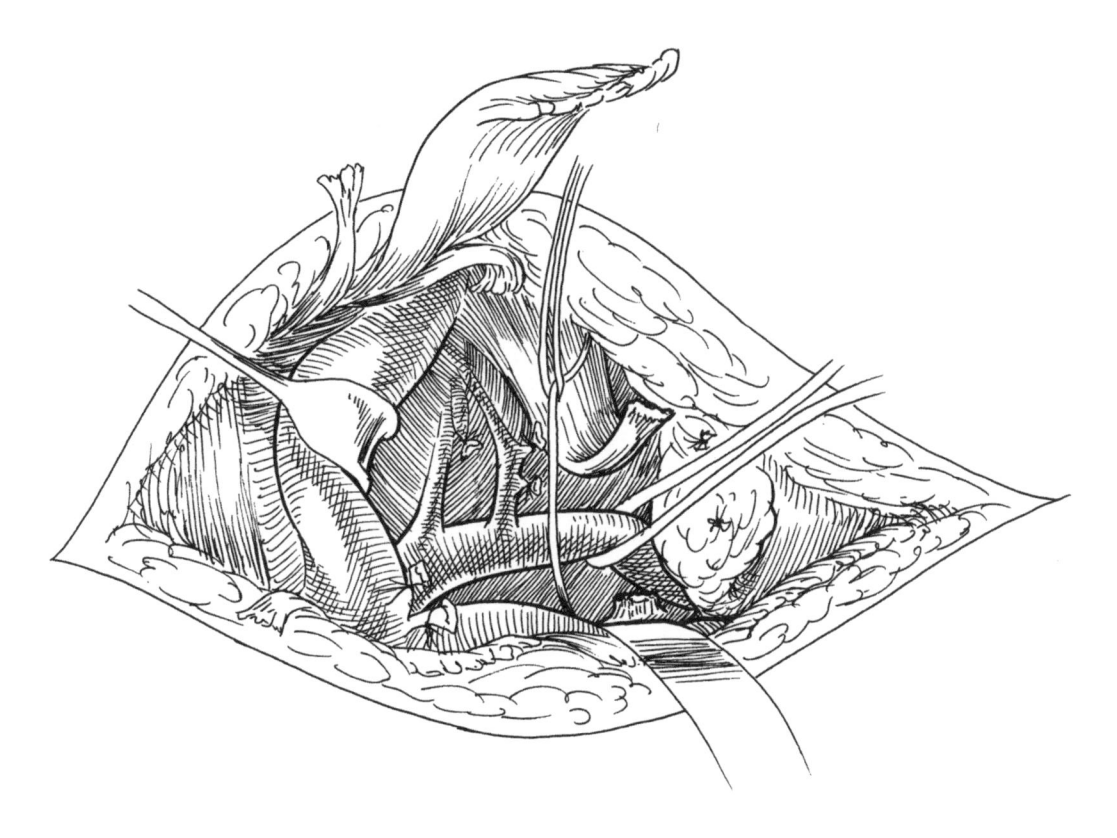

（図中ラベル）
- 肩甲舌骨筋 Omohyoid m.
- 椎骨動脈 Vertebral a.
- 下甲状腺動脈 Inferior thyroid a.
- 内頸静脈 Internal jugular v.
- Phrenic n. 横隔神経
- 浅頸動脈 Superficial cervical a.
- 肩甲上動脈 Suprascapular a.
- Anterior scalene m. 前斜角筋
- Subclavian a. 鎖骨下動脈
- Subclavian v. 鎖骨下静脈

図 3-33　前斜角筋を第1肋骨の斜角結節 scalene tubercle の近くで切離する．

鎖骨上切開と前側方開胸の切開とをつなぐように，胸骨上部に縦切開を加える（図 3-34）．胸骨の骨膜まで達したら，頸切痕のところで胸骨後面を剥離する．胸骨鋸または Lebsche 刀を用いて（前記参照），頸切痕から第 4 肋間の高さまで，胸骨を真ん中で切離する．この切開をさらに横に延ばして，第 4 肋間の切開とつなげる．

胸骨開創器を胸骨切開部にかけて，ゆっくり開く．この過程で内胸動脈や静脈が現れたら，それを結紮切離する．この切開を通して，鎖骨下動脈と静脈の全長が見えるようになる．

下行大動脈の露出

胸部大動脈で最も鈍的外傷を受けやすい場所は，左鎖骨下動脈起始部のすぐ末梢のところで，動脈管索のところから裂け始める[22]．このような外傷を受けた患者の大部分は病院に到着する前に死んでしまうが，それでも 20%ぐらいの患者はまだ生きている[23,24]．決定的な修復を行うまでの時間が長くなればなるほど，死亡率は高くなるので，この損傷であることをいかに早く診断できるかが

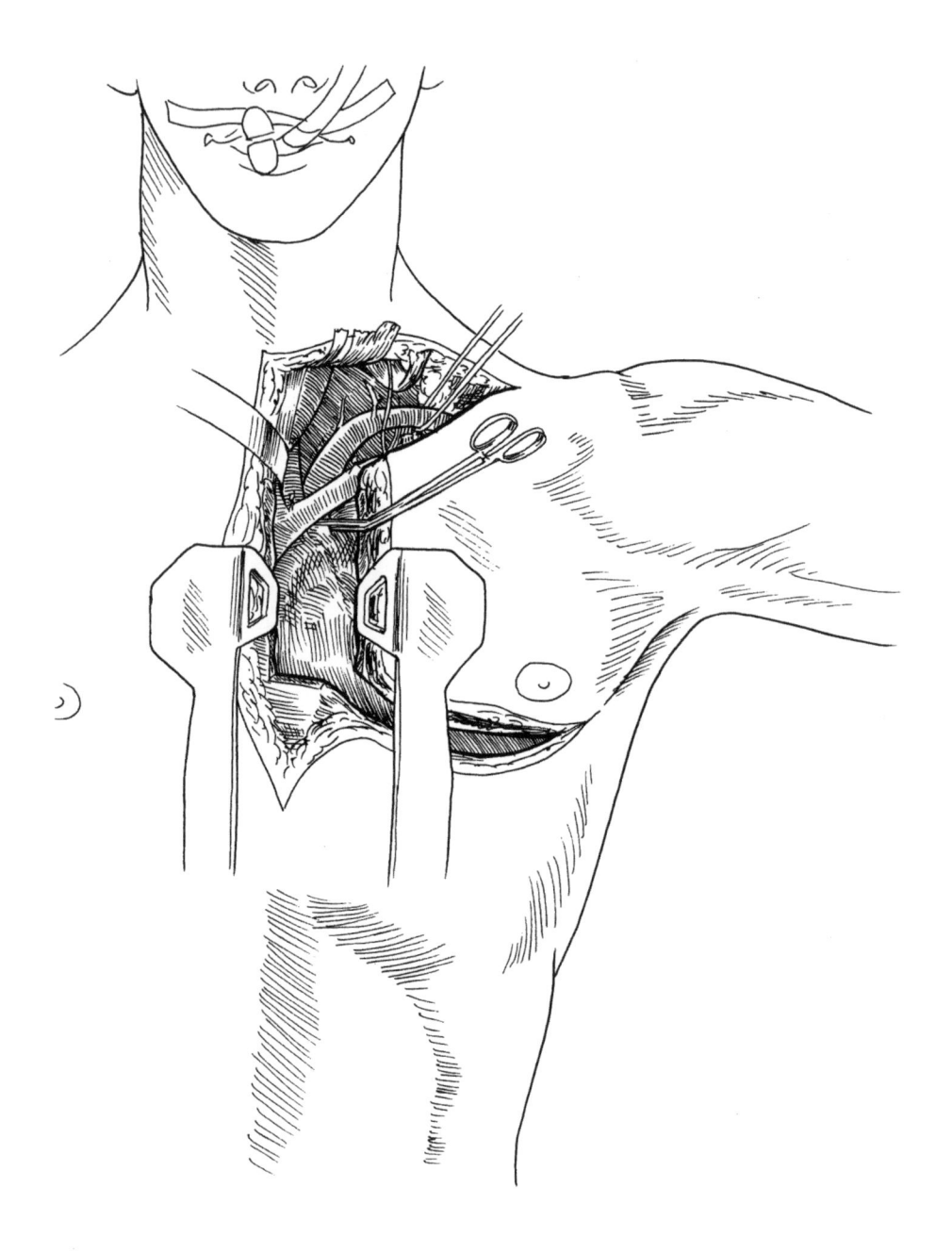

図 3-34 部分的胸骨正中切開を加えて，この切開法が完成する．

救命の鍵となる．直視下治療に代わる方法として血管内治療が広く行われるようになってきた．しかしある技術が他の技術に優ると断定するにはまだ議論の余地が残されている．血管内治療法は死亡率の減少や入院期間の短縮をもたらすようであるが[24,25]，より若年層で追跡が難しい傾向のある外傷患者で胸腔内ステント・グラフトにどれぐらいの耐久性があるかはまだわかっていない．そのうえ最近の分析では，鈍的外傷患者の生存率は付随する損傷の程度によって決まり，外科的治療のやり方や時期には影響されないことが示唆されている[26]．これから述べるのは直視下治療のための胸部下行大動脈露出法であり，それには後側方開胸が最も優れている．

後側方開胸　posterolateral thoracotomy

患者の体位は，完全右下側臥位とする．右腋窩に枕を入れる．右腕は患者に対して直角に出した手台の上に置き，左腕は枕またはMayo台で支える．右脚は90°に曲げ，左脚は延ばして患者の膝の間に置いた枕で支える（**図3-35**）．左殿部を横切るように，幅広い粘着テープを手術台の一方から他方に掛けて，骨盤部を固定する．露

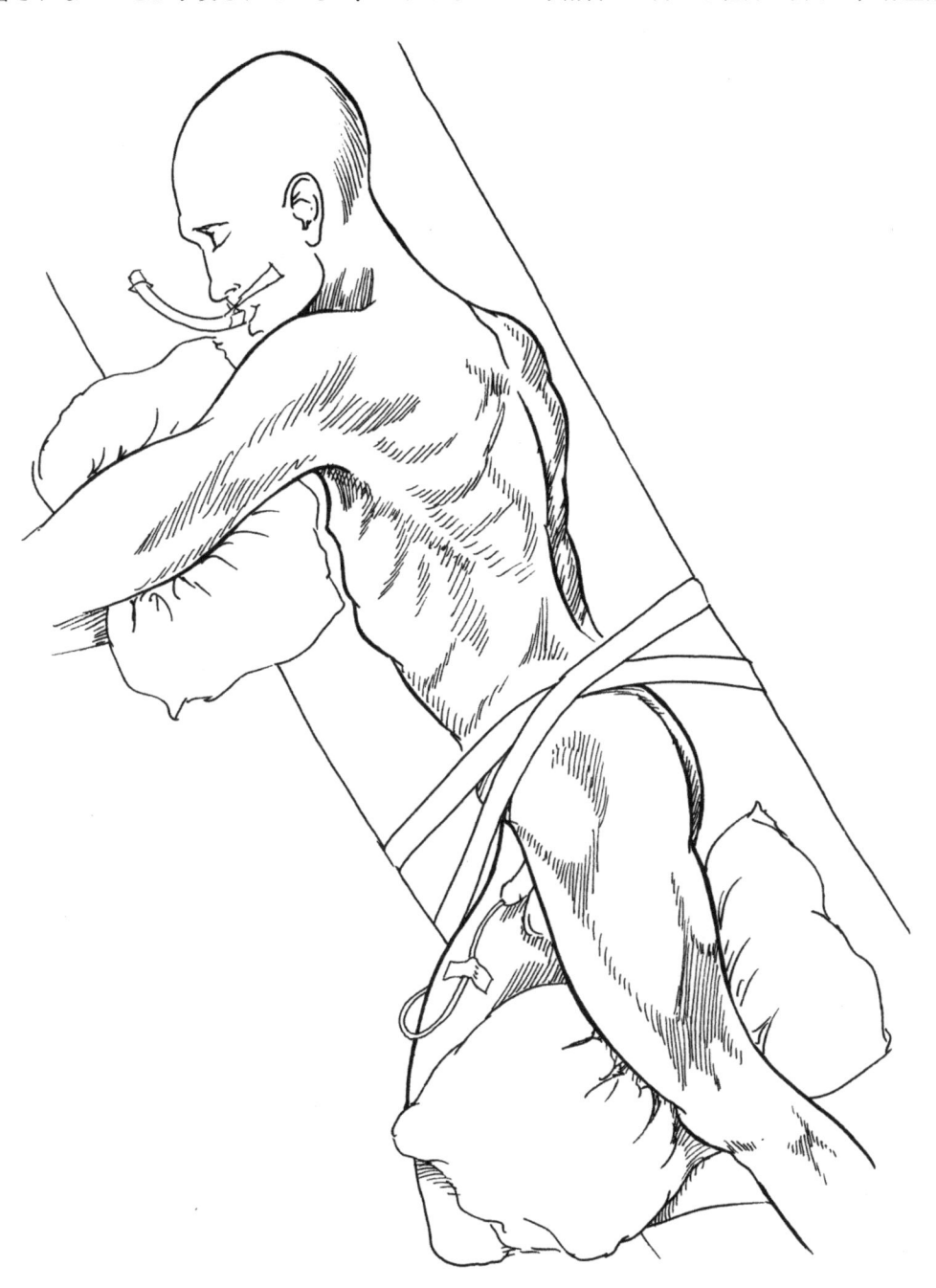

図3-35　左後側方開胸のための患者の体位を示す．

出している胸部，側腹部，および左肩を消毒し，ドレープを貼る．

　皮膚切開は左乳頭のすぐ下から始め，後方に向かって肩甲骨の先端の 2.5 cm（1 インチ）下まで延ばし，さらに肩甲骨と脊椎の間を上方に向かって曲げる（**図 3-36**）．皮下組織と被包葉も切開する．広背筋，前鋸筋，および僧帽筋を切離する．これらの筋肉を切離すると上肢帯が上方に動くので，肩甲骨を牽引して切開線から遠ざけることができる．どの肋間から胸腔に入ったらよいかは，露出しようとする大動脈の高さによって決まる．下行大動脈の中枢側部分を露出するには第 4 肋間から入るのが最もよいし，末梢部分を出すには，第 6 肋間から入るのが最もよい．肋骨を上から下に向かって数えて，選んだ肋間を確認する．術者は手を肩甲骨の下に入れ，肺尖部の方向に疎性結合組織の中を押し上げていく．第 1 肋骨から下に向かって肋骨を数えていく．第 4 肋間が確認できたら，第 5 肋骨の上縁に沿って肋間筋を切離し胸腔に入る．胸膜腔に入ったならば，左肺を虚脱させる．肋間開胸器をかけ，肋骨を折らないようにゆっくりと開いていく．

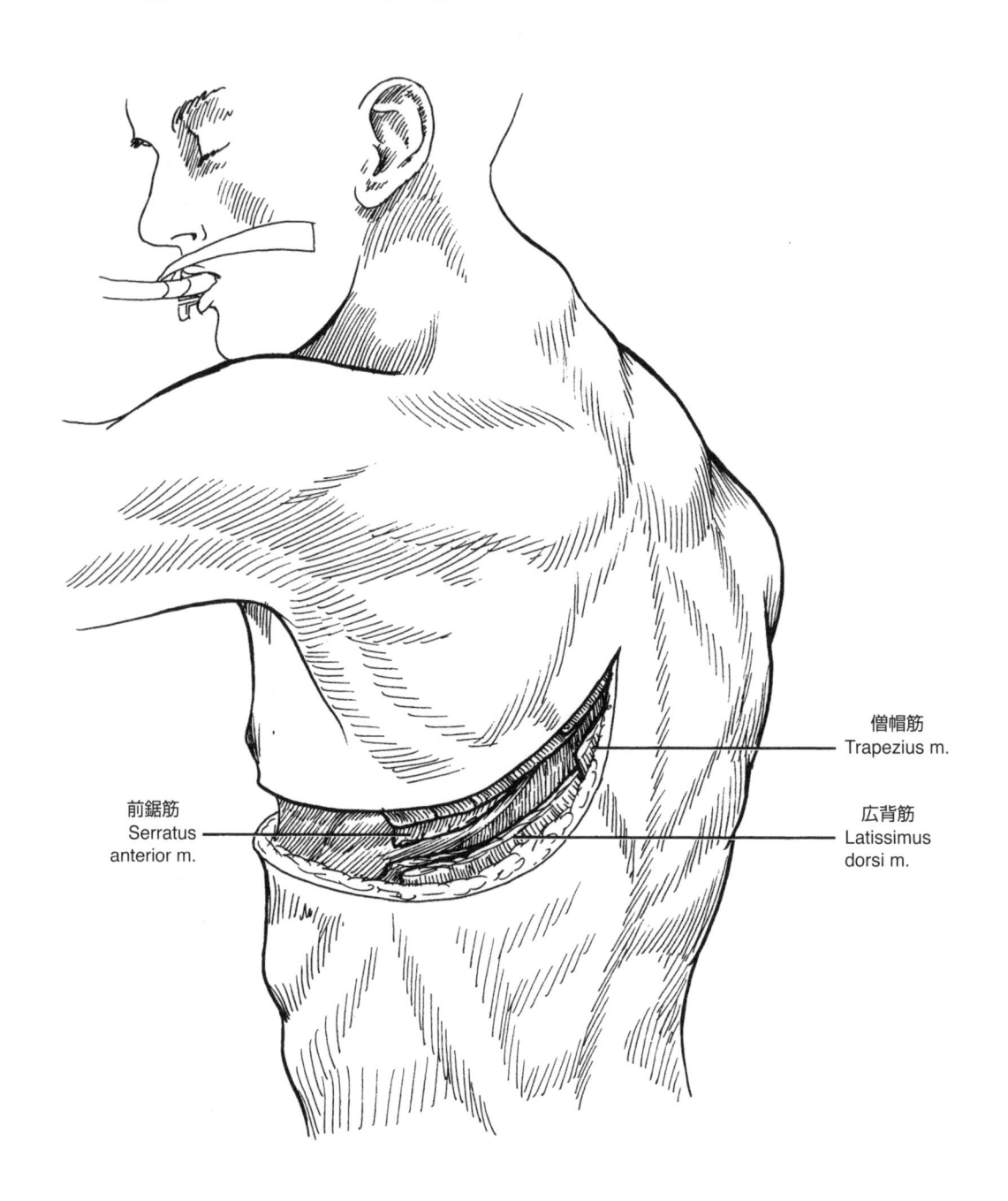

図 3-36　僧帽筋，広背筋，前鋸筋の順に切離していく．

椎骨の前方の光沢のある縦隔胸膜の下に，下行大動脈が見える．胸部大動脈の末梢部は，その部の縦隔胸膜を直接切開すれば，容易にコントロールすることができる．肋間動脈を損傷しないように注意して大動脈にテープを回す．

動脈管索の高さでの大動脈裂傷の場合には，左総頸動脈と左鎖骨下動脈の間で大動脈を遮断する必要があると同時に，左鎖骨下動脈の中枢側も遮断する必要がある（図 3-37）．このレベルで大動脈を遮断するためには，大動脈弓を横切っている迷走神経と横隔神経とを同定し，これを保護する必要がある．このためには，迷走神経の後方で縦隔胸膜を縦切開するとよい．左迷走神経とその周りの傍大動脈組織を鈍的に前方にどかし，鉗子を掛けられるように，大動脈の周りを十分きれいにする．左横隔神経を大動脈弓から注意深く剝離して，そっと牽引して大動脈の損傷部から遠ざける．胸膜切開をもう少し上方に延ばせば，左鎖骨下動脈をその起始部近くで遮断することができる（前記参照）．

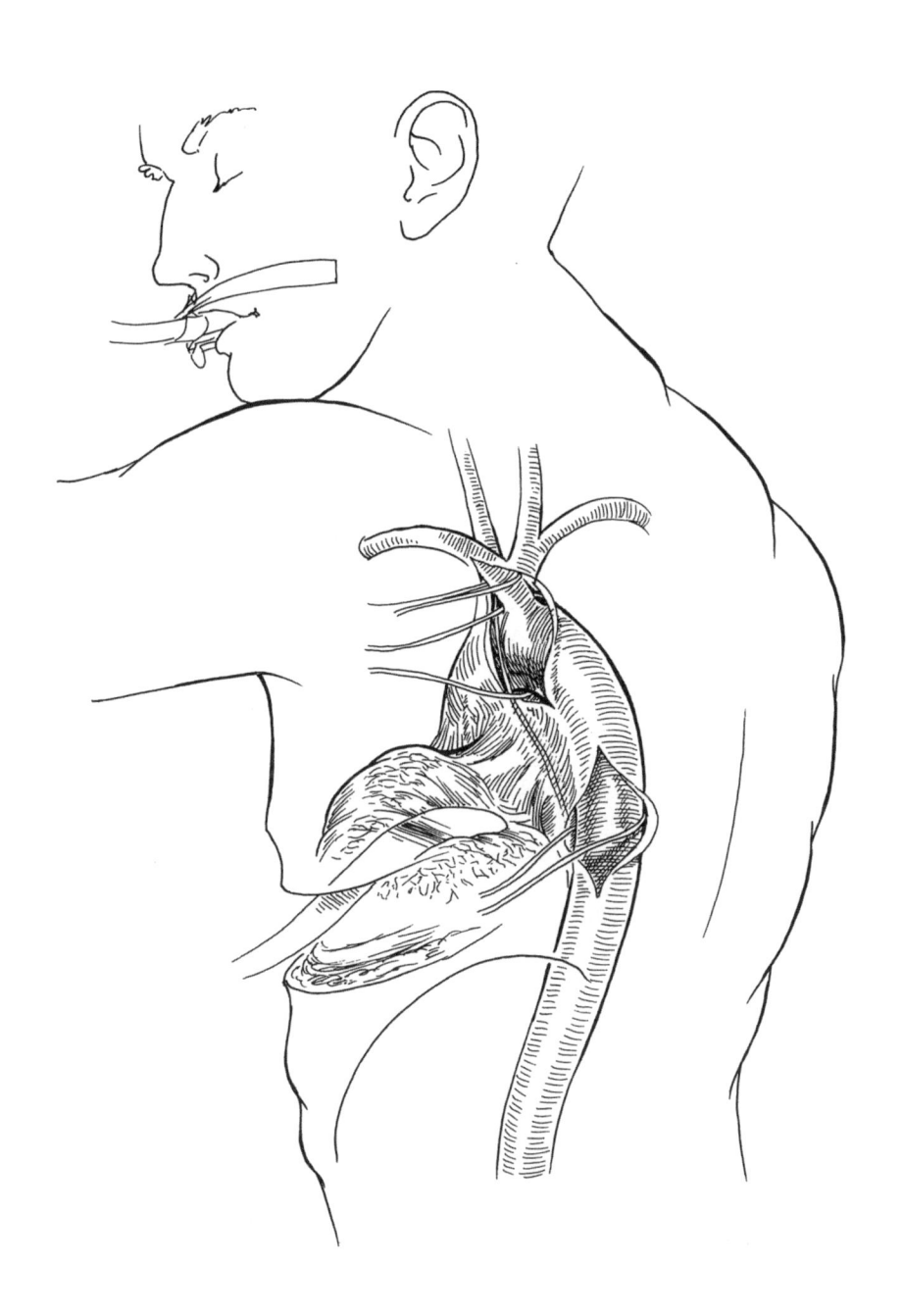

図 3-37 近位下行大動脈領域の病変に対する中枢側，および末梢側コントロールの方法を示す．

参考文献

1. Arthurs ZM, Sohn VY, Starnes BW. Vascular trauma: endovascular management and techniques. *Surg Clin North Am.* 2007;87:1179–1192.
2. Hershberger RC, Aulivola B, Murphy M, et al. Endovascular grafts for treatment of traumatic injury to the aortic arch and great vessels. *J Trauma.* 2009;67:660–671.
3. Cook CC, Gleason TG. Great vessel and cardiothoracic trauma. *Surg Clin North Am.* 2009;89:797–820.
4. Meredith JW, Hoth JJ. Thoracic trauma: when and how to intervene. *Surg Clin North Am.* 2007;87:95–118.
5. Hyre CE, Cikrit DF, Lalka SG, et al. Aggressive management of vascular injuries of the thoracic outlet. *J Vasc Surg.* 1998;27:880–885.
6. Pretre R, Chilcott M. Current concepts: Blunt trauma to the heart and great vessels. *N Engl J Med.* 1997;336:626–632.
7. McCoy DW, Weiman DS, Pate JW, et al. Subclavian artery injuries. *Am Surg.* 1997;63:761–764.
8. Berguer R, Morasch MD, Kline RA, et al. Cervical reconstruction of the supra-aortic trunks: a 16-year experience. *J Vasc Surg.* 1999;29:239–248.
9. Matsumura JS, Lee WA, Mitchell RS, et al. The Society for Vascular Surgery Practice guidelines: management of the left subclavian artery with thoracic endovascular aortic repair. *J Vasc Surg.* 2009;50:1155–1158.
10. Kieffer E, Sabatier J, Koskas F, et al. Atherosclerotic innominate artery occlusive disease: early and long-term results of surgical reconstruction. *J Vasc Surg.* 1995;21:26–337.
11. Ligush J Jr, Criado E, Keagy BA. Innominate artery occlusive disease: management with central reconstructive techniques. *Surgery.* 1997;121:556–562.
12. Cooper JD, Nelems JM, Pearson FG. Extended indications for median sternotomy in patients requiring pulmonary resection. *Ann Thorac Surg.* 1978;26:413–420.
13. Gopaldas RR, Chu D, Bakaeen FG. Acquired heart disease: coronary insufficiency. In: Townsend CM Jr, Beauchamp RD, Evars BM, Mattaox KL, eds. *Sabiston Textbook of Surgery.* 19th ed. Philadelphia, PA: Elsevier Saunders; 2012:1650–1678.
14. Robicsek F, Masters TN, Littman L, et al. The embolization of bone wax from sternotomy incisions. *Ann Thorac Surg.* 1981;31:357–359.
15. Sakopoulos AG, Ballard JL, Gundry SR. Minimally invasive approach for aortic arch branch vessel reconstruction. *J Vasc Surg.* 2000;31:200–202.
16. Schaff HV, Brawley RK. Operative management of penetrating injuries of the thoracic outlet. *Surgery.* 1977;82:182–191.
17. Kirschner RL. Management of penetrating injury to the vessels at the thoracic outlet. *Contemp Surg.* 1983;23:83–88.
18. Graham JM, Feliciano DV, Mattox KL, et al. Management of subclavian vascular injuries. *J Trauma.* 1980;20:537–544.
19. Symbas PN. Surgical anatomy of the great arteries of the thorax. *Surg Clin North Am.* 1974;54:1303–1312.
20. Robbs JV, Baker LW, Human RR, et al. Cervicomediastinal arterial injuries: a surgical challenge. *Arch Surg.* 1981;116:663–668.
21. Robbs JV, Reddy E. Management options for penetrating injuries to the great veins of the neck and superior mediastinum. *Surg Gynecol Obstet.* 1987;165:323–326.
22. Starnes BW, Lundgren RS, Gunn M, et al. A new classification scheme for treating blunt aortic injury. *J Vasc Surg.* 2012;55:47–54.
23. Morgan PB, Buechter KJ. Blunt thoracic aortic injuries: initial evaluation and management. *SMJ.* 2000;93:173–175.
24. Cindy M, Sabrina H, Kim D, et al. Traumatic aortic rupture: 30 years of experience. *Ann Vasc Surg.* 2011;25:474–480.
25. Patel HJ, Williams DM, Upchurch GR Jr, et al. A comparative analysis of open and endovascular repair for ruptured descending thoracic aorta. *J Vasc Surg.* 2009;50:1265–1270.
26. Lang JL, Minei JP, Modrall JG, et al. The limitations of thoracic endovascular aortic repair (TEVAR) in altering the natural history of blunt aortic injury. *J Vasc Surg.* 2010;52:290–297.

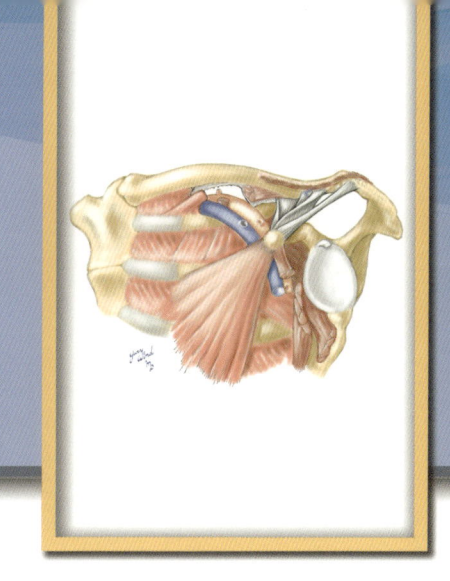

胸郭上口と頸胸部交感神経幹
Superior Thoracic Aperture and Cervicothoracic Sympathetic Chain

第4章

"胸郭出口"の解剖

骨性胸郭の上部開口部は，胸郭出口 thoracic outlet と呼ばれてきた．局所の解剖を述べるに当たって，この章では解剖学用語である胸郭上口 superior thoracic aperture と胸郭出口という呼び方の両方を，同じ意味で適当に使い分けていく．

上肢の神経血管系への圧迫は，ひとまとめにして胸郭出口症候群 thoracic outlet syndrome と呼ばれるが，骨性胸郭の上部開口部だけではなく，はるかに多くの解剖学的意味を含んでいる．胸郭から出ていく血管と脊椎から出てくる神経は，胸郭上口の上で斜角筋群の間を通過する．これらはさらに第1肋骨，鎖骨，および肩甲骨で形づくられる三角を通過し，烏口突起の下を走って上腕に入っていく．

この章では，上肢の神経や血管を圧迫して障害をもたらしうるすべての構造物について考察する．またこの章の後半では，そのような圧迫を解除するための基本的アプローチの方法について述べる．

頭側通路　cephalad passages

胸郭上口は，後方では脊柱と，また前方では胸骨とつながっている第1肋骨によって境されている（図4-1）．椎体は，この卵形の開口部の内面に突き出る形になっている．胸骨柄は第1肋骨がつくる面よりも上に突出して，鎖骨頭と関節を形成する．この可動性のある胸鎖関節 sternoclavicular joint が，腋窩の骨格と上肢の骨との間の唯一の骨性連結になっている．この鎖骨の可動性は，第1肋骨の上にかかっている鎖骨下血管群と腕神経叢が通れるスペースの大きさを決めるうえで重要である．肋鎖靱帯は，胸鎖関節と同じように内側で鎖骨に付着している．

頸椎の横突起は雨樋のような形をしており，真ん中に穴が開いている．椎骨動脈は正常の場合は第6横突起孔に入り，その上の5つの孔を通って頭蓋底に到達する．第7頸椎の横突起はしばしばかなり大きい．稀に頸肋が存在することがあり，この横突起に付着して腕神経叢の通路の中にあることがある．

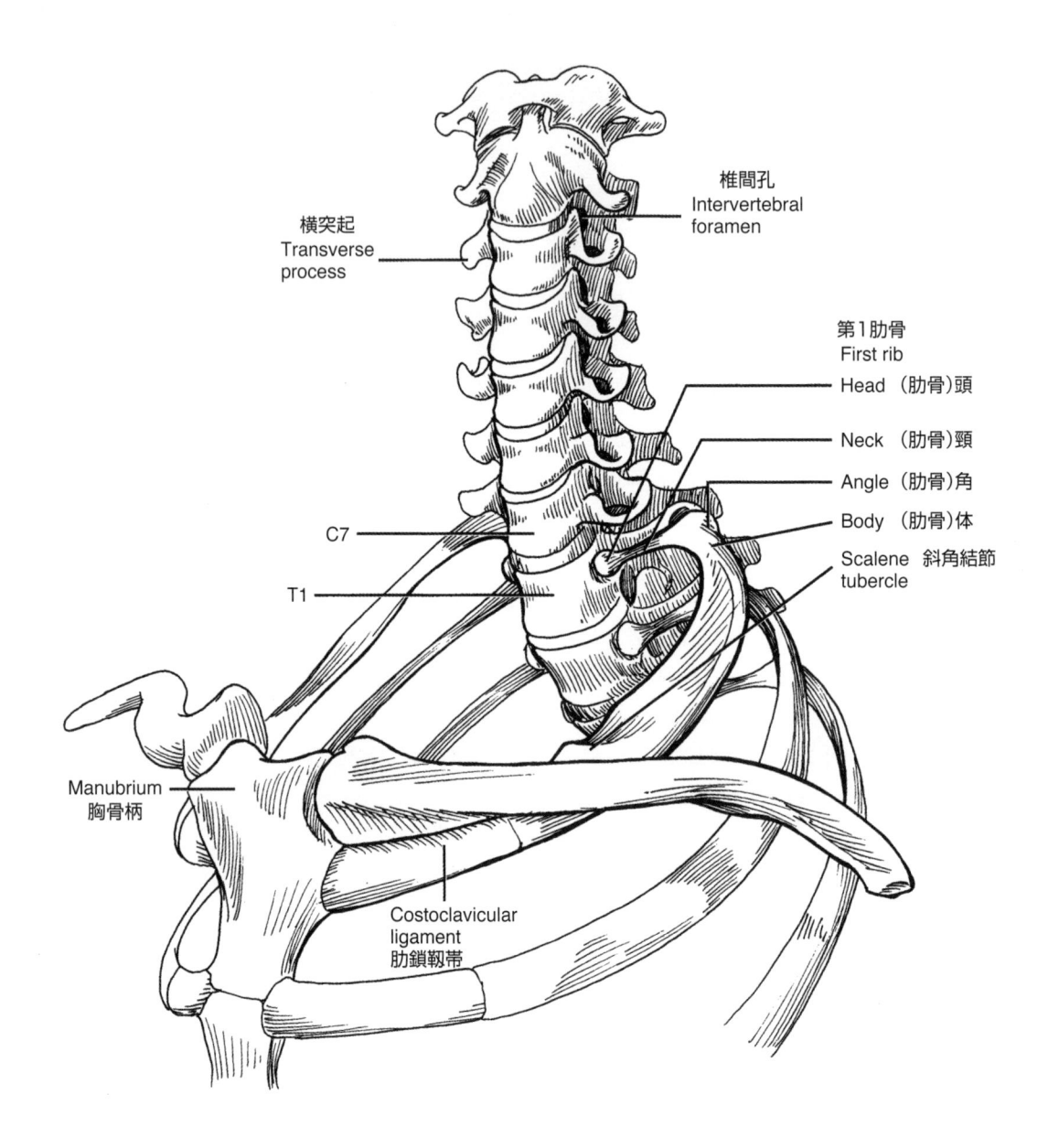

図 4-1 胸郭出口を形成する骨性境界としては，後方の脊柱と前方の胸骨柄の間の胸郭上口の斜めに傾いた面を考える．鎖骨と肩甲骨は上肢帯を構成する．

第5から第8までの頸神経と第1胸神経が腕神経叢の起源となる（**図4-2**）．これらの神経は椎間孔を出て，横突起のくぼみの中で椎骨動静脈の後方にある．前斜角筋と中斜角筋が，腕神経叢の根部をサンドイッチ状にはさんでいる．前斜角筋は第3頸椎横突起から第6頸椎横突起の前結節から起始し，鎖骨下動脈と静脈との間で第1肋骨の斜角結節に付着する．中斜角筋はより下方の第6頸椎横突起の後結節から起始し，第1肋骨の後方部分により幅広く付着している．後斜角筋が胸郭出口症候群に関与することは稀である．

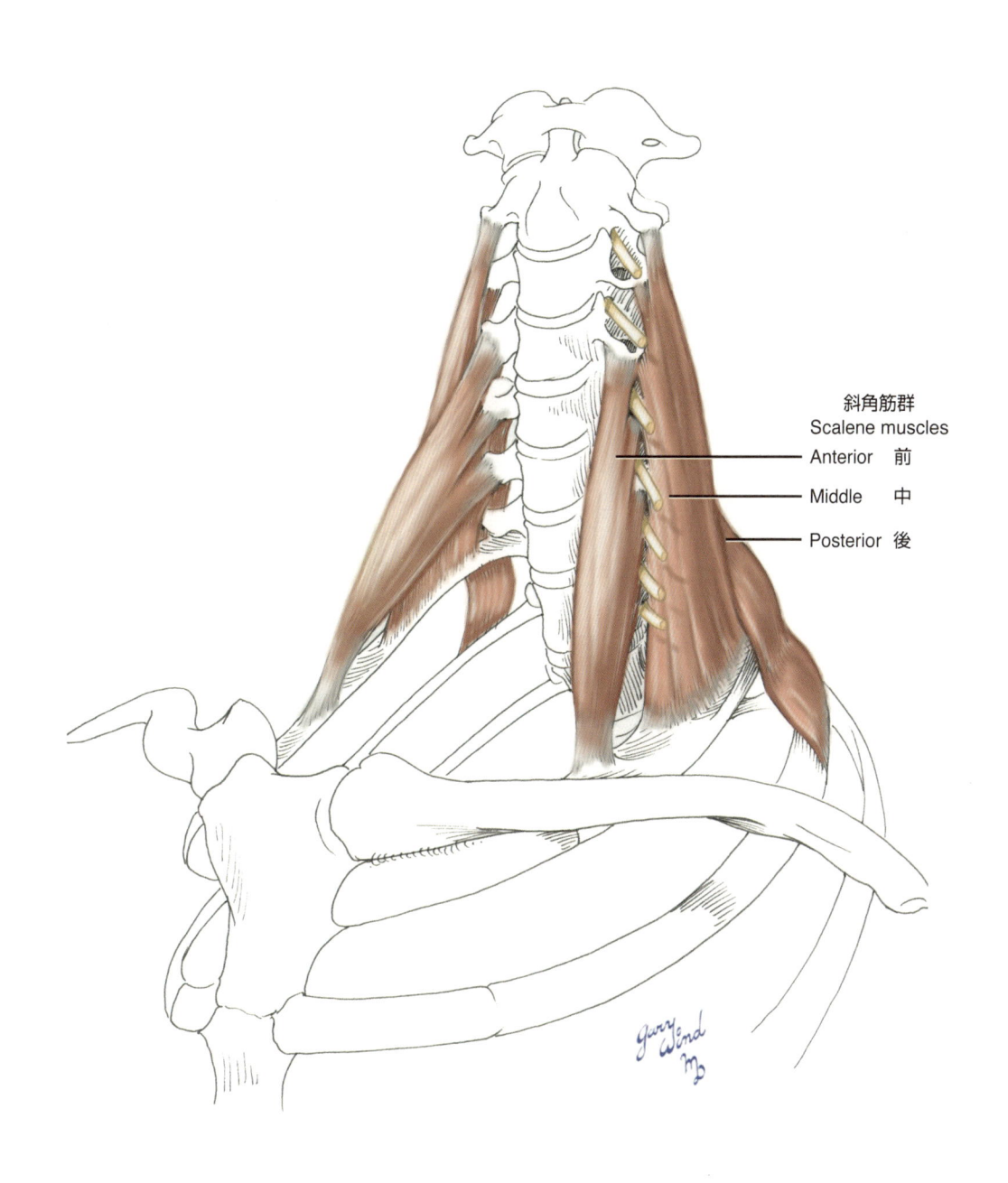

斜角筋群
Scalene muscles
- Anterior　前
- Middle　中
- Posterior　後

図 4-2　斜角筋群は頸椎と第1肋骨との間の支柱を形成している．上肢への神経は，前斜角筋と中斜角筋の間を通っていく．

神経血管芯　neurovascular core

腕神経叢の根 roots は，前斜角筋と中斜角筋との間を通る第5頸神経から第8頸神経と第1胸神経の前枝である（**図4-3**）．局所解剖学的には，これらの神経は後頸三角にある．斜角筋群の間から出てきながら，腕神経叢の根は癒合して3つの**幹** trunks を形成する．これらの神経幹は第1肋骨の高さで，腋窩動脈の第1区域の後方で**前神経束** anterior divisions と**後神経束** posterior divisions とに分かれる．後神経束は癒合して**後神経索** posterior cord となり，そのまま腋窩動脈の後ろを通って橈骨神経になる．前神経束は，この動脈の周りで外側神経索と内側神経索になる．内側神経索は，尺骨神経の起始となる．内側神経索から1本の枝が出て外側神経索と癒合し，腋窩動脈の前で正中神経となる．

腕神経叢の中央部分からは，3つの重要な枝が分枝する．第5頸神経，第6頸神経，および第7頸神経から出る細い枝が癒合して長胸神経となり，中斜角筋の組織の中を通って胸壁の上で前鋸筋に分布する．この関係は，第1肋骨切除の際の後方剥離のときに重要である．

横隔神経は第3前神経根，第4前神経根，および第5前神経根から始まる．そして前斜角筋の表面を下っていき，外側から内側に位置を変えながら，斜角結節への前斜角筋付着部のちょうど内側で鎖骨下動脈と鎖骨下静脈の間を通って，第1肋骨の内縁のところから胸郭の中に入る．

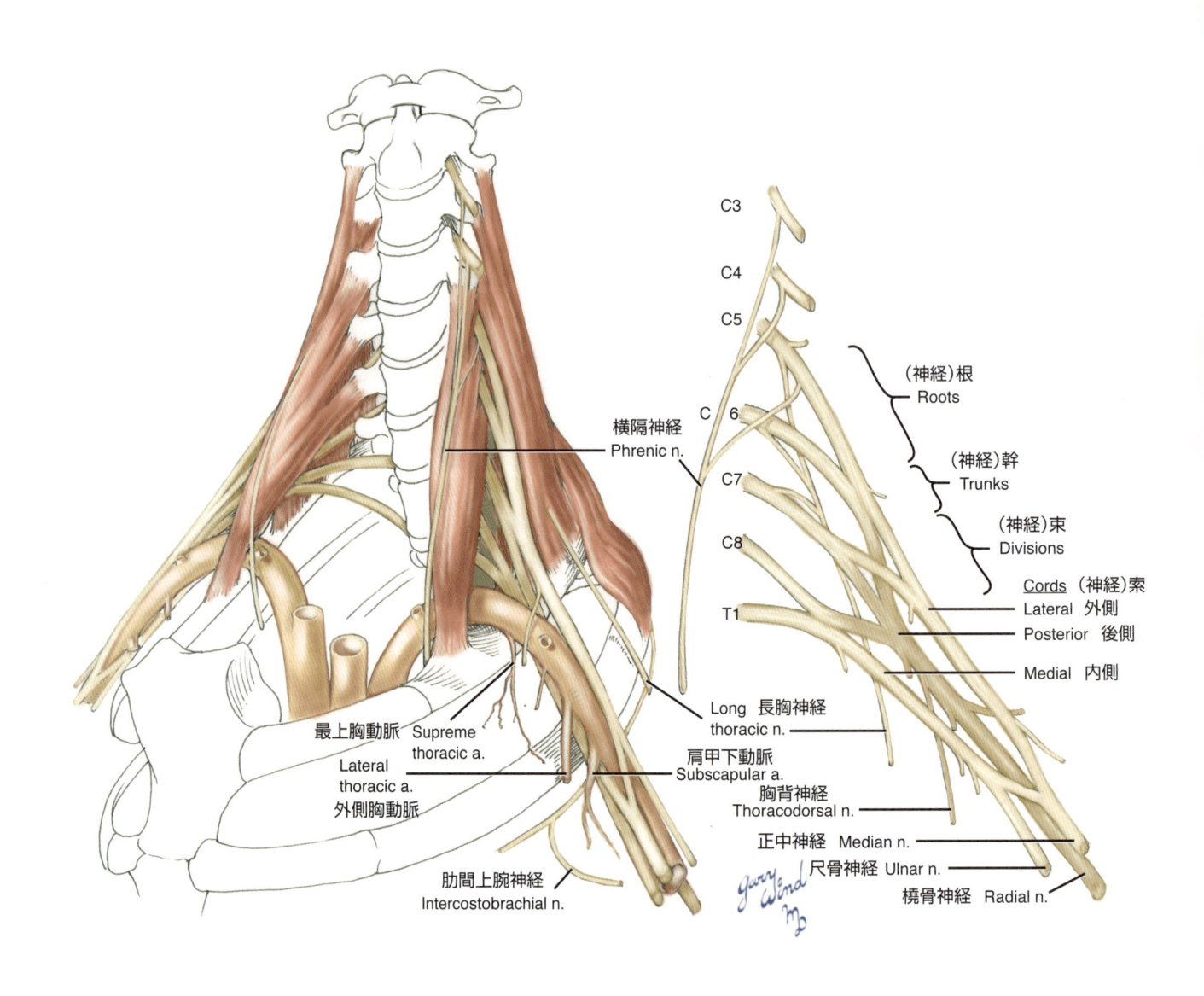

図 4-3　腕神経叢と鎖骨下動脈および腋窩動脈との関係を示す．

胸郭出口での圧迫を外科的に治療するに当たって，それが近くにあるために重要な，腕神経叢のもう１つの枝は胸背神経である．この神経は腋窩の真ん中で後神経索から出ており，胸背動・静脈と一緒になって広背筋に分布する．そして外側から出ているために，腕を持ち上げると術野の端の方に押しやられる．

肋間上腕神経は第２肋間神経の枝で，腋窩の中央を横切り，通常は内側上腕皮神経と一緒になる．上腕の内側面のしびれのあるものは，この神経の枝が関与していることがある．

腋窩動脈は第１肋骨の外縁のところで小さな最上胸動脈を，中央部で外側胸動脈を，そして末梢部で肩甲下動脈を分枝する．最上胸動脈と静脈，および外側胸動脈と静脈は，直接胸壁の上に乗っている．肩甲下動脈と静脈はもっと外側から出ており，直接胸壁の上には乗っていない．

腋窩通路　axillary passages

腋窩の上部の境界は可動性のある上肢帯が形づくっている（図4-4）．鎖骨と肩甲骨を胸壁に付着させている筋肉群が腋窩の境界を形成し，神経血管束の上肢への通路をつくっている．上肢帯を上げるとこの通路は広くなり，下げたり後方に移動させると，この空間は狭くなる．

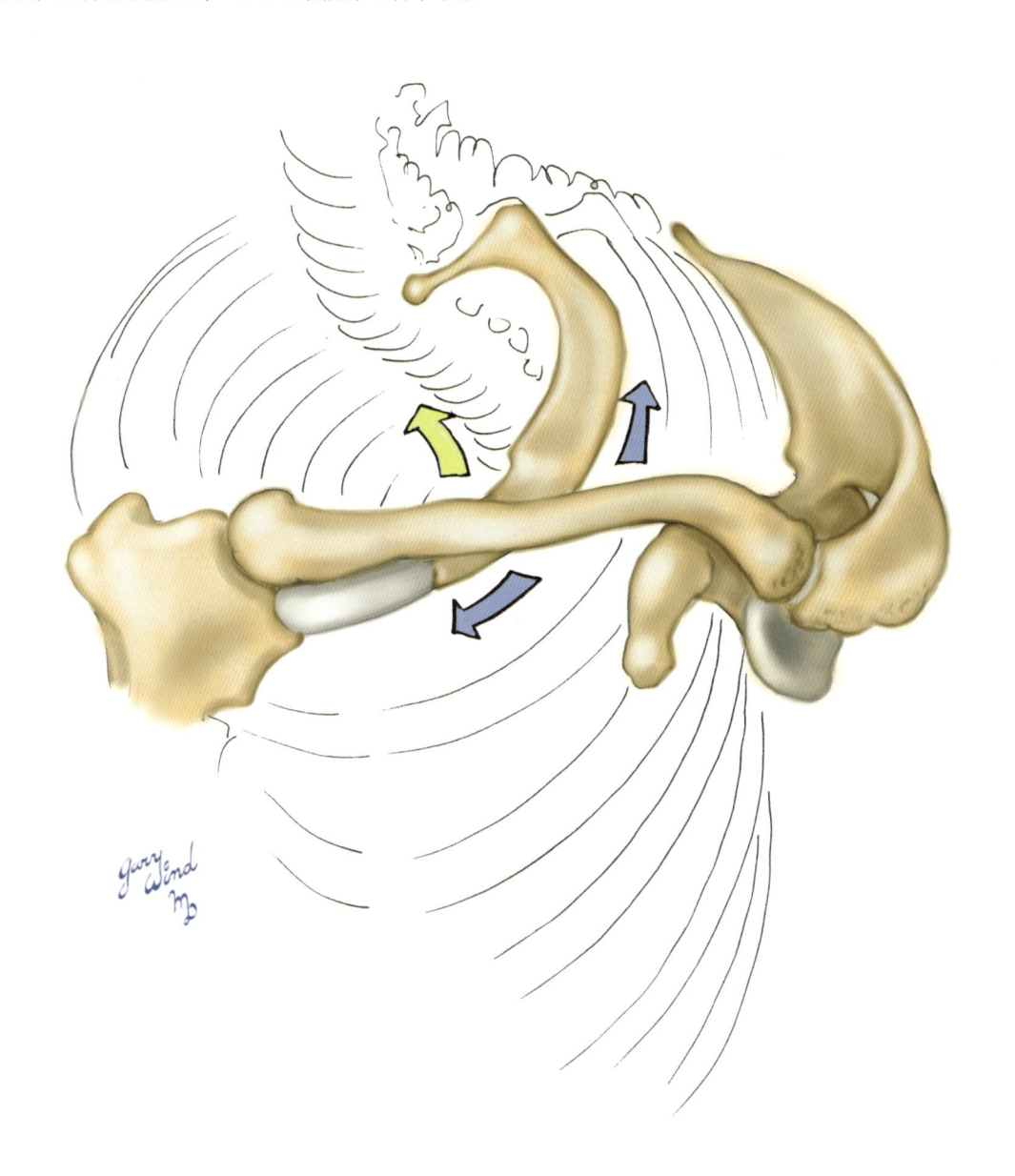

図4-4　上肢帯の可動性が大きいために，上肢に分布する神経や血管の通る空間の広さが変わる．

腋窩の内側壁の大部分をつくっているのは前鋸筋である（図4-5）．鎖骨下筋は，鎖骨末梢部の下面から第1肋骨の肋軟骨結合への橋を形成している．そして弓なりになった烏口突起と小胸筋の起始部が第2の橋をつくっている．肩甲下筋，大円筋，および広背筋は，腋窩の後外側の境界をつくっている．神経血管束は，これらの橋の下を通って腋窩の中に入る．

腋窩腔と神経血管束は，いくつかの明瞭な筋膜層で包まれている．斜角筋群を包んでいる椎前葉は，第1肋骨の上をまたいでいる血管や神経の表面までずっと続いていて，腋窩動脈鞘を形成する．鎖骨胸筋筋膜は，鎖骨下筋から小胸筋を包み込むようにして越えていき，腋窩筋膜とつながっている．腋窩筋膜は，大胸筋の外側縁から広背筋の前縁まで広がっている．

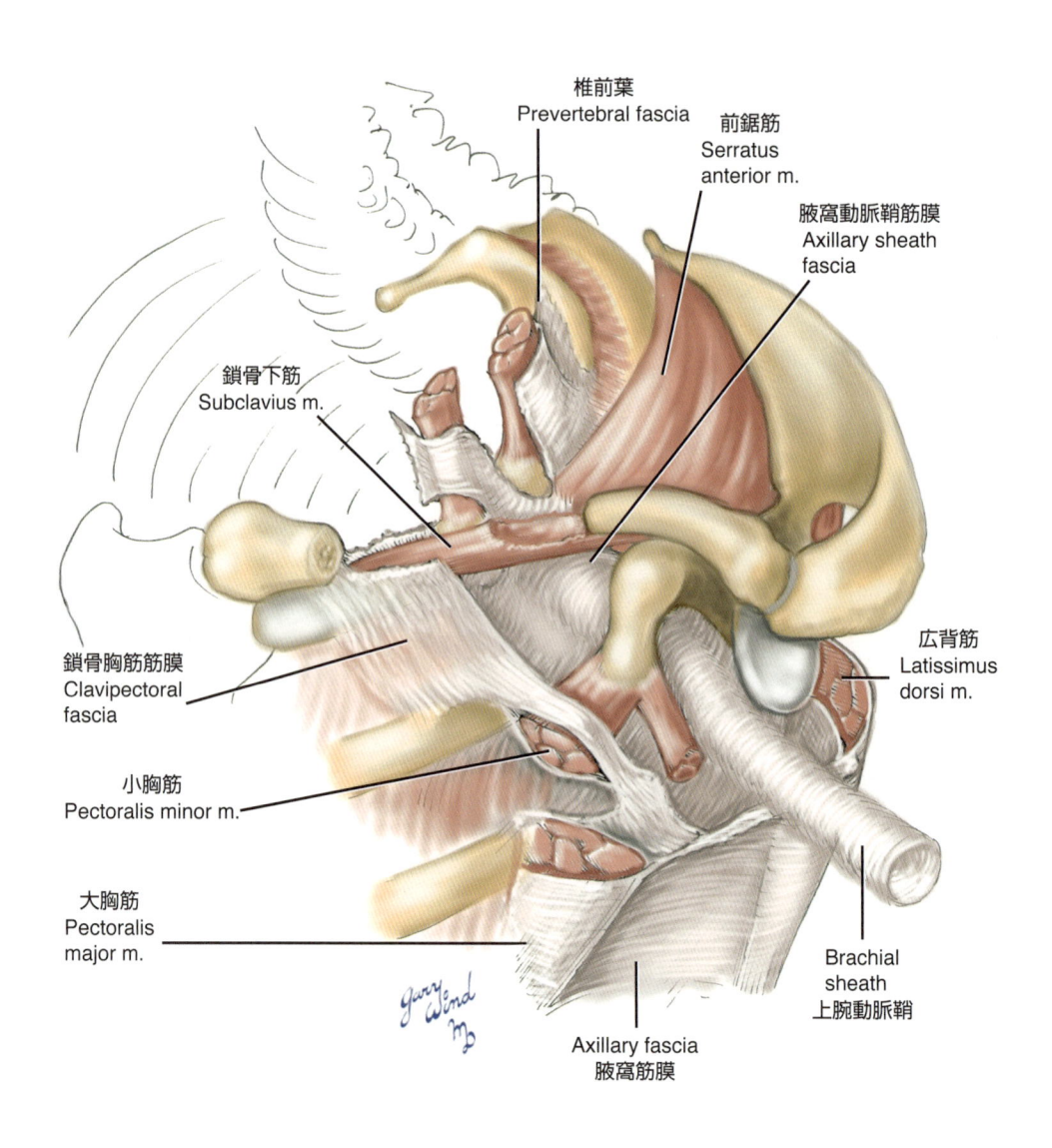

図4-5 鎖骨胸筋筋膜と腋窩筋膜が，腋窩の前壁と側壁をつくっている．

鎖骨の下から見ると，鎖骨を後下方に動かしたときに肋骨と鎖骨の間の通路が圧迫される解剖学的な理由がよくわかる（**図4-6**）．鎖骨と第1肋骨とのなす角は鋭角で，ちょうど鋏を閉じるような格好になり，その間にある鎖骨下静脈が最も大きな影響を受ける．鎖骨下筋の停止部が，鎖骨下静脈が胸腔内に入るための孔の内側縁を形成している．そして，鎖骨下静脈にカニュレーションを行うときには，これが針先を向ける方向を決める大切な目印になるし，また腋窩リンパ節の完全郭清を行う際の最高点になる．

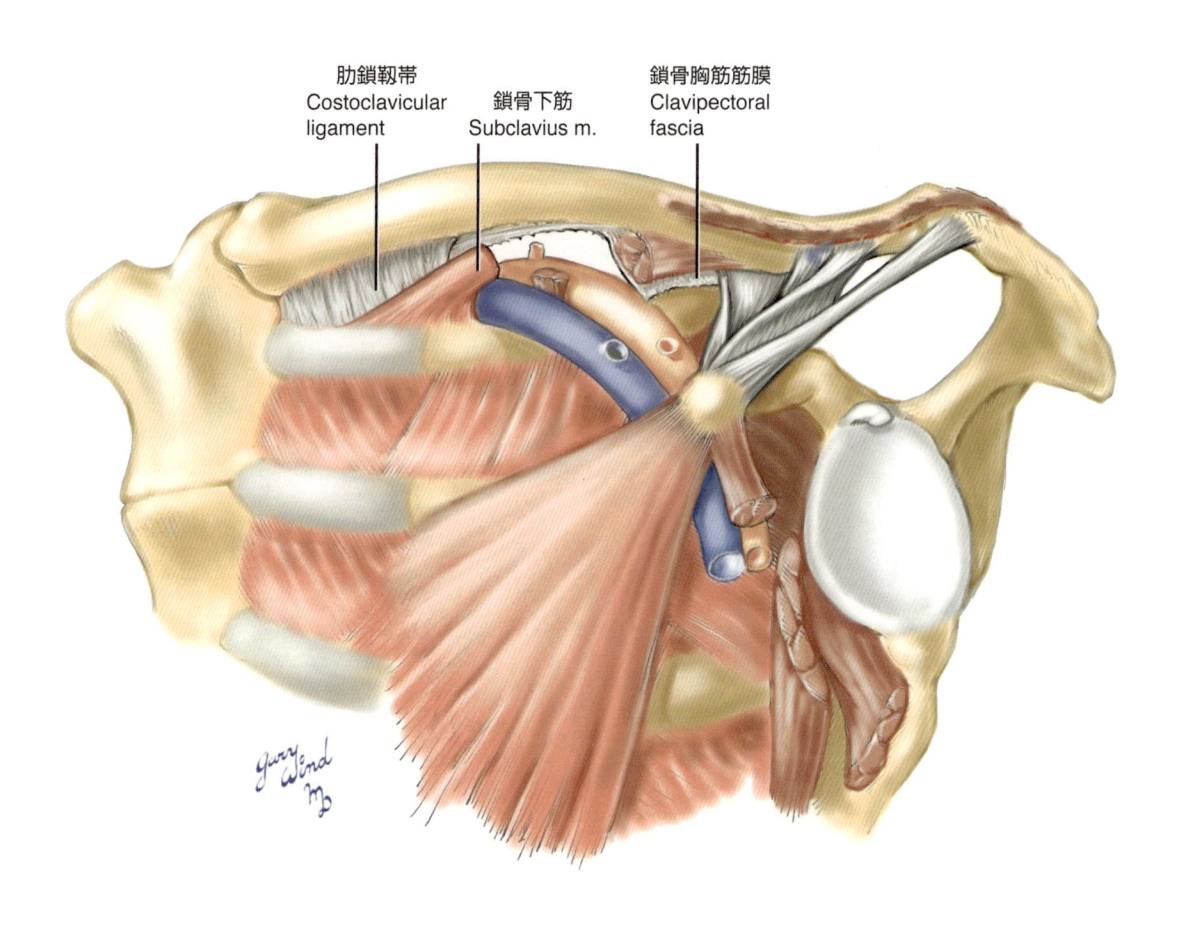

図4-6 小胸筋と大胸筋および広背筋の斜めに走る筋線維によって，鎖骨の末梢側は肋鎖角 costoclavicular angle を閉じるレバーの役割を果たしている．

手術のときと同じ視野で腋窩を見ると，神経血管束とその枝，および周囲組織との関係がわかる（**図 4-7**）．最上胸動脈と静脈，外側胸動脈と静脈，および胸腹壁静脈が第1肋骨の危険な部分を横切っており，第1肋骨に到達するためにはこれらを切離しなければならない．後外側にある長胸神経と外側胸神経を温存することが大切である．肋間上腕神経は第1肋骨を露出する際に邪魔になるかどうかによって，温存しても，切離してもどちらでもよい．

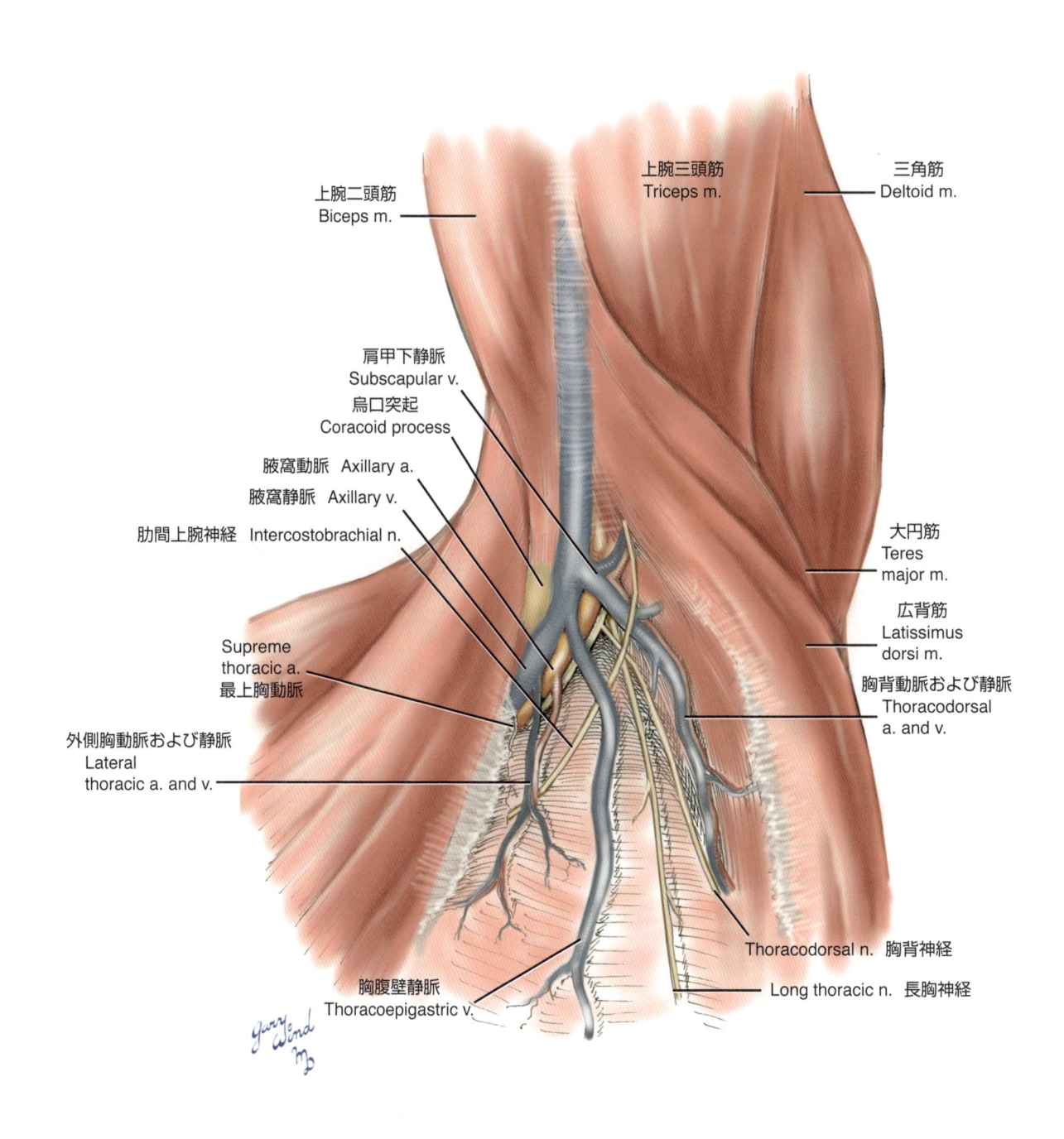

図 4-7 いくつかの神経と血管が腋窩を横切っており，ちょうど下から第1肋骨に到達しようとするときの道筋にこれらがある．

血管運動性交感神経　vasomotor sympathetics

上肢の血管緊張の自律調節は交感神経によって支配されており，その節前線維は脊髄の第2胸椎から第8胸椎に相当する灰白質側柱から出ている．これらの軸索は，脊髄を出ると腹側神経根を通って腹側交通枝に入り，そこから白交通枝を介して交感神経幹に入る（図4-8）．節前線維は交感神経幹の中で，多数の節後ニューロンといろいろな高さでシナプスsynapseをつくる．中頸神経節，星状神経節，および第2胸神経節から出た節後線維の軸索は，腕神経叢の根部と連結するか，または直接血管の外膜の中に入っていく．上肢の血管交感神経の大部分は腕神経叢下幹，正中神経，および尺骨神経を通ってそれぞれの神経終末に到達する．

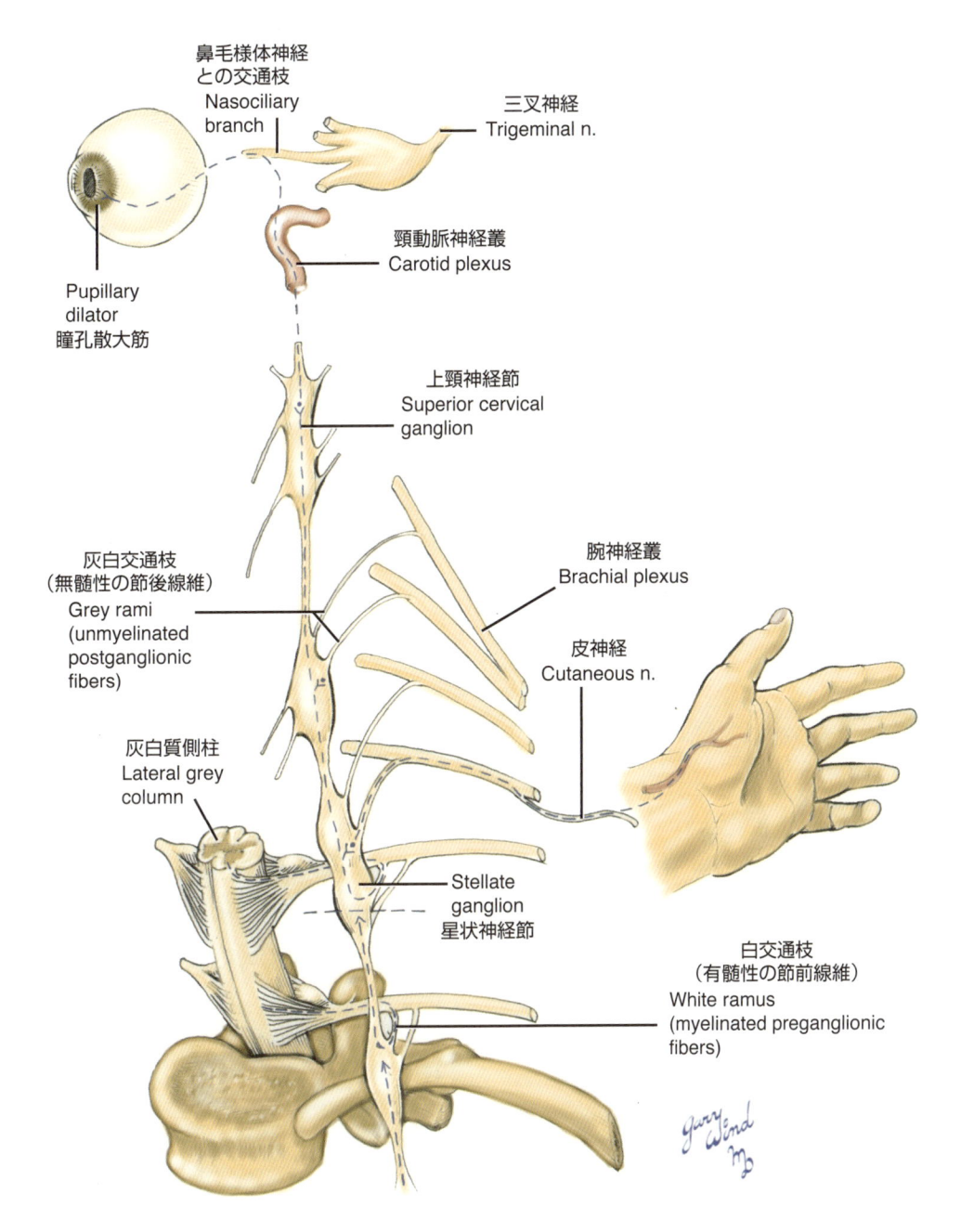

図4-8　交感神経節はそれぞれに1本から4本の交通枝をもっており，隣接する脊髄神経と，近接する神経の両方につながっている．交感神経幹を星状神経節の下部の胸腔部分で切断すると，上肢への遠心性交感神経線維の大部分はブロックされるが，Horner症候群を防止するのに十分なだけの交感神経支配を残すことができる．

解剖学的には，胸腰交感神経節の数は脊髄の脊椎部分の数よりも少ない．大抵の人で認められる星状神経節は，下頸神経節と第1胸神経節とが癒合したものである．いずれの側の頸部交感神経幹も，頸動脈鞘と椎前葉との間で頸椎横突起の前方にある（図4-9）．中頸神経節は第6頸椎横突起（頸動脈結節）の高さで，ちょうど椎骨動脈が椎孔に入る部分の内側にある．この神経幹はその後，後側方に向きを変え，ほぼ脊椎の両脇を降りていく．細い鎖骨下ワナは鎖骨下動脈の下を回って，中頸神経節と星状神経節との間でループをつくっている．胸の中では，交感神経幹と交感神経節は各肋骨頸部の上の壁側胸膜の下にある．

上肢の交感神経支配を完全に切断すると，同時に瞳孔散大筋と顔面の一部の汗腺や血管の神経支配も切断されて，Horner症候群を引き起こす．星状神経節の最下部で切離すれば，多くの場合Horner症候群を防止するのに十分なT1の交感神経遠心線維が温存される．この術式を行うに当たって，上肢の交感神経支配をどれだけ残すかという問題は，臨床的にはあまり重要ではないと思われる．

かつての議論のなかには，交感神経節後線維の切断によって生じる循環血液中のカテコラミンに対する脱神経性過敏症 denervation hypersensitivity の問題が含まれていた．しかし，この症候群が臨床的には滅多に見られないことから，白交通枝を選択的に切離するという昔の術式はすっかり行われなくなってしまった．

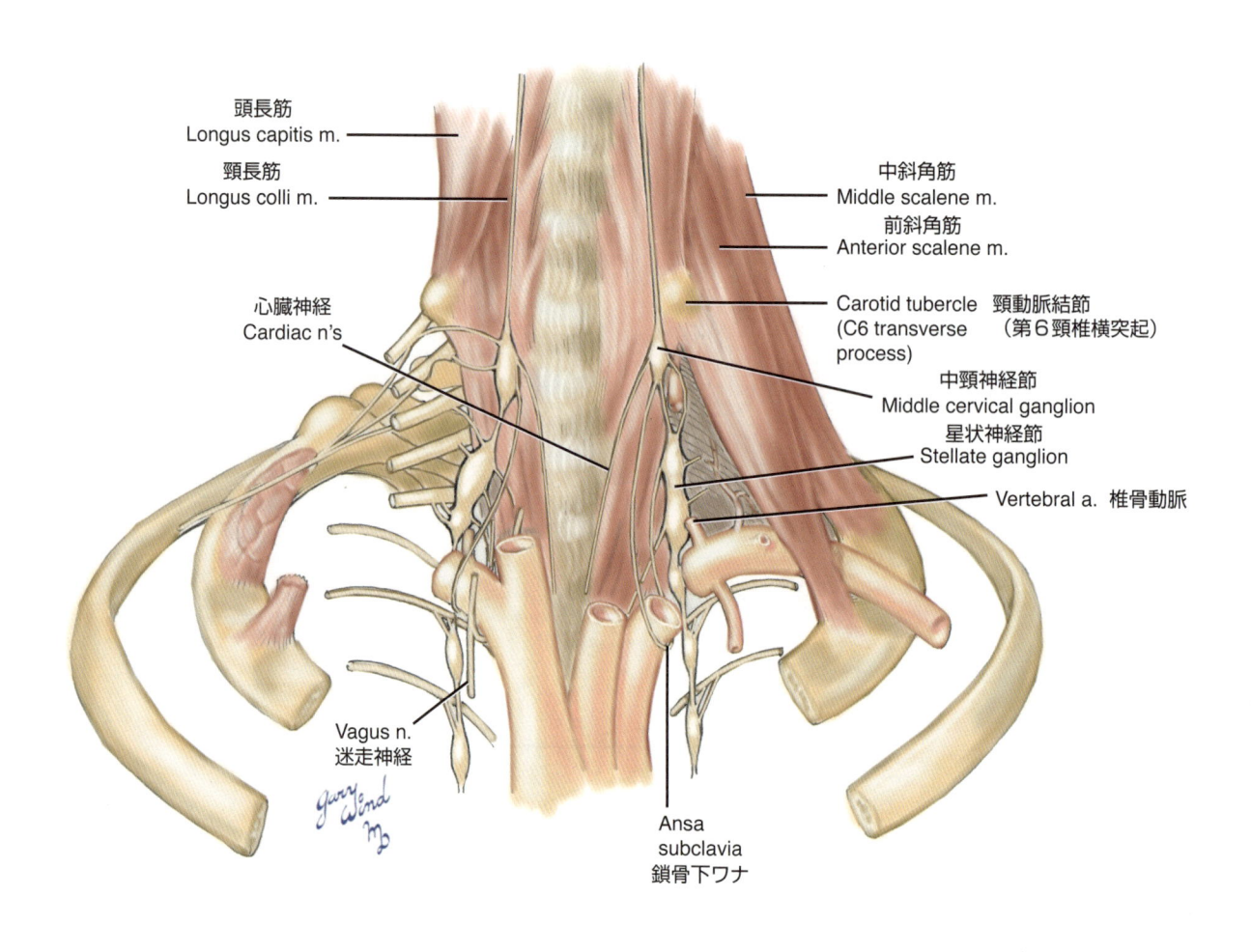

図4-9 星状神経節は椎骨動脈の背側にある．

胸郭出口の露出

胸郭出口の中にある神経や血管に対する圧迫症候群の存在は，かなり以前からわかっていた．この部分で圧迫を起こす原因となる解剖学的状況は，神経血管束が頸部から腋窩に向かう途中で通らなければならない4つの狭い間隙，すなわち胸郭上口，斜角筋間三角，肋鎖通路および烏口突起下腔が，正常でも存在しているということである．甲状腺の腫大，胸腺の疾患，あるいはリンパ節の腫脹などは，胸郭上口の中の利用できる空間を狭めることになる[1]（図4-10A）．斜角筋間三角は，前方を前斜角筋で，後方を中斜角筋で，そして下方を第1肋骨で境された狭い範囲である．第1肋骨の異常，線維筋性帯や筋肉の停止異常があると，これらが線維筋性の万力となってこの部分を通る鎖骨下動脈や静脈，および腕神経叢の圧迫を起こしうる[2〜4]．肋鎖通路は前方を鎖骨下筋と鎖骨で，後内側を第1肋骨で，後外側を肩甲骨と肩甲下筋とで囲む第2の三角である．ここは労作性血栓症 effort thrombosis の患者で鎖骨下静脈の圧迫をいちばん起こしやすい場所である[5,6]．烏口突起下腔には第3の三角が存在し，ここでは神経血管束が烏口突起と小胸筋の腱との間を通っている．上部鎖骨胸筋筋膜の強いバンド，すなわち肋烏口靭帯 costocoracoid ligament は，肩を外転している間，烏口突起下腔を狭くすることがある．運動選手に見られる小胸筋の肥厚も，烏口突起下腔を狭くする原因となることがある[7]．これよりも外側で広背筋から大胸筋に向かって腋窩を横切る副筋，すなわちLangerの腋窩弓（図4-10B）が圧迫して上肢の深部静脈血栓症を起こすことが報告されている[8]．

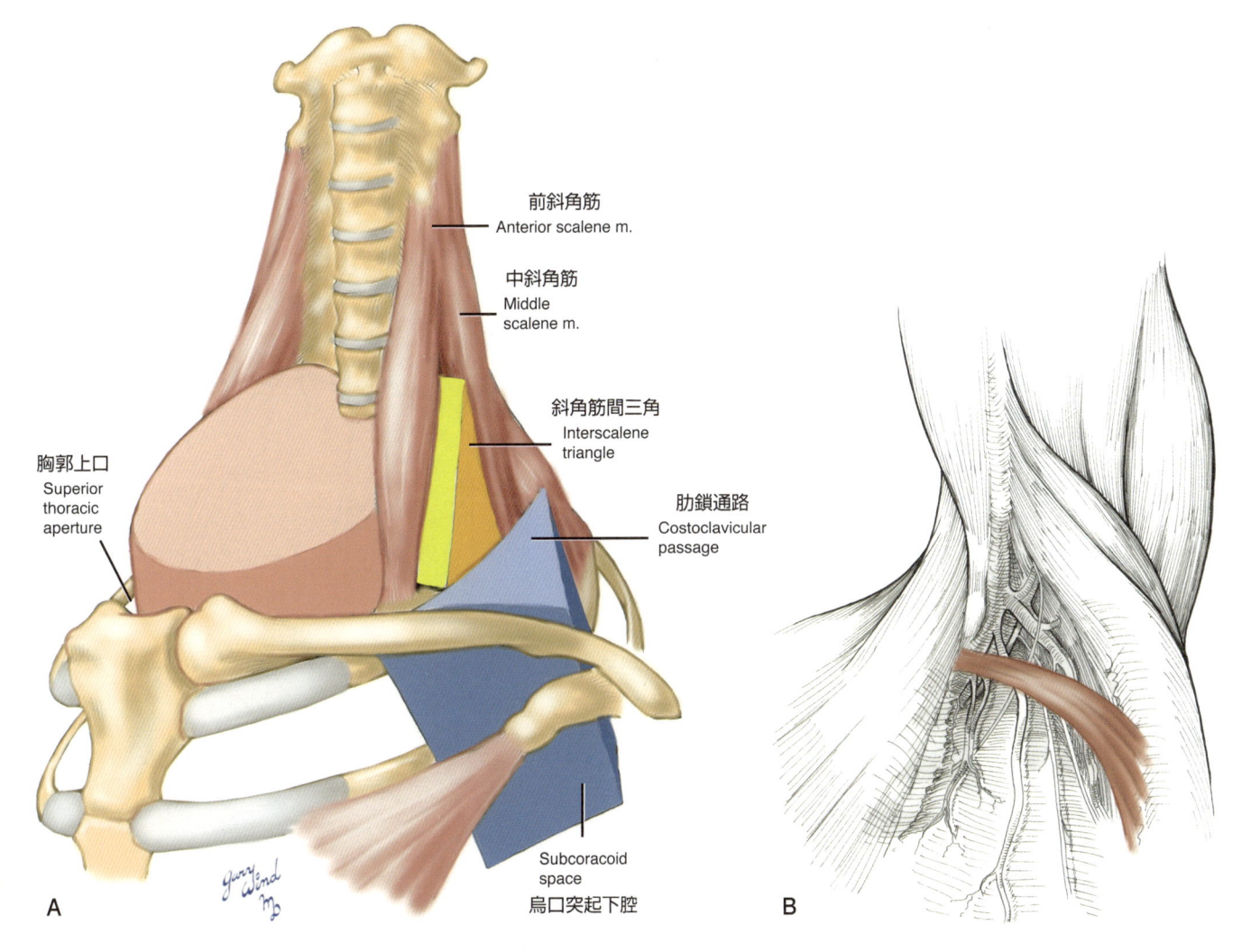

図4-10 A：胸部と上肢との間の通路をつくっている重要な構造物を図式的に示す．
B：稀に見られる副筋索（Langer弓）が腋窩の末梢構造物を圧迫することがある．

これらの限られた狭い開口部の中で利用しうる空間の広さは，生理学的要因，人体計測学的要因，および病理学的要因の組み合わせによって，さらに減少する（図4-11）．前斜角筋や胸筋群の肥厚，脊柱側弯症，肩の異常姿位，頸肋骨の存在，鎖骨骨折の変形治癒，その他の肩の損傷，これらはすべて圧迫症候群と関係があるとされている[2,3,9]．さらに，異常な筋膜バンドや，斜角筋の停止異常の存在も圧迫症状の原因となる．Roos[11]は，この疾患の最も多い原因は先天性の線維性バンドや筋肉の停止異常であると考えている．しかし，これらの異常は一般大衆の中でも普通に見られる[4,9,12]ことから，先天性の異常による圧迫症候群に曝されている患者においては局所の損傷が重要な誘因となっているのではないかと考えている人々もいる[2,9]．

胸郭出口症候群には，腕神経叢の圧迫，鎖骨下動脈の圧迫，および鎖骨下静脈の圧迫という3つの異なる型がある．神経の圧迫はとび抜けて最も多い型であり，胸郭出口症候群の中の97％近くを占めている[2,3,13]．これら3

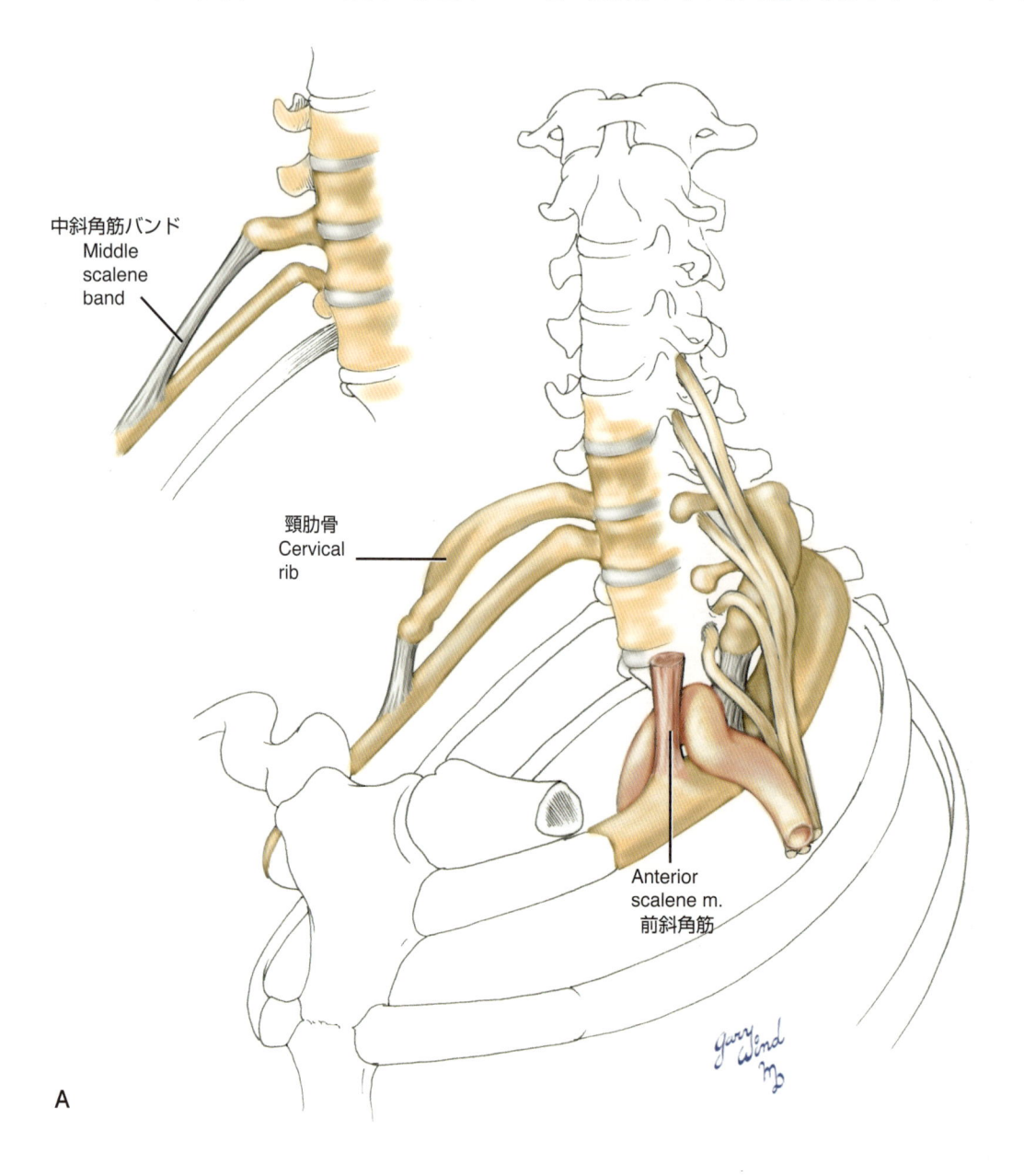

図4-11 いくつかの異なる病態が胸郭出口症候群の原因となっている．これらのなかには，頸肋骨（通常は中斜角筋の中に埋もれている）と中斜角筋バンド（**A**），筋肉の停止異常，筋膜バンド，および鎖骨による圧迫（**B**），骨の奇形と外傷性の変形（**C**）などがある．

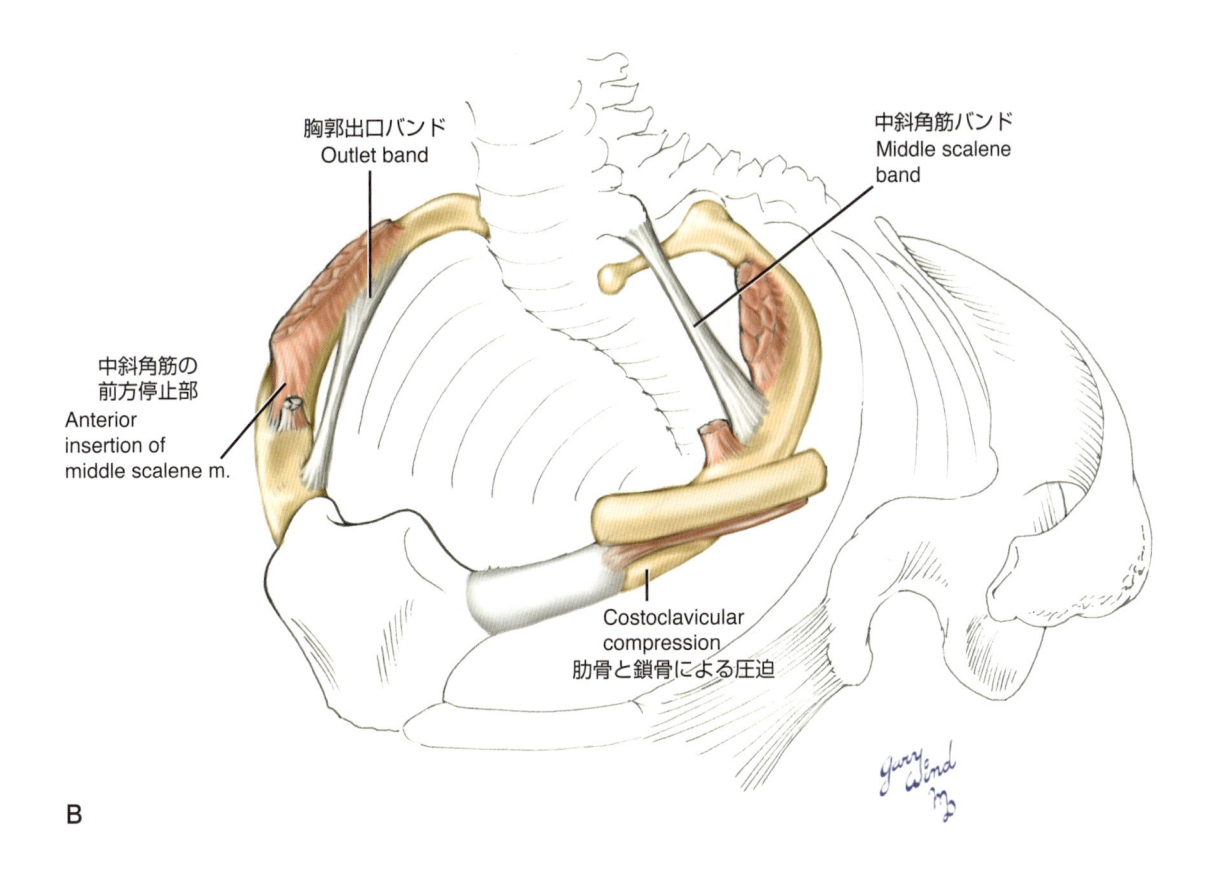

第 4 章 胸郭上口と頸胸部交感神経幹 125

胸郭出口バンド
Outlet band

中斜角筋バンド
Middle scalene band

中斜角筋の前方停止部
Anterior insertion of middle scalene m.

Costoclavicular compression
肋骨と鎖骨による圧迫

B

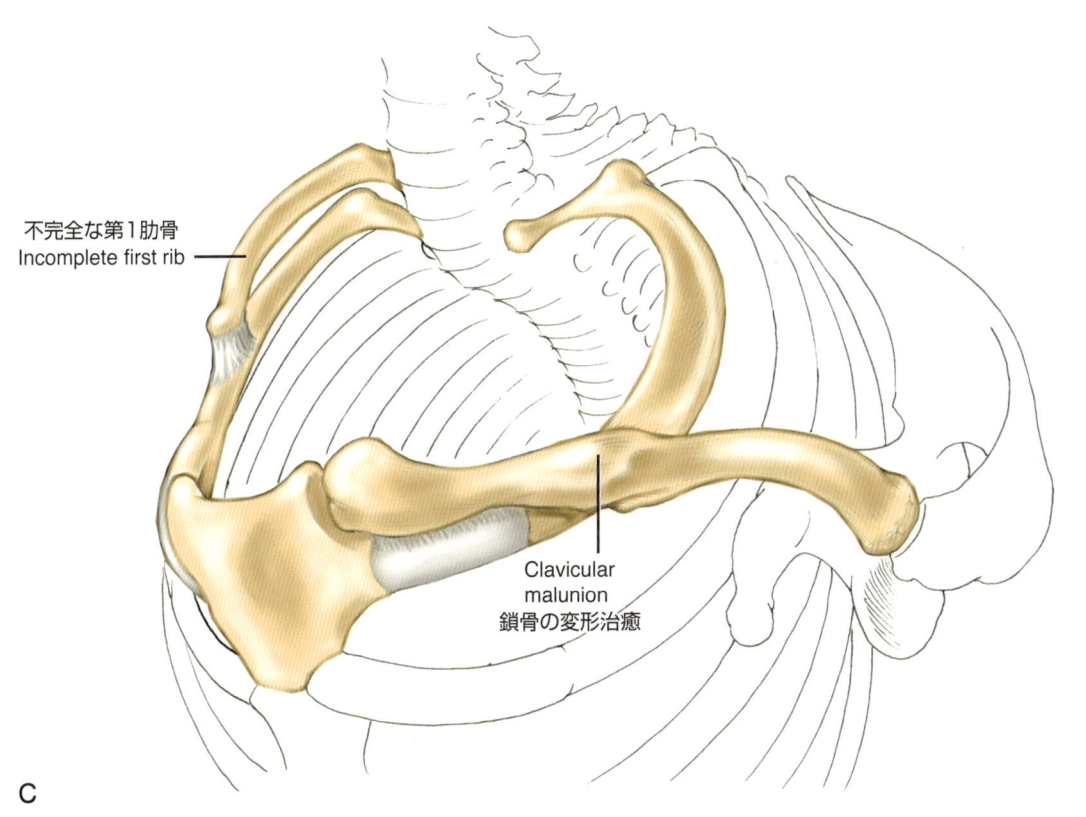

不完全な第1肋骨
Incomplete first rib

Clavicular malunion
鎖骨の変形治癒

C

つの型の胸郭出口症候群が疑われる患者の診断と評価に関しては，他に詳しく述べられている[2,3,14]．強調しておかなければならないことは，多くの患者は非手術的治療で神経症状が軽減されるということである[2,3]．最近の再調査の中でBrookeとFreischlag[13]はリドカインまたはA型ボツリヌス毒素（ボトックス）を前斜角筋の第1肋骨への付着部に注射すると，胸隔出口症候群の神経症状を持続的に3か月程度軽減することがあることに注目した．その上，その症状軽減の程度と理学療法や外科治療に対する満足度とは相関するようである．

胸郭出口症候群の治療として，いくつかの手術法が記述されている．初期の報告は，単純な斜角筋切除が症状を軽減するのに有効であるとした[15]．前斜角筋切除術がごく限られた患者においては適応があるとする人もあるが[2,16]，第1肋骨は摘除すべきであるというのが一致した意見である．その理由は第1肋骨は上に述べた3つのタイプの胸隔出口狭窄のすべてに共通の解剖学的構造物だからである（図4-12）．圧迫の部位にかかわらず症状を軽減する方法として第1肋骨切除を常に行うことを推唱したのはClagett[17]が最初であった．現代の多くの外科医はこの見解を受け入れており，経腋窩アプローチ，または鎖骨上アプローチという2つの到達法のうちのいずれかで第1肋骨を切除している．

経腋窩アプローチは長年にわたって好まれてきた．こ

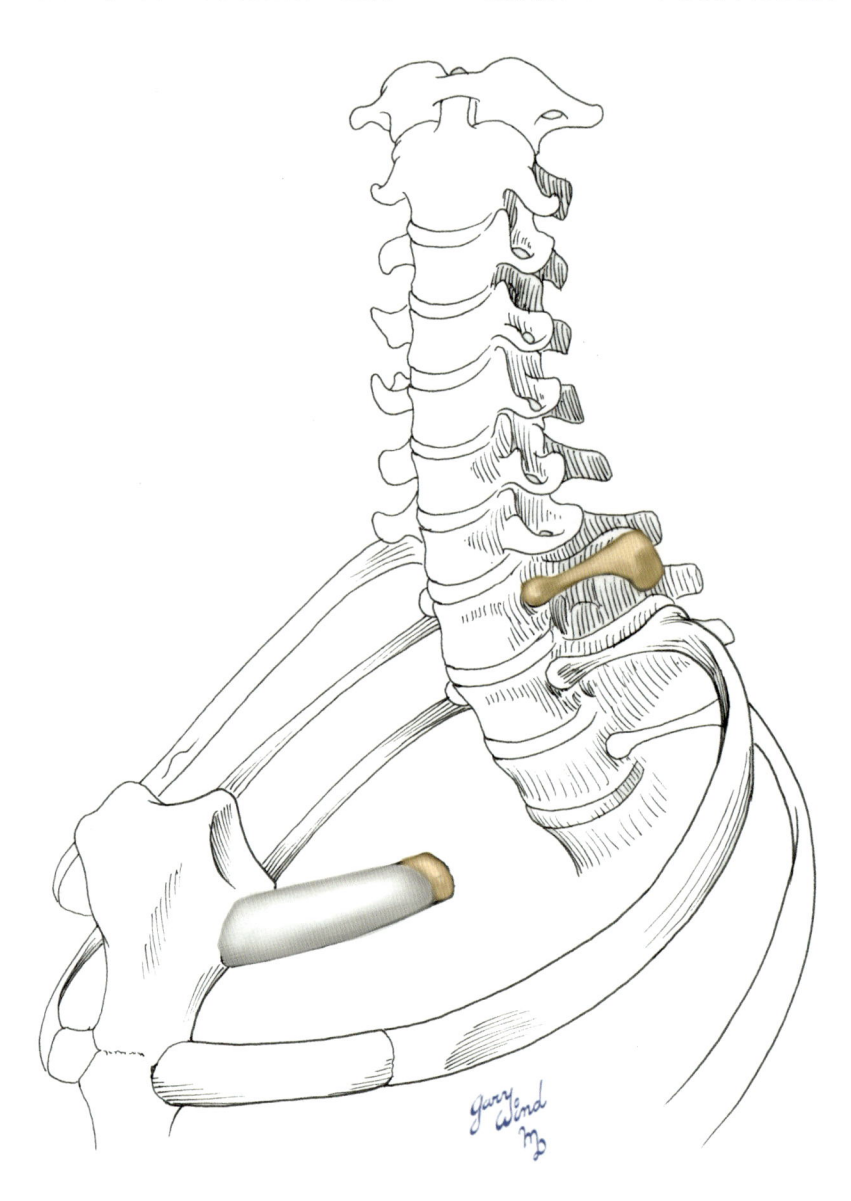

図4-12 種々の原因による圧迫は第1肋骨体の切除によって改善される．

の方法は美容的見地からは優れているが，筋肉質の人で行うことは難しい．前方からの鎖骨上アプローチは再評価を受け，現在，一部の人たちによって好んで行われている[18〜20]．この到達法は第1肋骨の無形成がある症例で，動脈再建を計画するような時に用いるべきである．Clagett[17]が最初に報告した後方到達法は，技術的に難しいために行われなくなった．前方からの鎖骨下アプローチ[21]は，第1肋骨の限られた範囲しか切除できず，神経血管構造への視野は鎖骨によって妨げられる．胸隔出口で静脈が圧迫されている患者では，第1肋骨を胸骨との関節で離断し鎖骨下筋の完全切除を確実に行うことが最も有用である（下記を参照）．経鎖骨アプローチは鎖骨の切除が必要であり，鎖骨病変が関与しているような症例では最も有用である．鎖骨切除は術後に肩の痛みが起こる危険性が高いことが報告されているので，たいていの症例では胸隔出口の減圧には勧められない[22]．

次の項では，胸郭出口の減圧のために現在よく用いられている3つのアプローチについて述べることとする．

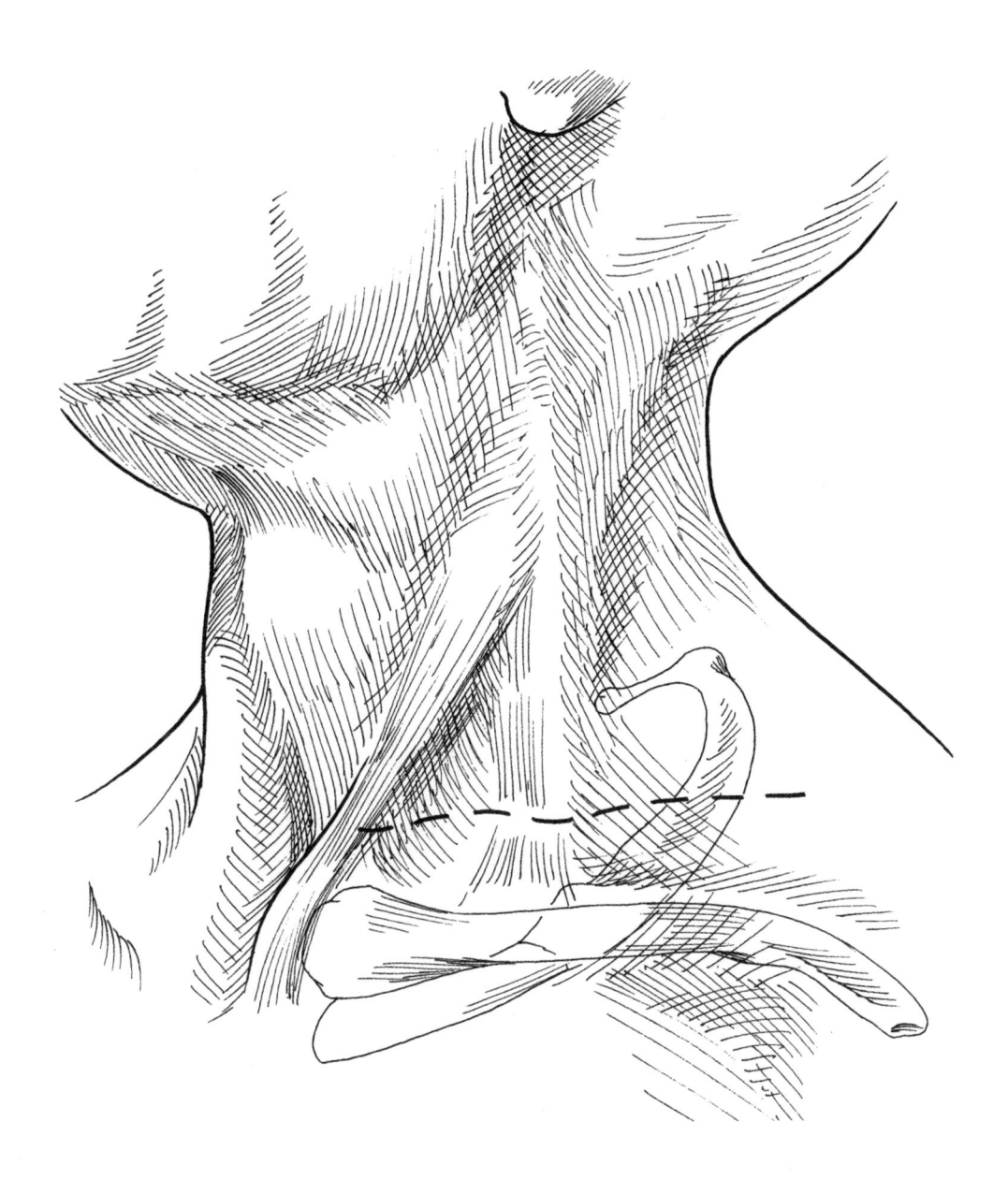

図4-13 第1肋骨への鎖骨上アプローチのための皮膚切開を示す．この後の図では，はっきりわかるように理想的な視野を示したが，手術野は深い"じょうご"のような形になるため，実際にこのような視野が得られることは滅多にない．

前方鎖骨上アプローチ　anterior supraclavicular approach

このアプローチの第1の利点は、胸郭出口にあるすべての解剖学的構造の視野を広くとれるということである．また，胸郭出口の減圧に際して，動脈病変の治療を行うために他の切開法と組み合わせることも容易である．鎖骨上アプローチは1910年以来用いられてきてはいるが，これが胸郭出口の減圧の方法として一般的になったのはまだ最近30年以内のことである[23]．遠隔成績は，これが神経圧迫症状をとるのに有効であることを証明している[19,20]．

患者の体位は仰臥位とし，頭を手術側と反対方向に向ける（図4-13）．手術野の静脈圧を下げるために，手術台の頭部を少し高くする．巻いたタオルを肩甲骨の間に縦に入れると，肩を延ばして鎖骨上窩を平らにするのに役立つ．頸，肩，および上胸部の皮膚を消毒し，滅菌ドレープを貼る．

鎖骨の1～2cm上でこれと平行に，鎖骨頭部から始まり，約8cm外側に延びる皮膚切開を置く（図4-14）．この皮膚切開を皮下組織から広頸筋まで切り込んでいく．広頸筋の下を剝離し，創の上部では輪状軟骨の高さまで，下部では鎖骨まで皮膚のフラップをつくる[23,24]．

外頸静脈と肩甲舌骨筋は，創の中央部で切離する．第1肋骨切除のときには内側の視野をよくするために，胸鎖乳突筋の鎖骨頭を切離すべきである．切離した胸鎖乳突筋線維の直下に内頸静脈があるので，その外側縁を剝離し，注意深くこれを内側に牽引する．下にある斜角筋前脂肪塊の内側縁，上縁，および下縁を剝離して，これをペデイクル状に外側に反転する[24]．左側では，胸管が斜角筋前脂肪塊の下内側の角のところを，弧を描くよう

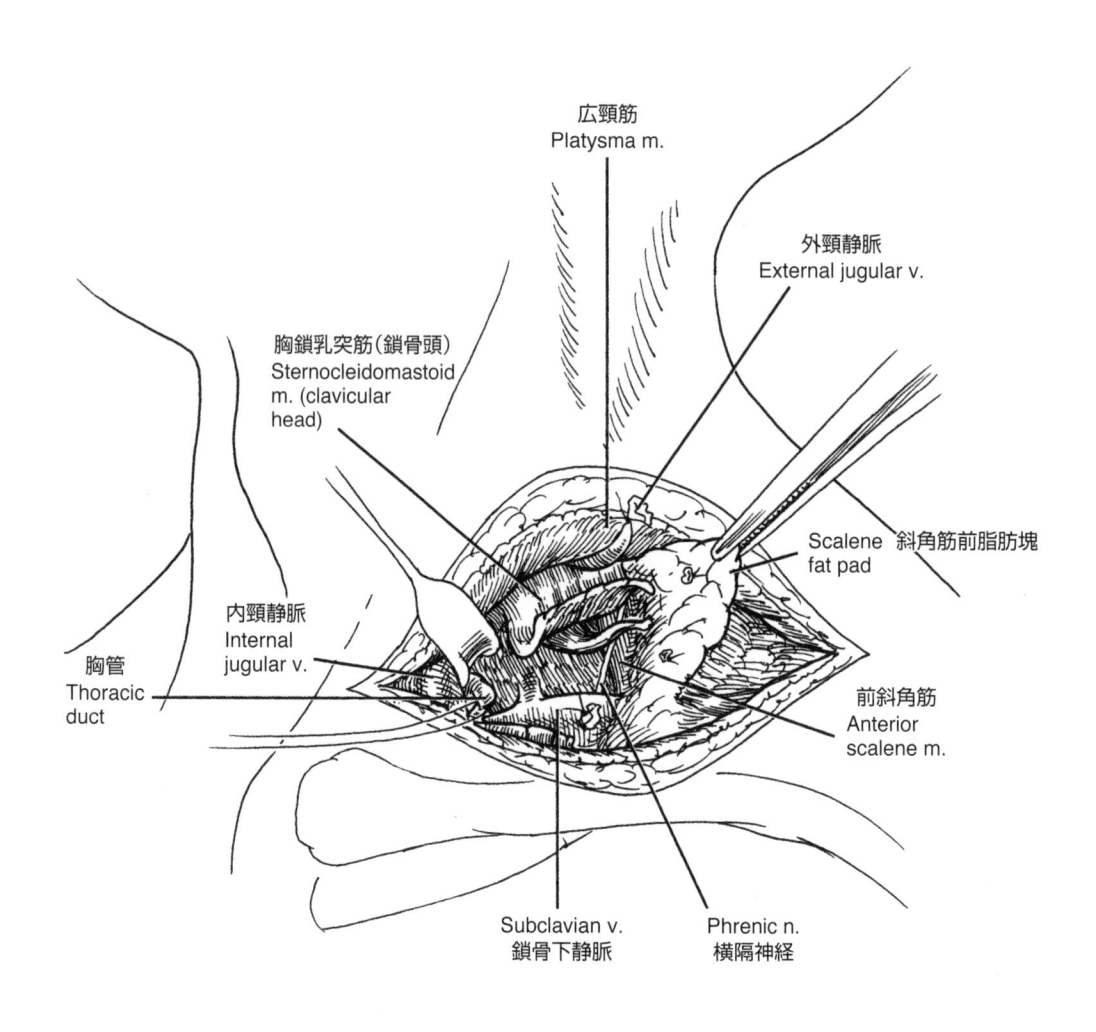

図4-14　胸鎖乳突筋の鎖骨頭と肩甲舌骨筋を切離し，斜角筋前脂肪塊を内頸静脈から剝がす．この脂肪塊と静脈をそれぞれ反対方向に牽引し，左側では胸管を結紮切離する．

にして最終流入部である左内頸静脈と鎖骨下静脈の合流部に向かっているので，これを同定し，注意深く結紮しなければならない．

前斜角筋はこの脂肪塊のすぐ下にある．この筋肉の前面で，通常は内側縁の近くを横隔神経が走っている．この神経を前斜角筋の筋膜から遊離し剥離を進める間，損傷しないように保護しておく．横隔神経はちょっとした圧迫でも一時的な横隔膜麻痺を来しうるので，決して強く引っ張ってはならない[23]．次に前斜角筋を第1肋骨への停止部のところで切離する（**図4-15**）．この際，上にある鎖骨下静脈の損傷を避けるために，この筋肉を直視下に数ミリずつ切離していく．次いでこの筋肉を，できるだけ横突起からの起始部の近くで切離すると，完全に切除することができる．鎖骨下動脈はこの創の下部にあるので，もし動脈病変を合併していてそれを外科的に治療する必要がある場合には，これを露出することは容易である．

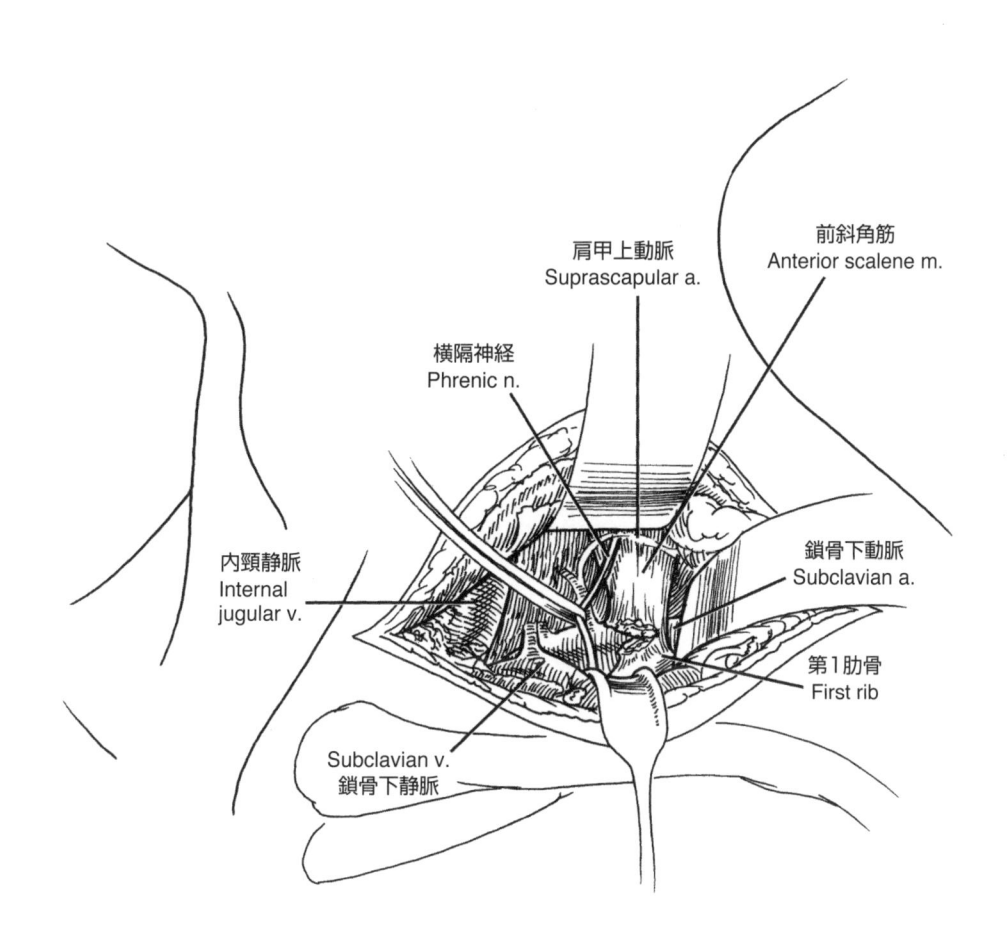

図4-15 前斜角筋の停止部を切離する際には，横隔神経を損傷しないように保護する．

中斜角筋も胸郭出口での圧迫性障害に関与している可能性があるので，次にこれを切除する．この筋肉は腕神経叢根部の後方，外側に位置している．中斜角筋を露出しやすくするためにC5とC6の神経幹をその外縁に沿って剝離し，そっと下方に牽引する．中斜角筋の前外側表面にある長胸神経を同定し，これを保護してから，この筋肉を第1肋骨への付着部のところで，何回かに分けて少しずつ切離する（図4-16）．筋肉切離の外側の境界は長胸神経を目印にする．中斜角筋の最前部は，腕神経叢をかなり強く牽引しないと見えないことがある．これらの筋線維は，鎖骨下動脈と下部神経幹との間の隙間で切離することができる．前斜角筋と中斜角筋とを切除する

A

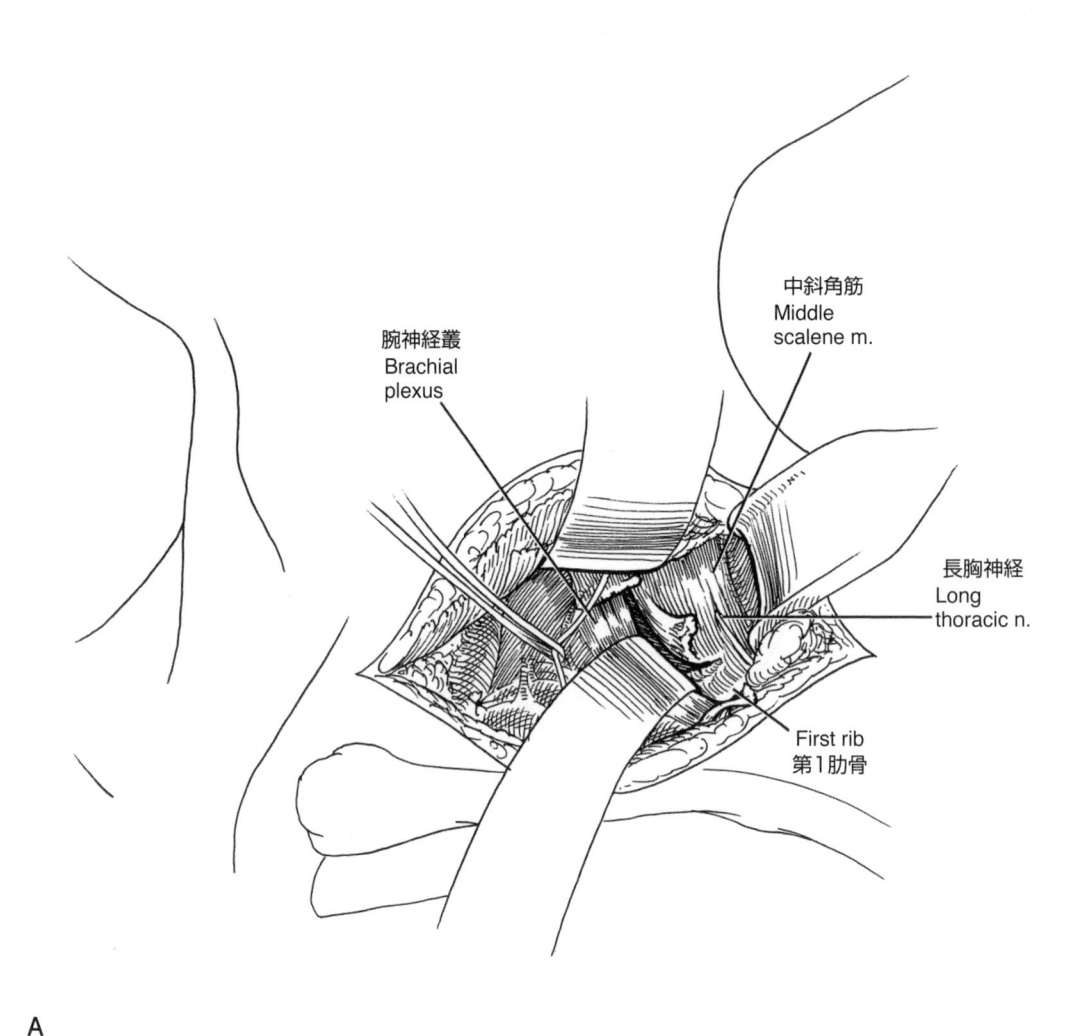

図4-16 腕神経叢の後方にある中斜角筋を，長胸神経の位置を念頭におきながら注意して第1肋骨から剝がす（**A**）．中斜角筋の最も前方の線維は図に示すように，鎖骨下動脈とその下にある神経幹の間からアプローチしてもよいし，あるいは腕神経叢に過剰な緊張がかからないように，第7神経根と第8神経根の間からアプローチしてもよい（**B**）．

ことで，大部分の圧迫の原因となるバンドは除去できるものであるが，他に何か線維性の絞扼がないかどうか，術野をよく触診しなければならない．特に，C7椎骨とSibsonの筋膜に付着するものも含めて，腕神経叢の露出された部分に付着する線維筋性のバンドはすべて除去することが大切である．同様に，中斜角筋の分離停止や後斜角筋の肥厚のような，特殊な筋肉奇形[1]にも注意すべきである．頸肋骨は普通，中斜角筋の線維の中に埋もれており，中斜角筋切除のときに容易に切除される[23]．

B

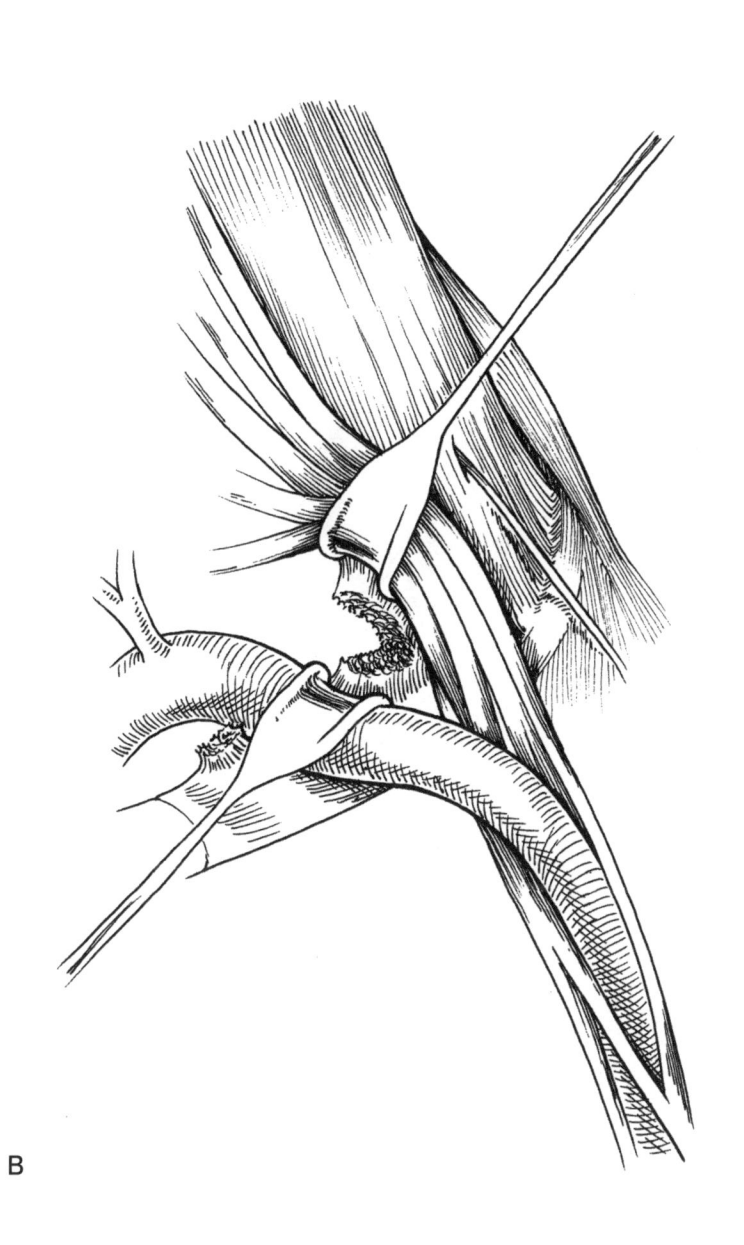

図4-16（続き）

これで第1肋骨切除の準備が整ったことになる．骨膜外切除の方が骨膜下アプローチよりも好まれるが，これは前者の方が簡単であることと，骨膜を除去することにより骨膜床の骨再生とそれに伴う症状の再発が防げるという理由による[25]．第1肋骨の下面に沿って肋間筋線維を指で鈍的に剥がし，この肋骨を遊離する．創の外側で腕神経叢をそっと前内側方向にどかし，直型の空気駆動鋸を使うか[24]，細い骨鉗子を使って破砕する[23]かして，第1肋骨を肋骨結節のすぐ末梢部できれいに切離する（図4-17）．後方の肋骨の遺残部分は，骨鉗子を用いてできるだけ横突起の近くまで除去する．この操作は，第1肋骨の頸部近くを通るC8とT1の神経根への損傷の可能性を少なくするために，かならず直視下に行うべきである．もし骨鉗子の先端が見えないようなときには，後方

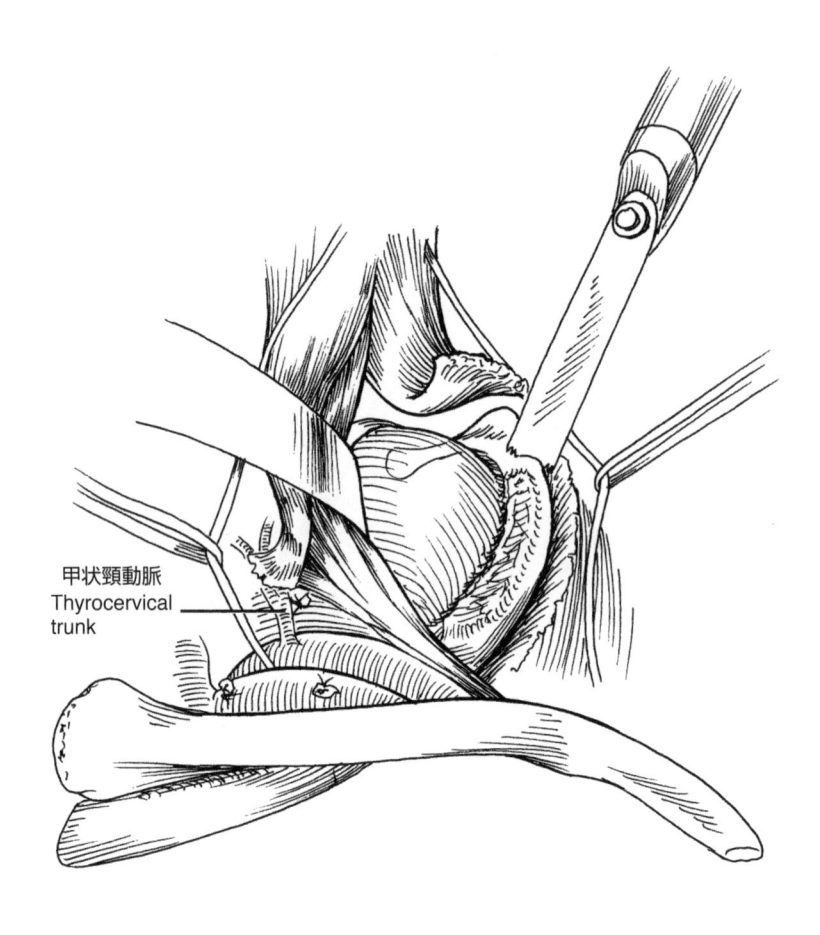

図 4-17　ここに示す骨膜外アプローチでは，肋間筋，斜角筋および胸内筋膜を肋骨から遊離した後に，肋骨角の前方で肋骨を切離する．

の遺残肋骨はそのまま残しておいた方がよい[24]．もろい外膜周囲組織で付着している鎖骨下動脈を第1肋骨の上縁まで注意深く遊離し，骨膜外法を用いて肋間筋と胸膜を肋骨下面から剥離する．これで第1肋骨はすべての付着物から完全に遊離され，前斜角筋結節の前で行う前方切除の準備が整ったことになる．第1肋骨のこの部分は，鎖骨と鎖骨下静脈を上方に牽引して持ち上げ，鎖骨下動脈を後方に牽引して露出する（図4-18）．もしも視野が著しく悪いとか，鋸や骨鉗子がよく見えないという場合には，鎖骨下にもう1つの切開を加えれば，肋軟骨結合 costochondral junction のところで肋骨切離を行うことができる（下記参照）．

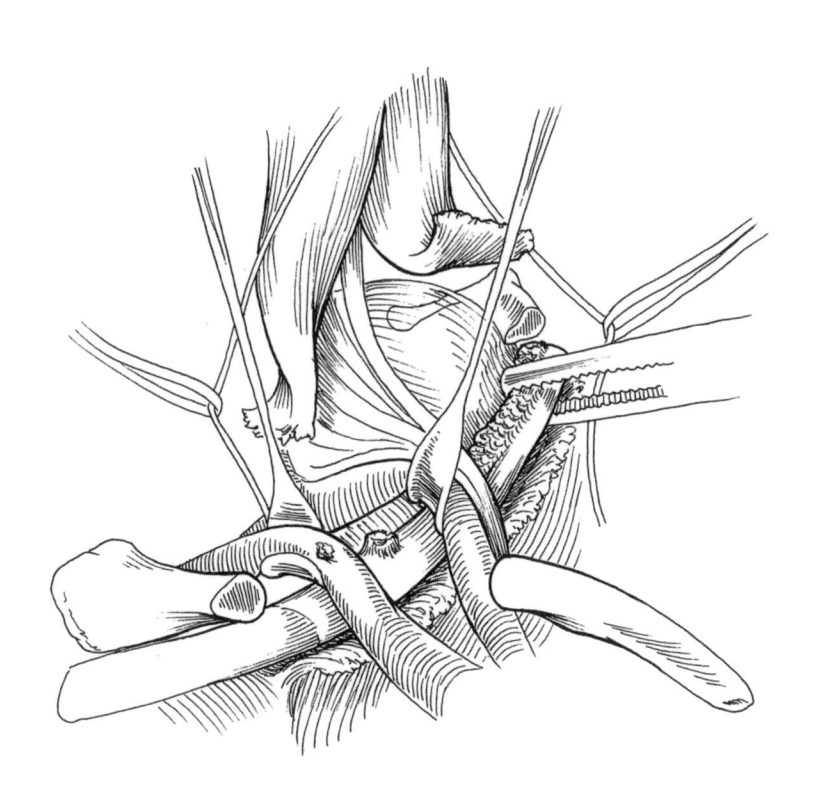

図4-18　肋骨の後方を"てこ"のように持ち上げ，鎖骨下動脈と静脈の間を開いて，前方の切除部位の視野をよくする．

経腋窩アプローチ　transaxillary approach

1966年にRoos[26]が初めて記述して以来，胸郭出口の減圧をしようとする外科医にとって，このアプローチは"標準術式"となった．この術式は第1肋骨に素早く到達することができ，しかもこの皮膚切開は美容的な見地からも魅力的である．しかし，この経腋窩アプローチにもいくつかの欠点があることがわかってきた．なかでも最も重要なのは，解剖学的構造物の視野が比較的深い穴の中に限局されるため，特にT1の神経根と鎖骨下静脈を損傷しやすくなるということである．それに加えて経腋窩アプローチは斜角筋三角を構成する基本構造の露出が不完全になりやすい．すなわち先天性の線維筋性バンドの多くは第1肋骨の内側にあるため，このアプローチでは神経血管束によって隠されてしまう．また前斜角筋と中斜角筋の完全切除も難しい．最後に，合併する動脈病変を治療するためには，もう一度手術をやりなおす必要がある．これらの欠点があるにもかかわらず，このアプローチの成功を証明する数多くの文献が蓄積されてきている[2,27〜29]．

患者の体位は完全側臥位とし，神経血管系への圧迫を防止するために，反対側の腋窩の下に軟らかい枕を入れる（図4-19）．片方の腕は固定しないでおき，手術の間中，助手がこの腕を持って位置を決める．腋窩，背部，

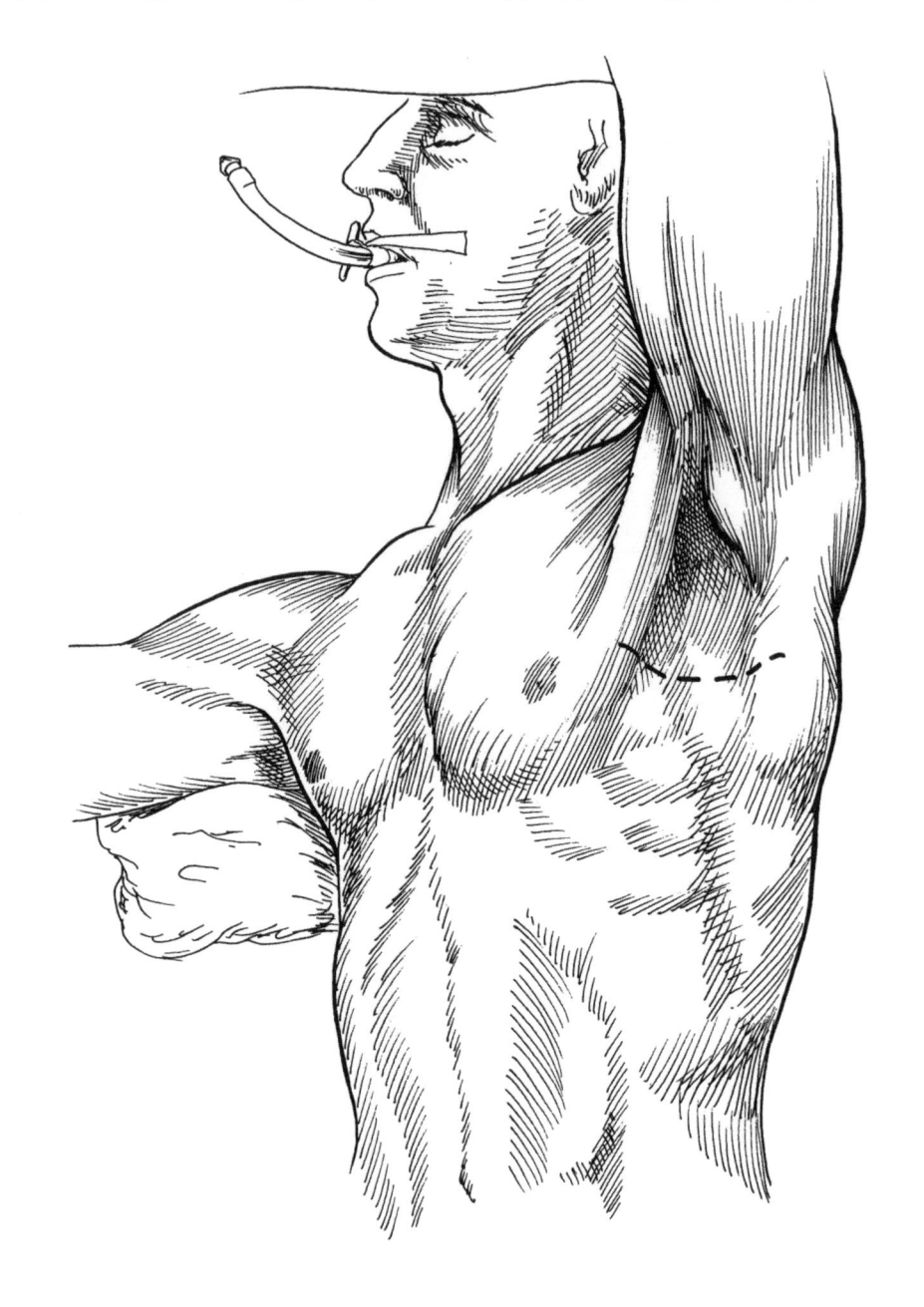

図4-19　第1肋骨への経腋窩アプローチでは完全側臥位とし，患肢は自由に動かせるようにしておく．

第4章　胸郭上口と頸胸部交感神経幹　**135**

胸部，肩，および腕を消毒し，ドレープを貼る．ストッキネット stockinette で腕の末梢部を覆う．

　Roos[25]が述べているように，第2助手が"肘固め"のような形で患者の腕と肩を持ち上げる（**図4-20**）．術中はこの腕の牽引を間欠的にゆるめて，腕の虚血や腕神経叢の損傷を防止する．これに替わる方法としてIllig[30]は最近，肩牽引キットを使って受動的に腕を挙上する方法を記述した．この方法では組立て式の"シャワー・カーテン"に錘りをつけたナイロンの紐をひっかけて腕を挙上する．腋毛の下縁で，大胸筋と広背筋の間に横切開を加える．この皮膚切開をさらに皮下組織から腋窩筋膜まで進め，第3肋骨の高さで前鋸筋の筋膜に到達する（**図**

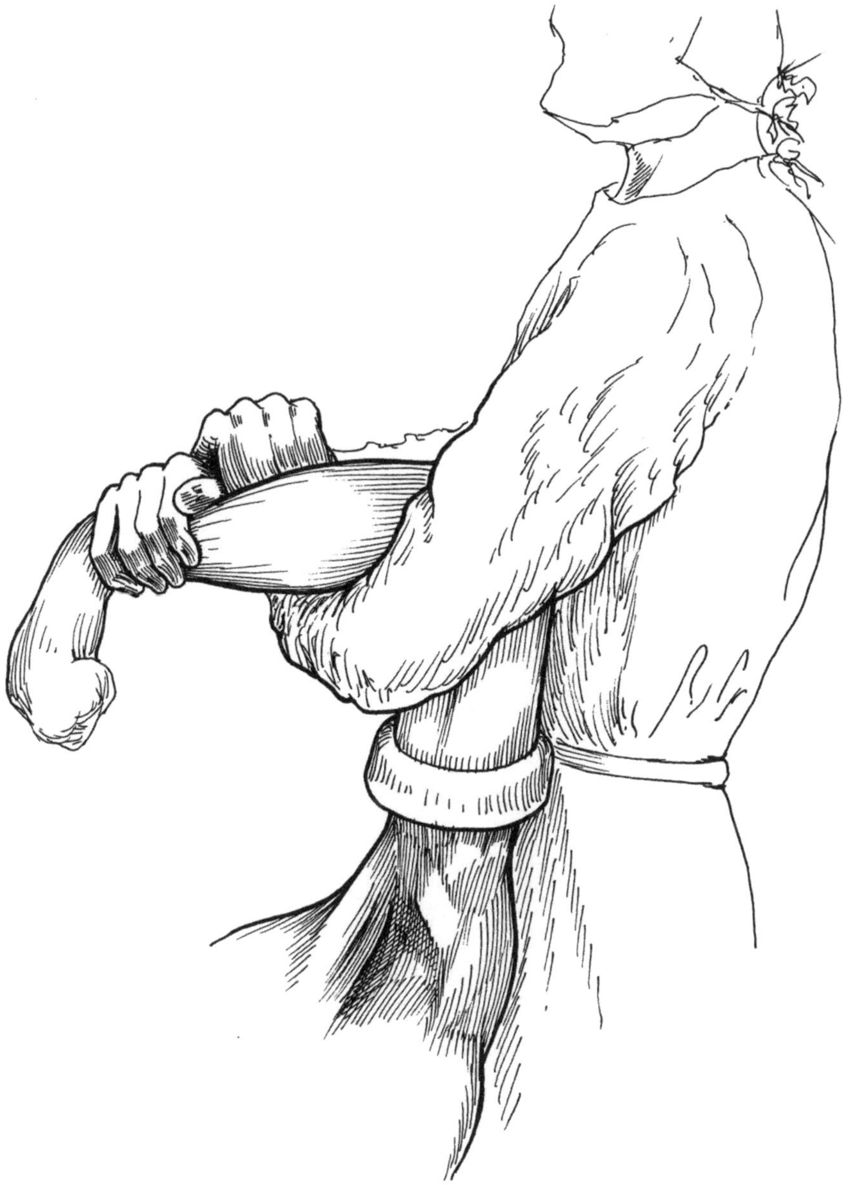

図4-20　腕を持つ助手は患者の腕をしっかりと確保するとともに，疲れを少なくするために"肘固め"のような形をとる．

4-21).胸腹壁静脈と外側胸動脈が皮下組織の直下でこの創を横切っているので,これらの血管を結紮切離する.腋窩筋膜の下から1つの組織面が始まっており,前鋸筋の表面にある疎性結合組織の中を上方に延びていく.手術野の中央の第2肋間の高さで肋間上腕神経が現れる.Roos[26]は腋窩と上腕内側の知覚麻痺を避けるためにこの神経を温存することを勧めたが,Dale[31]は術後の神経性の痛みを避けるために,この神経を切離することを勧めている.剝離面を第1肋骨の高さまでさらに広げる.最上胸動脈と静脈が創の前方で第1肋骨を横切っているので,これも切離する必要がある[25].

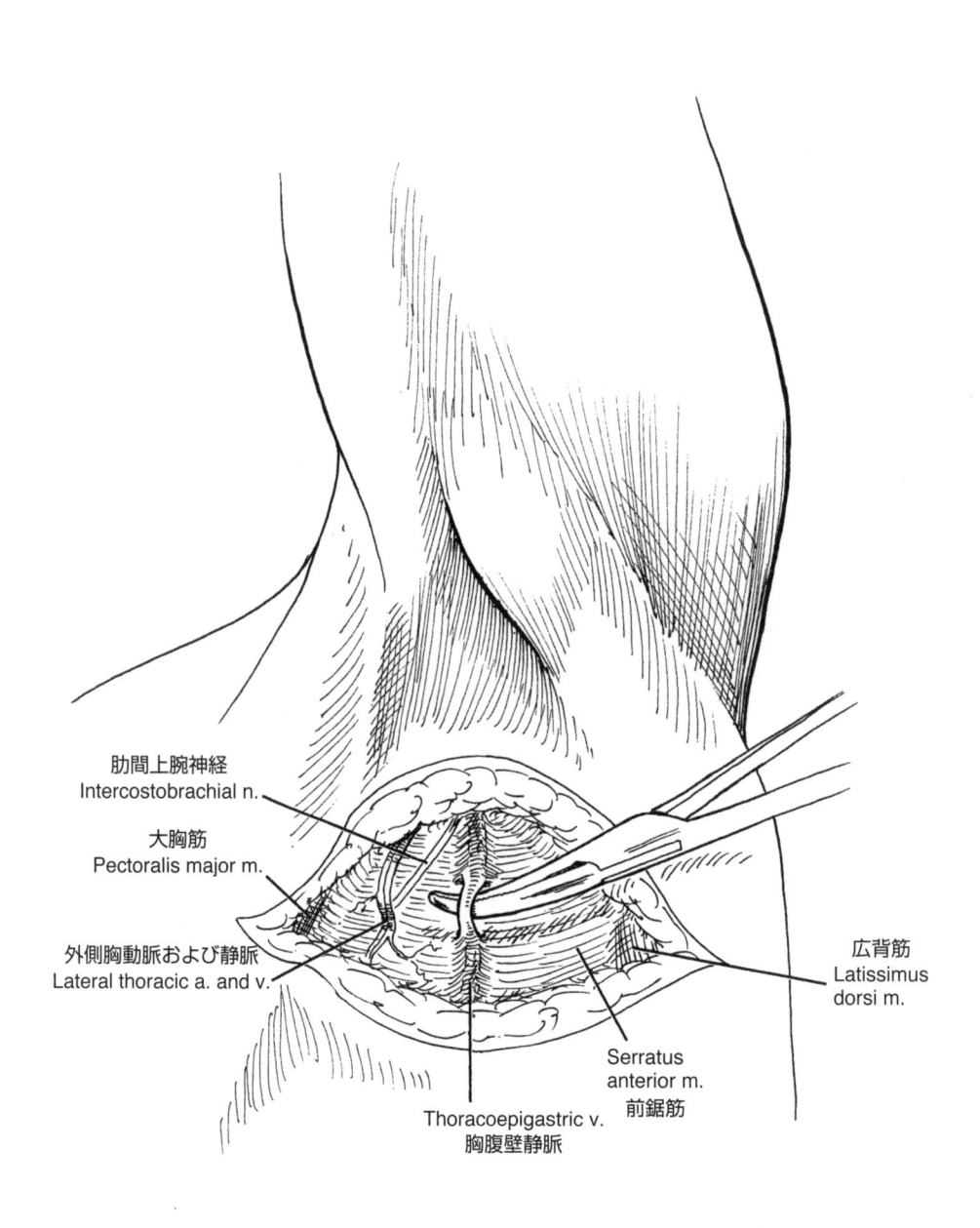

図4-21 腋窩表層の血管は結紮切離する.肋間上腕神経は遊離するか,または必要ならば切離する.

Roos[25]は第1肋骨の外側縁に腋窩と胸郭出口とを分けている筋膜の盲嚢cul-de-sacがあることを記載した．この組織を第1肋骨の上縁に沿って鈍的に開いていくと，胸郭出口の構造物が現れる（図4-22）．第2助手に肩を軽く持ち上げさせ，大胸筋を牽引すると，胸郭出口の構造物の視野が一段とよくなる．前方から後方に向かって，腋窩静脈，前斜角筋，腋窩動脈，腕神経叢，および中斜角筋を確認する．長胸神経が腕神経叢の背側から出て，創の後方で前鋸筋の外側面に沿って走っているので，これを損傷しないようにする．

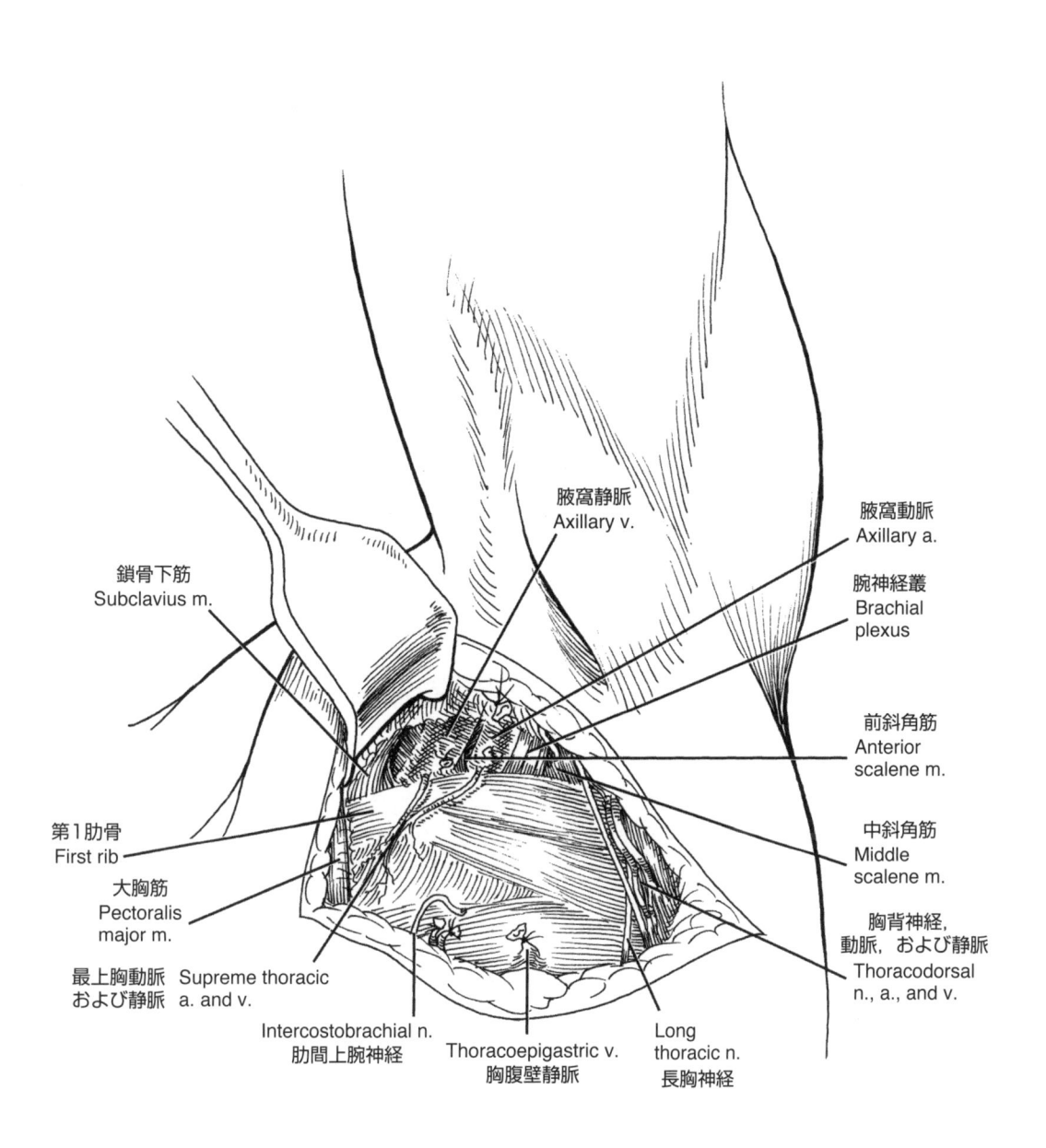

図4-22 腋窩筋膜を開き，大胸筋を牽引して，腋窩尖端部の血管や腕神経叢を露出する．

創の前方では，鎖骨下筋が鎖骨の下の丈夫な靱帯として認識される．これを直視下に切離し，できるだけ内側まで切除する（**図4-23**）．これによって肋骨切除のための視野はさらによくなり，鎖骨下筋による鎖骨下静脈への圧迫も避けることができる[25]．静脈損傷を防ぐために，鎖骨下筋を切離する前に鎖骨下静脈をこの筋肉から注意深く，しかも完全に遊離しておく必要があることは，いくら強調しても，しすぎるということはない．もしも鎖骨下静脈が鎖骨下筋に癒着しているときは，壁の薄いこの血管の損傷を避けるために鎖骨下筋の切除は断念すべきである．

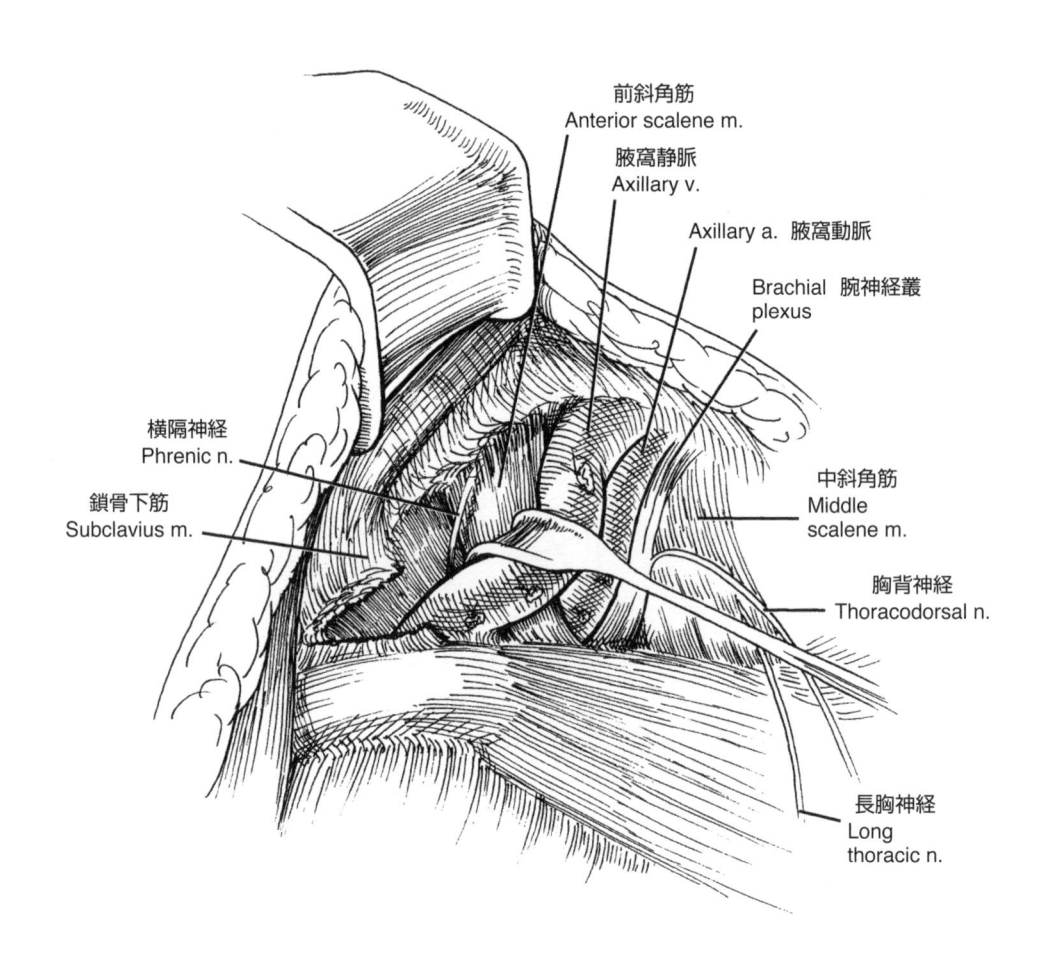

図4-23 鎖骨下筋の停止部を切離すると，鎖骨が持ち上がって視野がよくなる．

次に，前斜角筋と中斜角筋を第1肋骨への付着部から切り離す．前斜角筋を切離する間，この高さではこの筋肉の後方の奥を走っている鎖骨下動脈を損傷しないように注意しなければならない（**図4-24**）．直角鉗子を使っ
て前斜角筋を周囲の血管から引き離し，筋線維を少しずつ切離するのが最もよい．横隔神経は，この筋肉の停止部の内側を走っている．中斜角筋は，先端の鈍なエレバトール（骨膜起子）elevatorを使って簡単に押し剝がす

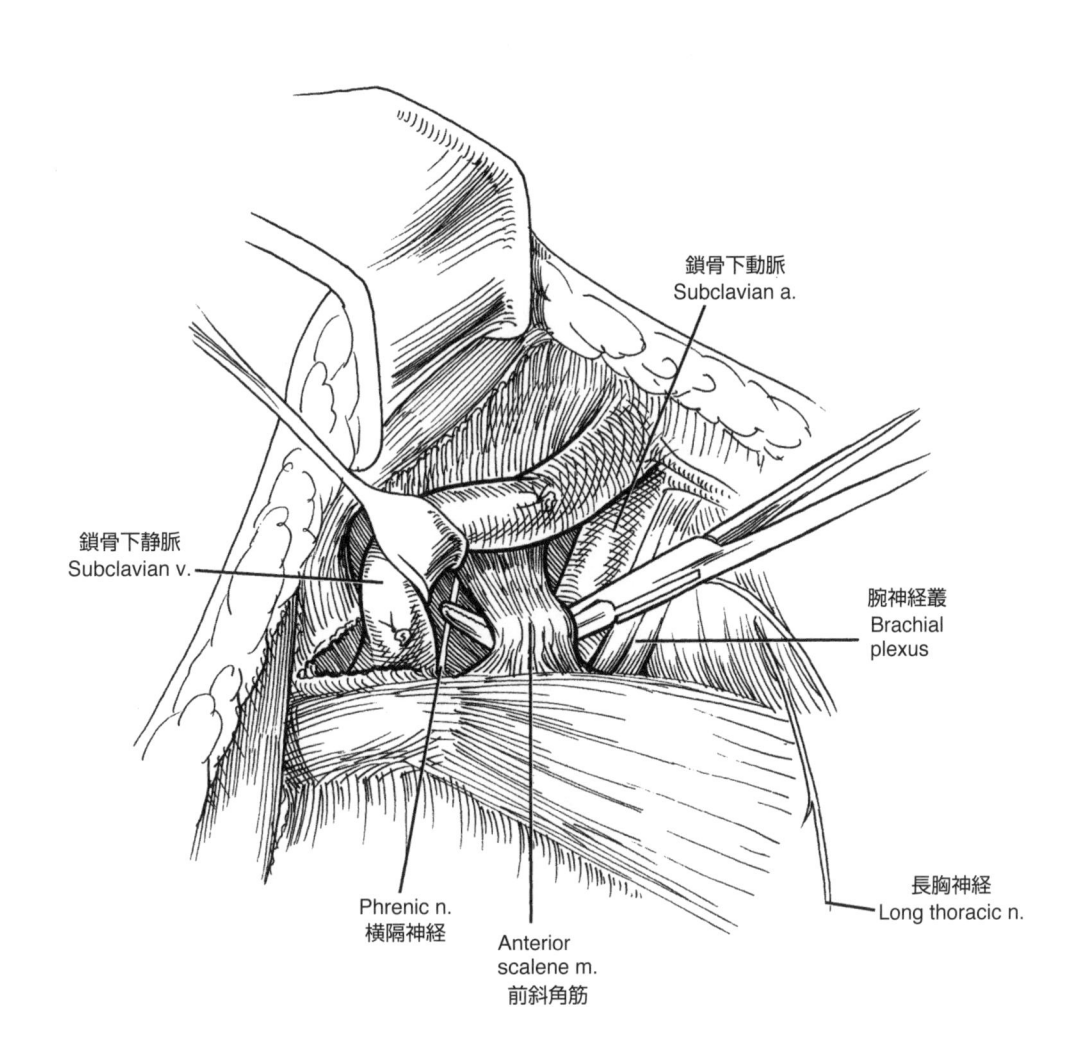

図4-24 前斜角筋の停止部を遊離して切離するとき，横隔神経を損傷しないように注意しなければならない．

ことができる（図4-25）．筋肉が完全にはずれたならば，薄い付着部を鋭的に切離しながら鎖骨下動脈と腕神経叢を第1肋骨から遊離する．動脈の圧迫が加わっている場合には，動脈がこの肋骨に癒着していて，狭窄後拡大のために動脈壁が薄くなっていることがある．このような場合には，動脈の下の部分は骨膜下で入ると，動脈を肋骨から安全に剥がすことができる．

これで肋骨切除ができるようになる．骨膜下切除は，肋間動・静脈の損傷や，近接する胸膜腔内に入ってしまうことを防ぐのに役立つかもしれないが，多くの著者たち[23,24]は，骨膜外切除の方を好んで採用している（前記参照）．先端の鈍なエレバトールを用いて第1肋骨の下面から肋間筋を剥がし，次いで1号のOverholt骨膜剥離子raspatoryを使って第1肋骨の内面の弯曲部をSibsonの筋膜から剥がす[25]．肋骨の全周が後方のT1の横突起から前方の肋軟骨まで完全に遊離したら，これで肋骨切除の用意が整う．T1の神経を注意深く外側に牽引し，肋骨の後方切除の間これを保護する．曲がった肋骨剪刀を長胸神経を損傷しないように注意してできるだけ後方まで挿入し，肋骨をきれいに切離する（図4-26）．前方の切除は，鎖骨下静脈を慎重にどかして肋軟骨結合のところで行う（図4-27）．鋭い骨の残りは骨鉗子rongeursで滑らかにする．

頸肋骨は，中斜角筋を周りから剥がして，骨鉗子を使ってできるだけ椎骨に近いところで切除する．創の内部，特にT1神経の付近を注意深く触診して，異常な線維筋性のバンドを見つける必要がある．

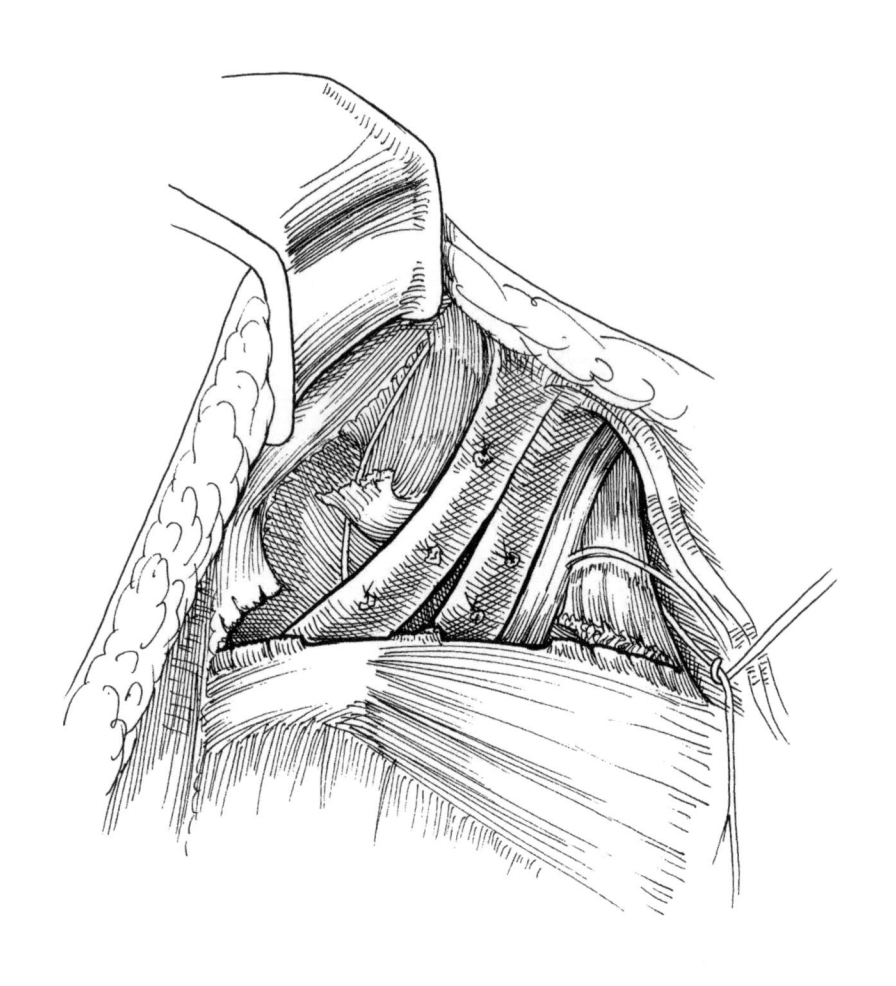

図4-25　中斜角筋停止部を離断し，血管を疎な付着組織のところで第1肋骨から遊離すれば，頭側の授動が完了する．このときも，長胸神経を保護して損傷しないようにする．

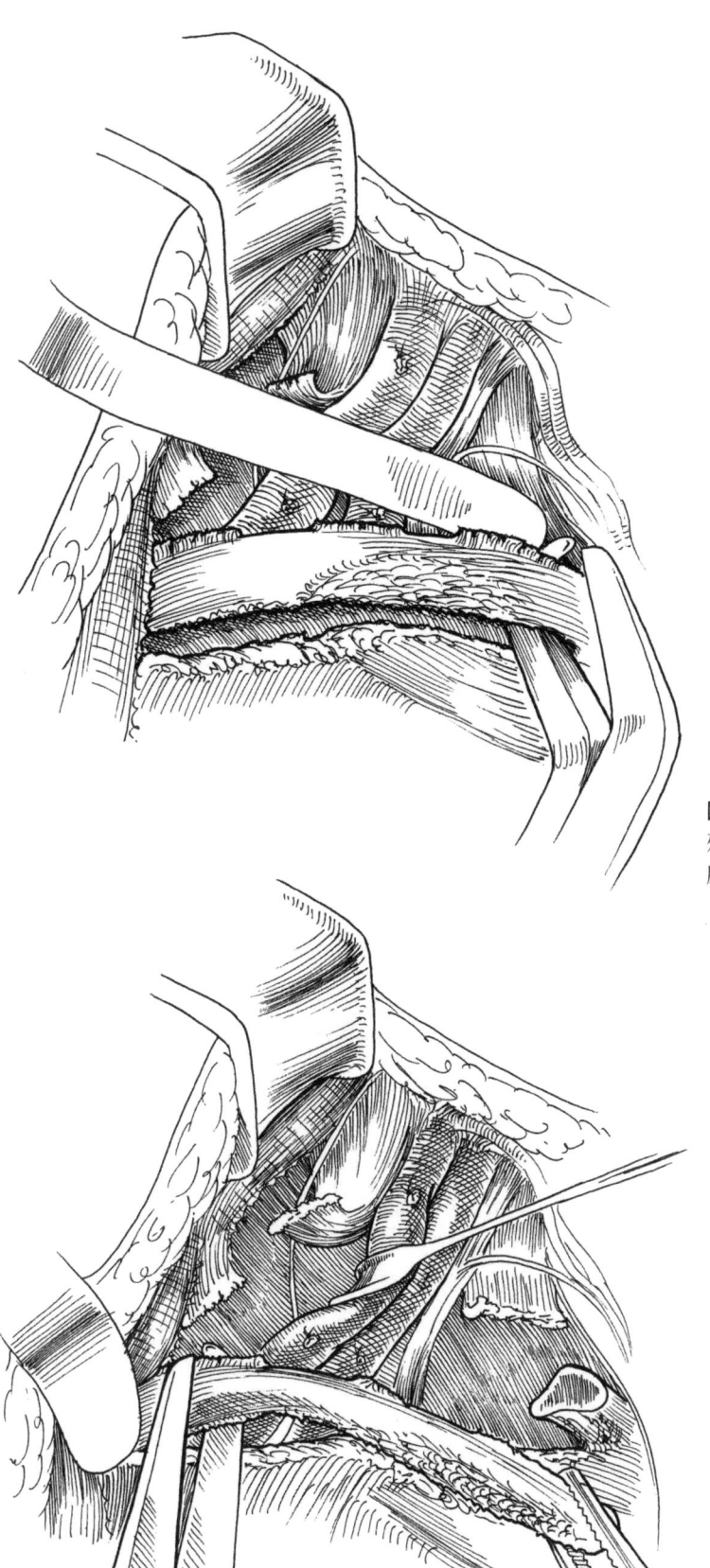

第4章　胸郭上口と頸胸部交感神経幹　　141

図 4-26　肋骨の下縁と裏面に付着している残りの筋肉や筋膜組織を剝離した後，後方で肋骨を切断する．

図 4-27　前方で肋骨を切断すれば，第 1 肋骨の切除は完了する．

鎖骨下アプローチ　infraclavicular approach

第1肋骨レベルでの鎖骨下静脈の外因的な圧迫は、健康な人にも原発性の血栓症を起こしうる．このいわゆる労作性血栓症 Paget-Schroetter syndrome は，急性期に診断されればカテーテルによる直接血栓溶解療法と，それに引き続いて胸郭出口での圧迫の選択的解除を行うことによって治療することができる[32〜35]．圧迫を最も起こしやすい場所は肋鎖腔 costoclavicular space である．こ こでは第1肋骨の奇形による過度の狭窄，または鎖骨下筋の肥厚が圧迫性閉塞の原因となりうる[3,6,35]（図 4-28）．治療を成功させるためには，可能性のある解剖学的な欠陥をすべて矯正するために，普通第1肋骨の摘出と静脈血栓の完全溶解が必要である[33]．多くの場合，経腋窩アプローチか鎖骨上アプローチを用いてこの目的を達成することができる[32〜35]が，肋胸結合 costosternal junction までの完全切除がいつも可能とは限らない．このような状況では第1肋骨の中枢側を直視下に見ることが必

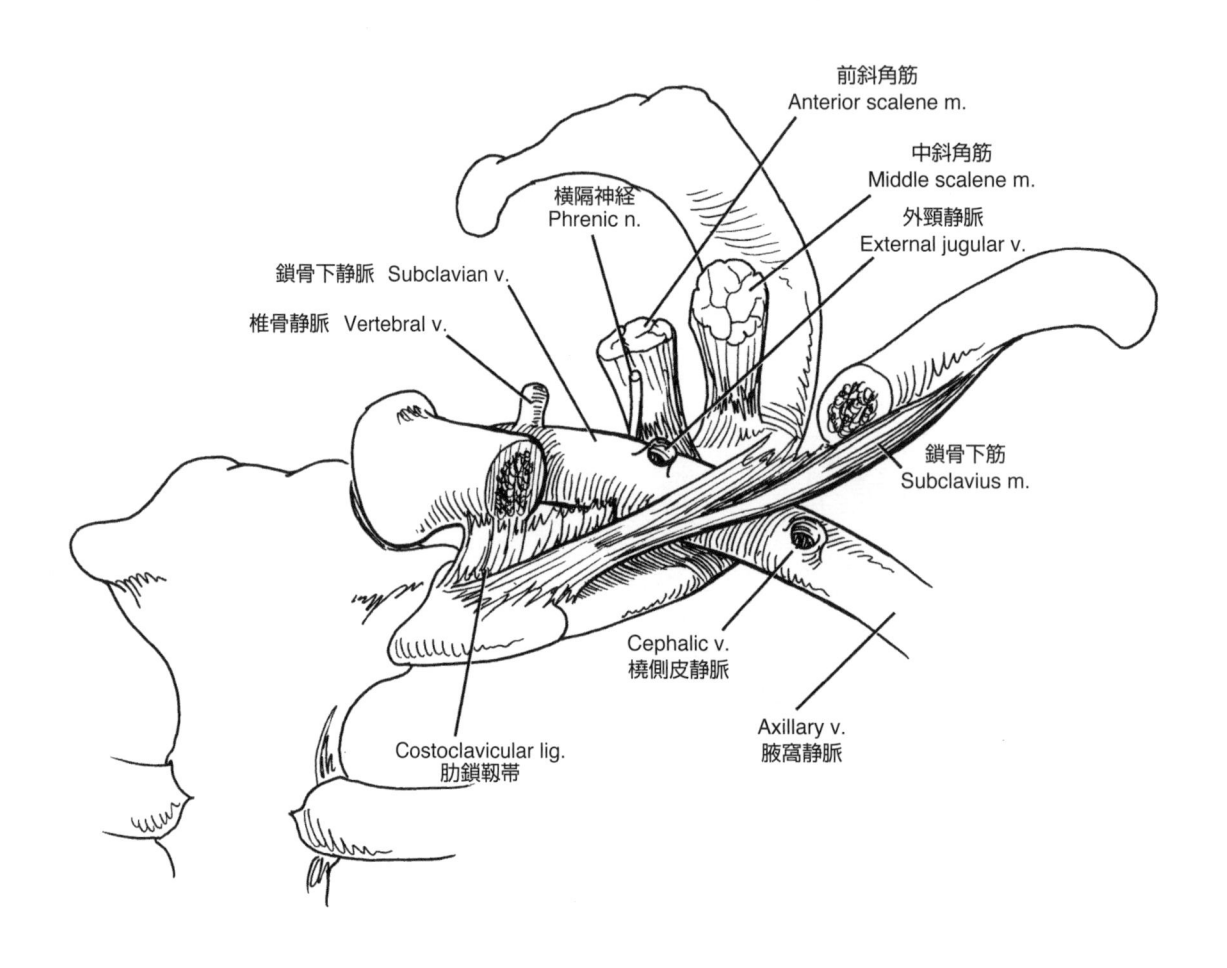

図 4-28　鎖骨下静脈は骨または腱の異常のために肋鎖腔の中で圧迫を受けることがある．

要となり，鎖骨下アプローチを用いるとこの部分を直視下に露出することができる[36]．またこのアプローチはThompson ら[37]が推奨する静脈血栓の完全溶解 venolysis ができるように鎖骨下静脈の中枢側を露出するときにも必要となる．鎖骨下静脈を直視下に露出するもう1つの方法は内側鎖骨切除 medial claviculectomy である．しかし鎖骨切除はこれまで半数もの患者で厄介な後遺症状を残している[22]．鎖骨下アプローチでは鎖骨下静脈の露出に優れていて，肩の機能も温存することができ，美容的にも鎖骨切除より優れている．

患者は両腕を身体の脇に下ろして仰臥位とする．鎖骨の下2cmのところで胸骨左縁から横に約5cmの皮膚切開を加える（**図4-29**）．切開を進めて胸筋筋膜を切開し，大胸筋を線維の方向に沿って鈍的に裂開して第1肋骨と胸骨との結合部を露出する[36]．

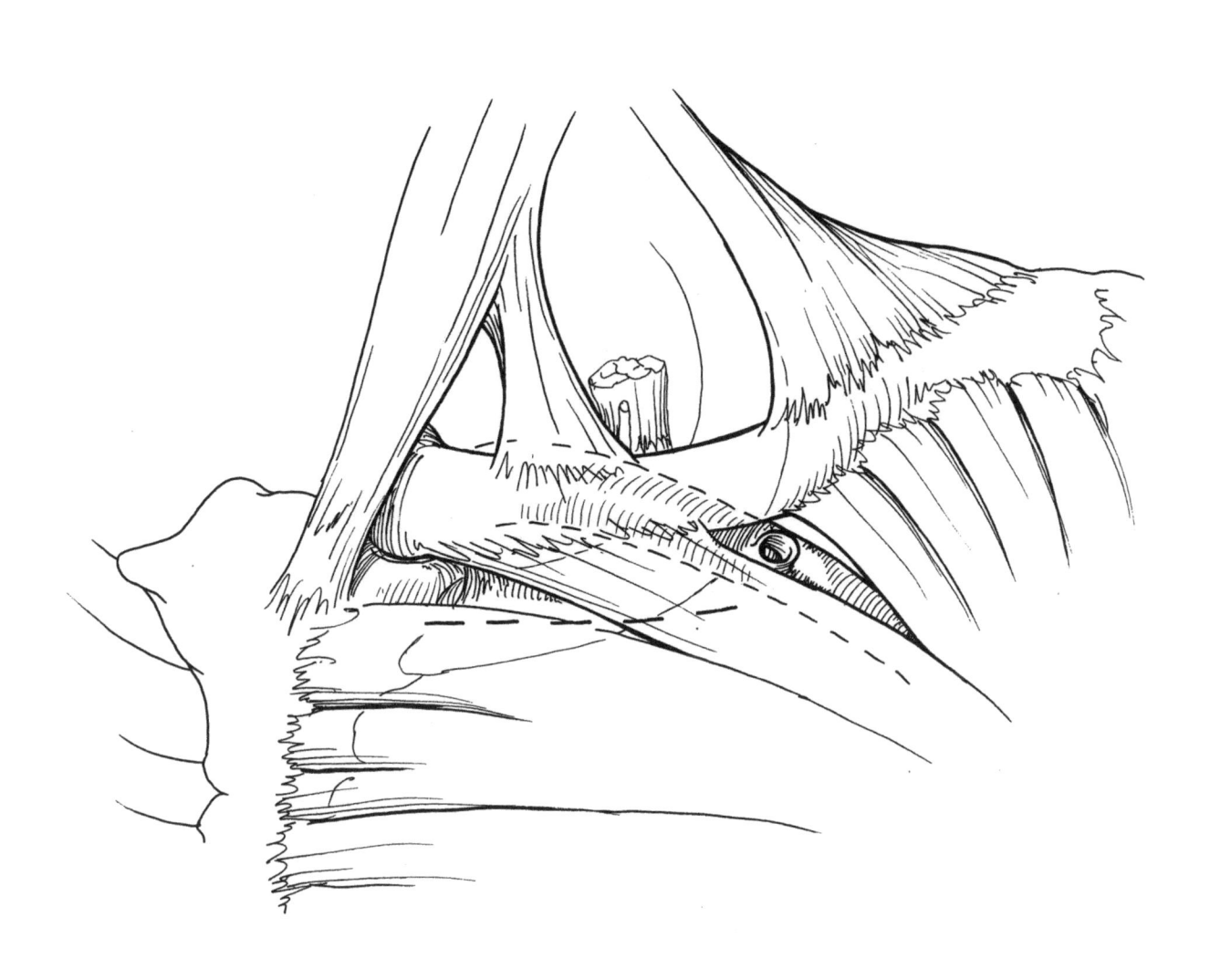

図4-29 第1肋骨への鎖骨下アプローチでは，鎖骨の下2cmのところに皮膚切開を入れる．

鎖骨下筋の腱は第1肋骨の上面への停止部で切離してはずす（**図4-30**）．その下にある鎖骨下静脈は，全周性に剥離を行って遊離することができる．肋鎖靱帯（Halstedの靱帯）は鎖骨下筋のちょうど後ろにある．その内側の線維が鎖骨下筋と一緒になって鎖骨下静脈を押え込むことがあるので，この靱帯は切離すべきである．またこれを完全に切離しておくと，胸鎖関節のところで第1肋骨を摘除するのが容易になる．外因的に静脈を圧迫しているすべての場所を解除してしまえば，鎖骨下静脈は緊張がとれて軟らかくなり簡単につぶれるようになる[37]（**図4-31**）．

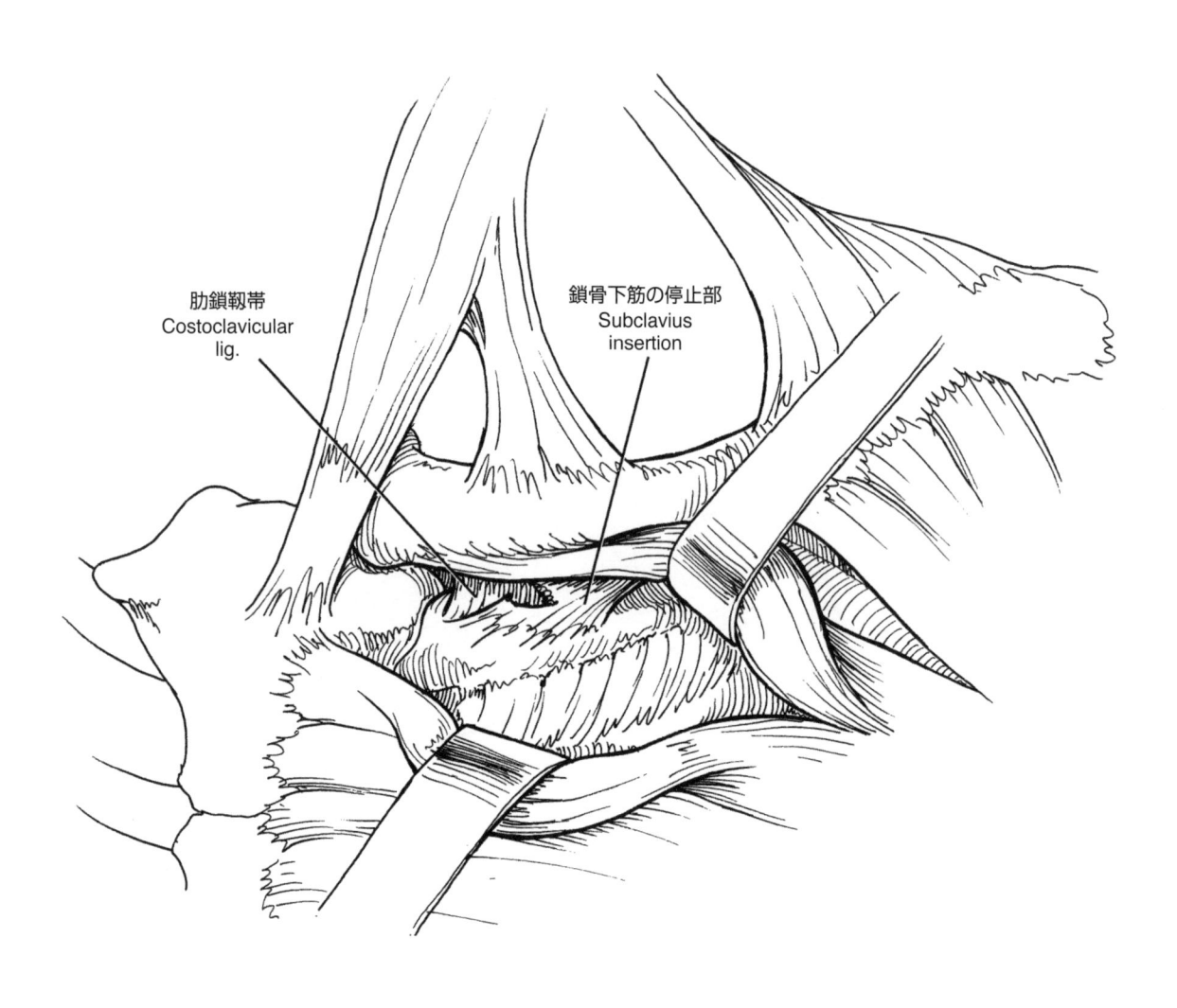

図4-30 鎖骨下筋は切離してはずす．近くにある肋鎖靱帯も，その内側の線維が静脈圧迫の原因になることがあるので切離する．

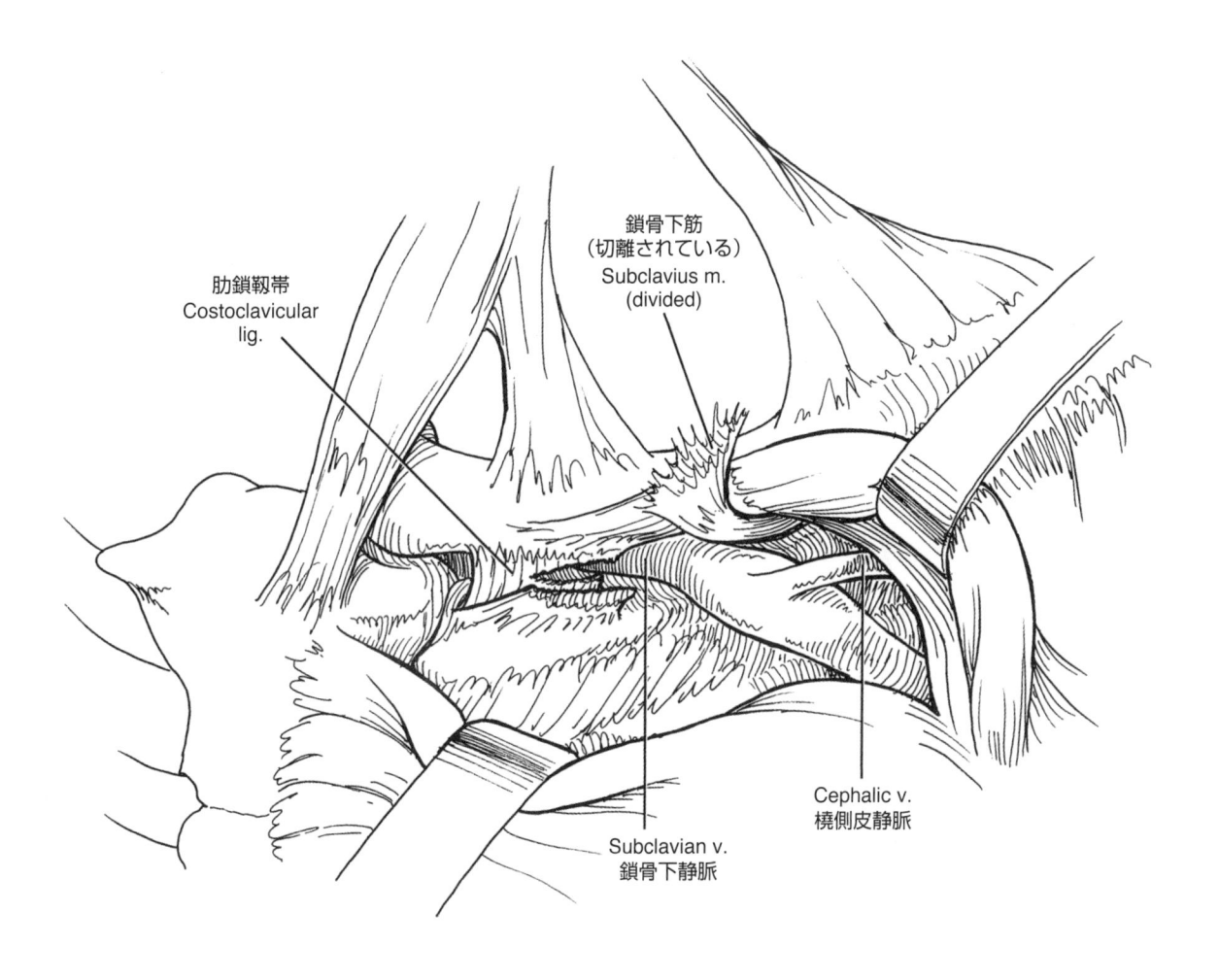

第 4 章　胸郭上口と頸胸部交感神経幹　**145**

図 4-31　鎖骨下静脈は全周性に剥離して遊離する．

鎖骨上アプローチまたは経腋窩アプローチ（前記参照）を用いて第1肋骨の大部分が切除されてしまっているような場合には，第1肋骨の遺残部と短い肋軟骨はこれを下方に引っ張りながら肋胸結合のところではずせば，簡単に除去することができる．第1肋骨が完全な形で残っている場合は，まず肋骨下縁に沿って肋間筋を切離する．胸膜を創の外側から内側に向かって第1肋骨の内面から鈍的にていねいに剥がしていく[36]．第1肋骨の前端は直視下で切離し，内側の遺残部は上に述べたようにして除去できる（図4-32）．切離した肋骨の前端を下方に引き下げると，前斜角筋の停止部を露出しやすくなる．前斜角筋を切離するときはLangenbeck鉤で鎖骨下静脈を上方に牽引する（図4-33）．横隔神経を同定し，この操作中は注意深くこれを保護する．鎖骨下静脈と鎖骨下動脈を一緒にして創の上部の方に引き上げると中斜角筋が見えてくる．Molina[36]はこの中斜角筋を切離してしまった後で，鎖骨下動脈の少なくとも1cm後ろのところで第1肋骨を切離することを勧めている（図4-34）．

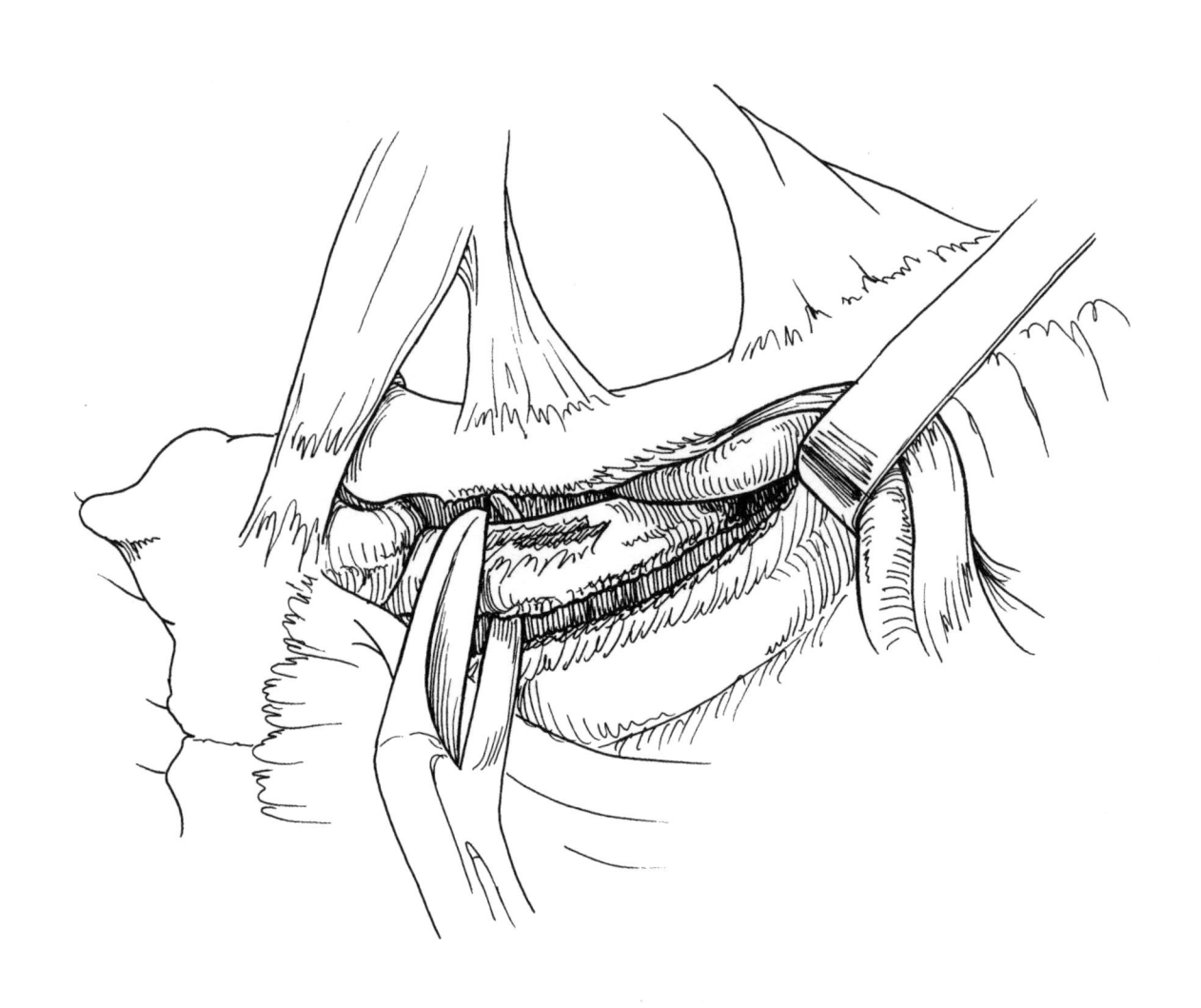

図4-32　第1肋骨の前端を直視下に切り離す．

第 4 章　胸郭上口と頸胸部交感神経幹　**147**

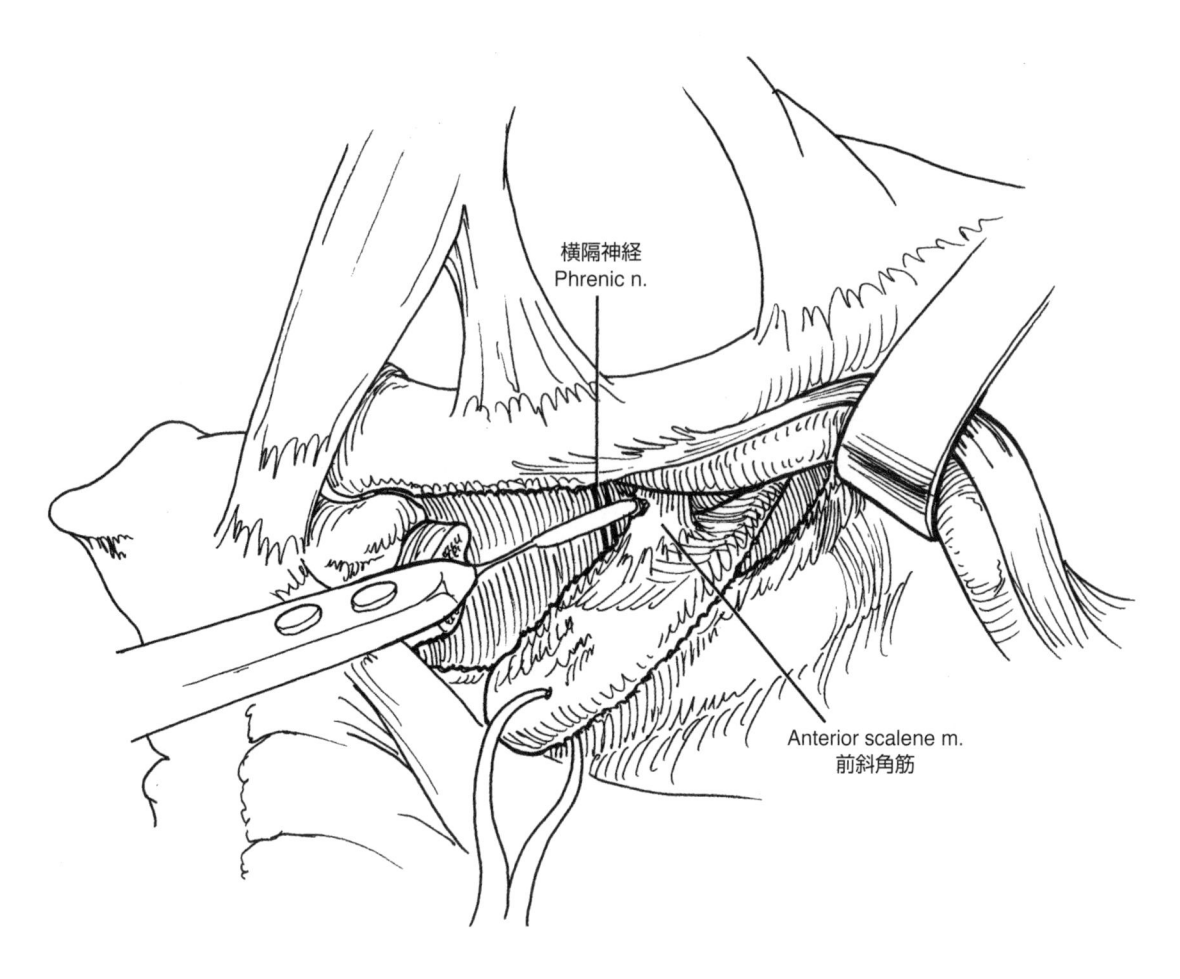

図 4-33　第 1 肋骨の前端を下方に引き下ろすと，前斜角筋が見えやすくなる．横隔神経を同定し，筋肉切離のときに損傷しないよう注意する．

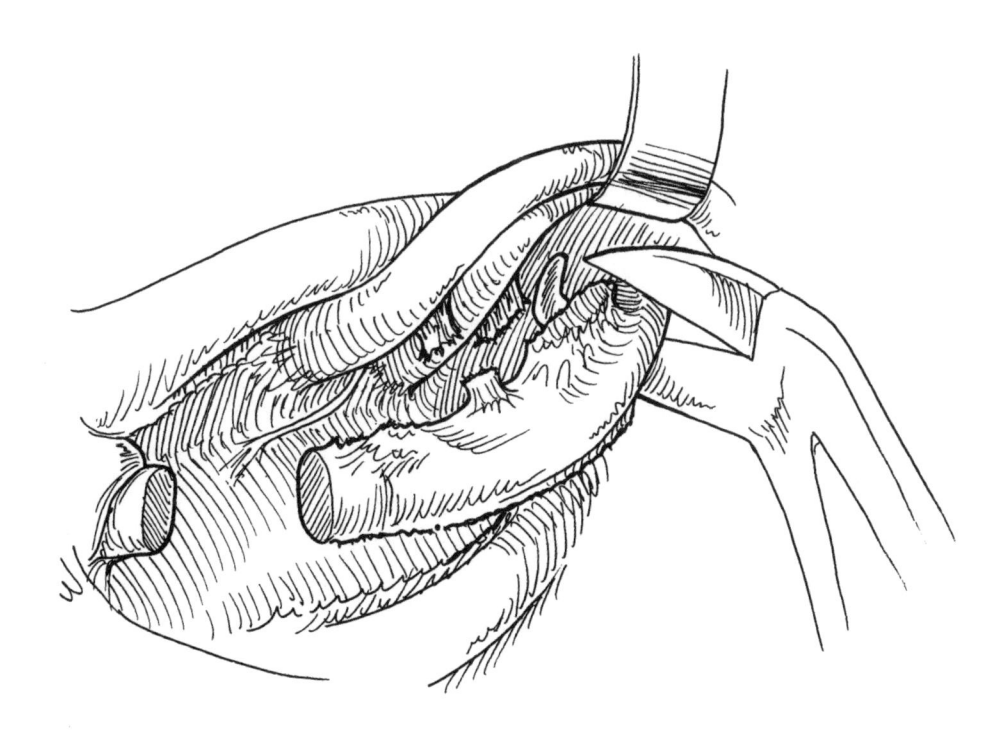

図 4-34　第 1 肋骨は鎖骨下動脈より少なくとも 1 cm 後ろで切り離す．

頸胸部交感神経幹の露出

頸胸部交感神経節切除術 cervicothoracic sympathectomy の役割は，2つの理由でしだいに限定されてきている．まず第1に，この術式は内視鏡的技術を使って行うのが最もよいということが最近の経験から示されている[38〜41]．第2に，この術式の適応とされてきたもののなかで時の試練に耐え残ったものはごくわずかしかない．上肢のカウザルギア causalgia[38,42]，交感神経反射性ジストロフィー reflex sympathetic dystrophy[38,43]，および手掌多汗症 palmar hyperhidrosis[38〜41]の治療には，頸胸部交感神経節切除術の適応があるという点では，現代の外科医の大部分の合意が得られている．これに比べて一次性の Raynaud 症状，および閉塞性血栓血管炎 thromboangiitis obliterans の治療における交感神経節切除術の意義に関しては，多少議論の余地がある．そして狭心症，てんかん，胸郭出口症候群，片頭痛，高血圧症というような疾患に対しては，交感神経節切除術はもはや適応とはならない．

　交感神経節切除術をどの範囲まで行うのが適当であるかについても，まだあまりはっきり決まってはいない．一部の人たちは，交感神経の完全で永久的な除神経を得るためには，頸胸神経節から第3背側胸神経節までの交感神経幹を切除すべきであると考えている[44]．しかし，これを行うと永久的な Horner 症候群が起こる．これを防ぐために多くの経験を積んだ外科医たちは，星状神経節の少なくとも上半分は残すようにしている[38〜41,43]．第2から第3までの，そしておそらくは第4背側胸神経節とそれらの連絡枝は，すべての症例で切除しなければならない．手掌多汗症の患者では，T2 から T4 までの交感神経節切除を行えば十分なようである[38〜41]．

　頸胸部交感神経幹を露出するには，前方経胸的，後方傍椎骨，前方鎖骨上窩，および経腋窩という4つの伝統的な到達法がある．前方経胸アプローチは交感神経幹を広く直接的に露出することができるが[45,46]，大きな前方開胸を必要とするために好まれなくなった．後方傍椎骨アプローチは第3肋骨の切除が必要であり，視野，特に星状神経節の視野が限られてくる[45,47]．ここでは，残り2つのよく用いられる交感神経幹の露出法について述べることにする．現代の内視鏡的技術によって，これらの露出法の価値はほとんど歴史的興味といってもいいくらいまで減少してしまったが，完璧を期するためにこの章の中に入れておく．

背側交感神経節切除術のための前方鎖骨上アプローチ　anterior supraclavicular approach to dorsal sympathectomy

このアプローチは直接的であり，術後の創痛が少ないという利点がある[45,48]．唯一の欠点は交感神経幹下部の視野が悪いことで，そのために交感神経節切除が不十分なものとなる可能性があり，また創が深くなるために出血をコントロールできなくなることもありうる．このような限界があるにも関わらず，この術式は簡単で効果的な方法であり，他の術式と同じような手術結果が得られるものと考えられている[45,49]．

　患者の体位は仰臥位とし，頭を手術側と反対方向に向ける．鎖骨上に皮膚切開を加え，前に詳しく述べたようにさらに深く剥離を進めていく．脂肪塊をその下にある組織から剥離してどかし，胸鎖乳突筋と頸動脈鞘を授動して内側に牽引する．横隔神経を同定してこれを保護した後，前斜角筋を第1肋骨への付着部付近で切離し，すぐその下にある鎖骨下動脈を露出する（図4-35）．鎖骨下動脈は十分に授動し，血管テープを回しておく．創の内側部で椎骨動脈を，鎖骨下動脈からの分岐部からできる限り頭側まで，同じように授動する．この際，椎骨静脈の結紮切離が必要なこともある．星状神経節は椎骨動脈の後方で腕神経叢の前方内側面の上にある．この神経節は鎖骨下動脈を下方に牽引し，椎骨動脈の奥深くにある組織を剥離すると，容易に露出することができる（図4-36）．胸部交感神経幹は，Sibson 筋膜を第1肋骨の下縁からはずし，胸膜後腔に鈍的に入ると現れてくる．胸膜をさらに第4肋骨まで胸壁から剥離し，対応する神経節を露出する．

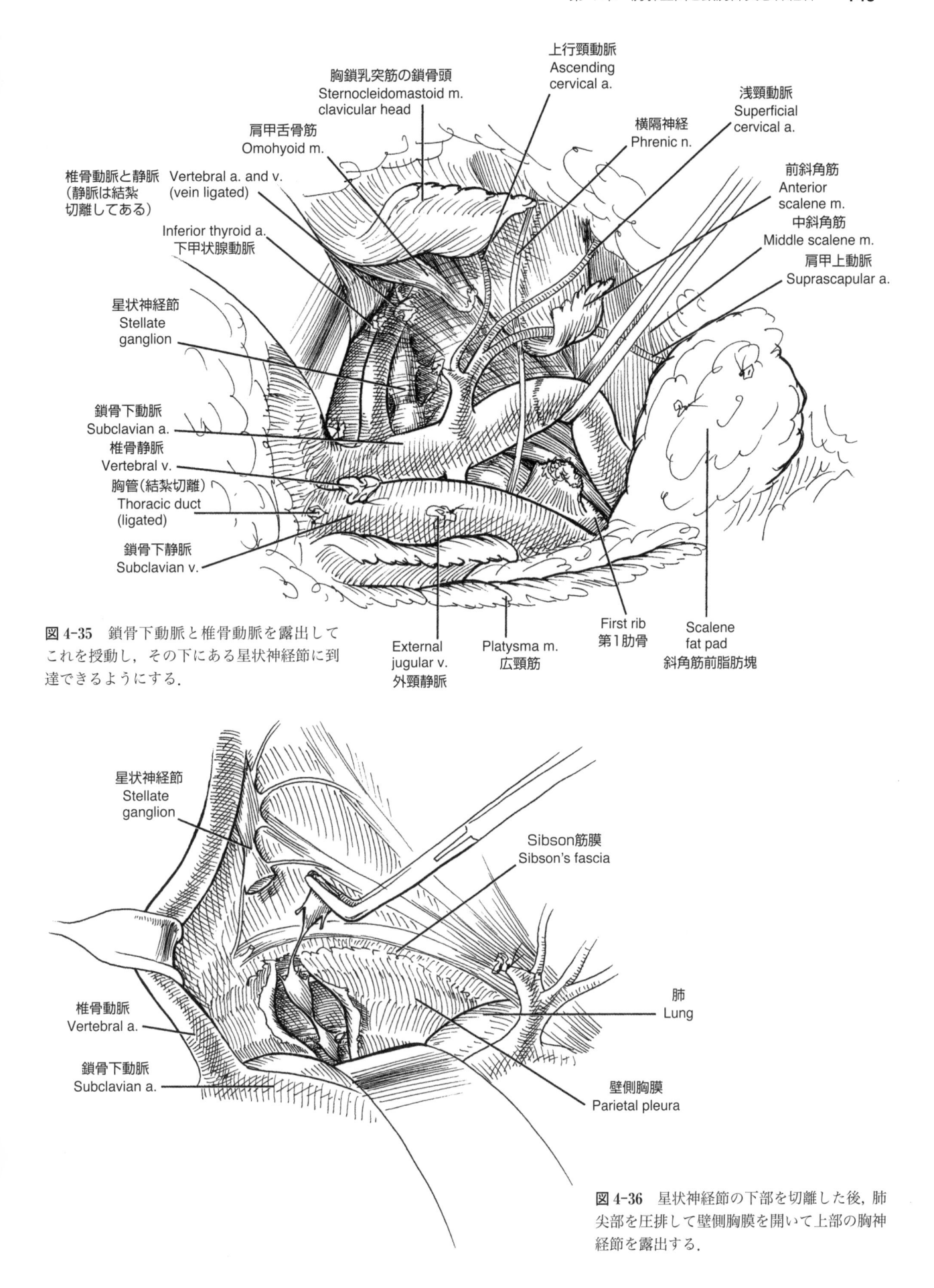

第 4 章 胸郭上口と頸胸部交感神経幹 149

図 4-35 鎖骨下動脈と椎骨動脈を露出してこれを授動し，その下にある星状神経節に到達できるようにする．

図 4-36 星状神経節の下部を切離した後，肺尖部を圧排して壁側胸膜を開いて上部の胸神経節を露出する．

背側交感神経節切除術のための経腋窩アプローチ transaxillary approach to dorsal sympathectomy

このアプローチでは，交感神経幹を完全に露出することができ，美容的にも優れた結果が得られる[45,50,51]．主な欠点は手術創が比較的小さいために，筋肉質の患者では剥離がやりにくいことがあることである．経胸膜的アプローチが好ましいけれども，胸膜の癒着のある患者では胸膜外アプローチも用いられる[53]．

患者の体位は側臥位とし，片方の腕は手台の上にのせる（図4-19参照）．Haimovici[45]は第3肋骨床から胸腔内に入っているが，他の人たちは第2肋間から入っている[44,51,52]．この方法では，第2肋間に沿って，前方は大胸筋から後方の広背筋に至る横切開を加える．さらに皮下組織と腋窩筋膜を切離し外側胸壁に到達する．長胸神経と胸背神経が創の後方の広背筋の縁の近くにあるので，筋肉を牽引するときにこれらを損傷しないように注意して保護する．さらに切開を深めて前鋸筋を切離し，肋間筋を第2肋骨の上縁で切離する．胸腔内に入ったら，小さな肋骨開胸器をかけ第2肋骨と第3肋骨の間をゆっくり開いていく（図4-37）．肺尖部を下方に圧排すると，後方の壁側胸膜の下に交感神経幹が容易に見つかる．胸膜を直接交感神経幹の上で開き，神経鉤で持ち上げる．第4胸神経節から出る分枝を切離しながら，交感神経節切除をさらに頭側に進めていく．第1肋骨縁の近くで星状神経節が同定されるが，Horner症候群を防止するために，この神経節の少なくとも半分は完全な状態で残すべきである．左側では，上胸部の星状神経節の近くを走っている胸管を見つけて，これを損傷しないように注意しなければならない．

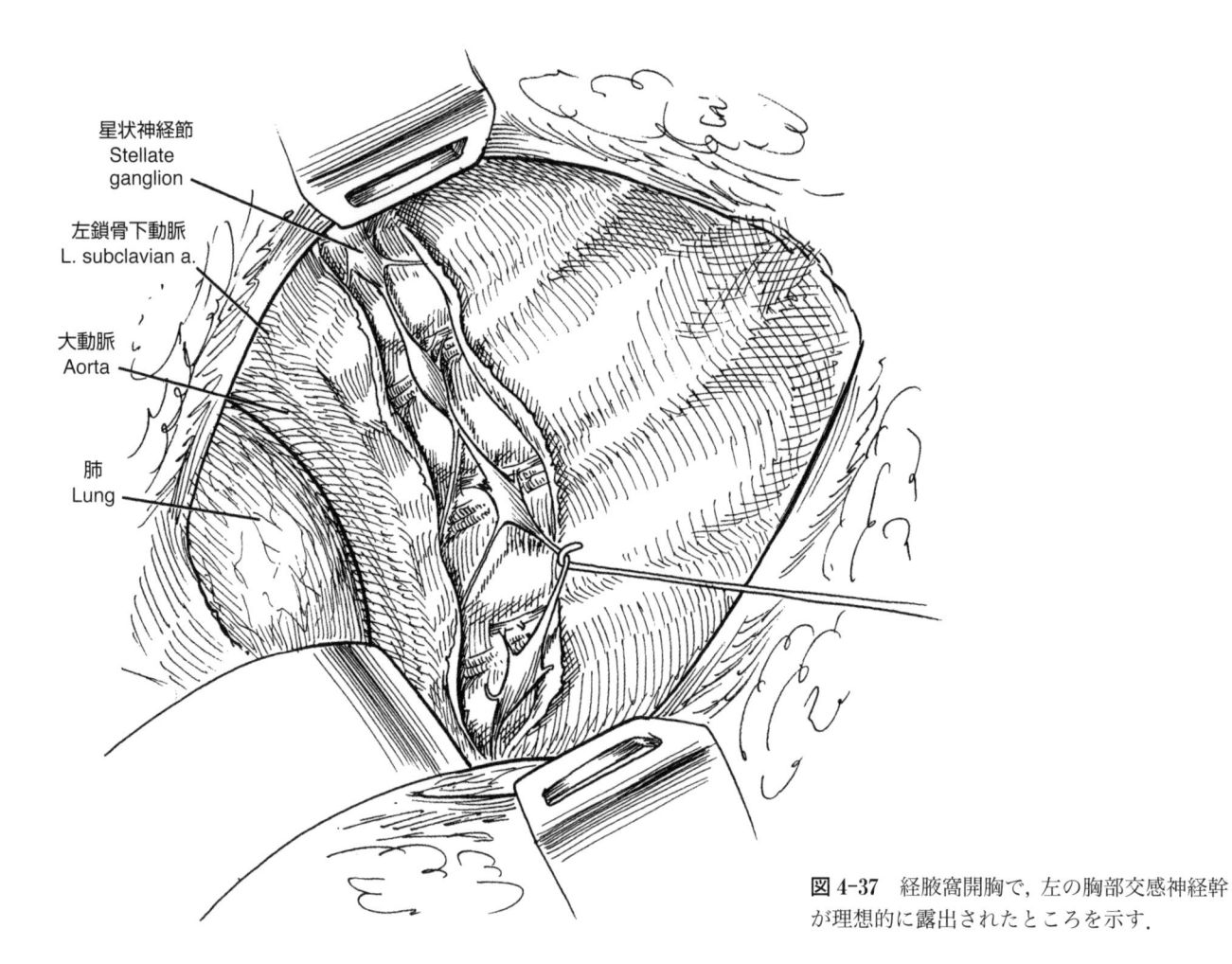

図4-37 経腋窩開胸で，左の胸部交感神経幹が理想的に露出されたところを示す．

参考文献

1. Pollak EW. Surgical anatomy of the thoracic outlet syndrome. *Surg Gynecol Obstet.* 1980;150:97–102.
2. Sanders RJ, Hammond SL, Rao NM. Thoracic outlet syndrome: a review. *Neurologist.* 2008;14:365–373.
3. Mackinnon SE, Novak CB. Thoracic outlet syndrome. *Curr Prob Surg.* 2002;39:1070–1145.
4. Fodor M, Fodor L, Ciuce C. Anomalies of the thoracic outlet in human fetuses: anatomical study. *Ann Vasc Surg.* 2011;25:961–968.
5. Doyle A, Wolford HY, Davies MG, et al. Management of effort thrombosis of the subclavian vein: today's treatment. *Ann Vasc Surg.* 2007;21:723–729.
6. Illig KA. Management of central vein stenosis and occlusions: the critical importance of the costoclavicular junction. *Semin Vasc Surg.* 2011;24:113–118.
7. McCarthy WJ, Yao JST, Schafer MF, et al. Upper extremity arterial injury in athletes. *J Vasc Surg.* 1989;9:317–327.
8. Magee C, Jones C, McIntosh S, et al. Upper limb deep vein thrombosis due to Langer's axillary arch. *J Vasc Surg.* 2012;55:234–236.
9. Brantigan CO, Roos DB. Etiology of neurogenic thoracic outlet syndrome. *Hand Clin.* 2004;20:17–22.
10. Sanders RJ, Hammond SL. Etiology and pathology. *Hand Clin.* 2004;20(1):23–26.
11. Roos DB. The place for scalenectomy and first-rib resection in thoracic outlet syndrome. *Surgery.* 1982;92:1077–1085.
12. Juvonen T, Satta J, Laitala P, et al. Anomalies at the thoracic outlet are frequent in the general population. *Am J Surg.* 1995;170:33–37.
13. Brooke BS, Freischlag JA. Contemporary management of thoracic outlet syndrome. *Curr Opin Card.* 2010;25:535–540.
14. Sanders RJ, Hammond SL, Rao NM. Diagnosis of thoracic outlet syndrome. *J Vasc Surg.* 2007;46:601–604.
15. Adson AW. Surgical treatment for symptoms produced by cervical ribs and the scalenus anticus muscle. *Surg Gynecol Obstet.* 1947;85:687–700.
16. Rochkind S, Shemesh M, Patish H, et al. Thoracic outlet syndrome: a multidisciplinary problem with a perspective for microsurgical management without rib resection. *Acta Neurochir Suppl.* 2007;100:145–147.
17. Clagett OT. Research and prosearch. *J Thorac Cardiovasc Surg.* 1962;44:153–166.
18. McCarthy MJ, Varty KV, London NJM, et al. Experience of supraclavicular exploration and decompression for treatment of thoracic outlet syndrome. *Ann Vasc Surg.* 1999;13:268–274.
19. Axelrod DA, Proctor MC, Geisser ME, et al. Outcomes after surgery for thoracic outlet syndrome. *J Vasc Surg.* 2001;33:1220–1225.
20. Maxwell-Armstrong CA, Noorpuri BSW, Haque SA, et al. Long-term results of surgical decompression of thoracic outlet compression syndrome. *J R Coll Surg Edinb.* 2001;46:35–38.
21. Gol A, Patrick DW, McNeel DE. Relief of costoclavicular syndrome by infraclavicular removal of first rib: technical note. *J Neurosurg.* 1968;28:81–84.
22. Green RM, Waldman D, Ouriel K, et al. Claviculectomy for subclavian venous repair: long-term functional results. *J Vasc Surg.* 2000;32:315–321.
23. Sanders RJ, Raymer S. The supraclavicular approach to scalenectomy and first rib resection: description of technique. *J Vasc Surg.* 1985;2:751–756.
24. Reilly LM, Stoney RJ. Supraclavicular approach for thoracic outlet decompression. *J Vasc Surg.* 1988;8:329–334.
25. Roos DB. Transaxillary first rib resection for thoracic outlet syndrome: indications and techniques. *Contemp Surg.* 1985;26:55–62.
26. Roos DB. Transaxillary approach for first rib resection to relieve thoracic outlet syndrome. *Ann Surg.* 1966;163:354–358.
27. Fulford PE, Baguneid MS, Ibrahim MR, et al. Outcome of transaxillary rib resection for thoracic outlet syndrome–a 10 year experience. *Cardiovasc Surg.* 2001;9:620–624.
28. Leffert RD, Perlmutter GS. Thoracic outlet syndrome: results of 282 transaxillary first rib resections. *Clin Orthop.* 1999;368:66–79.
29. Karamustafaoglu YA, Yoruk Y, Tarladacalisir T, et al. Transaxillary approach for thoracic outlet syndrome: results of surgery. *Thorac Cardiovasc Surg.* 2011;59:349–352.
30. Illig KA. An improved method of exposure for transaxillary first rib resection. *J Vasc Surg.* 2010;52:248–249.
31. Dale WA. Thoracic outlet compression syndrome: critique in 1982. *Arch Surg.* 1982;117:1437–1445.
32. Lokanathan R, Salvian AJ, Chen JC, et al. Outcome after thrombolysis and selective thoracic outlet decompression for primary axillary vein thrombosis. *J Vasc Surg.* 2001;33:783–788.
33. Angle N, Gelabert HA, Farooq MM, et al. Safety and efficacy of early surgical decompression of the thoracic outlet for Paget-Schroetter syndrome. *Ann Vasc Surg.* 2001;15:37–42.
34. Caparrelli DJ, Freischlag J. A unified approach to axillosubclavian venous thrombosis in a single hospital admission. *Semin Vasc Surg.* 2005;18:153–157.
35. Illig KA, Doyle AJ. A comprehensive review of Paget-Schroetter syndrome. *J Vasc Surg* 2010;51:1538–1547.
36. Molina JE. A new surgical approach to the innominate and subclavian vein. *J Vasc Surg.* 1998;27:576–581.
37. Thompson RW, Schneider PA, Nelken NA, et al. Circumferential venolysis and paraclavicular thoracic outlet decompression for "effort

38. Ahn SS, Machleder HI, Concepcion B, et al. Thoracoscopic cervicodorsal sympathectomy: preliminary results. *J Vasc Surg.* 1994;20:511–519.
39. Alric P, Branchereau P, Berthet JP, et al. Video-assisted thoracoscopic sympathectomy for palmar hyperhidrosis: results in 102 cases. *Ann Vasc Surg.* 2002;16:708–713.
40. Krasna MJ. Thoracoscopic sympathectomy: a standardized approach to therapy for hyperhidrosis. *Ann Thorac Surg.* 2008;85:S764–S767.
41. Dumont P, Denoyer A, Robin P. Long-term results of thoracoscopic sympathectomy for hyperhidrosis. *Ann Thorac Surg.* 2004;78:1801–1807.
42. Hassantash SA, Maier RV. Sympathectomy for causalgia: experience with military injuries. *J Trauma.* 2000;49:266–271.
43. Schwartzman RJ, Liu JE, Smullens SN, et al. Long-term outcome following sympathectomy for complex regional pain syndrome type I (RSD). *J Neurol Sci.* 1997;150:149–152.
44. Goetz RH. Sympathectomy for the upper extremities. In: Dale WA, ed. *Management of Arterial Occlusive Disease.* Chicago, IL: Year Book Medical Publishers; 1971:431–447.
45. Haimovici H. Cervicothoracic and upper thoracic sympathectomy. In: Haimovici H, ed. *Vascular Surgery: Principles and Techniques.* Norwalk, CT: Appleton-Century-Crofts; 1984:911–924.
46. Palumbo LT Anterior transthoracic approach for upper thoracic sympathectomy. *Arch Surg.* 1956;72:659–666.
47. Golucke PJ, Garrett WV, Thompson JE, et al. Dorsal sympathectomy for hyperhidrosis: the posterior paravertebral approach. *Surgery.* 1988;103:568–572.
48. Khanna SK, Sahariah S, Mittal VK. Supraclavicular approach for upper dorsal sympathectomy. *Vasc Surg.* 1975;9:151–159.
49. Conlon KC, Keaveny TV. Upper dorsal sympathectomy for palmar hyperhidrosis. *Br J Surg.* 1987;74(7):651.
50. Ellis H. Transthoracic sympathectomy. *Br J Hosp Med.* 1986;35:50–51.
51. Jochimsen PR, Hartfall WG. Per axillary upper extremity sympathectomy: technique reviewed and clinical experience. *Surgery.* 1972;71:686–693.
52. Atkins HJB. Sympathectomy by the axillary approach. *Lancet.* 1954;263:538–539.

第III部
上肢の血管

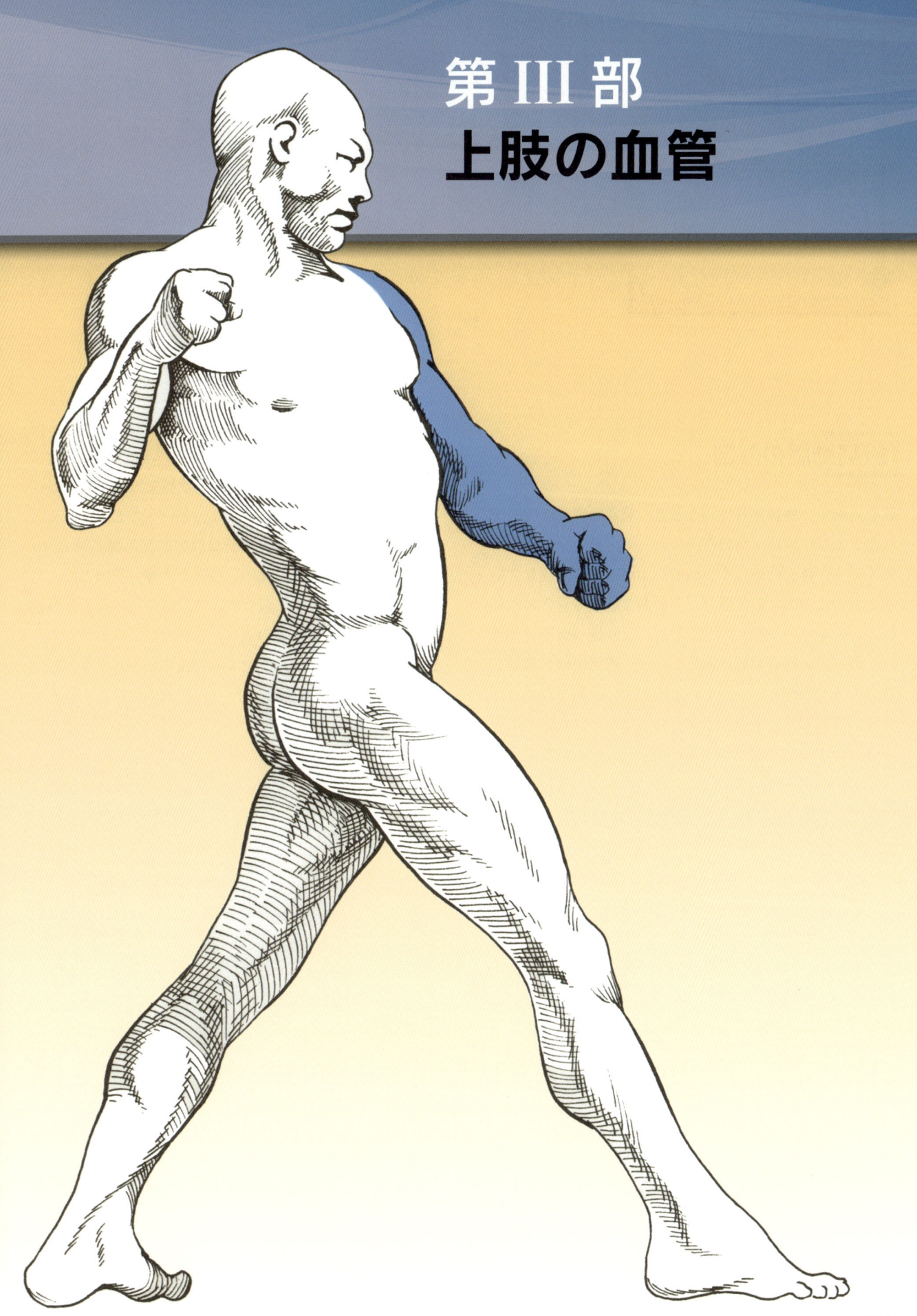

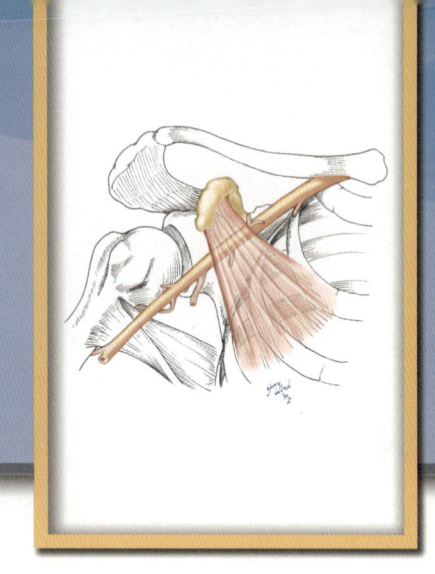

腋窩動脈
Axillary Artery

第5章

腋窩動脈の解剖

腕を内転位で弛緩させているとき，腋窩動脈は胸壁や上肢帯および中枢側上腕の筋肉によって，その全面を包まれている．体表面のいくつかの目印が，腕が弛緩しているときのこの血管の位置を，下にある筋肉や骨との関係において知るのに役立つ（図5-1）．反り返った形の鎖骨は，腋窩の上縁を明瞭に示している．内側では，胸筋が鎖骨の下で先細りになっていく胸壁上部の形をなぞっている．外側では，上腕骨頭がその上にある三角筋や肩甲下筋とともによく目立つ隆起をつくっている．この隆起の最内側部は，肩甲骨の烏口突起が三角筋の内側部を前方に押し出すことによってつくられている．烏口突起は視診ではっきり見えるので，その位置を知るためにわざわざ難しい触診をする必要はないということは，広く受け入れられてはいない．橈側皮静脈は三角胸筋溝 delto-pectoral groove の中にあり，痩せた人や，筋肉質の人では見えることがある．鎖骨の下で，肩の烏口隆起と外側の大胸筋鎖骨起始部との間に，1つのくぼみができる．腋窩動脈はこのくぼみの中で最も浅くなっており，容易に触診できる．この血管の残りの部分の走行を追いかけるためには，筋肉の被包を開き，周辺の解剖学的構造の中でこの動脈を見る必要がある．

第 5 章 腋窩動脈 155

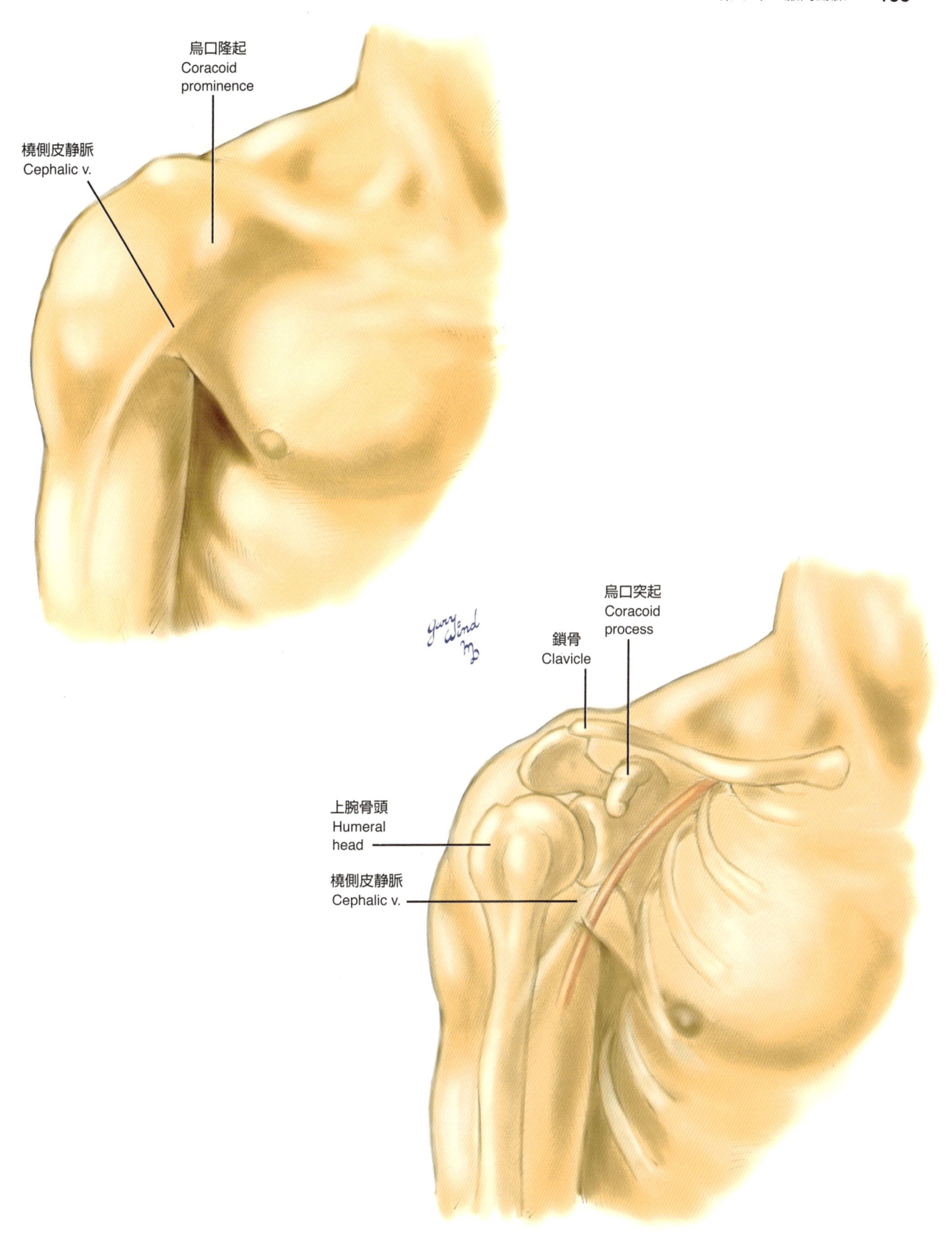

図5-1 外側の三角筋-上腕骨隆起と内側の胸筋との間に1本の溝があり,この下を腋窩の神経血管束が走っている.

周辺の筋肉

解剖学的に腋窩動脈は，中枢側は第1肋骨の外縁から，末梢側は大円筋の外側縁までと定義される．この間，この動脈は肩甲骨から起始している筋肉でつくられる深い裂目の中にある（図5-2）．上腕骨の骨頭に向かって収束する幅の広い肩甲下筋が，後壁の大部分を形成しており，その上を血管が走っている．腋窩動脈の最末梢部は，大円筋と広背筋の停止部を横切っていく．

前鋸筋は肩甲骨の深部内側縁の起始部から上部肋骨群の周りを包んでおり，これがこの裂目の内側壁をつくっている．烏口突起は腋窩の神経血管束の上にアーチ状に突き出て，血管の前にある筋肉群の起始部となっている．これらの筋肉群のうち小胸筋は，腋窩動脈をこの筋肉の内側，裏側，および外側というように3つの部分に分ける目印として用いられる．烏口突起の先端からは，大腿の内転筋群に相当する小さな筋肉である烏口腕筋と，上腕二頭筋の短頭も起始している．神経血管束はこれらの筋肉の走行と平行して走っている．これに大胸筋が，腋窩の前面の最終的な覆いとして加わっている．

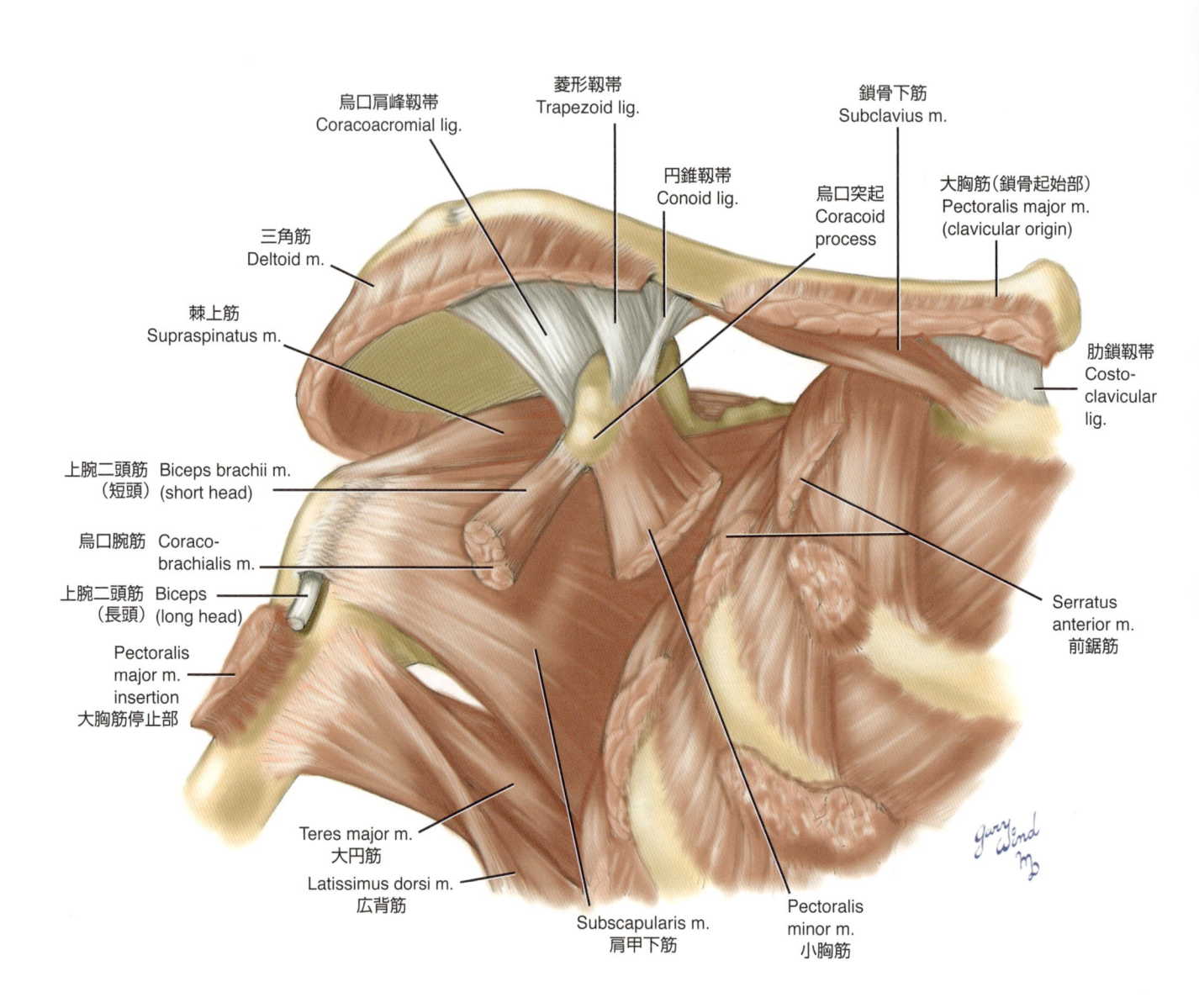

図5-2 腋窩の内容は上肢帯筋群に取り囲まれている．

腋窩動脈の分枝

腋窩動脈の第1部分からは1本の，第2部分からは2本の，第3部分からは3本の枝が出ている（図5-3）．第1肋骨の外縁を過ぎるとすぐに，腋窩動脈は小さな最上胸動脈を分枝する．

小胸筋の内側縁の後ろのところで，腋窩動脈の第2部分はその前面から胸肩峰動脈を，また下面からは外側胸動脈を出している．胸肩峰動脈は鎖骨胸筋筋膜を穿通した後，外側肩峰枝，三角筋枝，内側鎖骨枝，および胸筋枝とに分かれる．胸筋枝は平行して走る静脈や外側胸筋神経とともに，大胸筋への主要な神経血管束を形成している．外側胸動脈は腋窩動脈の第2部分から，胸壁外側，大胸筋，および乳房に向かって降りていく．

腋窩動脈から出る枝のなかで，最も大きなものは小胸筋の外側のところで第3部分から分枝する肩甲下動脈である．この動脈は，腋窩の中央で脂肪組織とリンパ節に取り囲まれている．これはさらに，肩甲回旋動脈と胸背動脈とに分かれる．後者は胸背神経と一緒になって広背筋への主要な神経血管束となる．腋窩動脈末梢部から出る残り2つの枝は，前上腕回旋動脈と後上腕回旋動脈である．前上腕回旋動脈は，肩甲下筋の腱と三角筋の間を走っている．後上腕回旋動脈は腋窩神経と一緒に，大円筋，小円筋，上腕三頭筋の長頭と上腕骨との間を通って，肩の後面に達する．

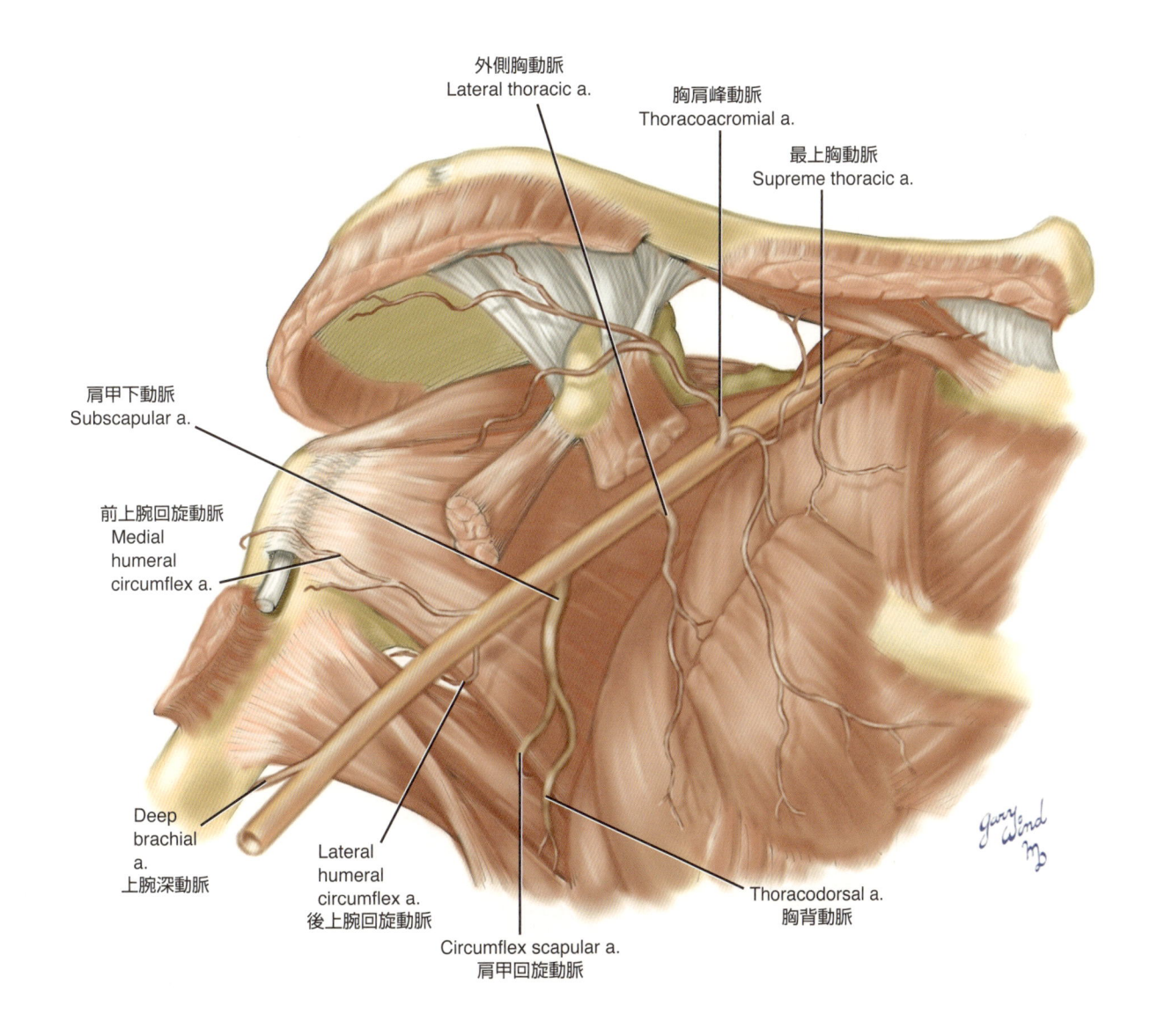

図5-3 腋窩動脈の分枝を示す．

腋窩の神経

腕神経叢の枝分かれdivisionsや神経束は，腋窩上部でお互いに線維を交換し合い，腋窩動脈の第3部分の周りで腕にいく神経としての最終的な形をとる（図5-4）．腕神経叢の神経根，神経幹，枝分かれおよび神経束からは，いくつかの重要な枝が出て，腋窩を通過する．

最も中枢側から出る腋窩の神経は，C3，C4，C5頸神経の第1前枝から出る長胸神経である．長胸神経は腕神経叢の背側で中斜角筋の筋腹から出て，支配領域である前鋸筋の上を走る．この神経は，上に述べた前鋸筋と肩甲下筋との間の裂目の中で後方の比較的遠いところにある．

外側胸筋神経と内側胸筋神経は，それぞれが出てくる腕神経叢の神経束の名前にちなんで命名されている．解剖学的にこれらの神経は，それぞれの名前の意味とは反対の場所にあり，臨床的な論文では，それぞれが位置する場所による名前で記述されてきている[1,2]．ここでは，起源に基づく命名を用いることとする．胸筋神経は，大きな胸筋を支配しているという点で重要である．外側胸筋神経は普通は2本から4本に枝分かれして，大胸筋の頭側部分に分布している．これらの枝は，胸肩峰動脈の胸筋枝と一緒になって神経血管茎neurovascular pedicleを形成しており，これを使って胸筋の移植を行うことができる．内側胸筋神経は腋窩動脈と静脈の間を通って小胸筋の中に入り，これを支配すると同時に，1本または数本の枝となってこの筋肉から出て，大胸筋の尾側の部分にも分布している．

筋皮神経は外側神経束から出て，烏口腕筋，上腕二頭筋，および上腕筋群の内側部に入っている．内側前腕皮神経および内側上腕皮神経は，腋窩中央部の内側神経束から出ている．後者は普通，第2肋間神経から腋窩末梢部に広がっている肋間上腕神経と連絡している．胸背神経は後神経束から出て，胸背動脈と一緒になり広背筋に入る．肩甲下筋と大円筋に入る肩甲下神経も後神経束から出る．後神経束から出る最後の枝は，小円筋と三角筋および肩の後方に分布する腋窩神経である．

上肢の3つの主要な神経である正中神経，尺骨神経，および橈骨神経は，腋窩動脈の末梢部を取り囲んでいる．正中神経と尺骨神経は，腕の中では上腕動脈と並んで走っている．橈骨神経は広背筋腱の末梢側縁のところで神経血管束から分岐し，上腕深動脈とともに上腕骨の後方へと回っていく．

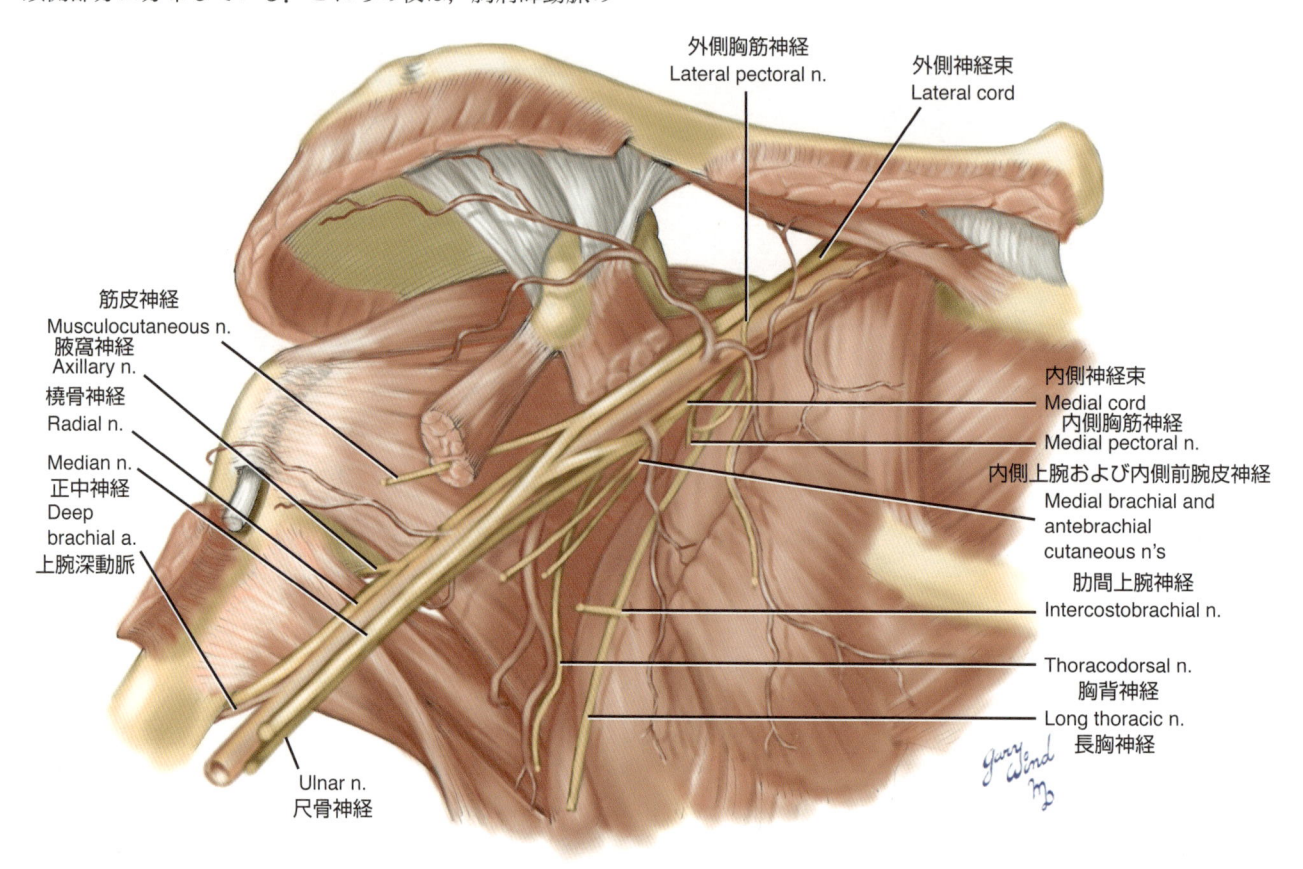

図5-4 腕神経叢の神経は，腋窩動脈鞘の中で腋窩動脈を取り巻くようにして走っている．

腋窩の筋膜

腋窩の中央部は神経血管束と,リンパ管やリンパ節が入っている疎で脂肪に富んだ疎性結合組織で占められている(図5-5).神経血管束は腋窩鞘と呼ばれる筋膜で包まれている.血管や神経の枝は,この鞘を出ると脂肪に富んだ腋窩組織の中を通って,それぞれの神経終末に到達する.鞘の前方,下方,および後方には,脂肪に富んだ腋窩組織の塊がある.鞘と脂肪組織との間には,腋窩静脈の前面に沿ってはっきりした層がある.この層は腋窩の郭清を始めるときに,神経や血管の枝を見つけるために用いられる.前鋸筋の上で,脂肪と深筋膜との間に第2の明瞭な層が認められる.腋窩の末梢部では,肋間上腕神経が腋窩の脂肪組織を貫通しているので,腋窩郭清をきれいに行うためには,しばしばこれを切断しなければならない.

腋窩前方の次の筋膜層は鎖骨胸筋筋膜で,これは鎖骨下筋と小胸筋を包んでいる.胸肩峰動静脈,胸筋神経,および橈側皮静脈がこの層を貫いている.鎖骨胸筋筋膜は小胸筋の外側で腋窩筋膜に付着してこれを吊り上げており,そのために腋窩の皮膚がくぼんだ形になると考えられている.筋膜の最外層は幅広く覆っている胸筋筋膜で,これは大胸筋と三角筋を包んでいる.大胸筋の外縁と広背筋との間にあるこの筋膜の続きが,腋窩筋膜と呼ばれている.

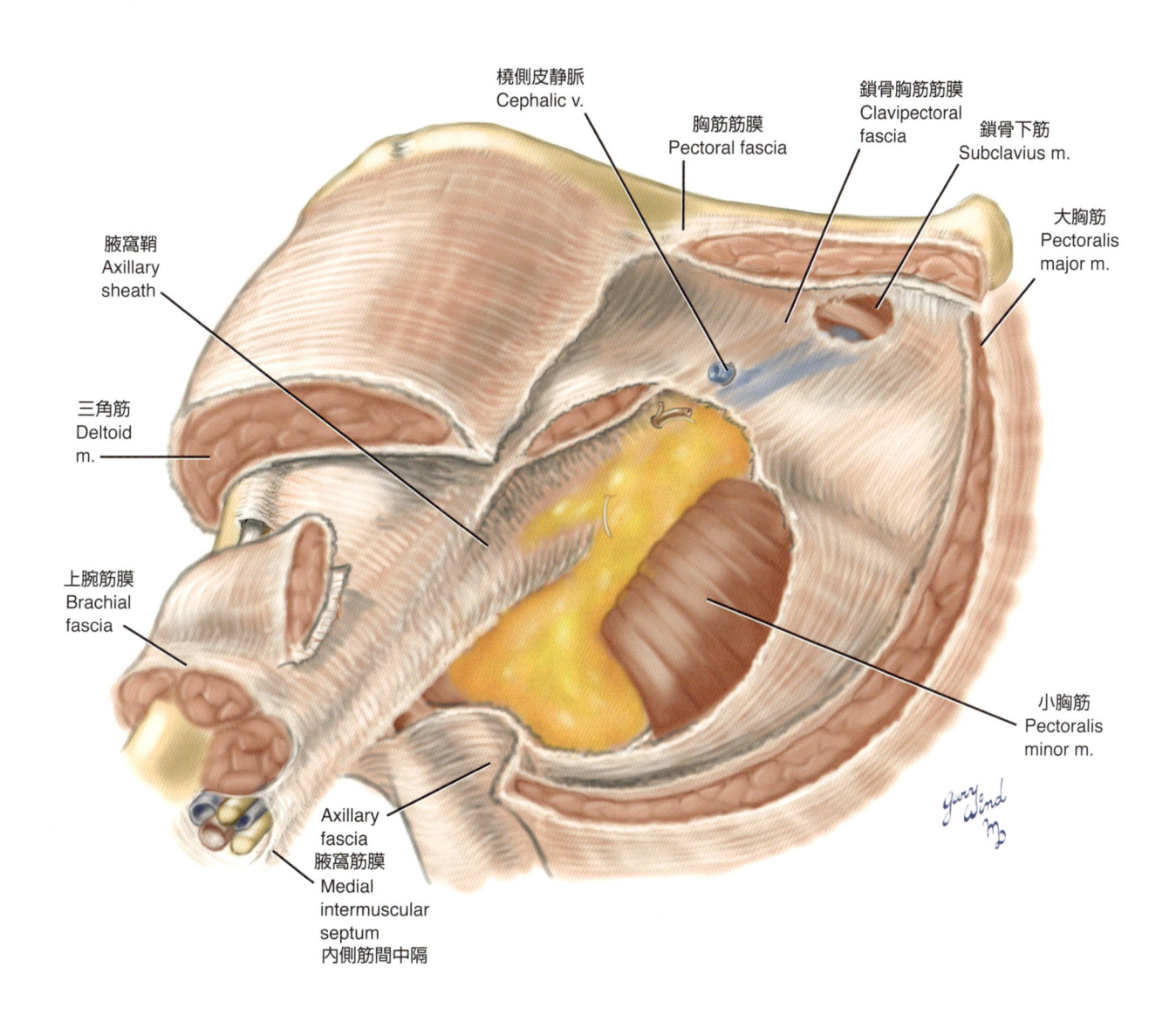

図5-5 腋窩の内容を包む外側の膜が鎖骨胸筋筋膜である.

腋窩動脈の露出

腋窩動脈は，反対側の腕や下肢への非解剖学的バイパスを行うときの理想的な供給血管となる．これは大動脈弓部から出る直接の枝であり，有意の動脈狭窄がないのが普通である．位置的にも，胸郭の外で鎖骨の下にあるので到達しやすく，皮下でバイパスを造設することができる．高齢で，より直接的な腹腔内や胸腔内でのバイパス造設には耐えられないような危険因子の高い患者では，これらの非解剖学的バイパスが生理学的にも有利であることは，よく証明されている[3〜5]．皮下を通すバイパスはまた，大動脈に感染を起こしているような症例での下肢の血行再建の際にも適応となる[6]．

腋窩動脈が浅いところにあり腕神経叢に近接しているということは，神経血管束が損傷を受けやすいという欠点ももたらす．遠隔成績は神経損傷の程度によって決まる[7〜9]．腋窩動脈だけの損傷で長期にわたる機能障害が残ることは稀であるが，神経と血管を一緒に損傷した患者では著しい苦痛を経験することになり，後に上肢の切断が必要になることすらありうる．事故や暴力などによる損傷に加えて，腋窩動脈は動脈造影のような侵襲的な検査による医原性損傷も受けやすい．丈夫な腋窩鞘は，これらの損傷による出血を抑えるが，一方では，血液が貯まってくるとすぐに中にあるものを圧迫することにもなる．腕神経叢の圧迫症状をとるには，すぐに腋窩鞘の中の血液を排除するしかない．

多発外傷で腋窩動脈を損傷した患者や刺創を受けた一部の患者では，直視下治療に代わってステントグラフト治療が一般的となっている[10,11]．しかしその長期成績はまだよくわかっていない．その主たる理由は外傷患者の追跡が難しいという周知の事実による．数少ないデータによれば，上肢の大血管におけるステントグラフトの耐久性はあまりよくないようである．最近のひとつの研究報告では，鎖骨下動脈損傷にステントグラフトを挿入した患者の3分の1が術後平均4年の時点でステントグラフトの狭窄や閉塞を経験したとされる[12]．結果の如何にかかわらず，血行動態が不安定な患者や，血管が離断したり中枢側でグラフトの固定部が十分に得られないような損傷では，腋窩動脈損傷に対する血管内治療は禁忌で

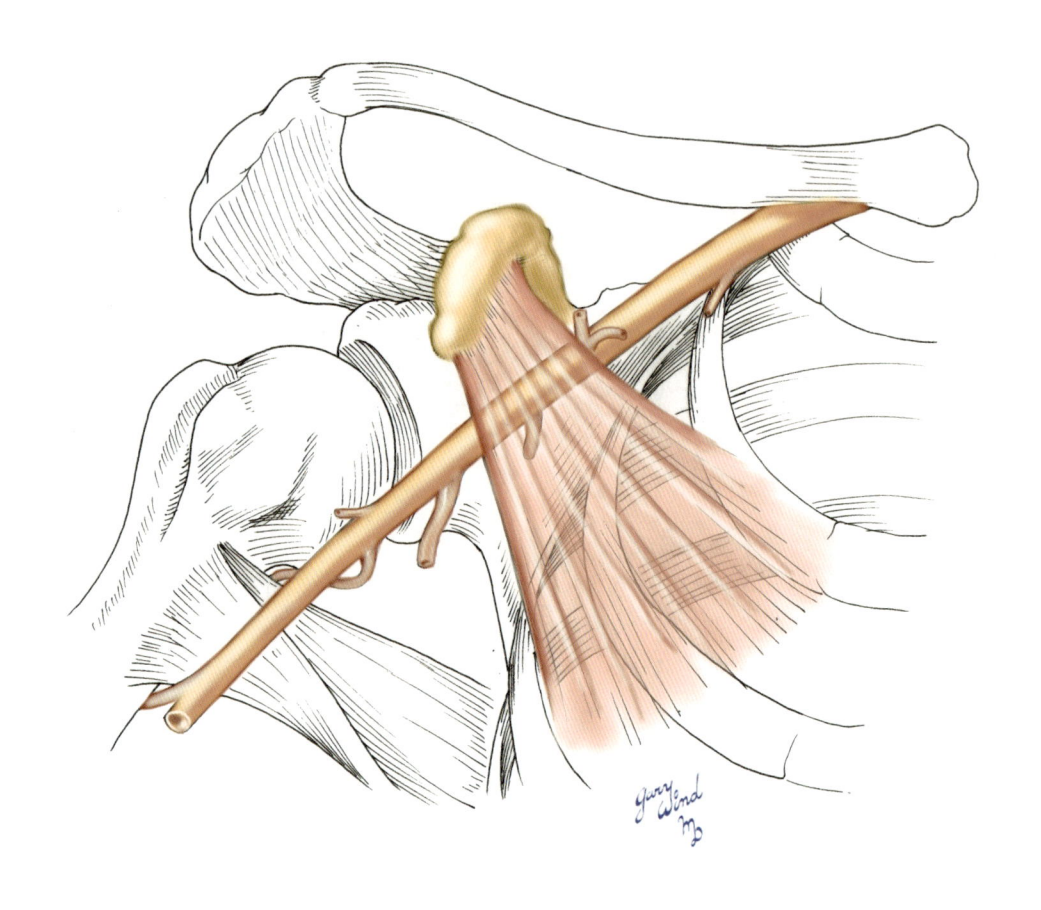

図 5-6 腋窩動脈は，小胸筋縁を境にして3つの部分に分けられる．

あるという点でおおかたの外科医の意見は一致している[13]．直視下で腋窩動脈を迅速に露出することは，近代の血管外科医の戦略として今なお重要な部分を占めている．

腋窩動脈を露出しようとするとき，これを3つの解剖学的部分に分けて考えることができる（図5-6）．第1部分は第1肋骨の縁から小胸筋の内側縁までの範囲で，比較的よく固定されており，腕神経叢の前方に位置している．第2部分は小胸筋の下を走る部分で，ここを露出するには深くまで剥離を進めることが必要になる．第3部分は小胸筋の外側縁から大円筋の外縁までの部分で，ここには側方切開が最も到達しやすい．

腋窩動脈第1部分への鎖骨下アプローチ

infraclavicular approach to the first part of the axillary artery

患者の体位は仰臥位とし，片方の腕は約90°外転位に置く（図5-7）．腕を外転位に置くことは，腋窩動脈に吻合を行ったグラフトに適当な緩みを与えるために，重要なことであるが[14〜16]，過度の外転は，腕神経叢に牽引性損傷を引き起こすことがある[17]．肩，前胸部，および腋窩を消毒しドレープを貼る．鼠径部の動脈へのバイパス手術の際には，術野の消毒は体幹前部から両下肢大腿中部の高さまでを含めて消毒し，ドレープを貼っておく．

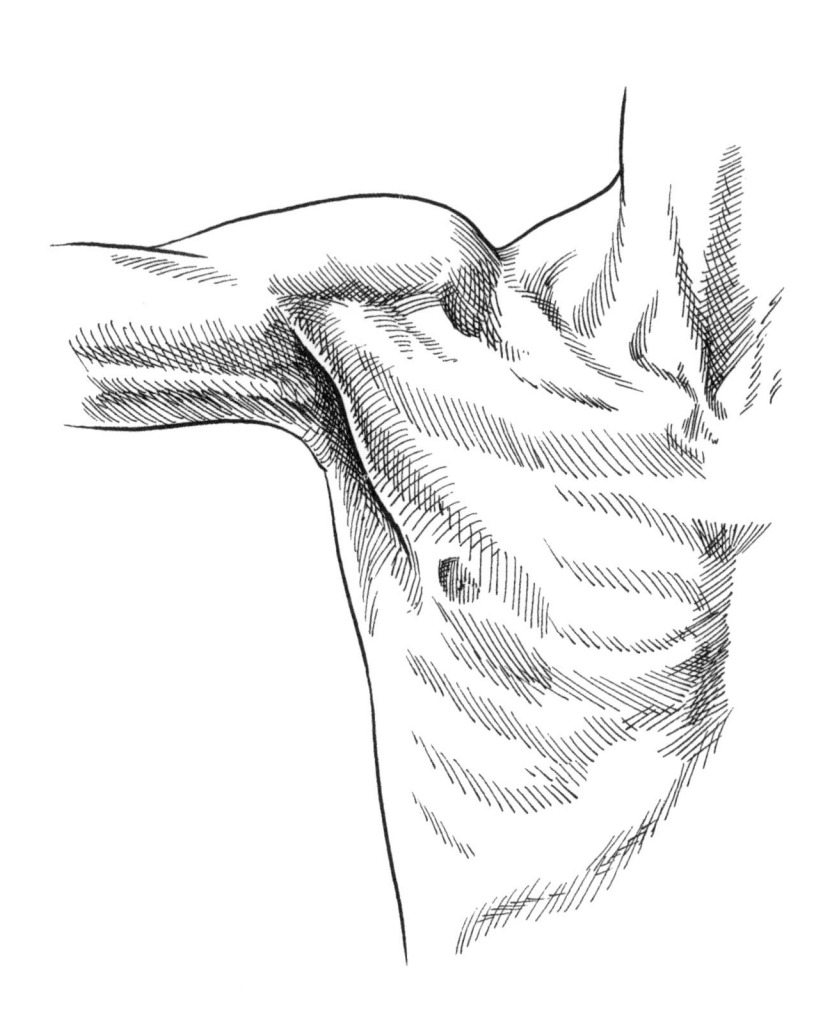

図5-7 腋窩動脈への鎖骨下アプローチでは，腕を90°外転する．

鎖骨の中3分の1の部分の下2cmの皮膚に，約8cmの横切開を加える（図5-8）．切開をさらに皮下組織と胸筋の筋膜まで進める．下にある大胸筋を，線維の方向に沿って傷の長さだけ鈍的に裂開し，丈夫な鎖骨胸筋筋膜を露出する．神経血管束とそれを包んでいる腋窩鞘は，鎖骨胸筋筋膜の下の脂肪組織の中にあるので，この筋膜

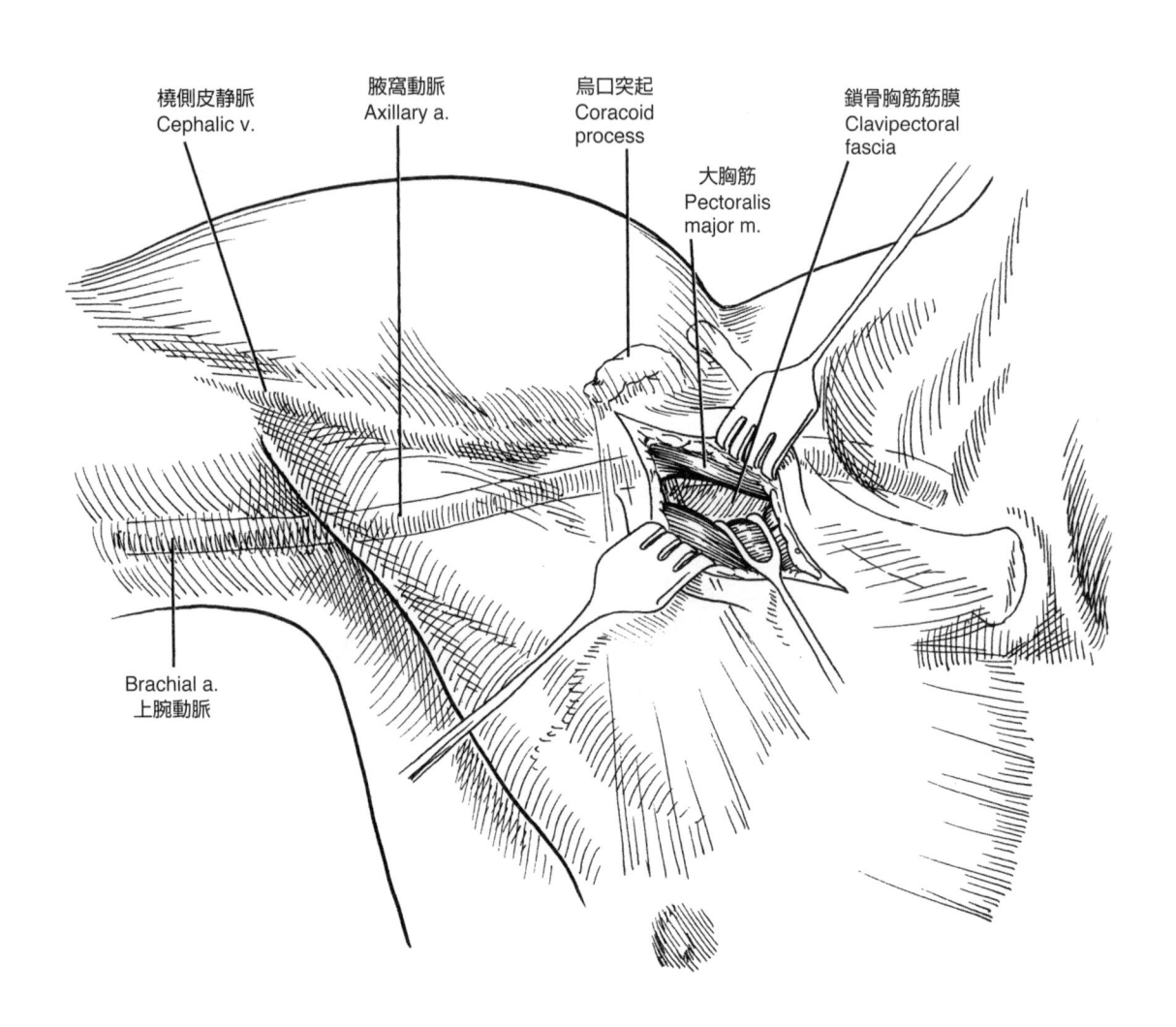

図5-8　腋窩動脈の第1部分の上で大胸筋線維を分ける．

を鋭的に切開する．創の外側端のところで小胸筋を遊離し，腋窩動脈第1部分の視野をよくするために，これを外側に牽引する（**図 5-9**）．小胸筋を切離するときに，外側胸筋神経を損傷しないように注意しなければならない[1,2]．

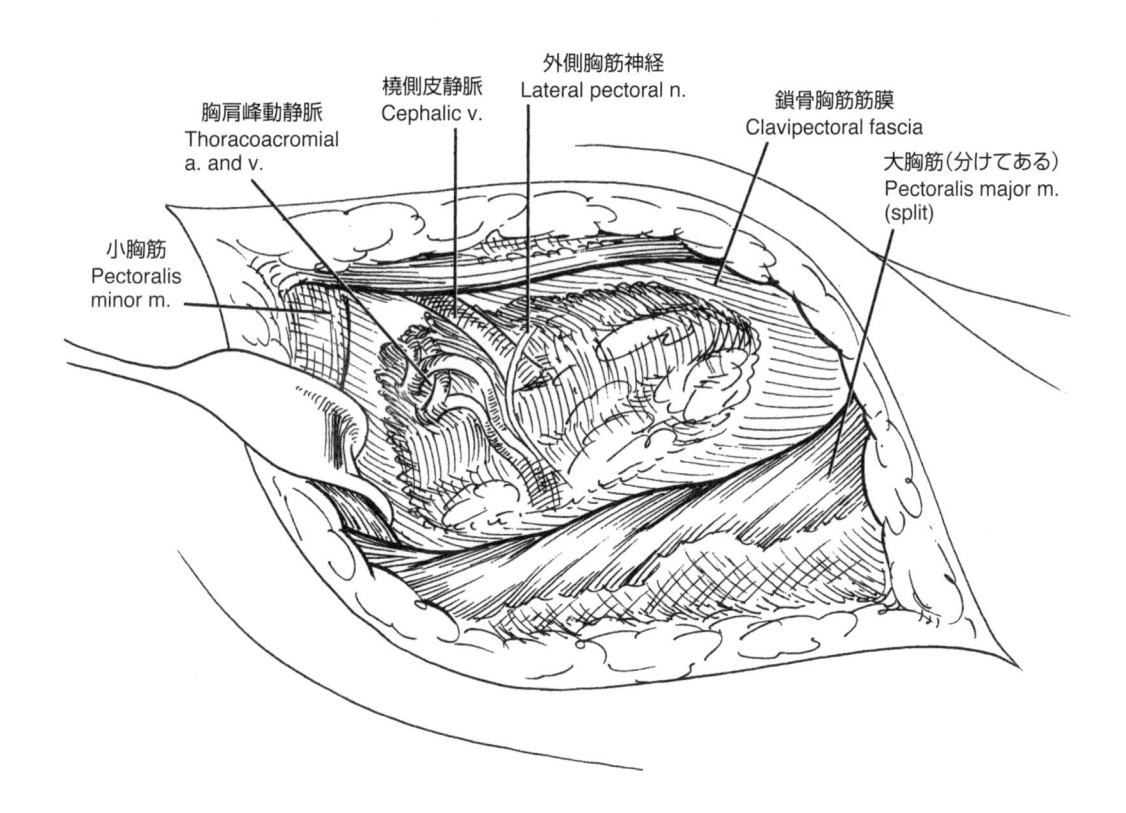

図 5-9 鎖骨胸筋筋膜を開いて腋窩鞘を露出する．橈側皮静脈と一緒に胸筋神経や血管が術野に現れる．

腋窩鞘のなかで，最初に現れる構造物は腋窩静脈である．腋窩動脈はこの静脈のすぐ上奥にあり，これを露出するには，静脈を授動し，下方に牽引するのが最もよい（図 5-10）．この操作の間，現れる数本の静脈の枝は結紮切離する必要がある．多くの場合，胸肩峰動脈よりも中枢側で吻合が行われる．この大きな分枝は通常はそのまま残すが，小柄な患者で腋窩動脈をもっと十分に露出したいときにはその起始部で結紮してもよい．この動脈を結紮するときには，外側胸筋神経が胸肩峰動脈の胸筋枝と一緒に走っているので，この神経を温存するようにしなければならない．腕神経叢の神経は腋窩動脈第1部分の奥にあるので，血管鉗子を無造作にかけるとそれらを損傷する危険がある．腋窩動脈はすぐ傍を走る胸筋神経と，それらを連絡しているループを注意深く同定しながら，できるかぎり中枢側まで授動する[1]（図 5-11）．動脈を授動したら，これに血管テープをかけて吊り上げ，血管鉗子をかけるときに，腋窩静脈や腕神経叢を損傷しないように保護する．

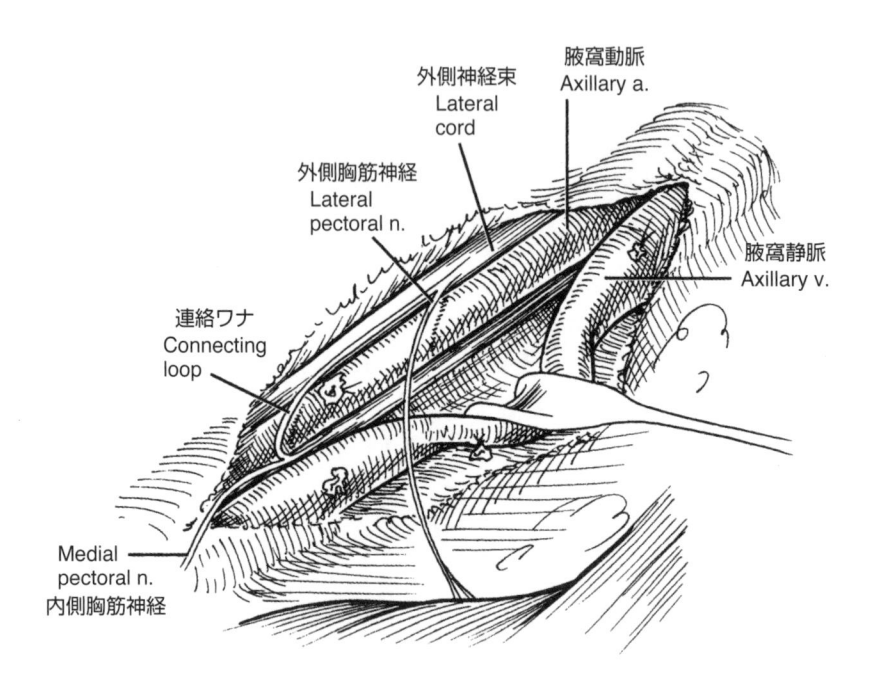

図 5-10　腋窩静脈をそっと牽引すると，腋窩動脈がはっきり見えてくる．

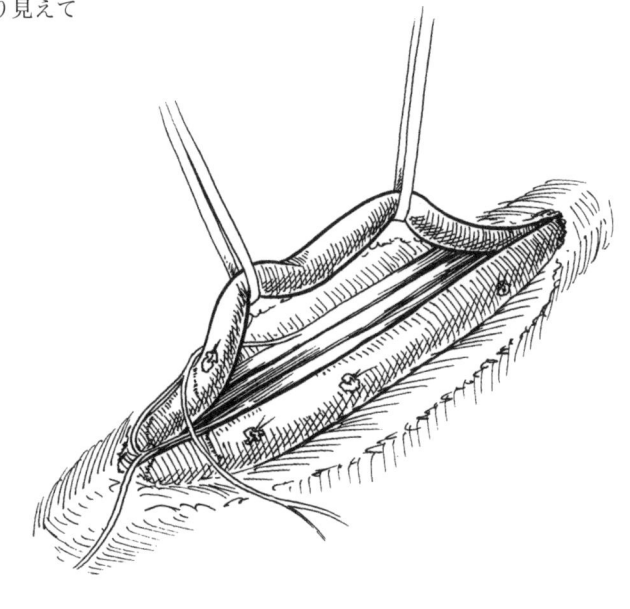

図 5-11　腋窩動脈を授動する．

腋窩動脈バイパスの中枢側吻合は，肩の動きによる緊張が最も少ないと思われる場所，すなわち第1部分で行うべきである．中枢側での人工血管断裂の報告は腋窩-大腿動脈バイパスを受けた患者の5％にも達する[14]．この重篤な合併症は，強制的に腕を外転させたり肩を持ち上げたりしたときに起こるのが普通である[14〜16]（図5-12）．

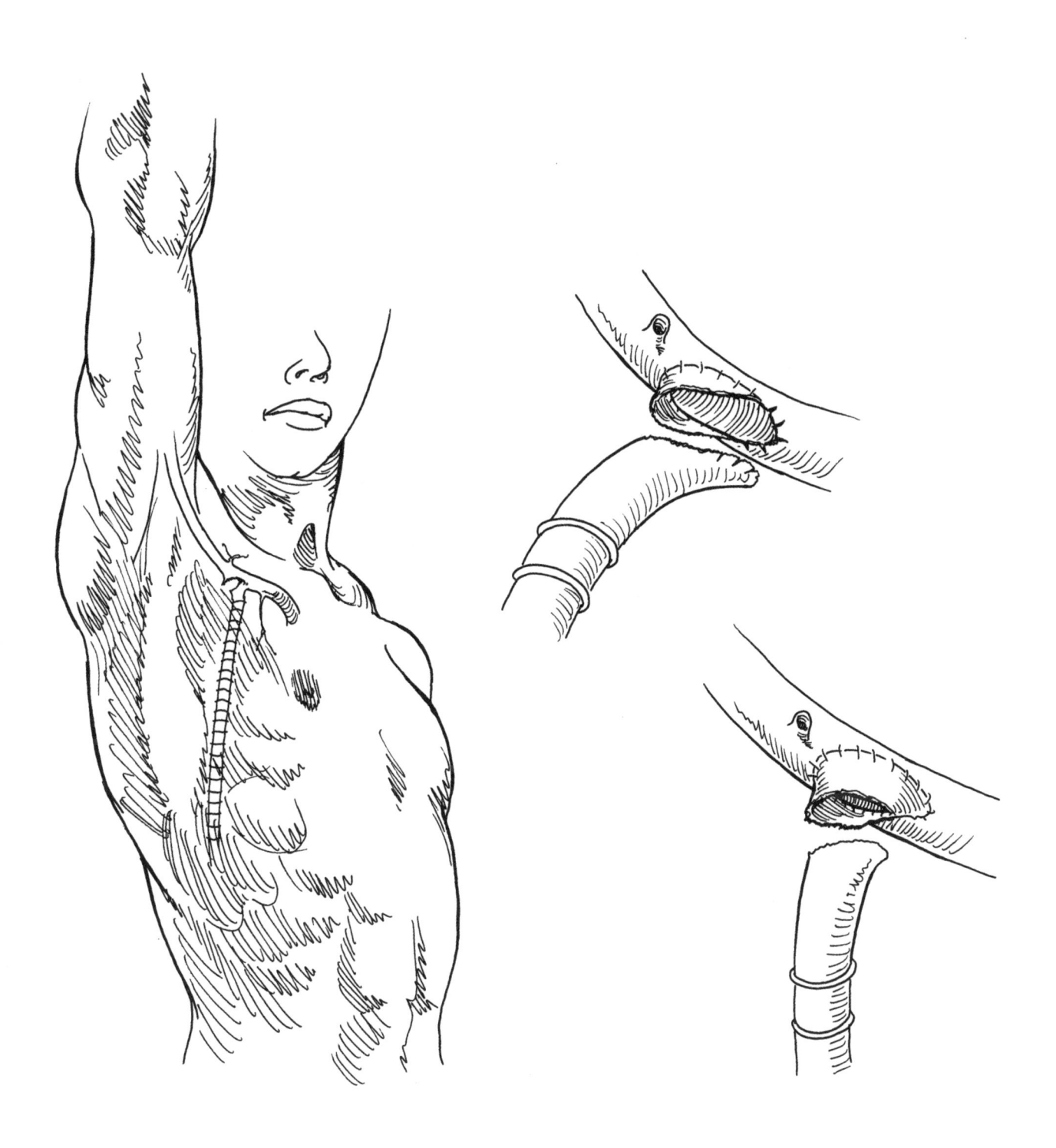

図5-12 腋窩-大腿動脈バイパスでは人工血管の形に注意を払うことが大切である．腋窩部分で十分な緩みがないと，強制的に上肢を外転させたときに吻合部哆開や人工血管そのものの断裂を起こすことがある．

この人工血管断裂の危険を少なくするために，Taylorら[14)]は人工血管を腋窩動脈第1部分に吻合することと，小胸筋の下で人工血管を8〜10 cm 腋窩動脈に沿って走らせることを推奨している．その後，腋窩の中で人工血管に緩やかなカーブをつけて下方に向かわせ，胸壁の皮下組織の中のトンネルを通して鼠径部までもっていく（図5-13）．人工血管を腋窩動脈第1部分に置くことは，人工血管に緊張のかからない位置決めができるだけでなく，腕神経叢の神経を授動しなくても腋窩動脈に前方から到達することを可能にする．

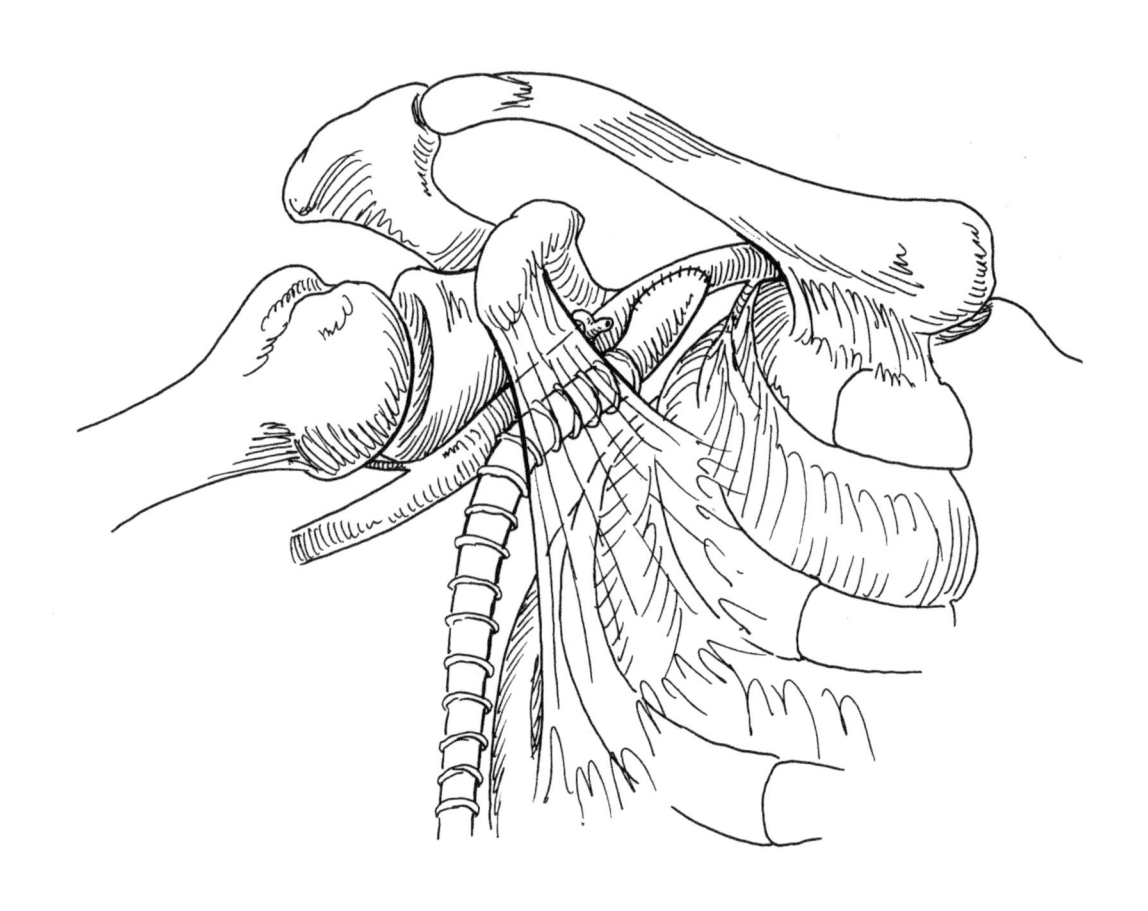

図5-13　人工血管は下方に向かって胸壁に達する前に少しの距離を腋窩動脈と平行に走らせた方がよい．

腋窩動脈第2部分，第3部分への腋窩アプローチ

axillary approach to the second and third parts of the axillary artery

このアプローチは美容的に優れており，腋窩動脈末梢部への損傷を処置するのに理想的である．しかし腋窩切開では，小胸筋よりも内側にある腋窩動脈を十分に露出することはできない．したがってこのアプローチは，腋窩動脈の最内側部をコントロールすることが重要な第1部分や第2部分の損傷に対して，単独で用いられることはない．このような症例で中枢側をコントロールするには，別に鎖骨上切開や鎖骨下切開を加えるとよい[18]．あるいは腋窩切開を全くあきらめて，三角胸筋アプローチ deltopectoral approach を採用してもよい（後述）．

患者の体位は仰臥位とし，片方の腕は90°外転位に置く．腋窩全体と，肩，前胸部，および上腕を消毒し，ドレープを貼って，術中にその腕を動かせるようにしておく．

大胸筋の外縁に沿って，胸郭から大胸筋と上腕二頭筋とが交わる点まで皮膚切開を加える（図5-14）．切開を皮下組織まで進めたら，大胸筋をその後外側縁に沿って授動し，これを内側に牽引する．創の外側で，烏口腕筋を同定する．創の内側部では小胸筋が烏口腕筋に対して直角に入っていくのが見える．腋窩鞘の中に入っている神経血管構造は，烏口腕筋後縁の結合組織の中にある．

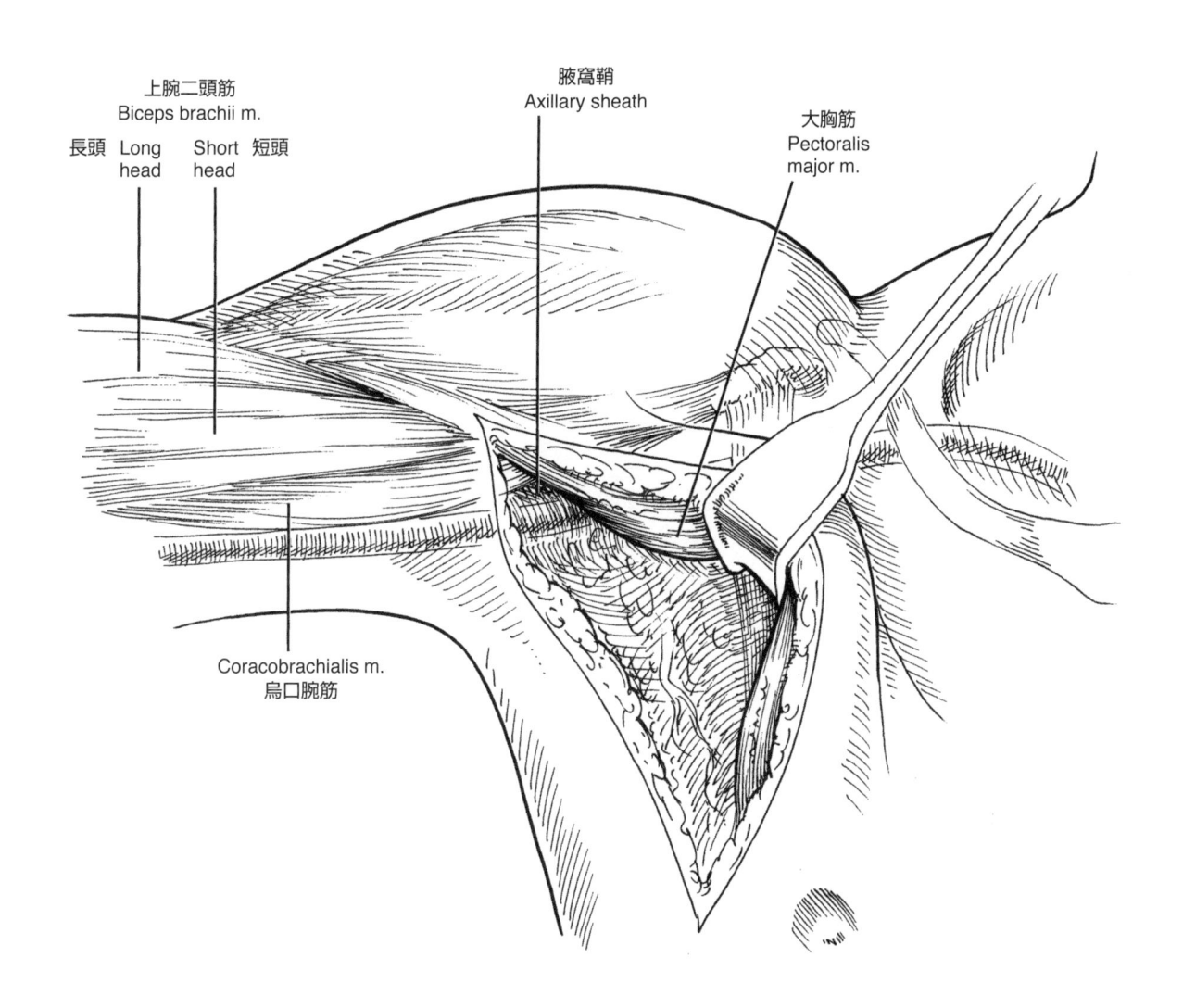

図5-14　大胸筋の外縁で深筋膜を開き，この筋肉を内側に牽引する．

正中神経は，末梢の腋窩鞘のなかで最も表層にある．腋窩動脈はこの神経のすぐ奥にあるので，正中神経をていねいに授動して動脈を十分に露出する．腋窩静脈は動脈の内側を走っており，尺骨神経が動脈と静脈を分けている（図5-15）．さらに中枢側では，内側神経束と外側神経束から出て正中神経となる枝が，小胸筋の外縁の近くで動脈の前を横切っている．腋窩動脈第3部分を剝離してこれを遊離し，遮断鉗子をかける前に血管テープを回して，周りの組織から持ち上げる．小胸筋外縁近くの動脈の露出には，神経束の枝が邪魔になる．この部分の損傷の場合には，もっと中枢側の腋窩動脈を露出することが必要である．

腋窩動脈第2部分は，小胸筋を停止部である烏口突起の近くで切離すると，露出することができる．上腕を持ち上げると，大胸筋がゆるむので視野が良くなる．筋肉を切離する前に，胸筋神経を見つけてこれを保護する[1,2]．神経血管束を出すために小胸筋を下方に引き下げ，腋窩鞘を開いて動脈を露出する．腕神経叢が動脈を3方向から取り囲んでいるが，最前面だけは開いている（図5-16）．視野を良くするために，胸肩峰動脈は起始部で結紮切離する．この切離した動脈と，内側および外側神経束の癒合部との間で腋窩動脈にテープを回すことができる．この操作のときに，外側胸動脈を損傷しないように注意しなければならない（図5-17）．

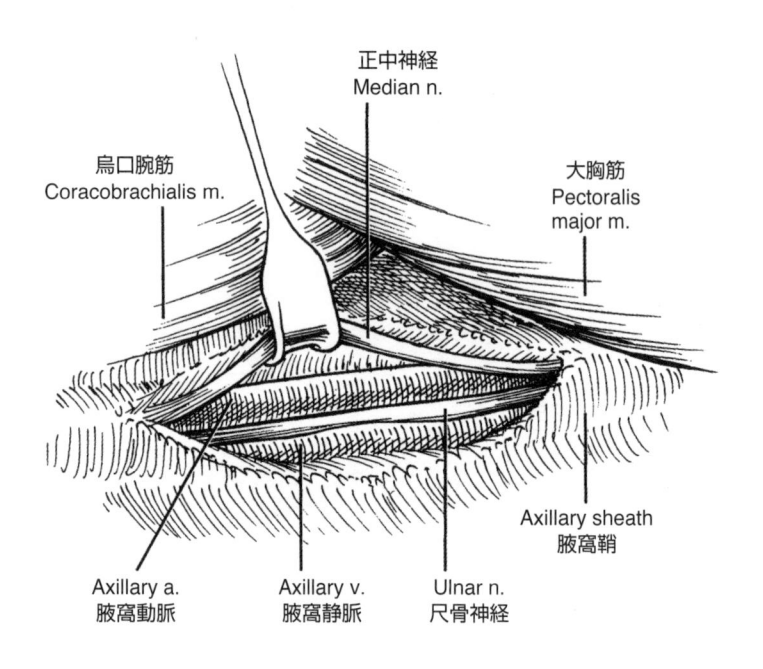

図5-15 腋窩鞘を開き，前にある正中神経を注意深く授動して，腋窩動脈から離す．

第 5 章 腋窩動脈　169

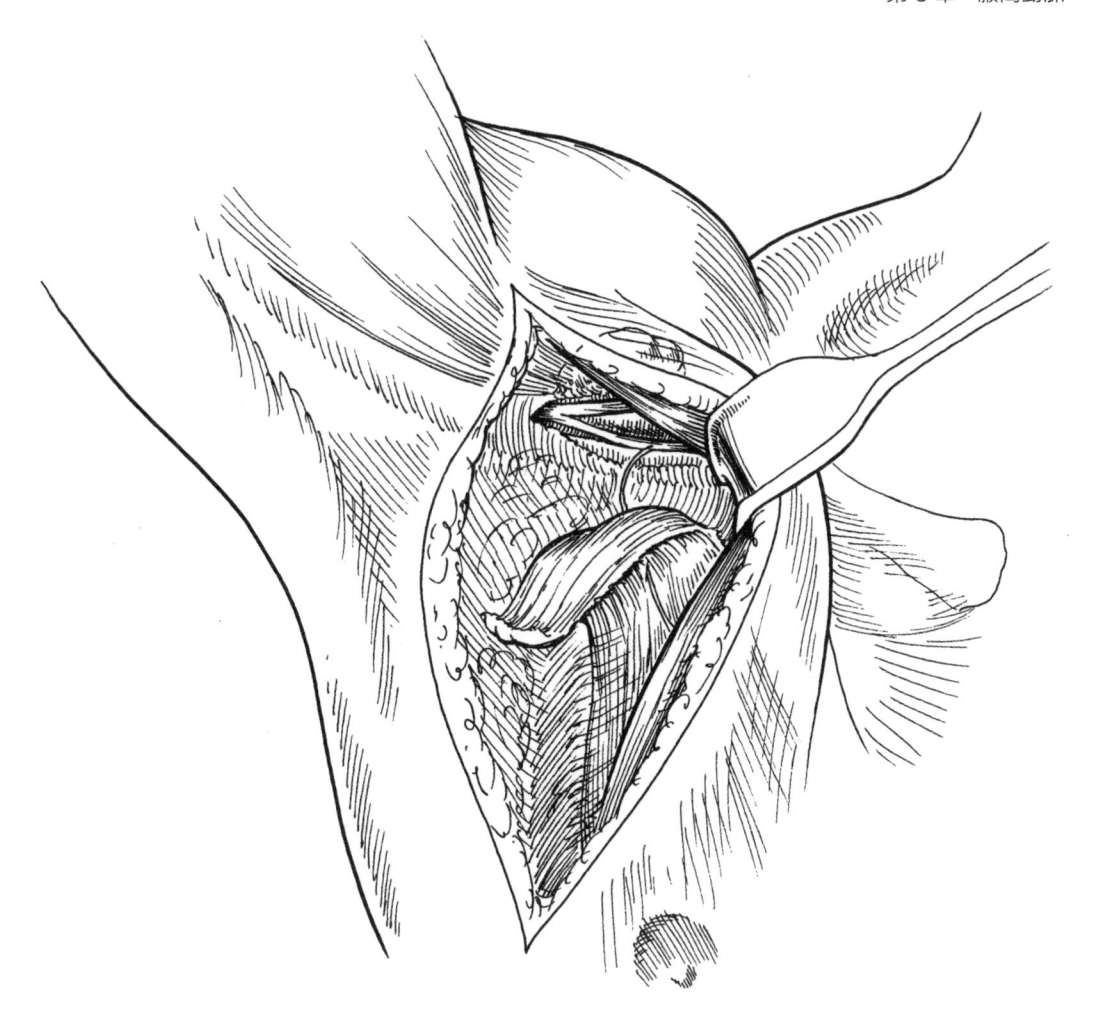

図 5-16　腋窩動脈第 2 部分に到達するには，内側胸筋神経を温存しながら，小胸筋停止部を烏口突起の近くで切離する．

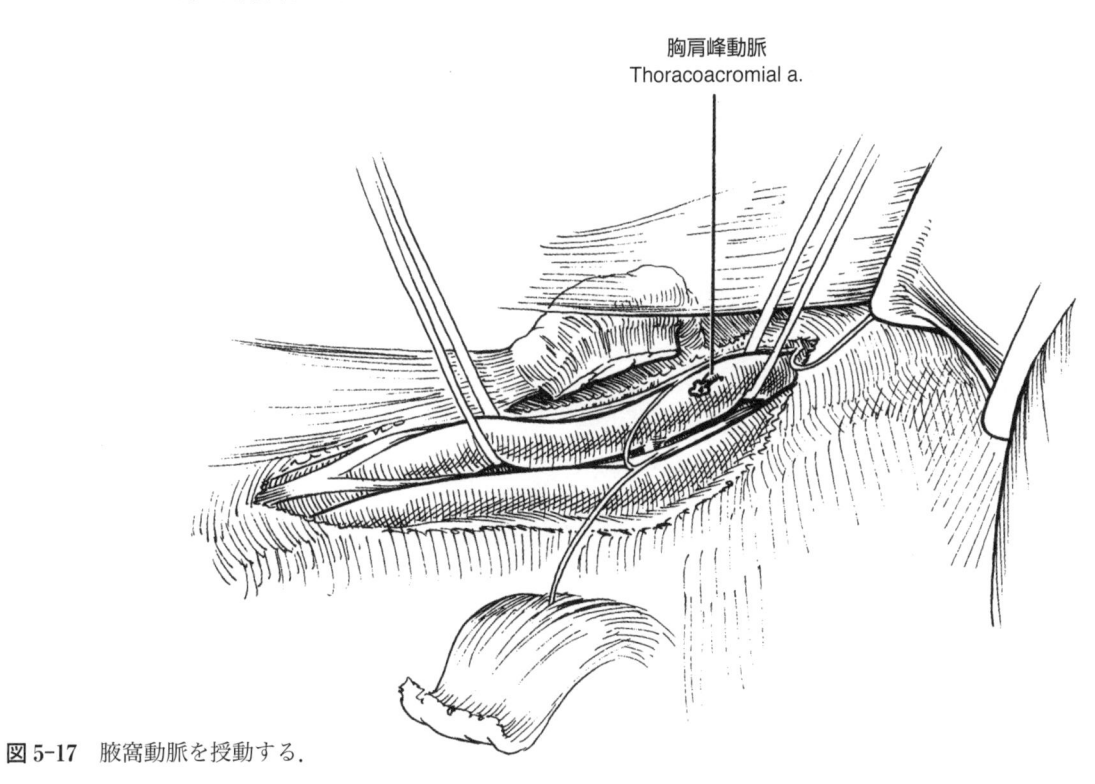

胸肩峰動脈
Thoracoacromial a.

図 5-17　腋窩動脈を授動する．

腋窩動脈全体への三角胸筋アプローチ
deltopectoral approach to all parts of the axillary artery

このアプローチは，やや難しい．腋窩動脈第2部分と第3部分は，比較的小さな切開創の中の奥深いところにあるので，このアプローチで必要な組織面を正確に同定するという作業が，血で染まってやりにくくなることがある．それにもかかわらず，この三角胸筋切開法は腋窩動脈の3つの部分すべてに対する直接的なアプローチであるため，腋窩血管への外傷の場合には最もよく用いられるアプローチである．またこのアプローチは，先に述べた鎖骨下切開の延長法として，特に有用である．

患者の体位は仰臥位とし，腕は約30°外転位に置き外旋させる．鎖骨の中央から三角筋の前縁に沿って5～7 cmの皮膚切開を加える（図5-18）．皮下組織を切開し，橈側皮静脈が目印となっている大胸筋と三角筋との間の筋肉間溝に到達する．この筋肉間溝を創の長さいっぱいに開き，大胸筋を内側に牽引する（図5-19）．もし視野をもっと外側に広げる必要がある場合には，大胸筋の腱を停止部の近くで切離してもよい．橈側皮静脈はその内側縁に沿って剝離し，三角筋と一緒に外側に牽引する．そうすると，下にある鎖骨胸筋筋膜と小胸筋が見えてくる．創の末梢部で烏口腕筋の下縁に沿って鎖骨胸筋筋膜

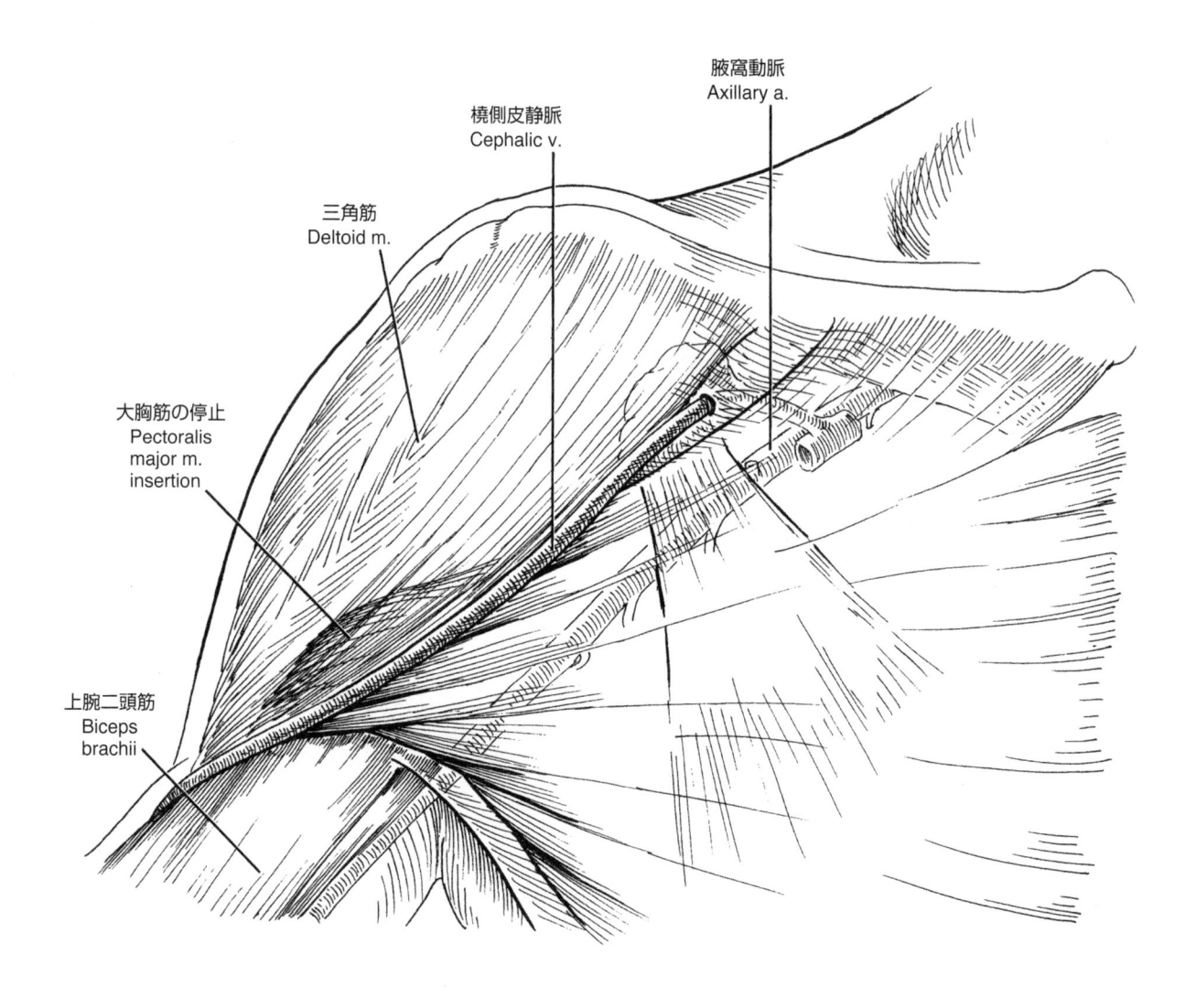

図5-18 三角胸筋溝 deltopectoral groove の境界をつくる構造物を示す．

小胸筋
Pectoralis minor m.

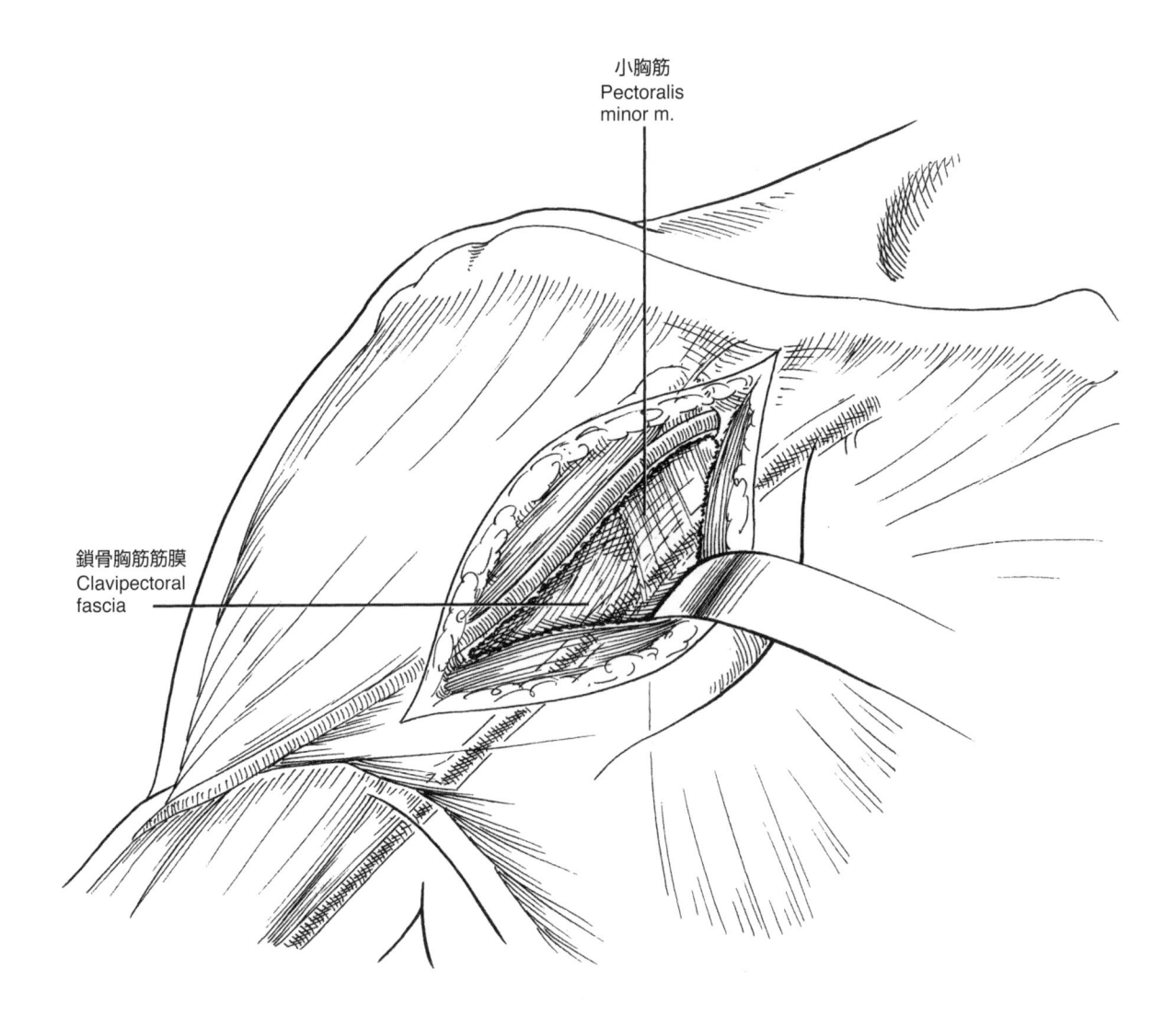

鎖骨胸筋筋膜
Clavipectoral fascia

図 5-19　三角胸筋溝に沿って深筋膜を開き，大胸筋を内側に牽引する．

を切開し，腋窩動脈第3部分を烏口突起のところまで露出する（図5-20）．神経血管束は，鎖骨胸筋筋膜の下の疎性結合組織の中にある．腋窩鞘のなかで最も表層にある構造物は，内側神経束と外側神経束とが癒合して正中神経をつくる結合部である．この正中神経を広く授動して頭側に牽引すると，腋窩動脈第3部分を露出することができる．神経に過度の緊張がかかるのを避けるために，神経束の結合部は数cm以上は授動しないようにすることが大切である．腋窩動脈は，その内側縁の近くにある尺骨神経と腋窩静脈を注意深く遊離してから，血管テープを回す（図5-21）．

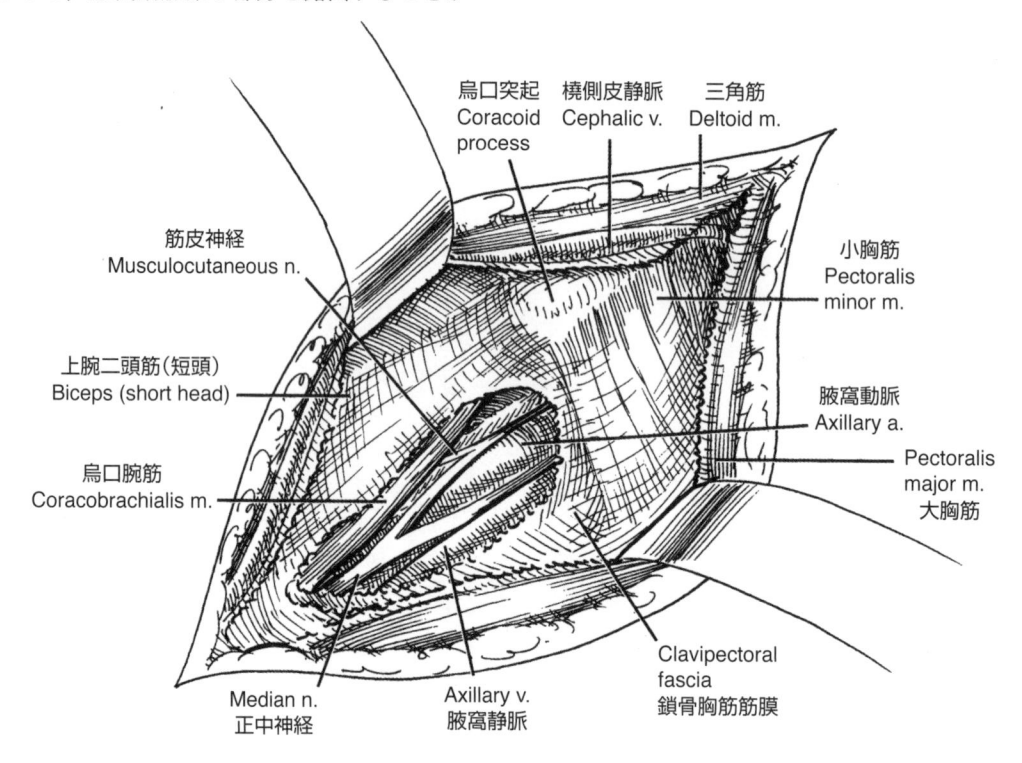

図5-20　腋窩動脈第3部分を露出するには，小胸筋の外側で鎖骨胸筋筋膜を開く．

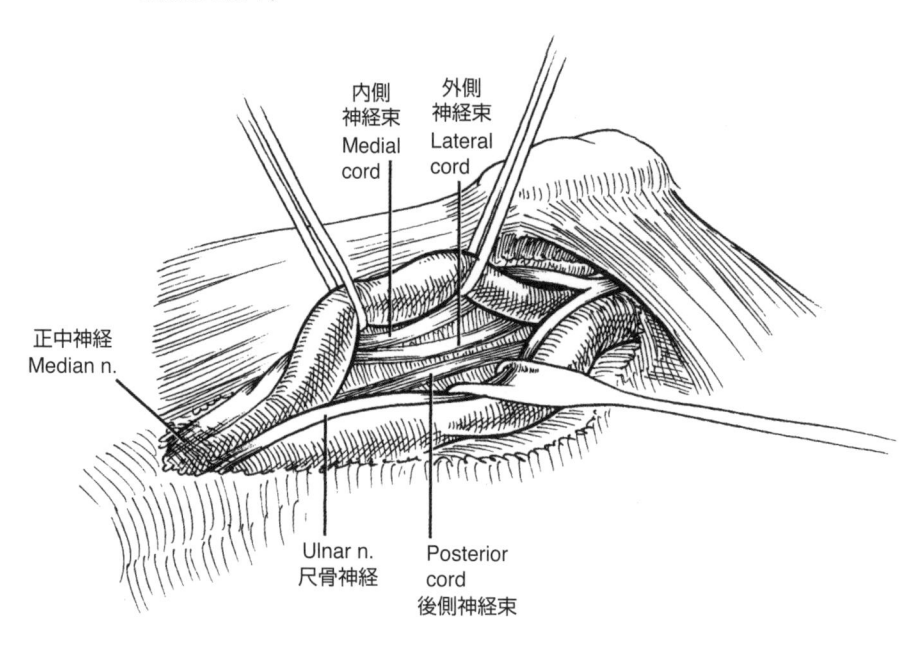

図5-21　腕神経叢の内側神経束を外側にどかして，腋窩動脈を授動する．

腋窩動脈第2部分は，小胸筋を烏口突起の近くで切断して露出する（図5-22）．筋肉を切断する前に，胸肩峰動脈をその起始部近くで結紮切離すると，小胸筋の辺縁を出しやすくなる．胸筋神経を同定し，小胸筋を烏口突起の近くで切離するときにこれを保護する[1]．内側神経束と外側神経束の結合部が，小胸筋外縁のすぐ末梢部の腋窩動脈の前面にある．この部分では胸筋神経同士を連絡している神経係蹄も，腋窩動脈の前面を横切っており，剝離のときに損傷しやすい．この神経係蹄と神経束結合部との間で腋窩動脈第2部分を遊離するのが最もよい．腋窩動脈の下面で外側胸動脈を同定するが，この動脈は視野を良くするために必要なときのみ結紮切離する．

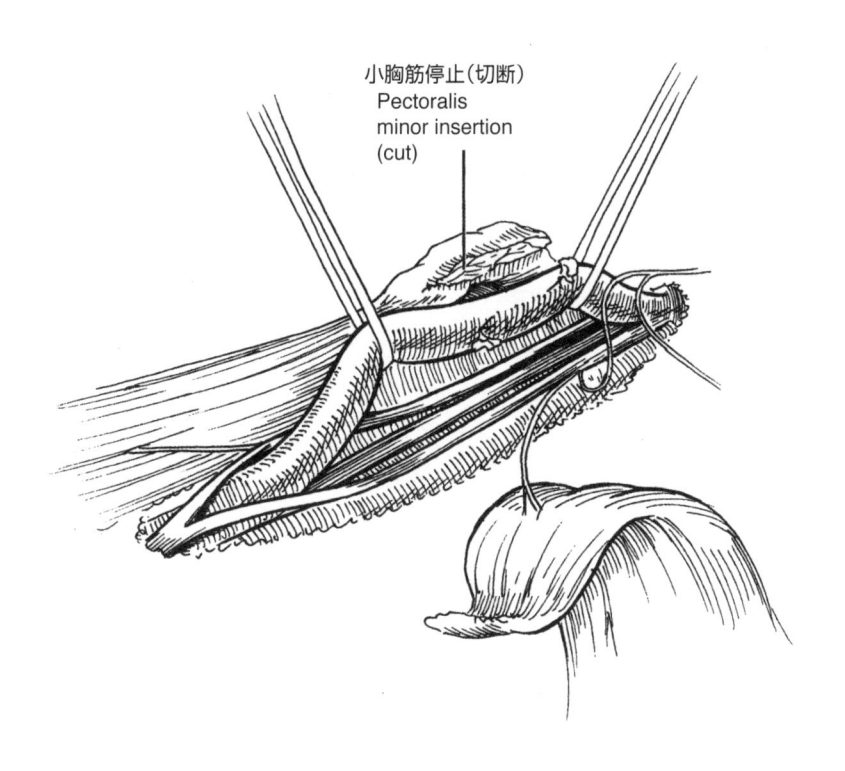

図5-22 小胸筋の停止部を切離して，腋窩動脈第2部分を露出する．

腋窩動脈第 1 部分は，小胸筋よりも中枢側の創内で露出する．この部分でも同様に，胸肩峰動静脈を切離すると腋窩動脈の視野が良くなる．鎖骨胸筋筋膜をできるだけ中枢側まで，鎖骨下筋のレベルまで切開する（図 5-23）．鎖骨胸筋筋膜の下の脂肪に富んだ疎性結合組織の中に，腋窩鞘が見つかる．腋窩動脈は腋窩静脈のすぐ奥で，やや頭側寄りのところにある．動脈を剥離する際には，この静脈を授動し，下方に牽引することが必要である．先にも述べたように，血管鉗子をかける前に，この動脈に血管テープを回しておいて，周囲を取り巻いている神経血管構造から創の中に吊り上げるのが最もよい．

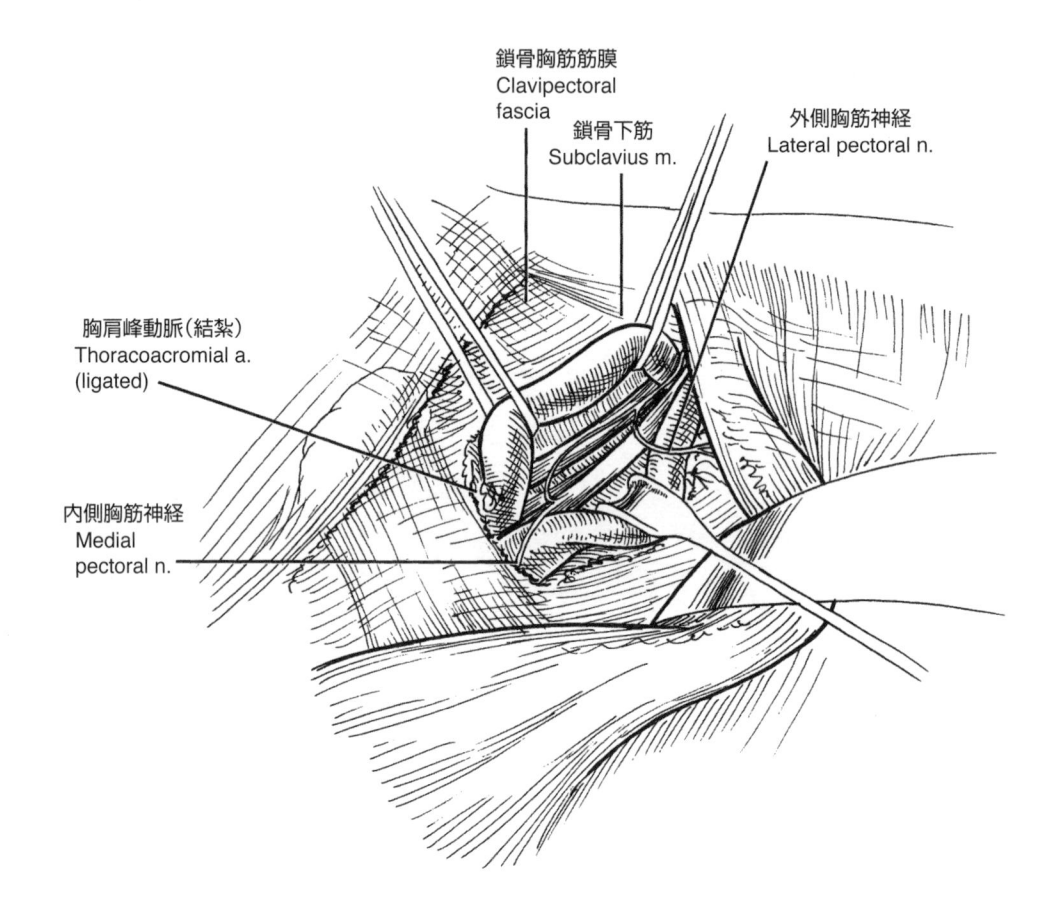

図 5-23　腋窩動脈第 1 部分には，小胸筋の内側から入っていく．

参考文献

1. Moosman DA. Anatomy of the pectoral nerves and their preservation in modified mastectomy. *Am J Surg.* 1980;139:883–886.
2. Porzionato A, Macchi V, Stecco C, et al. Surgical anatomy of the pectoral nerves and the pectoral musculature. *Clin Anat.* 2012; 25:559–575.
3. Martin D, Katz SG. Axillofemoral bypass for aortoiliac occlusive disease. *Am J Surg.* 2000;180:100–103.
4. Liedenbaum MH, Verdam FJ, Spelt D, et al. The outcome of the axillofemoral bypass: a retrospective analysis of 45 patients. *World J Surg.* 2009;33:2490–2496.
5. Passman MA, Taylor LM Jr, Moneta GL, et al. Comparison of axillofemoral and aortofemoral bypass for aortoiliac occlusive disease. *J Vasc Surg.* 1996;23:263–271.
6. Seeger JM, Pretus HA, Welborn MB, et al. Long-term outcome after treatment of aortic graft infection with staged extra-anatomic bypass grafting and aortic graft removal. *J Vasc Surg.* 2000;32:451–461.
7. Hyre CE, Cikrit DF, Lalka SG, et al. Aggressive management of thoracic injuries of the thoracic outlet. *J Vasc Surg.* 1998;27:880–884.
8. Weaver FA, Papanicolaou G, Yellin AE. Difficult peripheral vascular injuries. *Surg Clin North Am.* 1996;76:843–859.
9. Shaw AD, Milne AA, Christie J. Vascular trauma of the upper limb and associated nerve injuries. *Injury.* 1995;26:515–518.
10. Aksoy M, Tunca F, Yanar H, et al. Traumatic injuries to the subclavian and axillary arteries: a 13-year review. *Surg Today.* 2005;35:561–565.
11. Shalhub S, Starnes BW, Hatsukami TS, et al. Repair of blunt thoracic outlet arterial injuries: an evolution from open to endovascular approach. *J Trauma.* 2011;71:E114–E121.
12. Du Toit DF, Lambrechts AV, Stark H, et al. Long-term results of stent graft treatment of subclavian artery injuries: management of choice for stable patients? *J Vasc Surg.* 2008;47:739–743.
13. Danetz JS, Cassano AD, Stoner MC, et al. Feasibility of endovascular repair in penetrating axillosubclavian injuries: a retrospective review. *J Vasc Surg.* 2005;41:246–254.
14. Taylor LM Jr, Park TC, Edwards JM, et al. Acute disruption of polytetrafluoroethylene grafts adjacent to axillary artery anastomoses: a complication of axillofemoral grafting. *J Vasc Surg.* 1994;20:520–528.
15. Landry GJ, Moneta GL, Taylor LM Jr, et al. Axillofemoral bypass. *Ann Vasc Surg.* 2000;14:296–305.
16. Kitowski NJ, Gundersen SB. Traumatic fracture of polytetrafluoroethylene axillofemoral bypass graft. *Vasc Endovasc Surg.* 2010;44:131–133.
17. Kempczinski R, Penn I. Upper extremity complications of axillofemoral grafts. *Am J Surg.* 1978;136:209–211.
18. McKinley AG, Carrim AT, Robbs JV. Management of proximal axillary and subclavian artery injuries. *Br J Surg.* 2000;87:79–85.

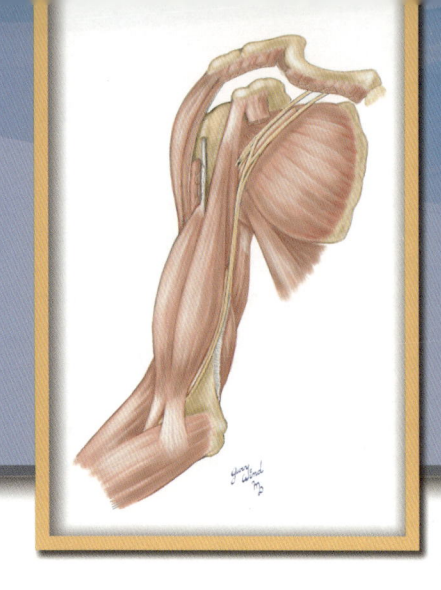

上腕動脈
Brachial Artery

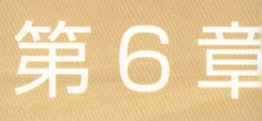

第6章

上腕の外科解剖

下肢とは異なり，上腕の主要な神経と血管は大きな1本の束の中に入っている．上腕の筋肉は，対応する下肢の筋肉と同じように，屈筋群と伸筋群とにはっきりと分かれているが，中隔や筋膜の被包は下肢におけるほど丈夫ではない．主要な神経と血管は，周囲を取り巻く筋肉や筋膜と関連して考えた方がよい．

上腕筋膜　brachial fascia

上腕の前方の屈筋コンパートメント（筋区画）flexor compartmentと後方の伸筋コンパートメント extensor compartmentは，深在筋膜の薄いしっかりした鞘で包まれている（図6-1）．この2つのコンパートメントは，上腕骨末梢部の上顆隆起 supracondylar ridgeから始まる内側筋間中隔，および外側筋間中隔によって分けられている．筋膜はこれらの隔壁に付着しており，末梢側では肘頭 olecranonと上腕骨上顆 humeral epicondyleに付着している．腋窩鞘の中に入っている神経血管束は，上腕に入り上腕筋筋膜よりも深い位置を走る．橈骨神経と上腕深動脈は，広背筋腱の末梢側縁のところで後方に向かって分岐し，一方，正中神経，尺骨神経，および2本の内側皮神経は上腕動脈と一緒に，上腕のよく発達した神経血管鞘の狭い間隙の中に入っていく．この上腕動脈鞘は上腕中部の皮下にあり，内側筋間中隔のすぐ前方で容易に入ることができる．

上腕の神経

広背筋腱の外側縁のところで，3本の主要な神経幹が上腕動脈を取り巻いている．正中神経はこの血管の前方にあり，尺骨神経は内側に，橈骨神経は後方に位置している．筋皮神経は腋窩中部で腕神経叢の外側神経束から分岐し，烏口腕筋を貫通して他の上腕屈筋群の中に入る独自の走行を示す．

正中神経は上腕の全長にわたって上腕動脈と一緒に走り，この動脈を比較的外側から内側の位置へと斜めに横切っていく．尺骨神経は上腕中部で内側筋間中隔を貫通し，そのままこの中隔の後方を下って，上腕骨の内側上顆の後の溝に到達する．橈骨神経は広背筋腱の末梢側縁のところで後方に向かい，上腕三頭筋の外側頭と内側頭の起始部の間で上腕骨を後方に向かって螺旋状に回り込んでいく．そして上腕中部で橈骨神経は，外側筋間中隔を貫通し前腕の伸筋コンパートメントに達する．これらの主要な神経幹から出る皮枝についてはここでは何も述べないが，皮膚切開を加える場所や主要な神経と間違える可能性といった観点から，もう一度復習するべきである．

176　第Ⅲ部　上肢の血管

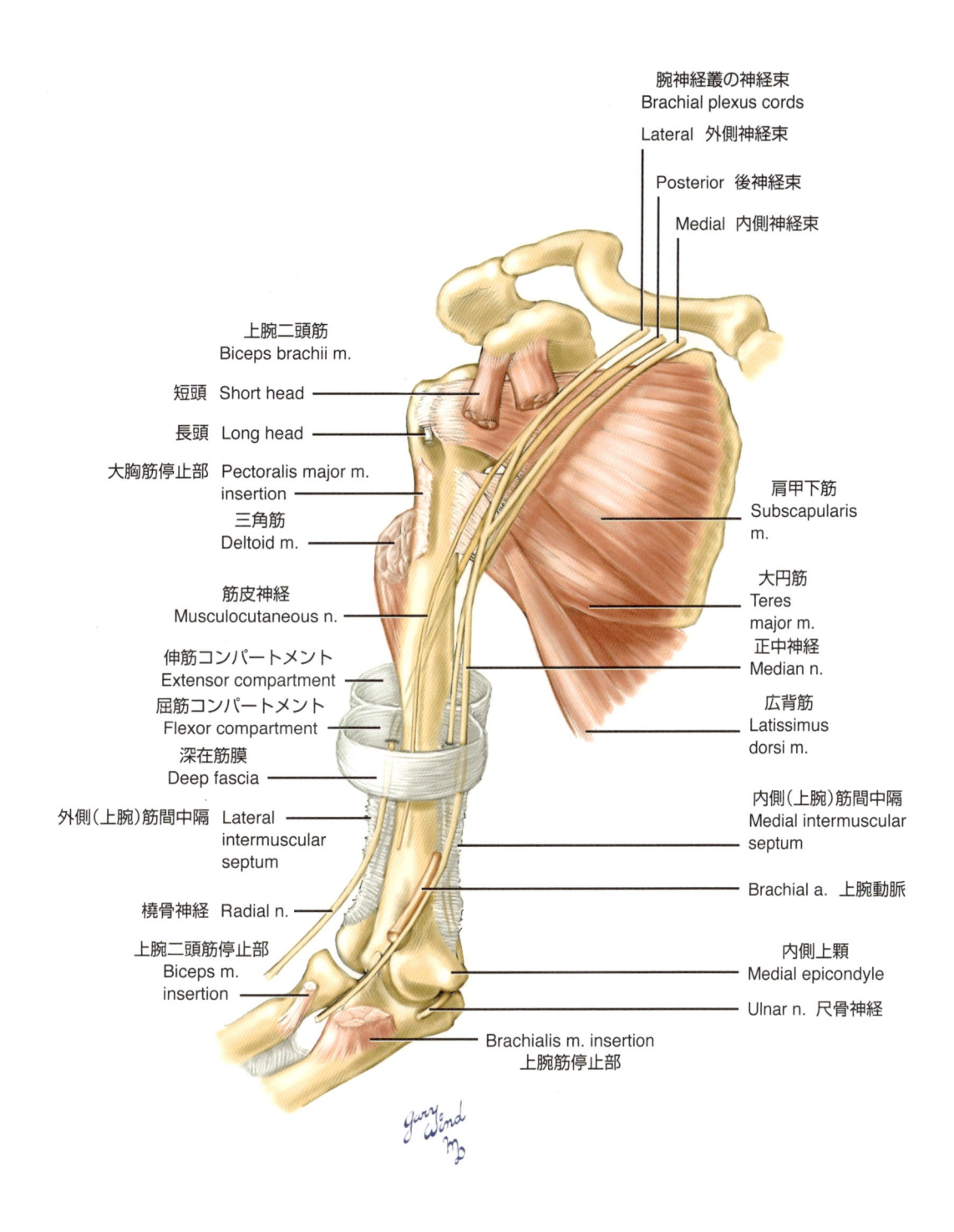

図6-1 上腕の深在筋膜と顆上中隔 supracondylar septa は前方では屈筋群を，後方では上腕三頭筋群を包んでいる．上腕動脈と正中神経は前方コンパートメントの中に入っているが，橈骨神経と尺骨神経は上腕末梢部で筋間中隔を穿通してそれぞれ別のコンパートメントに入っていく．

上腕の血管

上腕の各主要神経は，それぞれに動脈を伴っている．先に述べたように，上腕動脈は正中神経と一緒に前方コンパートメント（筋区画）anterior compartment の内側を走っている（図 6-2）．中枢側で分かれる上腕深動脈は，橈骨神経と一緒になって走り外側筋間中隔を貫通するが，この点からは橈側側副動脈と呼ばれるようになる．上尺側側副動脈は上腕動脈の中央部から出て，尺骨神経を伴って走り，内側筋間中隔を穿通していく．二番目の尺側側副動脈は，もっと末梢部でこの中隔を穿通する．

筋肉への分枝に加えて上腕動脈は，上腕骨中部に主要な栄養血管を送っている．

上腕動脈は普通，2本の静脈を伴っている．尺側皮静脈は肘窩 antecubital fossa から皮下を走って上腕中部に達し，そこで深在筋膜を穿通して上腕静脈の1本と一緒になる．上腕静脈は深部や表層部で無数の吻合をつくった後，大円筋の高さで合流して腋窩静脈となる．橈側皮静脈は，三角胸筋溝までの全長が表層にある．上腕深動脈に伴走するこの静脈は，上腕静脈と腋窩静脈との移行部に流入している．

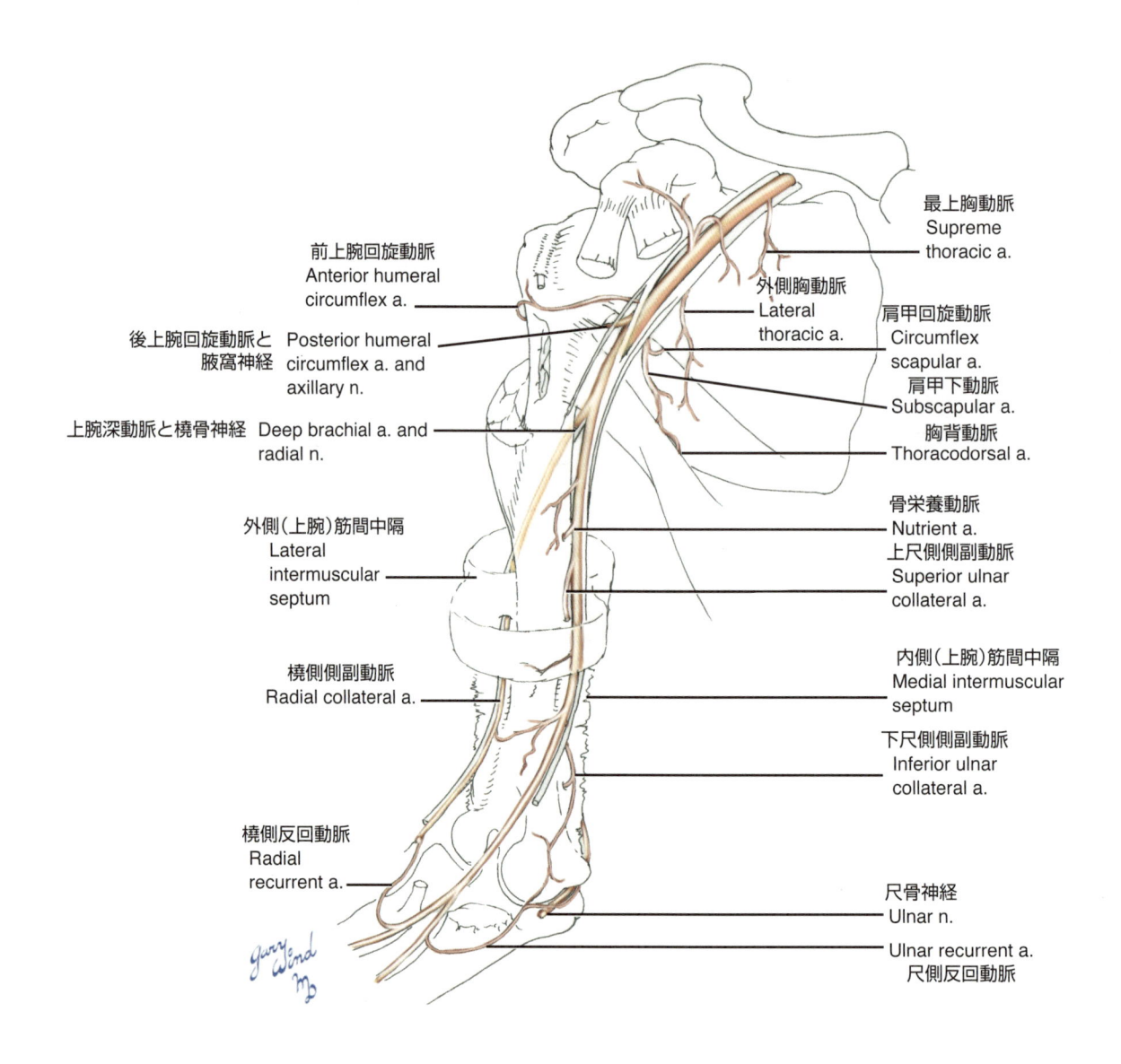

図 6-2 上腕動脈の分枝は神経幹を伴っており，肩や肘のところでは側副血管で連絡しあっている．

上腕前部の筋肉

上腕骨は中枢側では，肩関節の周りで働くいくつかの強い筋肉によって，上肢帯と胸壁に固定されている（図6-3）．末梢側では幅の広い上腕筋が，上腕骨に付着する上腕前部の筋肉のなかで最も優勢である．小さな烏口腕筋は，上腕二頭筋の短頭と一緒に起始しており，これを筋皮神経が貫通している．この神経はその後，上腕筋と上腕二頭筋の間を走り，この両筋を支配している．

中枢側の上腕動脈とこれに随伴する神経は，最初，烏口腕筋の後方で上腕骨に近いところにあり，その後，上腕筋の筋腹の内側を斜めに横切っていく．橈骨神経は，上腕筋筋腹の末梢部の外側のところから出てくる．

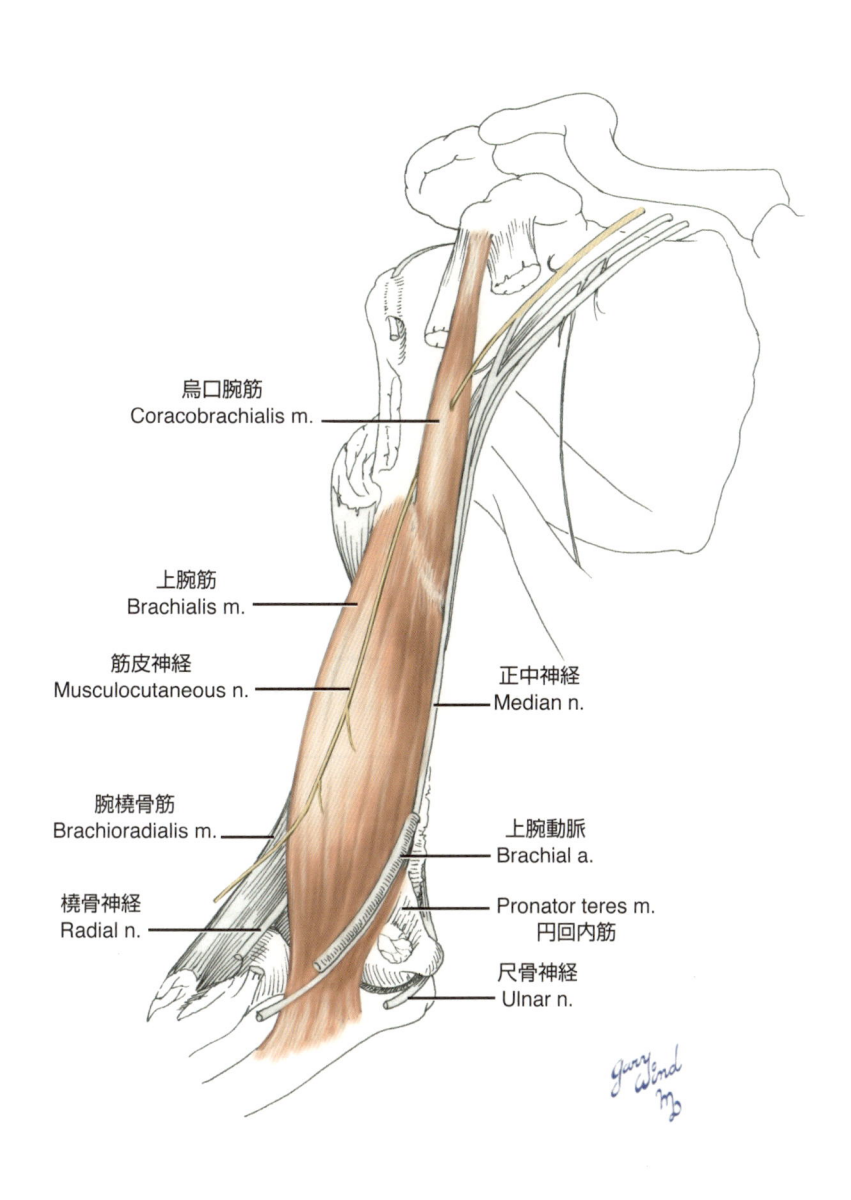

図6-3 上腕の深在筋である烏口腕筋と上腕筋は筋皮神経によって支配されているが，この神経は烏口腕筋を貫いた後，上腕筋と上腕二頭筋の間を走っている．

上腕二頭筋は，上腕骨の全長をその前面で覆っている（図6-4）．中枢側では，大胸筋の腱が上腕二頭筋の長頭と短頭を抑え込むように横切って，上腕骨の結節間溝外唇 lateral lip of bicipital groove で停止している．末梢側では，上腕二頭筋は先細りになって1本の強い腱となり，橈骨粗面 bicipital tuberosity of radius で停止する．上腕二頭筋の末梢部からは，幅の広い二次性の腱が出て，内側に向かって広がりながら走り，前腕屈筋群の深在筋膜に付着している．このバンドは，上腕動脈と正中神経の上を橋渡ししている．

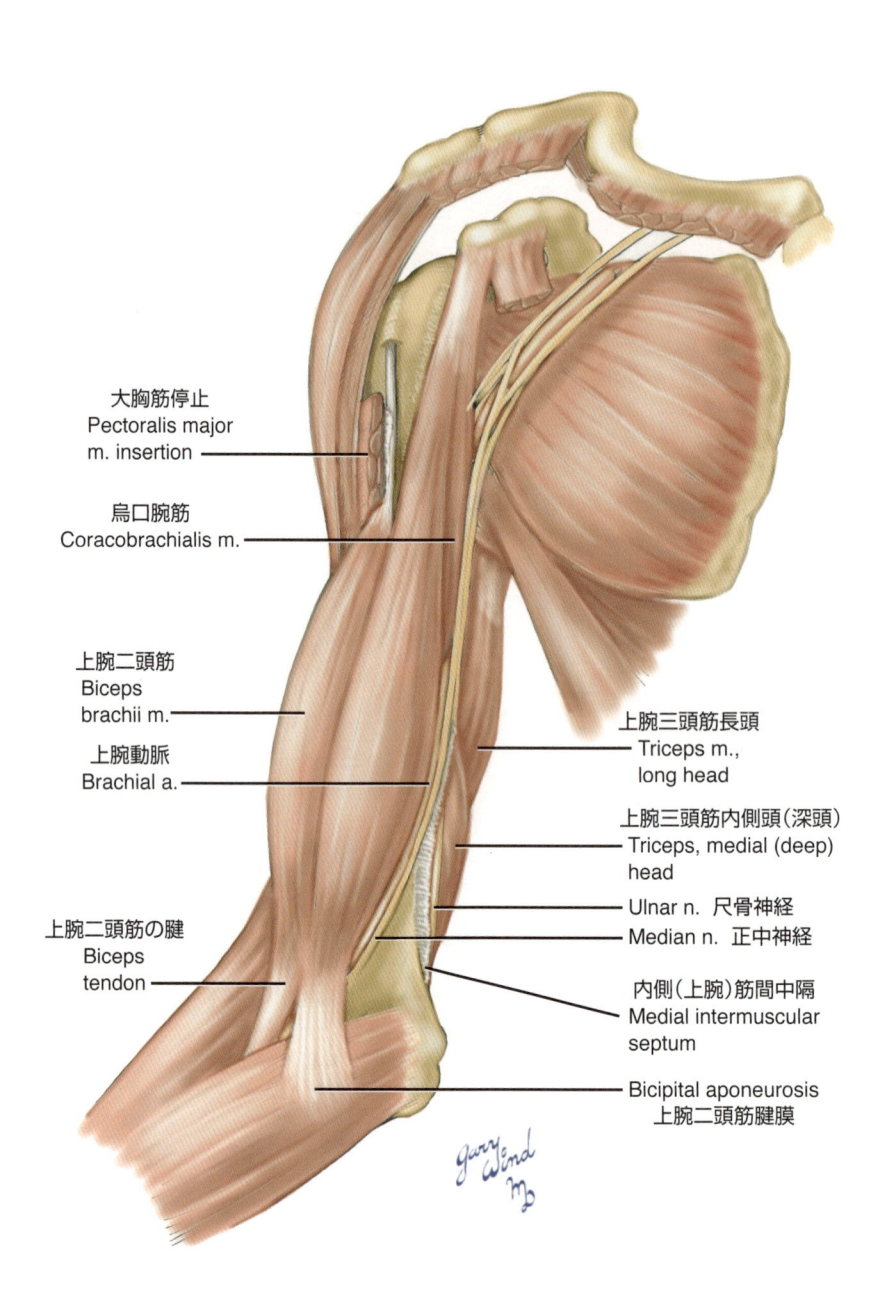

図 6-4 上腕二頭筋は肩関節と肘関節の両方をまたいでおり，内側を上腕動脈と正中神経によって境されている．

上腕後部

上腕の背部では，上腕三頭筋の筋塊が優勢である（**図6-5**）．上腕三頭筋長頭は，肩甲骨の関節下結節 infraglenoid tuberosity から起始している．外側頭と内側頭は，上腕骨の後面から幅広く起始している．上腕深動脈と橈骨神経は，これら2つの筋頭の間で上腕骨の橈骨神経溝 spiral groove の中を斜めに走る．上腕深動脈は後上腕回旋動脈と交通している．上腕深動脈と橈骨神経が橈骨神経溝の末梢端のところで外側筋間中隔を穿通する前に，上腕深動脈は後下降枝を出して，肘部で上行する側副血管と吻合をつくっている．

尺骨神経は内側筋間中隔を穿通した後，上腕三頭筋内側頭の内側を走り，これに上腕動脈の上尺側側副動脈と下尺側側副動脈が随伴している．

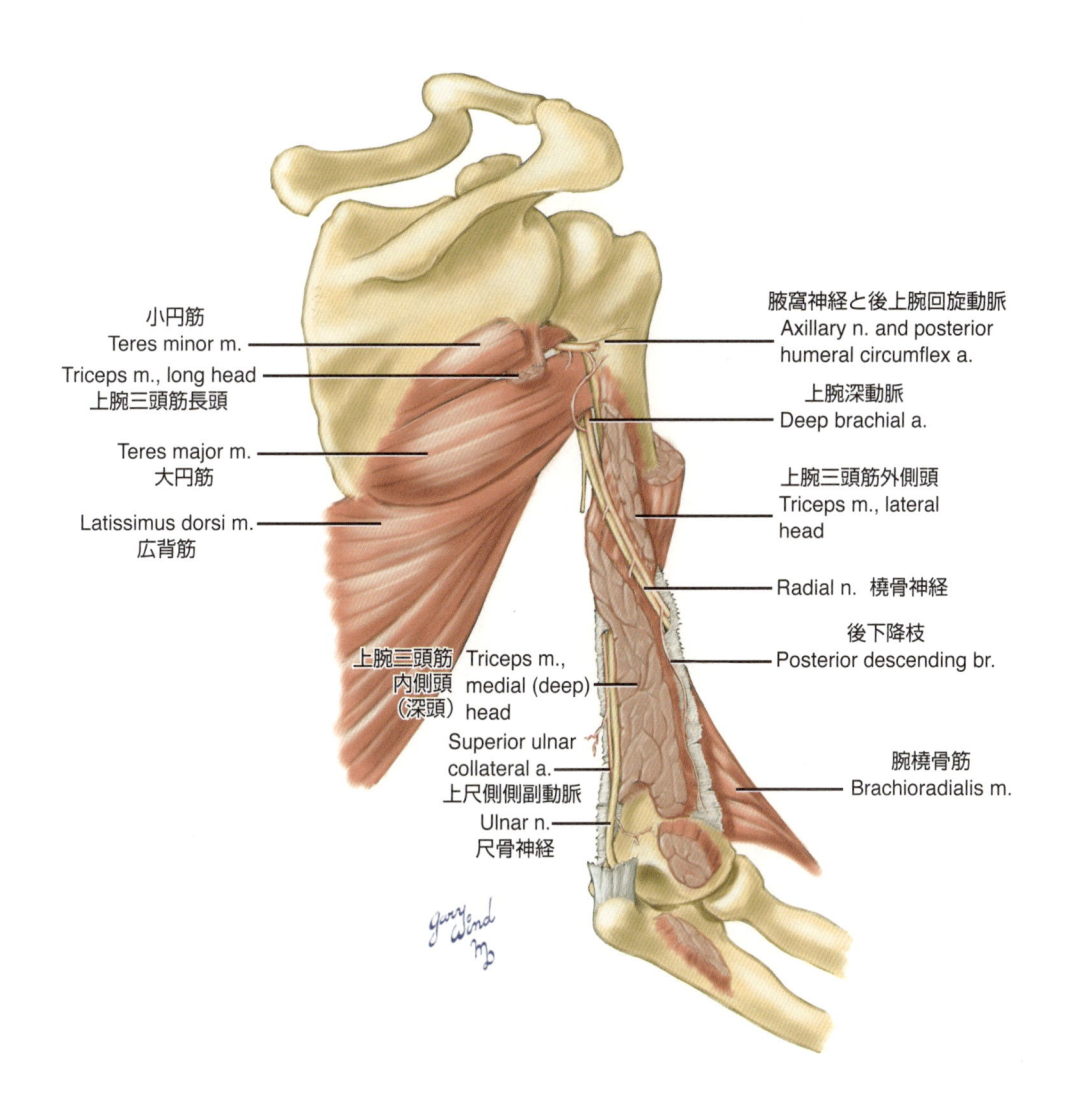

図 6-5 上腕三頭筋の外側頭と内側頭（または深頭）はともに上腕骨から起始しており，その間に生じた螺旋状の割れ目の中を上腕深動脈と橈骨神経が走っている．

上腕三頭筋の3つの筋頭は，上腕骨末梢部の上で癒合し，幅の広い強い腱となって尺骨の肘頭に停止する（図6-6）．

局所解剖学

腕を外転して延ばすと，屈筋群コンパートメントと伸筋群コンパートメントとの間に神経血管の束が索状の構造物として見える（図6-7）．筋肉塊が上腕骨中枢側の上の覆いをつくっていることがわかる．

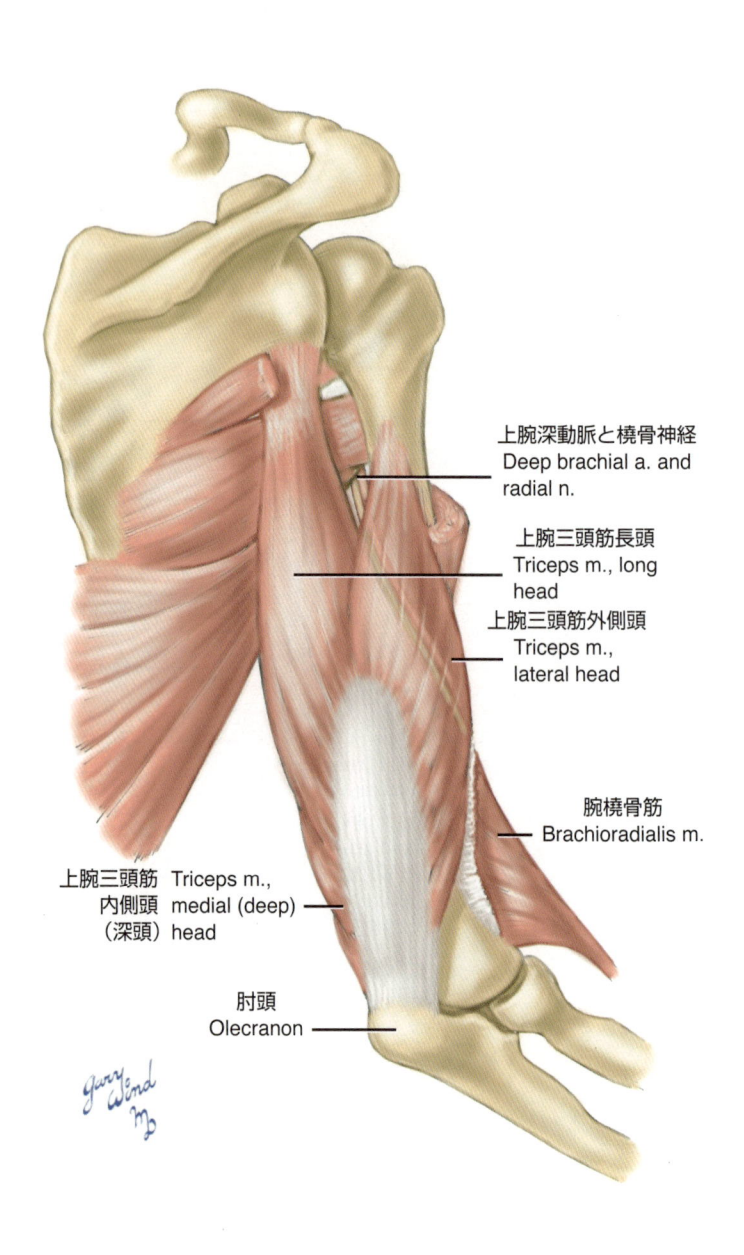

図6-6 上腕の後面は上腕三頭筋が覆っている．

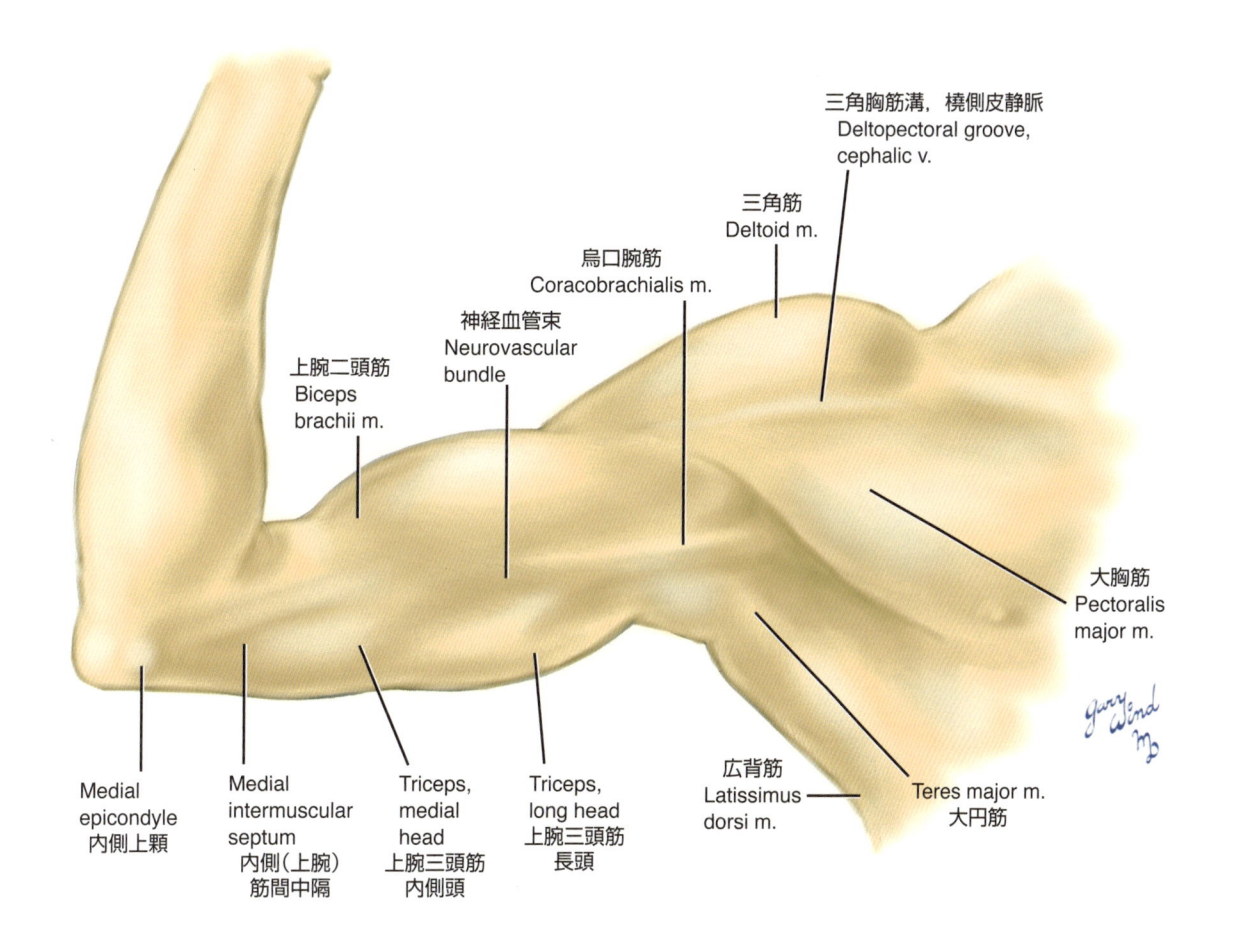

図 6-7 烏口腕筋とそれに随伴する神経血管束は，上腕二頭筋と上腕三頭筋の間に索状の盛り上がりをつくる．三角胸筋溝は橈側皮静脈が目印になる．

外側では，橈骨神経の走行は上腕三頭筋の外側頭で覆われている（**図 6-8**）．外側筋間中隔は，外側上顆から中枢側に向かって走る隆起としてはっきりわかる．三角筋と上腕三頭筋の長頭との間のくぼみは，橈骨神経と上腕動脈の走行の始まりの部分の目印になる．末梢側での三角筋の停止部と，腕橈骨筋の中枢側起始部とは，上腕骨体を3つに分けている．橈骨神経が外側筋間中隔を貫通するのは，腕橈骨筋の起始部のすぐ末梢のところである．

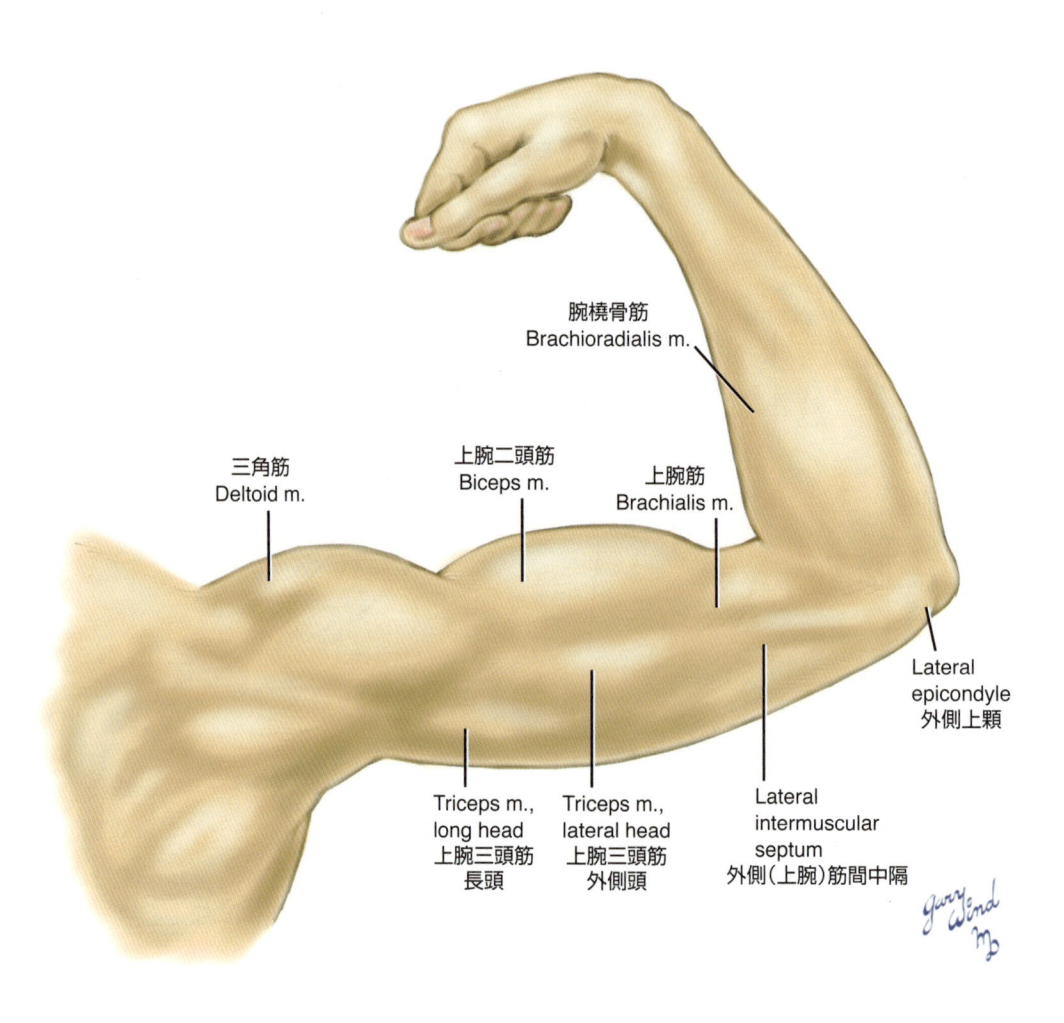

図 6-8 三角筋と上腕三頭筋長頭との間のくぼみが，中枢側での上腕深動脈と橈骨神経の位置の目印となる．

上腕動脈の露出

上腕動脈は表層に位置し，しかも上腕骨と近接しているので損傷を受けやすい．上腕動脈の外傷は上肢の血管損傷の大部分を占めている[1~3]．多くの上腕動脈損傷は貫通性外傷に伴って起こるが[1]，肘関節の後方脱臼や小児の顆上骨折 supracondylar fractures の後に起こった鈍的損傷も報告されている[4,5]．顆上骨折では転位の方向によって危険に曝される構造物が決まる．すなわち末梢側の骨折片が内側に転位すると橈骨神経に，外側に転位すると正中神経と上腕動脈に損傷を起こす危険がある[4] (図6-2)．損傷のメカニズムとは関係なく，主要な神経構造物がきわめて近接しているために合併外傷による永久的な機能障害を惹き起こすことが多い[2,3]．

上腕動脈を露出するのはきわめて容易である．ここでは，肘窩の中枢側での上腕動脈の遊離についてのみ述べることにし，その末梢の分岐部での上腕動脈の露出に関しては，次の第7章で述べることにする．

患者は手術台の端に寄せて仰臥位に置き，腕を90°外転して手台の上にのせる．腕神経叢の過伸展による損傷を防止するために，肩を過伸展することは避けるべきである．腋窩，上腕，および手までを消毒しドレープを貼る．手と前腕は，術中に位置を変えたり，橈骨動脈の拍動を触診できるように，ストッキネット stockinette で覆っておく (図6-9)．

上腕内側の上腕二頭筋と上腕三頭筋との間のくぼみに，5〜8 cm の縦切開を加える．この皮膚切開は必要に応じて延長し，中枢側や末梢側の視野を拡大することができる．上腕の下半分では，切開を皮下組織まで深めるときに，尺側皮静脈を損傷しないよう注意しなければならない．この静脈は上腕中部のすぐ末梢のところで深在筋膜を穿通して出てくるが，この部分の中枢側では，上腕動静脈のすぐ近くの深部組織の中を走っている．尺側皮静脈は横走する枝を必要に応じて結紮切離しながら，創の後方に牽引するのが最も好ましい．

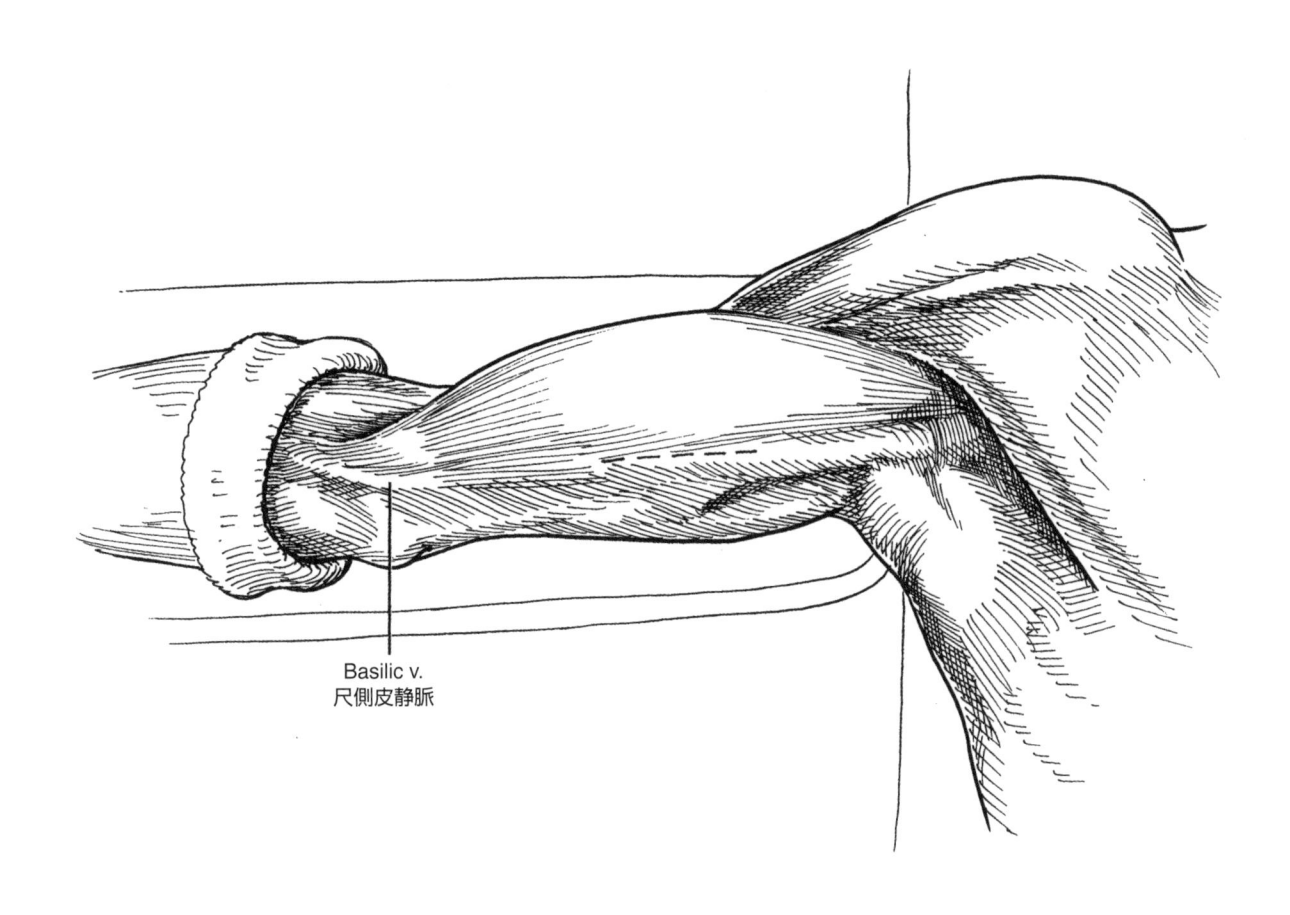

図6-9 上腕動脈にアプローチするためには腕を90°外転位に置く．

神経血管束は上腕二頭筋の内側縁のところで深在筋膜を切開し，この筋肉を前方に牽引すると出てくる（図6-10）．この際，上腕動脈鞘の内側を走る尺側皮静脈を同定しておかなければならない．この静脈を注意深く創の後方に牽引して上腕動脈鞘を開く．上腕動脈鞘に入る際に，最も表層に現れるのは正中神経である．この神経を

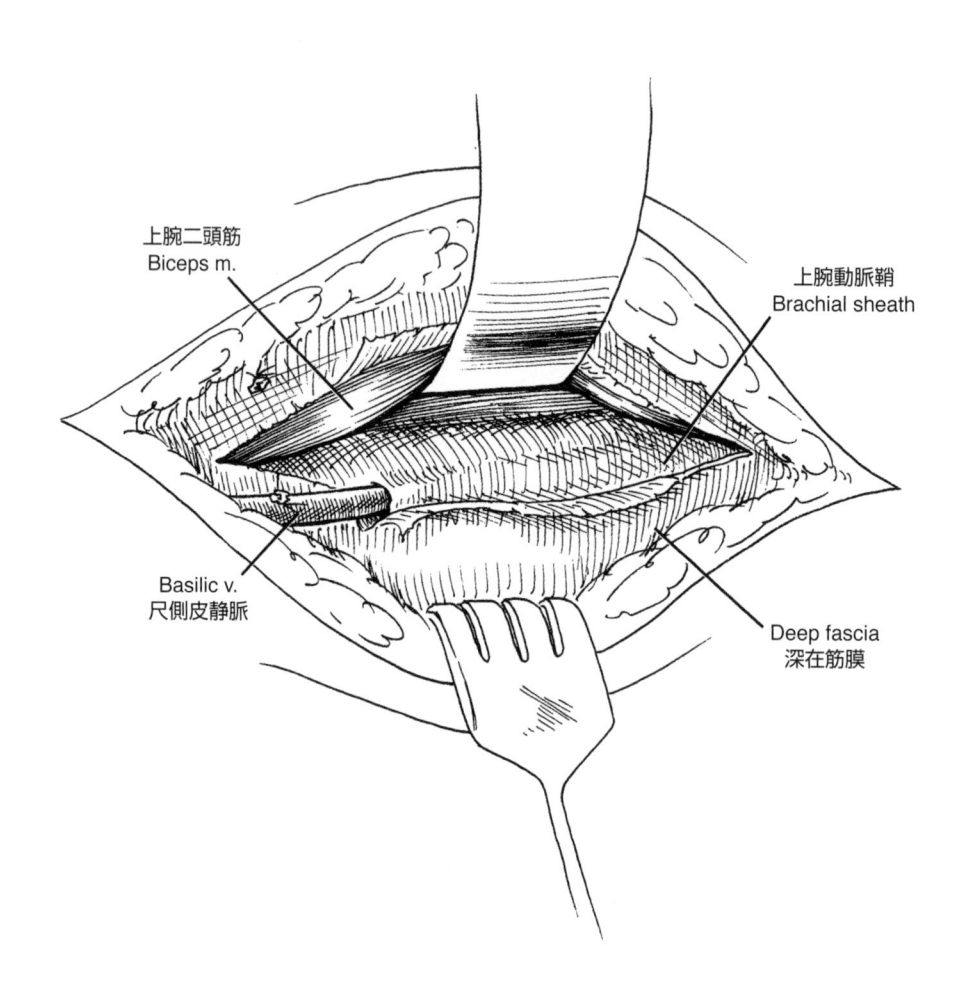

図6-10 上腕二頭筋の内側縁で深在筋膜を切開し，筋膜鞘の中に入っている神経血管束を露出する．深在筋膜を穿通している尺側皮静脈は温存する．

広く授動し，創の前方に向けてそっと牽引する（図6-11）．上腕動脈はこの正中神経のすぐ奥にあり，2本の上腕静脈によってはさまれており，尺骨神経がその後方に接して走っている．上腕動脈を遊離するには，この動脈の内側面を横切っている静脈の連絡枝を結紮切離する必要がある．上腕の中枢側では，大円筋の外側縁のすぐ末梢部で上腕動脈の後内側面から出る上腕深動脈を同定し，これを保護しなければならない．上腕の中部と末梢部での上腕動脈の遊離に際しては，それぞれの部位で，他の2本の分枝，すなわち上尺側側副動脈と下尺側側副動脈をコントロールすることが必要になるかもしれない．

患者によっては，上腕から肘窩に向かって走る2本の動脈を見ることがある．この奇形は上腕動脈が高い位置で2本に分岐してしまうため，上腕の上3分の1のところで起こることが最も多い[6]．この2つの動脈は，神経血管束のなかでは通常の上腕動脈の位置を占めており，そのまま前腕に入って橈骨動脈と尺骨動脈になっていく（図19-7参照）．

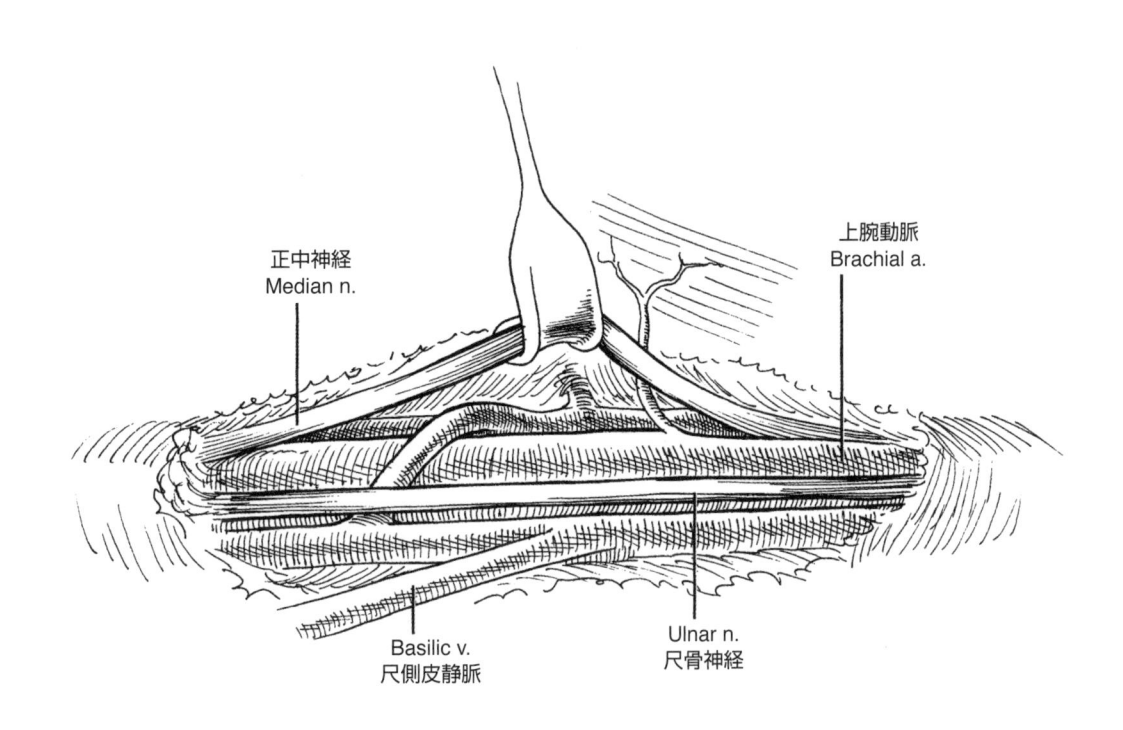

図6-11 血管と神経を露出し，正中神経をそっと牽引する．さらに静脈の枝を結紮切離すると，上腕動脈を授動することができる．

参考文献

1. Franz RW, Goodwin RB, Hartman JF, et al. Management of upper extremity arterial injuries at an urban level I trauma center. *Ann Vasc Surg.* 2009;23:8–16.
2. Stone WM, Fowl RJ, Money SR. Upper extremity trauma: current trends in management. *J Cardiovasc Surg.* 2007;48:551–555.
3. Topel I, Pfister K, Moser A, et al. Clinical outcome and quality of life after upper extremity arterial trauma. *Ann Vasc Surg.* 2009;23:317–323.
4. Brahmamdam P, Plummer M, Modrall JG, et al. Hand ischemia associated with elbow trauma in children. *J Vasc Surg.* 2011;54:773–778.
5. Korompilias AV, Lykissas MG, Mitsionis GI, et al. Treatment of pink pulseless hand following supracondylar fracture of the humerus in children. *Int Orthop.* 2009;33:237–241.
6. Bergman RA, Thompson SA, Afifi AK. *Catalogue of Human Variation*. Baltimore, MD: Urban & Schwarzenberg;1984:108–114.

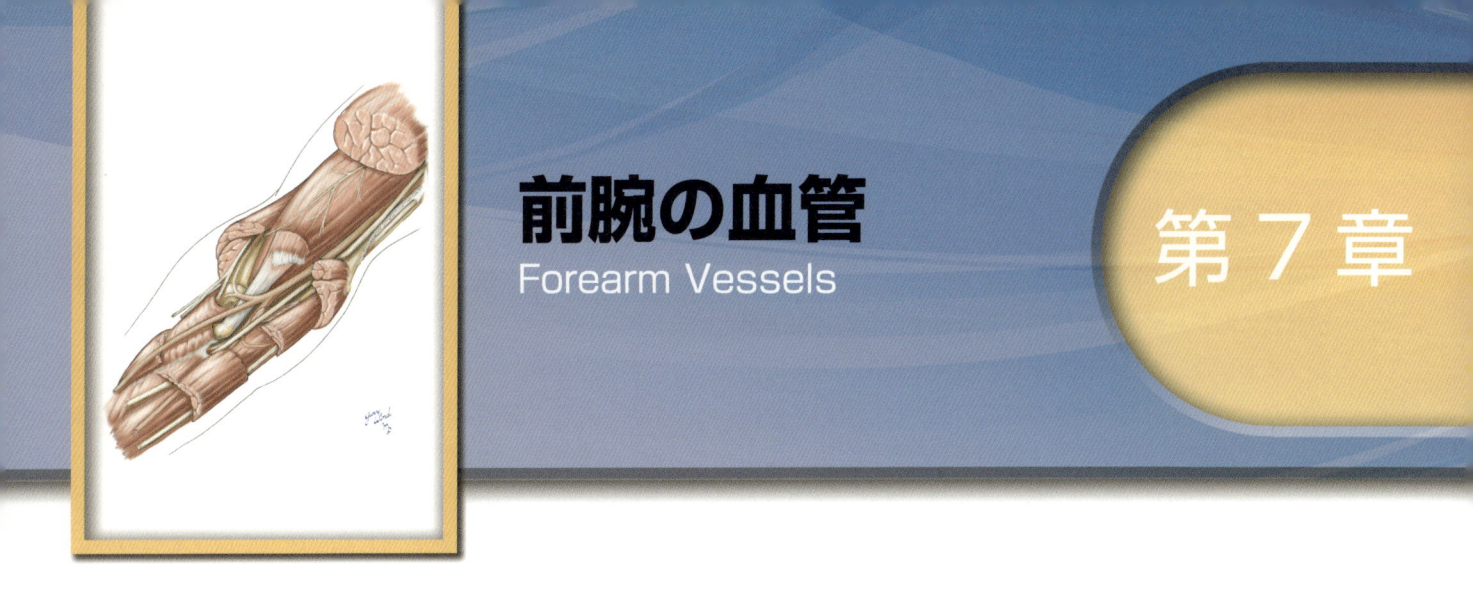

前腕の血管
Forearm Vessels

第7章

前腕の外科解剖

前腕の主要な神経と血管は2つの主要な筋肉群と平行して走っており，それぞれの層の間にあって，手首に向かって集まっていく．前腕特有の性質である長軸に沿っての回旋運動は，屈筋/回内筋群を内側から掌側へ，伸筋/回外筋群を外側から背側へとそれぞれの位置を螺旋状に移動させる．動脈に外科的に安全にアプローチするためには，血管，神経，および筋肉の相互関係を立体的によく把握しておくことが必要であり，特に肘窩の領域においては大切なことである．

表層の静脈と神経

前腕末梢部の表在静脈はきわめて多様であるが，それらが肘窩に向かって収束していくにつれて，しだいに予想しうる形になっていく（図7-1）．前腕末梢部で最も変化の少ない静脈は橈側皮静脈で，この静脈は橈骨の外側面に沿って現れる．そして，上腕二頭筋の外側に沿って上腕を上がっていく途中，上腕二頭筋腱の前で二股に分かれる．ここで主要な枝である肘正中皮静脈を出し，上腕二頭筋腱を斜めに横切って，尺側皮静脈と合流する．尺側皮静脈は，前腕内側部の血液を還流する静脈で構成されており，上腕の内側で深在筋膜を穿通する．尺側皮静脈は，肘窩では上腕二頭筋腱によって，上腕末梢部では深在筋膜によって，下にある上腕動脈や正中神経と離されている．

前腕手掌側の全長にわたって2本の表在神経が走っており，その3分の2円周の皮膚の感覚をつかさどっている．内側前腕皮神経は腕神経叢の内側神経束から出て，上腕中部までは上腕動脈と一緒に走っている．ここでこの神経は，尺側皮静脈と同じ孔を通って深在筋膜の外に出て，前腕を尺側に向かって降りていく．外側前腕皮神経は，上腕二頭筋に分布している筋皮神経の続きであ

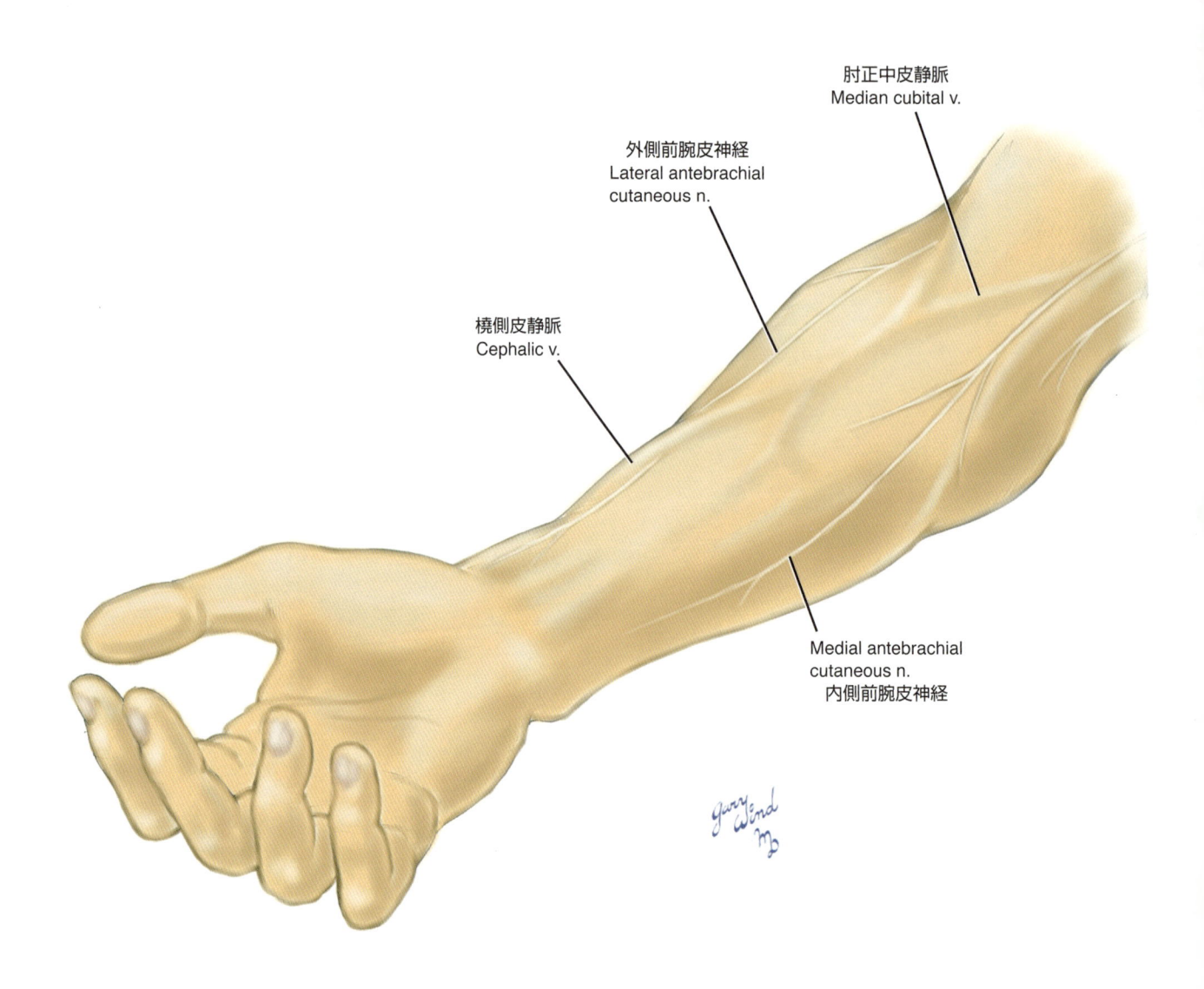

図7-1 前腕手掌側表層の静脈と神経を示す．腋窩から降りてくる内側前腕皮神経および外側前腕皮神経は前腕の3分の2円周の感覚をつかさどっている．

第 7 章　前腕の血管　191

る．この神経は，上腕二頭筋腱の外側から出ると 2 本に分かれ，腕橈骨筋の上を通り前腕橈骨側の皮下を降りていく．これらの神経はいずれも，肘窩の静脈を穿刺する際に損傷されやすい．

前腕の伸筋の残りの部分は，後前腕皮神経によって支配されている（**図 7-2**）．この神経は橈骨神経溝 spiral groove の中で橈骨神経から出ており，上腕三頭筋腱の外側縁のところで皮下に出てくる．そして，外側上顆 lateral epicondyle の後ろを通って前腕の背側に到達する．

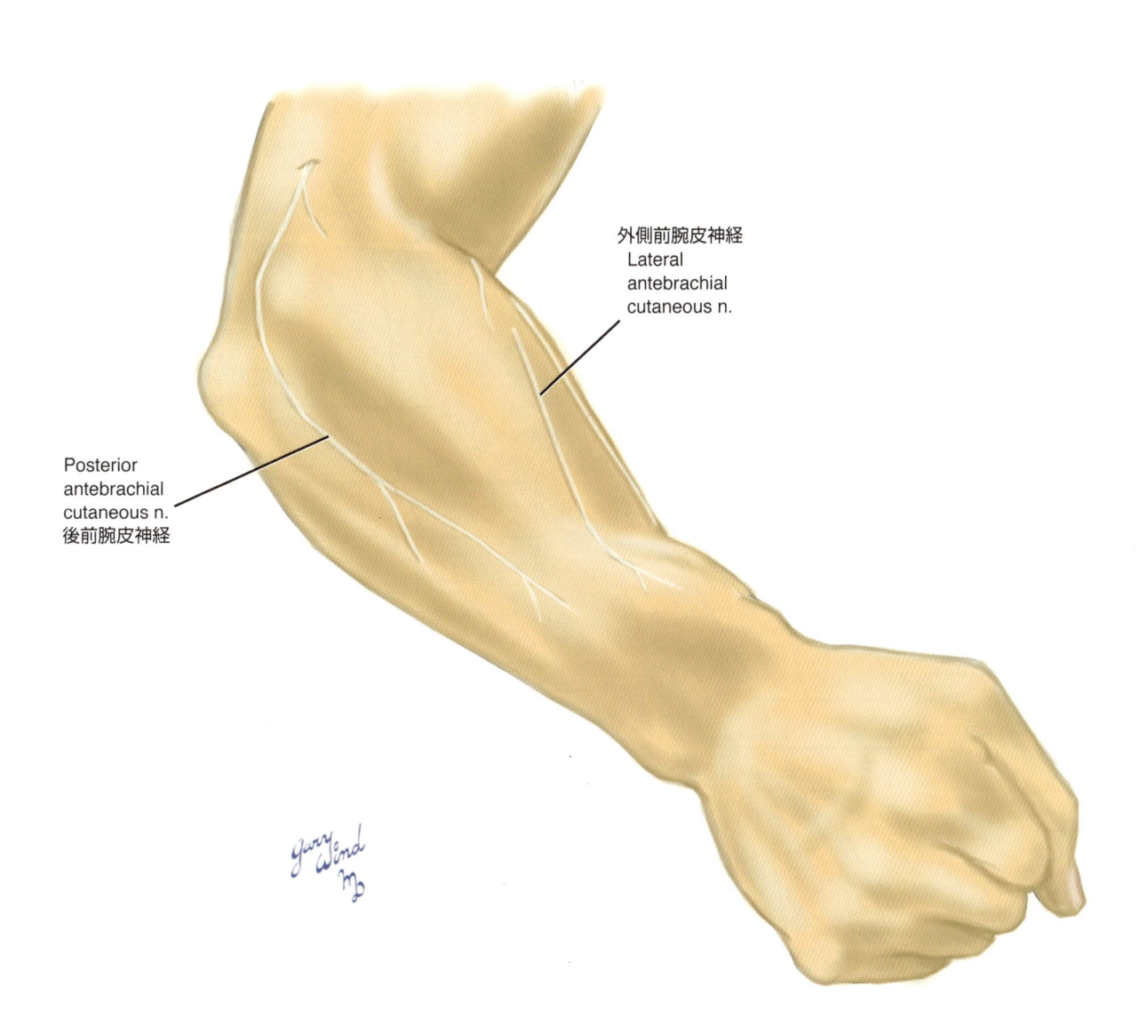

外側前腕皮神経
Lateral antebrachial cutaneous n.

Posterior antebrachial cutaneous n.
後前腕皮神経

図 7-2　橈骨神経の後前腕皮枝は前腕の残りの伸筋表面に分布している．

骨の解剖と筋肉の概観

橈骨は，その中枢側と末梢側の両方に関節があるために，その末梢端は実際に180°の回転が可能である（**図7-3**）．橈骨と尺骨との間にある固有の回外筋と回内筋，および主要な筋肉群の両者が，この劇的な動きに関与している．橈骨と尺骨の間では，中枢側では2つの頭をもつ円回内筋が，末梢側では扁平な方形回内筋が働く．回外筋は，尺骨後方のその起始部のところから橈骨中枢側の周りを包んでいる．

2つの大きな筋肉群が，上顆に付着する共通の腱からそれぞれ出ており，前腕を支配している．屈筋/回内筋群は上腕骨の内側上顆 medial epicondyle から出て，扇状に広がりながら手掌側前腕を横切っていく．この筋肉群の下で，屈筋群の深層が橈骨，尺骨，および前腕骨間膜 interosseous membrane から起始している．伸筋/回外筋群は上腕骨の外側上顆から起始し，手首の背側に向かって延びていく．この筋肉群もまた，それより深層の筋肉を覆っている．さらにもう2つの筋肉，すなわち腕橈骨筋と長橈側手根伸筋が解剖学的にはこれら2つの

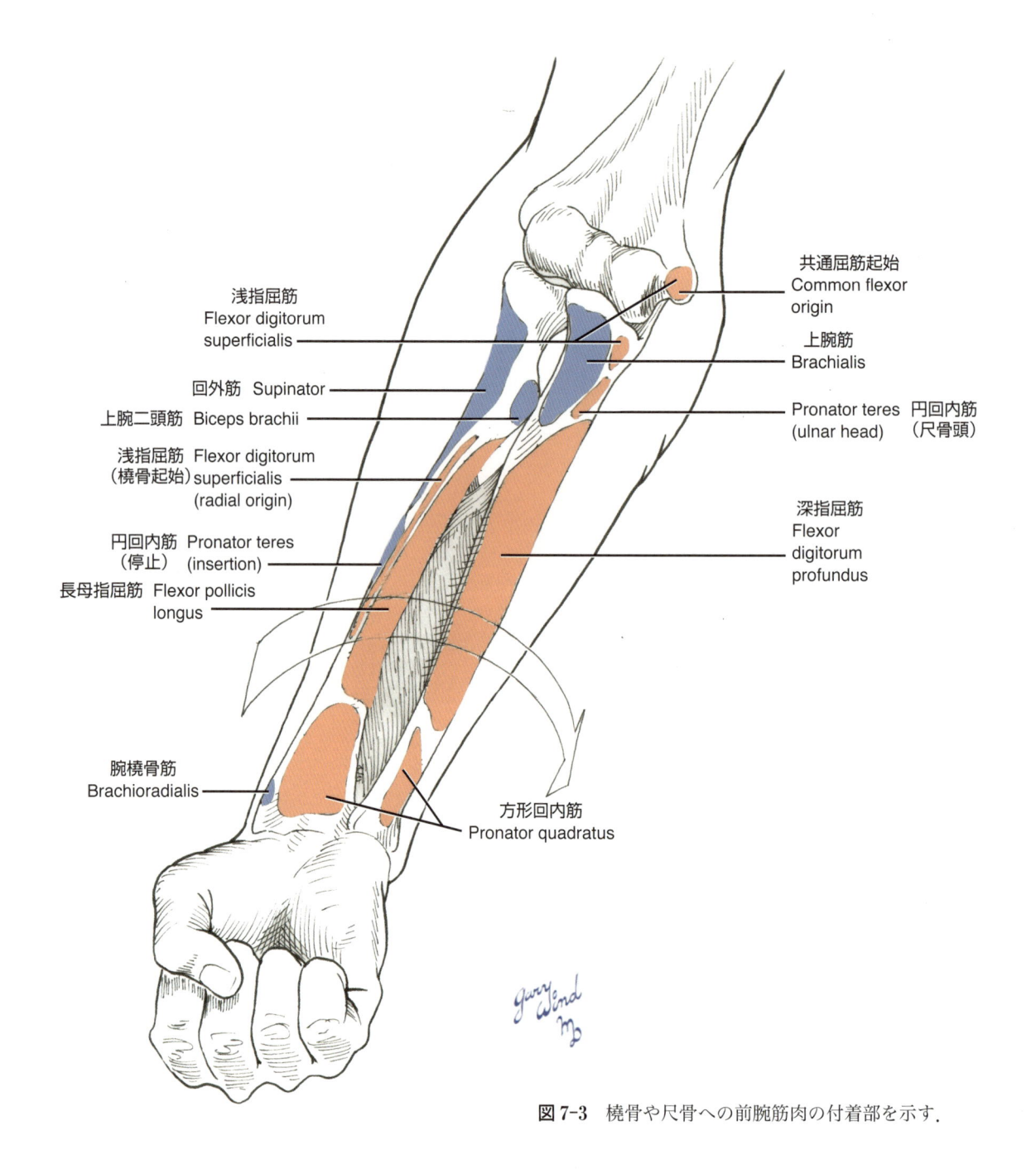

図7-3 橈骨や尺骨への前腕筋肉の付着部を示す．

筋肉群の間に介在しているが，これらが橈骨神経支配であるおかげで，きちんと伸筋群の仲間に入っている．中枢側の腕橈骨筋と屈筋群との間が深肘窩 deep cubital fossa である．

前腕は，上腕の筋膜の続きである丈夫な深在筋膜の層の中に包まれている．この筋膜層は上顆の上腕二頭筋の周りで厚くなっており，また手首のところでも厚くなって，背側支帯 dorsal retinacula と掌側支帯 volar retinacula を形成している．それに加えて，深在筋膜から橈骨と尺骨に向かう隔壁がある．この区画化は厚い上腕骨間膜によって完成される．

屈筋群

肘窩の底部では，幅の広い上腕筋が集束して尺骨の中枢側に停止している（**図 7-4**）．上腕二頭筋腱は上腕筋の上を横切って，実質的には正中線上にある橈骨粗面 radial tuberosity に付着する．上腕二頭筋腱の筋膜の広がりである上腕二頭筋腱膜 bicipital aponeurosis は，前腕内側部まで下りてきて屈筋群の中枢部の上に広がっている．

屈筋群の中枢部は，上腕筋と上腕二頭筋の停止部の内側にある．その最深層は，深指屈筋と長母指屈筋とからなっている．上腕骨，尺骨，および橈骨に起始部をもつ

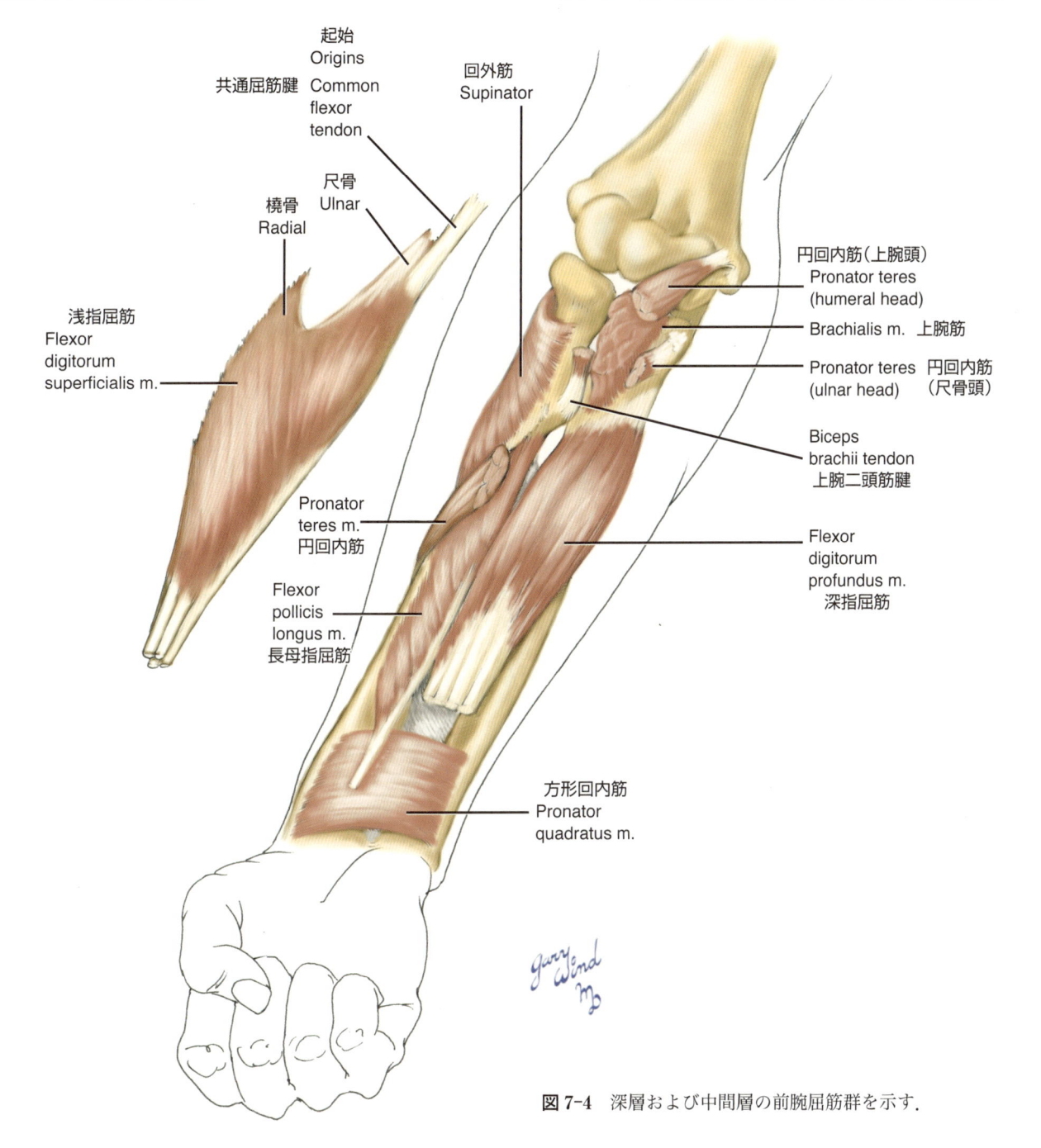

図 7-4　深層および中間層の前腕屈筋群を示す．

浅指屈筋 flexor digitorum superficialis（FDS）は，中間層の位置を占めている．最外層は，内側上顆に共通の起始部をもつ筋肉群からなり，そのなかには円回内筋も含まれる（図 7-5）．

尺側手根屈筋 flexor carpi ulnaris（FCU）と深指屈筋の尺側の半分を除くすべての屈筋群は，正中神経の支配を受けている．除外した2つの筋肉は，尺骨神経の支配を受けている．

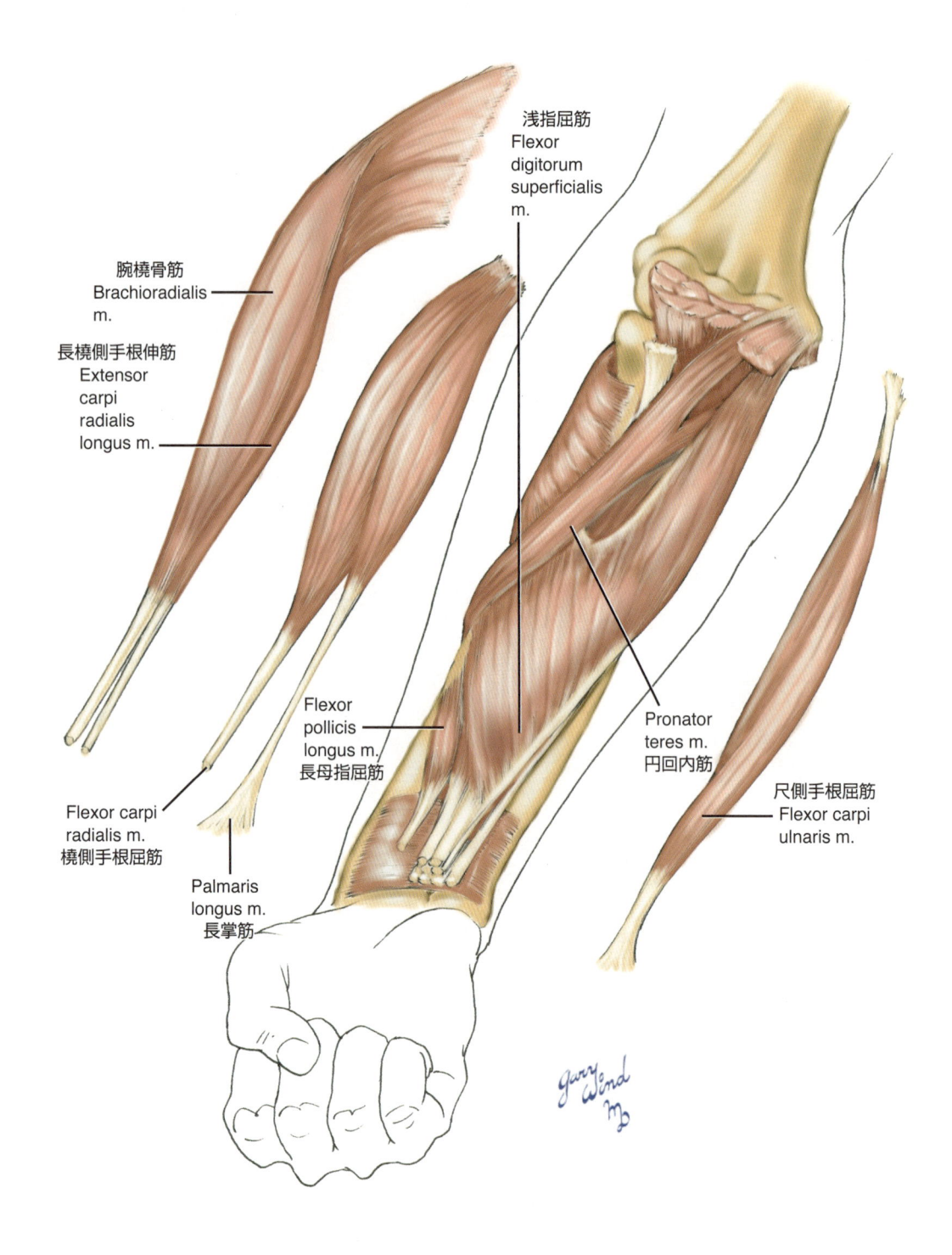

図 7-5　前腕表層の屈筋群は，上腕骨の内側上顆に起始する共通腱から扇状に広がって出ていく．

中間層筋群と伸筋群

腕橈骨筋と長橈側手根伸筋は，上腕骨の外側顆上稜 lateral supracondylar line と外側筋間中隔 lateral intermuscular septum から起始している．これらの筋は前腕の外側部を直線的に下降しており，その中枢端のところで橈骨神経の支配を受けている．

前腕の背側は，上顆に共通の起始をもつ浅筋群とその下の深筋層によって覆われている（図7-6）．前腕背側筋群の特徴として興味がもたれるのは，それぞれに特殊な母指筋が，他の伸筋群の筋肉とお互いに指を組み合わせたような関係を示していることである．

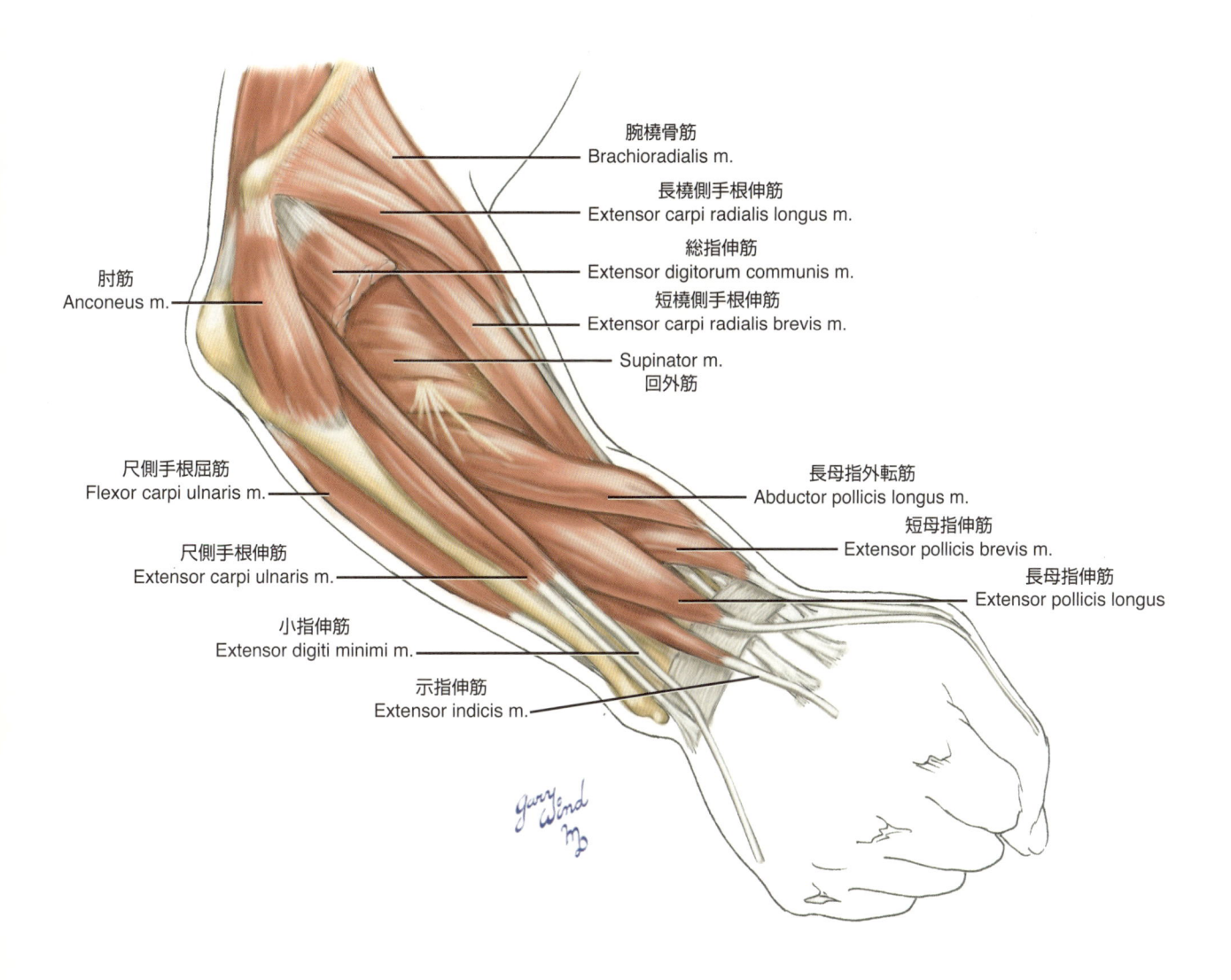

図7-6 伸筋群もまた，浅層と深層とからなっている．

動脈と神経

膝における膝窩動脈と同じように，上腕動脈は上肢の末梢に血液を供給している唯一の主要な動脈である（図7-7）．上腕動脈は橈骨粗面 radial tuberosity の高さで分岐し，橈骨動脈と尺骨動脈とに分かれる．橈骨動脈は，上腕動脈からそのまま続いているような形をとるが，より大きな尺骨動脈は，上腕動脈に対してほぼ直角に出ている．尺骨動脈はその分岐直後に短い総骨間動脈を分枝し，これはさらに骨間膜の裂口のところで分岐している．前骨間動脈と後骨間動脈は骨間膜の両側を走り，それぞれのコンパートメント（筋区画）compartment の中の深筋群に血液を供給している．

橈骨動脈と尺骨動脈の中枢側からは，副血行路となる反回動脈が分枝しており，これらは肘の周りで上腕動脈からの枝と吻合している．橈側反回動脈は，橈骨神経の走行と並んで走り上腕深動脈の橈側側副枝とつながっている．尺側反回動脈前枝と後枝は，内側上顆の前方と後方で，上腕動脈からの下尺側側副動脈と上尺側側副動脈とそれぞれ吻合している．もう1つの側副動脈である反

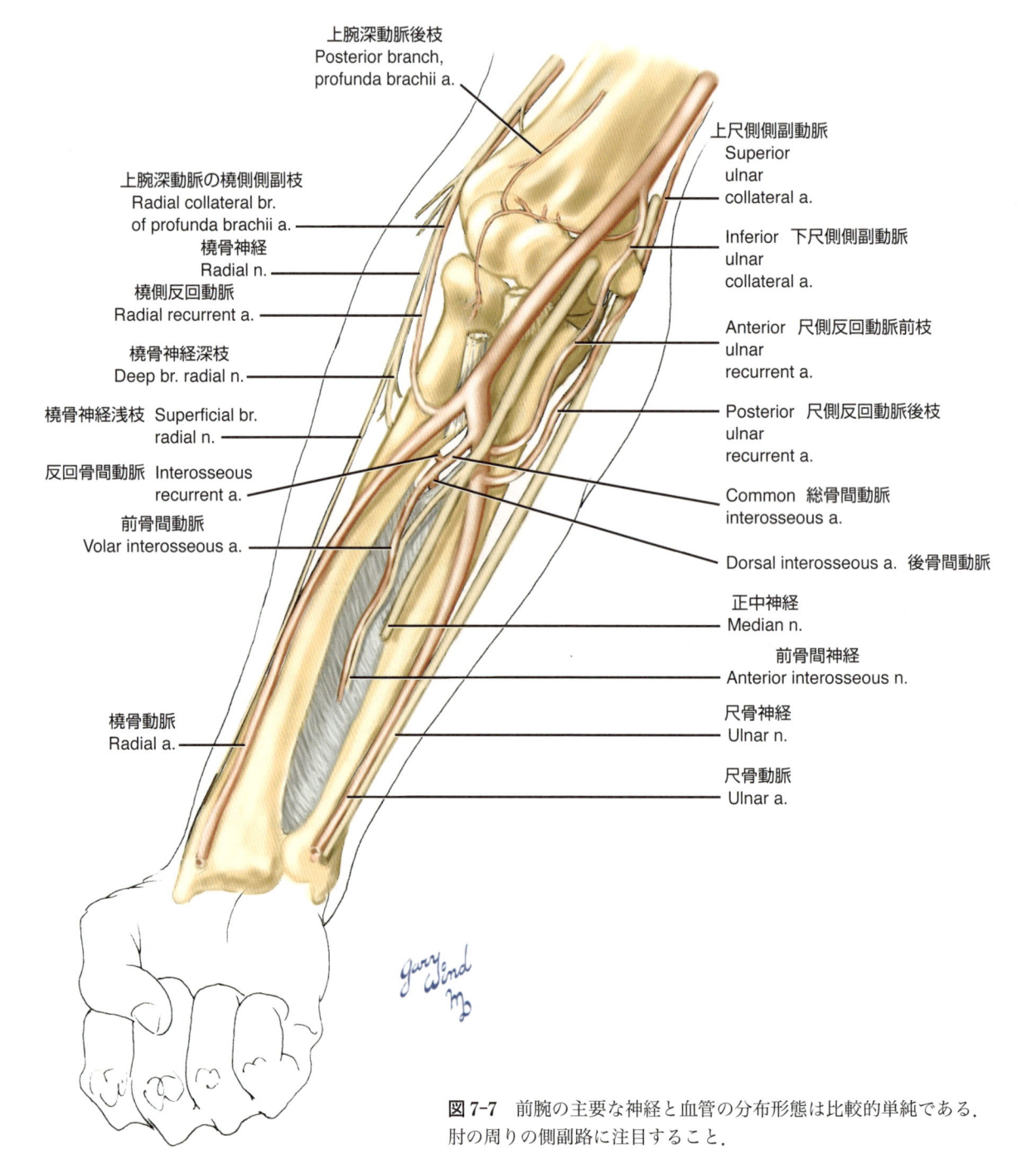

図7-7 前腕の主要な神経と血管の分布形態は比較的単純である．肘の周りの側副路に注目すること．

回骨間動脈は総骨間動脈から分枝し，橈骨の背側を回って上腕深動脈の枝とつながっており，同時に下尺側側副動脈の枝とも吻合している．

橈骨動脈末梢部は橈骨神経の浅枝の近くにあり，尺骨動脈末梢部は尺骨神経と一緒になる．正中神経は，前腕の中央部をずっと下降していく．正中神経の深枝は前骨間動脈 anterior interosseous artery (AIA) と並んで走り，橈骨神経の後骨間枝は橈骨頸部の周りで回外筋を貫通し，後骨間動脈と伸筋群の中に入っていく．

肘窩　cubital fossa

動脈と周りの筋肉や神経との関係は，肘窩の深さになるとやや複雑になる（図 7-8）．前腕の血管の配置を理解するためには，局所の解剖の 2 つの要素が鍵となる．1 つは円回内筋の構造であり，もう 1 つは浅指屈筋（FDS）の構造である．

円回内筋は 2 つの頭部をもって起始している．上腕頭は，内側上顆の共通の屈筋腱から出るもののなかで最も頭側から出る筋肉である．尺骨頭は，尺骨の上腕筋停止部の外側から起始している．尺骨頭は，正中神経と尺骨動脈との間から上に上がってきて上腕頭と一緒になり，この 2 つの構造物を分離している．それと同時に，尺骨頭は正中神経だけが通る裂隙をつくっている．そして円回内筋は，尺骨動脈を横切るところで 2 つの頭部が癒合する．それから，途中で橈骨動脈の**下を通り**，橈骨中部の外縁に停止している．

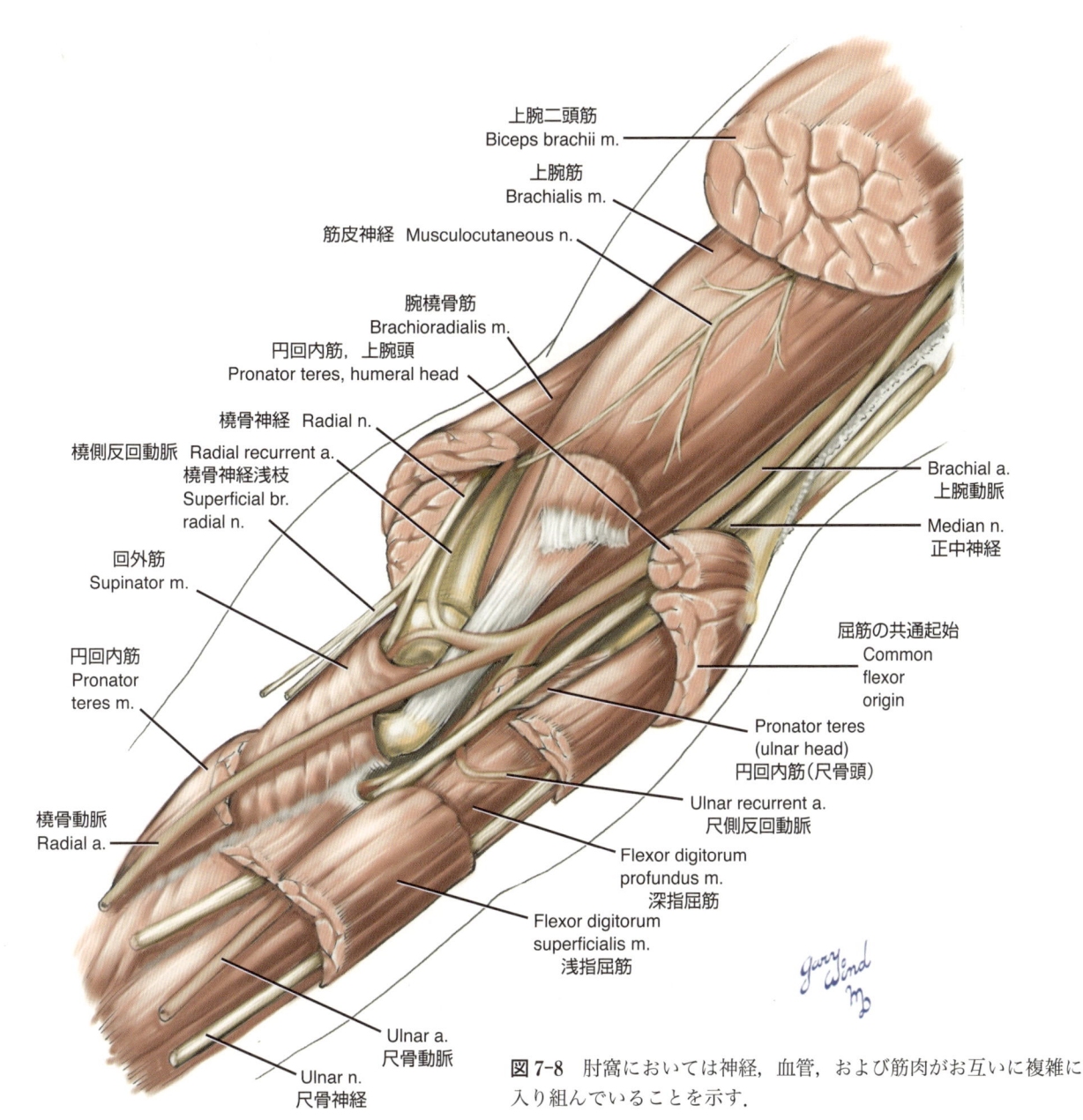

図 7-8　肘窩においては神経，血管，および筋肉がお互いに複雑に入り組んでいることを示す．

198　第Ⅲ部　上肢の血管

浅指屈筋（FDS）は，前腕における中間筋層を形成する．この筋は内側で2つの起始をもっており，1つは上腕骨の内側上顆の共通腱から出ており，もう1つは円回内筋尺骨頭の起始部のすぐ頭側で，上腕筋停止部の外側の尺骨から出ている．幅の広い外側の起始部は，回外筋停止部と長母指屈筋起始部との間を，橈骨前面に沿って走っている．この2つの頭部が交差してつくる逆アーチは，尺骨動脈と正中神経がそこを通って浅指屈筋と深指屈筋との間の面に入っていくための通路である．このアーチの近くで，尺骨動脈と正中神経は内側から外側へとその位置を変える．またこのアーチの下を，骨間動・静脈と前骨間神経が骨間膜に向かって通っていく．

橈骨神経浅枝，橈骨動脈，および尺骨神経の走行は，これからの記述からわかるように比較的真っすぐに進んでいる．

前腕末梢部　distal forearm

前腕中部においては，橈骨動脈は腕橈骨筋の内側縁の下にある（図7-9）．尺骨動脈は，前腕末梢部の浅指屈筋

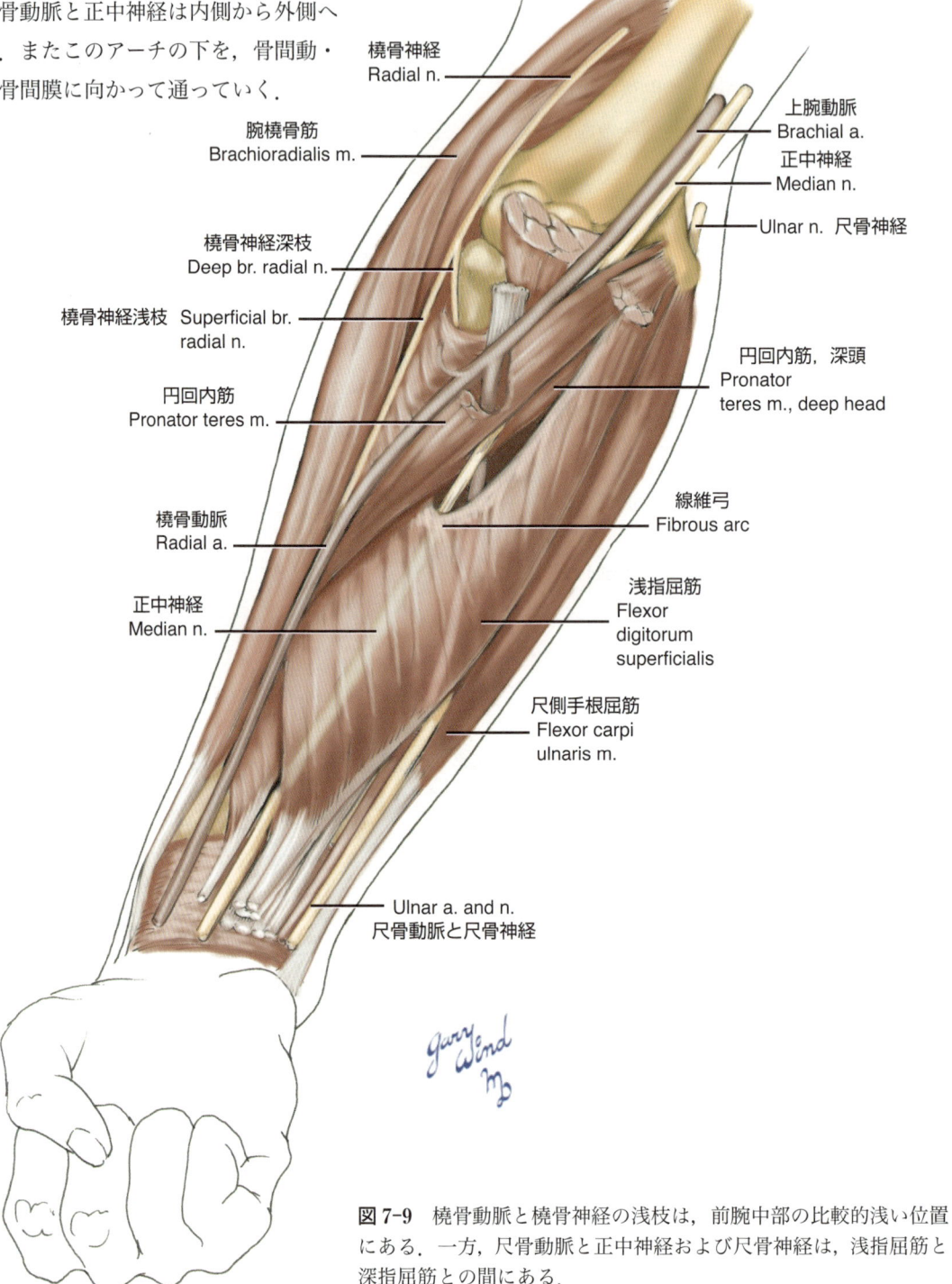

図7-9　橈骨動脈と橈骨神経の浅枝は，前腕中部の比較的浅い位置にある．一方，尺骨動脈と正中神経および尺骨神経は，浅指屈筋と深指屈筋との間にある．

(FDS) の外側縁のところで表層に出てくる．尺骨神経は，その走行の大部分が尺側手根屈筋 (FCU) によって覆われている．正中神経は，浅指屈筋と深指屈筋の間で前腕を通過する．

橈骨動脈は手根部の近くで表層に出てきて，橈骨と方形回内筋の前で，腕橈骨筋腱と橈側手根屈筋腱の間に位置する (**図7-10**)．尺骨動脈と尺骨神経には，尺側手根屈筋の腱の橈骨側で到達することができる．正中神経は，橈側手根屈筋の腱の尺骨側で，長母指屈筋の腱と深指屈筋の腱との間に見出すことができる．

前腕における動脈の露出

橈骨動脈と上腕動脈は表層に近いところにあるので，動脈にカテーテルを刺入したり，血液透析の血液アクセスを確立するときには理想的な場所となる．橈骨動脈は動脈ラインを留置するときや，放射線科的な治療行為を行う際にカテーテルを挿入する場所として一般的になった[1〜3]．このような処置を受けた患者の5%から25%で橈骨動脈の閉塞が起こるが[4,5]，しかし橈骨動脈血栓症が原因で手の壊死に至ることは普通はない．橈骨動脈カテーテル挿入術では永久的な手の虚血の発生率は0.09%と報告されている[1]．多くの症例では最初に動脈血栓症が起き，そこから飛んだ血栓塞栓によって指の壊死が起こると考えられる[6]．

手の動脈循環はいろいろ異なっている．大多数の例では，前腕の動脈は橈骨側循環と尺骨側循環を連結する浅掌動脈弓と深掌動脈弓に入っている．浅掌動脈弓および深掌動脈弓が不完全なことはよくあることであるが，たいていの症例ではこれらの動脈弓のどちらか1つが開通しているものである (**図8-8参照**)．通常は尺骨動脈が手の優位動脈なので，多くの心臓血管外科医は手の合併症を最小限に抑えるために冠状動脈バイパス手術の際の動脈グラフトとしては橈骨動脈を採用する[7,8]．しかし尺骨

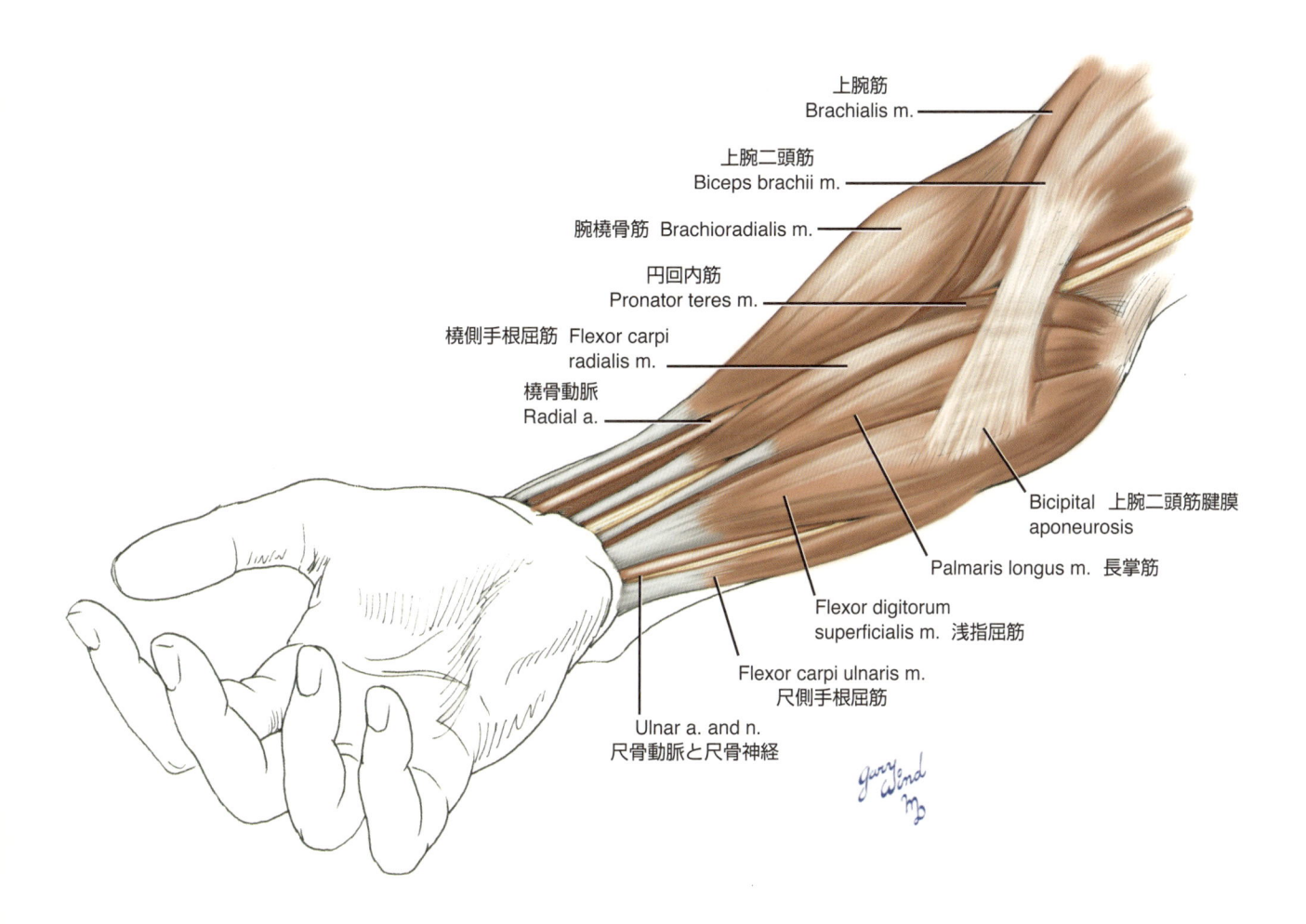

図7-10 橈骨動脈と尺骨動脈は，手根の腱群の間で表層に出てくる．

側循環と橈骨側循環がつながっていない患者がいるということを心に留めておくことが大切である．約10％程度の患者が橈骨動脈の採取で軽度から中等度の手の虚血を起こすことがある[8]．したがって橈骨動脈を採取する前に，あらかじめ橈骨側循環が優位な患者を識別することが極めて大切である．診察にあたり手の側副循環を確かめる簡単で費用もかからない方法として多くの人が好んでAllenテストを用いてきた．しかしこのテストには偽陽性や偽陰性の結果が出る率が高い[8]．そこで掌動脈弓の超音波ドップラー聴診器を用いて行うAllenテスト[9]，指血圧測定[10]，あるいは超音波検査による尺骨動脈の全長走査[8]などの補足的非侵襲的検査を用いてスクリーニングを行うことが推奨されている．

上腕動脈と橈骨動脈は，透析用のブラッド・アクセスとして高流量の動静脈シャントをつくるのによく使われる．これらの血管のサイズは，長期間のシャントの開存と高拍出量性のうっ血性心不全の防止をうまくバランスさせるのに理想的であると思われる[11]．自己血管だけを使った動静脈瘻で最も好ましい開存率が得られ[12]，国立腎臓財団National Kidney Foundationから出版された指針も人工血管を用いたシャントよりも自己血管による動静脈瘻を何よりも優先させるよう勧めている[13]．Brescia らが最初に記述した橈骨動脈・橈側皮静脈瘻が第一選択の動静脈瘻であり[14]，上腕動脈・橈側皮静脈瘻と上腕動脈・尺側皮静脈瘻がこれに続く[12,13]．人工血管による動静脈シャントの開存率はこれより劣るものの，静脈との吻合部が肘より下におかれてさえいれば，いろいろな形の人工血管を用いて好ましい結果が得られている[12,15,16]．

上腕動脈末梢部と分岐部の露出

患者は仰臥位とし，腕を90°外転して手術台につけた手台の上にのせる．手，前腕，および上腕を全周にわたって消毒し，ドレープをかけて体幹から離す．

肘窩において上腕動脈を露出するには，前肘部の皮膚のしわの中央から1 cm，末梢から内側に向かって3～4 cm延ばす横切開を置く（図7-11）．肥厚性瘢痕による拘縮を防ぐために，肘窩においては皮膚のしわを横切るよ

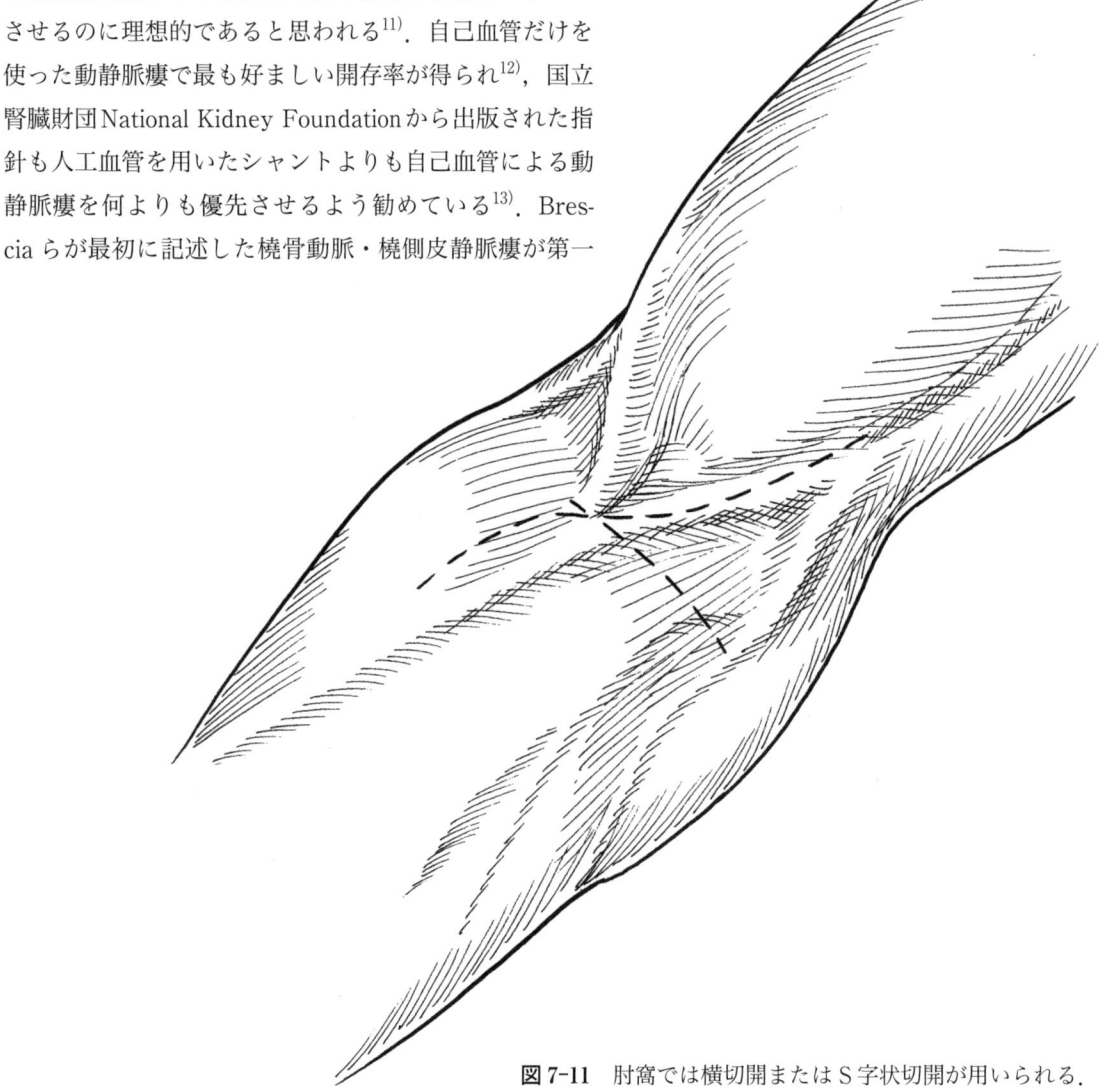

図7-11　肘窩では横切開またはS字状切開が用いられる．

うな縦切開は避けるべきである．もっと広く上腕動脈の中枢側や，末梢の枝を出したいときは，S字状切開を行うとよい．この際，上方の直線部分は上腕二頭筋の内側縁に沿わせ，水平部分で前肘部の皮膚のしわを越えるようにする．下方の直線部分は，前腕の前面中央よりやや外側で，4〜6 cm の長さにする．

切開をさらに深くしていくときに，動静脈シャント作成術に際し流出路血管として使われることのある皮下の静脈を損傷しないように注意しなければならない（**図7-12**）．尺側皮静脈を授動し，これを内側に牽引することがしばしば必要になる．内側前腕皮神経も，同様に保護すべきである．S字状切開を行うときは，もし露出の妨げになるようならば，肘正中皮静脈を切離することが必要となる．

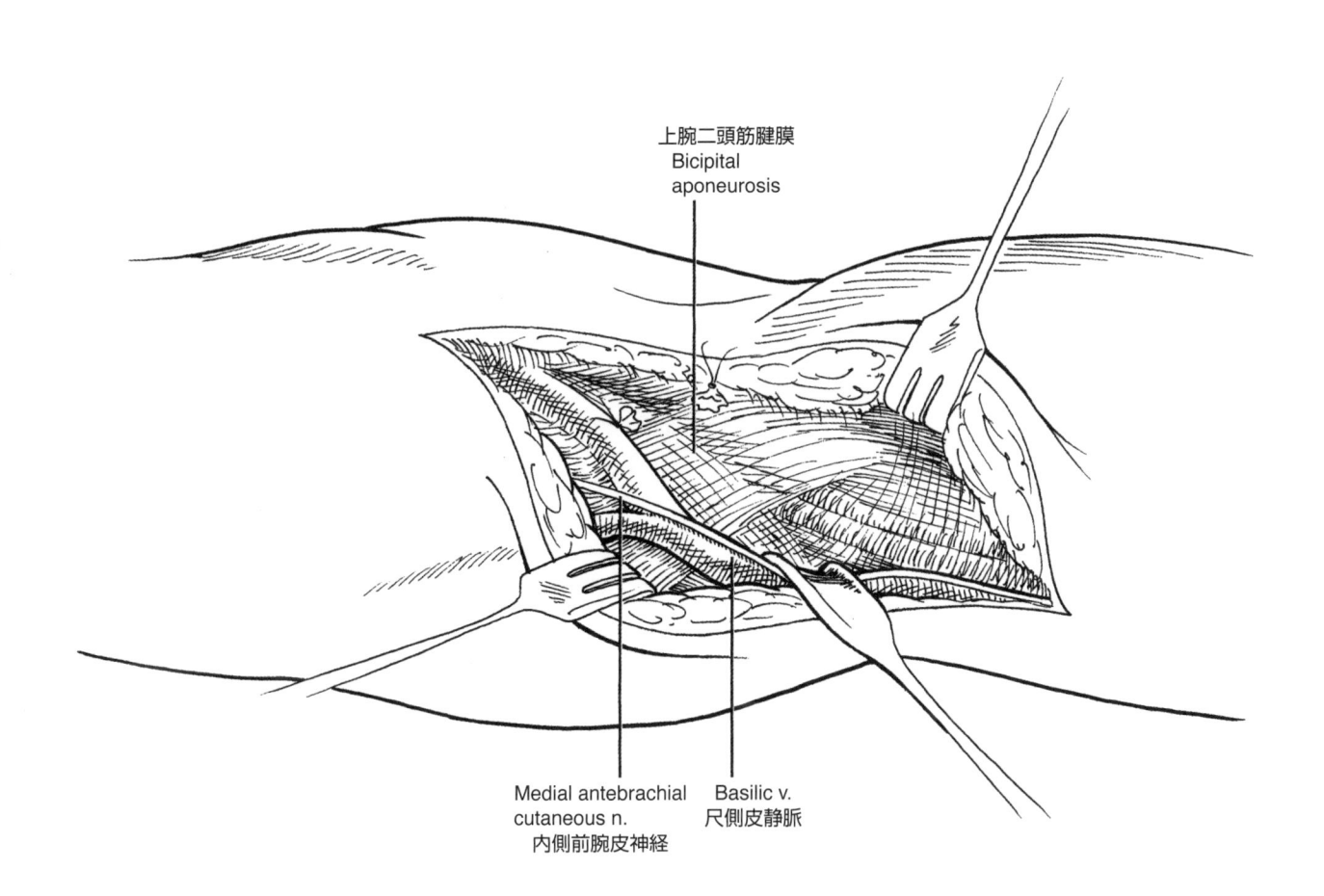

図 7-12 尺側皮静脈と内側前腕皮神経を牽引して，上腕動脈と正中神経の上にある深在筋膜と上腕二頭筋腱膜を露出する．わかりやすくするために，S字状切開の図にしてある．

筋膜のレベルで，創の中央部に上腕二頭筋腱膜を同定できる．この腱膜を切離すると上腕動脈が現れ，2本の深部静脈がその両脇に接して走っており，さらにこれらの静脈の間の交通枝が，この動脈の上を横切っている（図7-13）．上腕動脈を遊離するためには，横切っているこれらの静脈の枝を結紮切離する必要がある．

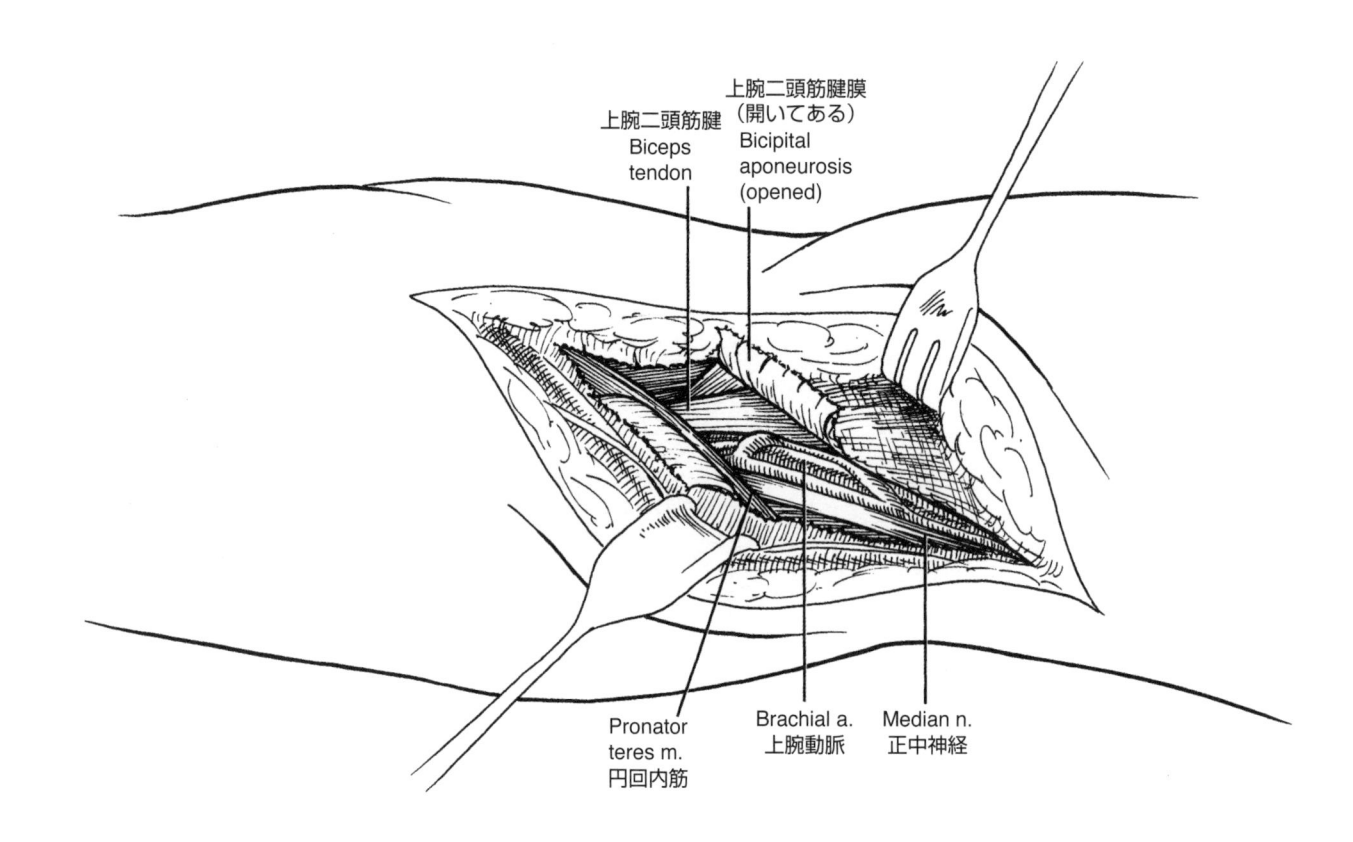

図7-13 筋膜を開いて，上腕二頭筋腱の内側にある動脈と神経を示す．動脈は互いに交通のある2本の静脈にはさまれている．

橈骨動脈と尺骨動脈は，横切開の末梢側の皮膚を牽引するか，S字状切開の末梢部分の切開をさらに深くして露出する．上腕動脈の分岐部は普通，肘窩の中で腕橈骨筋と円回内筋の停止部の近くにある（図7-14）．ここを見つけるためには，上腕動脈を末梢に向かって追いかけていくのが最も簡単である．橈骨動脈は，前腕の橈骨側に向かって上腕動脈とほぼ同じ方向に走っている．この動脈は，上腕動脈分岐部のところでも，また腕橈骨筋の内側縁に沿ったところならどこでも，これを遊離することができる．尺骨動脈は，その起始部から短い距離を進んだ後，すぐに円回内筋の下に潜り込む．この最初の短い部分よりも末梢の尺骨動脈を遊離するためには，もう1つ別の切開が必要となる（後述）．

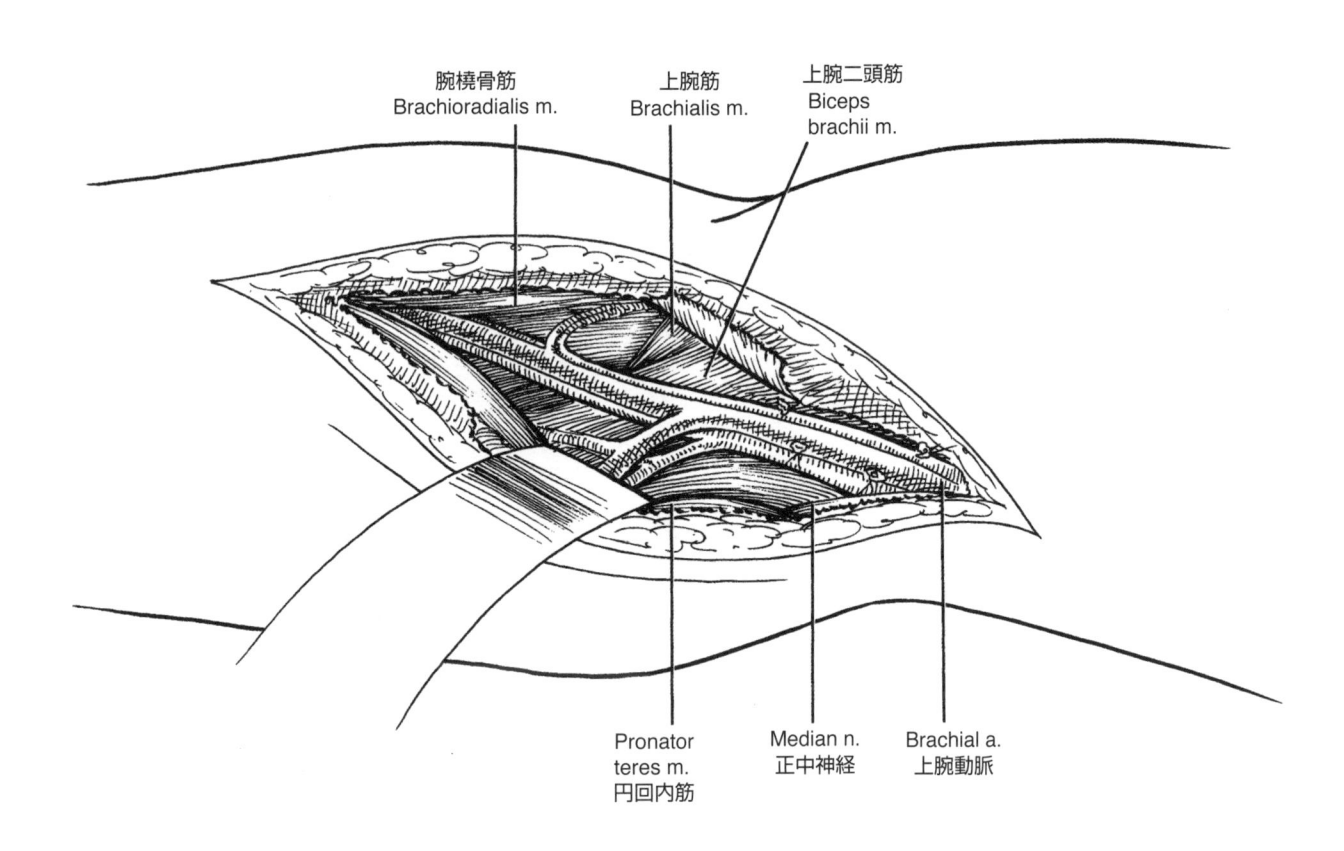

図7-14 上腕動脈分岐部は，円回内筋と屈筋群を牽引すると現れる．橈骨動脈は切開の長さの分だけ追うことができるが，これより大きい尺骨動脈は浅指屈筋の2つの頭の間に潜り込んでしまう．

前腕中部での橈骨動脈の露出

患者の体位は仰臥位とし，腕を90°外転して手台の上にのせる．露出しようとする動脈の上の部分に，5 cmの縦切開を加える．冠動脈バイパス手術で用いるために橈骨動脈の全長を採取するときは，この代わりに前腕の掌側面全体にわたる長い切開を用いる[17]．切開のための目印は，前肘部の皮膚のしわの中点から橈骨の茎状突起に向かう直線上であり，これは腕橈骨筋の内側縁のところの溝とほぼ一致する（図7-15）．皮下の静脈は結紮切離して切開を深くしていき，腕橈骨筋の内側縁に沿って前腕筋膜 antebrachial fascia を切開する．前腕の中枢側3分の1と中央部3分の1の部分では，橈骨動脈は腕橈骨筋の内側線維の下にあり，腕橈骨筋と円回内筋とを引き離すように牽引すると露出することができる．前腕の末梢部では，この動脈は前腕筋膜の直下で腕橈骨筋の腱と橈側手根屈筋の腱との間にある．前腕の中3分の1の部分では，橈骨神経浅枝が橈骨動脈の外側面に接して走っているので，これを温存するように注意しなければならない．橈骨動脈は，その両脇に一対の静脈を伴って走っているので，動脈を遊離する際には，注意してこれらの静脈を分離しなければならない．

手根部での橈骨動脈の露出

患者の体位は先に述べたのと同じで，前腕全体と手の全周を消毒してドレープをかける．ちょうどよい位置に皮膚切開を加えることが，橈骨動脈を露出する必要が生じたときの決定的な要因となる．直視下に動脈ラインを入

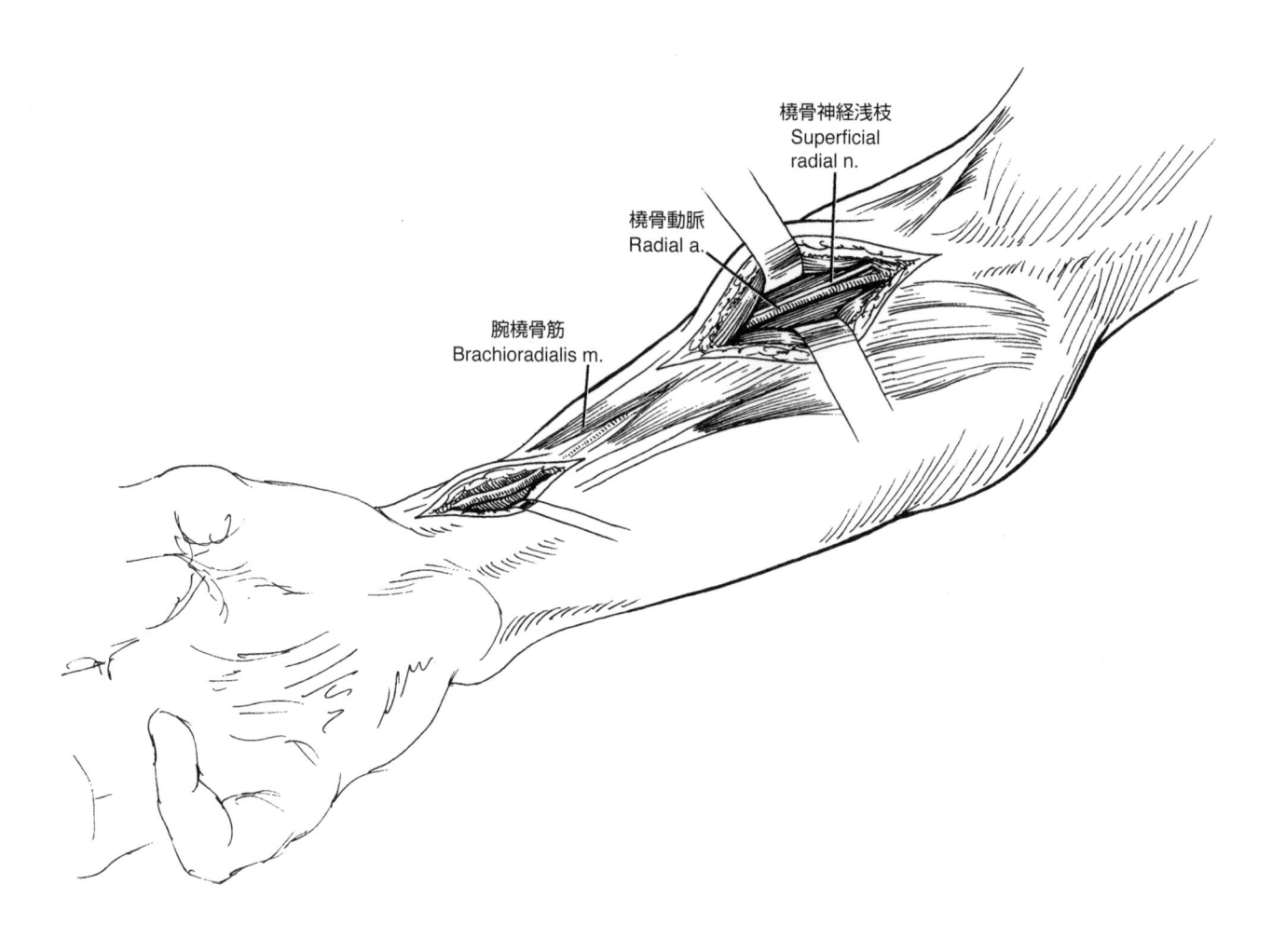

図7-15　前腕中部の橈骨神経は，腕橈骨筋の下で容易に露出することができる．

れる場合や，動脈の単純結紮を行う場合には，動脈拍動の直上で，茎状突起のすぐ中枢側のところから始まる縦切開を加える（図7-16）．橈骨動脈と橈側皮静脈との間に動静脈瘻をつくる場合には，橈骨の外側縁の近くで橈骨動脈と橈側皮静脈とのほぼ中間に2～3 cmの縦切開を加える．縦切開は，静脈や動脈の剝離を自由に延長することができるが，横切開や斜切開，あるいはS字状切開などの変法を好む人もある．

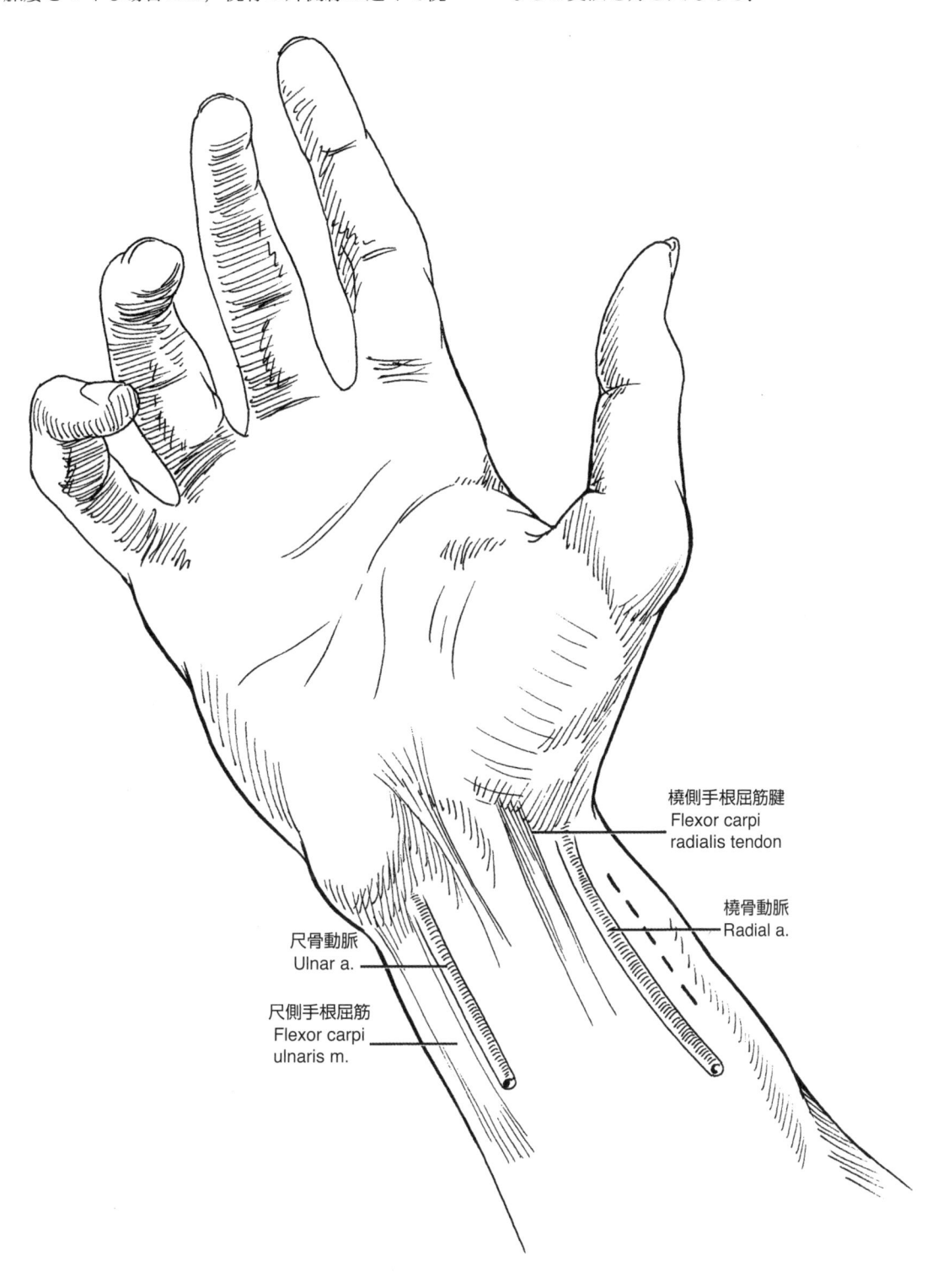

橈側手根屈筋腱
Flexor carpi radialis tendon

橈骨動脈
Radial a.

尺骨動脈
Ulnar a.

尺側手根屈筋
Flexor carpi ulnaris m.

図7-16 橈骨動脈を露出するための皮膚切開を示す．少し外側寄りで切開を加えると，内シャントのための動静脈瘻作成に必要な橈側皮静脈を出すこともできる．

橈側皮静脈は，外側の皮弁の皮下組織の中で露出する（図 7-17）．橈骨動脈は，橈骨のすぐ内側で前腕筋膜を切開すると現れる．このレベルでは，2 本の深部静脈がこの動脈に伴走しているので，動脈を遊離する際には，注意してこれらの静脈を分離する．この領域では，橈骨神経浅枝とその内側枝および外側枝が，橈側皮静脈と橈骨動脈との間を走っている．これらの神経は前腕筋膜よりも浅いところにあるので，動静脈瘻をつくる際には注意してこれらを温存すべきである．

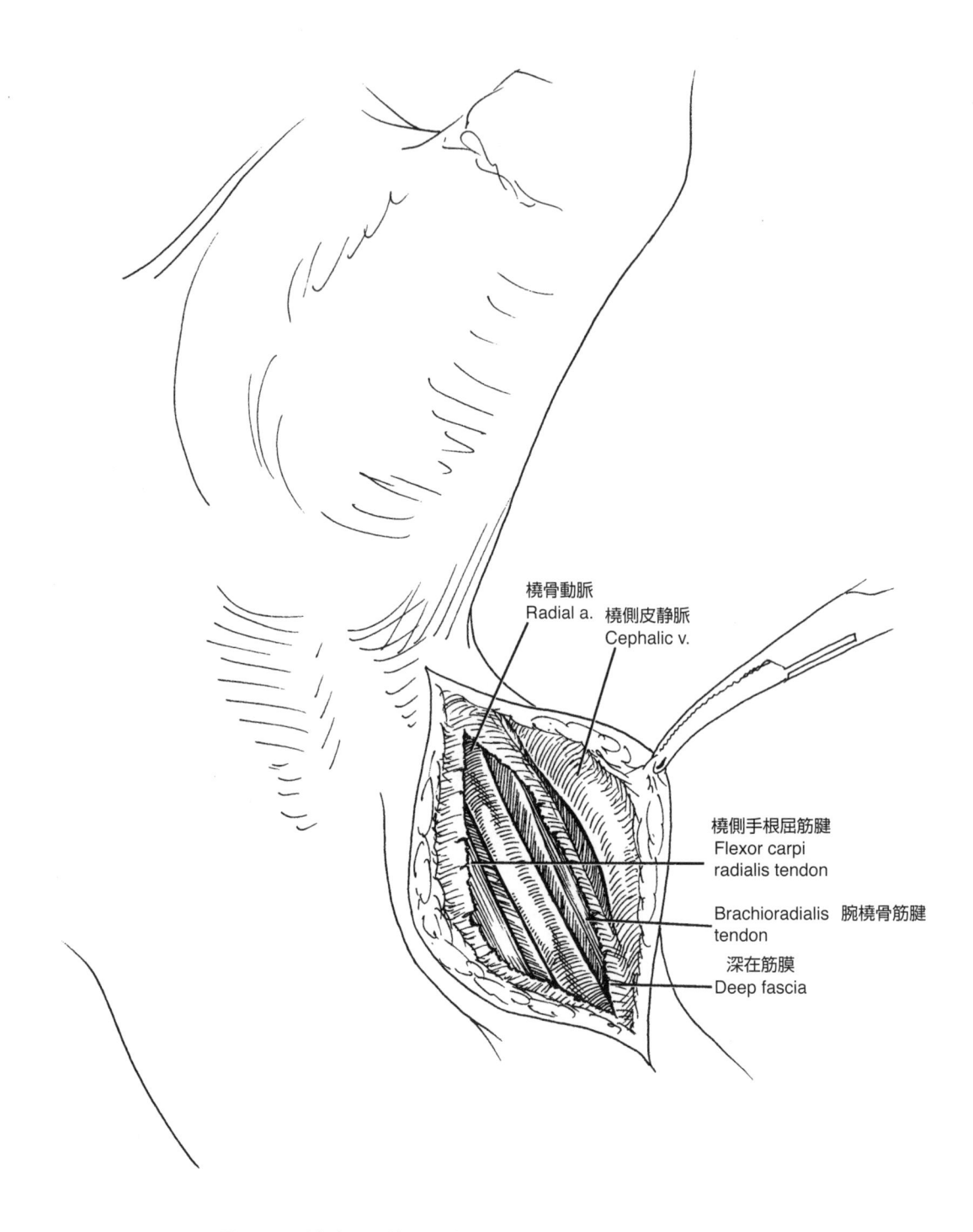

図 7-17　手根部での橈骨動脈は，深在筋膜の直下で橈側手根屈筋腱と腕橈骨筋停止部との間にある．

前腕での尺骨動脈の露出

尺骨動脈は前腕中枢側では浅屈筋群の下を走っており，肘と手首の中間点のところの尺骨縁の近くから出てくる．この動脈は前腕の中枢側3分の1の部分では深い位置にあるので，これを露出するのはやや難しい．

患者の体位は仰臥位とし，腕を外旋させ，屈筋群を弛緩させるために手をすこし屈曲させる．中枢側前腕では，浅屈筋群の間で尺骨動脈を露出する．上腕骨の内側上顆の約4横指下から，内側上顆から豆状骨 pisiform に向かう直線に沿って8〜10 cmの皮膚切開を置く（図7-18）．表層の静脈は，必要ならば結紮切離し，前腕筋膜を皮膚切開と同じ長さだけ切開する．尺骨動脈は，尺側手根屈筋（FCU）と浅指屈筋（FDS）との間にあって1つの面をつくっている．前腕の中枢側3分の1の部分では，この動脈とこれに伴走する静脈とは，浅指屈筋を外側に牽引すると見つけることができる．前腕の中3分の1の部分では，これらの血管は尺側手根屈筋のすぐ奥にあるので，この筋肉を内側に牽引して露出する．尺骨神経は，前腕の上3分の1と中3分の1の境目の近くで尺骨動脈と一緒になるので，動脈を遊離する際には，創の末梢側にある動脈の内側縁でこの神経を同定し，これを保護しなければならない．

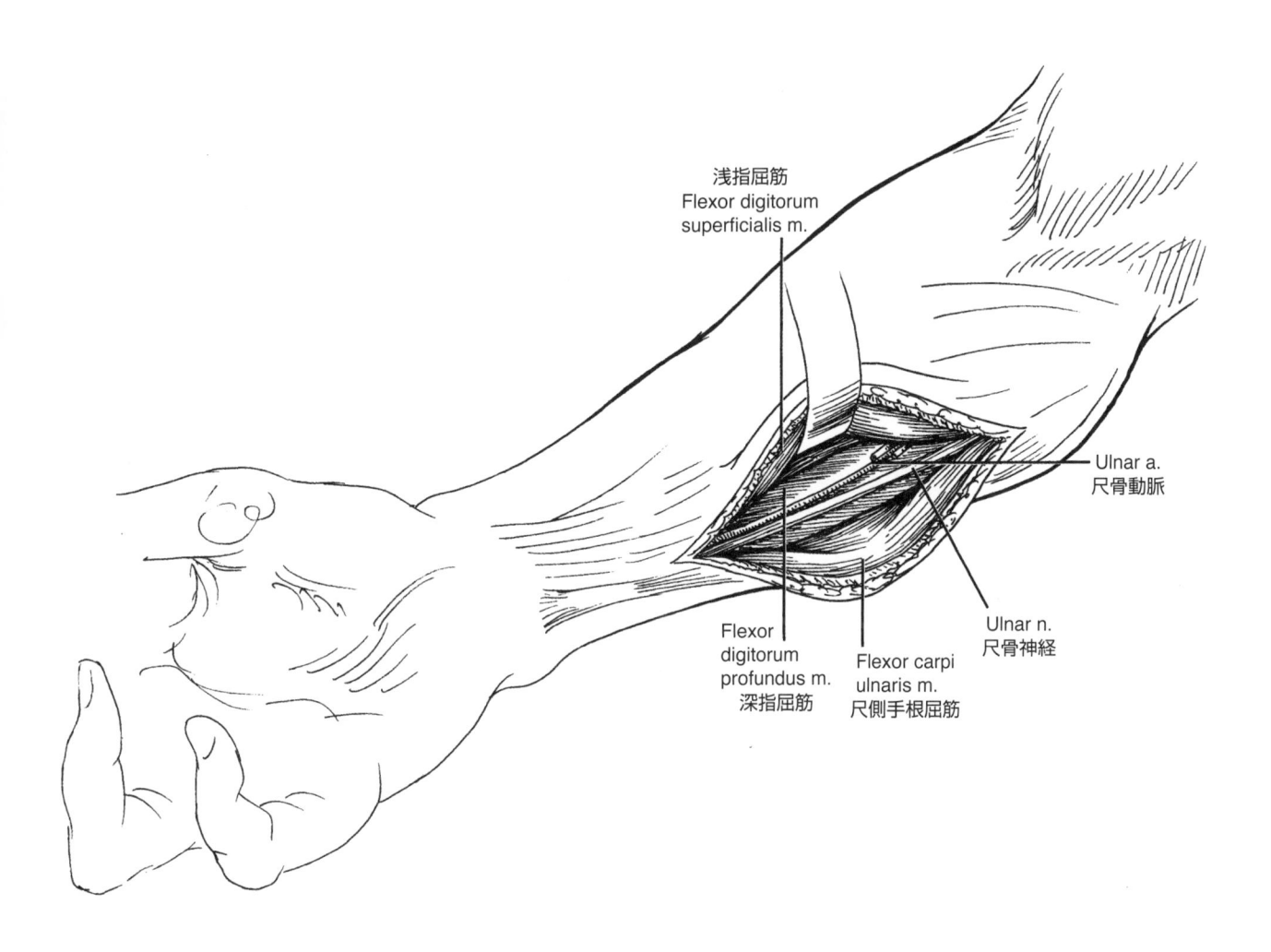

図7-18　前腕中部の尺骨動脈は，尺側手根屈筋と浅指屈筋との間から到達する．

前腕末梢部では，尺骨動脈は前腕筋膜の直下にあるので，尺側手根屈筋の橈側で縦切開を加えれば，容易に露出することができる（**図7-19**）．尺骨神経の手掌枝が前腕筋膜よりも浅いところを走っているので，動脈を露出するに当たっては，これを温存すべきである．

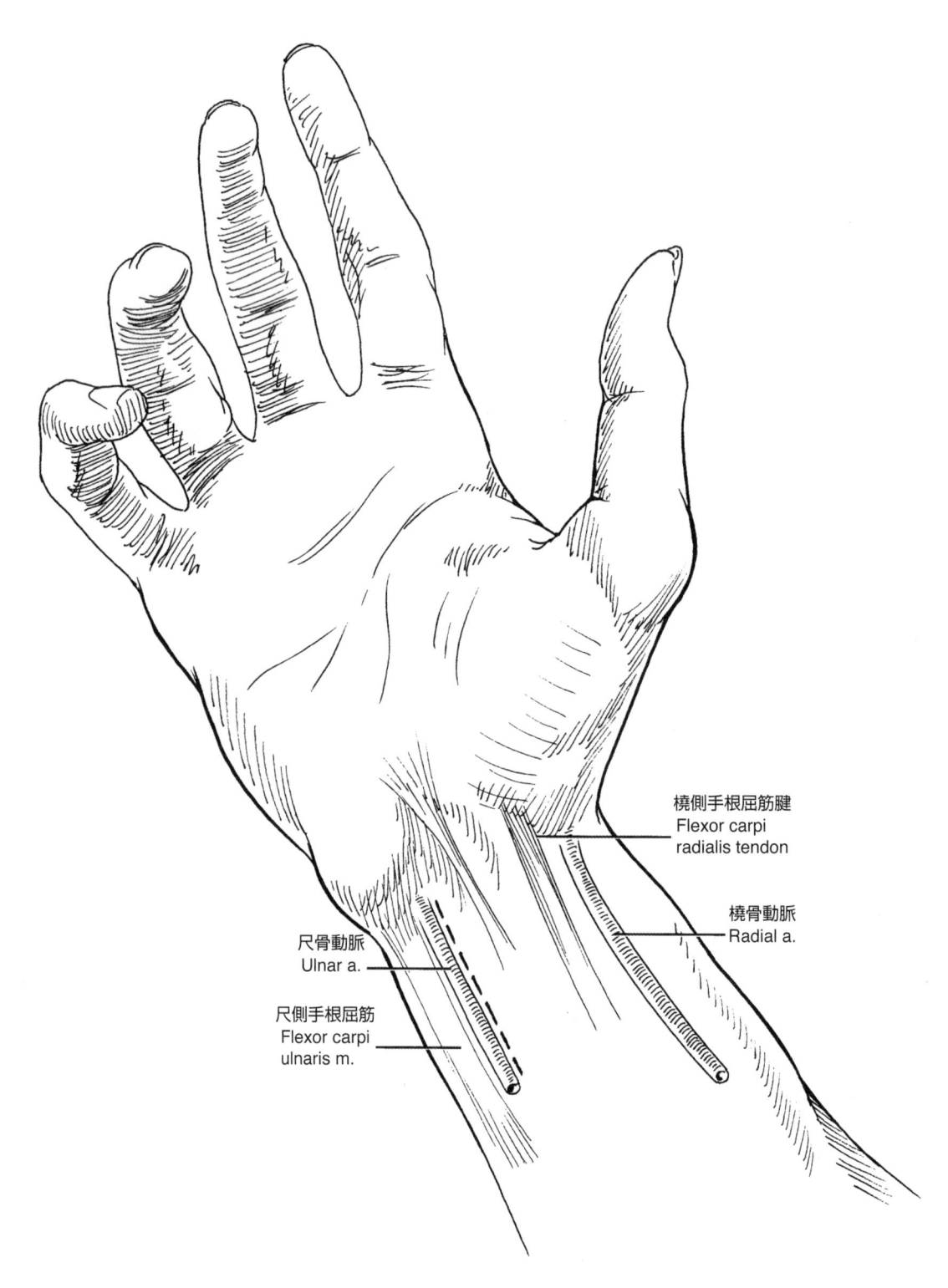

図7-19 手根部での尺骨動脈の上に加える皮膚切開線を示す．

前腕筋膜切開

筋区画症候群は解剖学的に閉鎖された構造の中の間質組織圧が上昇して，組織の血液循環が障害された時に発生する．そして最終的には組織の虚血と細胞の死（筋肉壊死）を引き起こす．下肢と同じように前腕でも筋肉は深部筋膜でしっかりと包まれている（**図7-20A，B**）．急性筋区画症候群は病歴と身体所見から診断し，間質組織圧

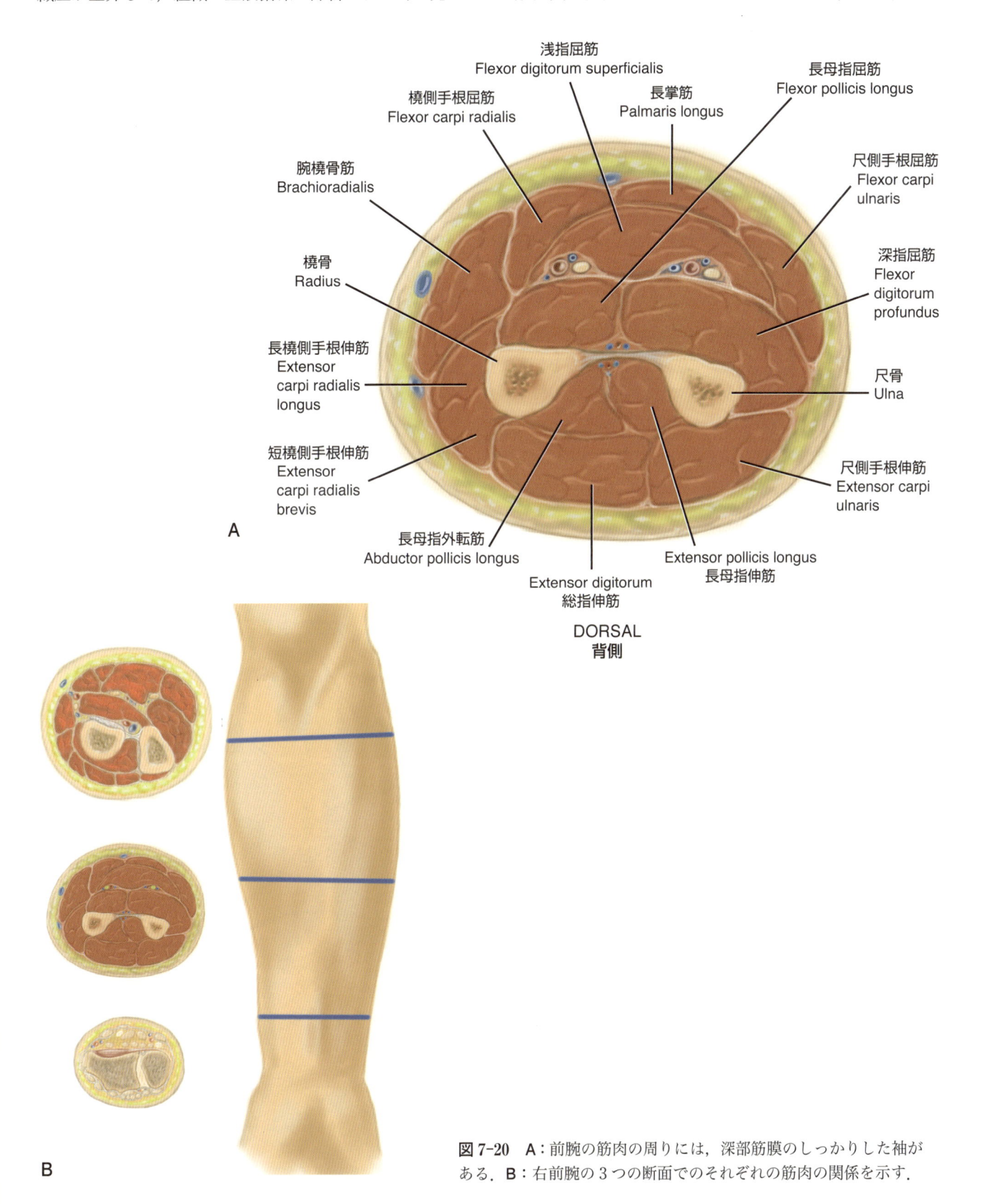

図7-20 A：前腕の筋肉の周りには，深部筋膜のしっかりした袖がある．B：右前腕の3つの断面でのそれぞれの筋肉の関係を示す．

を測定して確定する[18]．特に，ある種の損傷（すなわち，挫滅傷，骨折，電気的熱傷）や身体所見（指を動かされた時の痛み，前腕の腫脹，筋区画症候群に見合った神経学的所見）の組み合わせがある時には，外科医は急性筋区画症候群が進展しつつあることを警戒しなければならない．

間質組織圧がどこまで上がったら筋膜切開を行うべきかについてはまだ議論の余地が残されている．筋区画症候群に関して最も一般的に引用される基準は，平均血圧または拡張期血圧のどちらかと間質組織圧との関係に係わるものである．Whitesidesら[19]の古典的な論文のデータに基づき，動的な間質組織圧が平均血圧の 30 mmHg 以内，または拡張期血圧の 20 mmHg 以内まで上昇した時は筋膜切開の適応とされている．どの基準を用いるとしても，筋区画内の虚血や細胞死を防ぐためには迅速な筋膜切開が必要である．一方，この術式の後遺症をできる限り少なくするためには前腕筋膜切開を適切に実行することが肝要である．84 例の前腕筋区画症候群についての後ろ向き調査では全体としての合併症発生率は 42% であり，そのうち神経障害を伴ったものは 21% であった[20]．皮膚切開には特に注意が必要で，掌側筋区画内の深部筋群の圧を完全に解除できるように配慮すべきである．

前腕は 3 つの基本的な筋区画からなっている（図 7-21）．掌側筋区画，背側筋区画，および外側筋区画〔これは mobile wad（動く筋束）とも呼ばれ，前腕橈骨筋，橈側長母指伸筋，ならびに橈側短母指伸筋が入っている〕の三区画である．掌側筋区画には深指屈筋，長母指屈筋，および方形回内筋の 3 つの深部筋肉が入っており，これらは前骨間動脈（AIA）により血液を供給されている．前骨間動脈は長くてしかも細い動脈なので，筋区画内の圧上昇により閉塞を起こしやすい[21]．そのために掌側筋区画内の 3 つの深部筋肉は，前腕筋区画症候群の中で一般に最も障害を受けやすい．したがって"深部掌側筋区画"を完全に解放することが最も重要である．

駆血帯の使用を勧める人もいるが，著者は組織にさらなる虚血を加えることを避けるために装着だけして圧は加えないようにしている．掌側前腕筋膜切開のために複数の皮膚切開を加える方法が述べられてきた．しかしどんな形の皮膚切開であれ，最終的な目標はすべての筋区

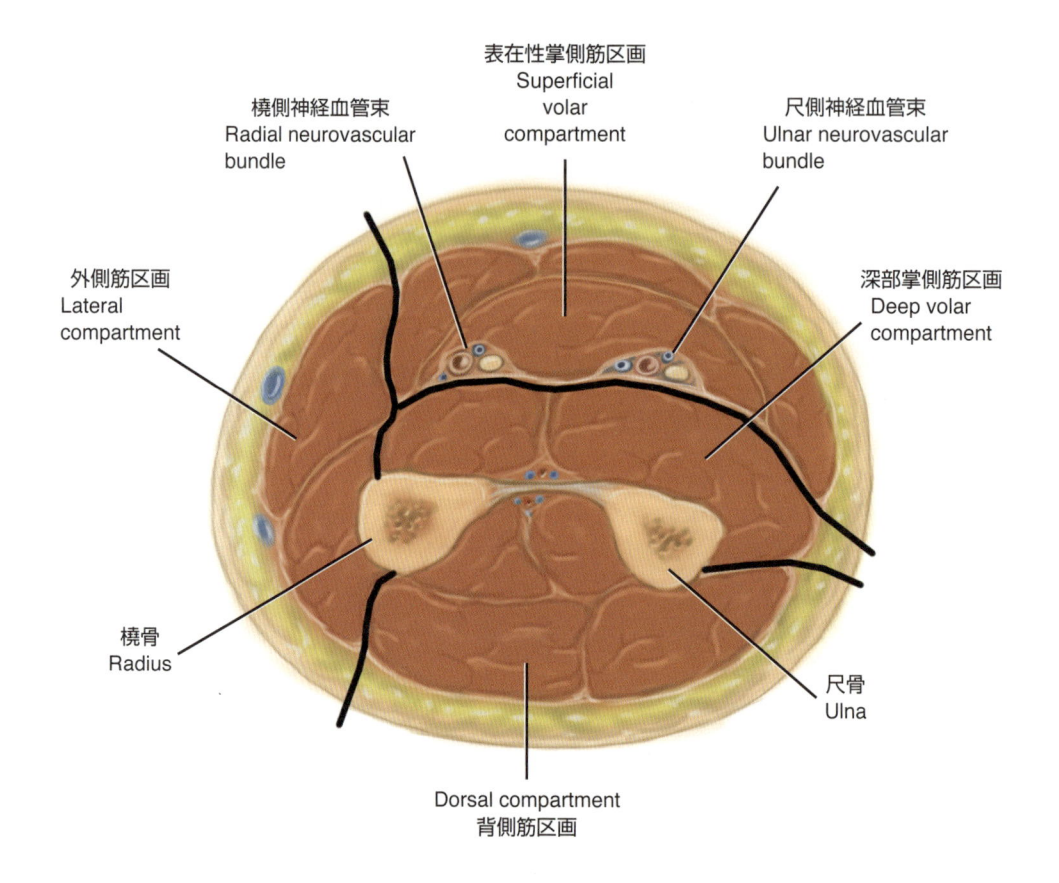

図 7-21 右前腕の 3 つの主要な筋区画を中央部の断面で示す．

画を十分に除圧し，主要な神経の損傷をできる限り少なくし，筋膜切開を完成するにあたっては表層にあって長掌筋腱でほんの一部分しか覆われない正中神経の末梢 3〜4 cm の部分を安全に覆うことができるようにすることである．**図7-22**に我々が好んで用いている皮膚切開を示す[22]．

この切開は薬指の橈側縁と母指球ひだの 2〜3 mm 尺側とを結ぶ線上で，古典的な手根トンネル切開を手掌から始める（**図7-23**）．切開線をそのまま Kaplan の基線から手根屈筋ひだまで伸ばすと，手掌筋膜と屈筋支帯を介して正中神経に十分到達できる．正中神経を遊離する時には，たとえ緊急を要する場合であっても外科医は決して必要以上に急いではならない．この神経の術中損傷はこの術式に係わる最も厄介な合併症である．

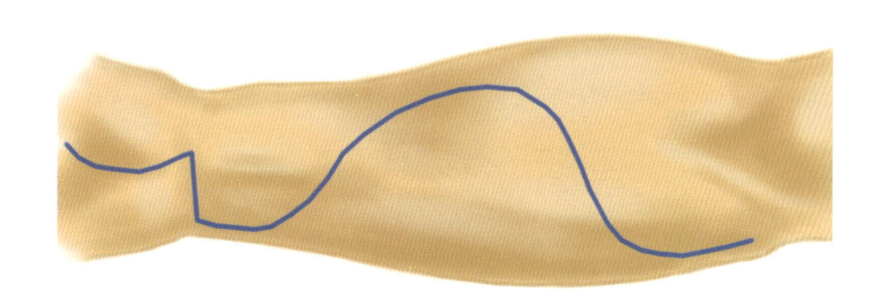

図7-22 推奨する皮膚切開を示す．

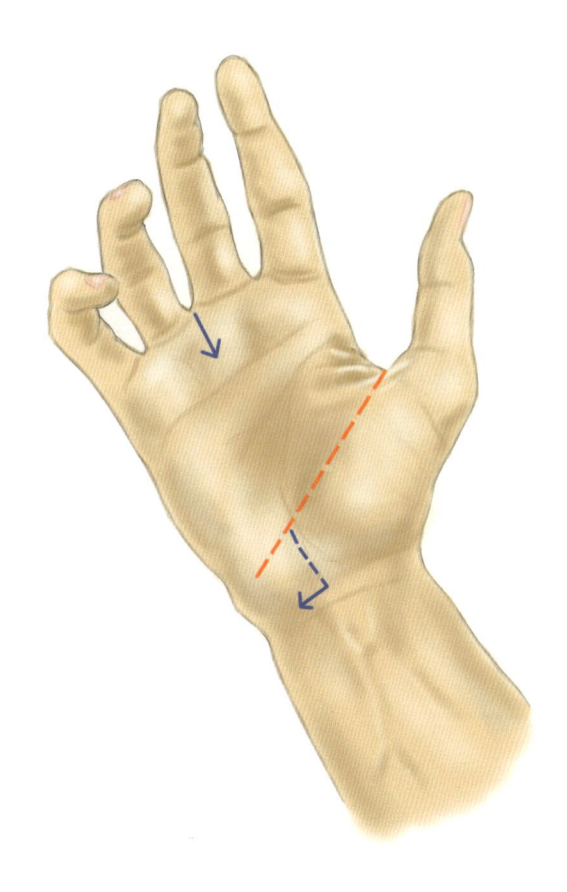

図7-23 最初の手掌部分での皮膚切開を示す．Kaplan の基線は赤で示してある．

続いて末梢側の手根屈筋ひだに沿って尺側手根屈筋 (FCU) 腱まで尺側に向かって手根トンネル切開を行う．FCU 腱の尺側で切開を中枢側に向けて 4〜5 cm 進め，その後中央線方向にゆるやかに曲げていく．この切開により FCU 腱の橈側に位置する尺骨神経と尺骨動脈が保護され，正中神経の末梢側を覆うのに十分な皮弁が形成される．

この皮膚切開を mobile wad 筋肉群を同時に減圧するため中枢側に向かってさらに中央線まで延長する．この切開線を横切る大きな静脈はしばしば縫合結紮を要する．前腕を横切る表在神経は犠牲にすることになるので，可能ならば術前に患者に説明しておくべきである．鋭的剥離および鈍的剥離を進めて筋膜は尺側を基部とする全層皮弁につけて一緒に持ち上げる．筋膜と筋肉の間の層が明瞭になったら皮弁をその全長にわたって挙上する（**図 7-24**）．腱旁結合組織はそのまま残すようにして皮弁を FCU 腱から持ち上げるようにすると，より深部にある尺骨神経や尺骨動・静脈が保護される．

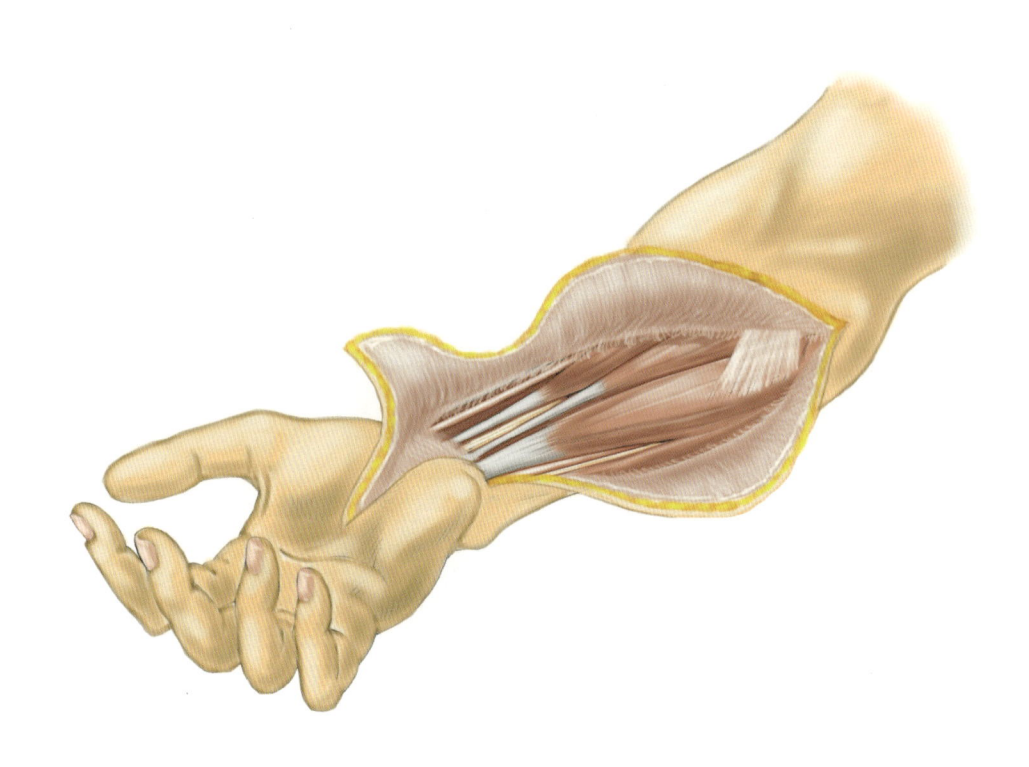

図 7-24 筋膜皮弁を持ち上げたところを示す．

尺側の神経血管束は普通，浅指屈筋（FDS）の筋腹の深部尺側面に癒着しており，その後 FCU 腱と FDS 腱の間で比較的表層に上ってくる（図7-9参照）．深部筋肉に入っていく尺骨動脈からの分枝は犠牲にしてもよく，FCU から FDS を挙上すると長母指屈筋と深指屈筋に到達することができる（図7-25）．深部筋区画内の筋肉を覆っている筋膜は FDS を覆っている筋膜ほど厚くはない．

深部掌側筋区画の除圧が終わると，この切開の中部前腕の部分は mobile wad 筋肉群の直ぐ近くにあることがわかる（図7-26）．筋膜下で橈側に鈍的剥離を進めていくと外側筋区画に自然に入っていくことになる．中枢側への剥離は橈骨神経と橈骨動脈を危険に曝すことになるのでその必要はない．

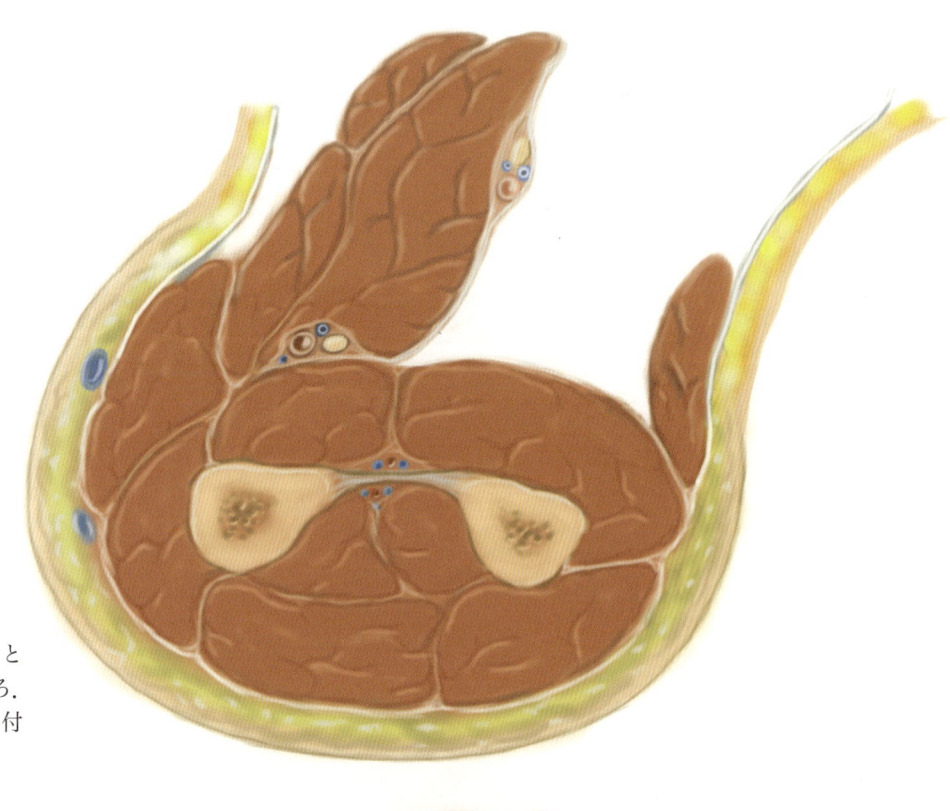

図7-25 尺側手根屈筋（FCU）と浅指屈筋（FDS）を分けたところ．浅指屈筋に尺側神経血管束を付けていることに注目せよ．

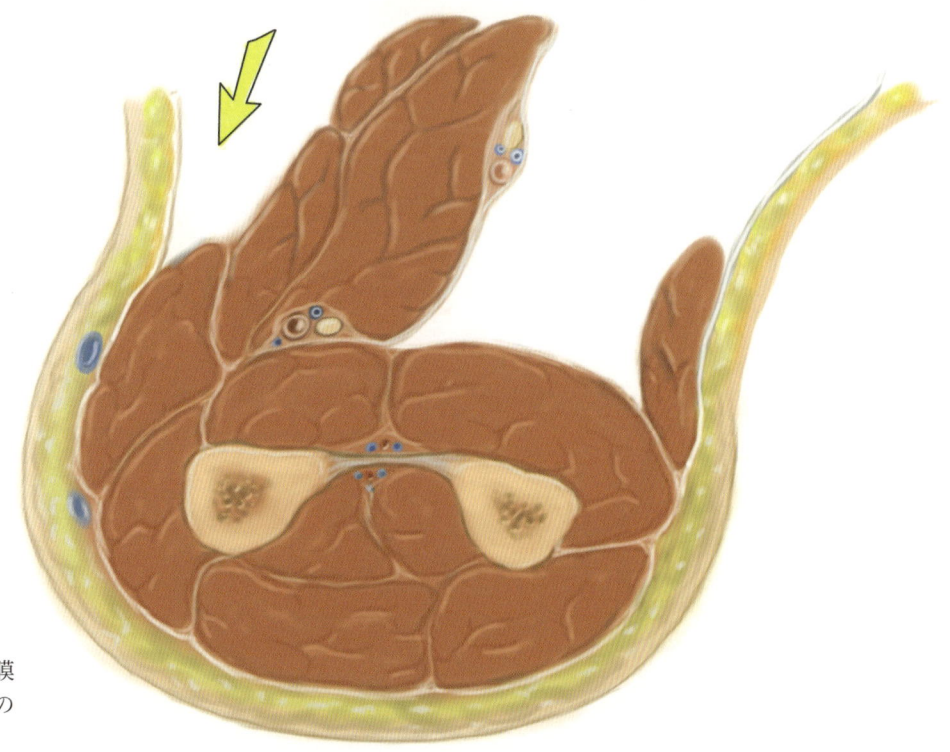

図7-26 外側の筋膜皮弁を筋膜下で剥離していくと外側筋区画の減圧ができる．

ほとんどの場合，背側筋区画内の筋肉はこれまで述べてきた掌側の全長減圧法で十分に減圧されるものである．しかし長時間経過した挫滅傷や電気的熱傷のようないくつかの損傷では背側筋区画の筋膜切開が必要になる．mobile wad の尺側で外側上顆から橈骨突起までの線上で6〜8 cm の背側切開を加えると，この筋区画の筋膜を解放することができる（**図7-27**）．

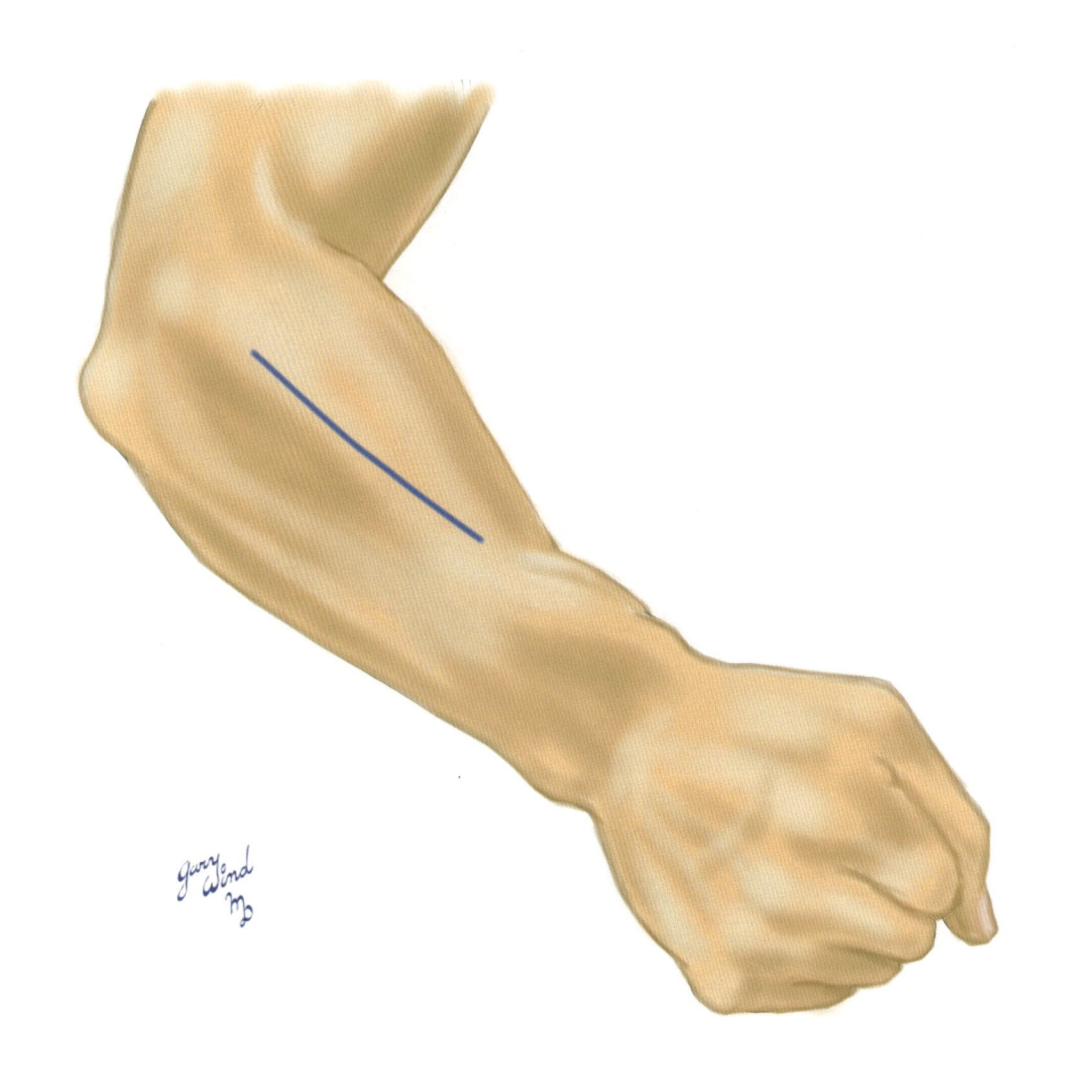

図7-27 まれに背側の対側切開が必要になる．

参考文献

1. Brzezinski M, Luisetti T, London MJ. Radial artery cannulation: a comprehensive review of recent anatomic and physiologic investigations. *Anesth Analg.* 2009;109:1763–1781.
2. Nohara AM, Kallmes DF. Transradial cerebral angiography: technique and outcomes. *Am J Neuroradiol.* 2003;24:1247–1250.
3. Brueck M, Bandorski D, Kramer W, et al. A randomized comparison of transradial versus transfemoral approach for coronary angiography and angioplasty. *JACC Cardiovasc Interv.* 2009;2:1047–1054.
4. Stella PR, Kiemeneij F, Laarman GJ, et al. Incidence and outcome of radial artery occlusion following transradial artery coronary angioplasty. *Cathet Cardiovasc Diagn.* 1997;40:156–158.
5. Sfeir R, Khoury S, Khoury G, et al. Ischemia of the hand after radial artery monitoring. *Cardiovasc Surg.* 1996;4:456–458.
6. Valentine RJ, Modrall JG, Clagett GP. Hand ischemia after radial artery cannulation. *J Am Coll Surg.* 2005;201:18–22.
7. Sajja LR, Mannam G, Pantula NR, et al. Role of radial artery graft in coronary artery bypass grafting. *Ann Thorac Surg.* 2005;79:2180–2188.
8. Manabe S, Tabuchi N, Tanaka H, et al. Hand circulation after radial artery harvest for coronary artery bypass grafting. *J Med Dent Sci.* 2005;52:101–107.
9. Ruengsakulrach P, Brooks M, Hare DL, et al. Preoperative assessment of hand circulation by means of Doppler ultrasonography and the modified Allen test. *J Thorac Cardiovasc Surg.* 2001;121:526–531.
10. Starnes SL, Wolk SW, Lampman RM, et al. Noninvasive evaluation of hand circulation before radial artery harvest for coronary artery bypass grafting. *J Thorac Cardiovasc Surg.* 1999;117:261–266.
11. Youg PR Jr, Rohr MS, Marterre WF Jr. High-output cardiac failure secondary to a brachiocephalic arteriovenous hemodialysis fistula: two cases. *Am Surg.* 1998;64:239–241.
12. Sidawy AN, Spergel LM, Besarab A, et al. The society of vascular surgery: clinical practice guidelines for the surgical placement and maintenance of arteriovenous hemodialysis access. *J Vasc Surg.* 2008:48:2S–25S.
13. The Vascular Access Work Group. NKF-DOQI clinical practice guidelines for vascular access. Update 2000. *Am J Kidney Dis.* 2001;37:S137–S181.
14. Brescia MJ, Cimino JE, Appel K, et al. Chronic hemodialysis using venipuncture and a surgically created arteriovenous fistula. *N Engl J Med.* 1966; 275:1089–1092.
15. Hodges TC, Fillinger MF, Zwolak RM, et al. Longitudinal comparison of dialysis access methods: risk factors for failure. *J Vasc Surg.* 1997;26:1009–1019.
16. Kalman PG, Pope M, Bhola C, et al. A practical approach to vascular access for hemodialysis and predictors of success. *J Vasc Surg.* 1999;30:727–733.
17. Voucharas C, Bisbos A, Moustakidis P, et al. Open versus tunneling radial artery harvest for coronary artery grafting. *J Card Surg.* 2010;25:504–507.
18. Leversedge FJ, Moore TJ, Peterson BC, et al. Compartment syndrome of the upper extremity. *J Hand Surg.* 2011;36A:544–560.
19. Whitesides TE, Haney TC, Harada H, et al. A simple method for tissue pressure determination. *Arch Surg.* 1975;110:1311–1315.
20. Kalyani BS, Fisher BE, Roberts CS, et al. Compartment syndrome of the forearm: a systematic review. *J Hand Surg.* 2011;36A:535–543.
21. Ronel DN, Mtui E, Nolan WB. Forearm compartment syndrome: anatomical analysis of surgical approaches to the deep space. *Plast Reconstr Surg.* 2004;114:697–705.
22. Jones MD, Santamarina R, Warhold LG. Surgical decompression of the forearm, hand and digits for compartment syndrome. In: Wiesel SW, ed. *Operative Techniques in Orthopaedic Surgery.* Philadelphia, PA: Lippincott Williams & Wilkins; 2011:2875–2881.

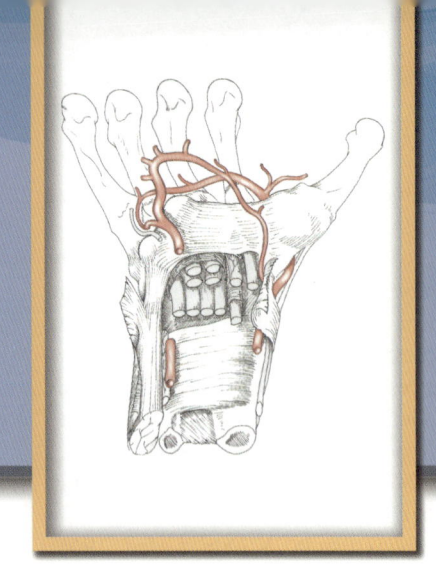

手の血管
Hand Vessels

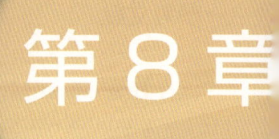

第8章

手の血管の解剖

手の解剖は複雑であり，筋・骨格の固い構造に包まれている血管の分岐を見ることは難しい．以下の記述では，血管の走行を理解するために必要な手の解剖の枠組みを示す．

手の皮神経

手の表層の神経分布は，血管外科医がその下層の血管へのアプローチを選択する際に関係してくる．手の機能における知覚は，身体の他のどの部分における知覚よりも重要である．前腕の3本の主要な神経は，いずれも手の支配領域に知覚神経を送っており，隣接した領域内への神経分枝は相互に連絡している．

掌側の表面には，正中神経および尺側神経により支配される主たる2つの領域がある（**図 8-1**）．境界線は第4指の中央に存在する．掌側皮神経は前腕中部で正中神経より分岐する．この分枝は手首で深部の筋膜を穿通し，母指球上の皮膚に分布する．手掌の残りの部分と手指の掌側は，手掌筋膜下の正中と尺側神経幹より分岐した，共通および固有の指神経により支配される．小指球基部にある浅短掌筋は，尺側神経により支配される．母指球の橈側と親指の背側は，浅橈骨神経の外側枝により支配される．

手の背側は尺側神経および橈側神経により支配される．尺側神経の背側枝は手首の屈曲ヒダより5cmの前腕遠位部から起始し，尺側手根屈筋と尺骨末端の間を通過して手背の尺側に至る．その領域は再び第4枝の正中線により境される．橈骨神経の浅枝は，腕橈骨筋腱の下を通過し，"解剖学的嗅たばこ入れ anatomic snuffbox"の部分と交差する．それは第1伸筋区域の上方で，前述した外側枝と残りの背側に分布するより大きな内側枝とに分岐する．この分布の特徴は，人差し指と中指の指節骨，そして薬指の橈側半分は正中神経が支配していることである．"解剖学的嗅たばこ入れ"の場所で，橈骨動脈に外科的アプローチをする場合には，浅橈骨神経を損傷する危険がある．

218　第Ⅲ部　上肢の血管

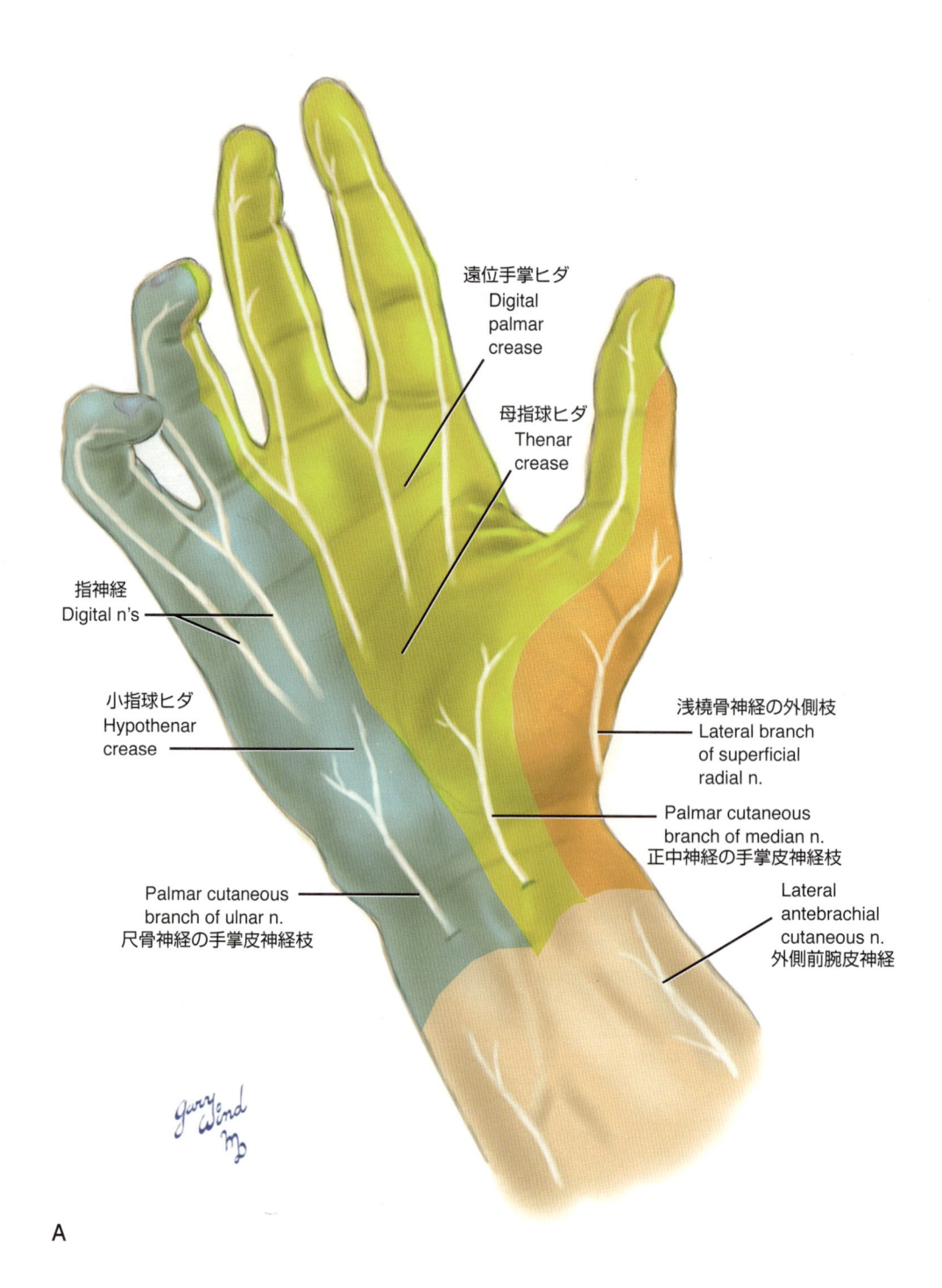

図8-1　手への皮神経の分布を示す．A：掌側，B：背側

第8章 手の血管　219

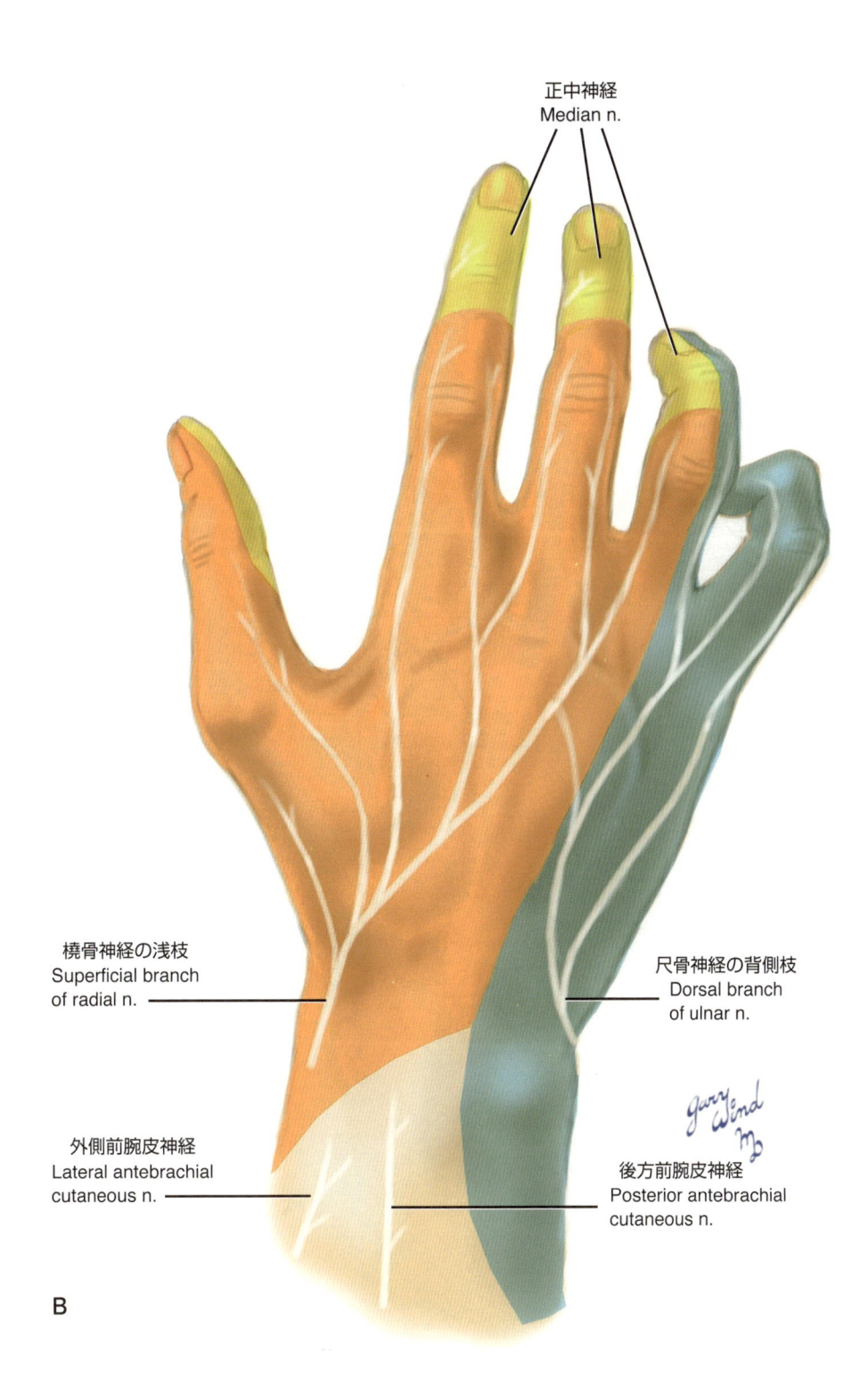

図8-1（続き）

手の骨

手の骨の構造を理解する鍵は，手根骨弓にある（図8-2）．手根骨掌側の深いくぼみは，前腕から手に向かう主要な腱が通過する経路を形成し，親指と小指が向かい合う基礎となる．屈筋腱群が通るトンネルは，橈側の菱形骨結節および舟状骨結節から手根骨弓の尺側端にある豆状骨および有鉤骨鉤まで広がっている厚い横靱帯によって閉じられている．ここでは豆状骨と有鉤骨鉤が尺骨に対して横軸方向に並んでいるのではなく，第III手根骨の基部に向かって傾いていることに注意して欲しい．

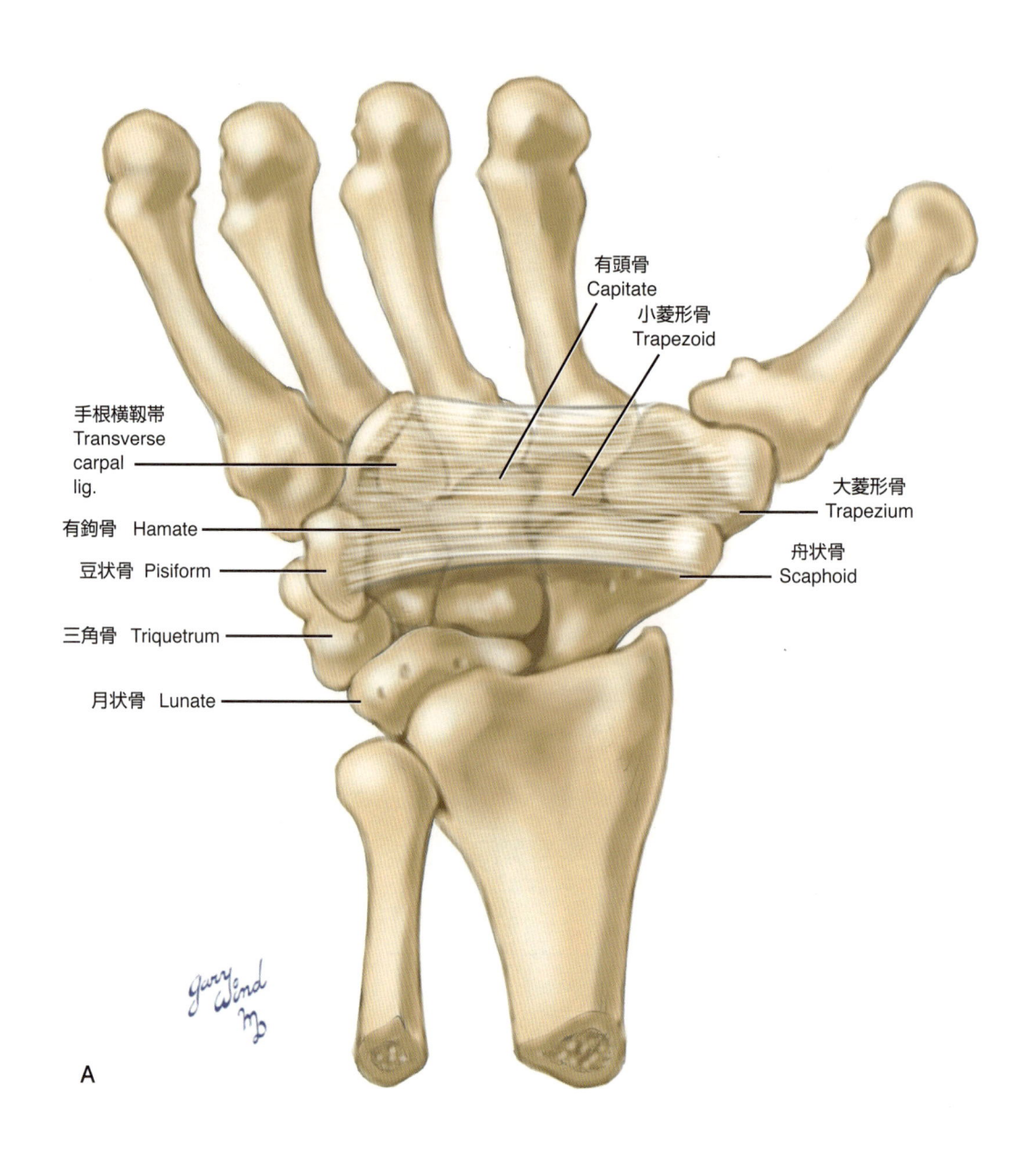

図8-2 手根骨は，長屈筋腱群が入る深い弓を形成する．A：掌側，B：近位側

第 8 章 手の血管　221

豆状骨
Pisiform

有鈎骨鈎
Hook of hamate

手根横靱帯
Transverse carpal lig.

大菱形骨
Trapezium

Scaphoid
舟状骨

B

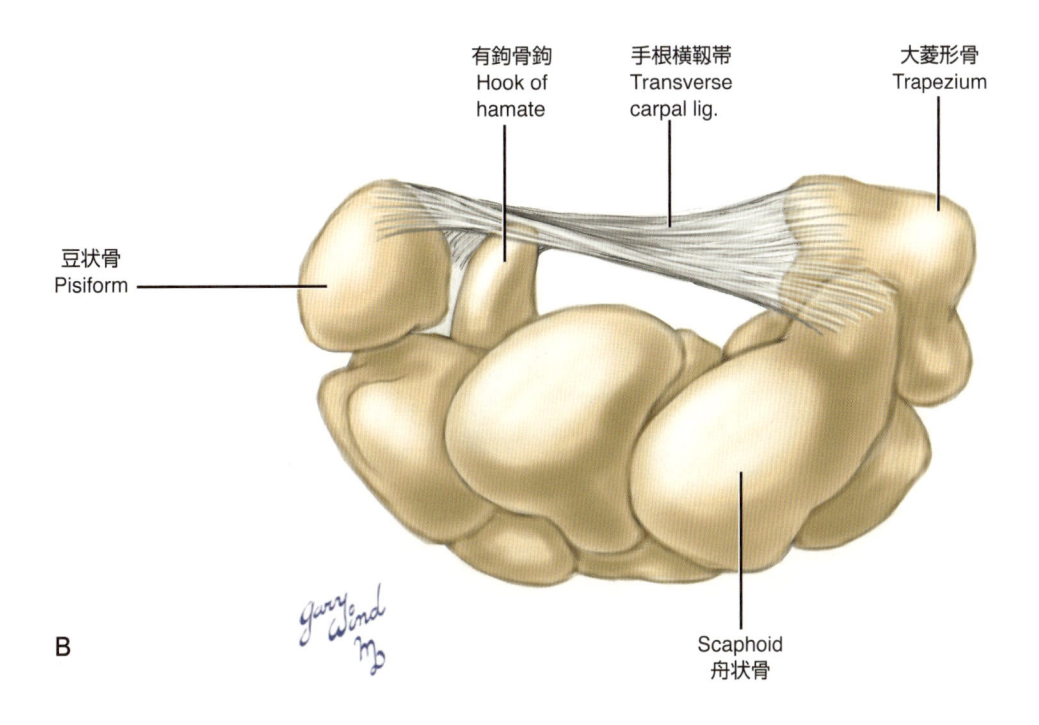

図 8-2（続き）

筋　膜　fascia

前腕の深部筋膜は手首の周囲で厚くなり，背側では伸筋支帯を形成し，掌側では掌側手根靱帯を形成する（図8-3）．長掌筋腱は手首で掌側手根靱帯と融合し，手掌の中心に扇型に広がり，深部の筋膜を補強して手掌腱膜を形成する．この腱膜の層は，手根骨弓の端から端まで橋渡しし，伸筋腱を抑える支帯を形成する手根横靱帯とは明瞭に区別される．手根横靱帯は尺側手根屈筋腱と一緒になっていく手根靱帯から派生するが，一方，掌側手根靱帯は深部筋膜の厚い帯である．両者の関係で唯一複雑なのは，手掌腱膜と手根横靱帯の間が正中で癒着していることである．この癒着は手首の尺側で通路を形成し，2つの筋膜層の間に尺骨動脈と神経がはさまれる（Guyonのトンネル canal of Guyon）．手根横靱帯の橈側付着部は，別個のトンネルを通過する橈側手根屈筋腱の経路のために分離する．

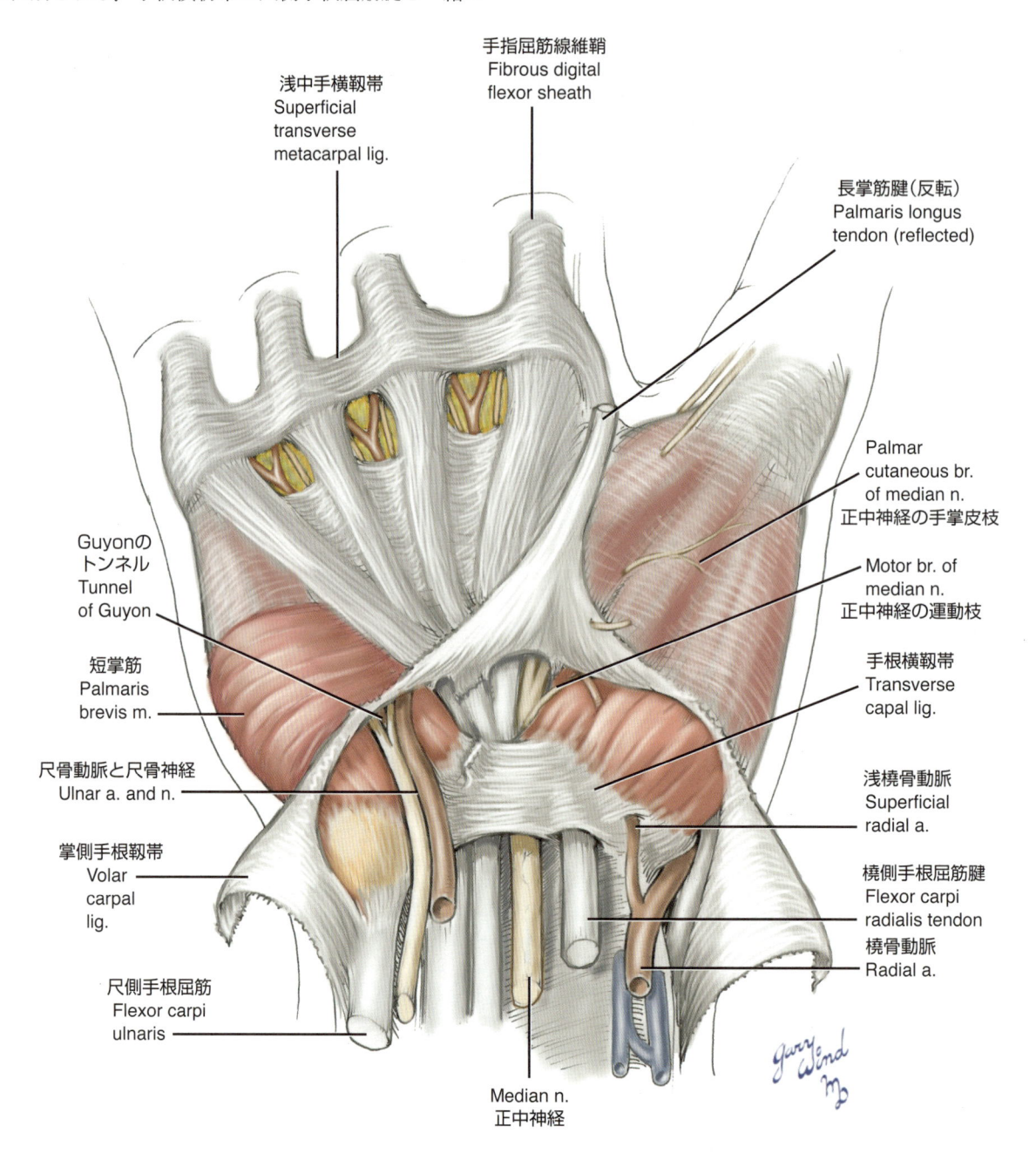

図8-3　掌側手根靱帯は深部筋膜の肥厚であり，手根弓を閉鎖する手根横靱帯より浅層にある．

手首の先では，手掌腱膜と第1および第5のそれぞれの中手骨との間に広がる中隔により，手掌は3つの区域に分かれる（**図8-4**）．これらの中隔は，手掌の中央区域から母指球と小指球の領域を区分している．指の8本の屈筋は共通の嚢に包まれ，中央区域に入っている．虫様筋，指の神経，血管もこの区域に位置している．

深部結合組織の斜め中隔は，共通嚢の下面と中手骨の中央との間を走行する．この中隔は，屈筋腱群と中手骨または骨間部層との間の空間を，尺側では中掌隙に，また橈側では母指球側隙に区分する．これらの区域は手の深部感染の部位となりうる．

手掌腱膜は手掌遠位部では4本の帯となる．これらは中手骨の末端で重なり合って線維性の屈筋腱鞘となる．帯と帯の間の指間部分には，その下を走行する指の神経や血管および虫様筋が入っている．屈筋鞘の間では，浅中手横靱帯および深中手横靱帯がこれらの構造物のために3つの閉鎖された通路を形成する．虫様筋が深中手横靱帯の上方を通過し，骨間筋の腱は下を通過する．

橈側嚢，第2掌側嚢は1本の長母指屈筋腱を入れて，短母指屈筋の2つの頭部の間を走行する．したがって，この嚢と腱は母指球区域に含まれる．

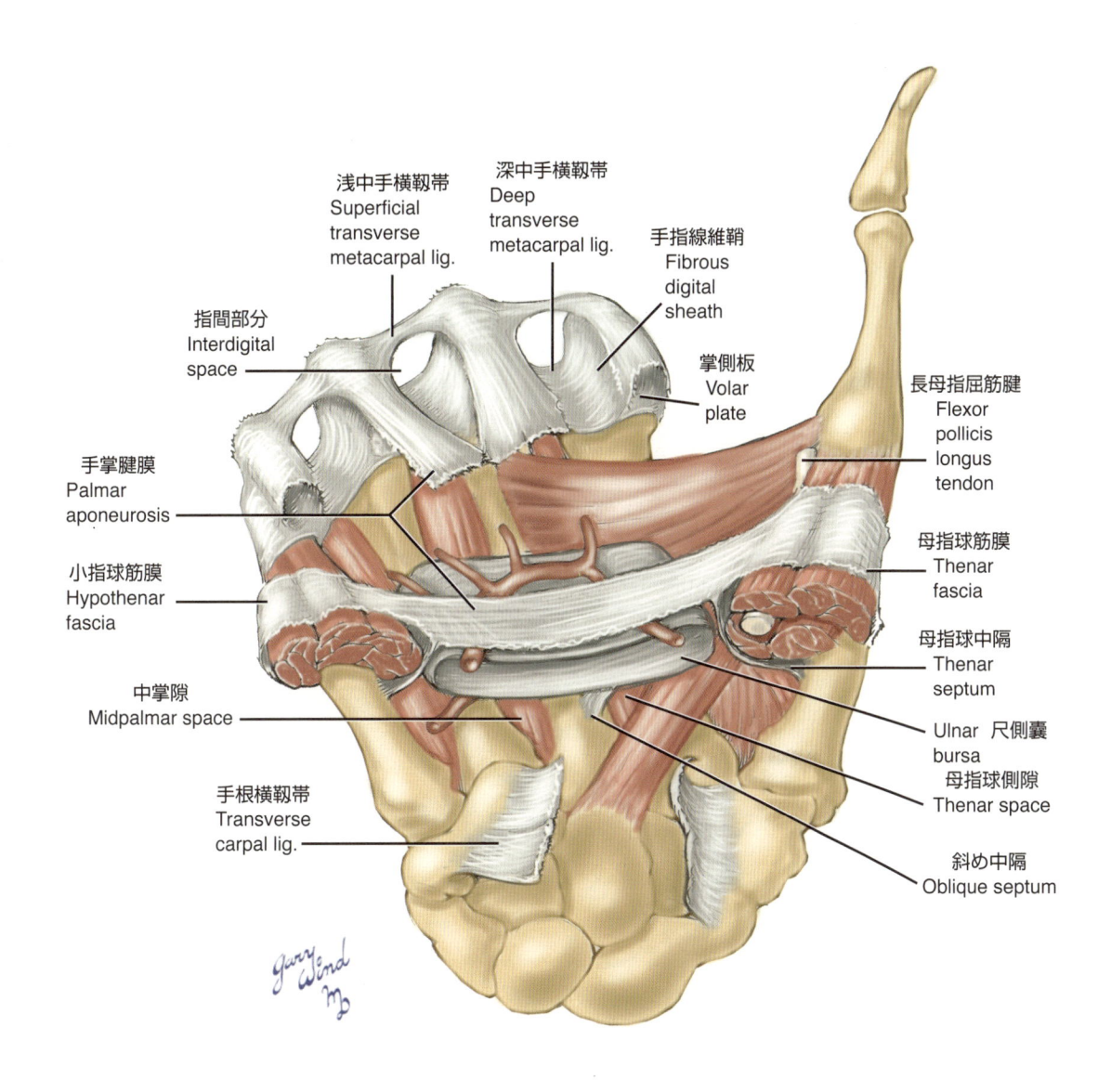

図8-4 手掌の筋膜構成を示す．

手の固有筋　intrinsic hand muscles

3つの筋肉，すなわち外転筋，屈筋，対立筋は，母指球および小指球のいずれのグループにおいても構成要素となっている（図8-5）．これらの筋肉は，手根骨弓の末端骨と手根横靱帯の両者から起始している．小指球の筋肉の基部を，尺骨動脈と尺骨神経の深枝が穿通している．その動脈は一側の深掌動脈弓を形成し，これは尺側嚢と中手骨との間につくられる空間内を走行する．

正中神経の反回運動神経枝は，手根横靱帯末梢端からすぐ先の部分より起始し，母指球の筋肉に分布する．最も掌側の母指球筋は短母指外転筋で，通常は浅掌動脈弓を形成する途中の橈骨動脈の浅母指球枝が穿通する．親指はさらに1つの固有筋，母指内転筋により動かされる．橈骨動脈は内転筋の横および斜めの頭部の間で手掌深部に向かう．尺骨神経は小指球筋，すべての骨間筋，母指内転筋，短母指屈筋の深頭，そして2つの尺側虫様筋を支配する．橈側の虫様筋は正中神経が支配する．

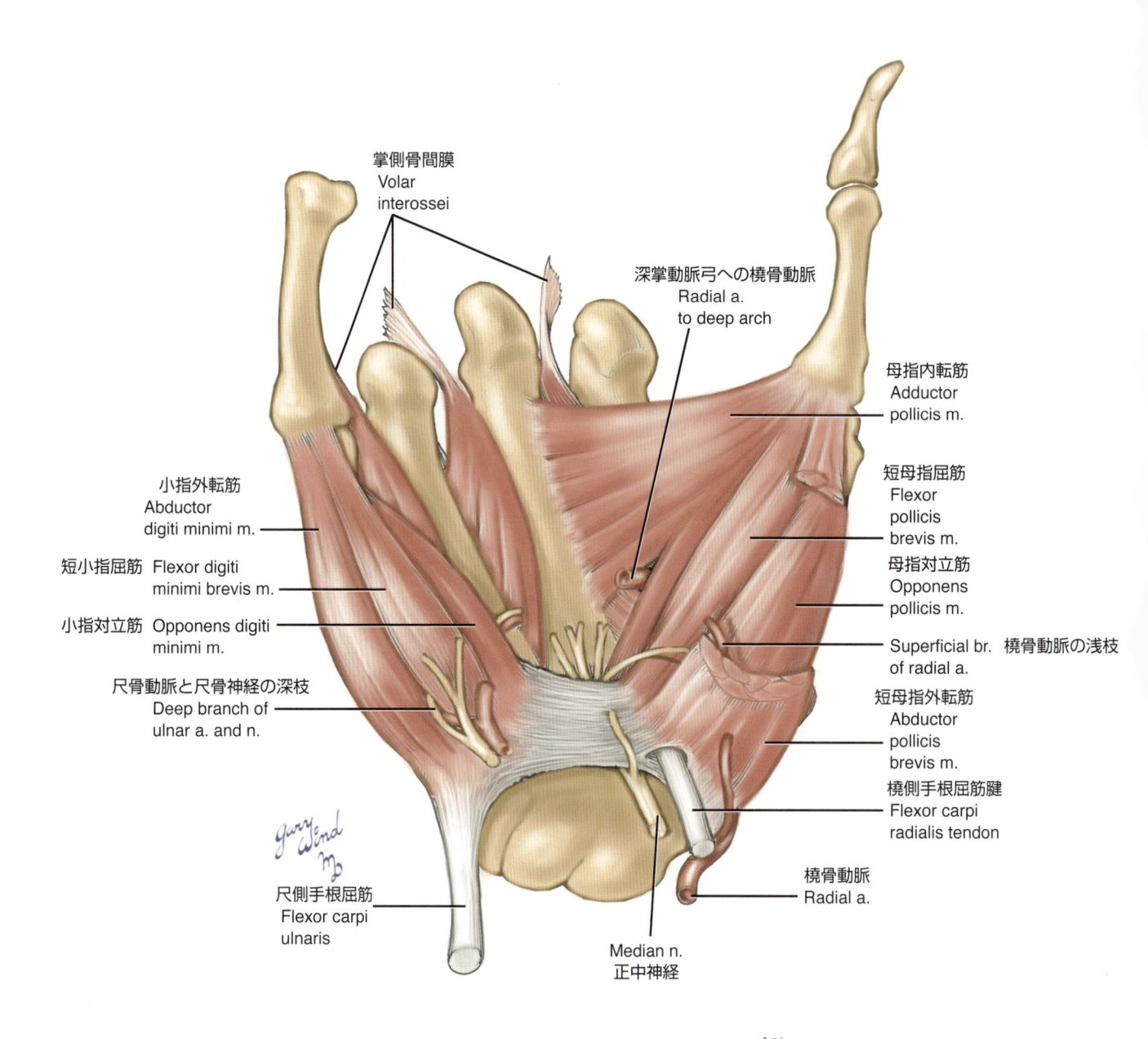

図8-5　手の固有筋は，中央腱群，神経，血管を入れる器 cup を形成する．

橈骨動脈の経路

橈骨動脈は，長母指外転筋腱と短母指伸筋腱の下の手根骨周囲の橈側を通過する（図8-6）．それからこの動脈は，短母指伸筋腱と長母指伸筋腱との間のくぼみ〔"解剖学的嗅たばこ入れ（snuffbox）"として知られる〕の中で舟状骨の上を走行する．そこで伸筋腱の下を走行する背側手根枝を分岐する．橈骨神経の浅枝は，深部筋膜の外では動脈上に乗っている．動脈はそれから長母指伸筋腱の下を交差し，第1背側骨間筋の2頭の間を下行して，初めの2本の中手骨の間を通過して手掌の深部に向かう．

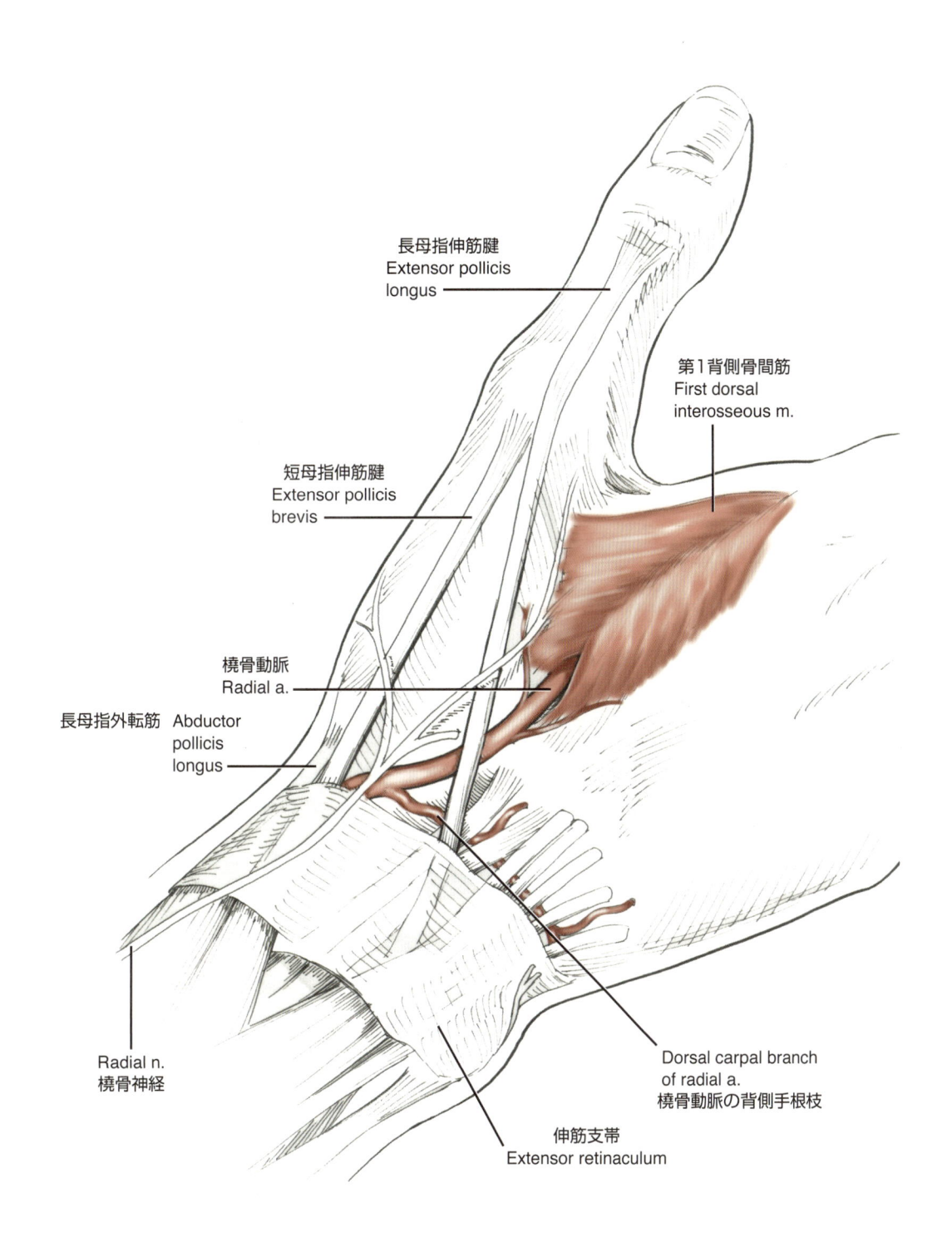

図8-6 橈骨動脈は手根骨の外側縁を回り，初めの2つの中手骨の間を通過して手掌に至る．

226   第Ⅲ部　上肢の血管

中手骨間を通過した後，橈骨動脈は母指内転筋の深部で2本の枝，すなわち母指主動脈枝と示指橈側動脈を分岐する．これらの分枝は共通幹から起始することもある（図8-7）．橈骨動脈は連続して，内転筋の頭部の間を通過し，深掌動脈弓の一方の端となる．

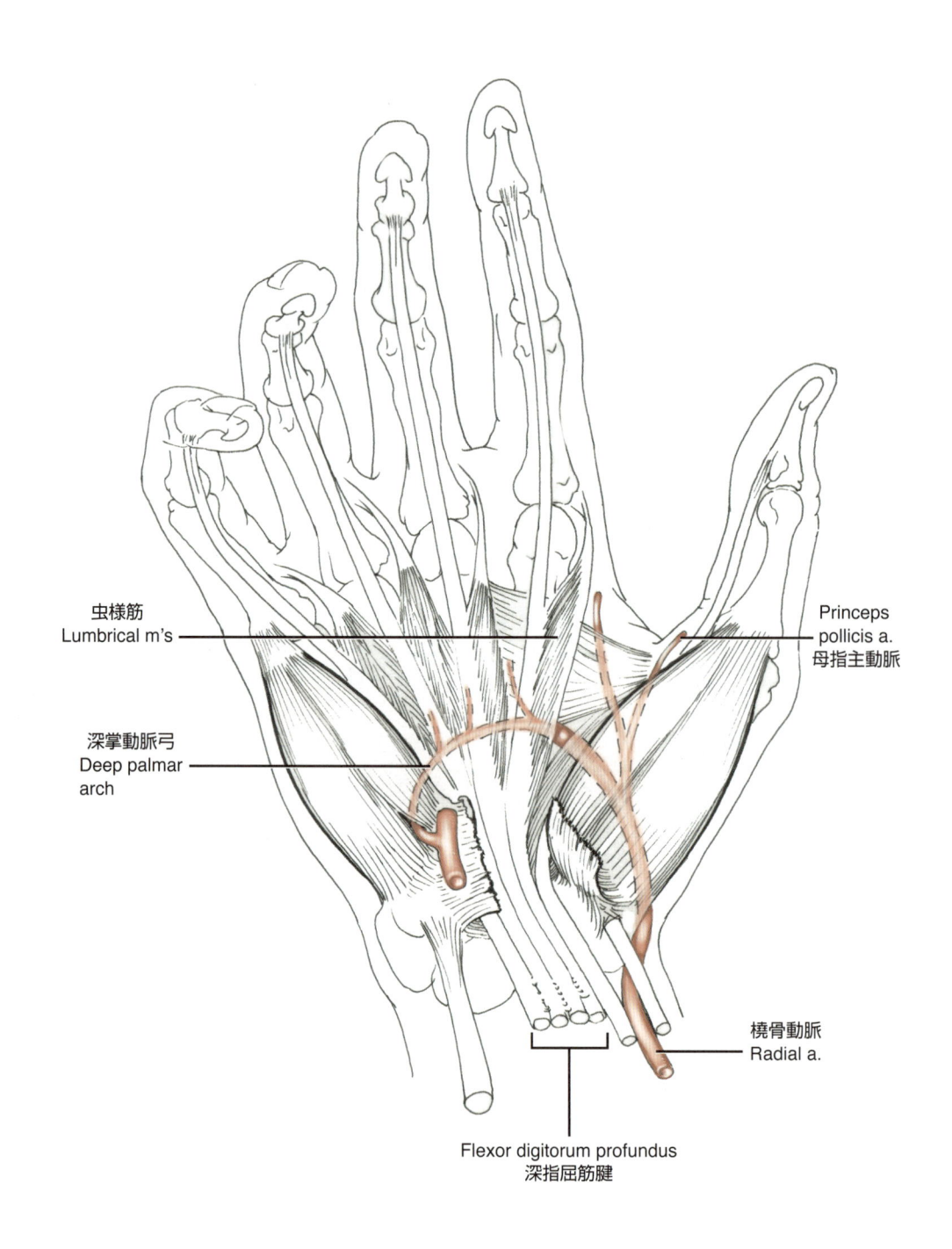

図8-7　橈骨動脈は，母指内転筋の深部で2本の指への分枝（共通幹で示される）を分岐する．

手掌動脈弓　palmar arches

浅掌動脈弓は主に尺骨動脈から供給され，橈骨動脈からの供給はわずかで，症例によっては欠如している[1]（図8-8）．浅掌動脈弓の頂上は近位の手掌ヒダのレベルである．

深掌動脈弓は主に橈骨動脈から供給され，やや近位に寄っており，中手骨基部のすぐそばに存在する．8本の指屈筋腱と正中神経の枝はこの2つの動脈弓の間を通過する．

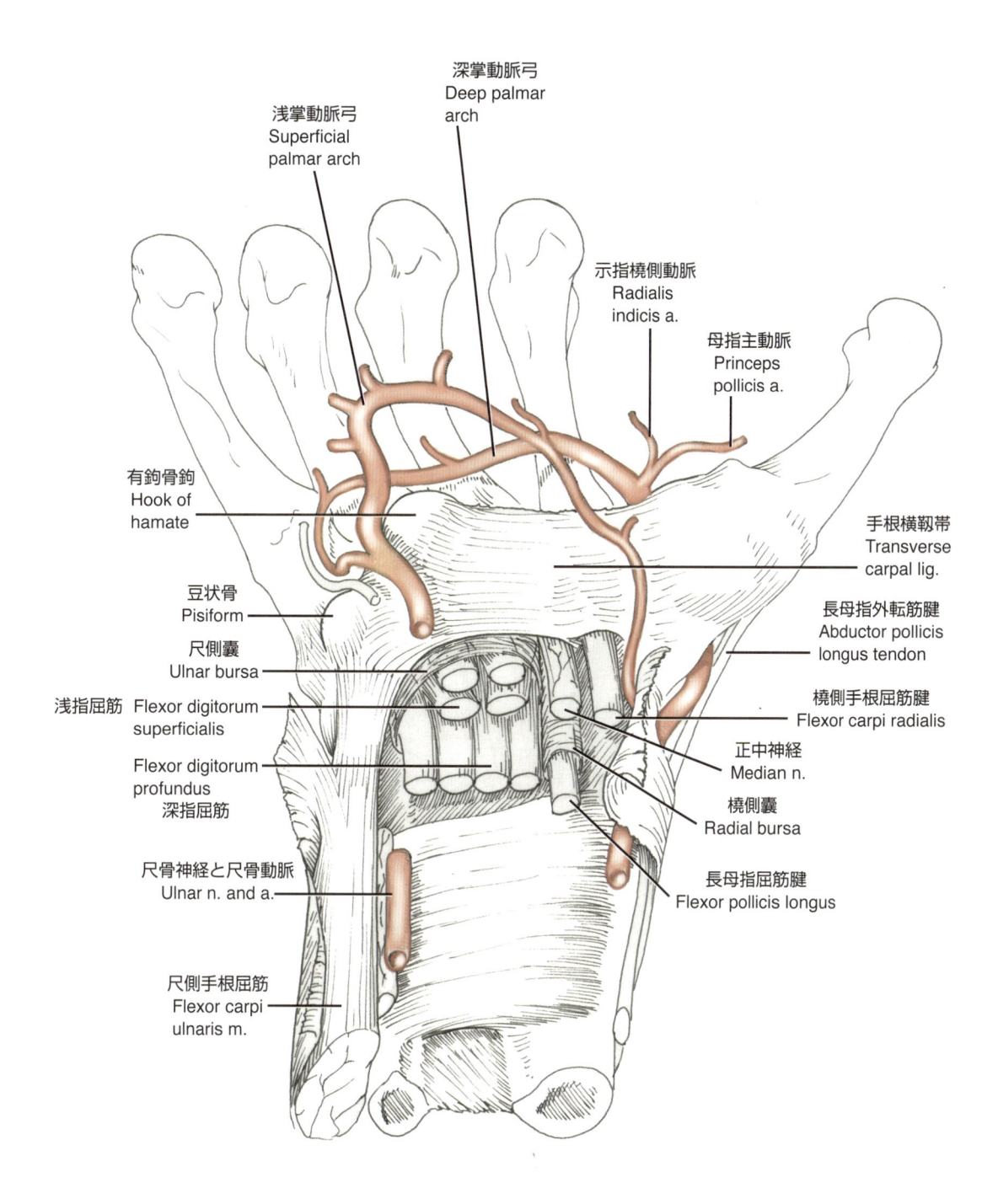

図8-8　長指屈筋，虫様筋，そして指神経は2つの手掌動脈弓の間に存在している．

手掌腱膜をはずすと，浅掌動脈弓が指神経と屈筋腱の上に存在していることがわかる（**図8-9**）．動脈弓の尺側の端は，掌側手根靱帯と手根横靱帯との間の溝から始まり，母指球筋の基部を交差し，手掌中央の構造物と交差して反転し，橈骨動脈の浅枝と合流する．この動脈弓は手掌を横切る経路の中で，手掌腱膜と第1中手骨および第5中手骨とをつなぐ小指球および母指球中隔を穿通することを覚えておいてほしい．指の血管は動脈弓の近くでは神経よりも浅層にあるが，指においては相対的に指神経の背側に位置する．

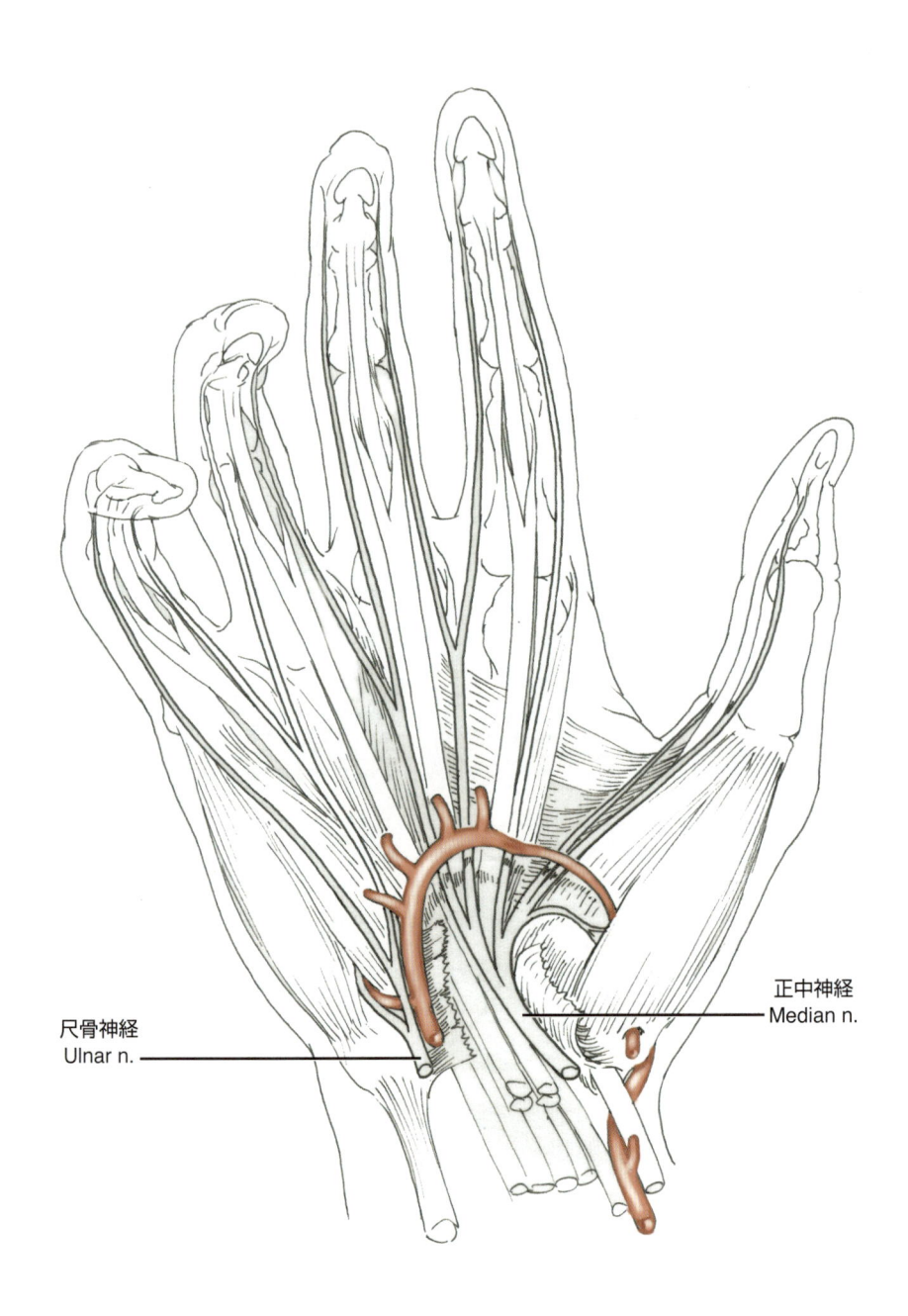

図8-9 浅動脈弓は手掌腱膜のすぐ下に存在する．

手掌の深動脈弓と浅動脈弓の分枝間には，中手指節関節の基部において豊富な交通が存在する（**図8-10**）．さらに，中手骨の間では深掌動脈弓から手背の動脈網への交通が存在する．

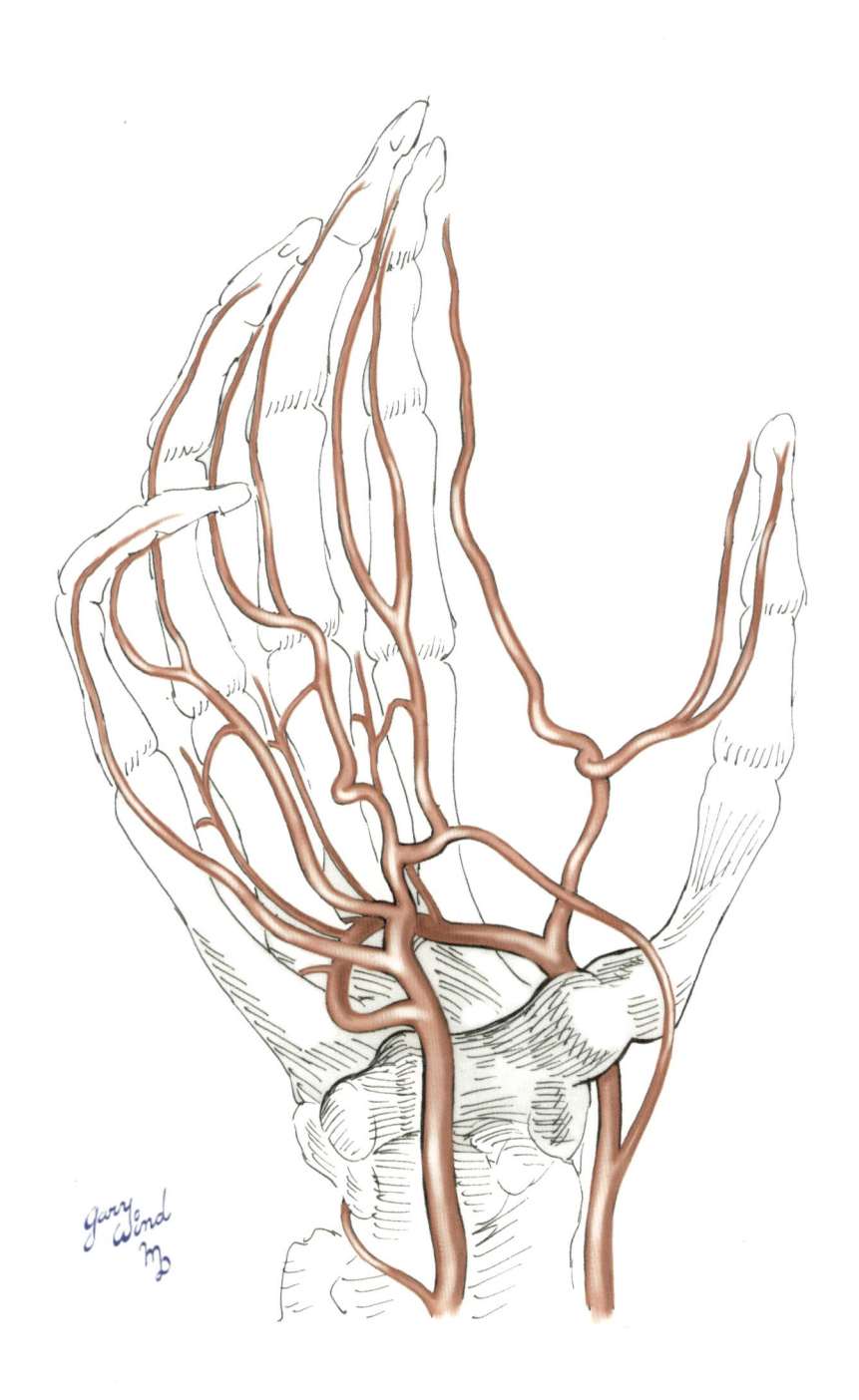

図 8-10　手の血管の間には，相互に豊富な交通が存在する．

手の動脈の露出

手においては，血管外科医が動脈の露出を必要とする2つの状況がある．動静脈シャントを作成する場合と，動脈瘤または指の塞栓症に伴う動脈の内膜不整の部分を切除する場合である．"解剖学的嗅たばこ入れ"の中で橈骨動静脈シャントを作成することは，動脈化した静脈の穿刺可能部分が長くなり，なおかつ再手術でも，それより中枢側の血管が使用できるので推奨されてきた[2]．手の尺骨側に繰り返し鈍的外傷が加わると，有鉤骨のレベルで尺骨動脈の動脈瘤の形成や内膜不整を起こしてくることがある[3]．このいわゆる小指球ハンマー症候群に伴う病変は血栓閉塞を起こしたり，あるいは指の塞栓症を起こしたりして指の壊死に至ることがある[4]．この症候群は基礎に動脈の異常のある患者の場合，反復性職業外傷によるものとされてきた[4]が，レクリエーション活動や，たった1回の外傷の既往から起こってくる症例もある[5]．

"解剖学的嗅たばこ入れ"での橈骨動脈の露出

患者は背臥位とし，腕は外転して手台の上に置く．腕は回内して尺側を下面にして安定させ，手と前腕の全体を消毒してドレープで覆う．

"解剖学的嗅たばこ入れ"上に3 cmの縦の皮膚切開を置き，その端は橈骨茎状突起から第1中手骨基部までとする（図8-11）．親指の橈側皮静脈は皮下組織内に存在し，動静脈シャントの作成例においては十分に授動される．

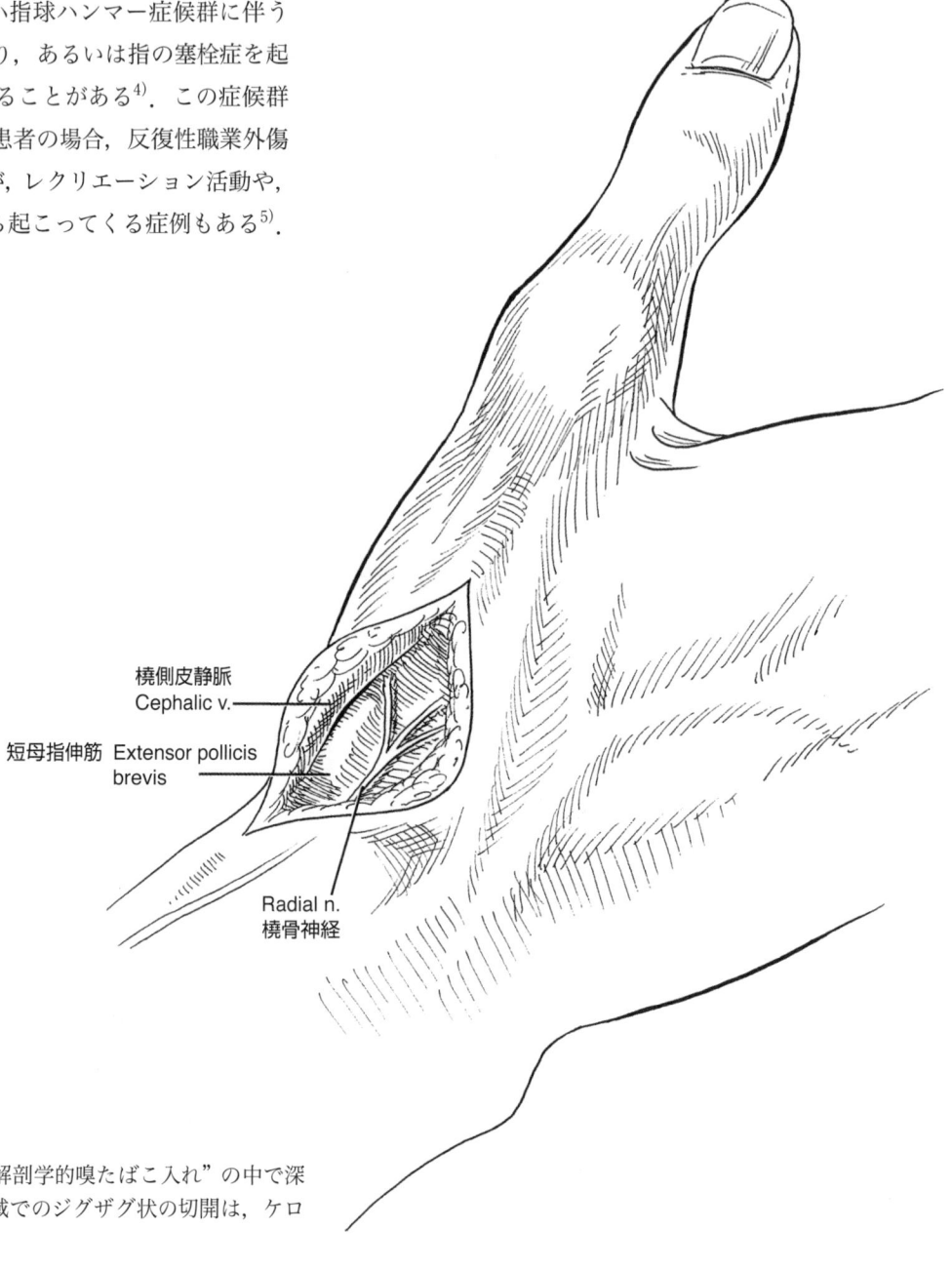

図8-11 橈骨神経の浅枝は"解剖学的嗅たばこ入れ"の中で深部筋膜上に存在する．この領域でのジグザグ状の切開は，ケロイド形成を避けるのに役立つ．

浅橈骨神経の指への分枝を深部筋膜表面で確認し、保護する。神経はその位置によって、掌側あるいは背側に授動したり、愛護的に牽引したりする必要がある。深部筋膜は橈骨動脈を露出するために、長母指伸筋と短母指伸筋の間で切開する（**図8-12**）。橈骨動脈の授動には、背側手根枝の結紮が必要である。

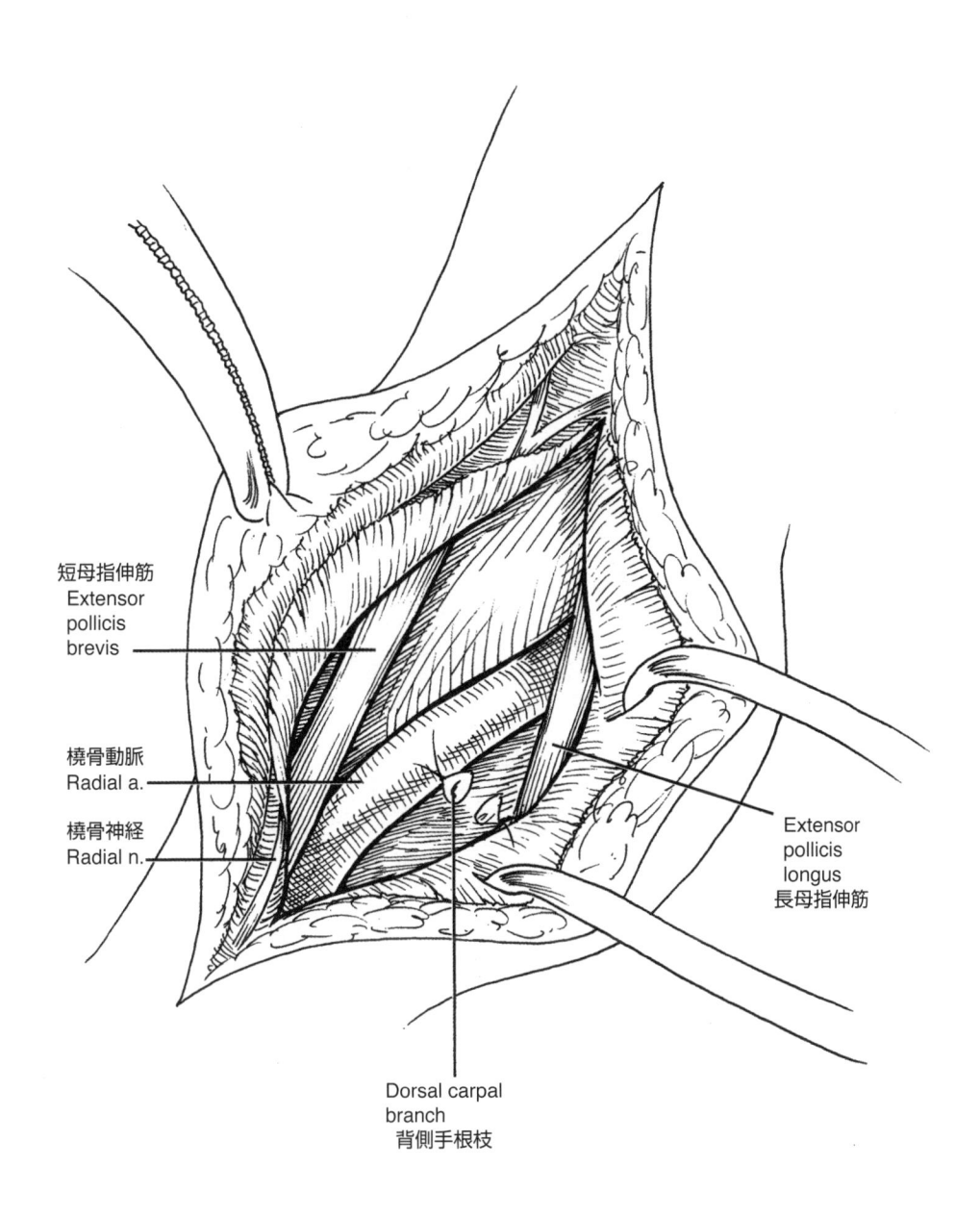

図8-12 筋膜を切開して橈骨動脈を露出し、橈側手根枝を切離する。

手の末梢での橈骨動脈の露出

患者の体位と準備は前述と同様である．縦切開を第1骨間部分の背側表面で，第2中手骨に沿って行う（図8-13）．切開は長母指伸筋のレベルで開始し，およそ3cm延長する．表層の静脈は温存すべきで，深部筋膜を露出するために皮下組織の中で牽引する．筋膜は第1背側骨間筋の2つの頭部の間で切開されるが，それらは橈骨動脈を露出するために注意深く分け，別々に牽引する．

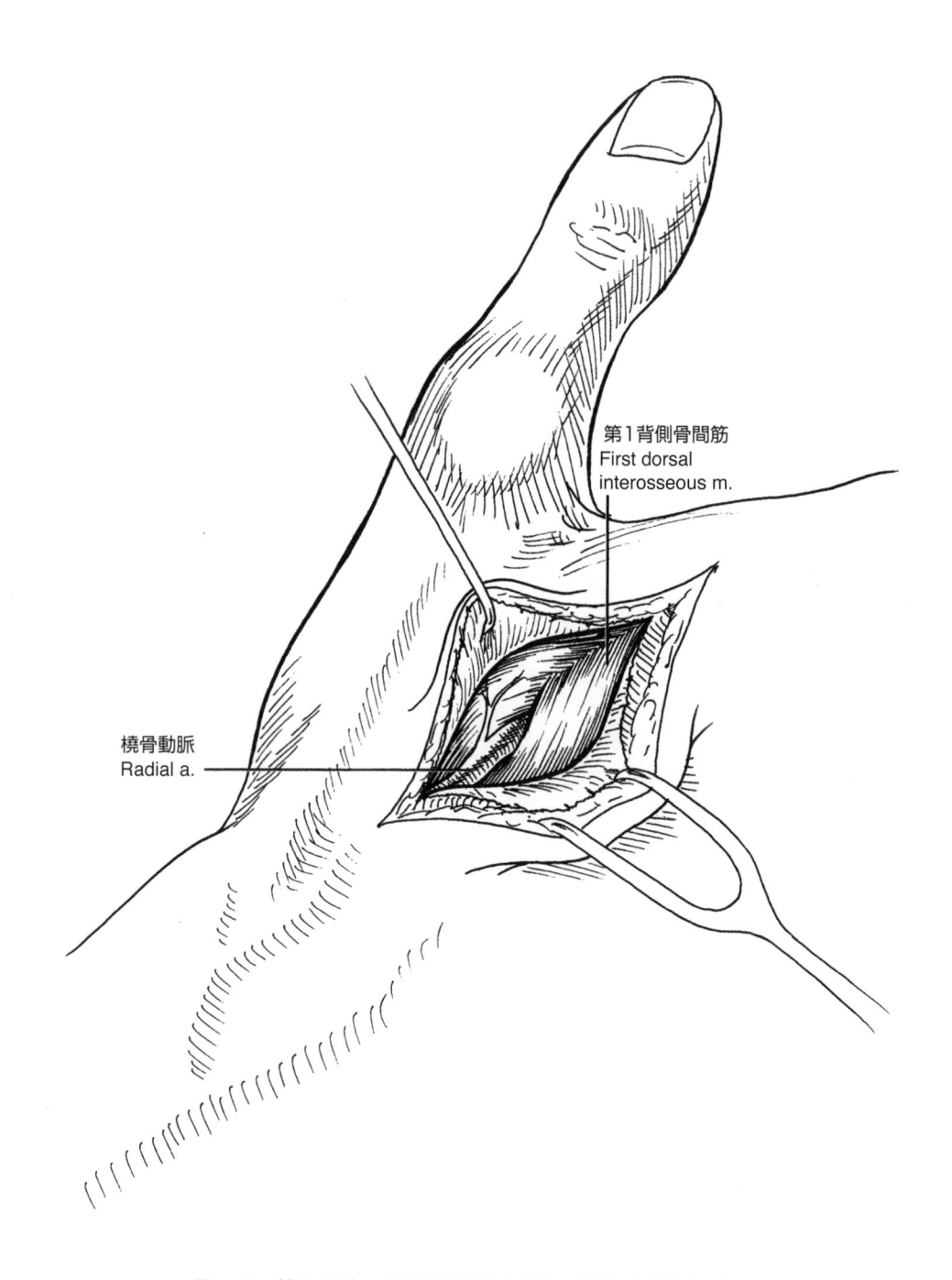

図8-13 橈骨動脈の長母指伸筋腱より先の部分が露出される．

尺骨動脈と浅掌動脈弓の露出

手と前腕を消毒してドレープをかけた後，手は掌側を上にして置く．小指球のヒダの部分に斜切開を置き，豆状骨の橈側縁から遠位手掌横行ヒダまで延長し，瘢痕性収縮の合併を避けるために近位手掌横行ヒダを斜めに横切る（図8-14）．切開を短掌筋のレベルまで深く進める．尺骨動脈は筋肉の近位側で確認でき，筋肉を切開することにより末梢にたどることができる．尺骨動脈からの何本かの枝を損傷しないよう，剥離が尺骨動脈の掌側表面に接して行われているのを確認することが重要である．浅尺骨神経の掌側指神経は尺骨動脈の尺側を走行してお

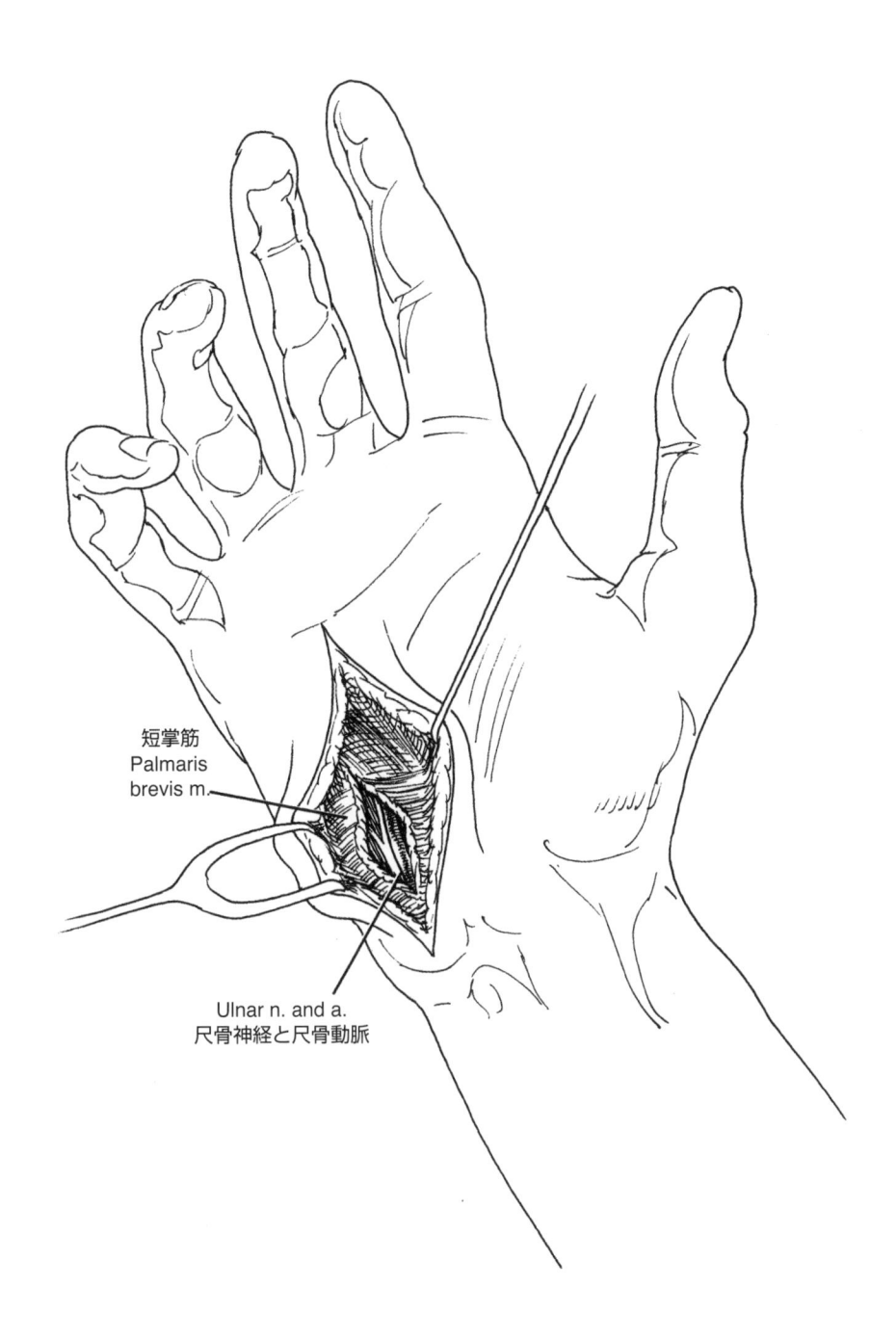

図8-14　短掌筋と小指球筋膜の下方で，Guyonのトンネルより遠位の尺側動脈と神経が露出される．

り，注意深く温存すべきである．手掌腱膜の線維を分けることにより，尺骨動脈は第5指動脈分枝より末梢部分をたどることができ，そこで浅掌動脈弓になる（図8-15）．この領域では，浅掌動脈弓の下を走行する正中神経の指神経枝を温存すべきである．

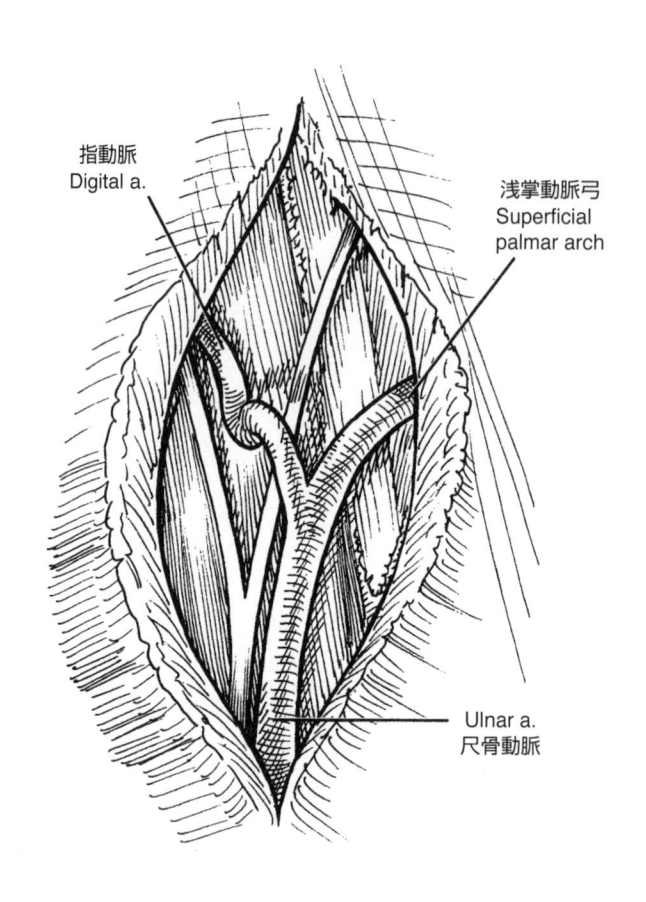

図8-15 尺骨動脈が浅掌動脈弓へと連続している部分は，小指球区域から手掌腱膜に入るまで切開することにより，露出される．

参考文献

1. Gellman H, Botte MJ, Shankwiler J, et al. Arterial patterns of the deep and superficial palmar arches. *Clin Orthop.* 2001;383:41–46.
2. Wolowczyk L, Williams AJ, Donovan KL, et al. The snuffbox arteriovenous fistula for vascular access. *Eur J Endovasc Surg.* 2000;19:70–76.
3. Cooke RA. Hypothenar hammer syndrome: a discrete syndrome to be distinguished from hand-arm vibration syndrome. *Occup Med.* 2003;53:320–324.
4. Marie I, Herve F, Primard E, et al. Long-term follow-up of hypothenar hammer syndrome: a series of 47 patients. *Medicine.* 2007; 86:334–343.
5. Custer T, Channer LT, Hartranft T. Hypothenar hammer syndrome. Case report and literature review. *Vasc Surg.* 1999;33:567–577.

第IV部
腹部の血管

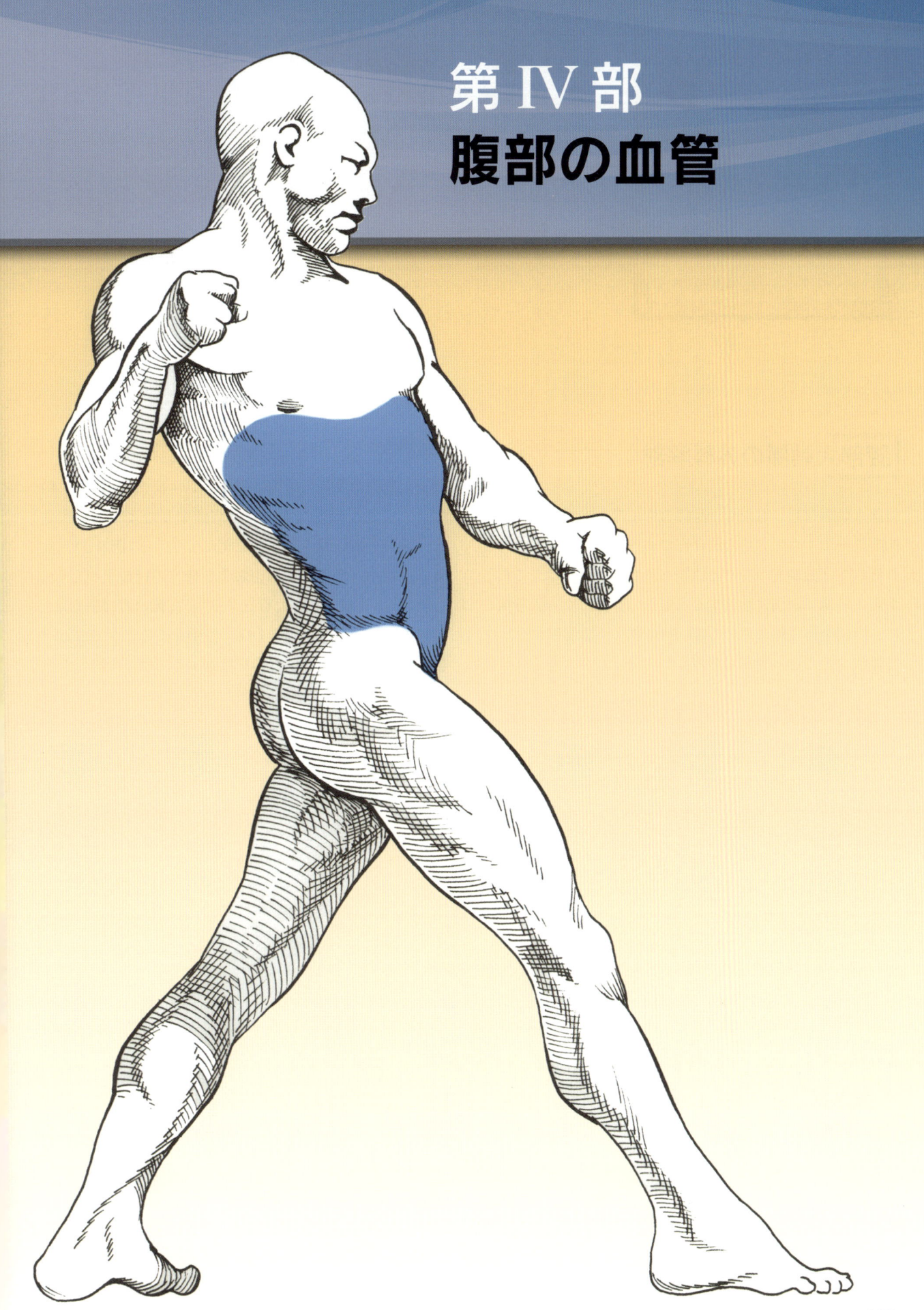

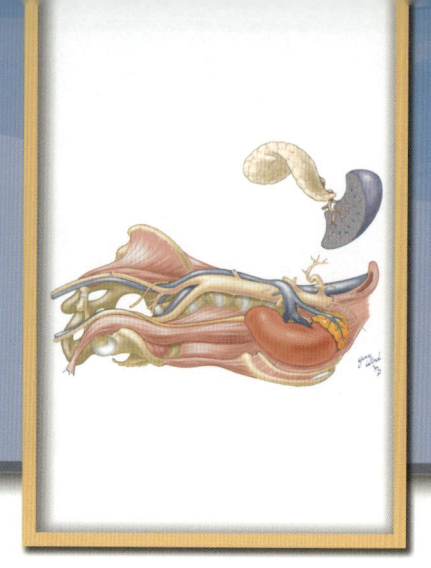

第9章 中枢側腹部大動脈（腹部分枝起始部とその中枢部分を含む）

Upper Abdominal Aorta, including the Visceral and Supraceliac Segments

腹部大動脈の外科解剖

腹部大動脈は短いながら，身体の中で最も複雑な解剖学的関係を示すものの中心的存在である．腹部大動脈のそれぞれの部分がもつ特有の問題へのアプローチは，これからの各章で個別に検討する．個別の詳細に立ち入る前に，腹部全体の中における腹部大動脈のもつ特徴について概観することは有用であろう．

概　観

腹部大動脈は腹腔の中央に位置している．上腹部においては，主要な臓器は大血管の周囲を囲むように配置され，胸郭下横隔膜のドームを満たしている（**図9-1**）．血管は，正中と交差する前方および後方の腎被膜（Gerotaの筋膜）と連続した中に存在する[1]．左側の腹部臓器は，膵臓と腎臓の前方被膜との間で授動することができる．他の腹部臓器とともに腎臓を授動するには，腎臓の前方被膜はオープンされる必要がある．

第 9 章　中枢側腹部大動脈（腹部分枝起始部とその中枢部分を含む）　237

Lateral recess of lesser sac
小網の外側陥凹

臓側腹膜
Visceral peritoneum

壁側腹膜
Parietal peritoneum
横筋筋膜
Transversalis fascia
前方腎筋膜
Anterior renal fascia
後方腎筋膜
Posterior renal fascia

Inferior vena cava
下大静脈

Aorta
大動脈

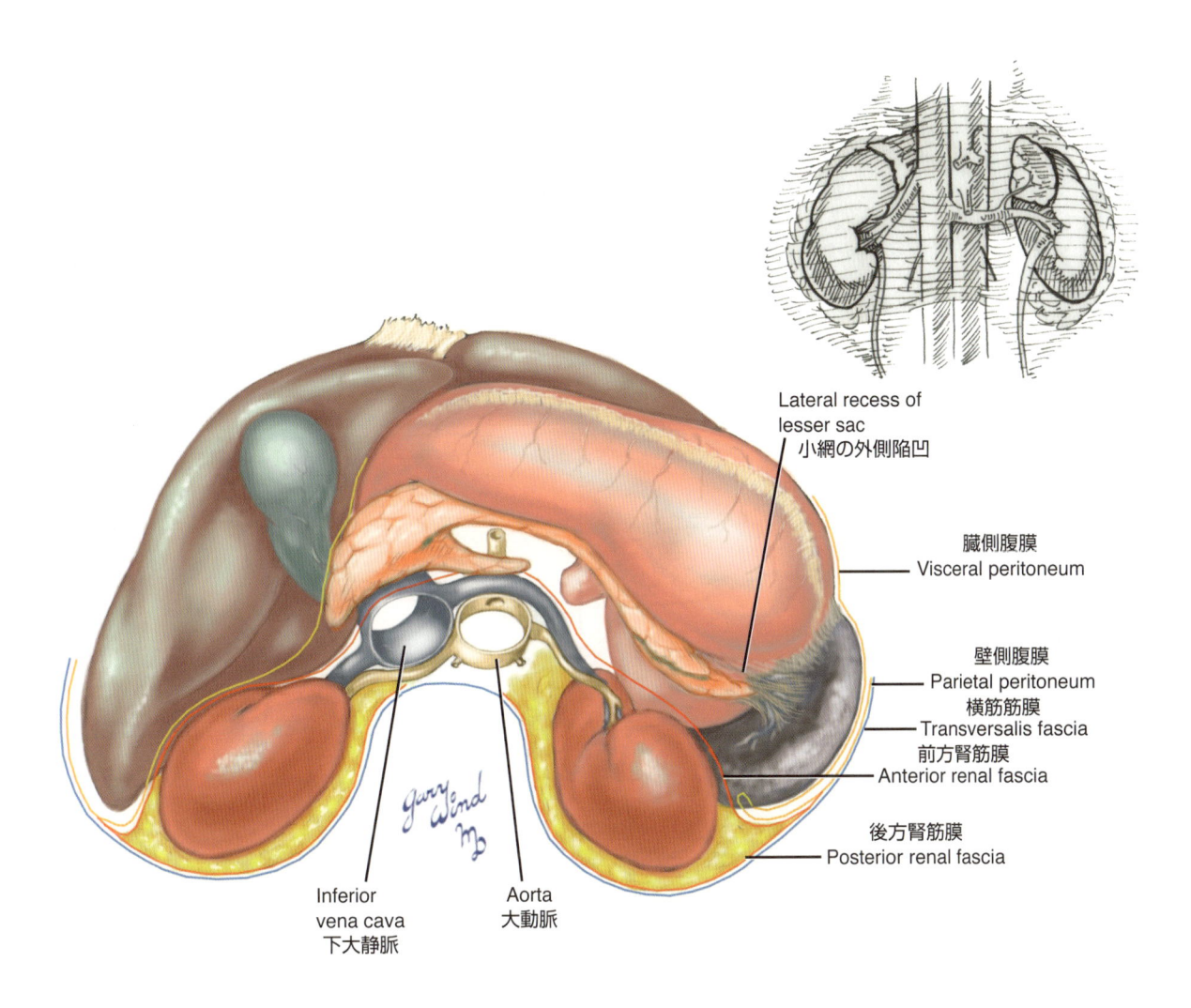

図 9-1　上腹部臓器は，大血管を中心に周囲に配置されている．後腹膜における，前方腎被膜と血管の関係は重要である．

腹部中央の形状は平坦で，前後に相対的に薄い（図 9-2）．脊柱の椎骨隆起が前後径にさらに影響を及ぼしている．そのため，腰椎隆起上の腹部大動脈は，痩せた人では前腹壁にすぐ近接して存在する．第 1 腰椎から第 4 腰椎上の腹部大動脈中央部分から腹部全体へ分枝を出している．

腹部は横隔膜によって左右の端を覆われ，横筋筋膜によって裏打ちされている骨と筋層により構成されている．腹腔は，ほとんどの腹部臓器を覆っている壁側腹膜の袋により，形成されている（図 9-3）．

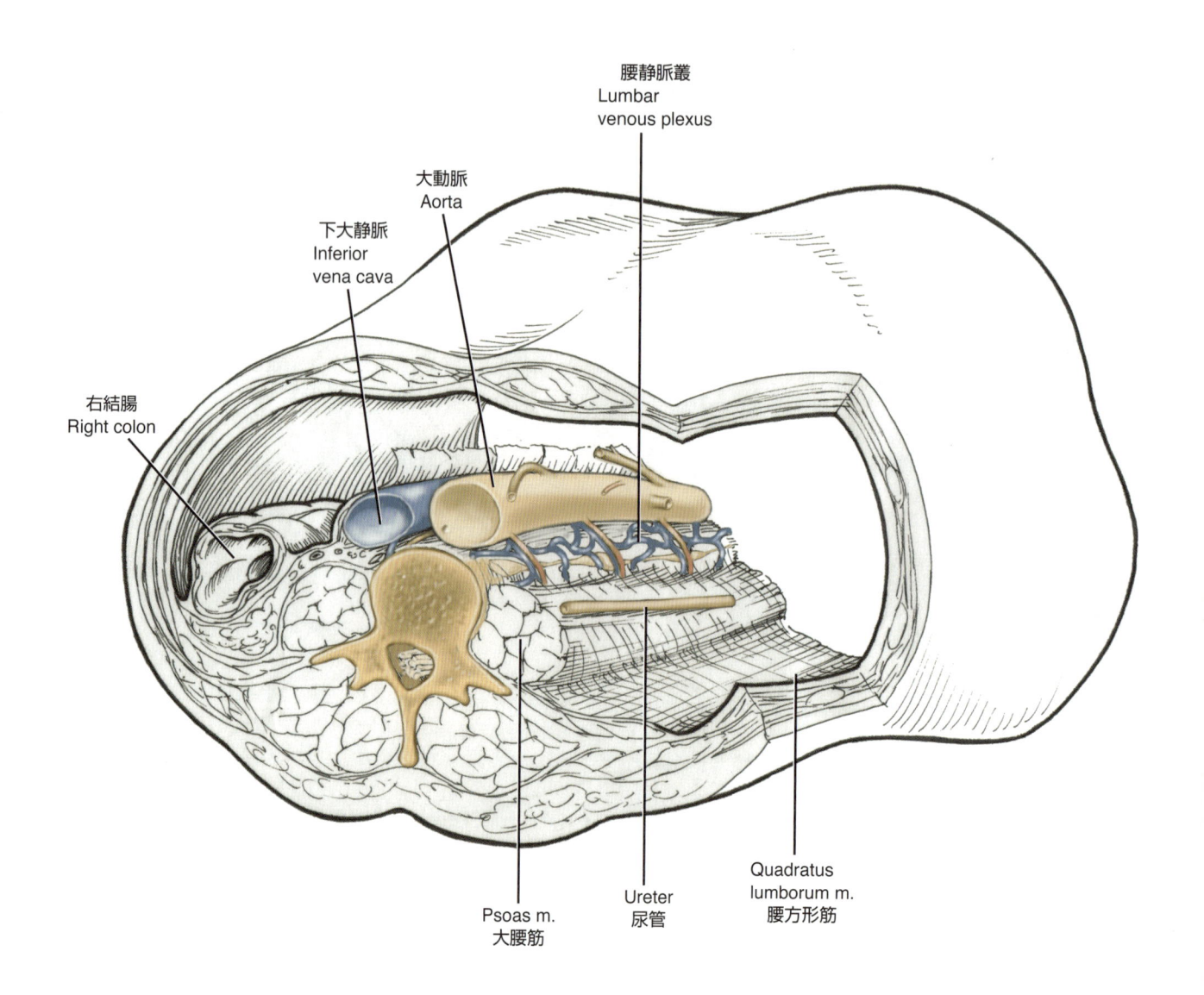

図 9-2 腹部中央で，大血管は腰椎隆起の上に乗っている．

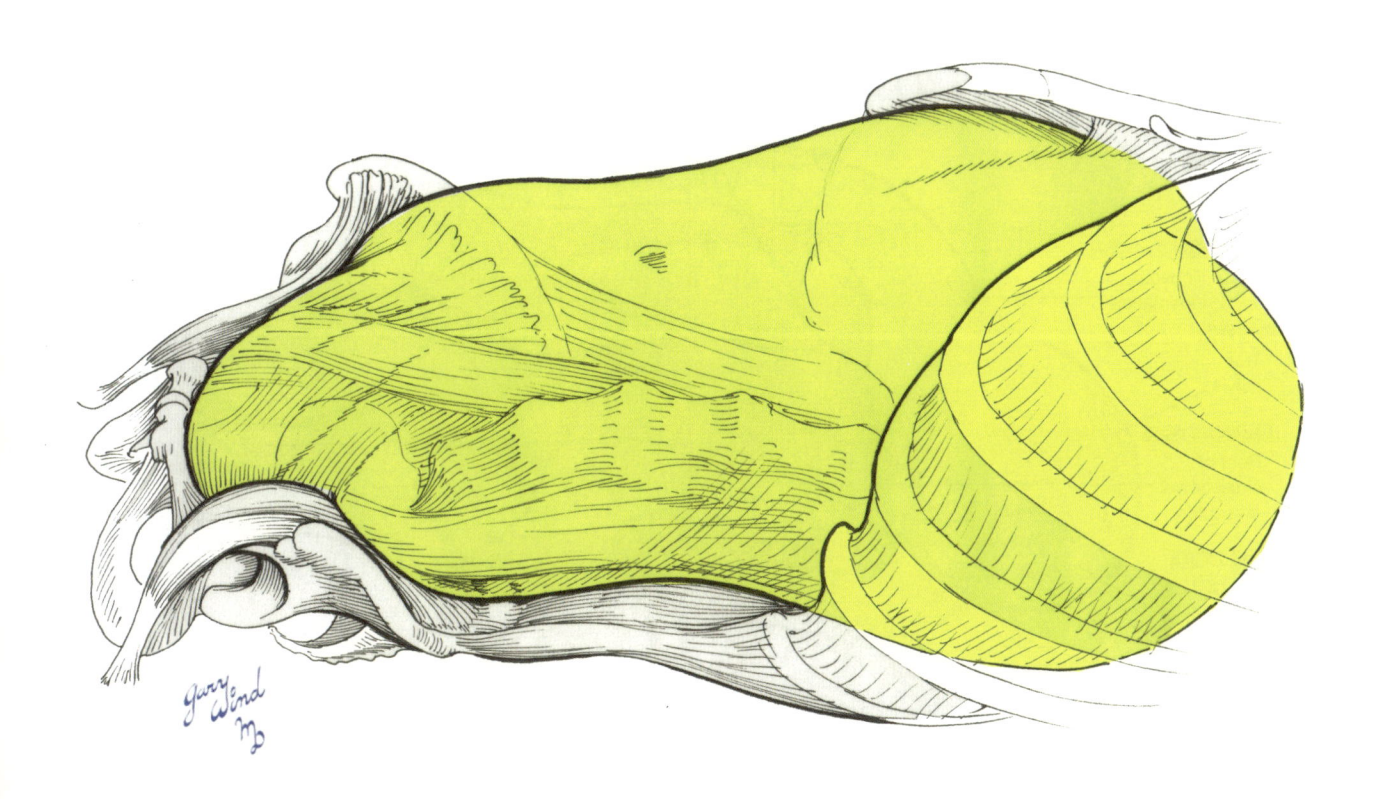

第 9 章　中枢側腹部大動脈（腹部分枝起始部とその中枢部分を含む）　　239

図 9-3　壁側腹膜の包み（袋）は，前方外側の表面では滑らかに連続している．

第Ⅳ部　腹部の血管

　壁側腹膜の後壁は，小腸根部，横行結腸およびS状結腸根部，また肝臓，脾臓，上行および下行結腸の付着部で複雑に入り込んでいる（図 9-4）．大血管と泌尿器系臓器および膵臓-十二指腸は，後方壁側腹膜と腹部後壁との間に存在する（図 9-5）．胃，結腸，そして小腸は壁側腹膜内を満たし，大血管を覆う（図 9-6）．

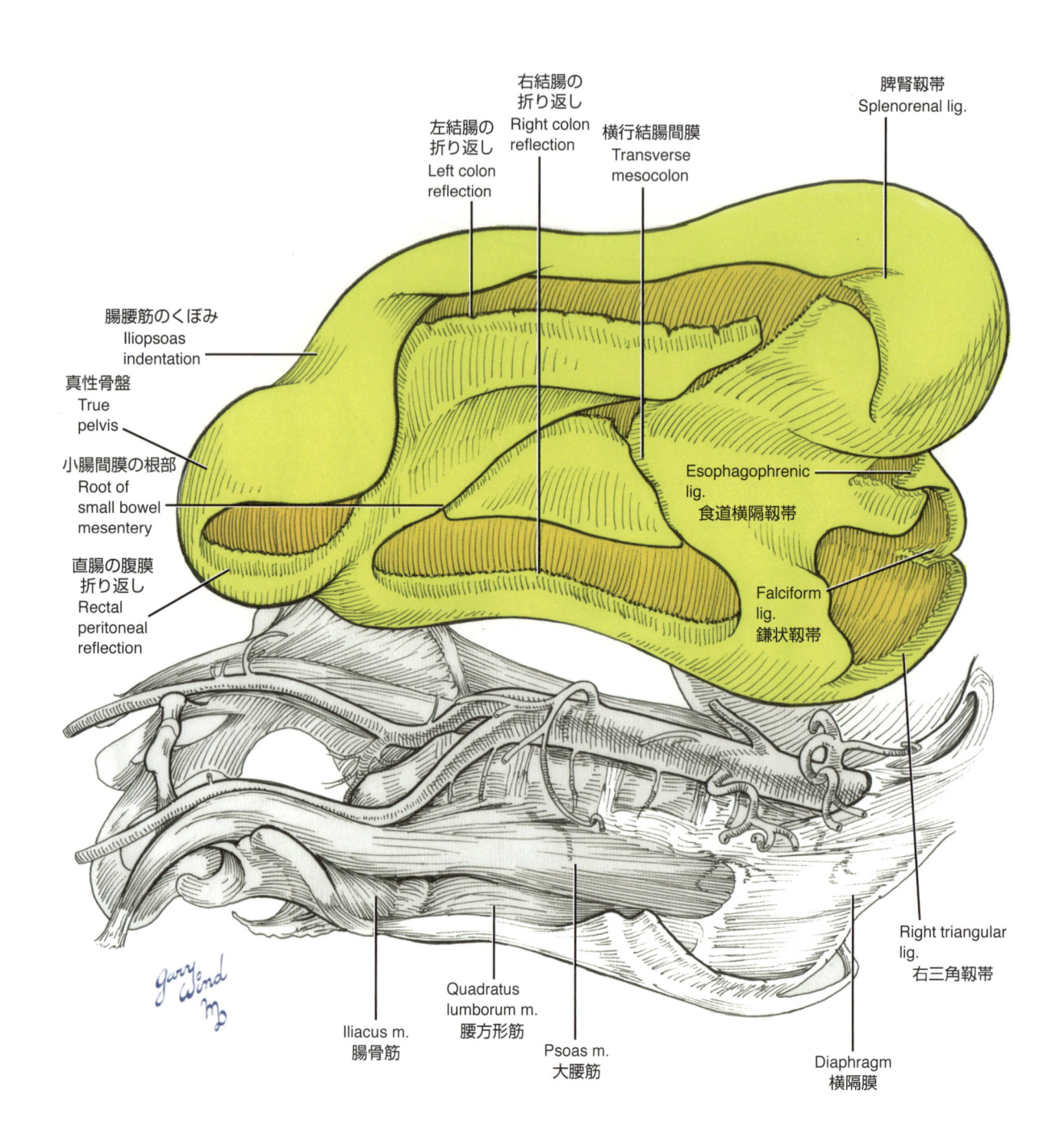

図 9-4　後方の壁側腹膜は，結腸と腸間膜の多くの付着部によって途切れている．

第9章　中枢側腹部大動脈（腹部分枝起始部とその中枢部分を含む）　241

下腸間膜動脈
Inferior mesenteric a.

上腸間膜動脈
Superior mesenteric a.

腹腔動脈
Celiac trunk

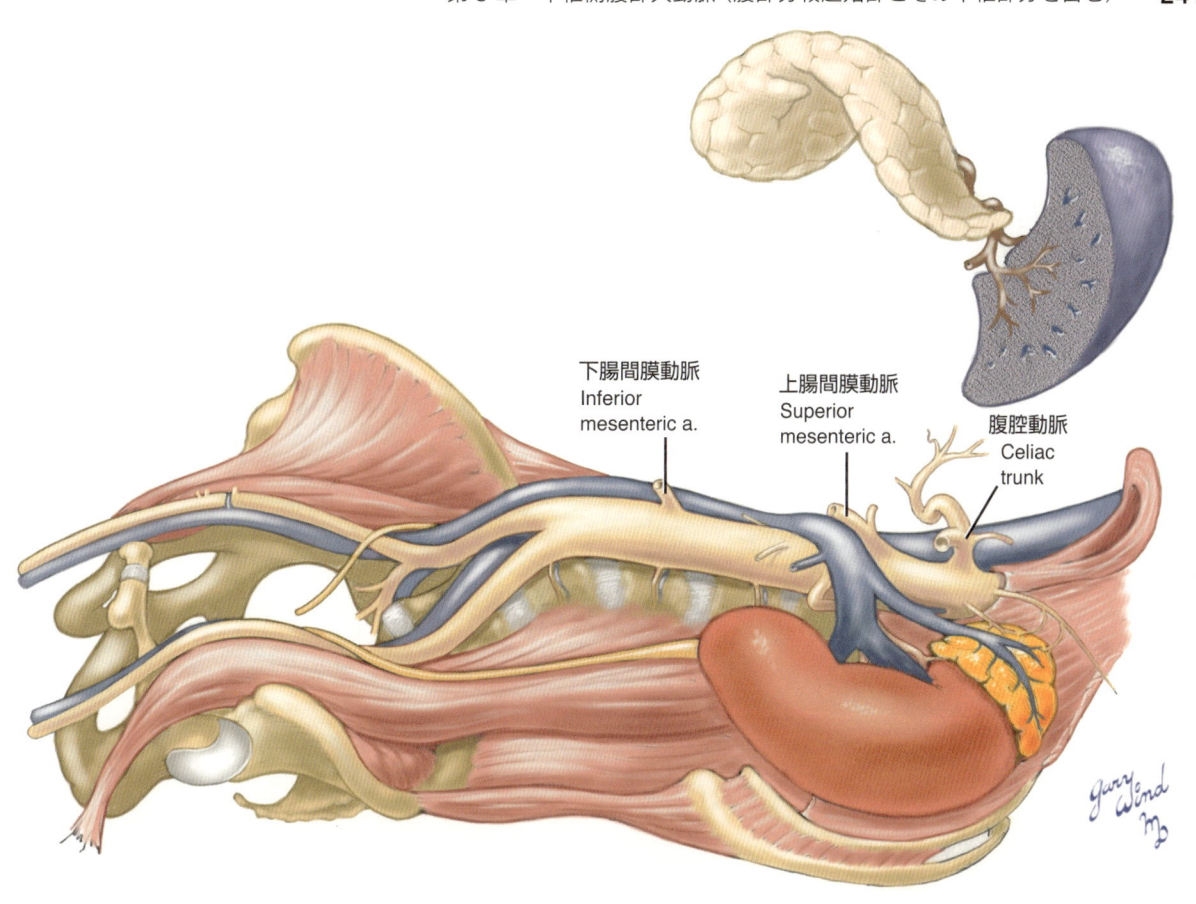

図 9-5　主要な後腹膜の構造物の関係を示す．

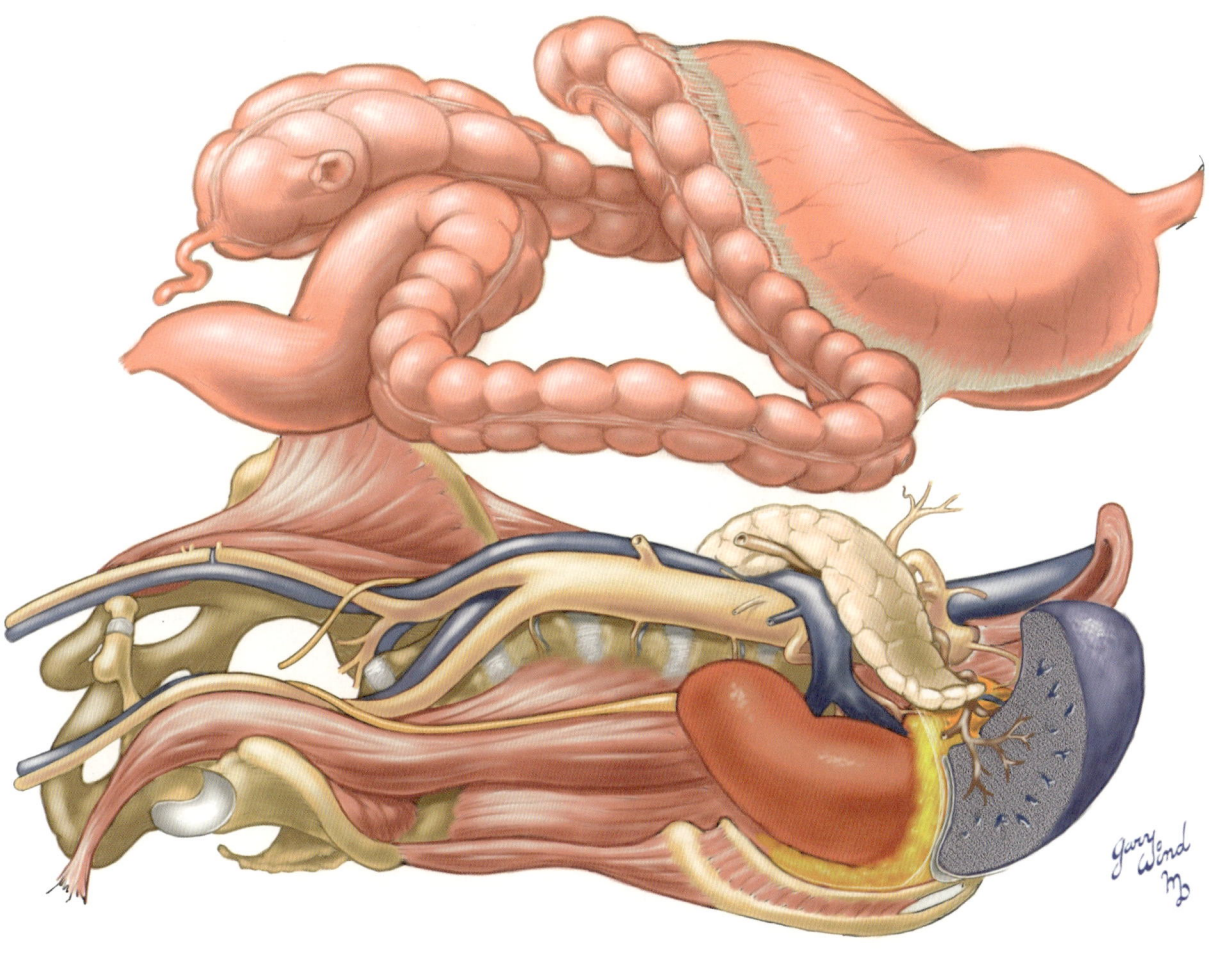

図 9-6　管腔臓器が大血管を覆う．

横隔膜と腹腔動脈上部の腹部大動脈
diaphragm and supraceliac abdominal aorta

近位側腹部大動脈の位置関係を理解し，それにアプローチするには，横隔膜の解剖を知らなければならない．横隔膜は，胸部下方の間隙の張り出し部分から起始し，中心腱に入っていく強靱な腱膜様の3葉に分かれた冠（かんむり）様の軸状筋線維からなる（図9-7）．前方の円周状起始部の3分の2は，肋軟骨と下方の肋骨の自由縁に付着している．この起始部は，腹横筋の起始部と直角をなしている．前方の切れ込みの最も深い角度の部分では，内胸動脈の分枝である筋横隔動脈がそれぞれの側で肋骨縁に沿って走行する．肋骨縁を剥離する場合には，これらの血管は切離される．内胸動脈は胸骨と肋骨の間で，横隔膜を穿通する．

後方では，腰方形筋と大腰筋にそれぞれつながる，外

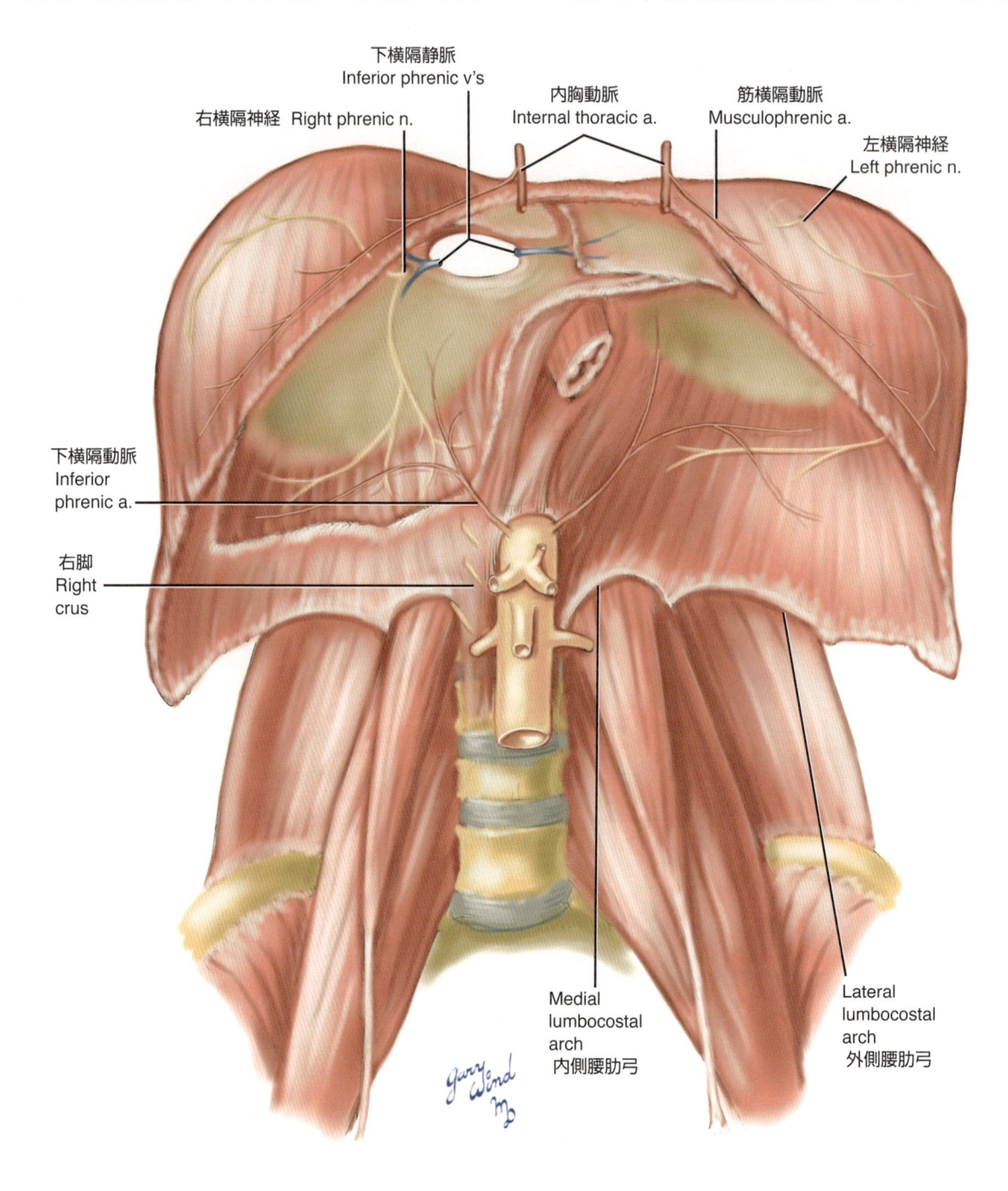

図9-7 横隔膜の起始部と支配神経や血管を示す．

第 9 章　中枢側腹部大動脈（腹部分枝起始部とその中枢部分を含む）　243

側および内側の腰肋弓から横隔膜が起始する．最後の起始部は横隔膜脚で，それは右側の最初の 3 つの腰椎と，左側の最初の 2 つの腰椎上の前面と，前縦靱帯から起始する．

　横隔膜表面下の主要な血液の供給は，大動脈あるいはそのはじめの主要分枝から起始する対になった下横隔動脈による．これらの血管は，それぞれの側で前方と後方に分かれる．静脈は動脈の走行に沿い，下大静脈に流入する．

　食道裂孔は筋性で，基本的に右横隔膜脚からの線維で形成される．大動脈，食道，下大静脈の開口部に注意すべきである．

　横隔膜の形態は，上方から見ることでよくわかる（図 9-8）．横隔膜の辺縁は前方の胸郭辺縁部では逆 V 字型の切れ込みをなし，後方のくぼみを回って横走し，横隔膜脚根部から現れる．ドームは中央の心臓が置かれる部分で押し下げられることにより 2 葉の隆起を形成し，脊柱と大動脈により後方がくぼんでいる．この方向から見ると，大動脈裂孔上部の胸部大動脈末端数 cm に付着している横隔膜脚が認識できる．

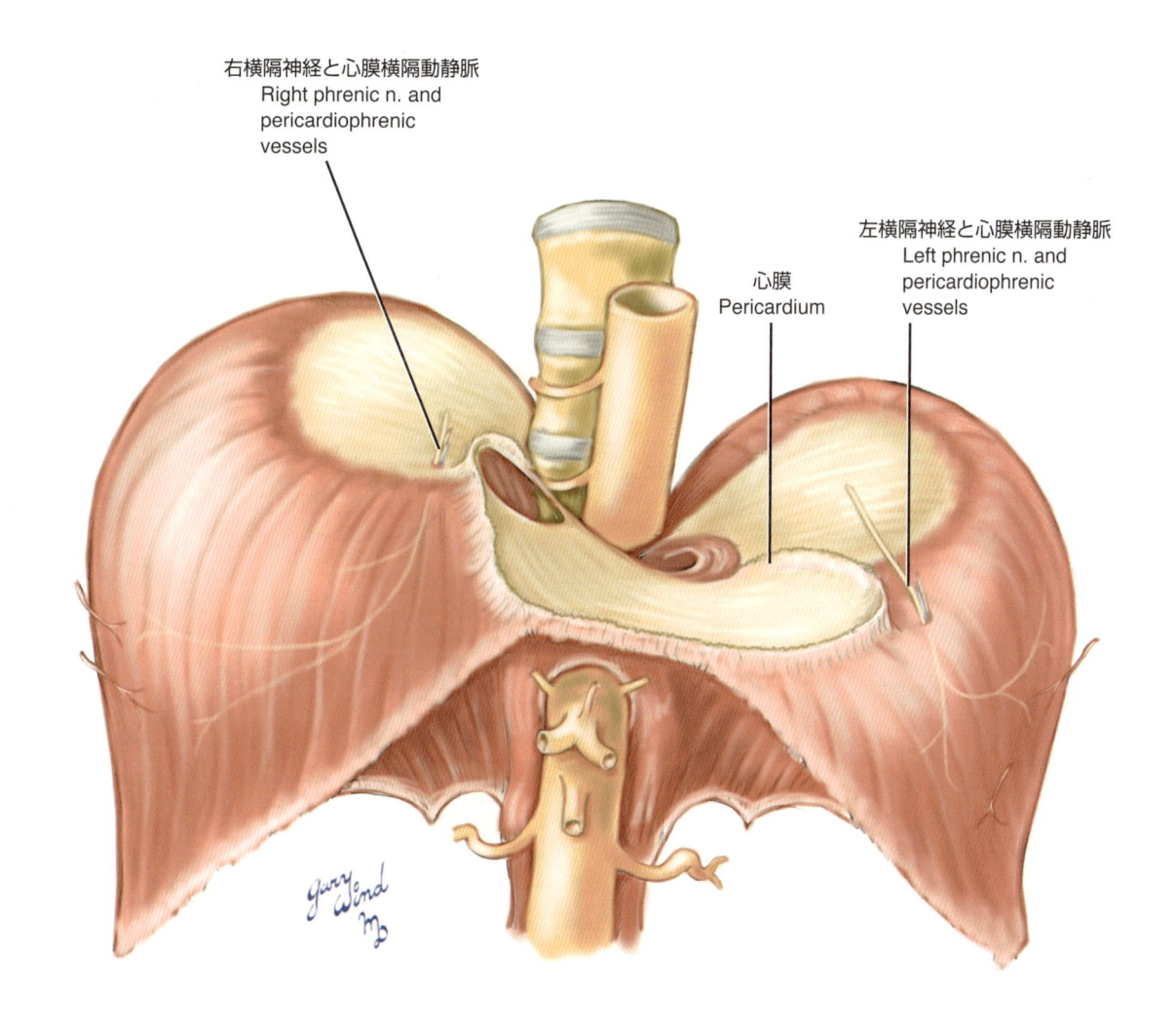

図 9-8　横隔膜の波打った外形が，大動脈と椎体の周囲を包んでいる．

244　第Ⅳ部　腹部の血管

　下大静脈の開口部は最も頭側で，右房のすぐ下方で正中腱の中央および右側の合流部に存在する．食道裂孔は正中線のやや左で，下大静脈開口部と大動脈裂孔との間の中間のレベルに存在する．この裂孔は，横隔膜右脚の筋線維によって囲まれている．

　横隔膜への運動神経は，感覚神経も含んでいる横隔神経によっている．下方の肋間神経から追加された感覚線維は末梢に分布している．右横隔神経は横隔膜の頭側表面に分枝を出し，下大静脈開口部のすぐ外側で中心腱の左葉を穿通する．それは表面下で前枝と後枝に分岐する．左横隔神経は，左側の心尖部で同様のパターンをとる．

　背側から見ると，横隔膜脚により大動脈が包まれており，下部食道と前後に近接していることが明らかである（図9-9）．開腹術の際，食道裂孔を最も確実に見つける方法は，食道壁を通して伝播される大動脈の拍動する位置を探すことである．横隔膜後方の大動脈の通路は，前方の脚と結合する正中弓状靱帯と，後方の第12胸椎との間に存在する．大動脈周囲の構造物には注意すべきで，この部分の大動脈に前方からアプローチする場合には，それらを常に念頭に置く必要がある．

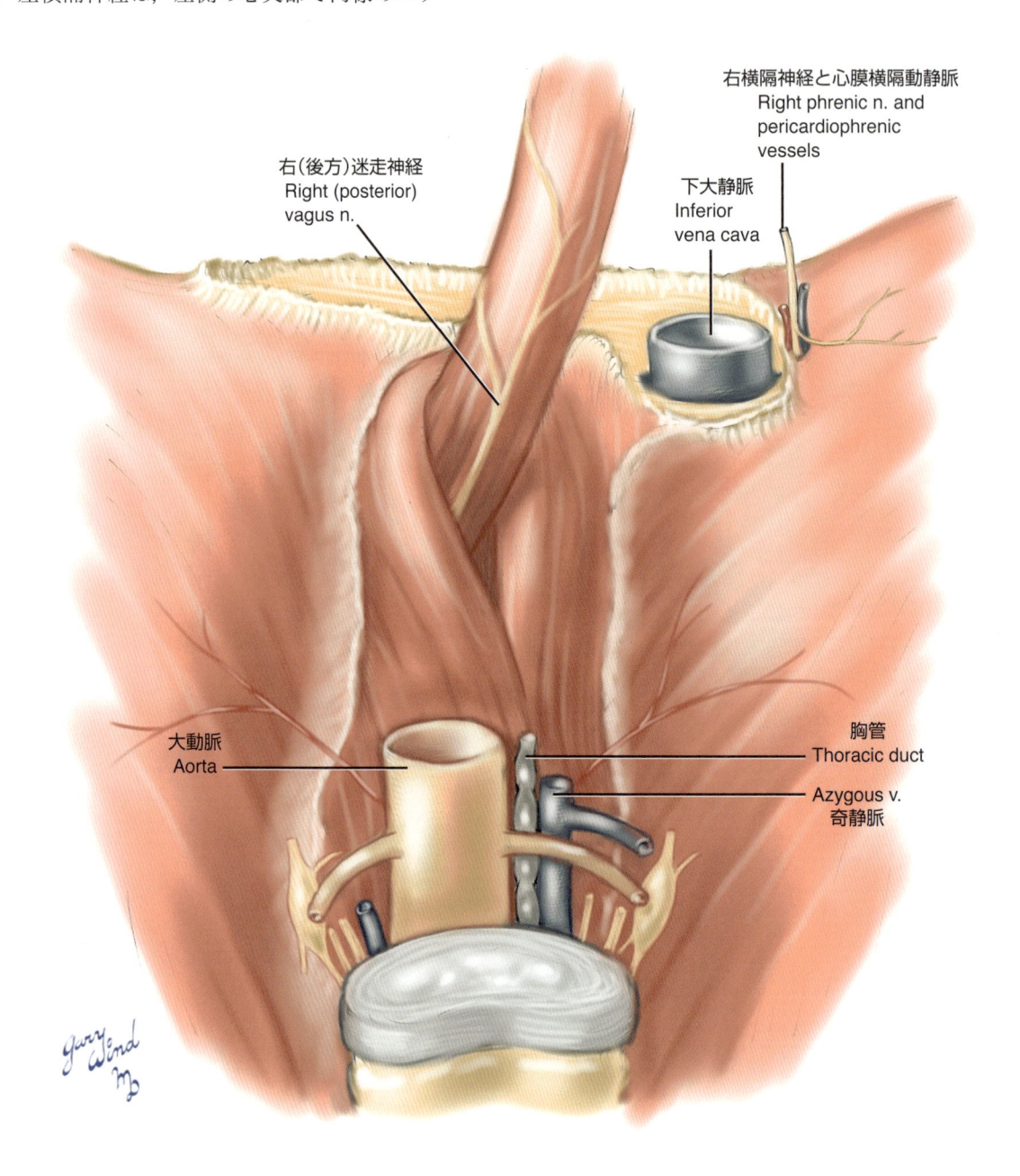

図9-9　横隔膜脚は胸部大動脈下部から腹部食道を分離している．

腹腔動脈上部の大動脈はわずか1〜2cmの長さにすぎない（**図9-10**）．この短い部分からは，変異のある下横隔動脈と第12胸椎の肋間動脈が起始するにすぎない．システイン乳糜管 cisterna chyli からの胸管の起始部は，大動脈の右側に存在し，右脚の下を通過する．

胸管
Thoracic duct

システイン
乳糜管
Cysterna
chyli

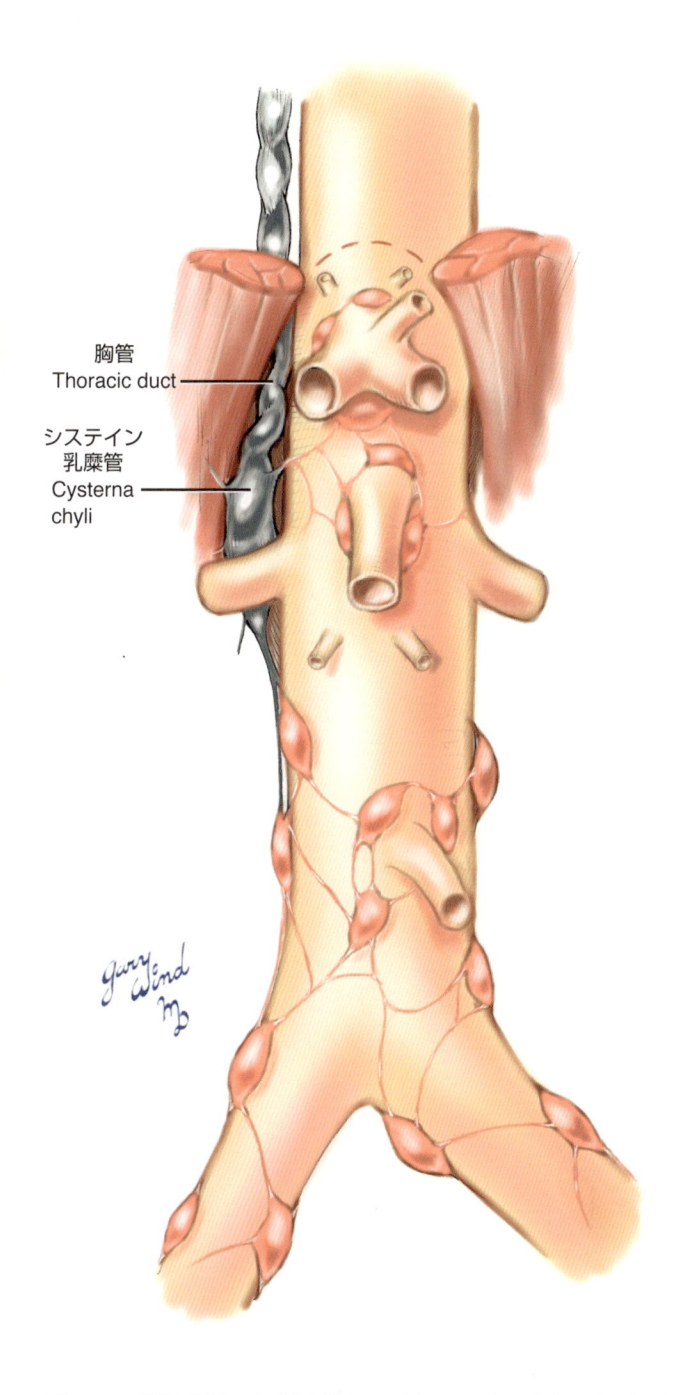

図9-10 腹腔動脈は大動脈裂孔から数cm以内の腹部大動脈より起始している．

中枢側腹部大動脈の露出

中枢側腹部大動脈は，この部位から起始する内臓動脈と腎動脈によって，解剖学的に3つの部分に分けて検討される．腹腔動脈上大動脈は，腹腔動脈起始部と縦隔との間の部分となる．内臓動脈部分は腹腔動脈起始部と腎動脈との間で，上腸間膜動脈起始部を含む．傍腎動脈領域は腎動脈起始部から上下に1cm以内の領域で，しばしば内臓動脈部分と重なる．

腹腔動脈上大動脈は，経腹的アプローチあるいは後腹膜アプローチにより露出することができる．経腹的アプローチでは，腹腔動脈より上部の腹部大動脈の露出に比較的限定されていることから，広範囲な中枢側腹部大動脈の露出が必要でない場合に限って，この方法が用いられる．経腹的アプローチは，腎動脈下での出血のコントロールが技術的に困難な場合，腹腔動脈上で大動脈を遮断するのに適している．例えば，傍腎動脈瘤，炎症性動脈瘤，局所の組織面が破綻した破裂性動脈瘤，腎動脈下の遮断が適さない大動脈瘤，血管内治療の既往などがある場合である[2〜5]．こうした状況では，腎動脈と上腸間膜動脈との間での大動脈遮断より，腹腔動脈上で大動脈を遮断した方が合併症が少ない[6,7]．腹腔動脈上大動脈の限局的な露出は，上腸間膜動脈や腎動脈への順行性バイパスの際にも用いられる[8]．腹腔動脈より中枢の大動脈はしばしばプラークがないので，バイパス手術の際に，部分遮断鉗子を使用するのに適している．

後腹膜アプローチは，傍腎動脈や内臓動脈部分の大動脈をより広範囲に露出することができる．このアプローチは，すべての待機的大動脈手術に用いられてきたし，経腹的アプローチと比較して，生理的に重要な利点があることが示されている[9,10]．このアプローチは，傍腎動脈瘤，炎症性動脈瘤，塞栓症を来たす大動脈（"coral reef"症候群）などに特に有用である．しかし，右腎動脈と右腸骨動脈への操作が限定されるため，その部位に高度な動脈硬化性病変がある患者では，このアプローチは避けるべきである[11]．

腹部内臓動脈，腹腔動脈中枢，そして下行大動脈末梢側の全体を露出することが必要な手術においては，単純な腹部切開アプローチでは安全な操作は困難である[12,13]．そうした露出は通常，腹腔および左胸腔に同時に入る，いわゆる左胸腹部アプローチと呼ばれる方法に

よって得られる．この部分の血管疾患のもつ特殊性と，胸腹部切開による生理的悪影響については，いくつかの論文に記載されてきた[14〜16]．

これから，限局された腹腔動脈上大動脈の経腹的アプローチによる露出，内臓動脈部分の腹部大動脈に対するより広範な後腹膜アプローチによる露出，そして下行大動脈と内臓動脈部分の腹部大動脈に対する完全な胸腹部アプローチによる露出について検討する．腎動脈下大動脈の露出については第12章で検討する．

腹腔動脈上大動脈の経腹的露出

患者は背臥位とし，胸部，腹部，鼠径部，そして大腿部を消毒し，ドレープをかける．胸骨剣状突起より臍までの腹部正中切開を行う．白線を切開して腹腔内に入り，腹部内臓を下半分の腹部に押し込む．肝左葉は上方および患者の右方に牽引する．肝臓の左三角靱帯を切離し（図9-11），大きなDeaverの鉤の下で肝左葉を保持することにより，より広い視野が得られる．

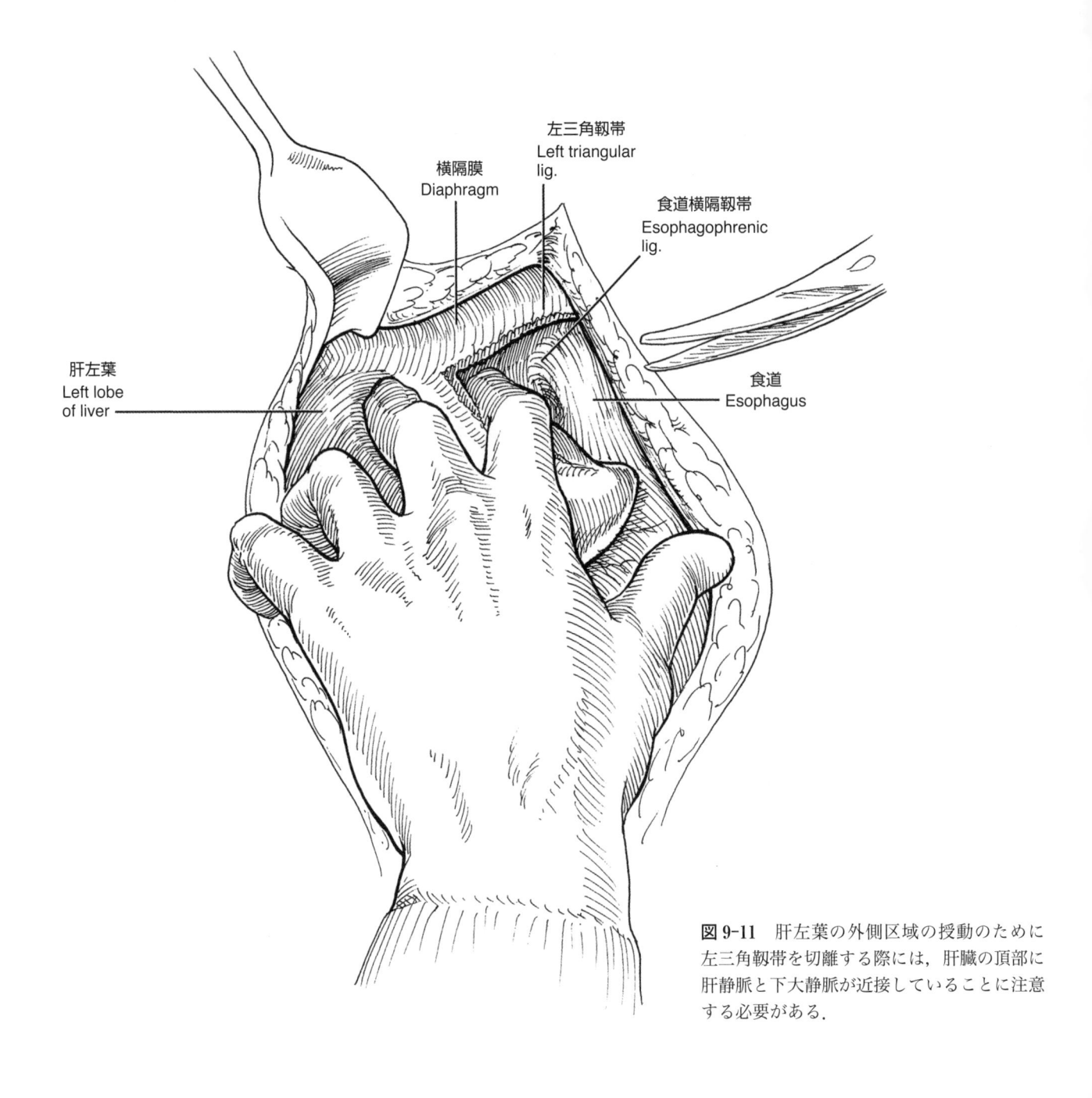

図9-11 肝左葉の外側区域の授動のために左三角靱帯を切離する際には，肝臓の頂部に肝静脈と下大静脈が近接していることに注意する必要がある．

食道の右方約 1 cm で胃肝靱帯に縦切開を置いて小網に入り，胃の小弯側上端に沿って切開を延長する（図 9-12）．10〜15％の患者では，変異した左肝動脈あるいは副左肝動脈（50：50）が左胃動脈から起始するので，それら

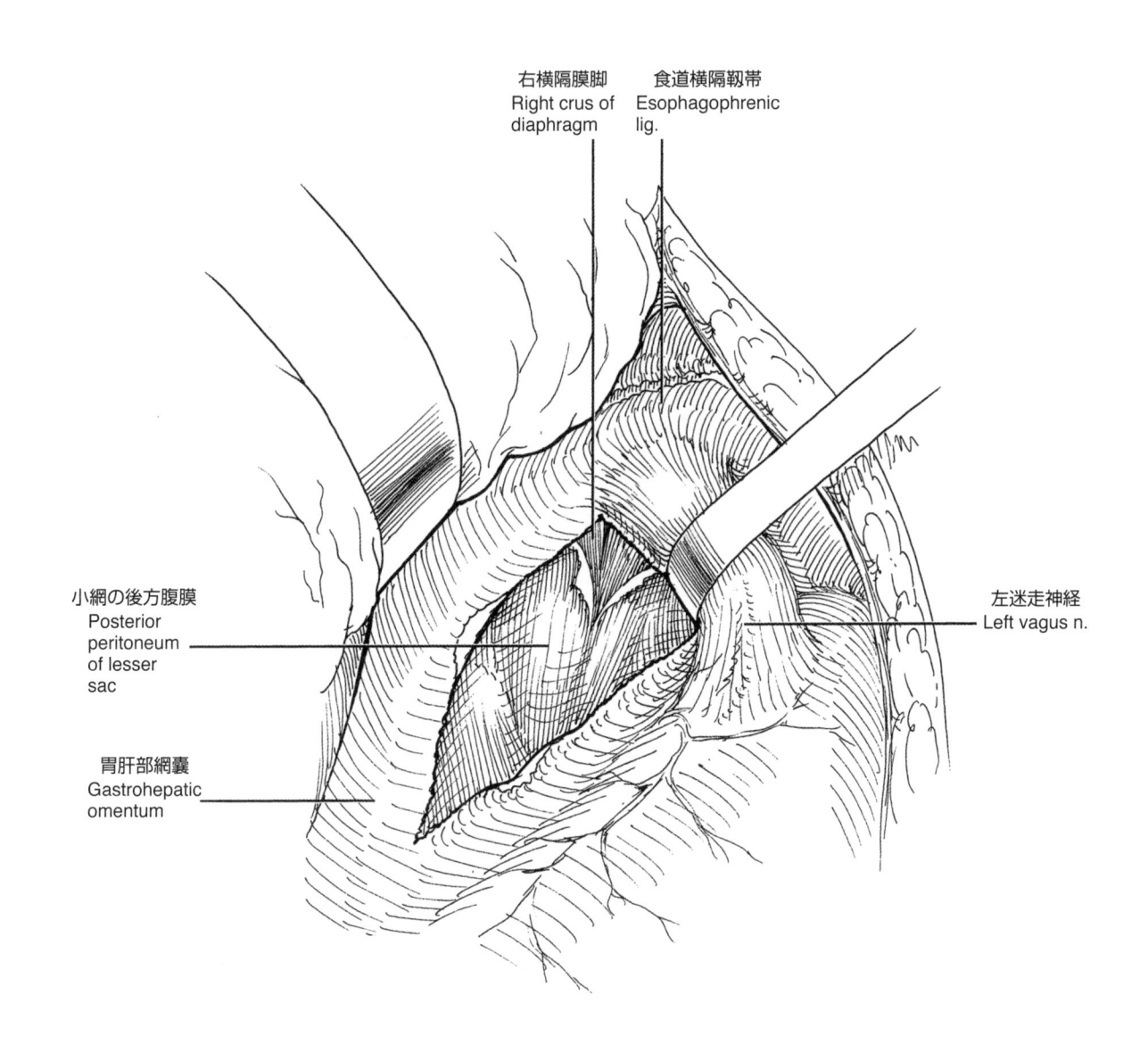

図 9-12 胃肝部網嚢を開くことにより，右横隔膜脚が露出される．

248　第Ⅳ部　腹部の血管

を損傷しないよう注意が必要である．変異した動脈が存在した場合は，それらの血管は胃肝靱帯の頭側を走行する（図9-13）．食道と胃を左に牽引することで右横隔膜脚を露出するが，それは小網の後方腹膜の下に存在す

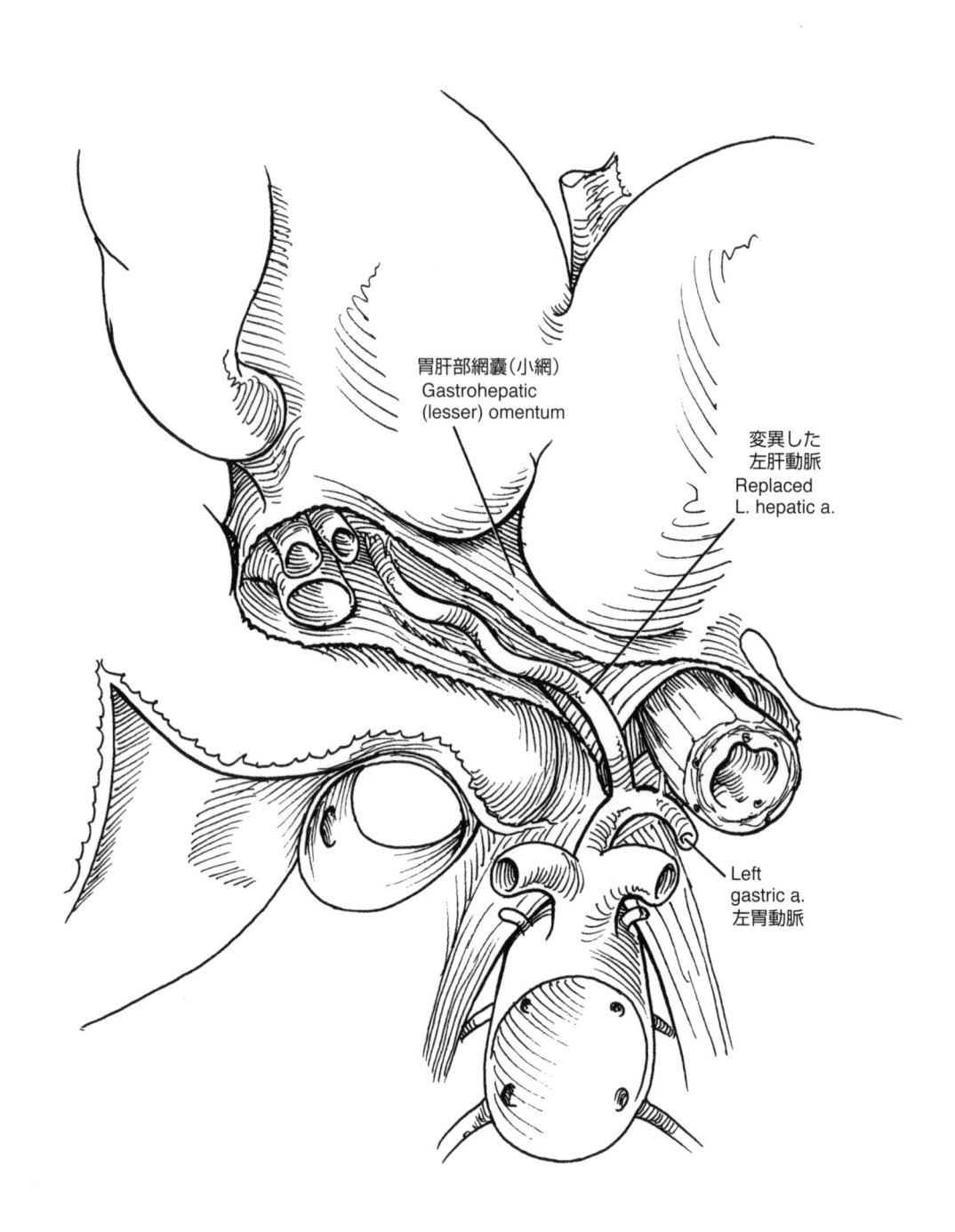

図9-13　10〜15％の患者では，変異した左肝動脈あるいは副左肝動脈が左胃動脈から起始し，胃肝靱帯の頭側を走行する．

第 9 章　中枢側腹部大動脈（腹部分枝起始部とその中枢部分を含む）　249

る．後方腹膜を切開し，大動脈前面で右脚を 2 つに分けて 5 cm の開口部をつくると大動脈が露出される（図 9-14）．大動脈の内側と外側を 2〜3 cm の範囲で指によりブラインドで剥離するが，この領域では外膜周囲の付着組織がないので剥離は容易である．このアプローチでは露出や視野の展開が限られているので，大動脈は全周性

胸部大動脈
Thoracic aorta

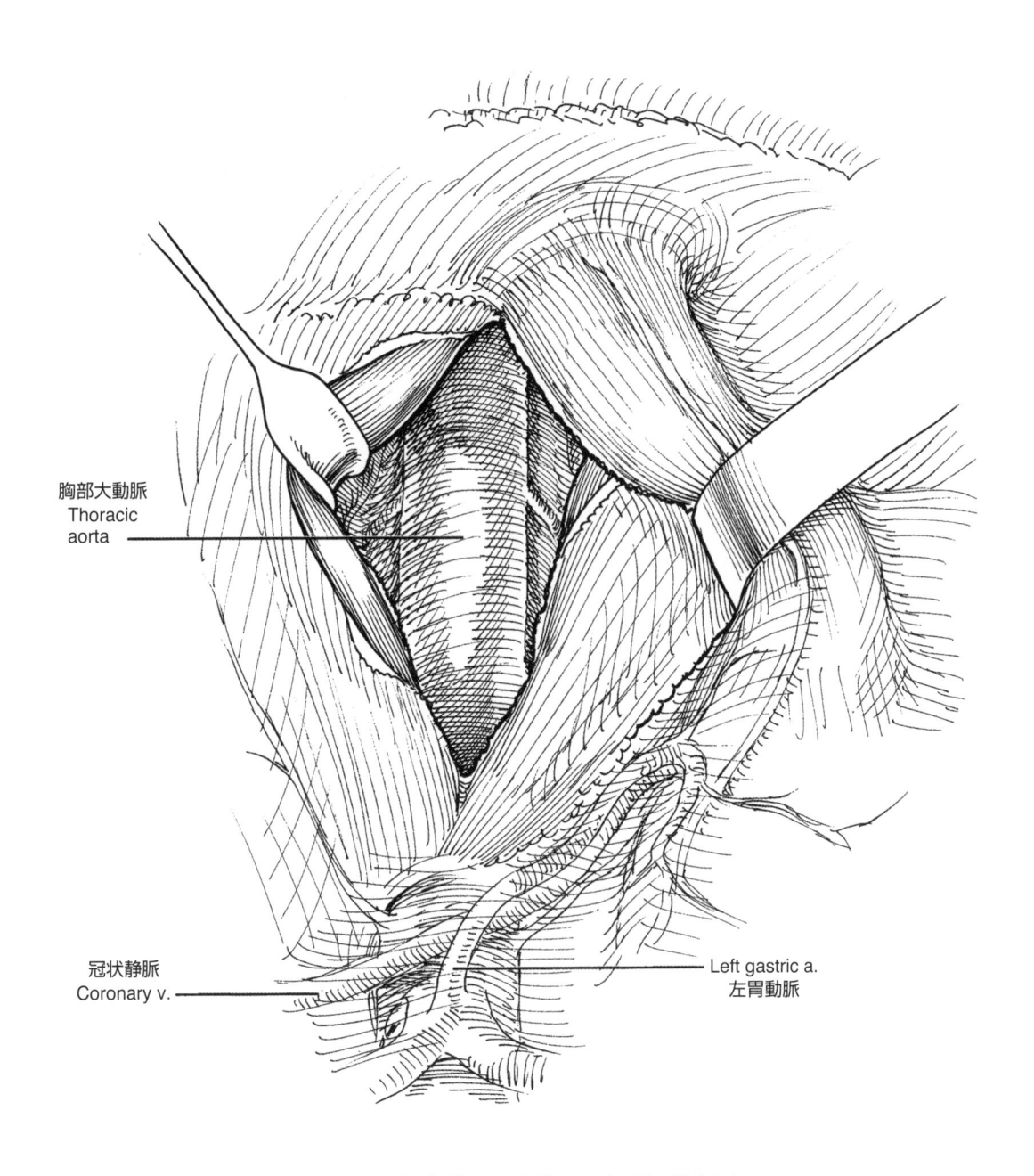

冠状静脈
Coronary v.

Left gastric a.
左胃動脈

図 9-14　胸部大動脈下部は，右脚のヒダの間で露出される．

250　第Ⅳ部　腹部の血管

に剥離すべきではない．内側と外側を剥離した大動脈にまたがって左手の示指と中指を置き，遮断鉗子をかけるためのガイドとする．大きな，ややカーブした遮断鉗子を指の上部に，指と平行に入れ，大動脈の遮断のために脊柱に向かって後方に押し込む（図 9-15）．

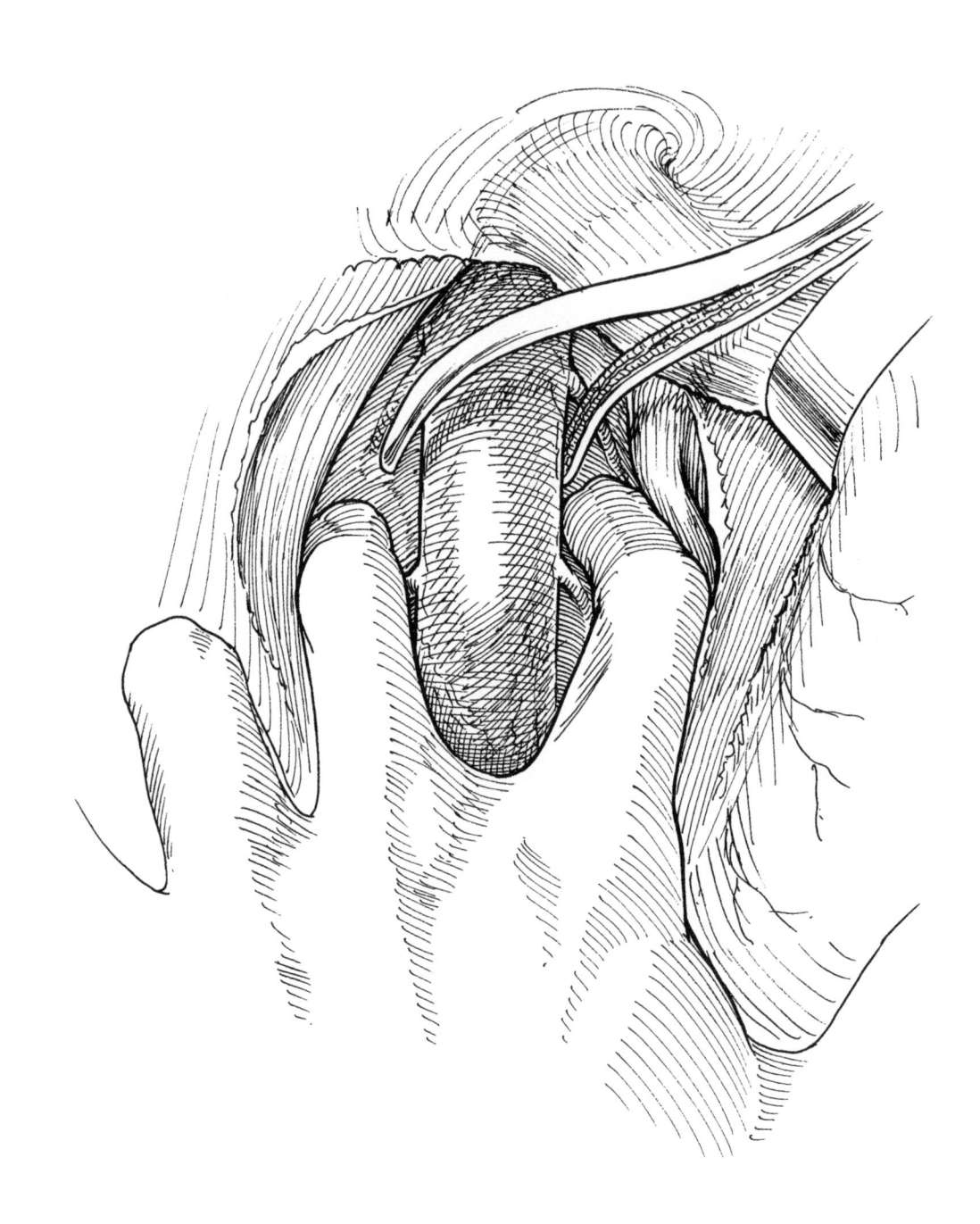

図 9-15　露出した胸部大動脈を遮断することにより，腹腔動脈上部の腹部大動脈を中枢でコントロールすることができる．

第 9 章　中枢側腹部大動脈（腹部分枝起始部とその中枢部分を含む）　251

　腹腔動脈上の大動脈の完全な露出には，大動脈前面の正中弓状靱帯と右横隔膜脚を縦切開することにより得られる（**図9-16**）．切開はすべての脚が切離されるまで，上方後縦隔内にまで延長する．しばしばこの部分に交差する静脈や動脈の枝を切離する必要があるが，その際，変異した左肝動脈を損傷しないよう注意が必要である（前記参照）[7]．いったん切離すれば，筋組織を外側に剥離して，5～7 cm の大動脈を露出する．正中弓状靱帯の上方部分は，実際には後縦隔内の胸部下行大動脈である．下横隔動脈を損傷しないよう注意すべきで，この動脈はこの部分の大動脈のいろいろなレベルから起始する．

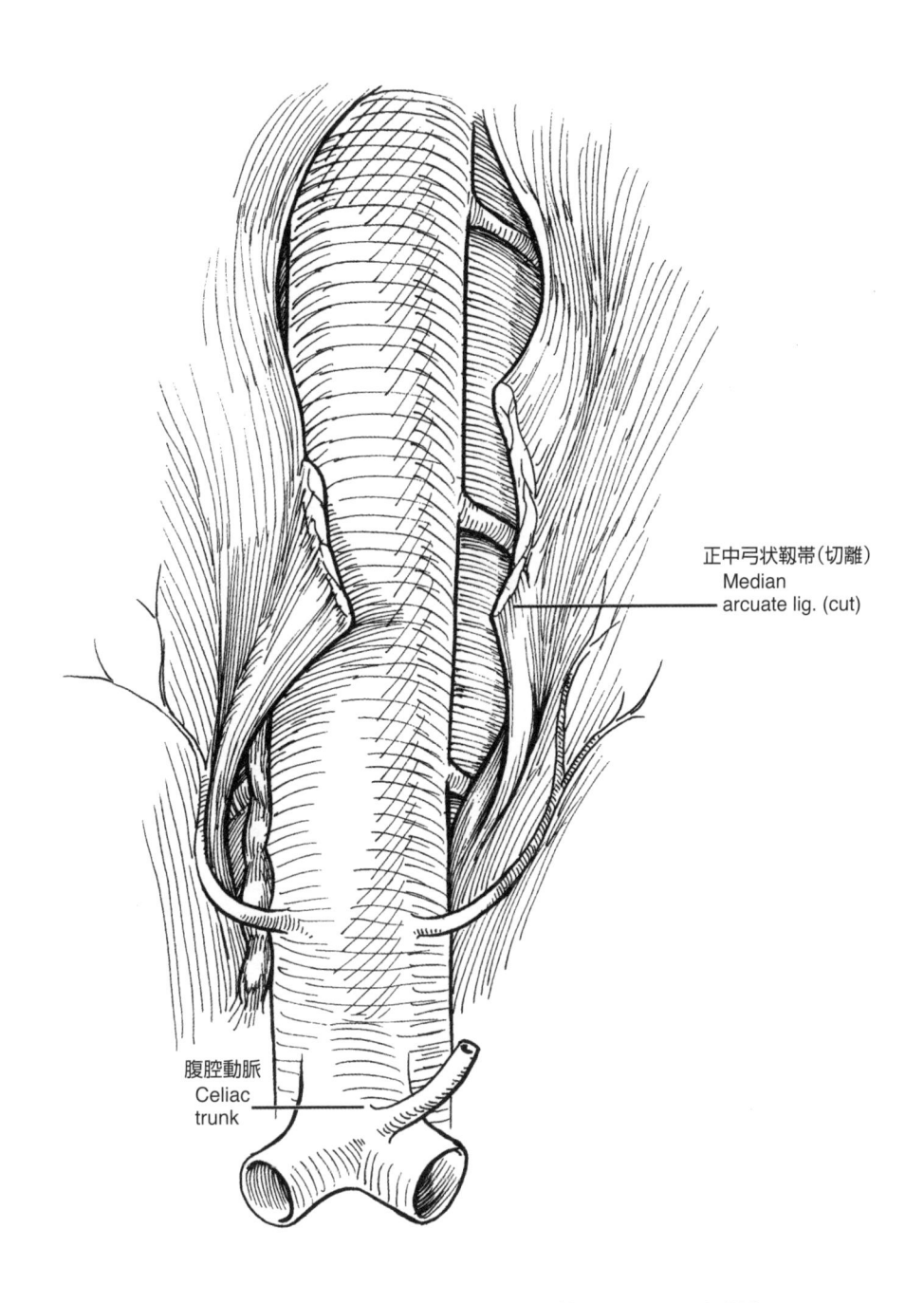

図 9-16　横隔膜脚を含めて大動脈裂孔を切離することで，大動脈が広範に露出される．

内臓動脈起始部腹部大動脈の後腹膜からの露出

患者の下に空気の抜かれたビーンバッグ（マジックベッド）を敷き，左胸を挙上して，肩甲骨を手術台からおよそ90°の角度に持ち上げる．骨盤はなるべく平面になるように後方にひねり，左腕は手台の上に置く．左肋骨弓と左腸骨棘の中間点が，手術台が2つに割れる部分の中心になるよう患者の体位をとる[17]（図9-17）．ビーンバッグから空気を抜いて固めた後，左胸部と骨盤を幅広の粘着テープでさらに確実に固定する．

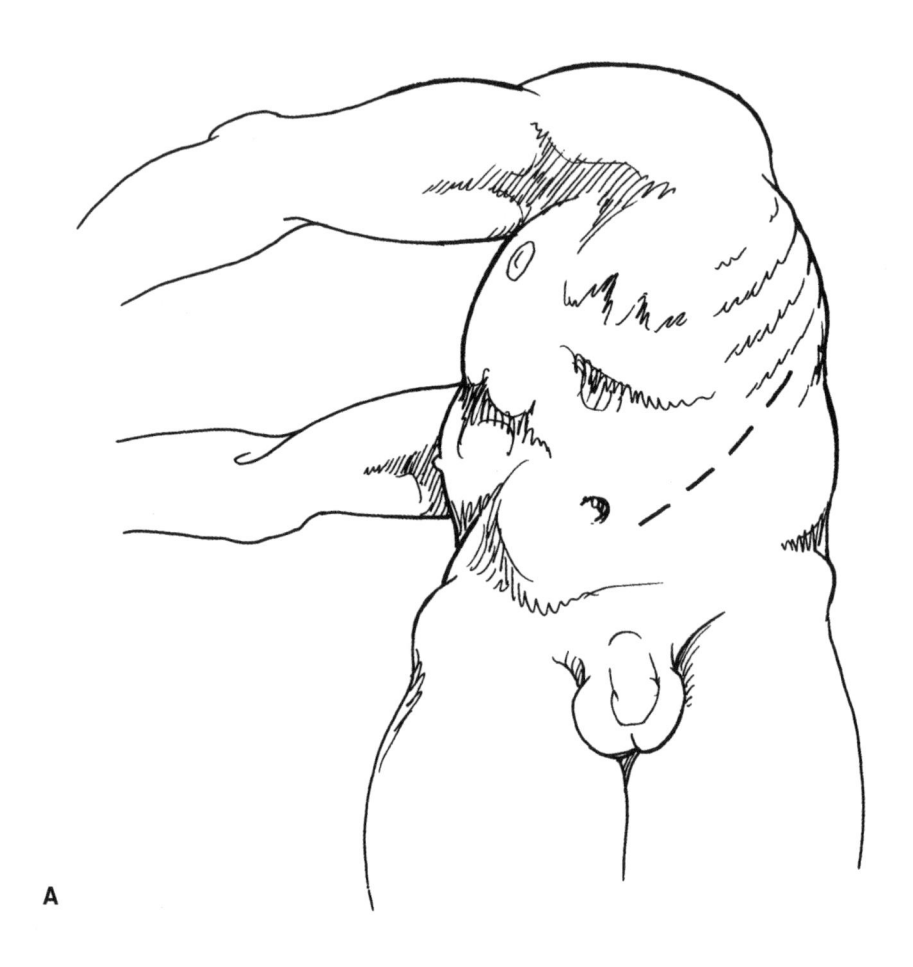

図9-17　後腹膜アプローチによる内臓動脈起始部大動脈露出のための体位．A：骨盤は水平位とし，左肩は手術台より90°傾けて胴体をひねる．B：肋骨縁と骨盤縁との間が開くように，手術台が折られる．

横隔膜下の最も中枢側の腹部大動脈を露出するためには，皮膚切開を第 10 肋間から開始し，後腋窩線から臍部の約 1 cm 下の腹部正中線まで延長する．より末梢の大動脈の露出は，第 11 肋間から入ることで得られる[17]．切開は皮下組織から外腹斜筋，腹直筋に至る．外腹斜筋は筋線維方向に分け，内腹斜筋と左腹直筋は電気メスで切

B

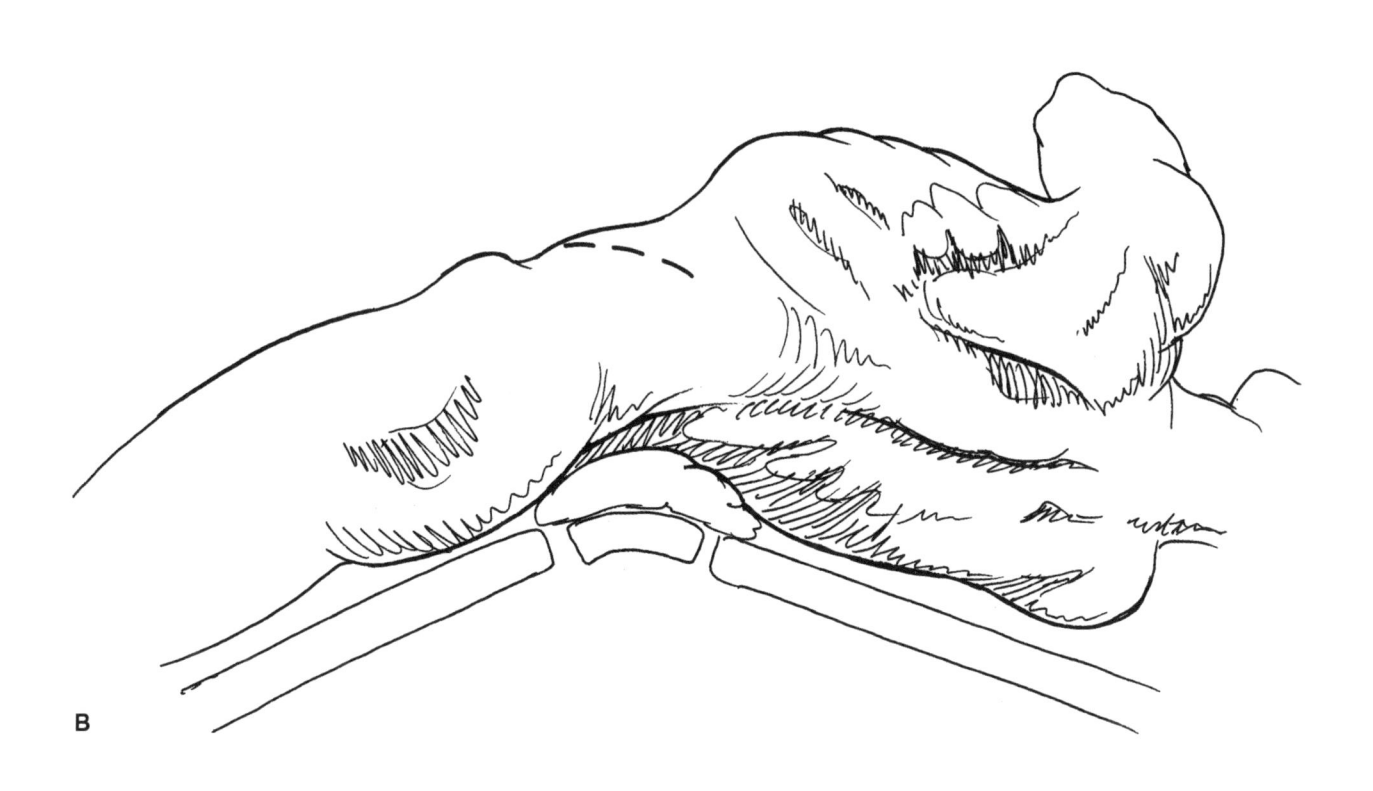

図 9-17（続き）

離する（図9-18）．腹直筋の後方を走行している下腹壁動脈の枝は，注意して結紮しておく．

次に，腹横筋筋膜を切離するが，内側への切開は中心線から2〜3 cm外側までで止めておく．なぜなら，この部分では，後面の腹膜が腹直筋後鞘と一体となっているからである．外側の切開創を確保するためには，第11（あるいは第12）肋骨をなるべく後方まで切除することが有用であることがわかった．肋骨は肋骨剪刀できれいに切離し，肋骨のすぐ下縁を走行している神経と血管の束を損傷しないよう注意する．

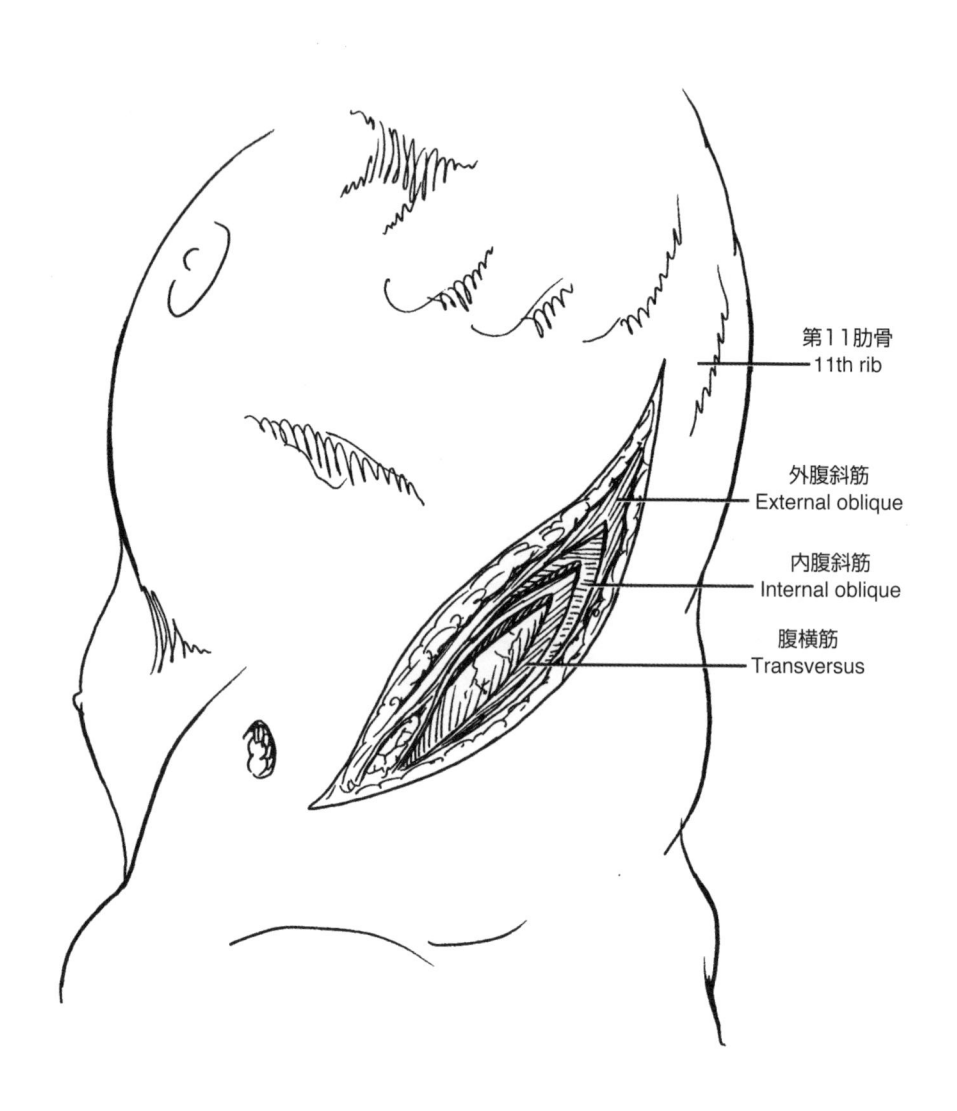

図9-18 第10肋間から皮膚切開が開始され，臍下部の正中線まで下行内側方向にカーブして延長する．

第 9 章 中枢側腹部大動脈（腹部分枝起始部とその中枢部分を含む） 255

　後腹膜の剝離面に最も容易に入れる方法は，創の外側部分で，指を用いて腹壁から腹膜を鈍的に剝がしていくことである．さらに剝離を進めるには，腹壁から腹膜をできるだけ上方および下方に剝離する．層の外側部分には数本の細い静脈が後腹膜腔に交差して見えるので，この操作中に電気メスで凝固・止血する．腹膜の剝離を後方に進め，大腰筋にまで至る．内臓動脈部分の大動脈の前面〜側面を露出するには，腎臓を前方に授動し，尿管が創の正中寄りで，腹部内容とともに走行している状況にしなければならない（図 9-19）．これは前腎被膜をオープンし，剝離を腎後方に進めることによって得られる．この操作中に，大動脈の側面で左腎静脈につながっている太い腰静脈を慎重に結紮して切離する必要がある．深いブレードの自己保持型開腹鉤を挿入して，腎臓と腹膜を前方に固定することでよりよい視野が得られる．

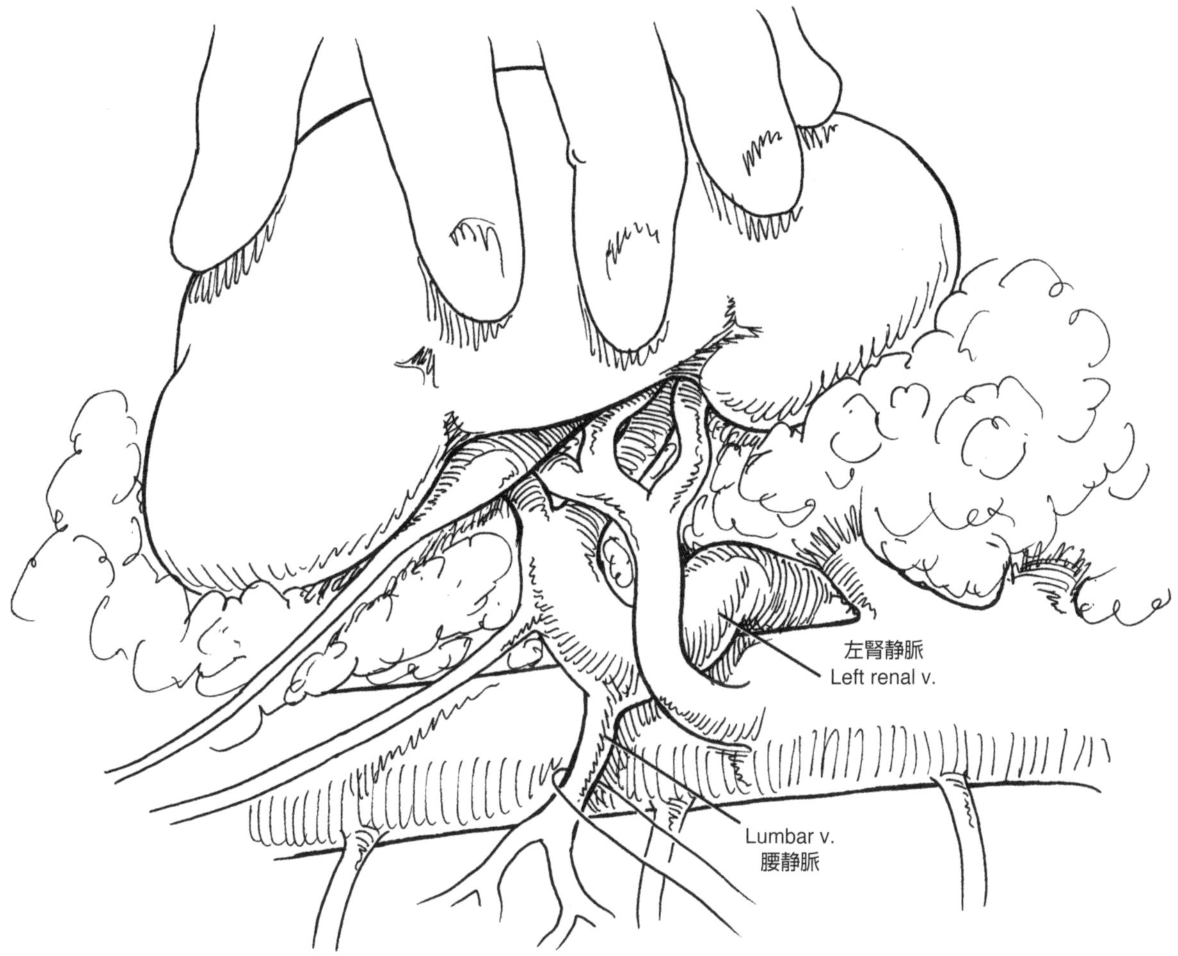

図 9-19　左腎の前方への授動では，太い腰静脈の慎重な結紮が必要である．

左腎動脈は，大動脈左前面の周囲組織内にあるので，慎重に確認する．Williams[18]は，大動脈の露出に当たって，唯一損傷される危険のある重要な構造物は左腎動脈なので，この確認が最初の重要なステップだと指摘している．左腎動脈の起始部まで慎重に露出した後は，大動脈の前面，左外側，後面の周囲組織を切離して，内臓動脈部分の大動脈の剥離を進める．腹腔動脈上大動脈は，横隔膜脚を分離することで簡単に露出できる（図9-20）．大動脈のコントロールは，前面と後面のみを剥離するだけで行うべきである．なぜならば全周性に剥離しようとすると，下大静脈や他の太い静脈を損傷する危険があるからである[18]．

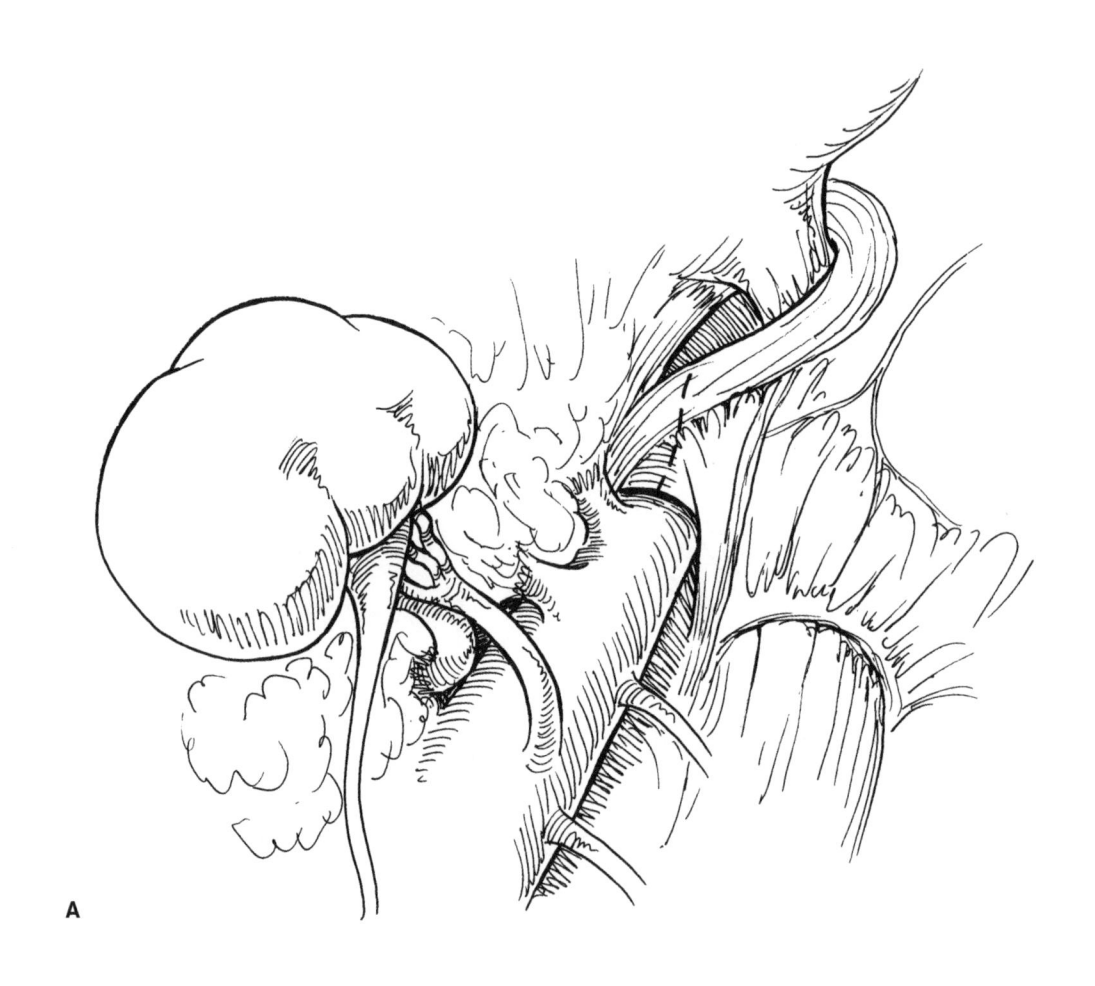

図9-20 横隔膜脚前面の切離を腹腔動脈上大動脈に進めることで（A），下行大動脈遠位部を直接露出することができる（B）．

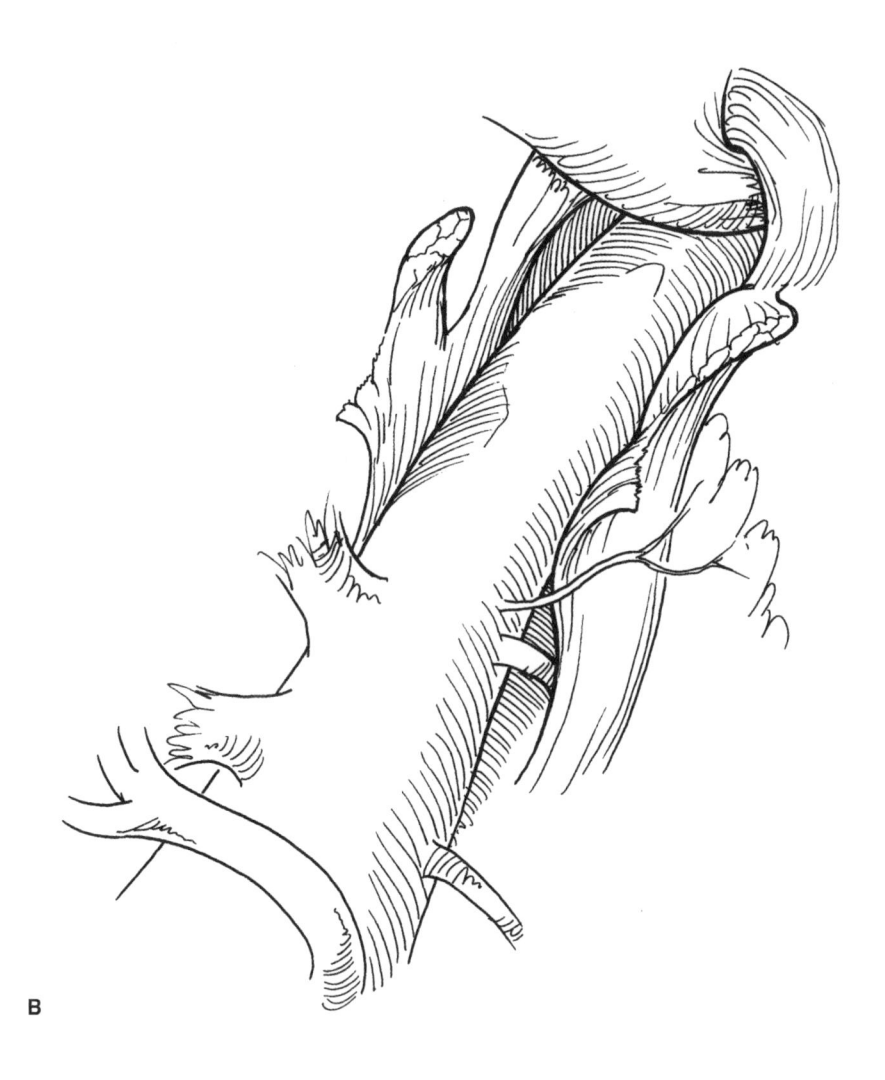

図 9-20（続き）

大動脈を広範囲に露出するための胸腹部アプローチ，中枢側腹部大動脈と末梢側胸部大動脈の露出

このアプローチに伴う合併症を最小限にするには，術前の計画がきわめて重要である．さらに，血管内循環血液量の回復だけでなく，すべての患者において心臓と肺に関する各種の指標が理想的な値にされるべきである．中心静脈圧カテーテルを挿入し，血行動態をモニターすべきである．麻酔科医の経験によるが，肺動脈圧カテーテルや経食道エコーを用いてモニターすることが望ましい．

ダブルルーメン double-lumen の気管チューブを用いることで，右肺の換気を十分に行いながら左肺を虚脱させ，胸部大動脈の露出をより十分に行うことができる．脊髄虚血の危険性を減らすために，多くの外科医や麻酔科医は決まって，脳脊髄液ドレナージ[16,19,20]，硬膜外冷却[21,22]，末梢側大動脈灌流[23]，あるいはそれらの組み合わせを提唱する．残念なことに，これらのいずれの補助手段も，脊髄麻痺を完全に回避するものではない[24]．

挿管後，患者はビーンバッグの上で背臥位とする．左肩甲骨は手術台から約60°の角度で挙上され，したがって体幹はひねられた状態となる．左腕は覆いかぶさるように置かれ，ビーンバッグの空気は抜かれる．左胸部は幅広の粘着テープでしっかりと固定される（図9-21）．このユニークな体位は，従来の側方開胸の体位と比較して2つの有利な点がある．つまり必要な際には常に大腿動脈の露出が可能である点と，体幹がひねられているので切開が展開しやすく，牽引の必要性がより少なくてすむ点である．

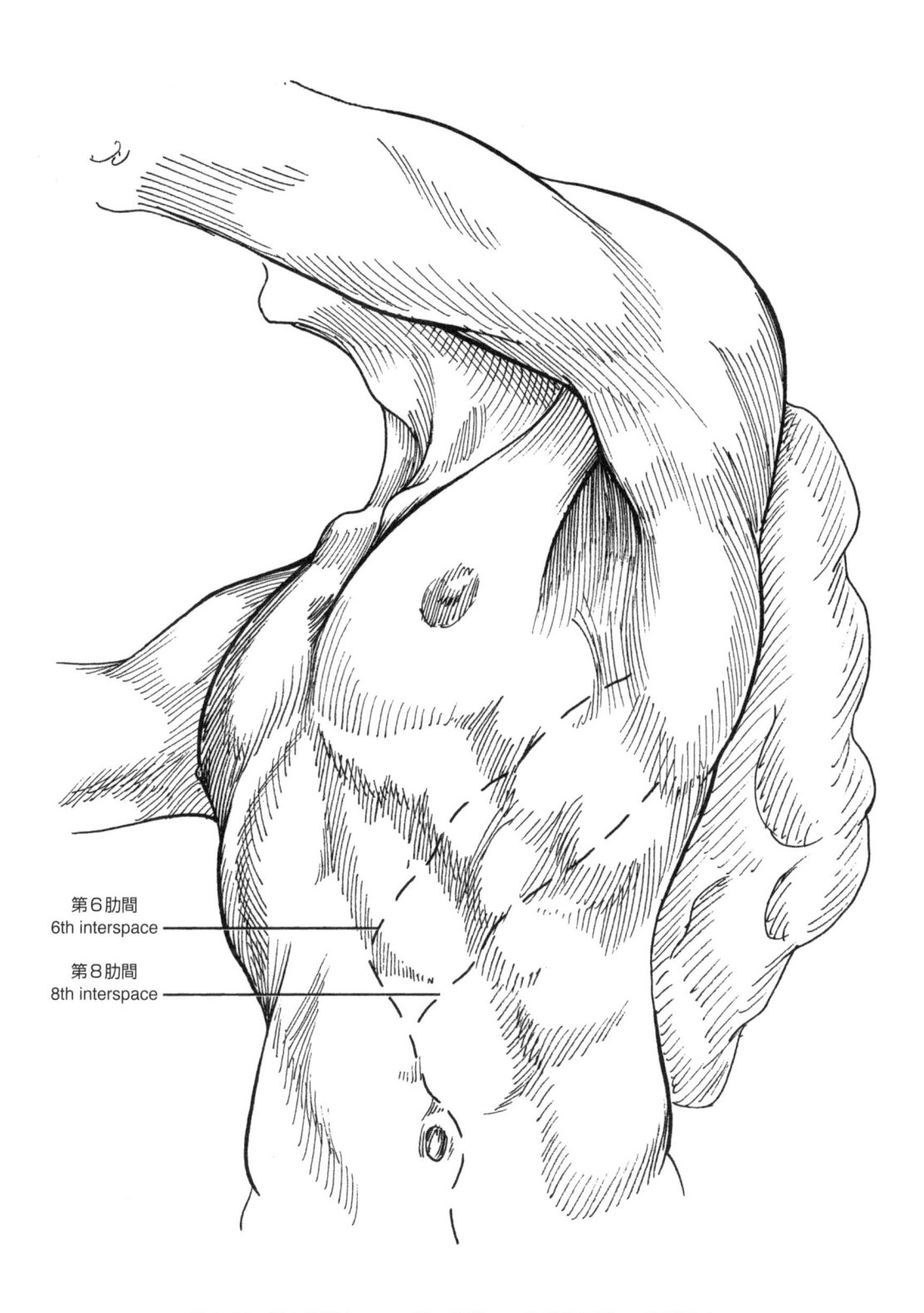

第 9 章　中枢側腹部大動脈（腹部分枝起始部とその中枢部分を含む）　**259**

第 6 肋間
6th interspace

第 8 肋間
8th interspace

図 9-21　第 6 肋間あるいは第 8 肋間での胸腹部切開は，腹部正中に切開が延長される．

胸腹部皮膚切開の正確な位置と範囲は，露出されるべき大動脈の部位によって決められる．大部分の例では，動脈瘤病変の進展範囲によって決まる．胸腹部大動脈瘤の分類で最も広く使われているのはCrawfordらによって最初に提唱されたものである[25]（**図9-22**）．Crawford分類のI型動脈瘤は，左鎖骨下動脈のすぐ末梢から始まり，腎動脈上の腹部大動脈に進展しているものである．

II型の動脈瘤は最も広範なもので，左鎖骨下動脈から腎動脈末梢にまで及ぶ．III型の動脈瘤は，下行大動脈中央付近から腎動脈末梢に及び，IV型の動脈瘤は，横隔膜付近の大動脈から腸骨動脈分岐部に及ぶ．Safiらによって改変された分類が提唱され[26]，V型の動脈瘤は，下行大動脈中央付近から腎動脈上の大動脈に及ぶ．

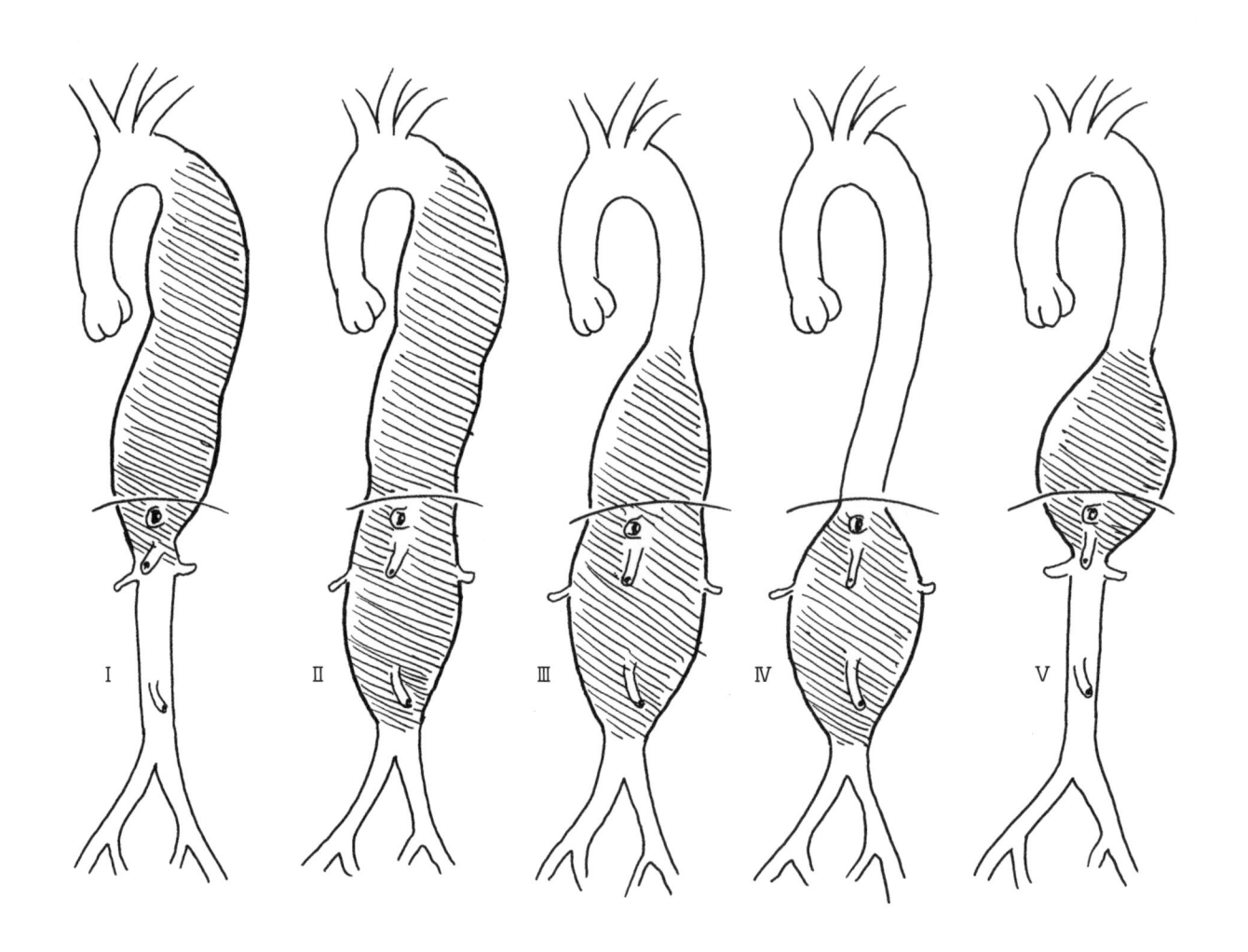

図9-22 胸腹部大動脈瘤の分類

胸部皮膚切開時の最適な肋間レベルは，動脈瘤の中枢側への進展の程度によって決められる．遠位弓部あるいは鎖骨下動脈レベルの大動脈（Ⅰ型とⅡ型の動脈瘤）を最もよく露出するには，第5肋間から入る．下行大動脈（Ⅲ型とⅤ型の動脈瘤）は，第6肋間から入ることで最もよく露出され，一方，横隔膜レベルの大動脈（Ⅳ型の動脈瘤）の露出には，第8肋間から入るのが理想的である[26]（図9-23）．

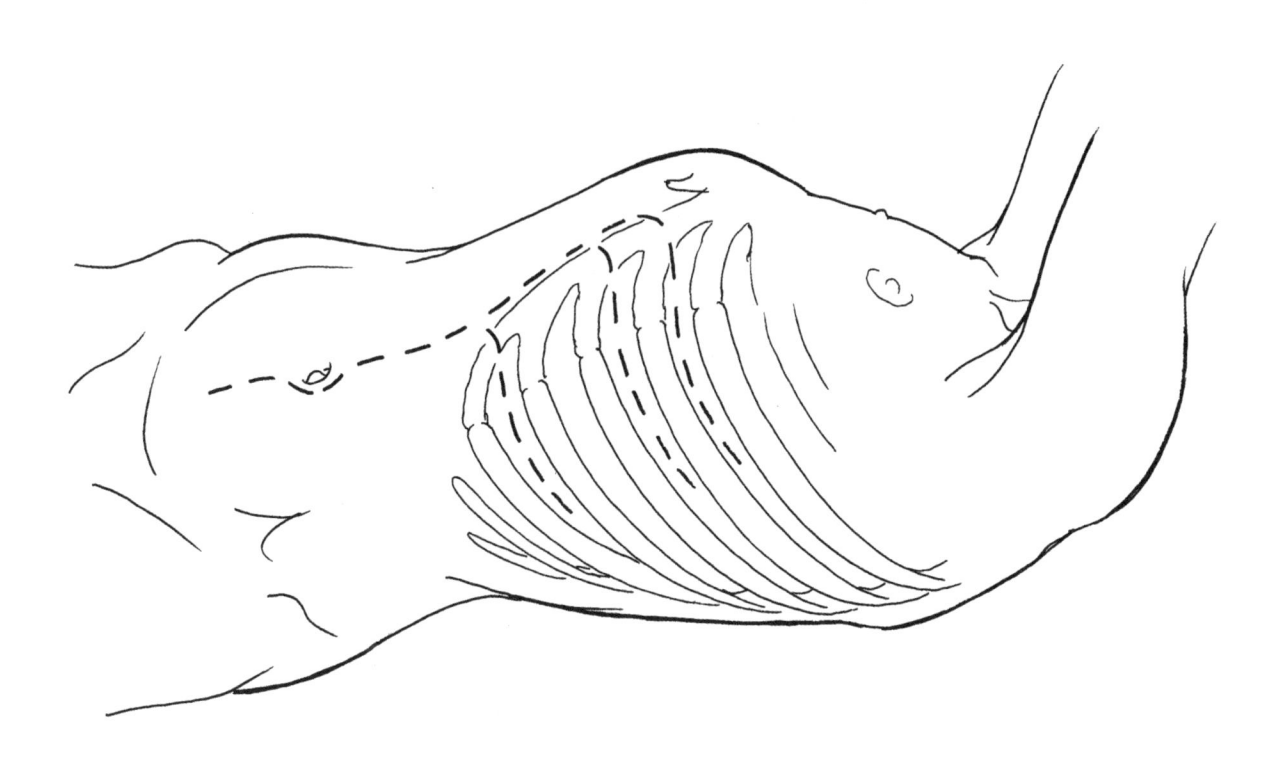

図9-23 動脈瘤の中枢側進展の程度によって，最適な胸部皮膚切開のレベルが決定される．

腹部皮膚切開の位置と長さは，動脈瘤の末梢側への進展の程度によって決められる．もし，腹腔動脈下までの限局した腹部大動脈の露出であれば（Ⅰ型，Ⅴ型の動脈瘤の場合），中枢側腹部大動脈は，変化させた胸腹部切開により露出できる（図9-24A）．内臓動脈部の腹部大動脈を含んだ胸腹部大動脈瘤を露出するための皮膚切開は，腹部正中線まで延長される必要がある（図9-24B）．Ⅱ型，Ⅲ型，Ⅳ型の動脈瘤では，腎動脈下腹部大動脈のより広範な露出が必要になる．つまり腹部正中線を下に向かう，より標準的な胸腹部切開が必要である（図9-24C）．

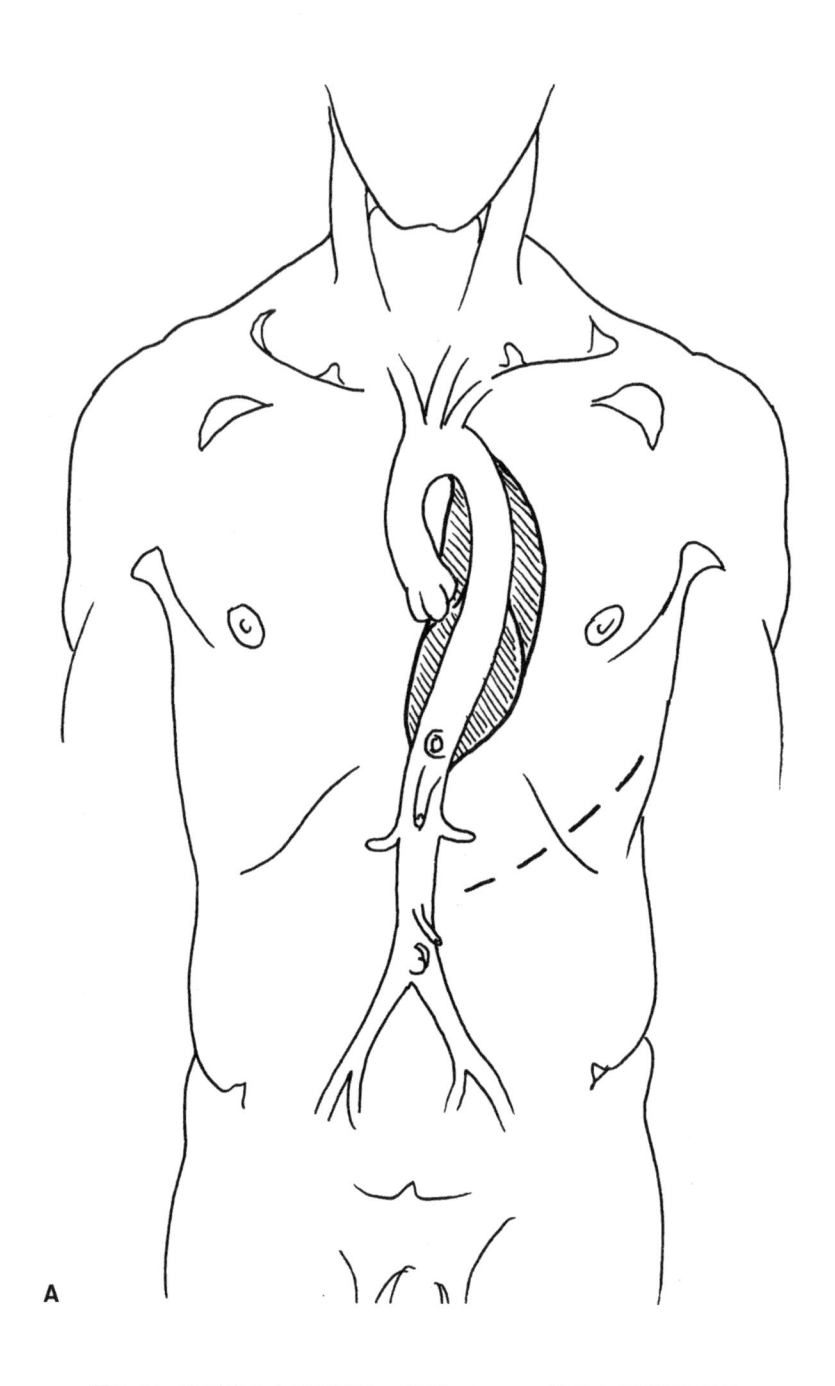

図9-24 動脈瘤の末梢側進展の程度によって，腹部皮膚切開が決定される．A：腹腔動脈より末梢に動脈瘤が進展していない場合は，皮膚切開は上腹部で終わる．B：動脈瘤が内臓分枝部分を含んでいる場合は，皮膚切開は腹部正中線まで延長される必要がある．C：腎動脈下まで動脈瘤が及んでいる場合は，腹部の皮膚切開を延長する必要がある．

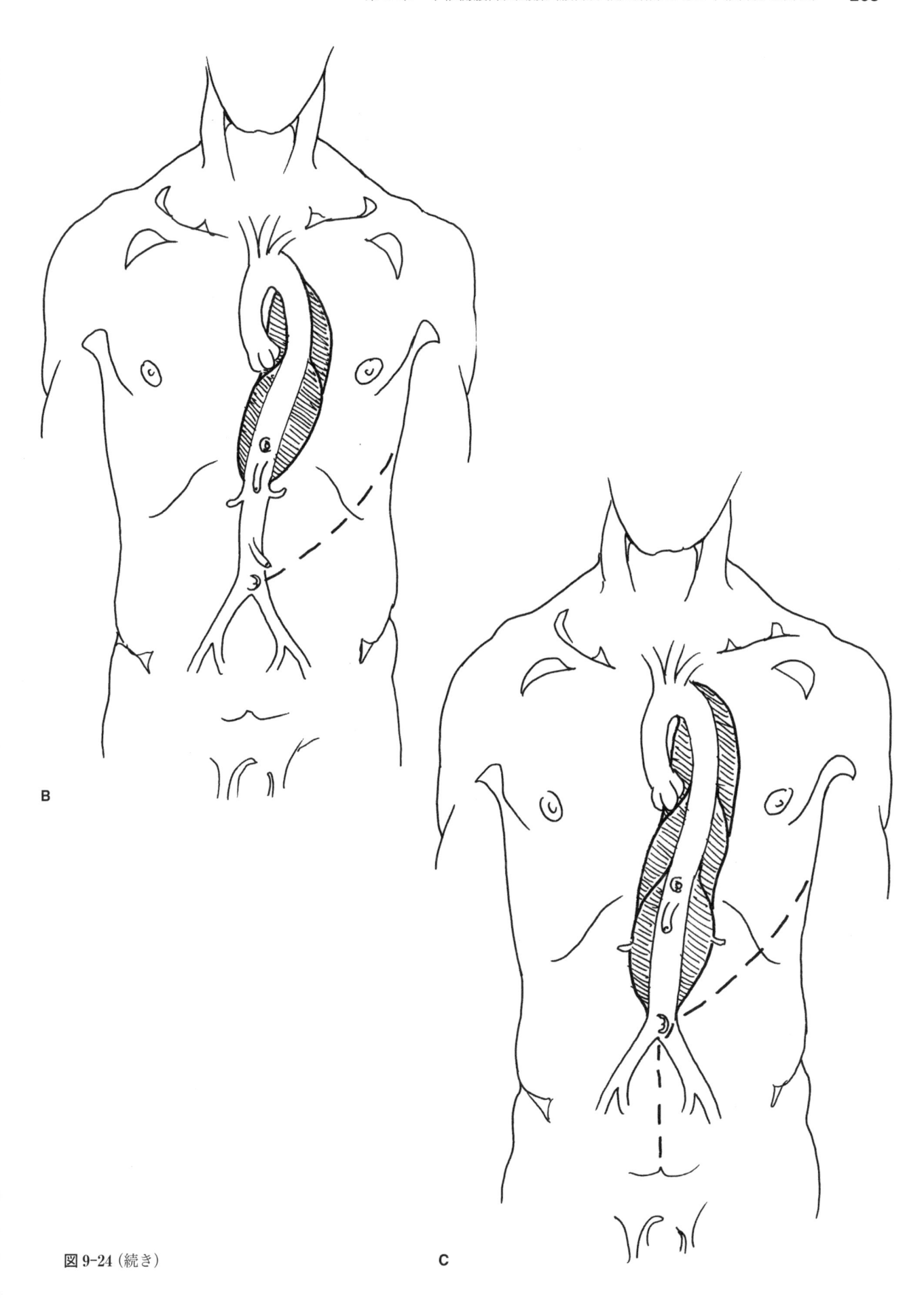

第 9 章　中枢側腹部大動脈（腹部分枝起始部とその中枢部分を含む）　263

図 9-24（続き）

切開は適切な肋間で始められ，肋骨辺縁部を越えて延ばされ，腹部正中に向け斜めに延長される（図9-25）．さらに末梢の露出は，腹部正中切開を恥骨結合部方向に延長することで得られる．腹部切開は皮下組織，外腹斜筋腱膜，そして腹直筋前鞘に進められる．外腹斜筋はその線維の方向に分けられ，その下の内腹斜筋と腹横筋は，肋骨辺縁部と腹直筋外縁との間で切離される．左腹直筋は切離されるが，そのときに腹直筋鞘内で筋の後方を走行している下腹壁動脈の分枝を結紮することに注意する．

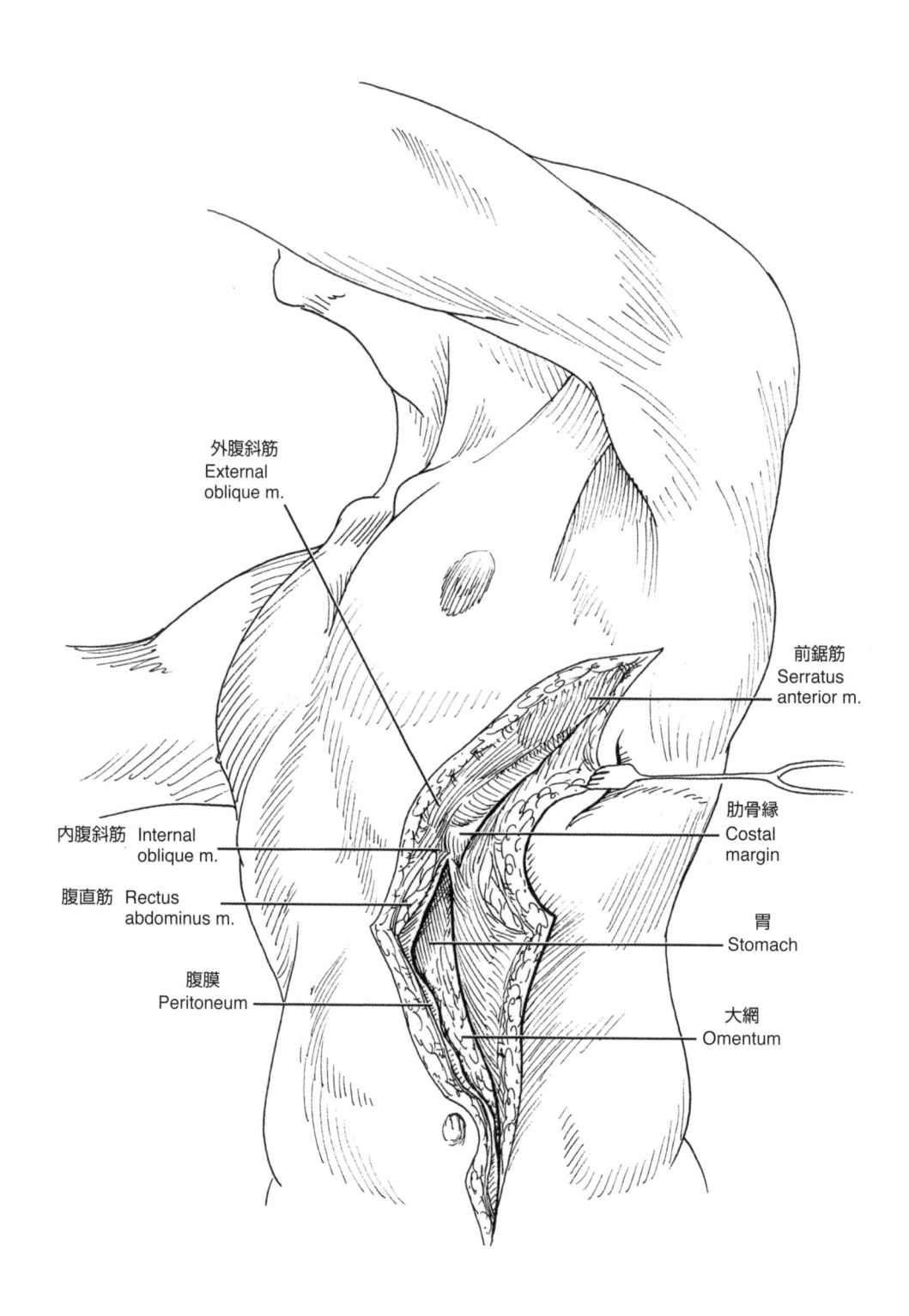

図 9-25　腹壁と胸壁の層が切離される．

第 9 章　中枢側腹部大動脈（腹部分枝起始部とその中枢部分を含む）　265

胸部では通常，起立筋筋膜に至るまで後方に，切開は延長されるべきである．切開は皮下組織および外腹斜筋筋膜を経て，第 8 肋間上の肋間筋にまで進める．左胸腔内に入る前に，腹部切開を進行させる．大動脈には後腹膜アプローチあるいは経腹的アプローチのいずれかにより到達する．後腹膜アプローチは胸腹部大動脈瘤の修復に適しており，特に中枢側腹部大動脈が含まれている場合にはよい適応である．経腹的アプローチは，腹部内臓血管の血行再建，特に右腎動脈へのバイパスなどの例には推奨される．

後腹膜アプローチでは，横筋筋膜と壁側腹膜との間の層で剥離が進められる．腹膜は外側および後方の腹壁から分離され，さらに上方では横隔膜から分離される（図 9-26）．後腹膜での剥離の進行を助けるために，次いで左開胸を行い，横隔膜を切離して広い視野を得る必要がある．肋間筋は切離され，胸腔には第 9（あるいは第 6，ま

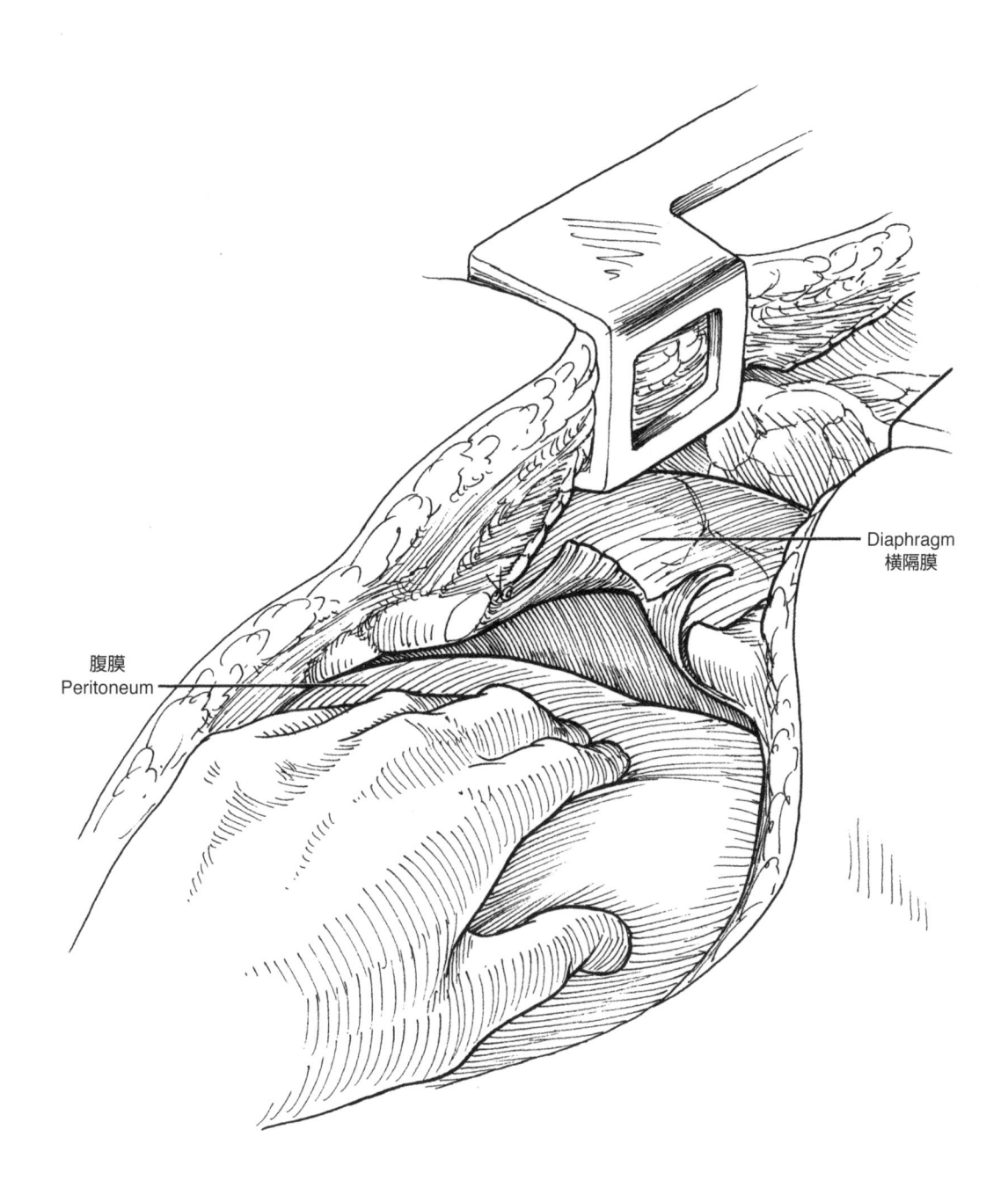

図 9-26　腹部大動脈への後腹膜アプローチを行うためには，腹膜を横隔膜下面から剥離し，肋骨縁を切開して胸腔内に入る．

たは第7)肋骨の上縁より入る．下方の肋骨切除は視野の確保に役立ち，強制的に開胸することによる肋骨骨折の痛みを軽減する．肋間動静脈の位置を確認しておくことは，肋骨切除の際に損傷しないために重要である．肋間のスペースを広げるために開胸器が使用され，胸部切開と腹部切開を分けていた肋骨縁は切離される．

創は，切離された肋骨縁から大動脈裂孔に至るまでの横隔膜を部分的あるいは完全に切開することでさらに広げられる（図9-27）．呼吸器合併症を最小限にするためには，横隔膜の中心腱膜部分を避けて，筋性部分を部分的に切開することが推奨されている[27]．横隔膜を保護することは，呼吸器合併症の減少に役立つ．しかし，横隔膜裂孔部分で，追加して大動脈を露出することが必要になる．完全に切離する場合は，切離された肋骨縁から大動脈裂孔まで切開を進める．一部の外科医は放射状に切開するが[28]，一方他の外科医ら[29]は横隔神経の主要な枝の切断を避けるために，肋骨縁から約3 cm離して円周状に部分的あるいは完全に横隔膜を切離することを推奨している．円周状切開は横隔神経の枝が切離されるのを避け，理論的には術後早期に横隔膜の機能が回復することが期待される．胸腹部切開の最も多い合併症の1つが呼吸不全であるので，この点はきわめて重要である．しかしながら，放射状切開を提唱する外科医らは，円周状切開は扱いにくく，閉鎖も困難であり，結果は変わらないと記載してある[28]．

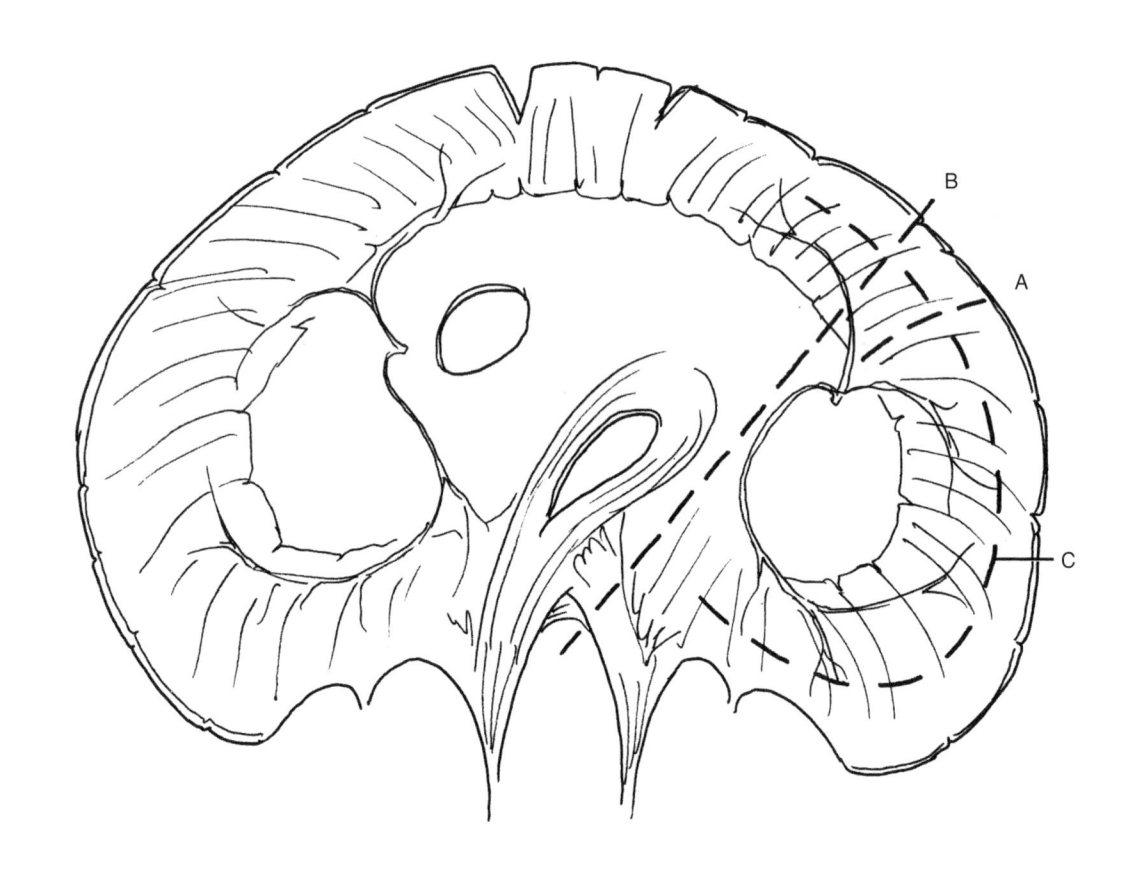

図9-27 横隔膜は放射状切開により部分的に (**A**)，あるいは完全に (**B**) 切離されるか，または円周状に (**C**) 切離される．

第 9 章　中枢側腹部大動脈（腹部分枝起始部とその中枢部分を含む）　267

腹部後方の後腹膜組織の剥離面から，容易に大動脈に到達する．前方の腎被膜が解放され，腎臓の後方層へ剥離が進められる．左腎臓は，副腎，脾臓，膵臓とともに前方に授動される（図 9-28）．左腎静脈の枝である太い腰静脈は，この手技においては結紮切離される必要がある（図 9-19）．左尿管は確認され，授動された後腹膜組織とともに反転される．腹膜が横隔膜下面から剥離されるので，膵臓は腹部臓器とともに前内側に反転される．腎動脈近傍の大動脈の露出操作では，大動脈の前方内側面に存在する周囲組織内で，左腎動脈を確認することが重要である．左の腎臓が前方に牽引されていると，左腎動脈は通常とは異なる位置にあり，大動脈周囲組織の剥離

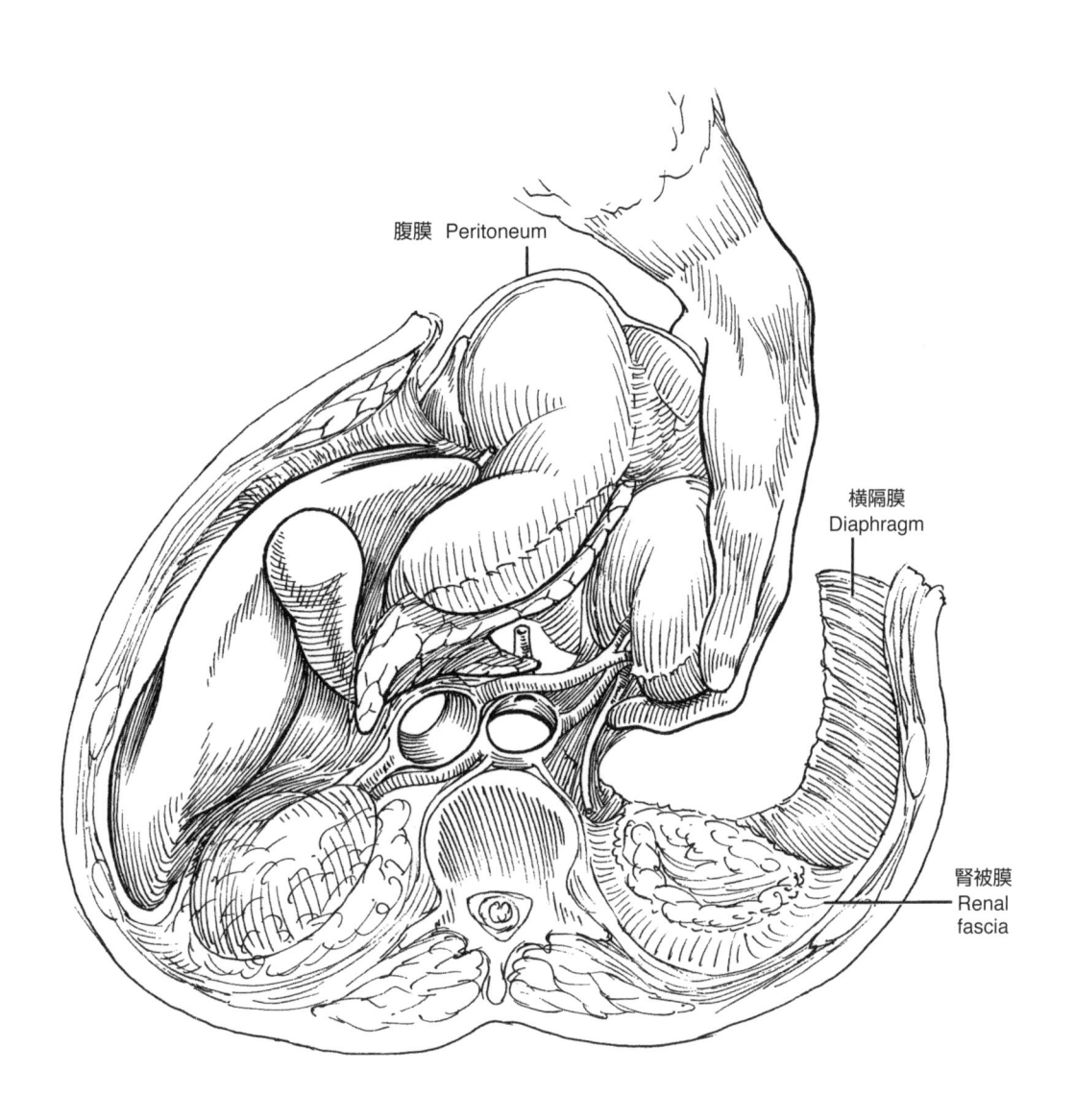

図 9-28　前方の腎被膜を切開し，左側で上腹部の臓器とともに腎臓を授動する．

の際に間違って切断しやすい．腹部大動脈の遠位部と左総腸骨動脈は，創の遠位側で腹膜嚢を反転させ，下腸間膜動脈をその起始部で結紮切離することにより露出される（図9-29）．左総腸骨動脈のより末梢の露出や右総腸骨動脈の露出は，後腹膜アプローチでは技術的には困難がある．これらの血管の血行再建は，大腿動脈のレベルで行われるべきである．あるいは右腸骨動静脈は，右側腹部の別の皮膚切開によって露出することができる（第12章参照）．

もし，経腹的アプローチが後腹膜組織の剥離に選択された場合には，腹膜は肋骨縁に至るまで，腹部切開創の全長にわたり切開される必要がある．左側腹部のくぼみ

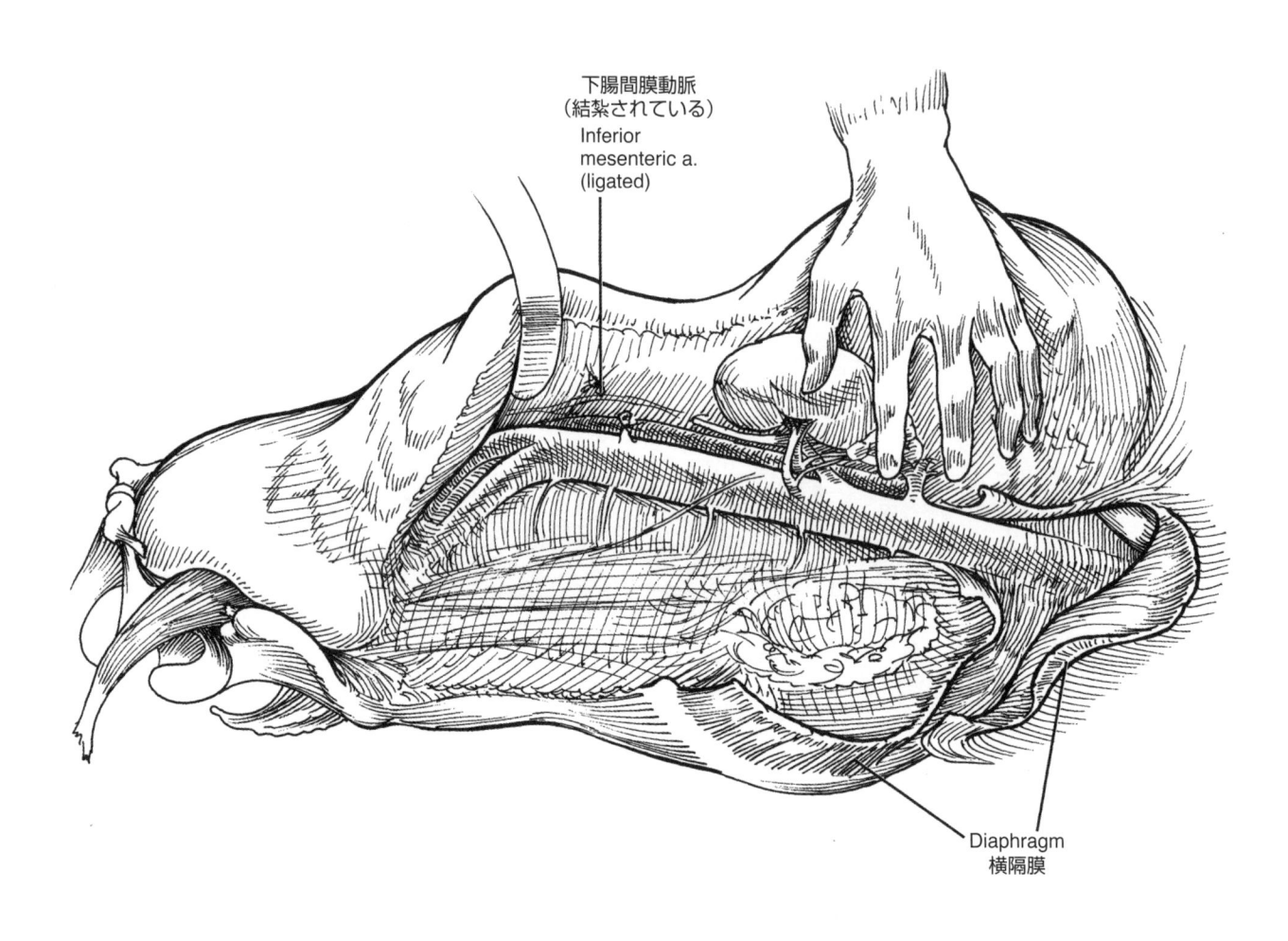

図9-29 左側腹部のくぼみに沿って後腹膜層での授動をさらに進めると，腹部大動脈下部が露出される．

第9章　中枢側腹部大動脈（腹部分枝起始部とその中枢部分を含む）　269

に沿う外側の腹膜付着部を切離し，左結腸を授動することにより，左結腸間膜の後方に向け比較的血管の少ない層で剝離を進める（図9-30）．結腸を内側に反転させ，結腸間膜は脾臓のレベルまで頭側に持ち上げる．脾臓は脾腎靱帯と脾横隔靱帯を切離して，後方の腹膜から授動する．左胸腔の切開線と前述した横隔膜の切開線をつなぐと，より広い視野が得られる．左の腎臓と副腎は授動さ

れ，左腎静脈の枝である腰静脈と精巣静脈を切離した後，前方に反転する．左腎臓，副腎，脾臓，膵臓，胃，結腸，そして小腸は正中方向に反転され，大動脈分岐部から横隔膜までの腹部大動脈が露出される．左腸骨動脈と右総腸骨動脈の露出は，創の遠位部でS状結腸とその間膜を反転することにより得られる．

　胸腹部切開を行うことで胸部下行大動脈を露出するに

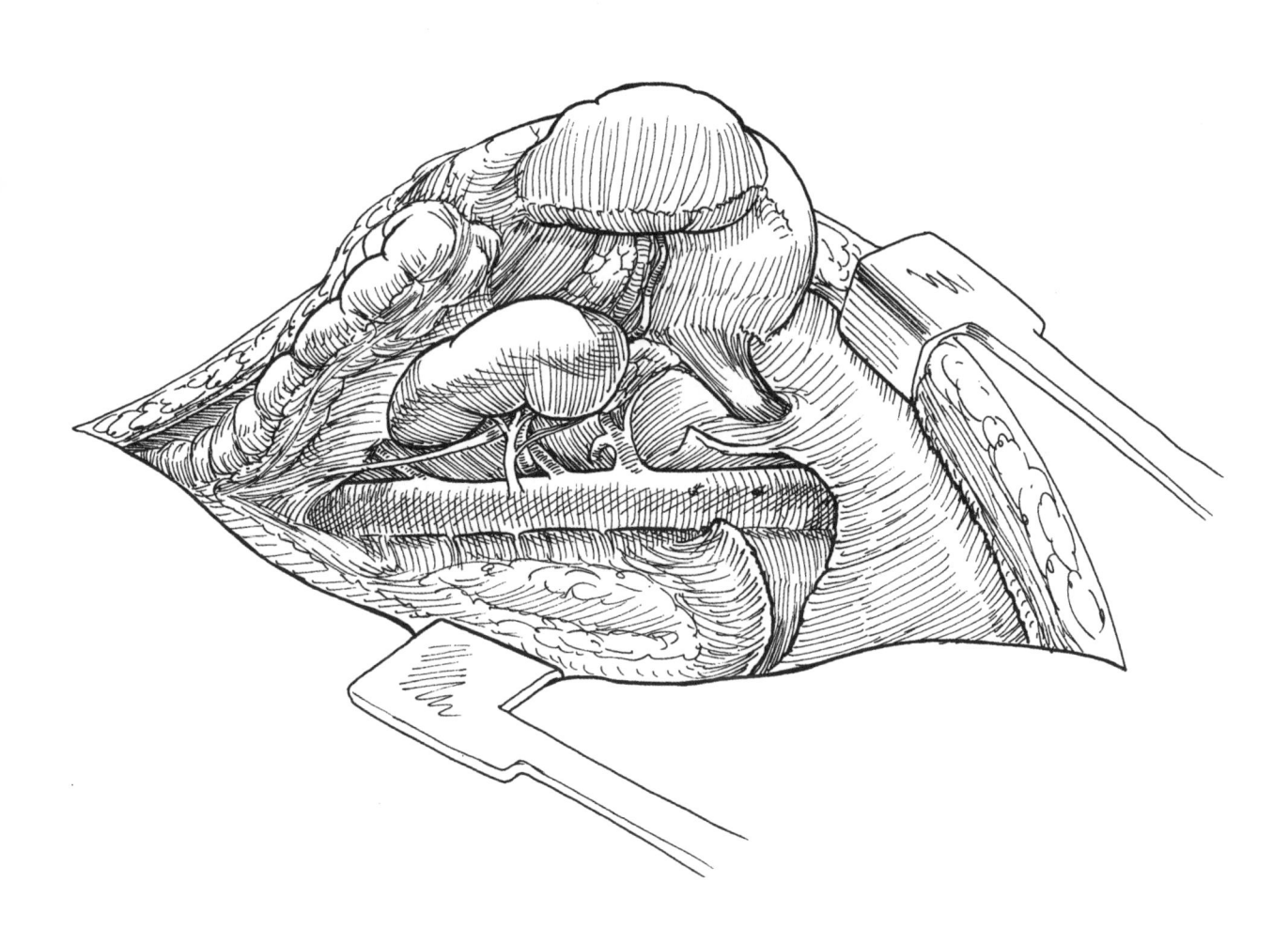

図9-30　臓器の授動による腹腔内アプローチが示されている．

は，下肺靱帯および肺と大動脈との間の癒着を切離して，左肺を虚脱させて上方外側に牽引する（**図9-31**）．壁側の胸膜を露出されるべき大動脈の直上で切開し，外側の外膜周囲層に入る．鈍的な剥離により，中枢側のコントロールしたい大動脈の部位にテープを回す．この手技は肋間動脈の間で実施するのが最も容易である．

腹腔動脈のすぐ中枢側の大動脈は，左横隔膜脚を切離することにより露出される．大動脈裂孔の外側から左脚を切離し，横隔膜の円周状切開の後方縁に至るまで切開を延長することにより，胸腹部大動脈の全体が露出される．

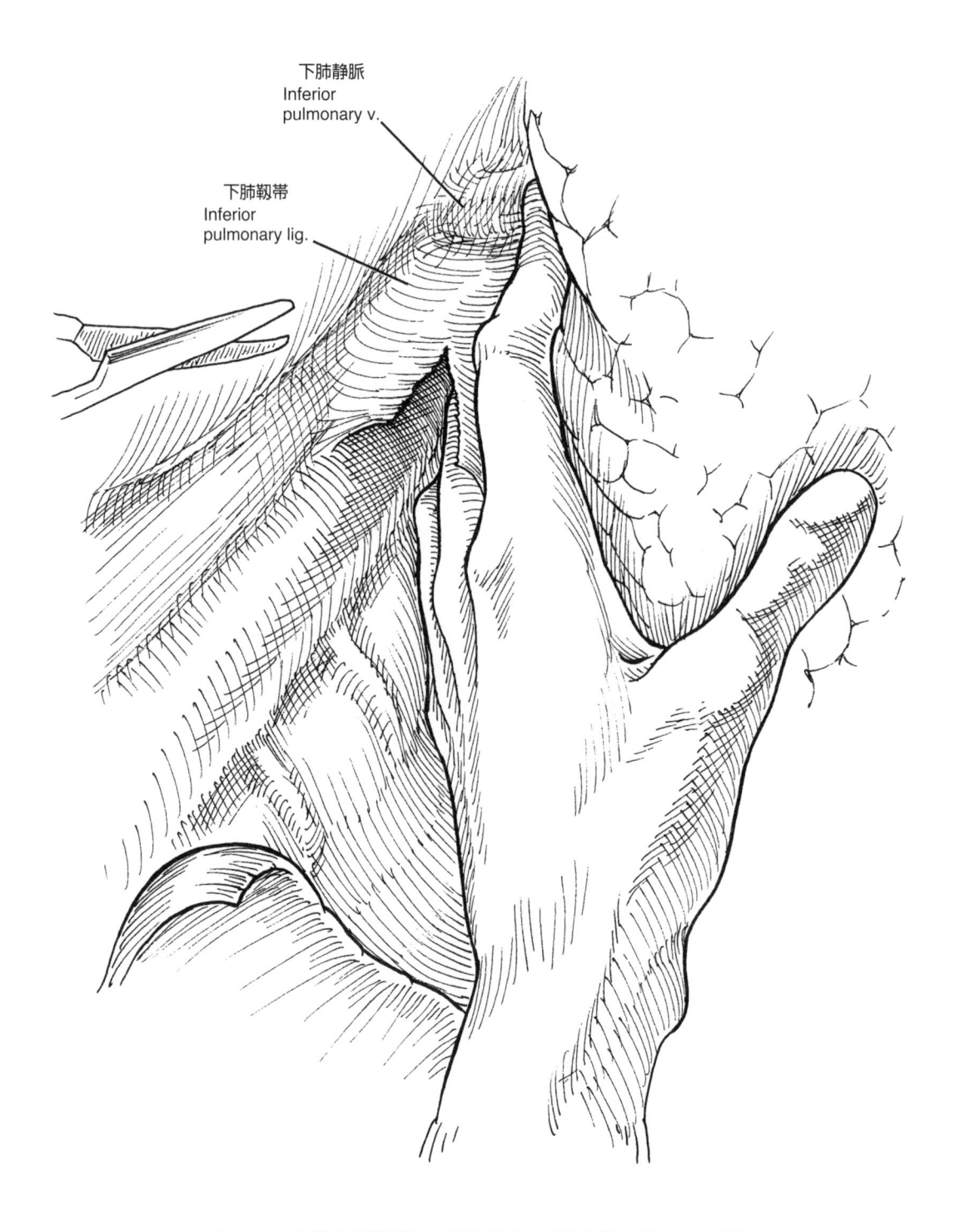

図9-31 胸部大動脈下部は，下肺靱帯を下肺静脈に至るまで切離することで露出される．

参考文献

1. Lei QF, Marks SC, Touliopoulos P, et al. Fascial planes of the posterior abdomen: the perirenal and pararenal pathways. *Clin Anat*. 1990;3:115.
2. Back MR, Bandyk M, Bradner M, et al. Critical analysis of outcome determinants affecting repair of intact aneurysms involving the visceral aorta. *Ann Vasc Surg*. 2005;19:648–656.
3. Tang T, Boyle JR, Dixon AK, et al. Inflammatory abdominal aortic aneurysms. *Eur J Endovasc Surg*. 2005;29:353–362.
4. Wahlgren CM, Piano G, Desai T, et al. Transperitoneal versus retroperitoneal suprarenal cross-clamping for repair of abdominal aortic aneurysm with a hostile infrarenal aortic neck. *Ann Vasc Surg*. 2007;21:687–694.
5. Mehta M, Paty PSK, Roddy SP, et al. Treatment options for delayed AAA rupture following endovascular repair. *J Vasc Surg*. 2011;53:14–20.
6. Darling RC III, Cordero JA Jr, Chang BB, et al. Advances in the surgical repair of ruptured abdominal aortic aneurysms. *Cardiovasc Surg*. 1996;4:720–723.
7. Schneider JR, Gottner RJ, Golan JF. Supraceliac versus infrarenal aortic cross-clamp for repair of non-ruptured infrarenal abdominal aortic aneurysm. *Cardiovasc Surg*. 1997;5:279–285.
8. Oderich GS, Gloviczki P, Bower TC. Open surgical treatment for chronic mesenteric ischemia in the endovascular era: when is it necessary and what is the preferred technique? *Semin Vasc Surg*. 2010;23:36–46.
9. Borkon MJ, Zaydfudim V, Carey CD, et al. Retroperitoneal repair of abdominal aortic aneurysms offers postoperative benefits to male patients in the Veterans Affairs Health System. *Ann Vasc Surg*. 2010;24:728–732.
10. Arko FR, Bohannon WT, Mettauer M, et al. Retroperitoneal approach for aortic surgery: is it worth it? *Cardiovasc Surg*. 2001;9:20–26.
11. Cambria RP, Brewster DC, Abbott WM, et al. Transperitoneal versus retroperitoneal approach for aortic reconstruction: a randomized prospective study. *J Vasc Surg*. 1990;11:314–325.
12. LeMaire SA, Green SY, Kim JH, et al. Thoracic or thoracoabdominal approaches to endovascular device removal and open aortic repair. *Ann Thorac Surg*. 2012;93:726–732.
13. Wong DR, Parenti JL, Green SY, et al. Open repair of thoracoabdominal aortic aneurysms in the modern surgical era: contemporary outcomes in 509 patients. *J Mm Coll Surg*. 2011;212:569–579.
14. Safi HJ, Estrera AL, Azizzadeh A, et al. Progress and future challenges in thoracoabdominal aortic aneurysm management. *World J Surg*. 2008;32:355–360.
15. Martin GH, O'Hara PJ, Hertzer NR, et al. Surgical repair of aneurysms involving the suprarenal, visceral, and lower thoracic aortic segments: early results and late outcome. *J Vasc Surg*. 2000;31:851–862.
16. Coselli JS, Bozinovski J, LeMaire SA. Open surgical repair of 2,286 thoracoabdominal aortic aneurysms. *Ann Thorac Surg*. 2007;83:S862–S864.
17. Shepard AD, Tollefson DFJ, Reddy DJ, et al. Left flank retroperitoneal approach: a technical aid to complex aortic reconstruction. *J Vasc Surg*. 1991;14:283–291.
18. Williams GM. Extraperitoneal exposure of the aorta. *Semin Vasc Surg*. 1989;2:217–222.
19. Estrera AL, Sheinbaum R, Miller CC, et al. Cerebrospinal fluid drainage during thoracic aortic repair: safety and current management. *Ann Thorac Surg*. 2009;88:9–15.
20. Fedorow CA, Moon MC, Mutch WA, et al. Lumbar cerebrospinal fluid drainage for thoracoabdominal aortic surgery: rationale and practical considerations for management. *Anesth Analg*. 2010;111:46–58.
21. Tabayashi K, Saiki Y, Kokubo H, et al. Protection from postischemic spinal cord injury by perfusion cooling of the epidural space during most or all of a descending thoracic or thoracoabdominal aneurysm repair. *Gen Thorac Cardiovasc Surg*. 2010;58:228–234.
22. Black JH, Davidson JK, Cambria RP. Regional hypothermia with epidural cooling for prevention of spinal cord ischemic complications after thoracoabdominal aortic surgery. *Semin Thorac Cardiovasc Surg*. 2003;15:345–352.
23. Hsu CC, Kwan GN, van Driel ML, et al. Distal aortic perfusion during thoracoabdominal aneurysm repair for prevention of paraplegia. *Cochrane Database Syst Rev*. 2012;3:CD008179.
24. Shimizu H, Yozu R. Current strategies for spinal cord protection during thoracic and thoracoabdominal aortic aneurysm repair. *Gen Thorac Cardiovasc Surg*. 2011;59:155–163.
25. Crawford ES, Crawford JL, Safi HJ, et al. Thoracoabdominal aortic aneurysm: preoperative and intraoperative factors determining immediate and long-term results of operations in 605 patients. *J Vasc Surg*. 1986;3:389–409.
26. Safi HJ, Miller CC III, Huynh TTT, et al. Thoracoabdominal aortic aneurysm graft repair. *Contemp Surg*. 2000;56:666–675.
27. Engle J, Safi HJ, Miller CC III, et al. The impact of diaphragm management on prolonged ventilator support after thoracoabdominal aneurysm repair. *J Vasc Surg*. 1999;29:150–156.
28. Acher CW, Wynn MM. Technique of thoracoabdominal aneurysm repair. *Ann Vasc Surg* 1995;9:585–595.
29. Gilling-Smith GL, Wolfe JHN. Thoracoabdominal aneurysms: which patients should we operate on? *Perspect Vasc Surg*. 1995;8:29–53.

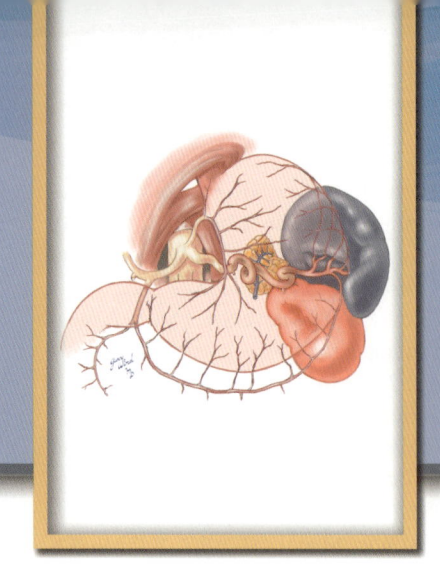

腹腔動脈と腸間膜動脈
Celiac and Mesenteric Arteries

第10章

腹部内臓動脈の外科解剖

腹部大動脈の正中前面から分岐する3本の大きな血管が，外側を臓側腹膜により被覆された大部分の腹部臓器に血流を供給する．これらのうちの2本，すなわち腹腔動脈と上腸間膜動脈は第1腰椎の高さで，互いに数cmの範囲内で起始している（**図10-1**）．3番目の動脈，すなわち下腸間膜動脈は第3腰椎の高さで腹部大動脈の前面から分岐している．

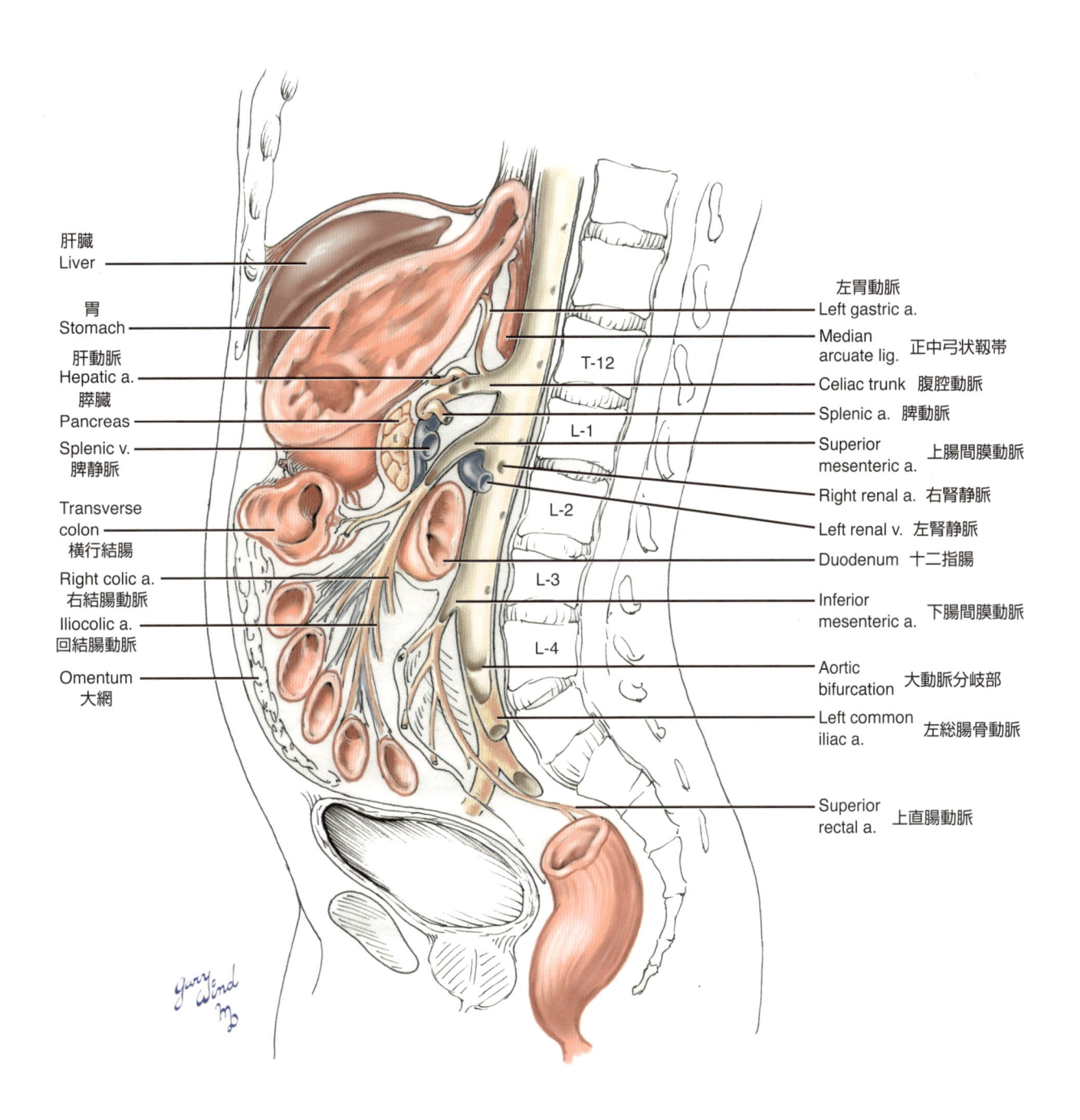

図 10-1 椎体の位置と主な腹部内臓動脈起始部との位置関係を示す．

274　第Ⅳ部　腹部の血管

腹腔動脈　celiac trunk

腹腔動脈は，上方は大動脈裂孔の正中弓状靭帯に，下方は膵臓上縁に近接して存在する（**図 10-2**）．前方から見ると，腹腔動脈は，肝臓の下縁と胃の上縁が重なる部分の下に存在する．これら2つの臓器を分けると，網囊の前壁を形づくっている胃肝靭帯が腹腔動脈の上に乗っているのが見られる．網囊内では最後の被膜，すなわち後方の壁側腹膜が存在する．腹膜の下で腹腔動脈は，リンパ節と神経叢に囲まれている．

腹腔動脈は腹部大動脈より，ほとんど垂直に起始している．腹腔動脈から分岐する3本の枝は3分岐の形をとることが多い（分岐形態の変化については第19章参照）．静脈については，左胃静脈（あるいは冠状静脈）は胃小弯側から門脈へ走行する途中で，腹腔動脈と交差する．

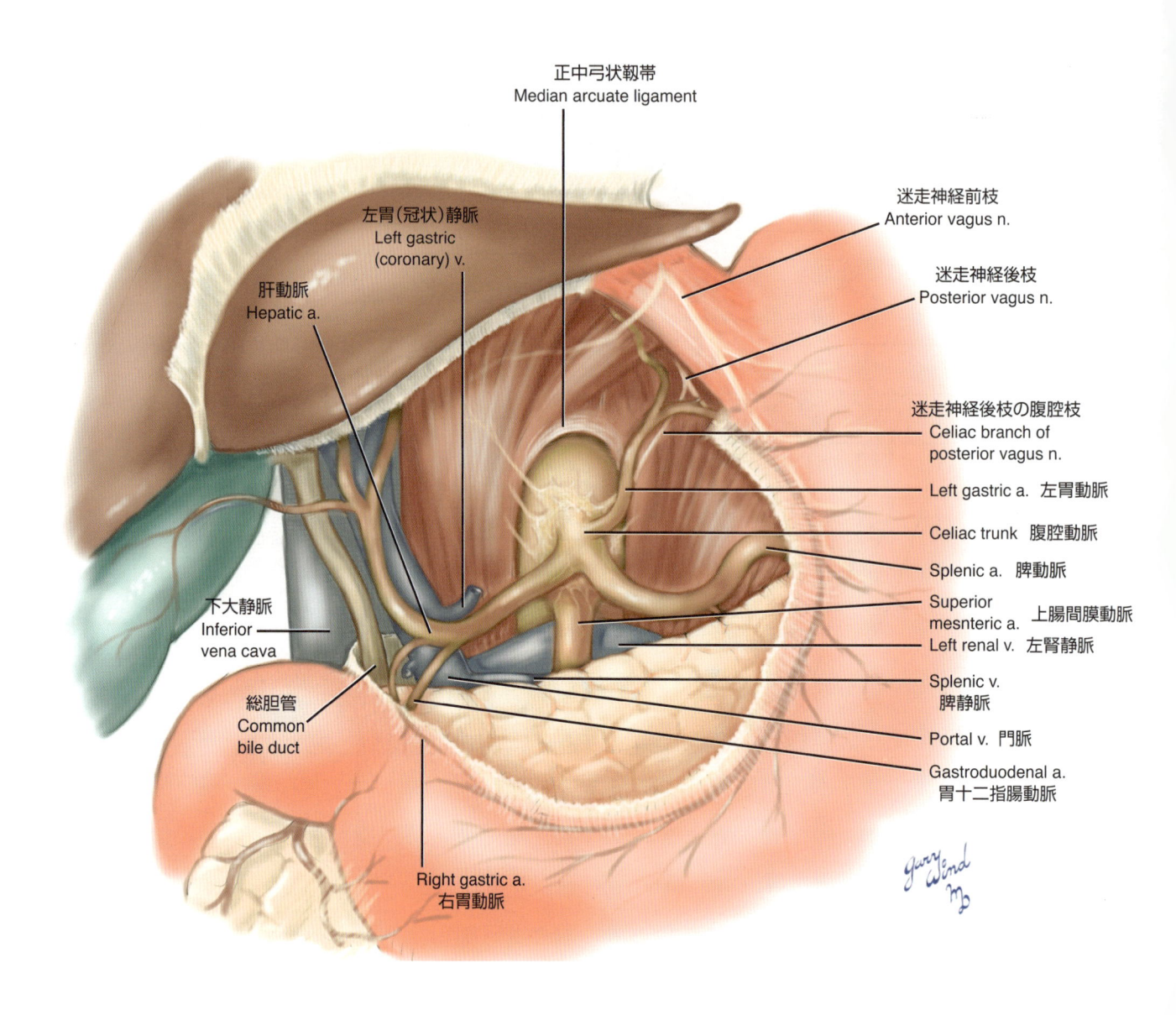

図 10-2　腹腔動脈を露出するために，小網と腹膜を除いている．

固有肝動脈は大網後方の腹膜下を右方向に走行し，幽門のすぐ頭側で肝十二指腸靱帯に入り，総胆管の左側で肝門部へと上行する．肝動脈の最終分岐の形態はきわめて変化に富み，肝動脈分枝の起始が他の動脈であることも珍しくはない．

脾動脈は，腹膜下に膵臓の上縁を蛇行しながら下行する．脾動脈からは背側膵動脈と2,3本のやや小さい枝が分岐する．脾動脈は脾門部の近くで4,5本に分岐し，その中の短胃動脈と左胃大網動脈はそれぞれ胃脾靱帯と胃結腸靱帯内を走行する（**図10-3**）．

左胃動脈は，胃食道接合部において胃小弯側に到達するまで腹膜下で短い距離を上行する．その部分では左胃静脈（冠状静脈）と迷走神経後枝の腹腔枝が伴走する．食道を授動するとき，胃の後壁の剥離に当たって外科医の指を制限するのはこの左胃動脈である．

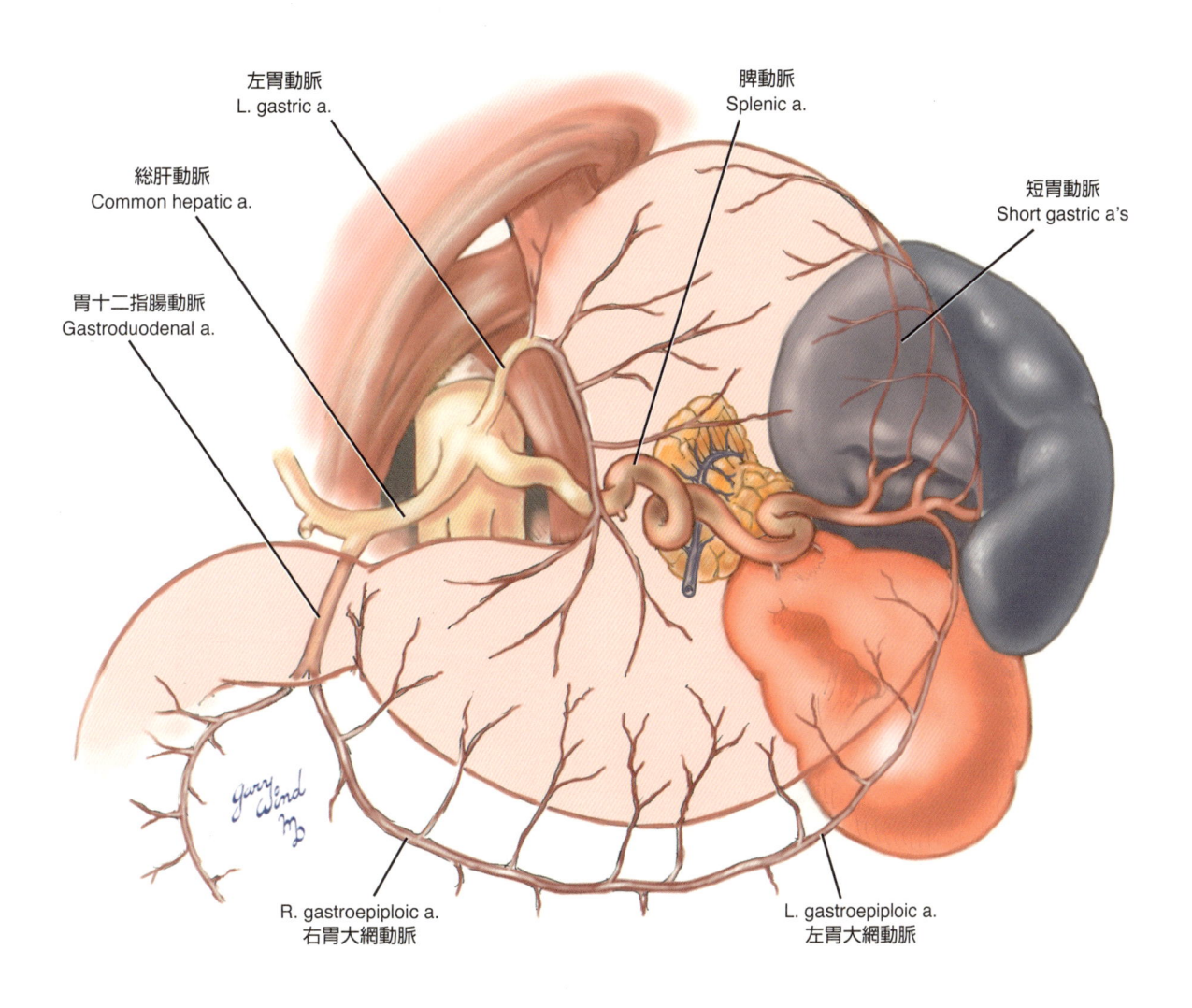

図10-3　胃周囲の腹腔動脈分枝の吻合を示す．

上腸間膜動脈　superior mesenteric artery

大動脈から分岐する上腸間膜動脈の起始部は尾側方向に鋭角となっている．左腎静脈は，この鋭角の中に入り込んでいる．上腸間膜動脈の最初の部分は，膵臓の頸部および脾静脈と交差する．膵臓の頸部の後方で，上腸間膜動脈は上腸間膜静脈と一緒になるので，この2本の動静脈は膵臓頸部の下縁で並走する（図10-4）．これらの血管は，膵臓の鉤状突起と十二指腸の水平部 third portion を通過した後，小腸腸間膜根部に入る．

上腸間膜動脈が膵臓の下に出てくるとすぐに，横行結腸間膜に流入する中結腸動脈を分岐する．膵臓鉤部のレベルで上腸間膜動脈はさらに下膵十二指腸動脈を分岐するが，この下膵十二指腸動脈は腹腔循環における膵十二指腸連絡路を経由する重要な側副血行路となる可能性がある．

上腸間膜動脈は引き続いて2本の名前を付けられた分枝と，小腸に血流を供給している多数の血管を分岐して

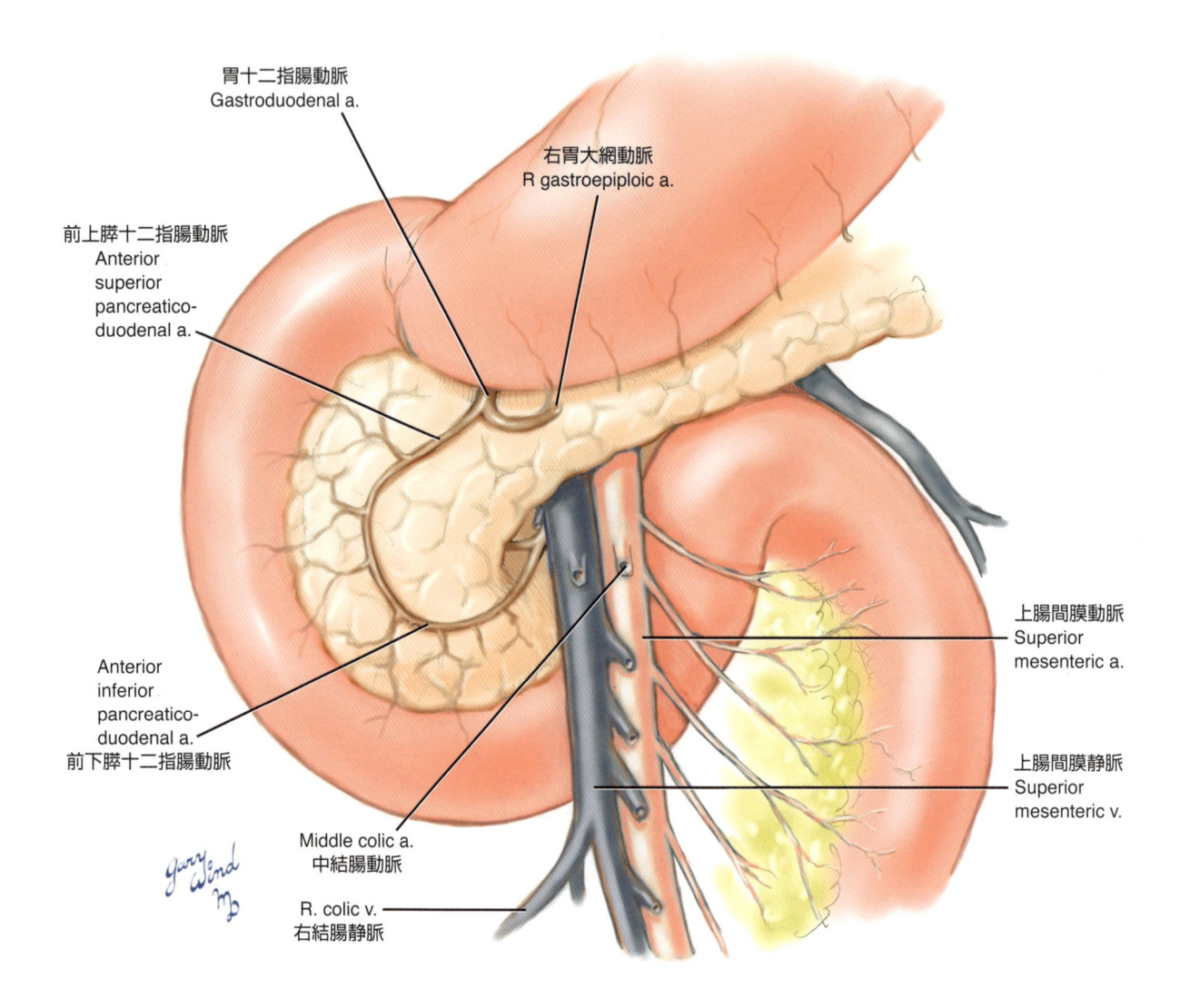

図10-4　上腸間膜動脈と静脈は，十二指腸の水平部と膵臓鉤部を並走して越えていく．

いる．上腸間膜動脈は十二指腸を越えるとすぐに，右半結腸の結腸間膜に流入する右結腸動脈を分岐する．回結腸動脈は右結腸動脈と同様の部位かあるいはその末梢から起始し，盲腸へ向かって下行する．小腸間膜の基部は正中より右下方へ延びているので，この間膜を右方に授動することで大動脈を露出することができる（**図 10-5**）．

下腸間膜動脈　inferior mesenteric artery

下腸間膜動脈は，十二指腸の水平部が腹部大動脈と交差する付近で，その十二指腸水平部の下縁の近くで腹部大動脈から起始する（**図 10-1**）．下腸間膜動脈は腹部大動脈に沿って下行し，すぐに左結腸間膜内に流入する．下

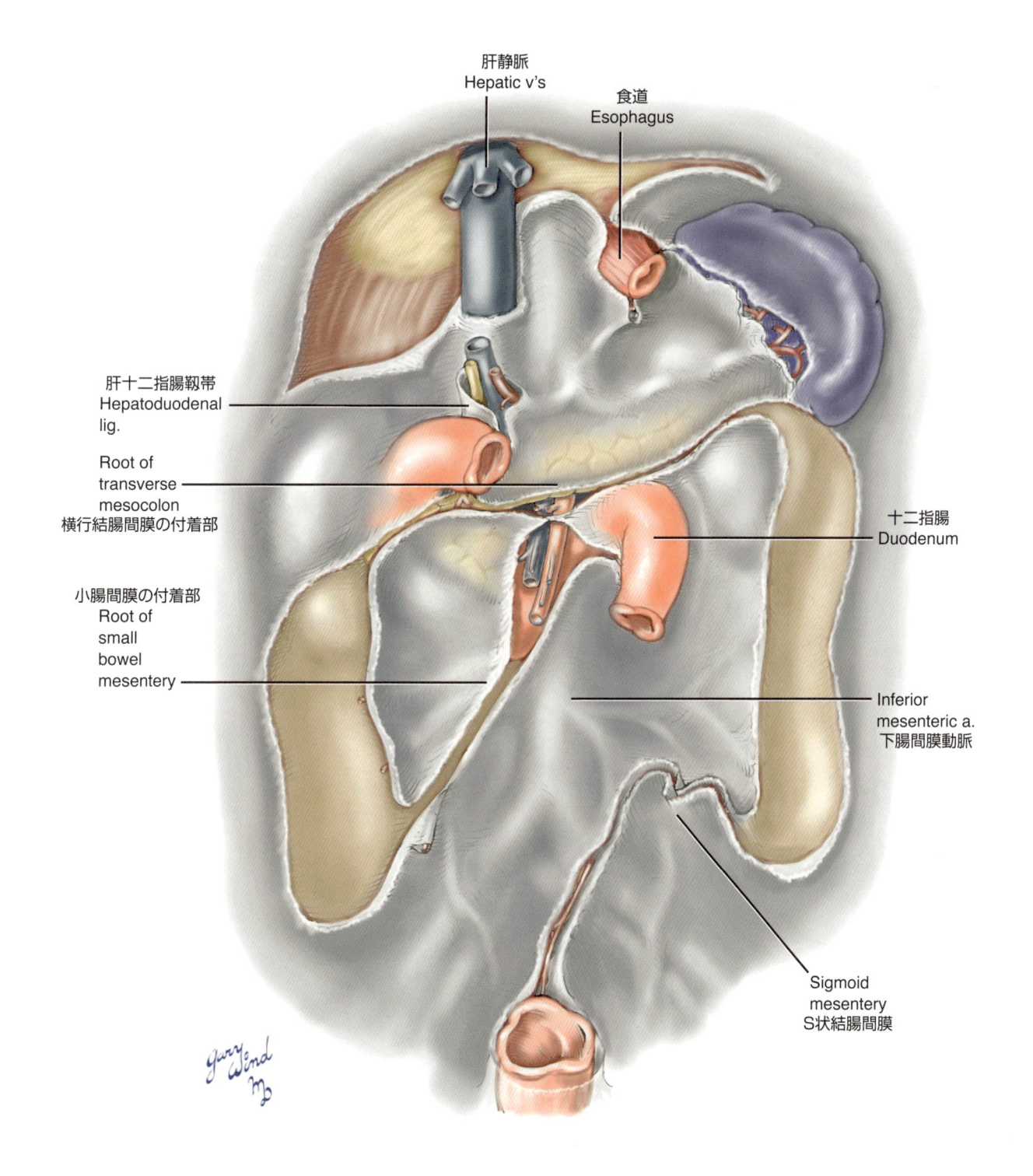

図 10-5　上腸間膜動脈は，横行結腸間膜と小腸間膜の付着部が一緒になる場所に位置している．

腸間膜動脈はその起始部から5cmほどの範囲内で最初の分枝である左結腸動脈を分岐し，次いで可動性のS状結腸間膜内に流入する何本かのS状結腸動脈分枝を出して，最後に上直腸動脈となって終了する．上直腸動脈は，左腸骨動静脈と交差して上部直腸の後壁に至る（図10-1）．上腸間膜動脈の閉塞性疾患の中には，左結腸動脈と中結腸動脈との間が肥大し，腸間膜動脈に屈曲が生じることがあり，このような場合，屈曲した腸間膜動脈が上腸間膜動脈系の不十分な血行を補っている例がある（Riolanが記載した．下図参照）．

腹部の側副血行路

腹部血管の3つの領域間での主要な交通は，一部が閉塞したときには側副血行路となる（図10-6）．膵-十二指腸連絡路は腹腔動脈と上腸間膜動脈の循環とつながる．辺縁動脈（Drummondの）は，中結腸動脈の左分枝と，左結腸動脈の上行枝によって構成される．脾弯曲部での連絡が完全であれば，どちらか一方の動脈が閉塞しても，辺縁動脈からの血流で上腸間膜動脈領域と下腸間膜動脈領域の臓器循環は維持されるであろう．なかには，下腸間膜動脈領域と上腸間膜動脈領域の間に太い側副血行路が発達した例がある．このいわゆる屈曲したmeandering腸間膜動脈（Riolanの）は，上腸間膜動脈あるいは下腸間膜動脈分枝の閉塞性疾患に伴って，横行結腸間膜内の血管が高度に発達して屈曲したことから名づけられた．下腸間膜動脈領域には，上直腸動脈と内腸骨動脈の枝である下直腸動脈との側副血行路からも血流がきている．

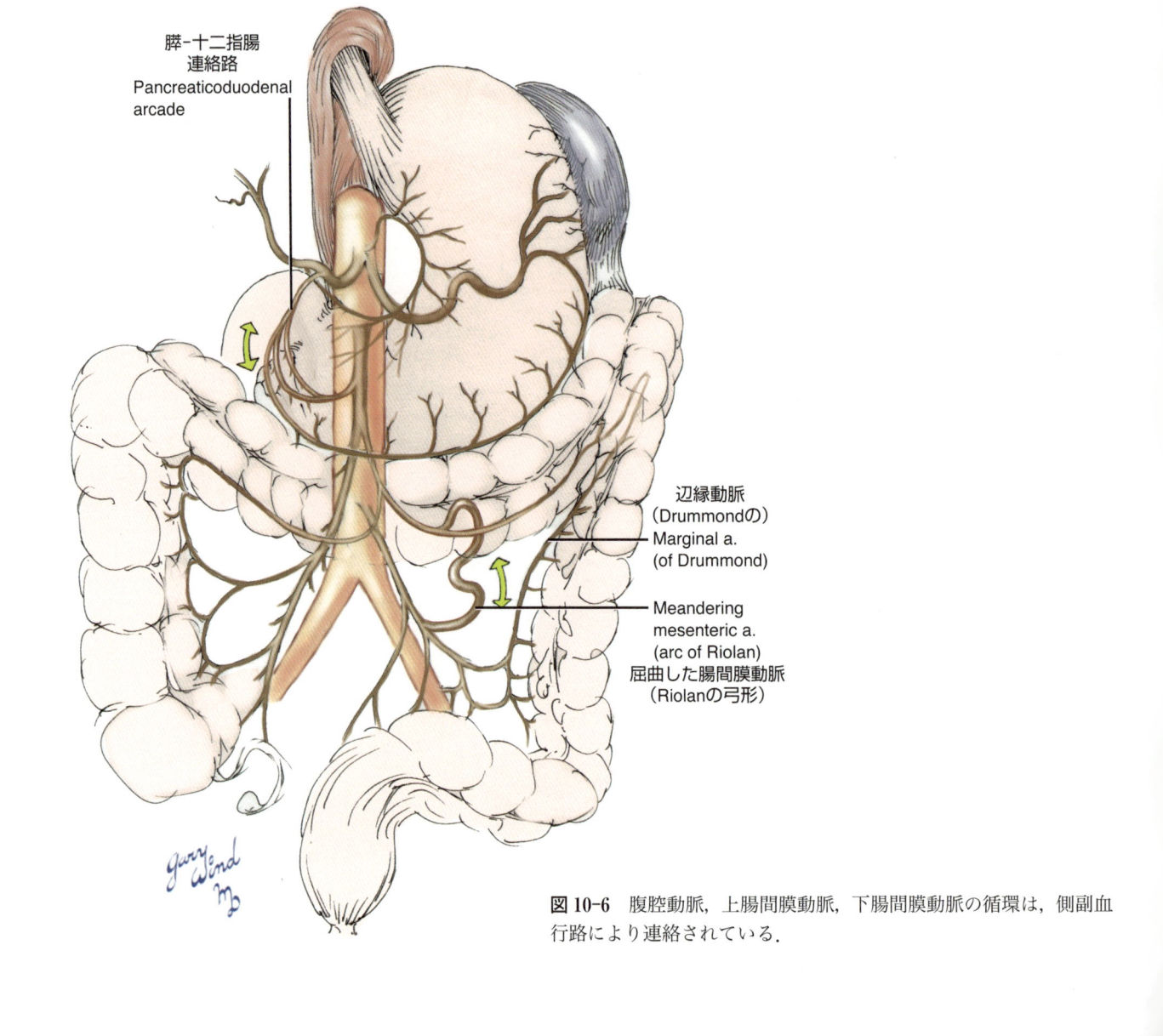

図10-6 腹腔動脈，上腸間膜動脈，下腸間膜動脈の循環は，側副血行路により連絡されている．

腸間膜動脈の露出

腸間膜循環に関する主要な3本の動脈間の側副血行路のネットワークがあるおかげで，動脈硬化性疾患により1本あるいはそれ以上の腸間膜動脈の血流が徐々に減少した場合でも，腸管の壊死を防止できる可能性がある．一般に，慢性の腸管虚血の症状が出現するには，少なくとも3本のうち2本の血管の血流が低下しているはずである[1]．しかしながら，このルールに対しては多くの例外があるようである．2本の閉塞かあるいは3本の血管がすべて閉塞していても，全く症状のない例も報告されている[2,3]．それとは反対に，横隔膜の正中弓状靱帯あるいは腹腔動脈周囲交感神経線維による1本の動脈（腹腔動脈）の圧迫によって，いわゆる腹腔動脈圧迫症候群の症状が起こると多くの人々により信じられている[4,5]．しかし，この症候群についてはまだ議論の余地があり，腹腔動脈の圧迫を解除しても，一部の症例において症状が永続的に寛解するわけではないとする報告もある[6,7]．さらに，CT検査で腹腔動脈の圧迫が証明されても，5%程度までは症状のない健康な症例があることが判明している[8]．

慢性の腹部内臓動脈の閉塞とは対照的に，急性の動脈閉塞ではたった1本の閉塞であっても，十分な側副血行路が発達する時間的余裕がないために，多くの場合突然の腹部症状を呈する．上腸間膜動脈は，急性腸管虚血を来たす原因となる動脈として最も頻度が高く[9,10]，そして腸管の壊死を避けるためには，この動脈の血流の早急な再開が必要である．完全閉塞でない場合の種々の腸管虚血については，十分にほかの報告で要約されているので参照してほしい[10,11]．

上腸間膜動脈近位部の急性閉塞の2つの一般的な原因は，多くの場合，開腹術により判明する．血栓症は一般に上腸間膜動脈起始部の近傍に起こり，全小腸と右半結腸の壊死を引き起こす．塞栓症では多くの場合，上腸間膜動脈から中結腸動脈が分岐する付近で塞栓により閉塞し，最初の2～3本の空腸枝が残るので，小部分の空腸近位部が残存する[9]（図10-7）．

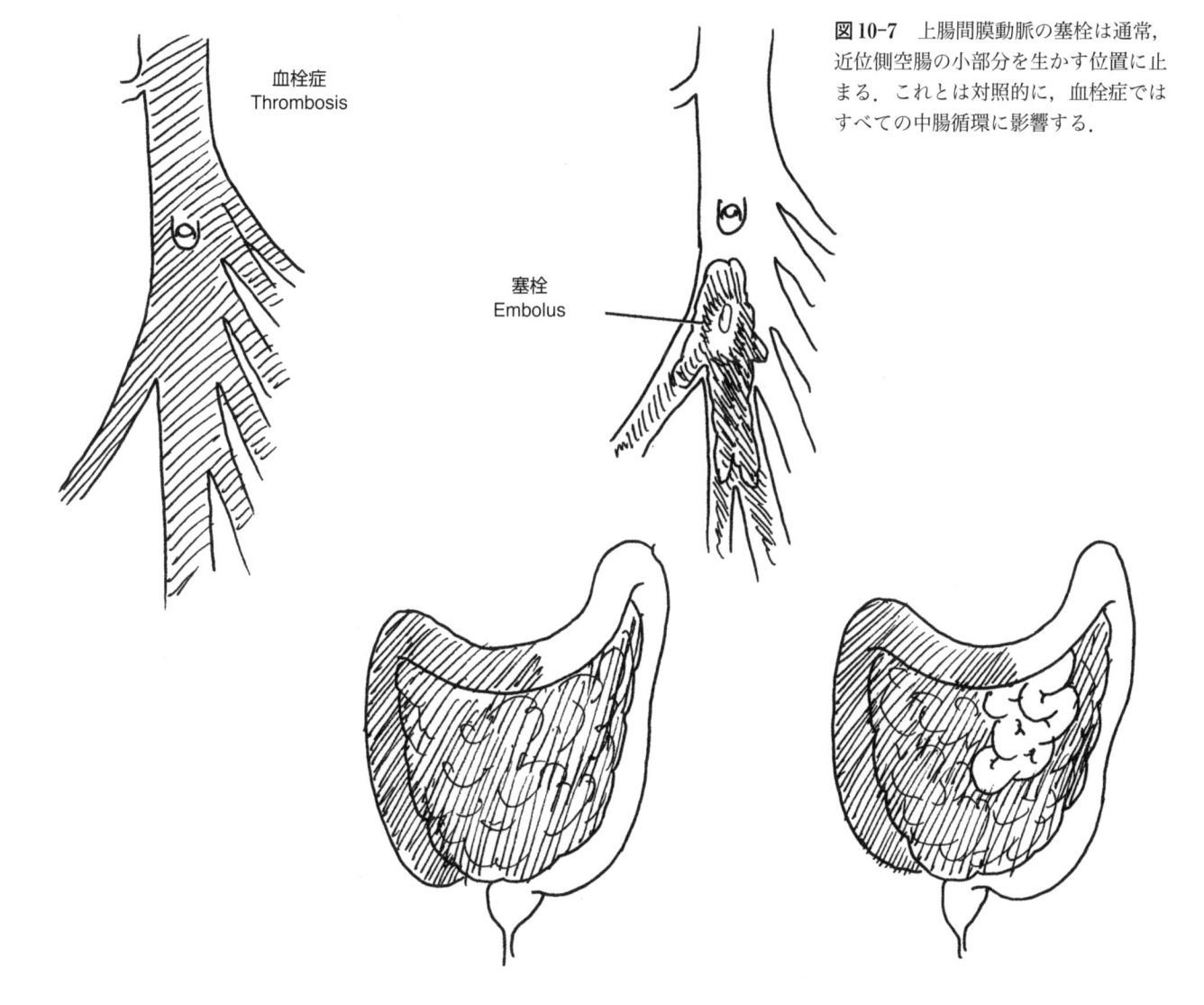

図10-7 上腸間膜動脈の塞栓は通常，近位側空腸の小部分を生かす位置に止まる．これとは対照的に，血栓症ではすべての中腸循環に影響する．

血管内治療は，急性あるいは慢性の腸間膜動脈領域の虚血に対して，症例によっては有用な選択肢であるが[12,13]，依然として外科的治療が標準と考えられている．外科的治療は，経皮的血管形成術やステント治療と比較して症状の再発率が低い．開腹による血栓除去術やバイパス手術は，急性腸間膜動脈虚血に対しても適応となる．経皮的カテーテルから血栓溶解薬を直接に注入することで，上腸間膜動脈の血流を再開できるとしても[14]，急性腸間膜動脈虚血に対する外科的治療により，腸管壊死の有無を検査する機会が得られる．

上腸間膜動脈の塞栓除去術は，塞栓による急性閉塞に対してシンプルに実施でき，しかも効果が持続する手術である[9]．上腸間膜動脈の血栓性閉塞例に対する最善の血行再建方法については議論のあるところであり，対象となる疾患によっても異なる．長期の良好な成績が，順行性バイパス[15]，逆行性バイパス[16]（図10-16参照），そして経大動脈的血栓内膜除去術[17]で報告されている．状態の悪い患者の場合，バイパス手術に変えて，手術時に上腸間膜動脈にステント治療を行うことで虚血時間を短縮できる可能性がある[18]．

以下は，開腹術による腸間膜動脈の露出に関して述べる．経大動脈的な動脈内膜切除術に有利な胸腹部切開による後腹膜アプローチについては，第9章で詳細に述べている．

開腹術による腹腔動脈および上腸間膜動脈の起始部の露出

患者は背臥位とし，腹部全体と胸部の下方を消毒し，ドレープをかける．剣状突起より臍部に至るまでの腹部正中切開を置く．皮下の組織を切開して白線を切離し，直視下に腹腔内に入る．腹腔内を型通りに検索した後に，開腹鉤により腹部の正中創を固定する．

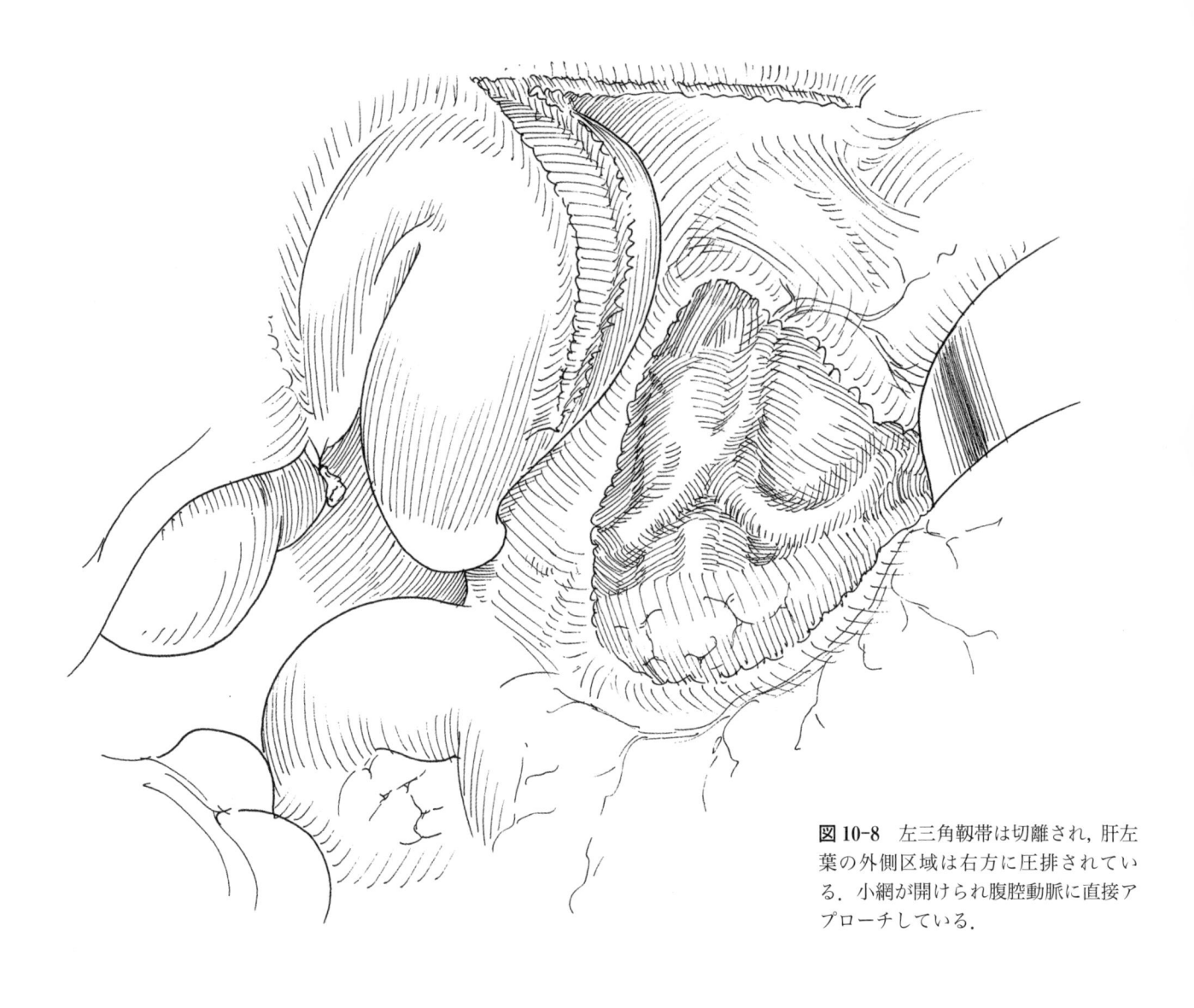

図10-8 左三角靱帯は切離され，肝左葉の外側区域は右方に圧排されている．小網が開けられ腹腔動脈に直接アプローチしている．

左の三角形靱帯は切離され，肝臓の外側区域は右方に授動する（図10-8）．胃肝靱帯は胃食道接合部より幽門部に至るところまで切離するが，その際，胃の小弯付近を走行する迷走神経の線維を温存する．食道下部と胃小弯側を患者の左に軽く牽引すると，腹膜後壁の奥深くに腹腔動脈およびその分枝が走行している．胸部大動脈の末梢は，後壁腹膜を開け，弓状靱帯を正中で切離し，大動脈前面の左右の弓状靱帯の線維を剥離することによって露出される（図10-9）．腹腔動脈の露出には，腹腔神経節を切離することが必要で（図10-10），この神経節は腹

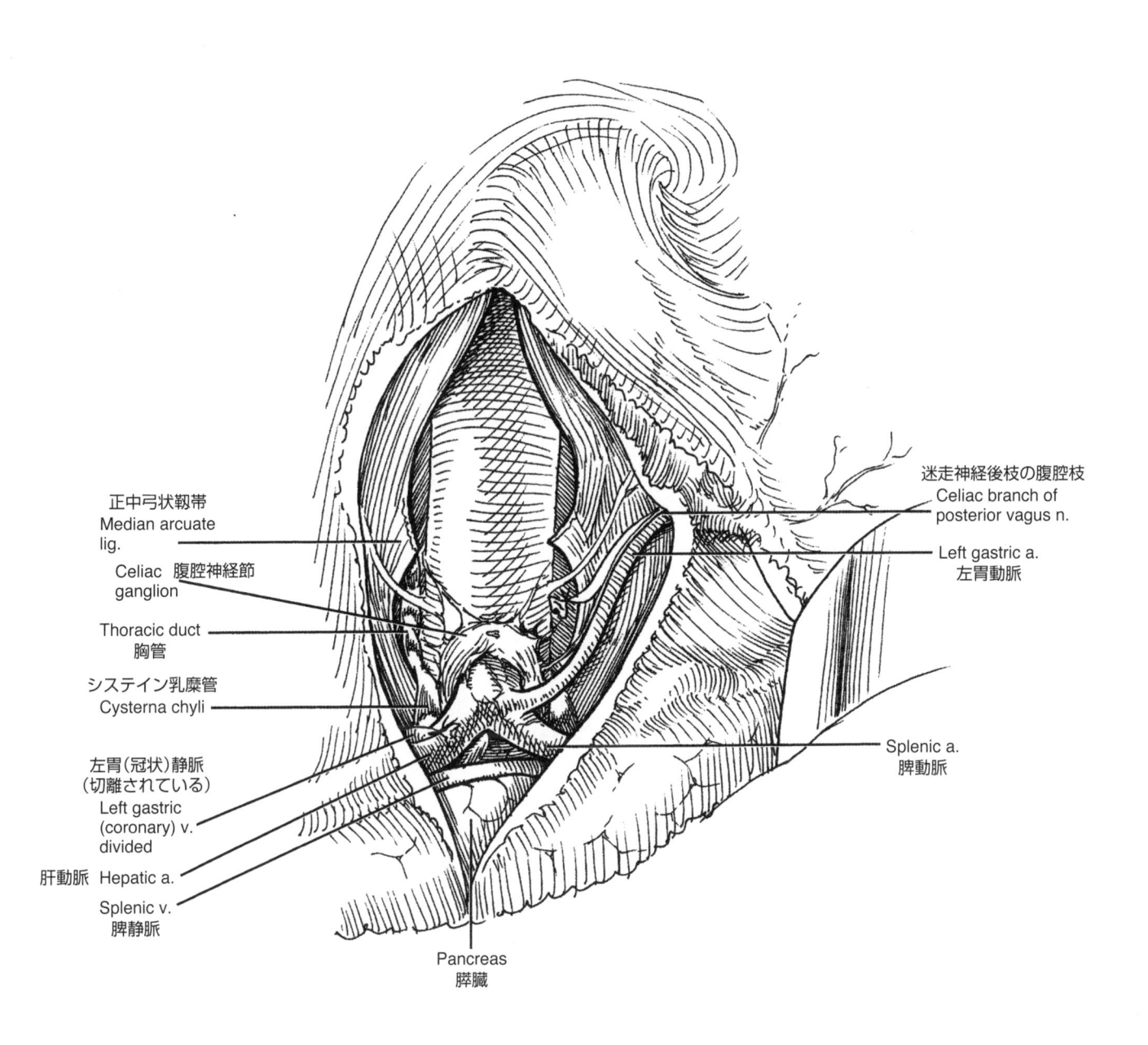

図10-9 後方の壁側腹膜は切開され，正中弓状靱帯が切離されて腹腔動脈が露出される．

腔動脈の起始部から 3〜5 mm の範囲で腹腔動脈を囲み，厚い線維組織の層となっている．下横隔動脈が腹腔動脈から起始している例が 47% あり[19]，腹腔動脈の確保に当たっては，この動脈の処理が必要である．

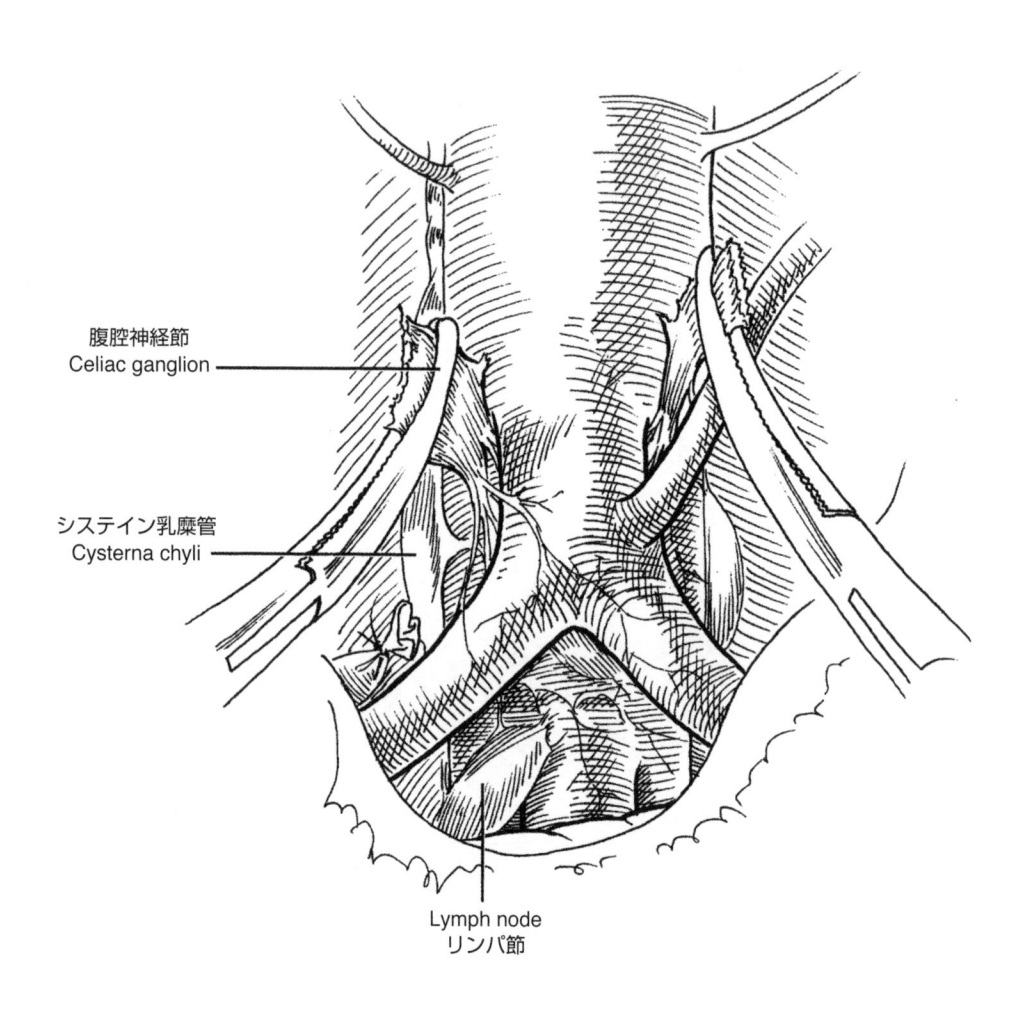

図 10-10 腹腔動脈を十分に露出するには，腹腔神経節を除去する必要がある．

上腸間膜動脈起始部は，膵臓の上縁を授動し（**図 10-11**），腹腔動脈の尾側の大動脈前面を剥離することで露出できる[20]．剥離は，膵臓の上縁と，肝動脈と脾動脈との間で進める．脾動脈から膵臓への分枝を損傷しないためには，外側への剥離あるいは膵臓上縁の大動脈左方への強い牽引は避けなければならない．2本の動脈起始部の間の短い大動脈壁を露出するためには，腹腔動脈尾側の神経節線維を剥離する必要がある．上腸間膜動脈の起始部は，膵頸部の後方に位置し，膵頸部を脾静脈に沿って前方に授動することで露出できる．上腸間膜動脈の授動の際には，下膵十二指腸動脈を損傷しないように注意が必要である．もし膵臓の炎症や何らかの局所的原因により，上腸間膜動脈起始部の露出が困難であったり，危険である場合は，動脈の露出は腸間膜の中で可能である（以下の項を参照）．

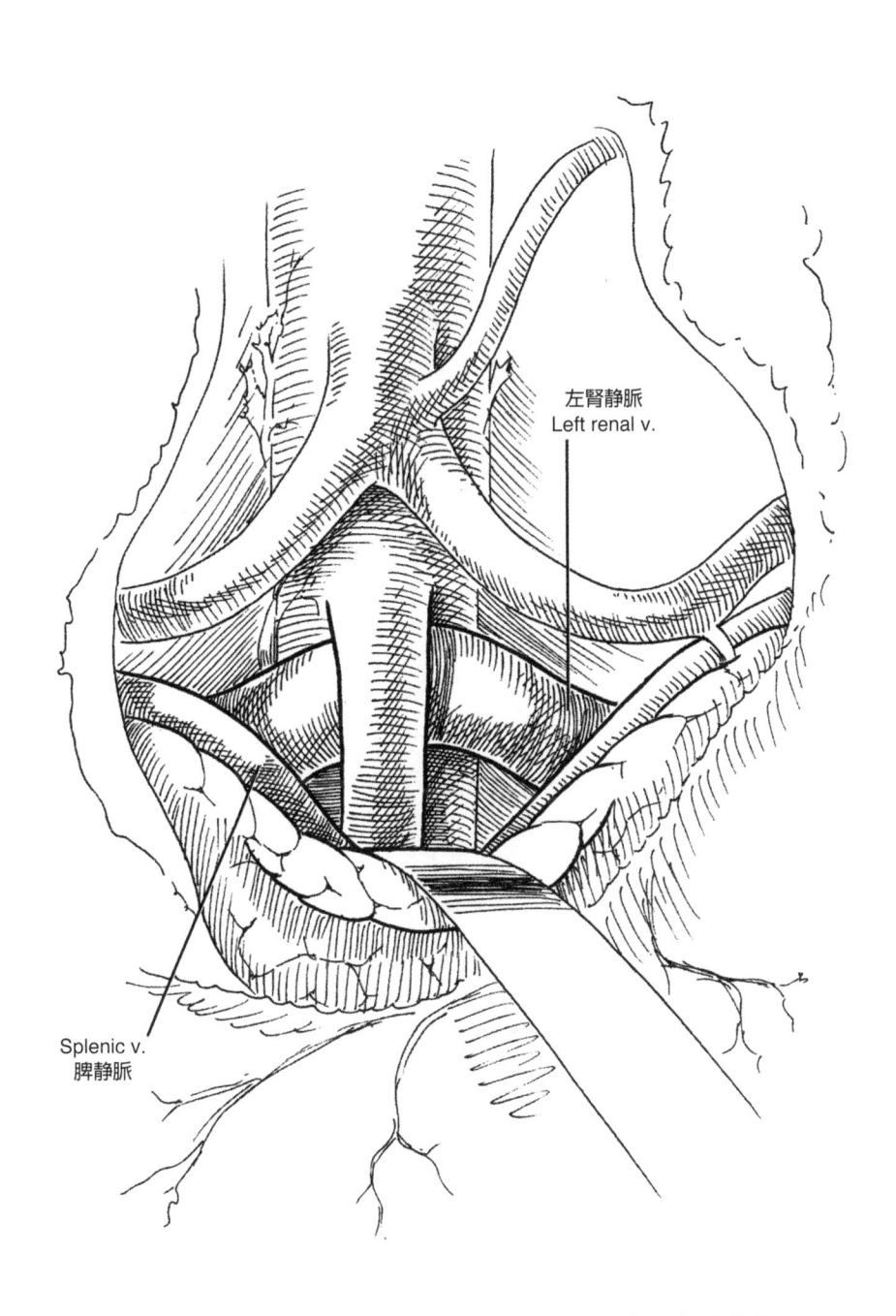

図 10-11 膵上縁を尾側に索引することで，上腸間膜動脈の起始部を露出することができる．

腸間膜内での上腸間膜動脈の露出

上腸間膜動脈を膵臓，またはその下縁で露出するには一般に2通りのアプローチが存在する．横行結腸間膜の基部での前方アプローチは，すぐに剥離可能で，しかも急性閉塞に対する単純な血栓除去には十分な方法である．しかし，腎動脈下の腹部大動脈から逆行性に上腸間膜動脈へバイパスするためには，この前方アプローチでは十二指腸と交差することとなる．これらのケースでは十二指腸の4番目の部分へ，外側からさらに頭側へのアプローチが必要である．

開腹後はすぐに腹腔内を検索し，腸管壊死の部位と範囲を評価する．上腸間膜動脈に前面からアプローチするには，横行結腸と網嚢を持ち上げ，腸管は腸管用の濡らしたパックに入れて右に移動させる．横行結腸間膜の基部で水平方向に腹膜を切離し，十二指腸-空腸接合部より患者の右側の方向へ切開線を延長させる．中結腸動脈を横行結腸間膜の中で確認し，それを中枢側に追うことで上腸間膜動脈から起始する部位を見つけることができる（図10-12）．中結腸動脈と右結腸動脈との間の上腸間

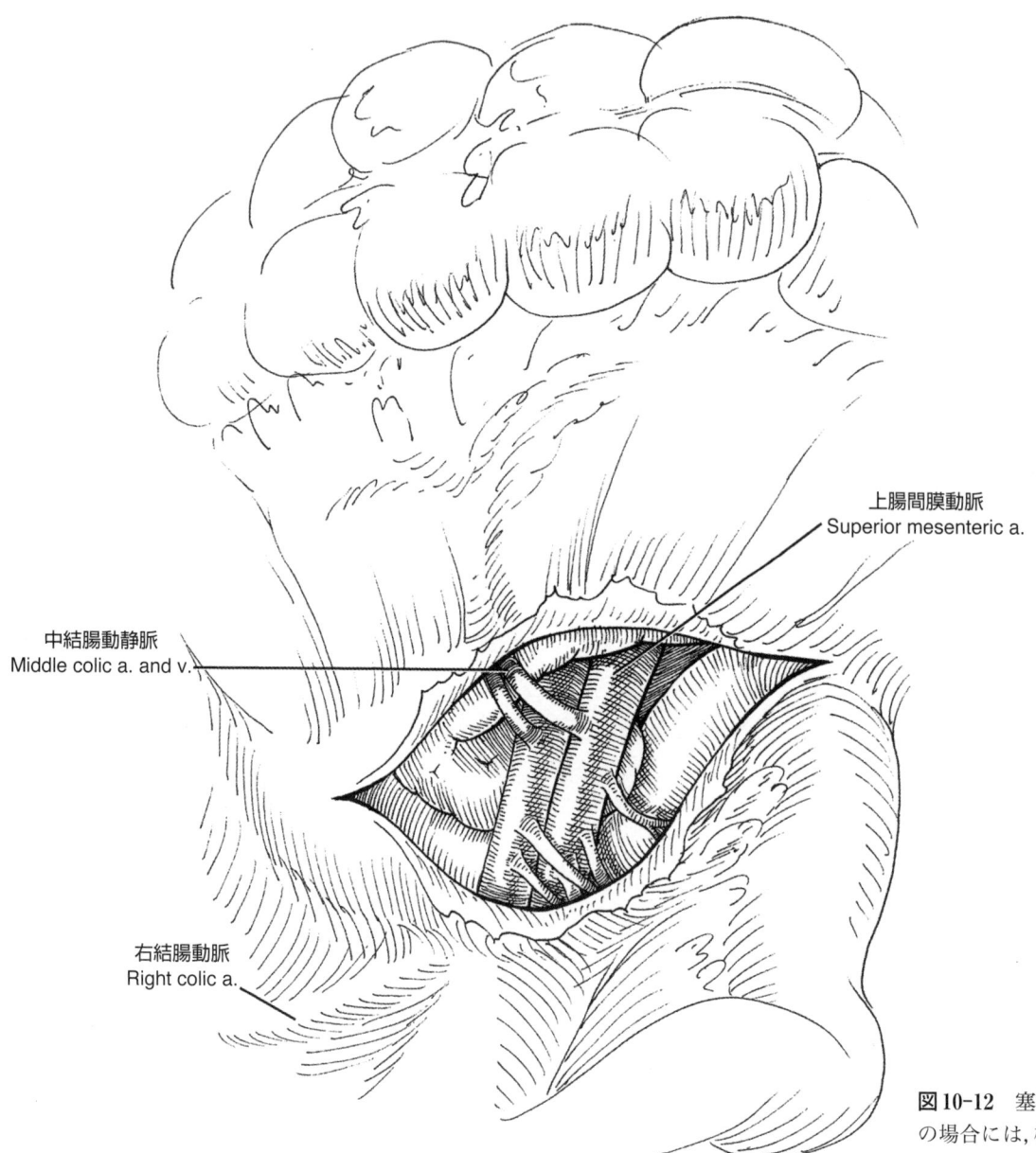

図10-12 塞栓による急性閉塞の場合には，横行結腸間膜基部での上腸間膜動脈への前方アプローチが推奨される．

膜動脈は，周囲のリンパ組織や交感神経線維から容易に剥離される．塞栓除去術の前に，確認した空腸枝をすべて温存することが大切である（**図10-13**）．剥離，確保に当たっては，もろい上腸間膜動脈やその枝を損傷しないように最大限の注意を払うべきである．さらに中枢側の剥離は，膵臓下縁を慎重に頭側に牽引することによって可能である．

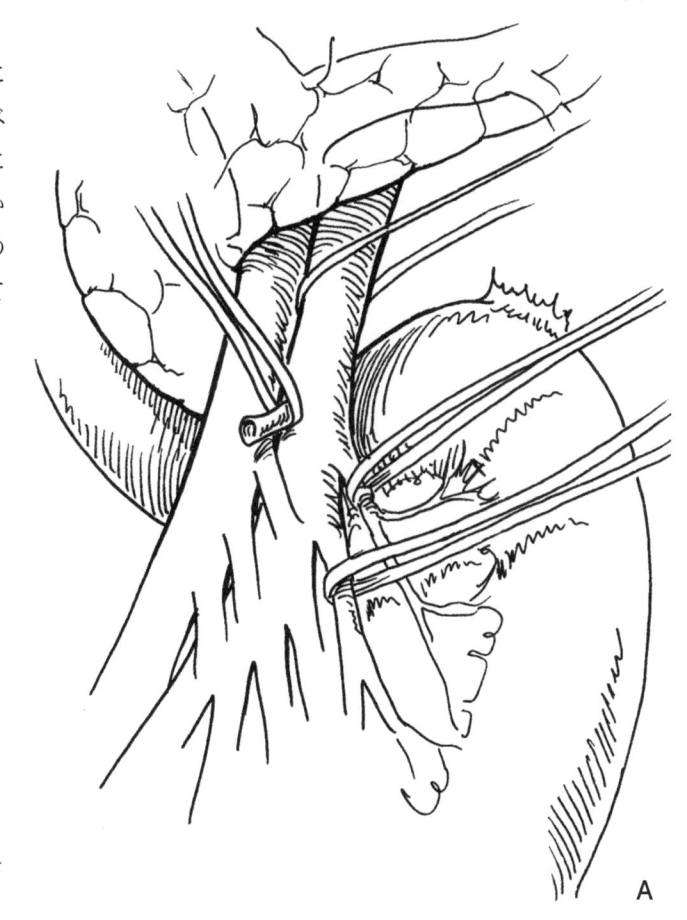

図10-13 上腸間膜動脈の確保，動脈切開，そして塞栓除去が示されている．

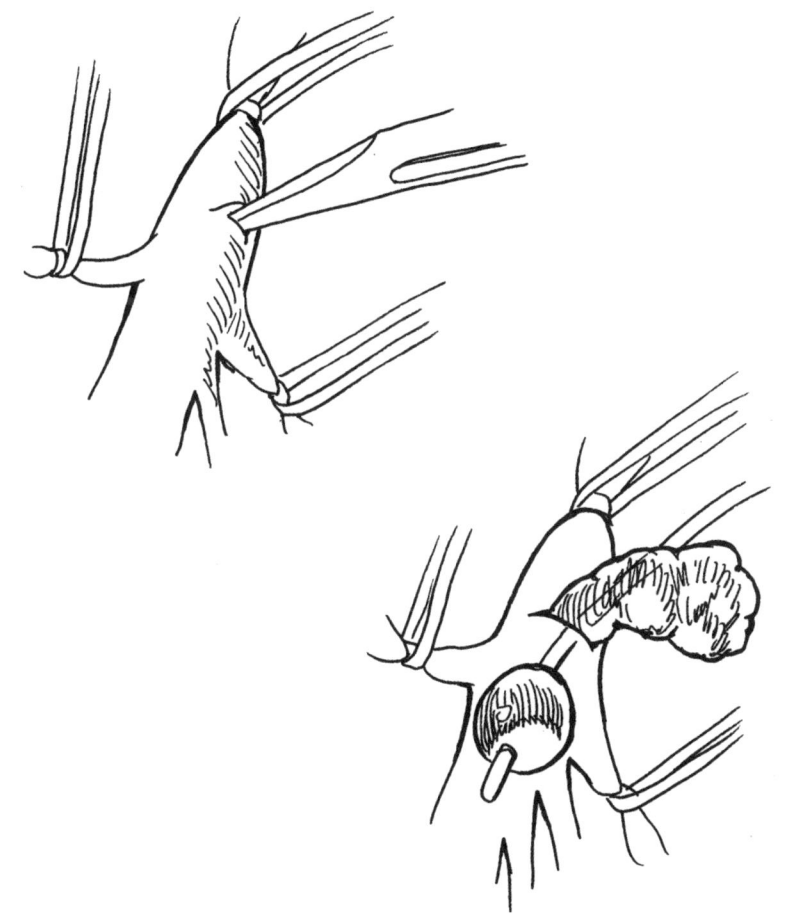

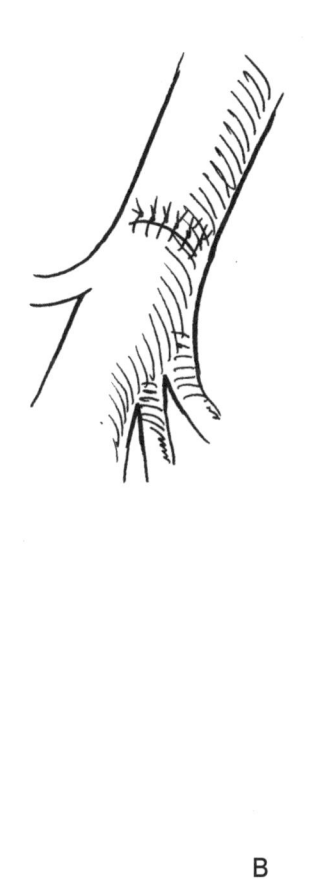

286 第Ⅳ部　腹部の血管

外側からのアプローチにより上腸間膜動脈を露出するには，十二指腸の4番目の部分をTreitz靱帯や腹腔の結合組織から授動する必要がある．上腸間膜動脈は，十二指腸頭側の結合組織内で確保できる（**図10-14**）．中枢側の露出は，膵臓の下縁を左腎静脈のレベルに牽引することで容易となる．

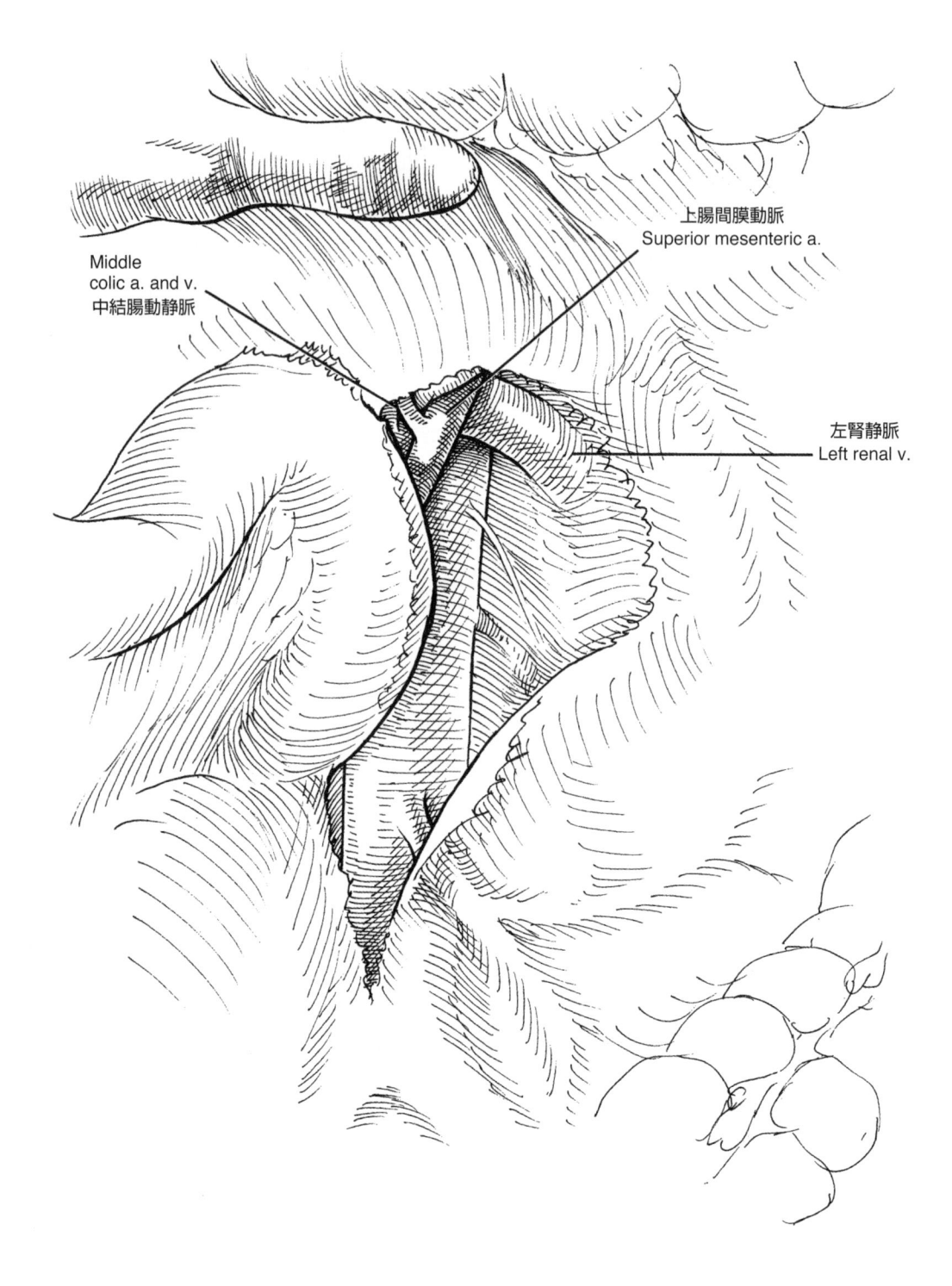

図10-14　上腸間膜動脈の慢性狭窄に対するバイパス術のためには，膵臓後部の上腸間膜動脈とその下方の腹部大動脈の双方を露出する必要があり，そのため十二指腸の第4部分が授動される．

上腸間膜動脈血行を再建するには，いくつかの選択肢がある．腎動脈下大動脈から上腸間膜動脈への短い逆行性バイパスは，短時間かつ最小限の剝離で実施できる（**図 10-15**）．しかしながら，腎動脈下大動脈には動脈硬化性プラークが高頻度に存在するので，一般的には他の流入部位が推奨される．右腸骨動脈からCループ型の長

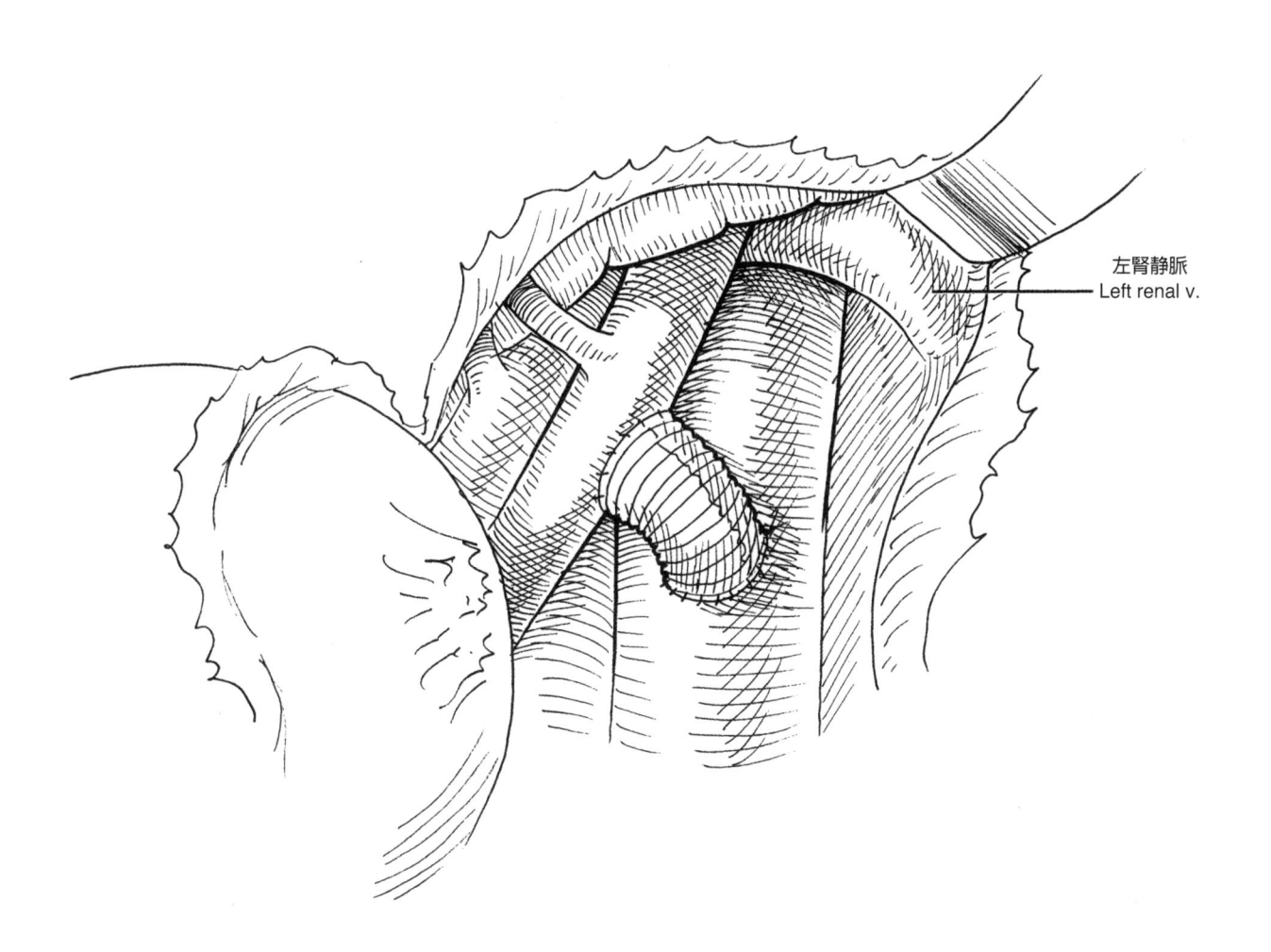

図 10-15 腹部大動脈より上腸間膜動脈への短く太い人工血管による逆行性バイパス術

い逆行性バイパス（**図10-16**），あるいは腹腔動脈上大動脈から膵臓の後面を通過させる順行性バイパス（**図10-17**）のいずれにおいても，良好な開存率が報告されている[15,16]．

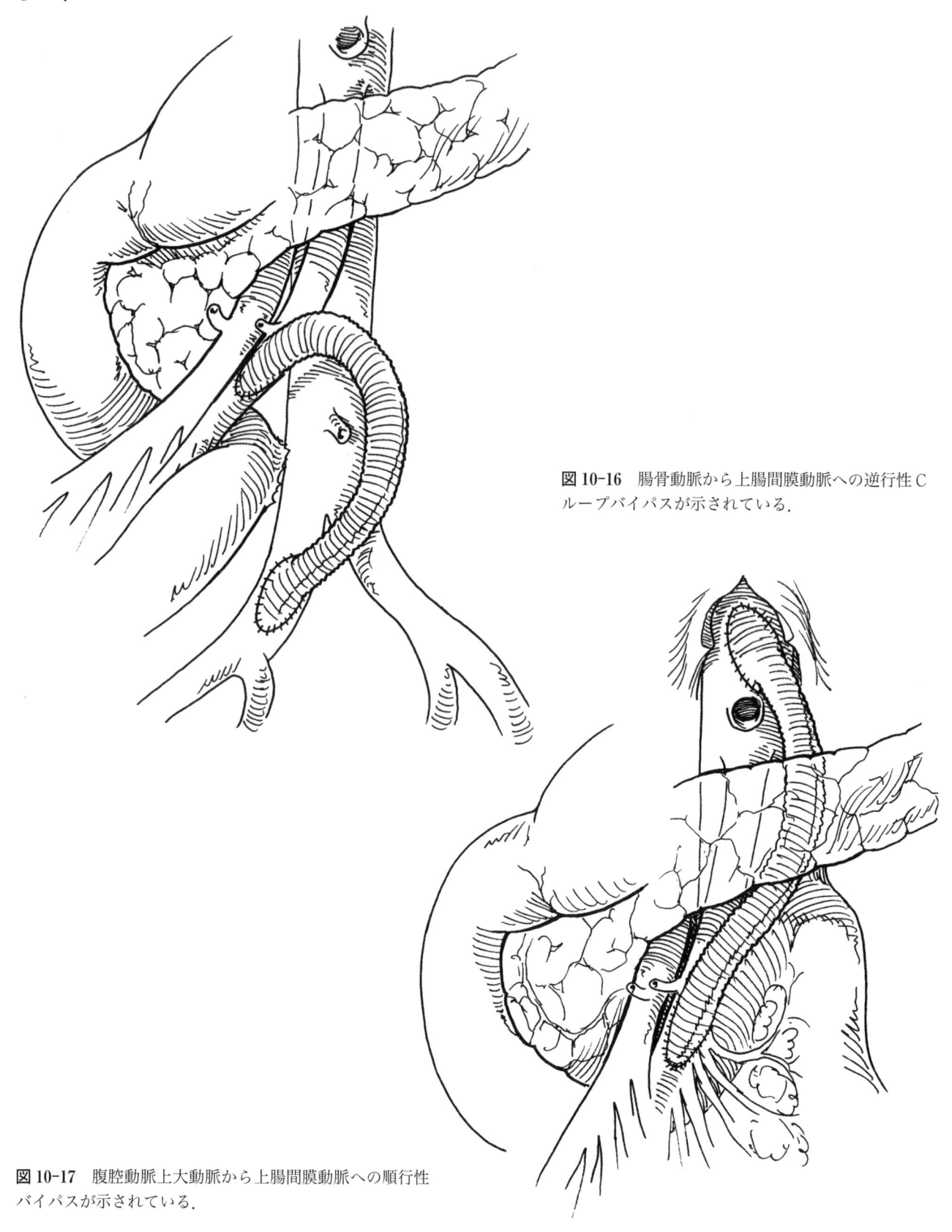

図10-16 腸骨動脈から上腸間膜動脈への逆行性Cループバイパスが示されている．

図10-17 腹腔動脈上大動脈から上腸間膜動脈への順行性バイパスが示されている．

下腸間膜動脈の露出

下腸間膜動脈を単独で再建する必要のある例はごく稀であり，他の腹部主要分枝の血行再建が，流出路の狭窄や腹腔内の広範な癒着により不可能な場合に限られるであろう[21]．下腸間膜動脈との太い，損なわれていない側副血行の存在が証明されなければならない[21]．

患者の体位と手術の準備は前述と同様である．多くの術者は腹部正中切開を好む．しかし臍下部の横切開も良好な視野であり，創の治癒も良好である[22]．開腹後，横行結腸は濡らした開腹用パッドで包んで上方に持ち上げ，腹壁の上に置く．小腸はやはり開腹用の濡らしたパッドあるいは小腸バッグに包んで，やさしく右方に圧排する．Treitz 靱帯と他の十二指腸周囲の結合組織を切離したのち，十二指腸を残りの小腸とともに右方に授動する（図 10-18）．腹部の大動脈は，後方の壁側腹膜を切離して露出する．下腸間膜動脈やその枝に不必要な損傷を避けるために，剥離を腹部大動脈の右側に限定することが重要である．大動脈前面に存在する線維性組織は，リンパ液の漏出を防ぐために結紮して切離すべきである．光沢のある大動脈の外膜は，薄い線維性の鞘に切り込みを入れることによって識別され，その部より外膜周囲の結合組織の剥離が可能である．大動脈周囲の結合組織は，大動脈の腸骨動脈分岐部より中枢の部分から左腎静脈の末梢レベルまで取り除かれるべきである．下腸間膜動脈は大動脈の正中よりやや左の前面で，大動脈分岐のおおよそ 3 cm ないし 4 cm 中枢側から起始している．下腸間膜動脈の確保はできるだけその起始部の近くで行い，そのすぐ近くの枝を傷つけることを避けるべきである．

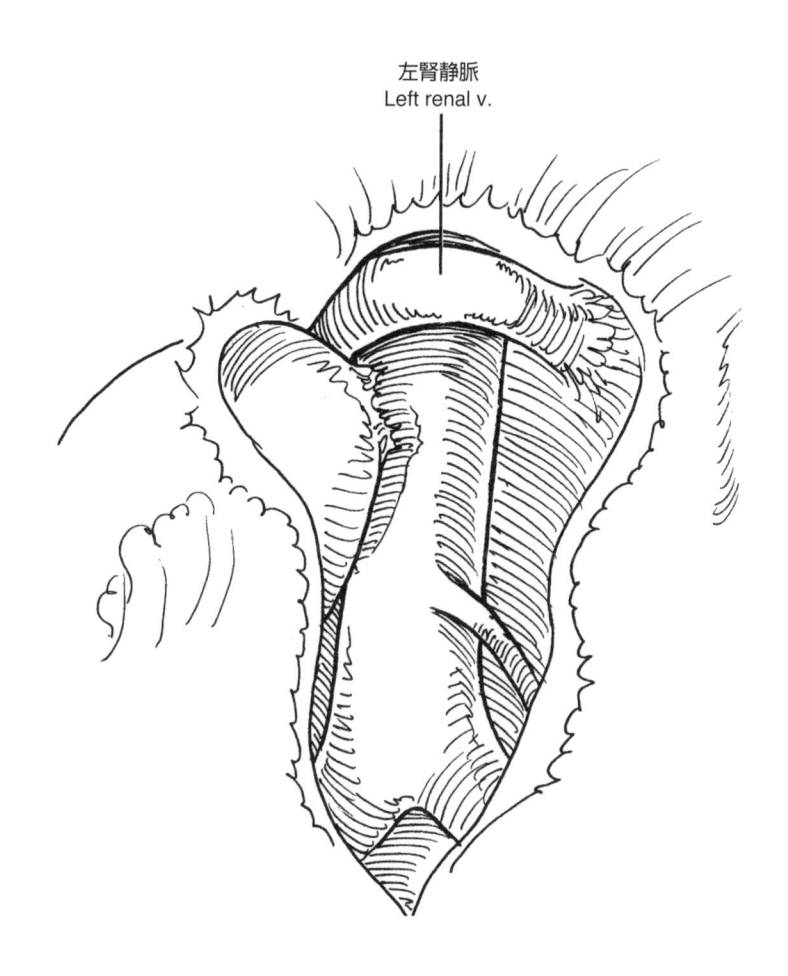

図 10-18 下腸間膜動脈は，授動された十二指腸の下方で，正中よりやや右方の後壁の腹膜を切開することで露出される．

肝動脈の露出

肝動脈は，腹部大動脈の病変や前回の後腹膜の手術などで大動脈の剝離が困難であったり，危険な例において，右腎動脈を再建するために使われてきた（第11章，**図11-14**参照）．一般に大動脈-腎動脈バイパスが推奨されるが，腎血管性高血圧症や虚血性腎不全患者においては，肝動脈-腎動脈バイパスも安全で長期開存性の良好な選択肢と考えられる[23,24]．肝動脈-腎動脈バイパスは，腎動脈上に大動脈内ステントグラフトを留置する場合においても，有力な選択肢となる[25,26]．肝循環の解剖学的形態は非常に変化に富むので，術前にCT，MR，あるいは血管造影検査で画像を確認しておくことが必須である．腹腔動脈起始部の閉塞性疾患の存在を除外するためには，術前検査で側面像の検討が必要である[2]．

患者は背臥位とし，パッド rolled sheet を当てて右側腹部を高位とする（**図10-19**）．胸部下部，腹部，鼠径部および大腿部を消毒し，ドレープで覆う．肋骨弓下縁から4〜5cm離れて，右肋骨弓下切開が正中から右第11肋骨の先端に至るまで延長される[27]．体格の大きい人や太った人では，切開は必要に応じて正中を越え山型となる[28]．

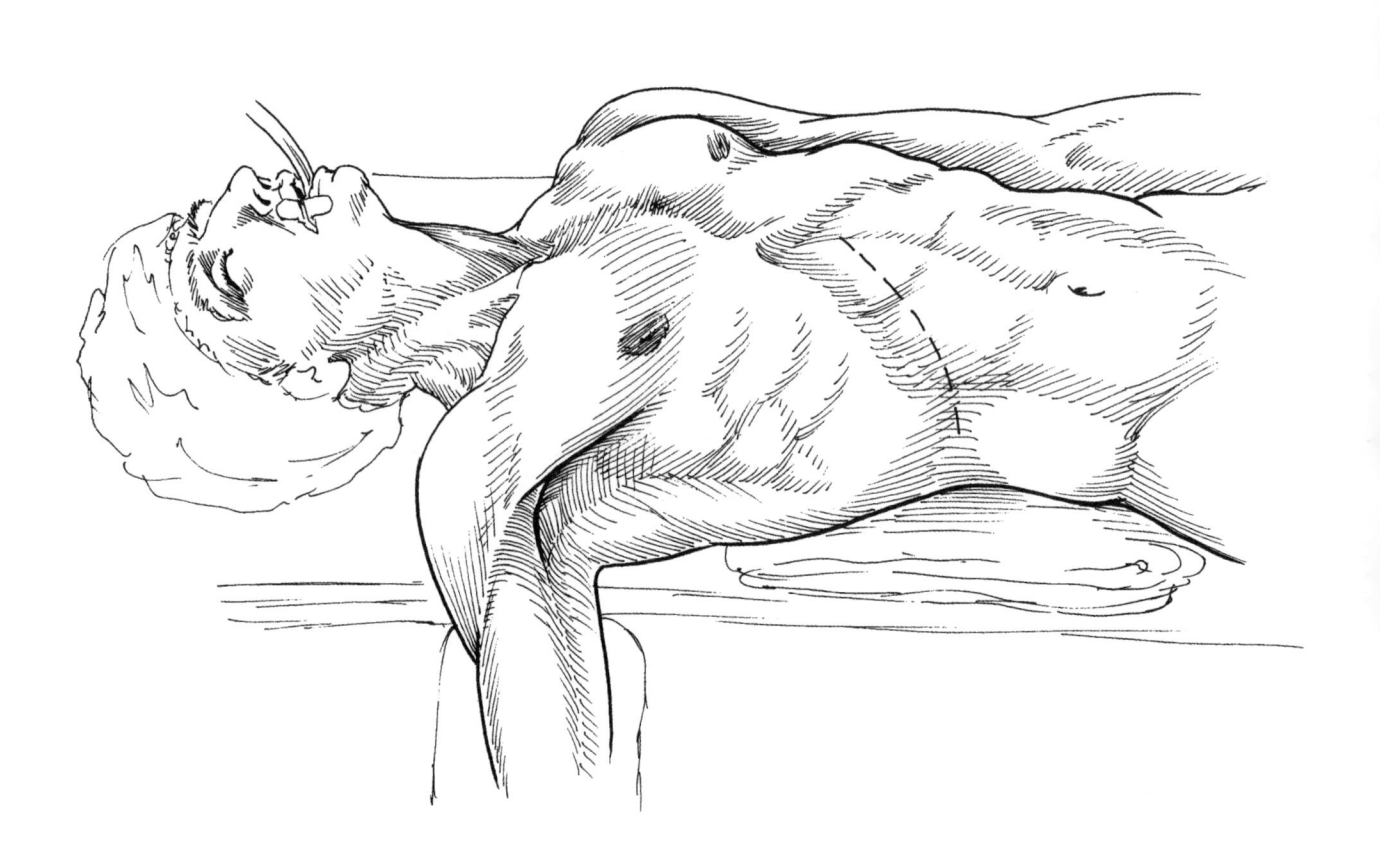

図10-19　肝動脈へのアプローチは，右の肋骨弓下切開による．

肝十二指腸靱帯の領域は，肝臓の右葉を上方に牽引し，小腸と右結腸を濡らした開腹手術用パックに包んで創の下方に圧排すると露出される（図 10-20）．肝十二指腸靱帯の表面を十二指腸の上縁付近で横に切離すると，肝動脈は総胆管の左側に位置している．動脈は慎重に剝離し，胃十二指腸動脈の前後で血管用の弾力性のある細いテープで確保しておく．バイパスは肝動脈の側壁で胃十二指腸動脈の中枢側あるいは末梢側に吻合される場合もあるが[27]，胃十二指腸動脈そのものをバイパス血管として使用することもある[29]．

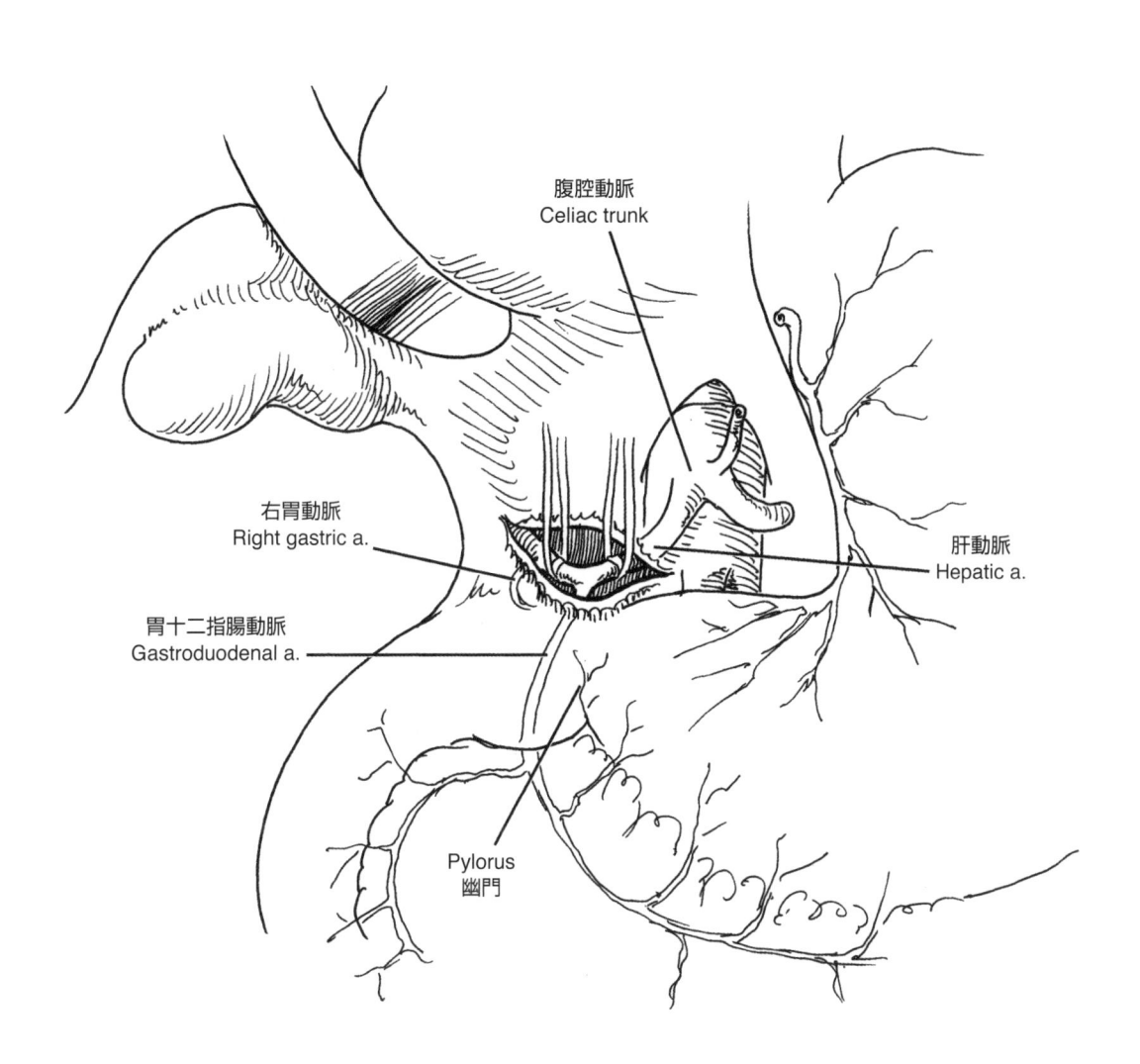

図 10-20　肝動脈は幽門部の上方で，胃十二指腸靱帯を剝離することで露出される．

脾動脈の露出

前回手術の癒着，局所の病変，そして動脈硬化性変化が高度なために，大動脈の使用が不可能な例には，脾動脈が左腎動脈再建の流入路に使われることがある[23,24]（第11章，**図11-14**参照）．脾動脈-腎動脈バイパスは，腎動脈上の大動脈内にステントグラフトが留置された例に使用された[26]．血流を十分に得るためには，脾動脈の開存と腹腔動脈起始部に閉塞病変のないことを術前の画像診断で確認しておく必要がある[2]．

患者は背臥位とし，パッドを用いて左側腹部を高位とする．胸部下部，腹部，鼠径部，大腿前面を消毒し，ドレープで覆う．Moncureら[27]，そしてBrewsterとDarling[30]は，脾動脈の露出のためには胸腹部切開を勧めているが，Novickら[31,32]は両側の肋骨弓下切開により良好な視野で脾動脈の露出が可能としている．上方の創を頭側に牽引するためには，特別な開創器を使用すると非常に役立つ．

型通りの腹腔内の検索が終了したならば，横行結腸を持ち上げ，小腸を開腹手術用小腸パックに包み右に圧排する．左結腸は，左外側の結腸靱帯を切離し，左結腸間膜とGerotaの筋膜前面との間を剥離して授動する．左結腸を脾弯曲部のレベルに反転した後，脾臓は脾横隔膜靱帯および脾腎靱帯を切離することで授動される．膵臓とGerotaの筋膜との間の層は鈍的に剥離され，そうすることで脾臓と膵尾部は前方および内側に移動可能である（**図10-21**）．脾動脈は膵臓の上縁近くで容易に確認できる．長く屈曲するのを避けるために，脾動脈はその中枢部分のみを剥離し，授動すべきである．末梢部ではしばしば動脈の径が細いので，血流を障害しないよう注意すべきである．膵臓へいく枝は，切離する前に，止血用クリップがはずれて厄介な出血を起こさないよう細い絹糸で結紮すべきである．左腎動脈との吻合に際しては，張力がかからないよう脾動脈の中枢部を十分に授動して，必要な長さを確保しなくてはならない．脾動脈を遮断して切離したあと，末梢側は結紮し，中枢側はスパズムを防止するためにバルーンカテーテルや目盛り付きのプローブなどで少し拡張しておく[30,31]．脾臓は短胃動脈や胃大網動脈などからの側副血行路により，十分な血流を供給されているので，摘出する必要はない[30〜32]．しかし，脾-腎動脈バイパス後に，脾梗塞の報告がある[33]．

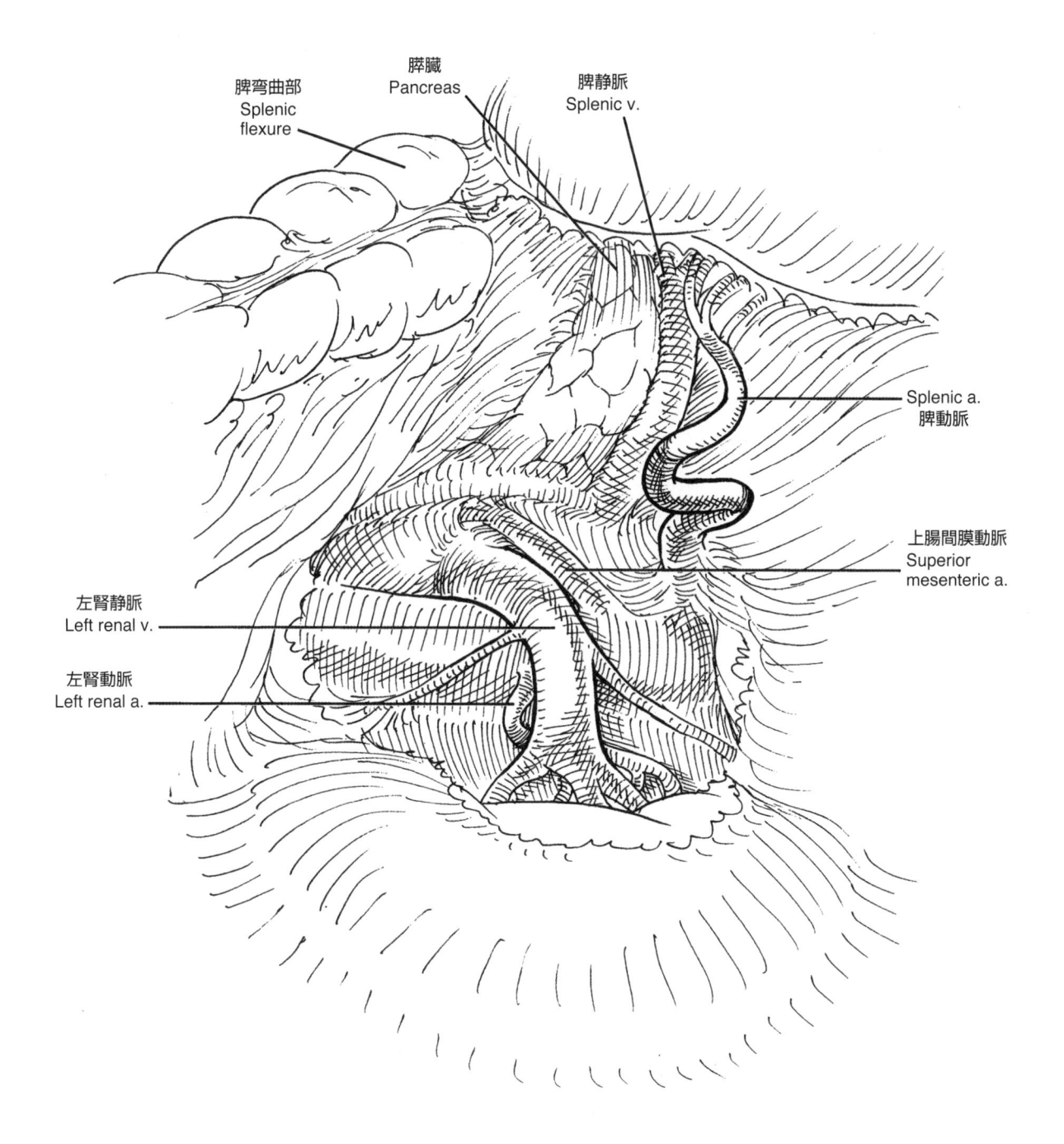

図 10-21　脾動脈を脾-腎動脈バイパスに使用する場合は，脾臓と左結腸を授動して後腹膜より脾動脈を露出する．

参考文献

1. Zeller T, Macharzina R. Management of chronic atherosclerotic mesenteric ischemia. *Vasa.* 2011;40;99–107.
2. Valentine RJ, Martin JD, Myers SI, et al. Asymptomatic celiac and superior mesenteric artery stenoses are more prevalent among patients with unsuspected renal artery stenoses. *J Vasc Surg.* 1991;14:195–199.
3. Thomas JH, Blake K, Pierce GE, et al. The clinical course of asymptomatic mesenteric arterial stenosis. *J Vasc Surg.* 1998;27:840–844.
4. Grotemeyer D, Duran M, Iskandar F, et al. Median arcuate ligament syndrome: vascular surgical therapy and follow-up of 18 patients. *Langenbechs Arch Surg.* 2009;394:1085–1092.
5. Duffy AJ, Panail L, Eisenberg D, et al. Management of median arcuate ligament syndrome: a new paradigm. *Ann Vasc Surg.* 2009;23:778–784.
6. Glovicszi P, Duncan AA. Treatment of celiac artery compression syndrome: does it really exist? *Perspect Vasc Surg Endovasc Ther.* 2007;19:259–263.
7. Tulloch AW, Jiminez JC, Lawrence PF, et al. Laparoscopic versus open celiac ganglionectomy in patients with median arcuate syndrome. *J Vasc Surg.* 2010;52:1283–1289.
8. Soman S, Sudhakar SV, Keshava SN. Celiac axis compression by median arcuate ligament on computed tomography among asymptomatic patients. *Indian J Gastroenterol.* 2010;29:121–123.
9. Wyers MC. Acute mesenteric ischemia: diagnostic approach and surgical treatment. *Semin Vasc Surg.* 2010;23:9–20.
10. Berland T, Oldenburg WA. Acute mesenteric ischemia. *Curr Gastroenterol Rep.* 2008;10:341–346.
11. Trompeter M, Brazda T, Remy CT, et al. Non-occlusive mesenteric ischemia: etiology, diagnosis, and interventional therapy. *Eur Radiol.* 2002;12:1179–1187.
12. Brown DJ, Schemerhorn ML, Powell RJ, et al. Mesenteric stenting foe chronic mesenteric ischemia. *J Vasc Surg.* 2005;42:268–274.
13. Biebl, Oldenburg WA, Paz-Fumagalli R, et al. Endovascular treatment as a bridge to successful revascularization for chronic mesenteric ischemia. *Am Surg.* 2004;70:994–998.
14. Savassi-Rocha PR, Veloso LF. Treatment of superior mesenteric artery embolism with a fibrinolytic agent: case report and literature review. *Hepatogastroenterology.* 2002;49:1307–1310.
15. Jiminez JG, Huber TS, Ozaki CK, et al. Durability of antegrade synthetic aortomesenteric bypass for chronic mesenteric ischemia. *J Vasc Surg.* 2002;35:1078–1084.
16. Park WM, Cherry KJ Jr., Cua HK, et al. Current results of open revascularization for chronic mesenteric ischemia: a standard for comparison. *J Vasc Surg.* 2002;35:853–859.
17. Mell MW, Archer CW, Hoch JR, et al. Outcomes after endarterectomy for chronic mesenteric ischemia. *J Vasc Surg.* 2008;48:32–38.
18. Wyers MC, Powell RJ, Nolan BW, et al. Retrograde mesenteric stenting during laparotomy for acute occlusive mesenteric ischemia. *J Vasc Surg.* 2007;45:269–275.
19. McVay CB. Thoracic walls. In: McVay CB, ed. *Anson and McVay's Surgical Anatomy*. Philadelphia, PA: WB Saunders; 1984:343–384.
20. Stoney RJ, Schneider PA. Technical aspects of visceral artery revascularization. In: Bergan JJ, Yao JST, eds. *Techniques in Arterial Surgery*. Philadelphia, PA: WB Saunders; 1990:271–283.
21. Schneider DB, Nelken NA, Messina LM, et al. Isolated inferior mesenteric artery revascularization for chronic visceral ischemia. *J Vasc Surg.* 1999;30:51–58.
22. Fry WJ. Occlusive arterial disease: upper aortic branches. In: Nora PF, ed. *Operative Surgery: Principles and Techniques*. Philadelphia, PA: Lea & Febiger; 1980:763–777.
23. Cambria RP, Brewster DC, L'Italien GJ, et al. The durability of different reconstructive techniques for atherosclerotic renal artery disease. *J Vasc Surg.* 1994;20:76–87.
24. Geroulakos G, Wright JG, Tober JC, et al. Use of the splenic and hepatic artery for renal revascularization in patients with atherosclerotic renal artery disease. *Ann Vasc Surg.* 1997;11:85–89.
25. Lerussi G, O'Brien N, Sessa C, et al. Hepatorenal bypass allowing fenestrated endovascular repair of juxtarenal aortic aneurysm: a case report. *Eur J Vasc Endovasc Surg.* 2010;39:529–536.
26. Hanish M, Geroulakos G, Hughes DA, et al. Delayed hepato-renal-splenal bypass for renal salvage following malposition of an infrarenal aortic endograft. *J Endovasc Ther.* 2010;178:326–331.
27. Moncure AC, Brewster DC, Darling RC, et al. Use of the splenic and hepatic arteries for renal revascularization. *J Vasc Surg.* 1986;3:196–203.
28. Chibara EA, Libertino JA, Novick AC. Use of the hepatic circulation for renal revascularization. *Ann Surg.* 1984;199:406–412.
29. Moncure AC, Brewster DC, Darling RC, et al. Use of the gastroduodenal artery in right renal artery revascularization. *J Vasc Surg.* 1988;8:154–159.
30. Brewster DC, Darling RC. Splenorenal anastomosis for renovascular hypertension. *Ann Surg.* 1979;189:353–358.
31. Novick AC, Banowsky LHW, Stewart BH, et al. Splenorenal bypass in the treatment of stenosis of the renal artery. *Surg Gynecol Obstet.* 1977;144:891–898.
32. Khauli RB, Novick AC, Ziegelbaum M. Splenorenal bypass in the treatment of renal artery stenosis: experience with sixty-nine cases. *J Vasc Surg.* 1985;2:547–551.
33. Valentine RJ, Rossi MB, Myers SI, et al. Splenic infarction after splenorenal arterial bypass. *J Vasc Surg.* 1993;17:602–606.

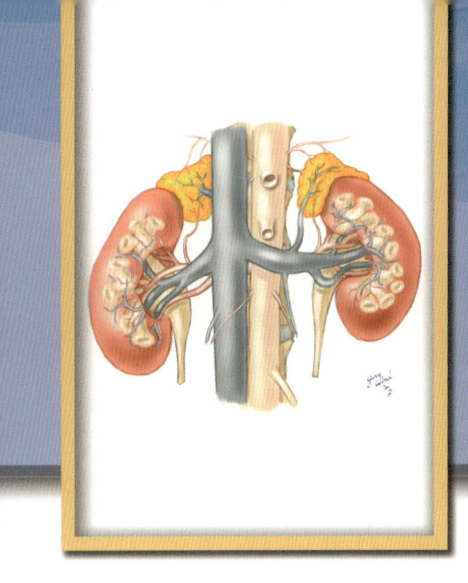

腎動脈
Renal Arteries

第11章

腎動脈の外科解剖

腎動脈はおよそ第1, 第2腰椎間の椎間板レベルの腹部大動脈より起始する(**図11-1**). 左腎動脈は通常は右腎動脈よりやや頭側から起始し, 複数の腎動脈が存在することは比較的稀である. 大動脈が脊椎の岬角の上に押し上げられ, 両方の腎臓は側腹部の後腹膜内に落ち込んで

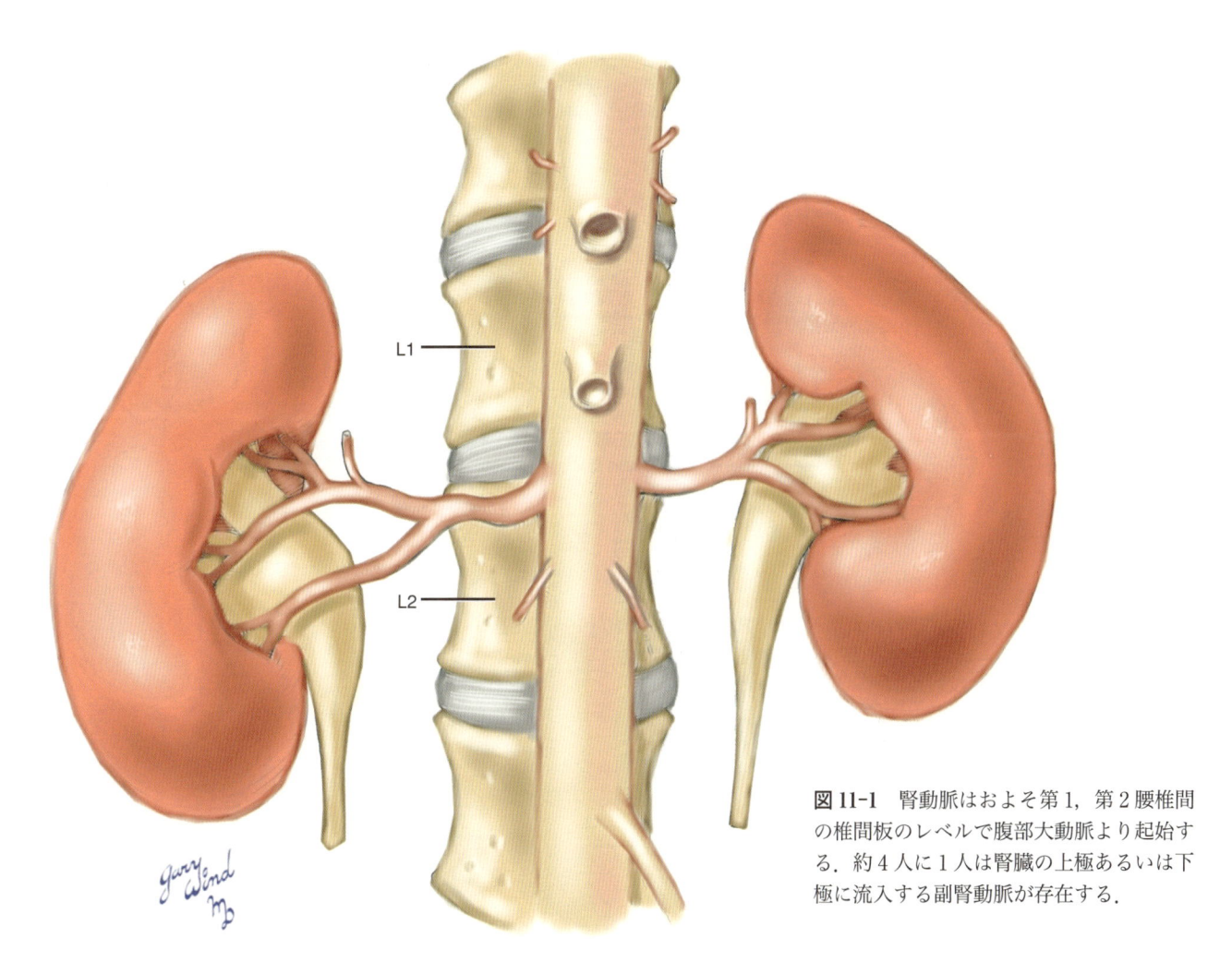

図11-1 腎動脈はおよそ第1, 第2腰椎間の椎間板のレベルで腹部大動脈より起始する. 約4人に1人は腎臓の上極あるいは下極に流入する副腎動脈が存在する.

295

いるので，腎臓の動静脈と大動脈のなす角は 90° に近い（**図 11-2**）．大動脈は正中より左側に位置するので，右腎動脈は左腎動脈より長い．

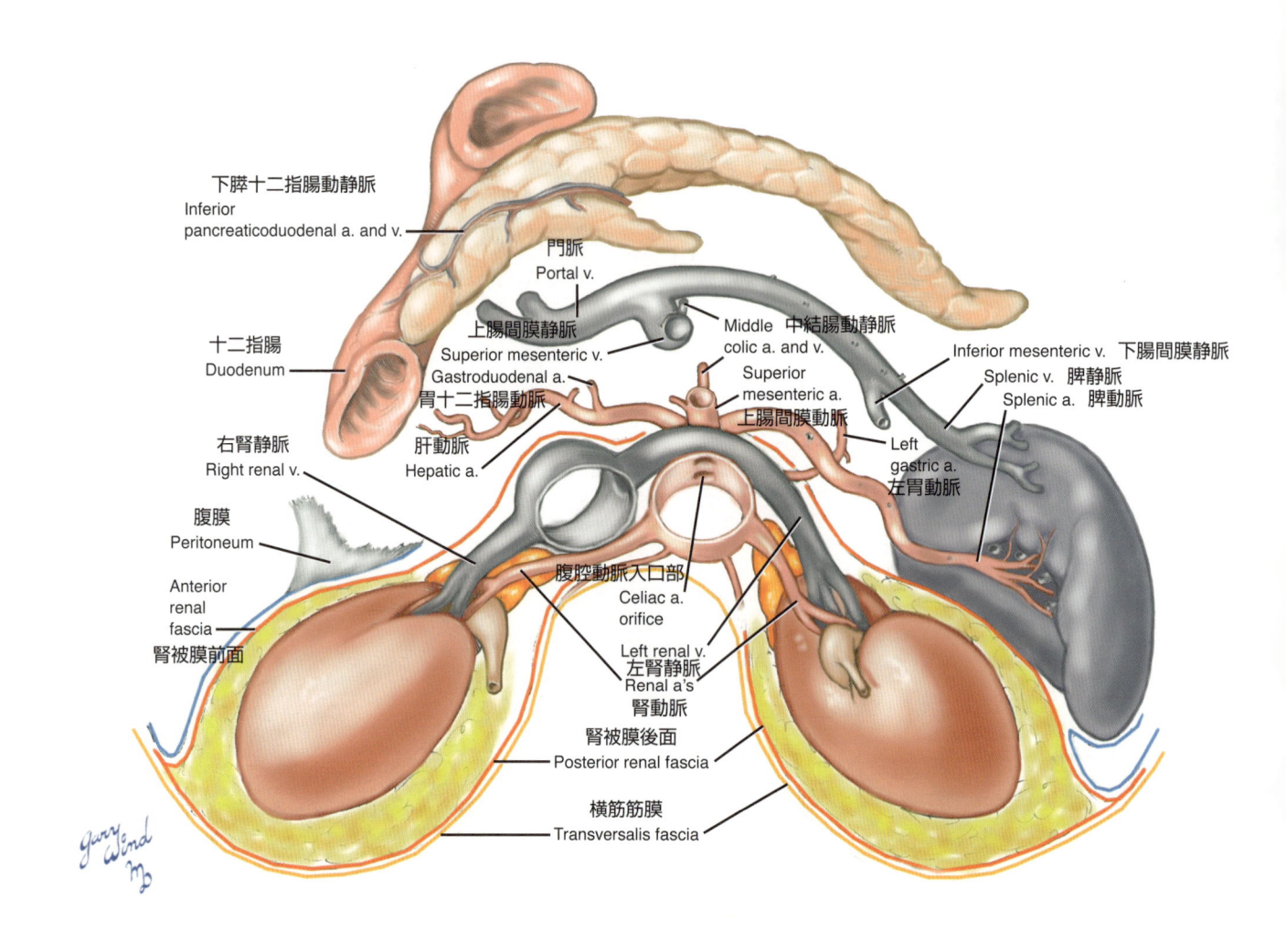

図 11-2 腎動脈は脊椎上を後方に向かって走行する．右腎動脈はしばしば下大静脈の後面で分岐する．

筋　膜　fasciae

腎臓は脂肪の層に深く埋め込まれていて，前後を筋膜により囲まれている．これらの前後の腎臓の筋膜は外側で一緒になり，さらに後部の壁側腹膜と癒合する．腎臓の前後の筋膜は，正中部を越えて大血管の腹側および背側にまで連続的に進展している．後ろの層は，横筋筋膜 transversalis fascia の上に存在する．

腎臓の筋膜の層は，上方では両側副腎を囲むように先細りし，下方では近位部尿管を包むようにして終了する（**図 11-3**）．腎臓の前面の筋膜は，部分的には後方の壁側腹膜で覆われている．右腎の上方を覆う筋膜の残りの部

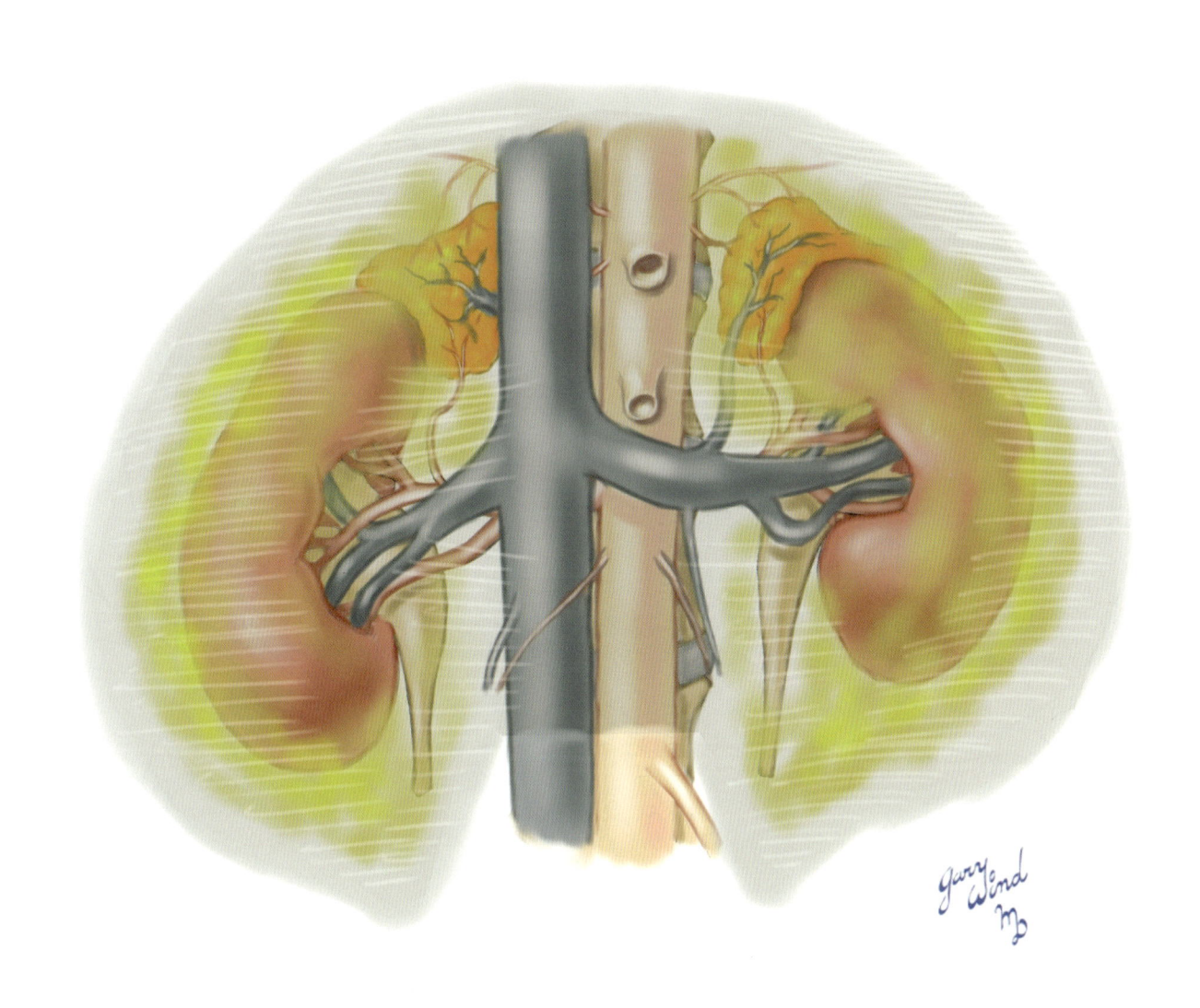

図 11-3　腎臓と腎周囲脂肪は腎周囲被膜により包まれ，この被膜は上方は副腎を，下方は尿管を包んで終わっている．

分は，十二指腸の一部と肝弯曲部の結腸で覆われている（**図 11-4**）．左側では，腹膜と接触していない腎臓前面の筋膜の一部は膵尾部，脾臓および脾弯曲部の結腸によって覆われている．

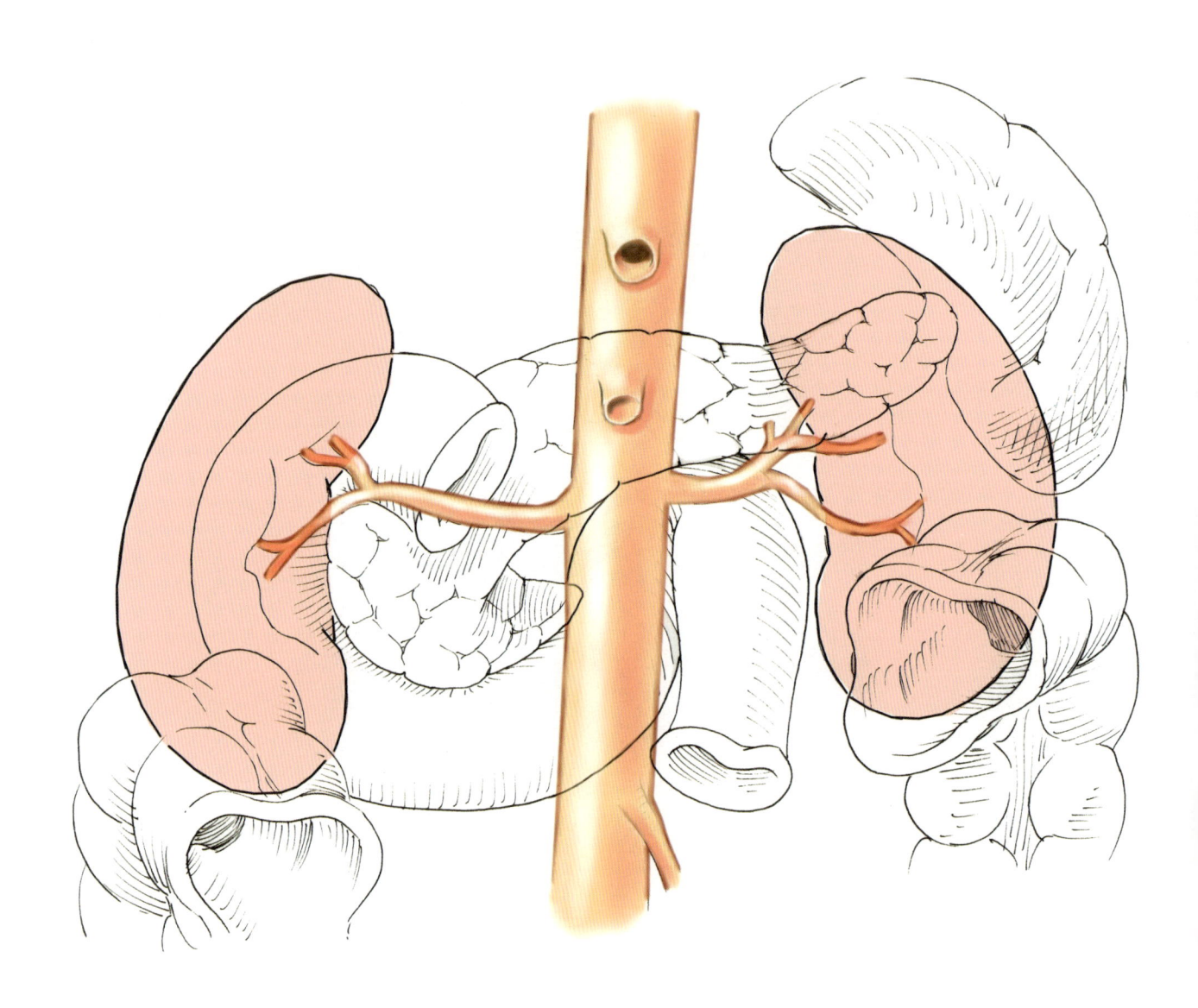

図 11-4 腎動脈と腎臓を覆っている各臓器の位置関係が示されている．

血 管　vessels

腎動脈は，それぞれの側の対応する腎静脈の後方を走行し，そして右腎動脈は，下大静脈の背部を交差するが，そこで初めての分枝を出すことが一般に見られる（図11-5）．左腎動脈は普通，長い左腎静脈の上縁付近で見つけられる．左右の腎動脈はそれぞれの側の副腎に小さな枝を出しており，これらは大動脈や下横隔動脈から出される副腎への分枝を補足している．それぞれの腎臓の腎門部の近くで，腎動脈は4本ないし5本に分岐し，前面の腎静脈の分枝と後面の腎盂との間で腎臓内に入る．

左腎静脈は，腎動脈起始部の位置を見つけるための良い目印となる．左腎動脈は，一般に左腎静脈の下で，静脈の頭側縁付近に存在している．右の腎動脈と腎静脈が腹部大動脈および下大静脈とつながる部位は，左よりやや尾側である．両側の腎静脈には，腰静脈が流入している場合もある．それに加えて，左腎静脈には，左副腎静脈と左精巣静脈が流入している．

右副腎静脈　Right adrenal v.

左副腎静脈　Left adrenal v.

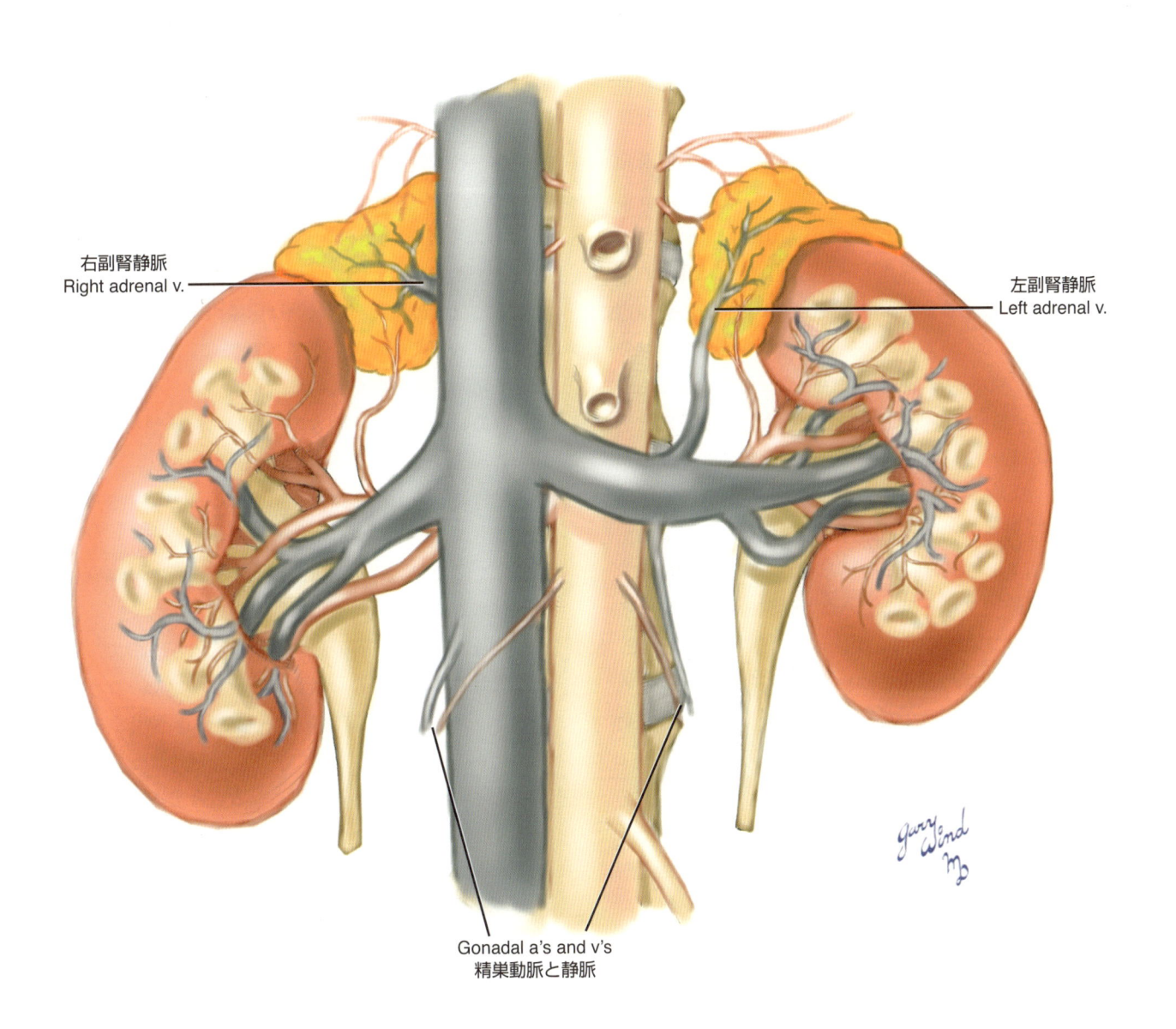

Gonadal a's and v's
精巣動脈と静脈

図11-5　腎動静脈とそれらの分枝が示されている．

腎動脈の露出

腎動脈の外科的露出は，外傷，動脈瘤，慢性閉塞の治療で必要とされる．外傷患者で，腎動脈の確保が必要とされる最も一般的な適応は，皮膜損傷を検索する前に，出血コントロールができるようにするためである．腎動脈損傷の修復は，腎血流の保たれている仮性動脈瘤，あるいは動脈解離のみが対象となる．なぜかというと，大部分の腎動脈損傷は血栓症や不可逆的な腎虚血を来し，腎動脈を修復しても腎摘除と結果は変わらないと報告されているからである[1,2]．腎動脈再建の適応は，他の論文に記載されている[3,4]．これらの損傷は，しばしば末梢の動脈分枝，あるいは腎門部に存在する．したがって，外科治療の適応では，体外での腎動脈再建などの高度な技術が必要とされる[5]．慢性腎動脈狭窄の原因は，線維筋形成異常 fibromuscular dysplasia（10％）と，動脈硬化（90％）である．現在，経皮的バルーン血管形成術は，線維筋形成異常による腎動脈性高血圧症に対する治療の選択肢の1つと考えられている[6]．インターベンションのタイプにかかわらず，動脈硬化性病変に対する長期治療成績はより悪い．動脈硬化性腎動脈狭窄に対する血管形成術と内科的治療成績を比較した臨床研究のサマリーが報告されている[7]．多くの外科医は，血管形成術やステント治療よりも外科的腎動脈再建術を推奨し，経皮的治療が失敗したときには特に推奨している[8,9]．正中切開，あるいは側方アプローチを用いた腎動脈の露出については，以下の章で述べている．流入の起始部となる大動脈，あるいは腸骨動脈の露出については第12章で述べている．非解剖学的バイパスのための脾動脈，あるいは肝動脈の露出については第10章で述べている．

正中からの腎動脈起始部の露出

患者の体位は背臥位で，腹部全体，胸部下部および両側鼠径部を消毒し，ドレープで覆う．腹部は剣状突起から臍下5cmないし7cmのところまでの正中切開により開腹される．別のアプローチとして臍上部の両側腹部に及ぶ横切開を推奨する外科医もいる．

型通りの腹腔内の検索の後，横行結腸と大網は開腹用の濡れたパッドに入れられて，切開創の上縁から前腹壁の上に乗せられる．小腸は濡れたパッドか腸バッグに入れて創の右側に授動する．Treitz靱帯と他の十二指腸周囲の結合組織を切離することで，十二指腸遠位部と空腸近位部を右方に授動し，腎動脈下の腹部大動脈を露出する．大動脈の上の後壁腹膜が開けられ，周囲のリンパ組織はリンパ嚢腫や乳糜腹水の発生を防止するために結紮される[10,11]．外膜前面の層に到達したら，左腎静脈のレベルまで剥離を進める（図11-6）．左腎静脈は97％の例で大動脈の前面を交差し[12]，その上縁は大部分の例で左腎動脈の起始部と重なっている（最大3.4％）[13]．この領域では左腎静脈が大動脈を取り囲み（最大8.7％），左腎静脈が大動脈後面を走行したり，下大静脈が左側に位置していたり（0.2～0.5％）さらに下大静脈が重複（1～3％）したりする静脈の変異を認識しておくことが重要である（第19章参照）[12]．左の腎門部まで左腎静脈を露出するには，後壁腹膜の切開は膵臓の下面に沿って左側に延長する（図11-7）．下腸間膜静脈は，この手術操作に際して結紮する必要がある．

左腎静脈の授動は，両方の腎動脈の起始部を露出するために必要である．膵臓の下縁を頭側に牽引することで，左腎静脈の上縁を露出し剥離することができる．静脈は牽引することができるよう慎重に血管用テープを回しておく必要がある．左精巣および左副腎静脈は牽引中に出血するのを防ぐために，結紮切離しておく．しばしば太い腰静脈枝が左腎静脈の後壁に流入するので，腎静脈の牽引の際に損傷しないよう結紮しておく．こうすることで，左腎静脈は左腎動脈の起始部を露出するために，上下に牽引することができる．症例によっては，左腎静脈を切離することが必要になる場合もある．多くの外科医は，腎機能低下と血尿のリスクを低下させる手技の終了時に，腎静脈の血流が維持されることの重要性を心配するが[14]，少なくとも最近の一つの報告では，その心配は必要ないようである[15]．

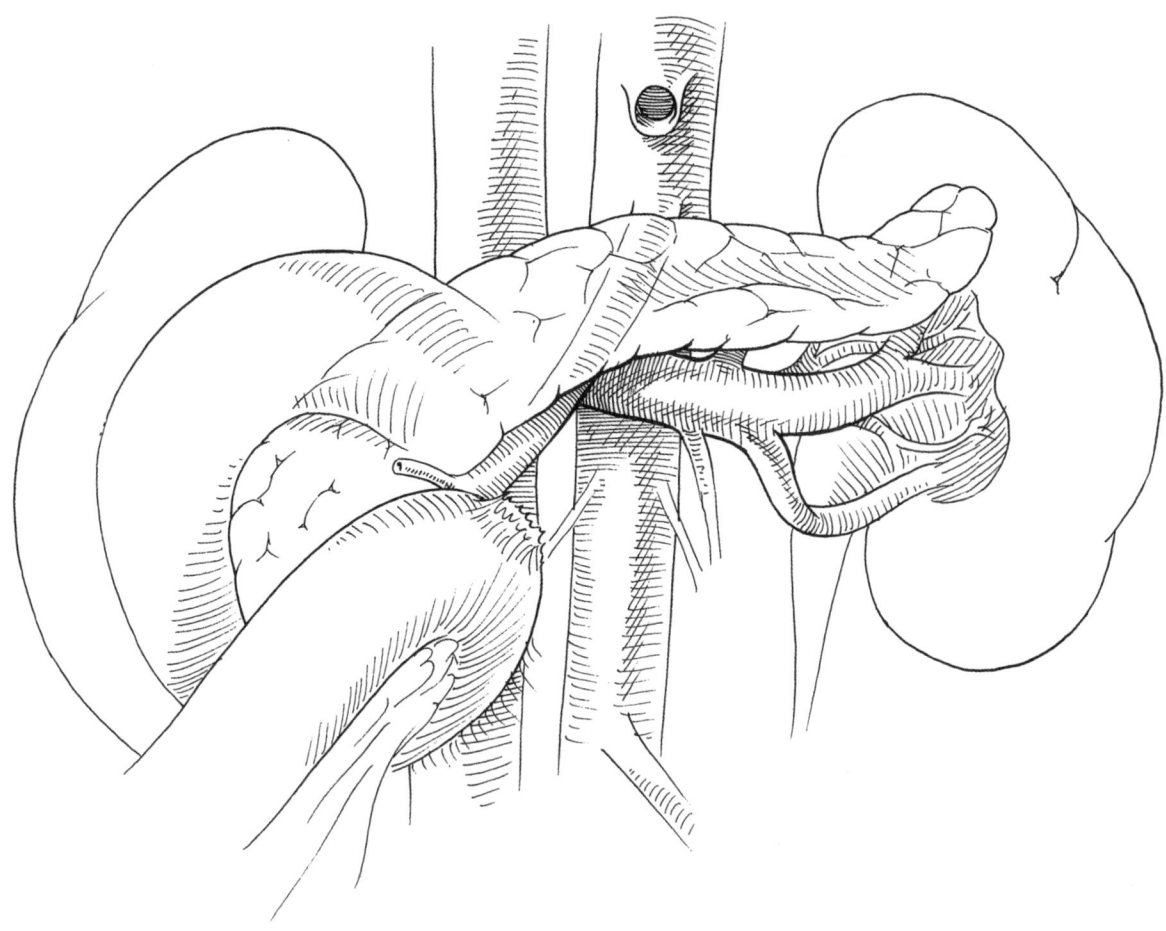

第 11 章　腎動脈　**301**

図 11-6　左腎動脈は，十二指腸の第 4 部を前方に授動することで露出される．

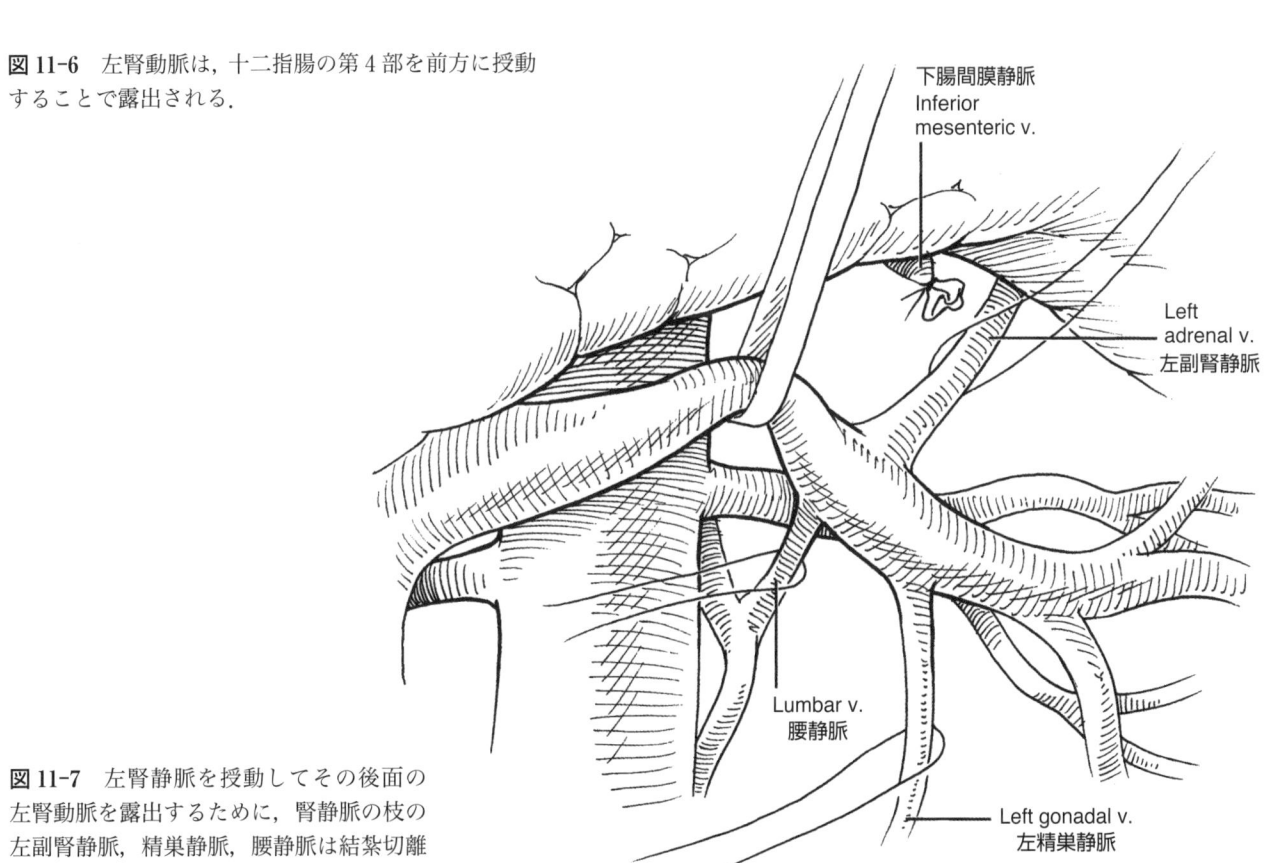

図 11-7　左腎静脈を授動してその後面の左腎動脈を露出するために，腎静脈の枝の左副腎静脈，精巣静脈，腰静脈は結紮切離される．

下腸間膜静脈
Inferior mesenteric v.

Left adrenal v.
左副腎静脈

Lumbar v.
腰静脈

Left gonadal v.
左精巣静脈

右腎動脈起始部を確保するためには，下大静脈の内側壁を授動する必要がある．左腎動脈の上あるいは下で下大静脈を外側に牽引し，合わせて左腎静脈を上方あるいは下方に牽引することにより，大動脈から起始する右腎動脈の中枢部分が露出される（図11-8）．

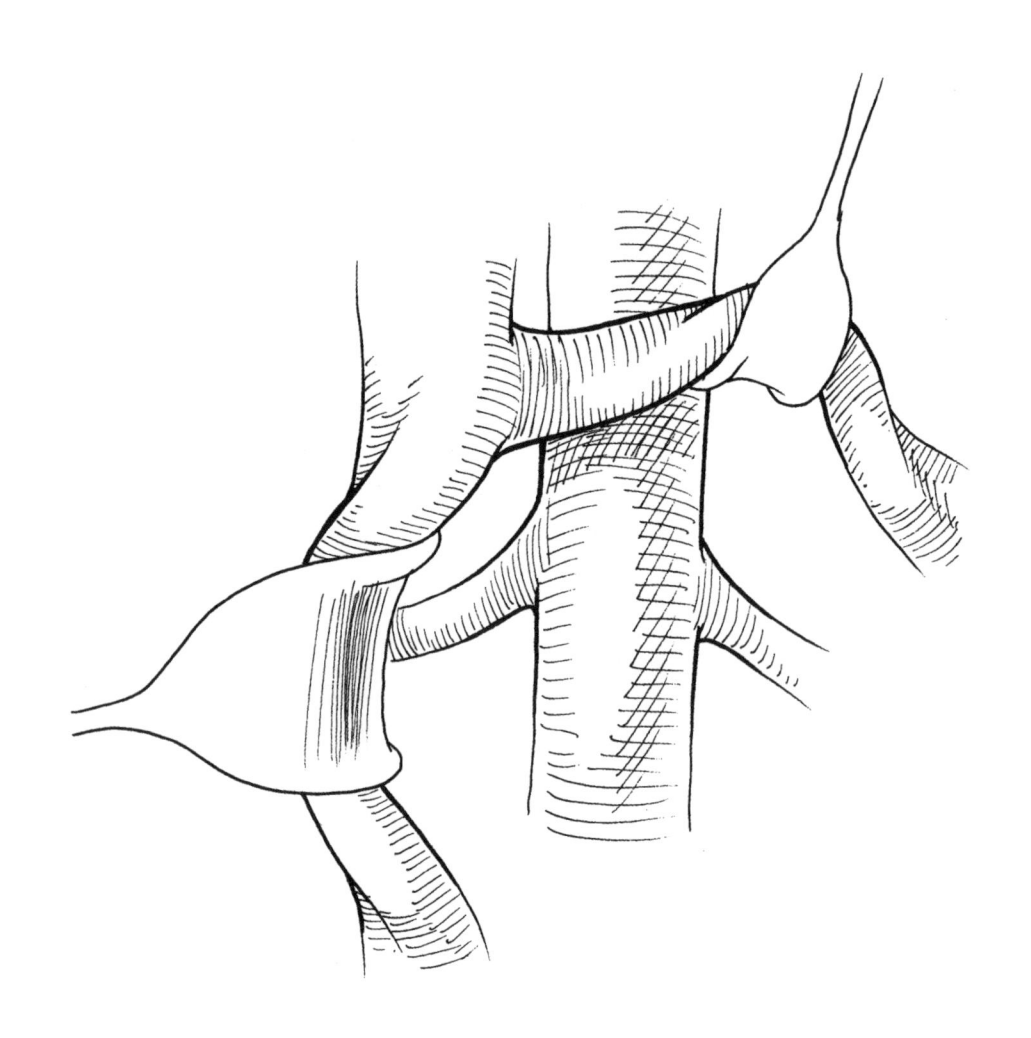

図11-8 両側腎動脈の起始部には，左腎静脈と下大静脈の間からアプローチできる．

第 11 章　腎動脈　303

左腎動脈の露出

患者の体位は背臥位とし，左側腹部を高位とする．胸部下部，腹部，鼠径部と両側大腿前面は消毒し，ドレープで覆う．皮膚切開は正中切開か横切開である．横切開では臍上部の腹部を，右鎖骨中線上より左後腋窩線に至るまで，肋骨弓下と上腸骨稜の間を水平方向に切開して開腹する（**図11-9**）．型通りの腹腔内の検索の後，腹部内臓を濡れた開腹用パッドに包んで右方に圧排する．左腎動脈の露出は，左結腸間膜とGerotaの筋膜前面との間の，比較的出血の少ない後腹膜腔内で行われる．この層には，S状結腸から脾弯曲部までの左結腸の外側腹膜を切離して入り，結腸は結腸間膜ごと正中側に反転できる．脾臓は創の上方で，脾横隔膜靱帯と脾腎靱帯を切離する

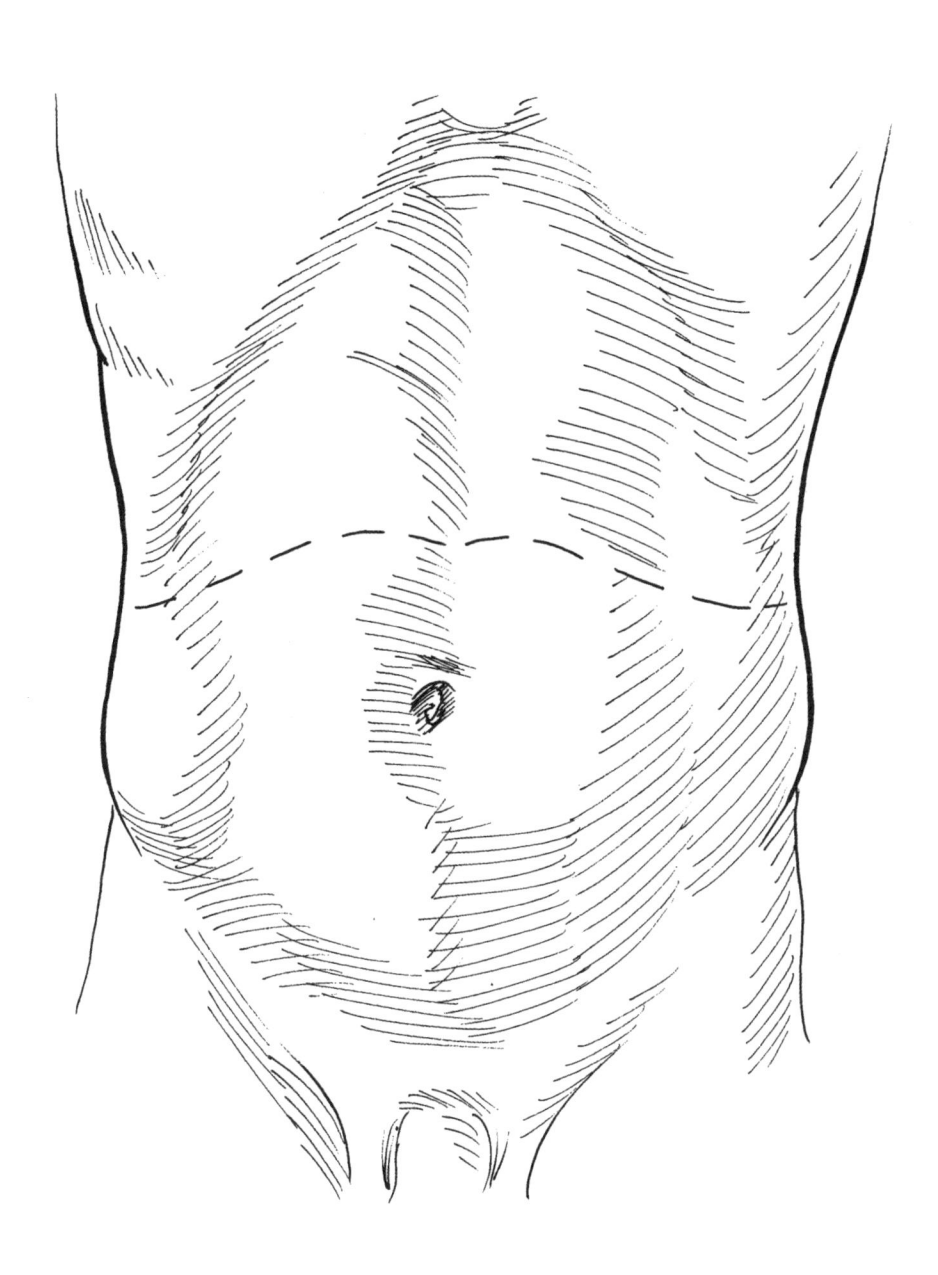

図11-9　臍上部の横切開により，両側の腎動脈を露出するのに良好な視野が得られる．

ことで授動される．脾臓の後面とGerotaの筋膜の前面の間の層を鈍的に剥離し，脾臓，膵臓，左結腸および結腸間膜は大動脈を越えて正中側に反転される（図11-10）．

左腎静脈は大動脈前面を交差するので，容易に見つけることができる．静脈は牽引が十分にできるよう，血管用テープを回し，精巣静脈，副腎静脈，腰静脈を結紮切

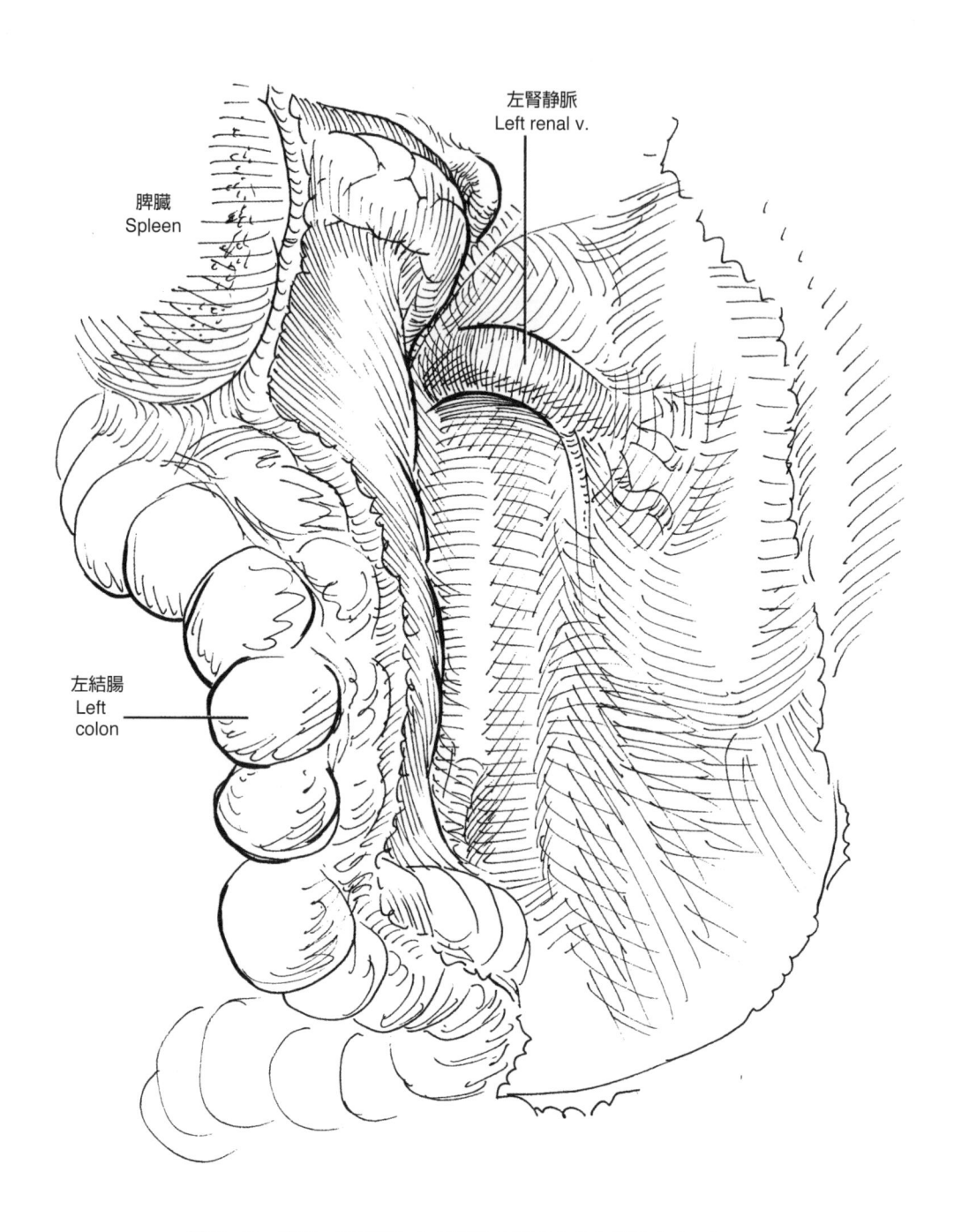

図 11-10　脾臓，膵尾部および結腸の脾弯曲部を授動することで，後腹膜アプローチによる左腎動脈の露出が可能である．

離しておく（**図11-11**）．左腎動脈は，ほとんどの例で左腎静脈の上縁の直下に存在する[13]．動脈は容易に周囲のリンパ組織から剥離でき，血管用テープを回すことができる．末梢側でなく左腎動脈の主幹部が確保されていることを確認するためには，中枢側は大動脈から起始する部位まで剥離すべきである．

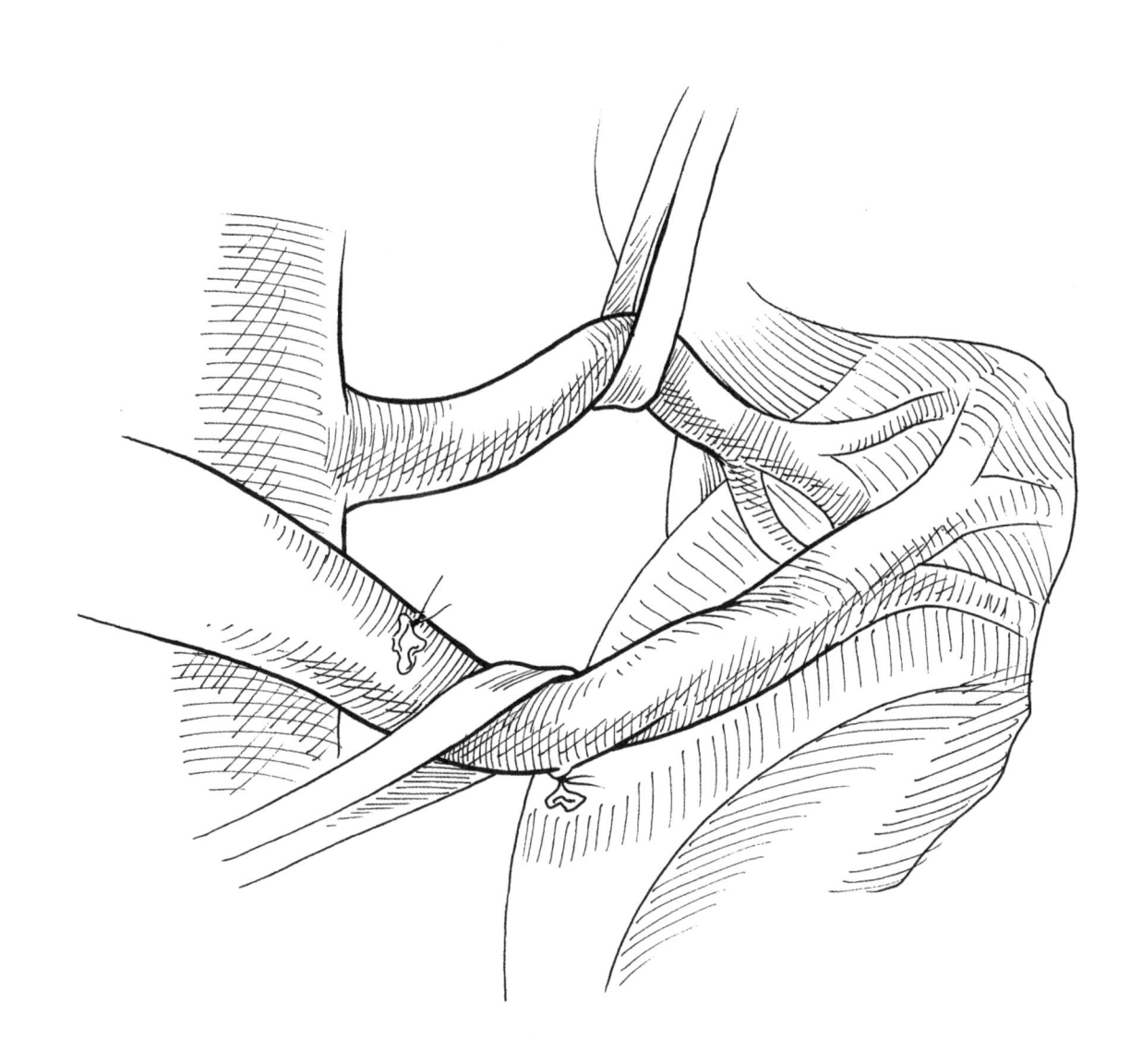

図11-11　左腎静脈は，左腎動脈を露出するために授動される．

右腎動脈の露出

患者の体位は背臥位で，右側腹部を高位とする．胸部下部，腹部，鼠径部と両側大腿部を消毒し，ドレープで覆う．前述したのと同様に，切開は正中切開か横切開である．横切開では臍の 3 cm ないし 5 cm 上方の腹部を，左鎖骨中線上より右後腋窩線に至るまで，肋骨弓下と上腸骨稜の間で水平方向に切開して開腹する．

型通りに腹腔内を検索した後，小腸を濡れた開腹用パッドに包み左方に牽引する．右結腸の外側腹膜の付着部が盲腸より肝弯曲部まで切離され，右結腸と結腸間膜は正中側に反転される．同様に十二指腸は，上方は肝十二指腸靱帯のレベルまで後腹膜の付着部を切離することにより授動し（Kocher の手技），十二指腸と膵臓は広い範囲で正中側に反転される（図 11-12）．この Kocherの手技により下大静脈が露出される．右腎静脈は容易に

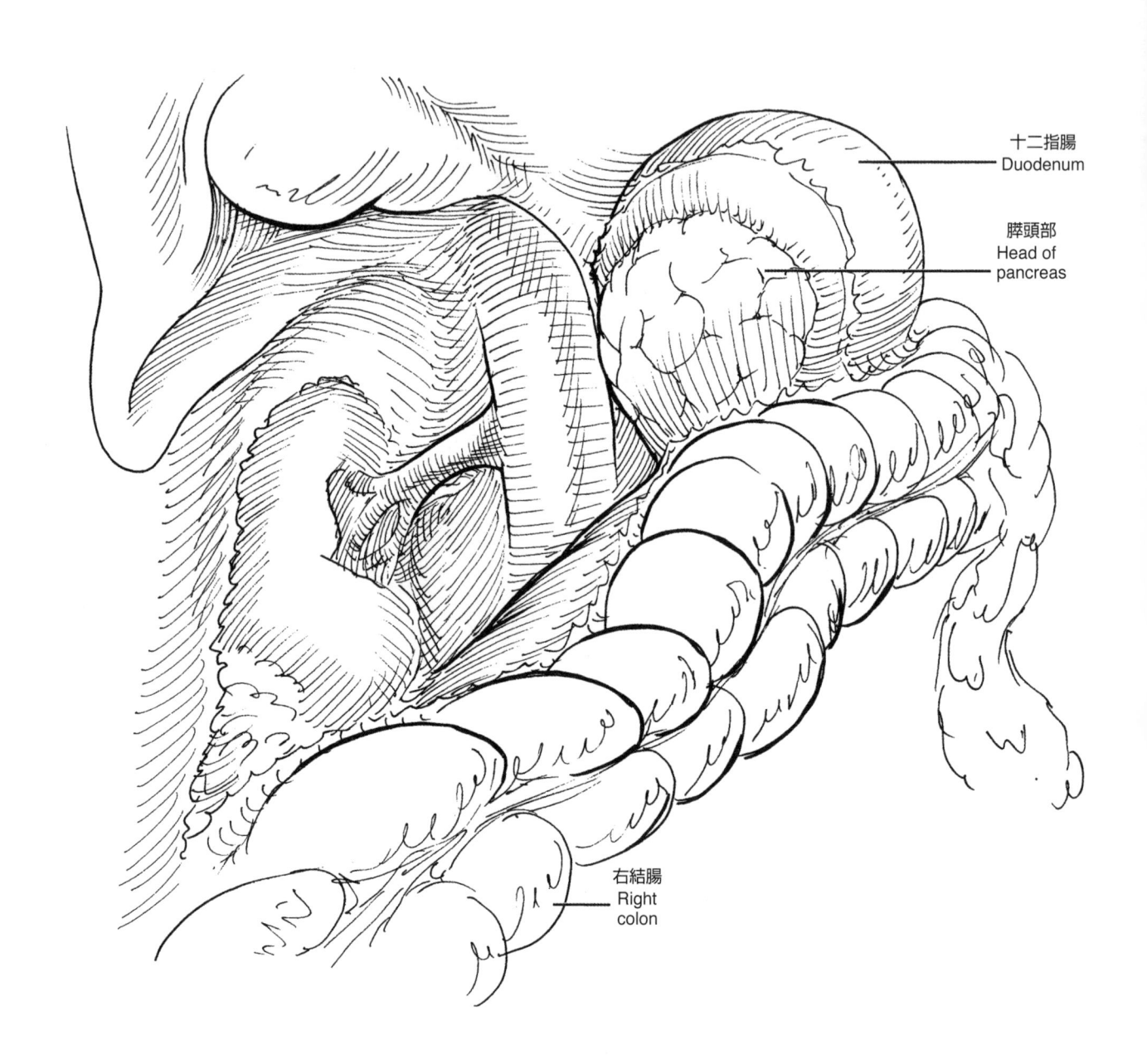

図 11-12　後腹膜アプローチによる右腎動静脈の露出では，十二指腸，膵頭部，さらに結腸肝弯曲部の授動を伴う．

確認でき，血管用テープが回される．右腎動脈は大静脈のすぐ外側，右腎静脈の後面，後腹膜組織内で剥離され，確保される．腎動脈の本幹が露出されていることの確認のためには，大動脈からの起始部に至るまで右腎動脈の中枢側へ剥離が進められる必要がある．このためには，右腎静脈起始部のすぐ上方かあるいはすぐ下方で，下大静脈の外側壁を慎重に左方へ牽引する必要がある（図11-13）．腎静脈の下方で大静脈に流入する腰静脈は，慎重に結紮するべきである．右腎動脈へのバイパスは，大動脈あるいは右腸骨動脈から大静脈の後方を走行させる

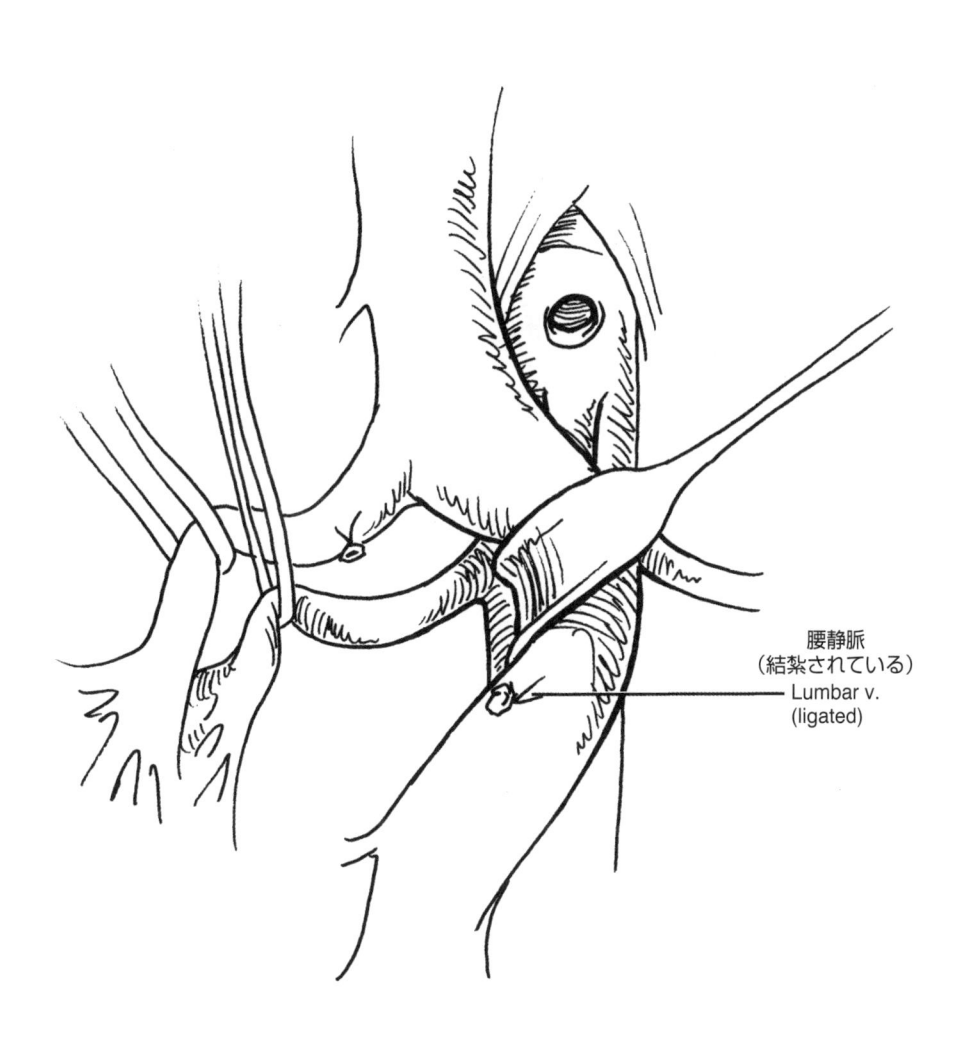

腰静脈
（結紮されている）
Lumbar v.
(ligated)

図11-13 右腎動脈をその起始部に至るまで露出するために，右腎静脈は授動され，下大静脈は左側に牽引されている．下大静脈に流入する腰静脈は必要に応じて結紮される．

ことが最良である場合が多い．症例によっては，右腎静脈の下後方に向かい，下大静脈の前面を走行させることがよいこともある（図 11-14）．

右腎動脈入口部に病変がある例では，下大静脈と大動脈との間の小さなスペースで右腎動脈を確保することができる．これは正中切開アプローチによっても（前記参照），あるいはこの項で述べた右後腹膜アプローチによっても可能である．

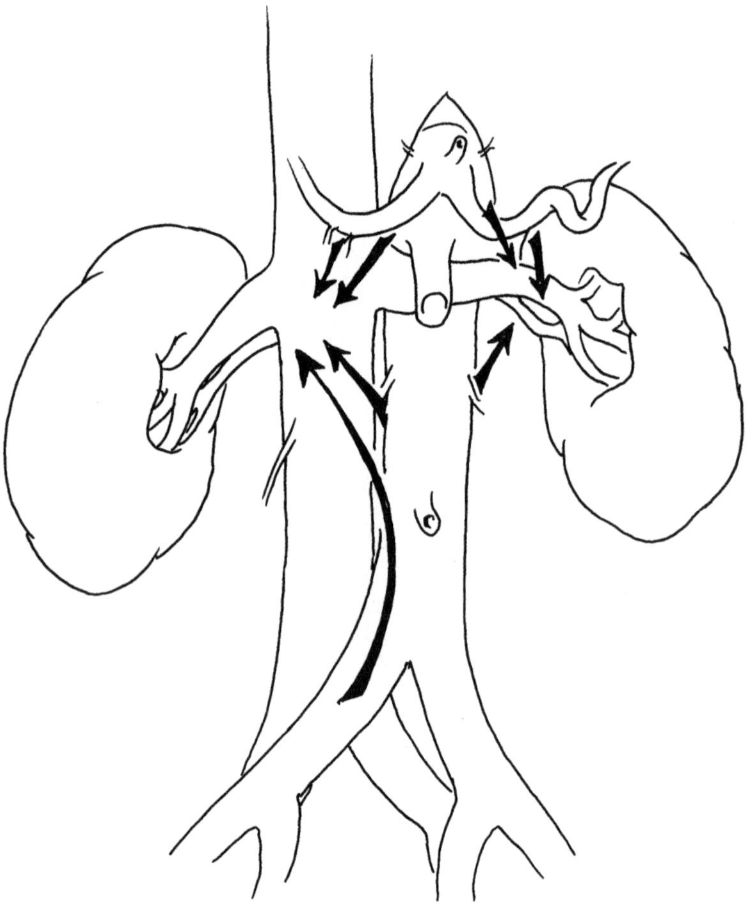

図 11-14　腎動脈再建のためのバイパスには，いくつかの選択肢がある．バイパスグラフトが大動脈-腸骨動脈領域から起始する場合と（A〜E），明らかな大動脈病変があるために腹腔動脈の枝から起始する場合（F〜H）がある．

第 11 章 腎動脈　309

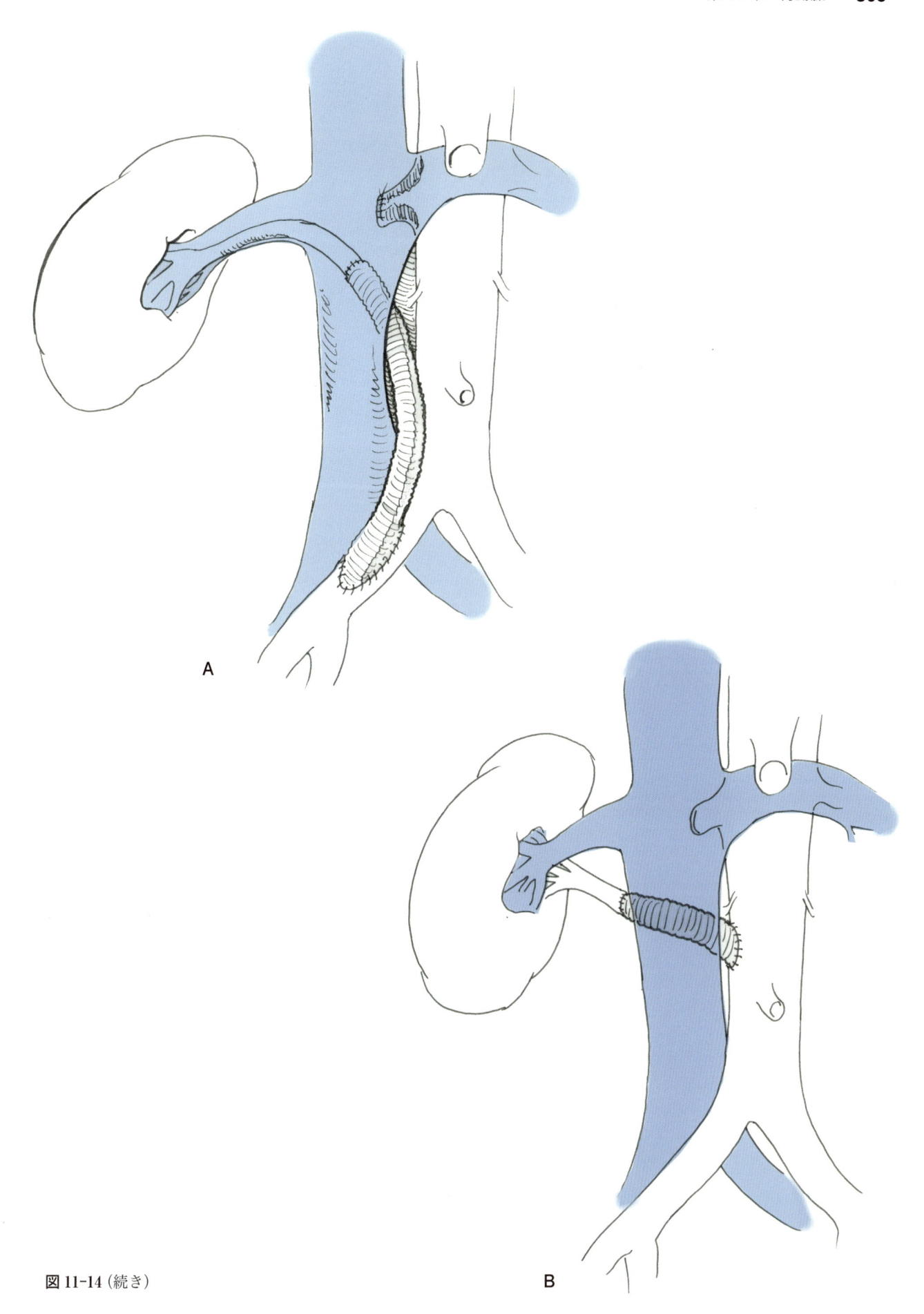

A

B

図 11-14（続き）

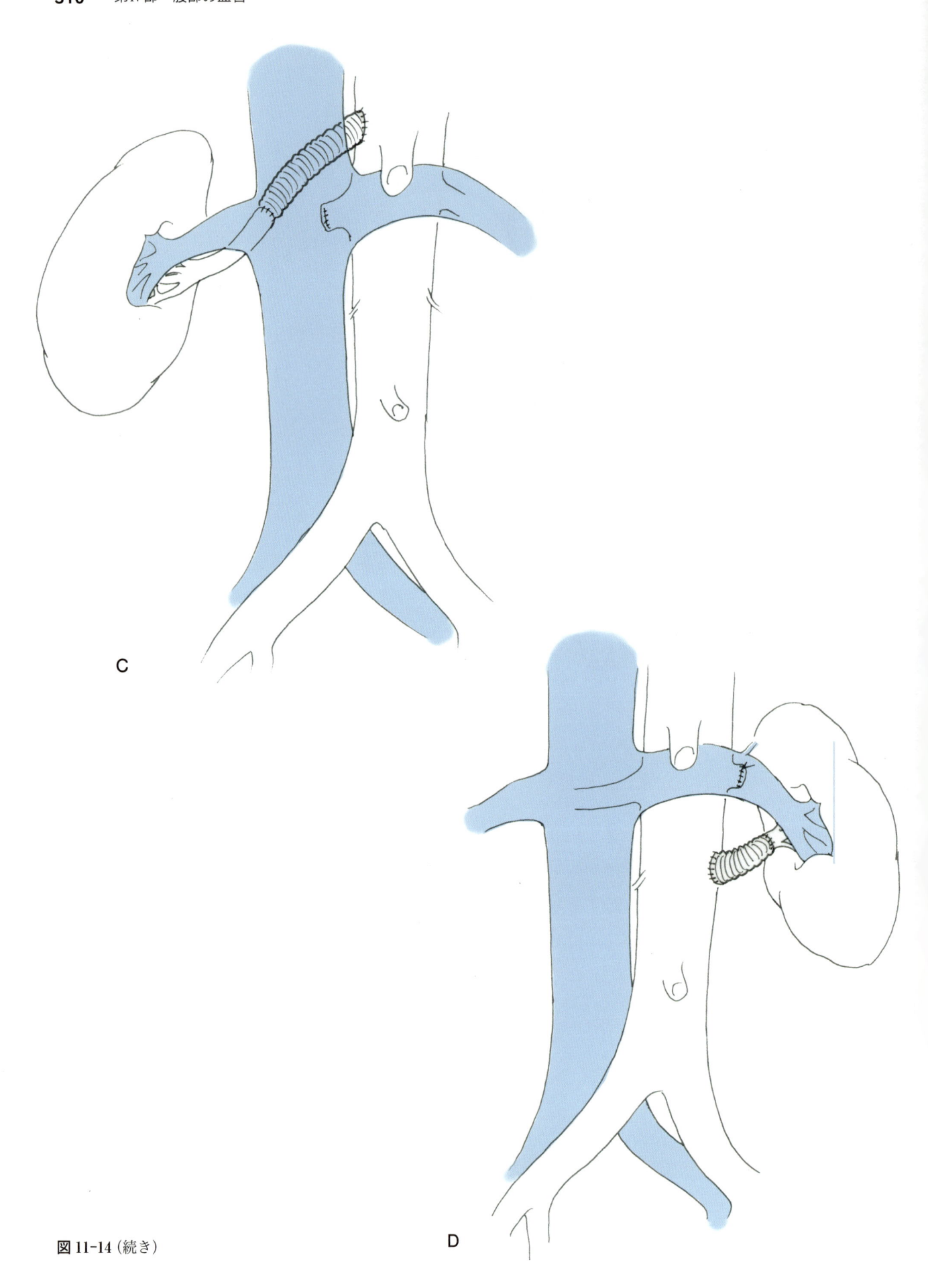

C

D

図 11-14（続き）

第11章 腎動脈 311

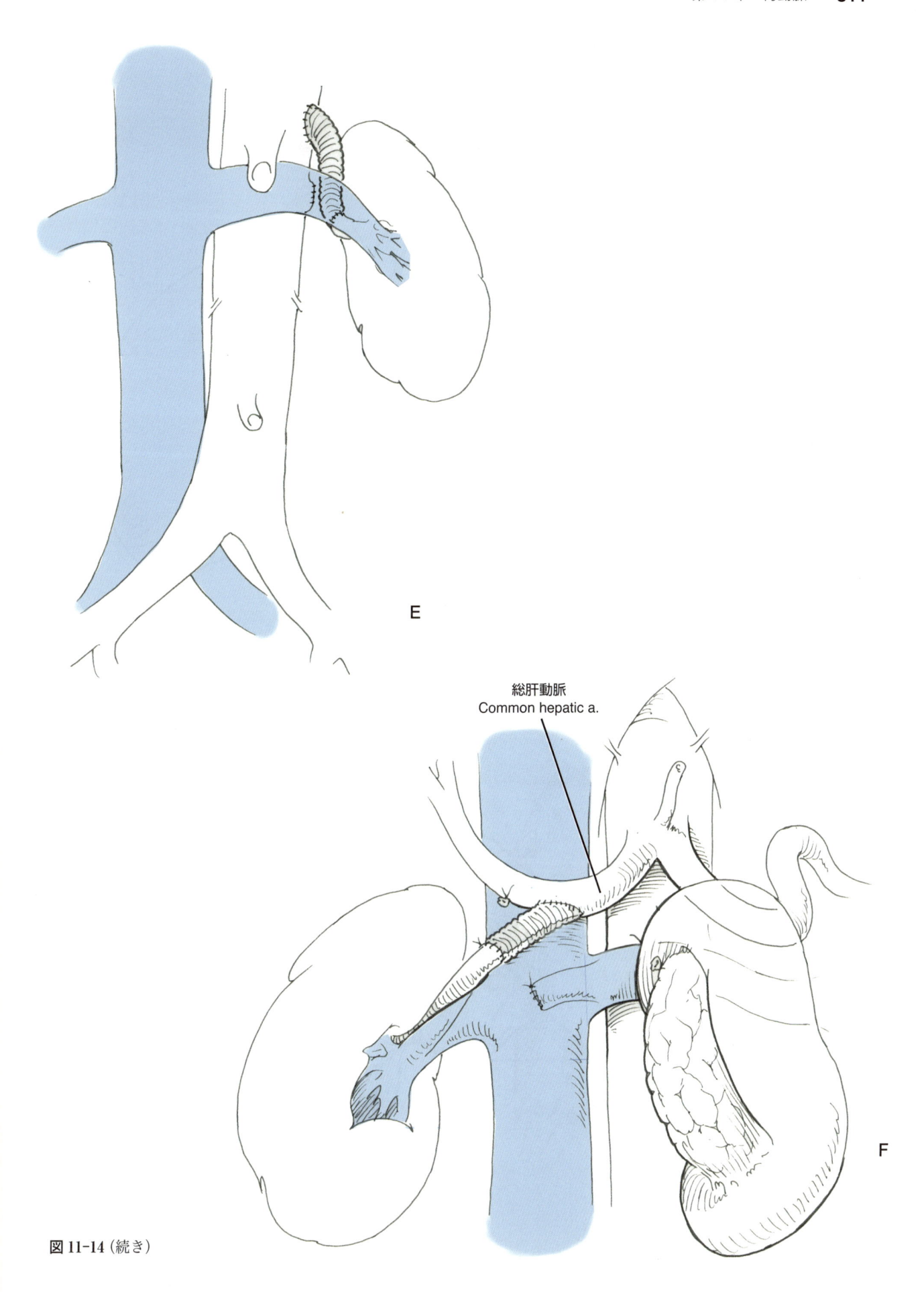

E

総肝動脈
Common hepatic a.

F

図11-14（続き）

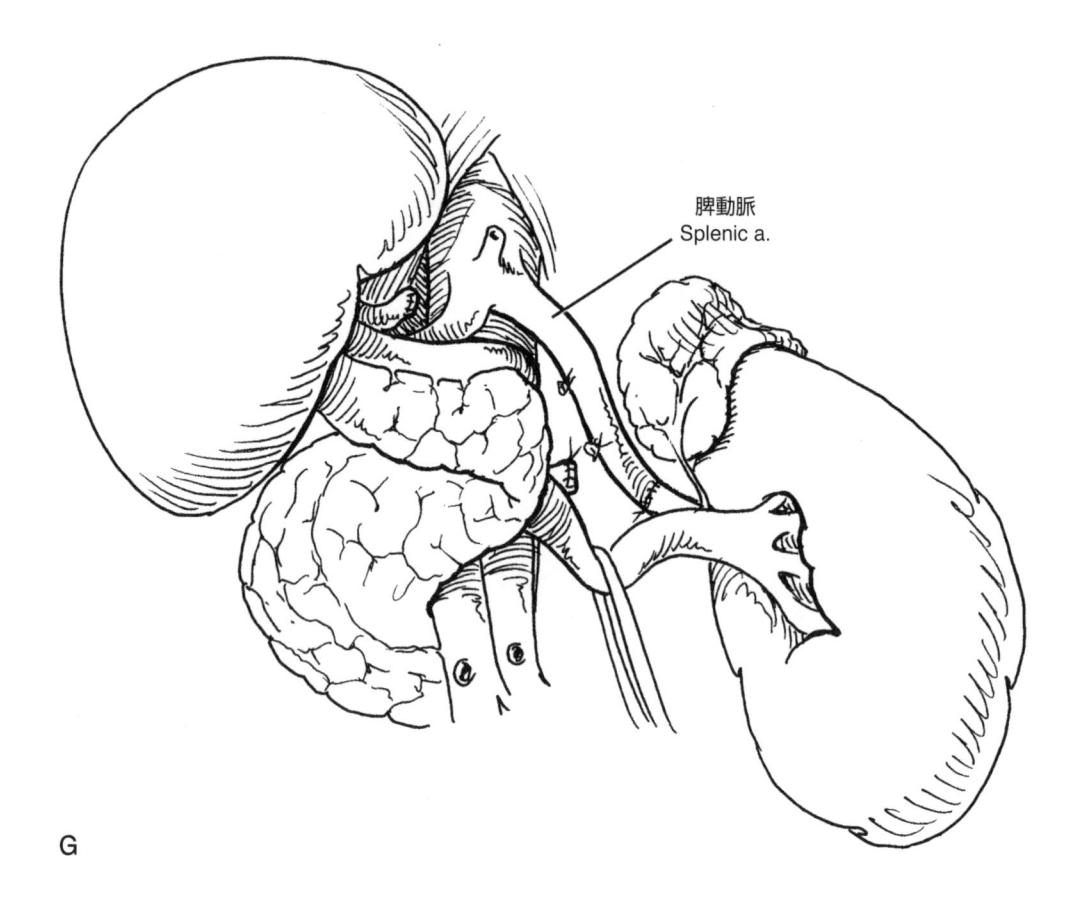

312 第IV部 腹部の血管

脾動脈
Splenic a.

G

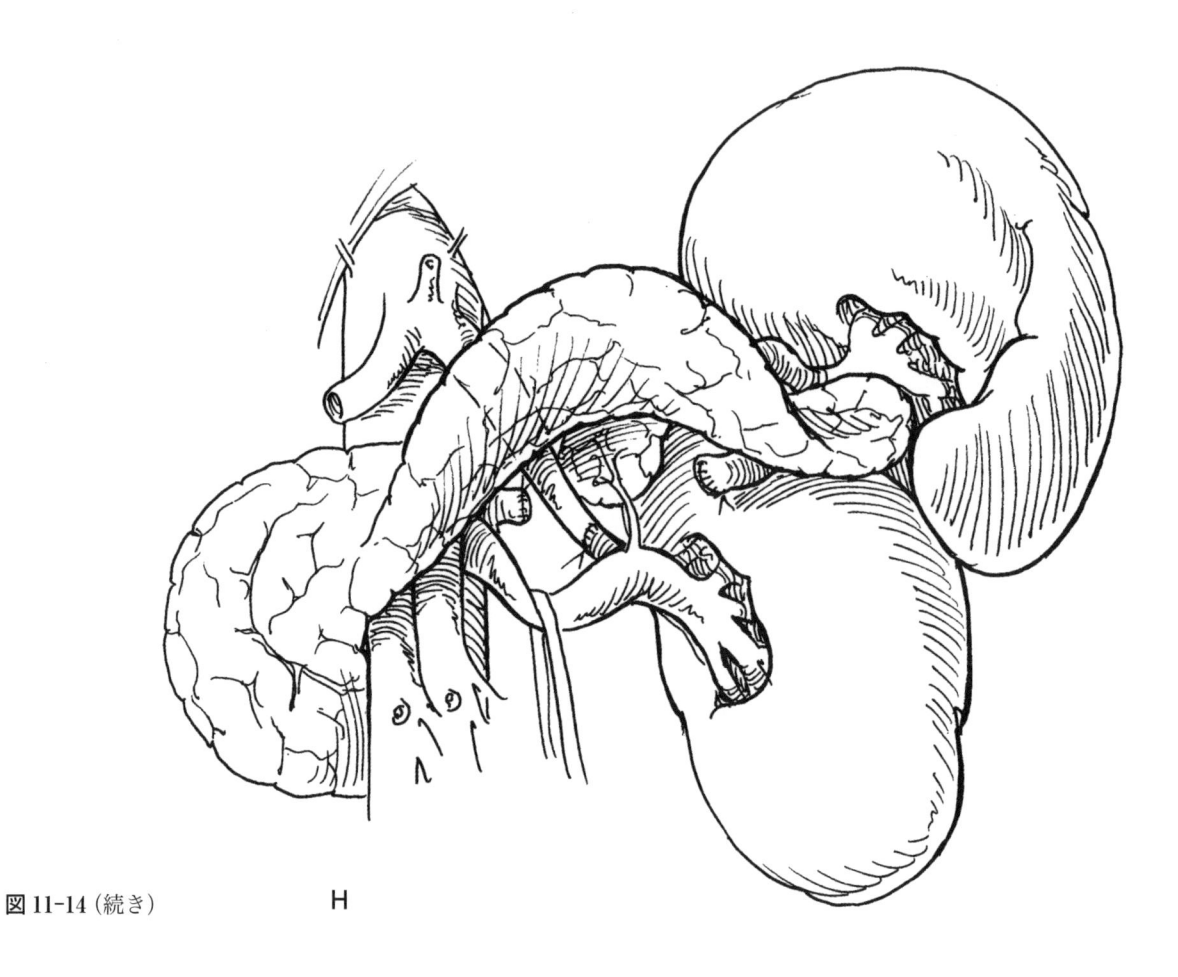

図11-14（続き）　　H

参考文献

1. Sangthong B, Demetriades D, Martin M, et al. Management and hospital outcomes of blunt renal artery injuries: analysis of 517 patients from the National Trauma Data Bank. *J Am Coll Surg.* 2006;203:612–617.
2. Elliott SP, Olweny EO, McAninch JW. Renal artery injuries: a single center analysis of management strategies and outcomes. *J Urol.* 2007;178:2451–2455.
3. Pfieffrer T, Reiher L, Grabitz K, et al. Reconstruction for renal artery aneurysm: operative techniques and long-term results. *J Vasc Surg.* 2003;37:293–300.
4. Henke PK, Cardneau JD, Welling TH III, et al. Renal artery aneurysms: a 35-year clinical experience with 252 aneurysms in 168 patients. *Ann Surg.* 2001;234:454–462.
5. Crutchley TA, Pearce JD, Craven TE, et al. Branch renal artery repair with cold perfusion protection. *J Vasc Surg.* 2007;46:405–412.
6. Olin JW. Recognizing and managing fibromuscular dysplasia. *Cleve Clin Med.* 2007;74:273–274, 277–282.
7. Eisenberg Center at Oregon Health & Sciences University. *Management of Atherosclerotic Renal Artery Stenosis. Comparative Effectiveness Review Summary Guides for Clinicians.* Rockville, MD: AHRQ Comparative Effectiveness Reviews; 2007.
8. Balzer KM, Pfeiffer T, Rossbach S, et al. Prospective randomized trial of operative vs interventional treatment for renal artery ostial occlusive disease (RAODD). *J Vasc Surg.* 2009;49:667–674.
9. Balzer KM, Neuschafer S, Sagban TA, et al. Renal artery revascularization after unsuccessful percutaneous therapy: a single center experience. *Langenbecks Arch Surg.* 2012;397:111–115.
10. Garrett HE Jr, Richardson JW, Howard HS, et al. Retroperitoneal lymphocele after abdominal aortic surgery. *J Vasc Surg.* 1989;10:245–253.
11. Williams RA, Vetto J, Quinones-Baldrich W, et al. Chylous ascites following abdominal aortic surgery. *Ann Vasc Surg.* 1991;5:247–252.
12. Malaki M, Willis AP, Jones RG. Congenital anomalies of the inferior vena cava. *Clin Radiol.* 2012;67:165–171.
13. Valentine RJ, MacGillivray DC, Blankenship CL, et al. Variations in the anatomic relationship of the left renal vein to the left renal artery at the aorta. *Clin Anat.* 1990;3:249–255.
14. AbuRahma AF, Robinson PA, Boland JP, et al. The risk of ligation of the left renal vein in resection of the abdominal aortic aneurysm. *Surg Gynecol Obstet.* 1991;173:33–36.
15. Samson RH, Lepore MR, Showalter DP, et al. Long-term safety of left renal vein division and ligation to expedite complex abdominal aortic surgery. *J Vasc Surg.* 2009;50:500–504.

第12章

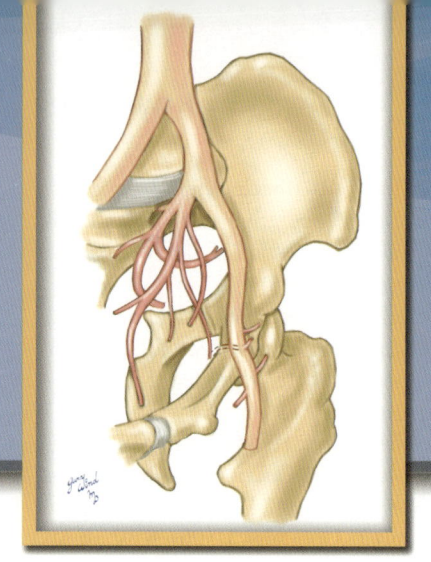

腎動脈下大動脈，骨盤動脈および腰部交感神経

Infrarenal Abdominal Aorta, Pelvic Arteries, and Lumbar Sympathetic Chain

腎動脈下大動脈と腸骨動脈の外科解剖

第2腰椎の頭側レベルの腎動脈起始部と第4腰椎のレベルの大動脈分岐との間の下部大動脈は，正中のやや左側を走行する（図12-1）．対になった腰動脈は大動脈の後壁から起始し，第1腰椎から第4腰椎の椎体を取り巻いている．第5腰動脈は大動脈分岐の下を走行し，総腸骨動脈あるいは中仙骨動脈から起始することが多い．下腸間膜動脈は大動脈のこの部から起始している唯一の内臓枝である（第10章参照）．

総腸骨動脈は大動脈から別れ，骨盤入口部に向かって短い距離を下行し，そこで内腸骨動脈および外腸骨動脈

第 12 章　腎動脈下大動脈，骨盤動脈および腰部交感神経　**315**

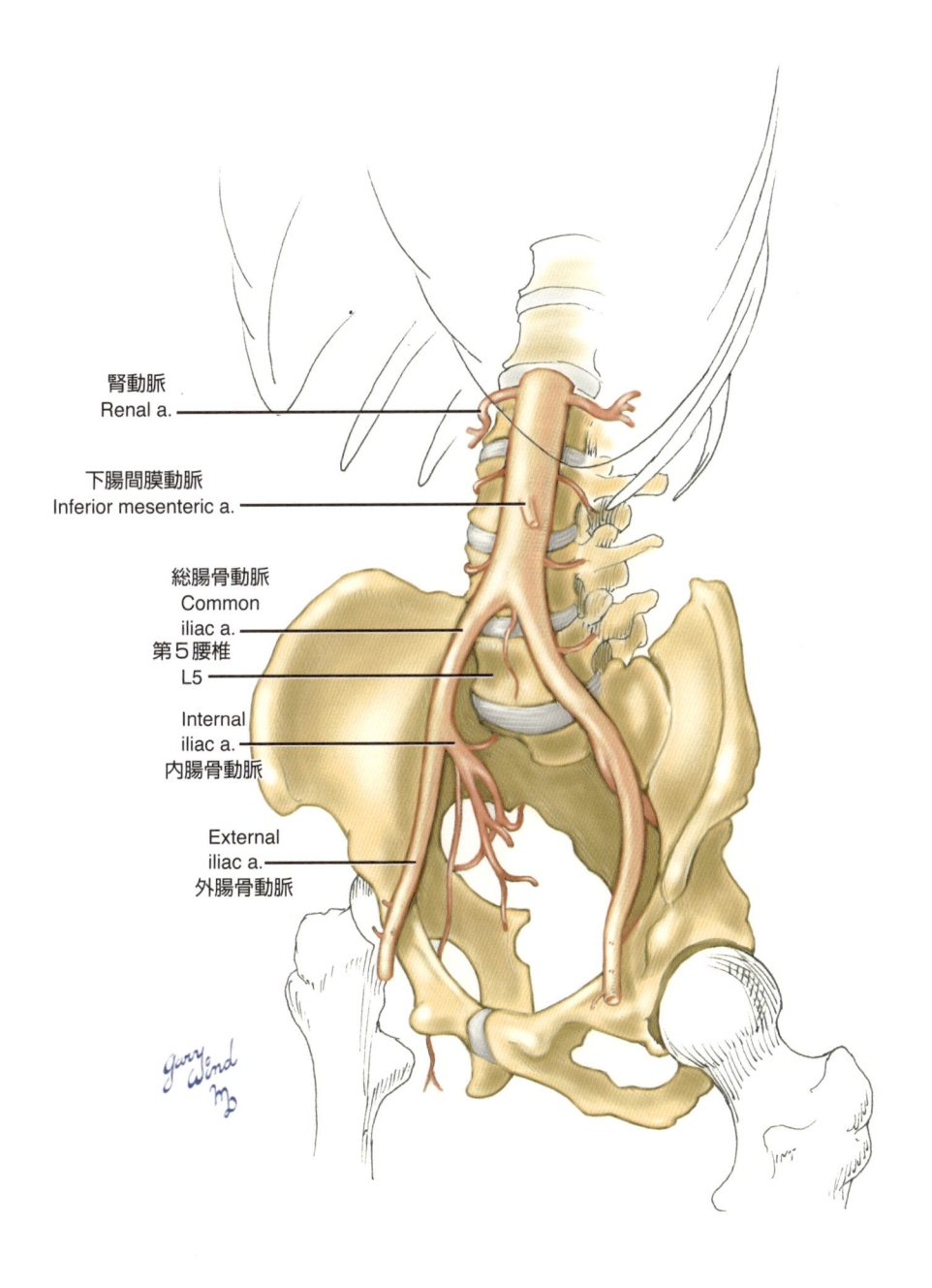

図 12-1　大動脈下部は腰椎の隆起上にある．

に分岐する（図12-2）．内腸骨動脈は骨盤腔内に流入するが，そこで骨盤内臓や骨盤周囲の筋肉に血流を送る何本かの分枝にすぐに分岐する（第19章，図19-20，図19-21 参照）．外腸骨動脈は正中から骨盤縁を大腰筋方向に走行し，鼠径靱帯の近くで下腹壁動脈と深腸骨回旋動脈のみを分岐する．

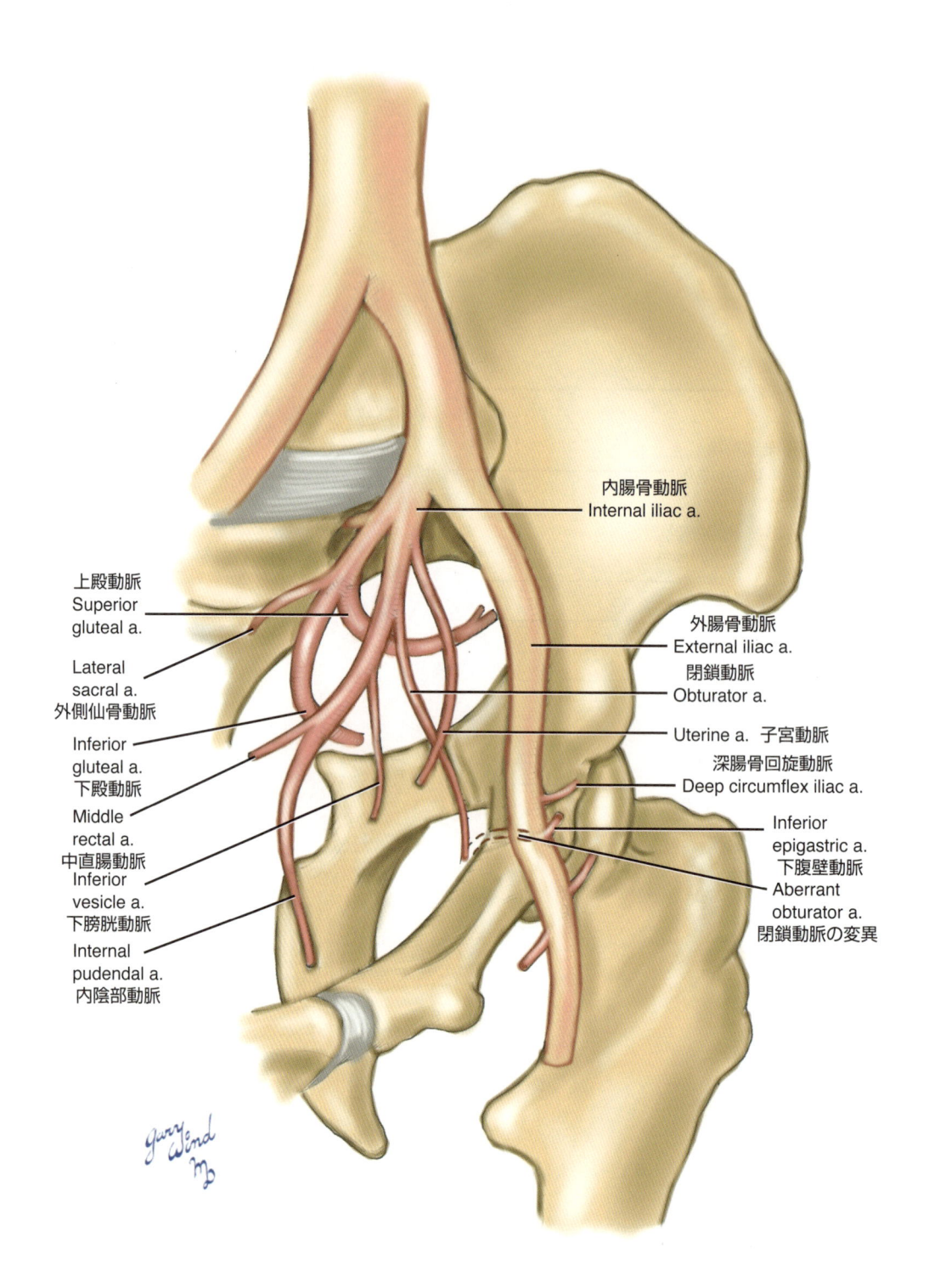

図12-2　腸骨動静脈は，骨盤腔内でその縁に沿うように走行する．

腸骨静脈　iliac veins

大動脈分岐部は左腸骨静脈が存在することにより第4腰椎から隔てられている．左腸骨静脈は右腸骨動脈とその後方で交差して，第5腰椎 (L5) の右側で右腸骨静脈と合流し，下大静脈を形成する（**図12-3**）．右総腸骨動脈の騎乗による左総腸骨静脈の圧迫は，静脈圧の上昇と血栓症の危険性を増大させる可能性がある（May-Thurner症候群）．解剖学的な変異については，文献を参照してほしい[1]．大動脈と大静脈の分岐部の間の癒着は珍しくないので，この部分での血管の剥離操作には危険を伴う．後方腰椎椎間板手術においても，前縦靱帯を越えて手術操作が前方に及ぶと，これらの血管を損傷する危険がある．動脈，静脈，さらに両者の損傷により動静脈瘻がつくられたことが報告されている[2]．腸骨静脈は内側に存在し，総腸骨および外腸骨動脈の後面で，大腰筋と骨盤上縁の間の溝深くを走行している．

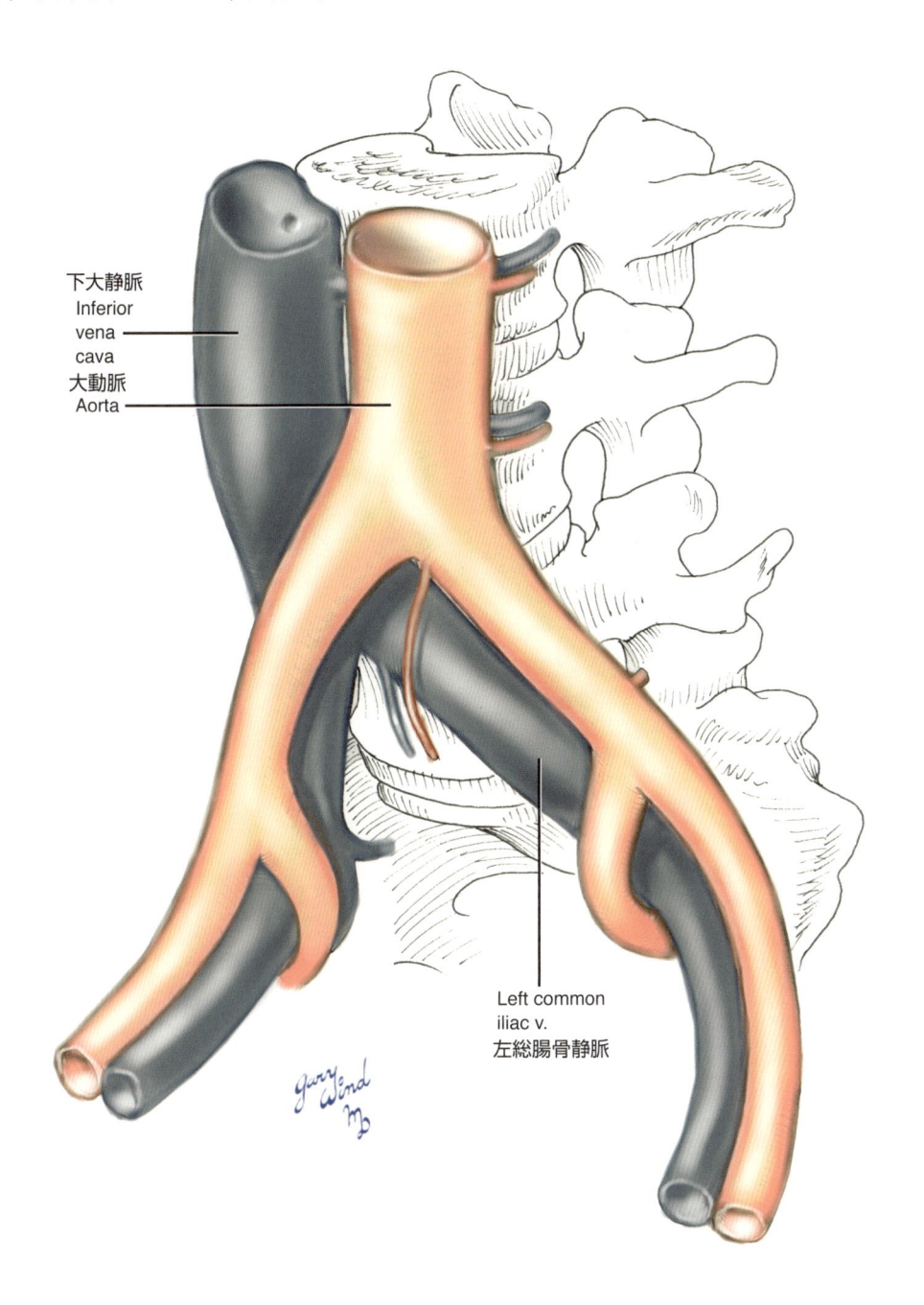

図12-3　やや中枢で分枝した大動脈分岐部は下大静脈の分岐部に騎乗し，癒着している．

後腹膜における関係

精巣動静脈と尿管は椎体の横を大腰筋に沿って走行し，骨盤内で腸骨動静脈の前面を交差する（図12-4）．左腸骨動静脈はS状結腸間膜の付着部と交差し，右腸骨動静脈は腹膜下に直接存在する．

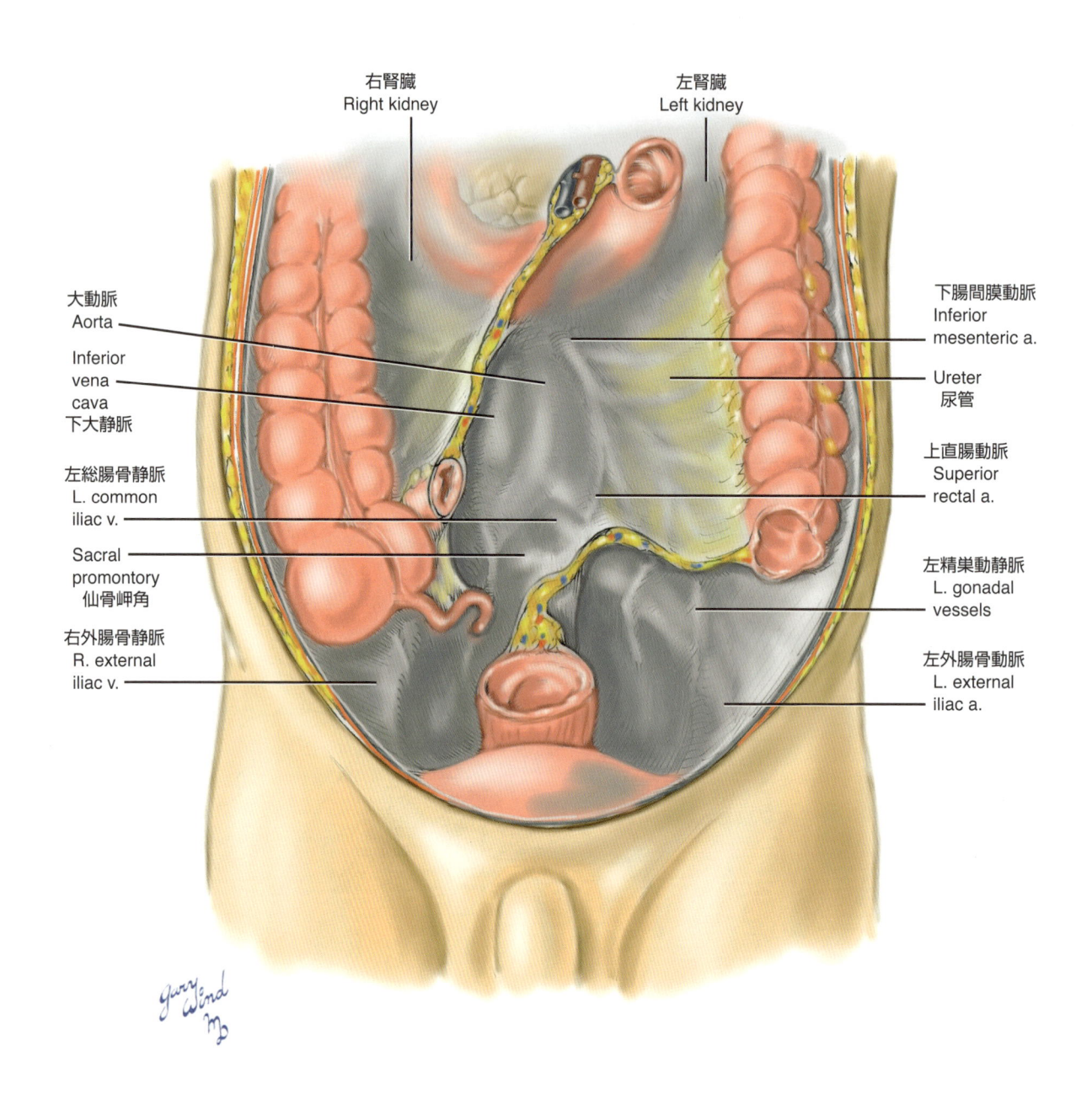

図12-4 大動脈と腹膜との関係を示す．

大動脈と下大静脈の腰部の枝は，交感神経幹および大腰筋の起始部と椎体突起の間の弓状線維の下を走行し，大腰筋の深部に入っていく（**図12-5**）．ときには静脈の枝が交感神経幹の前面を走行する．腰部交感神経幹は，胸部のそれよりも，より椎体の前面に存在する．腰部交感神経幹は大腰筋前面と大血管との間に位置している．大血管が右方に変位しているために，右側の大静脈の外縁と大腰筋との間のスペースよりも，左側の大動脈の外縁と大腰筋との間のスペースの方がやや広い．交感神経幹は総腸骨動脈静脈の後面を走行し，骨盤の仙骨のくぼみの中に入っていく．

対になった腰静脈は交通している．主な交通は太い上行腰静脈にあり，この静脈は椎体と横突起のなす角度上で，後方深くに存在し，大腰筋深部に至る．交感神経幹の表面には細い前静脈交通が存在しているので，交感神経幹や交感神経節への到達をより難しくしている．

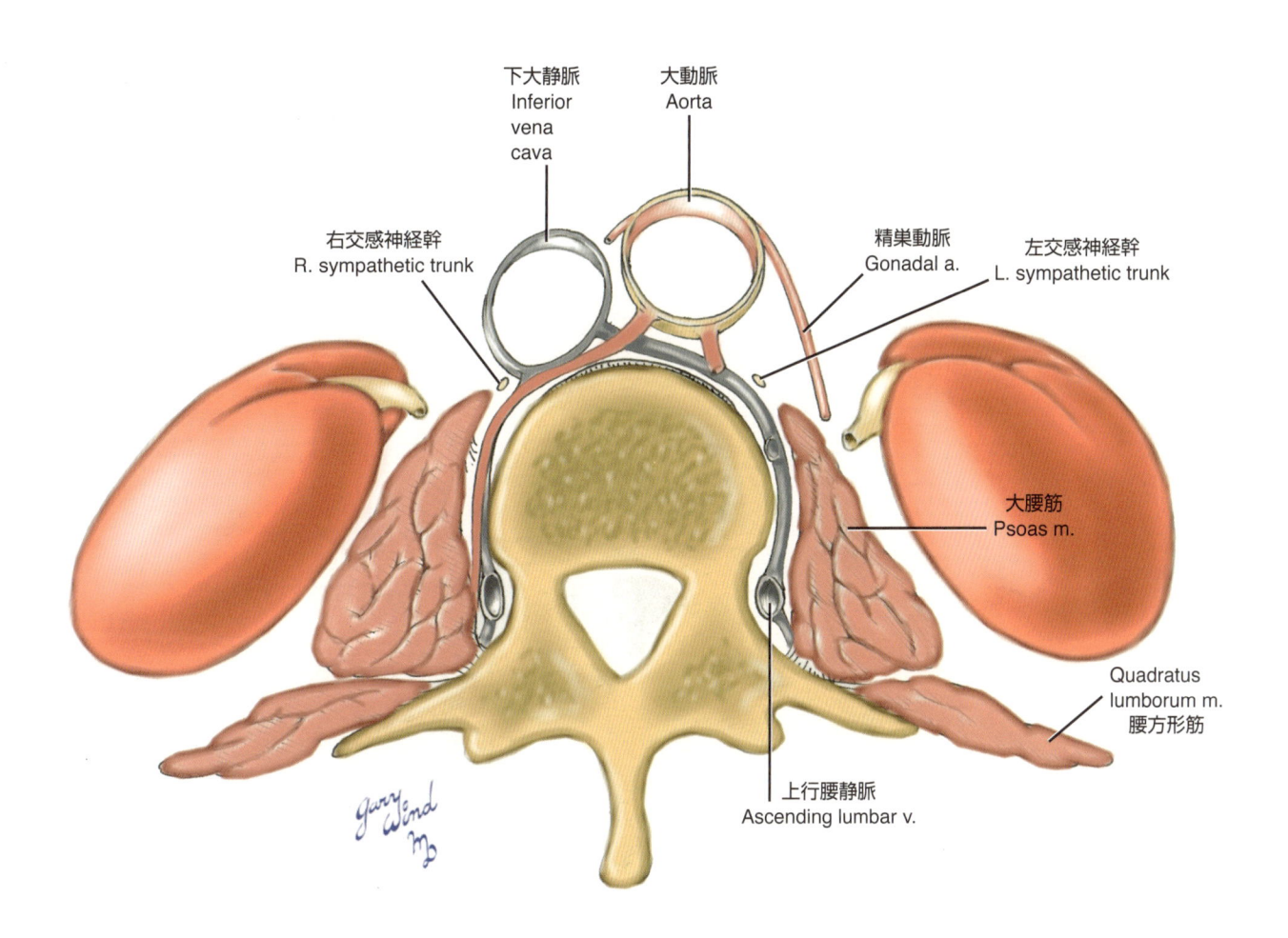

図12-5 腰動静脈は椎体と大腰筋との間を走行する．

神 経　nerves

腰神経は椎間孔より出て上行腰静脈の後方に向かい，大腰筋の後方部分に入る（**図12-6**）．そこでそれらの神経は一緒になって腰部神経叢を形成する（**図12-7**）．第1腰神経から第3腰神経と第4腰神経の一部が腰部神経叢に関与する．腰部神経叢に由来する2つの主な運動神経は，大腿四頭筋を支配する大腿神経と内転筋群を支配する閉鎖神経である．

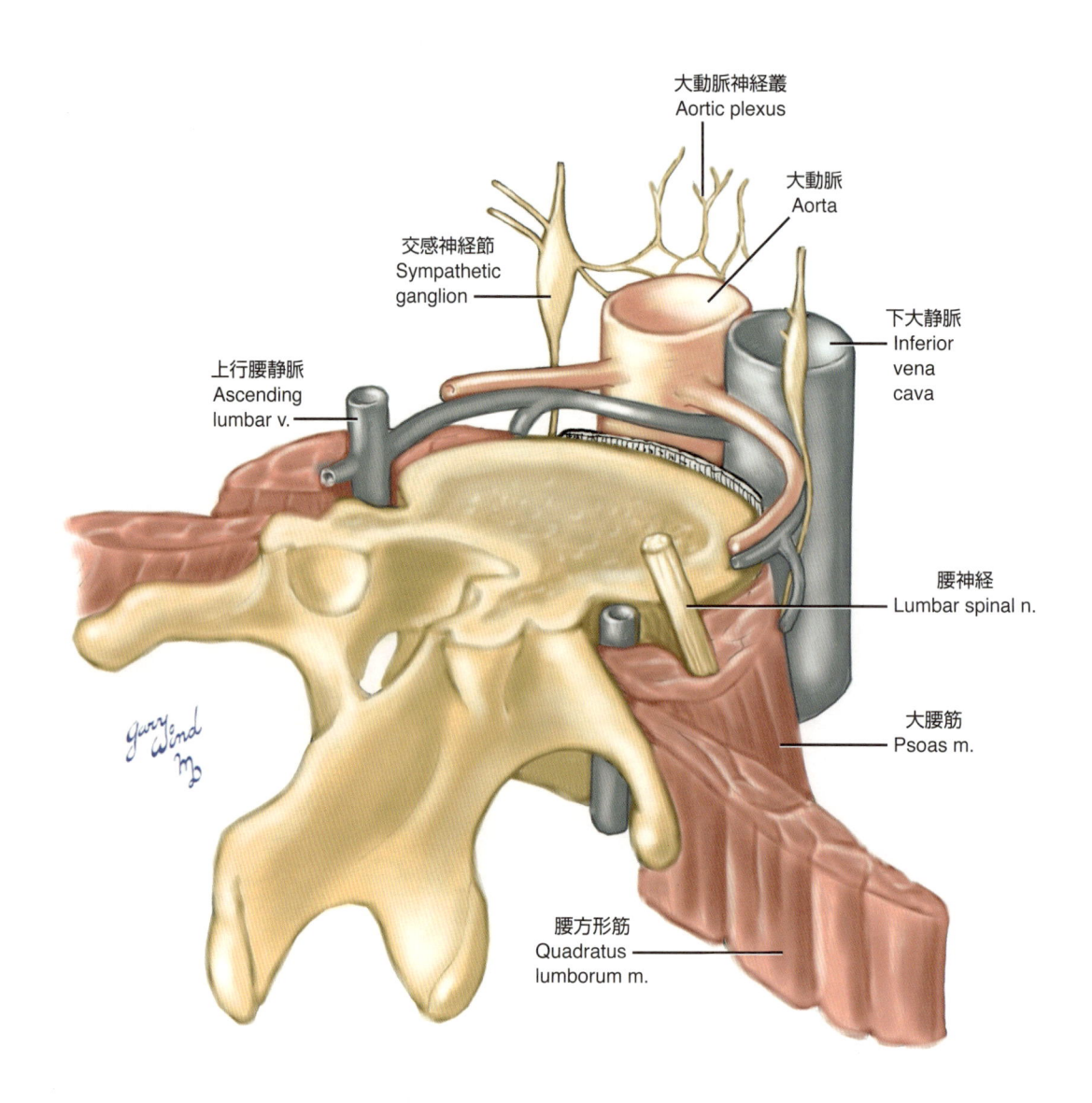

図12-6　腰神経は上行腰静脈の後方を走行し，大腰筋内に入っていく．

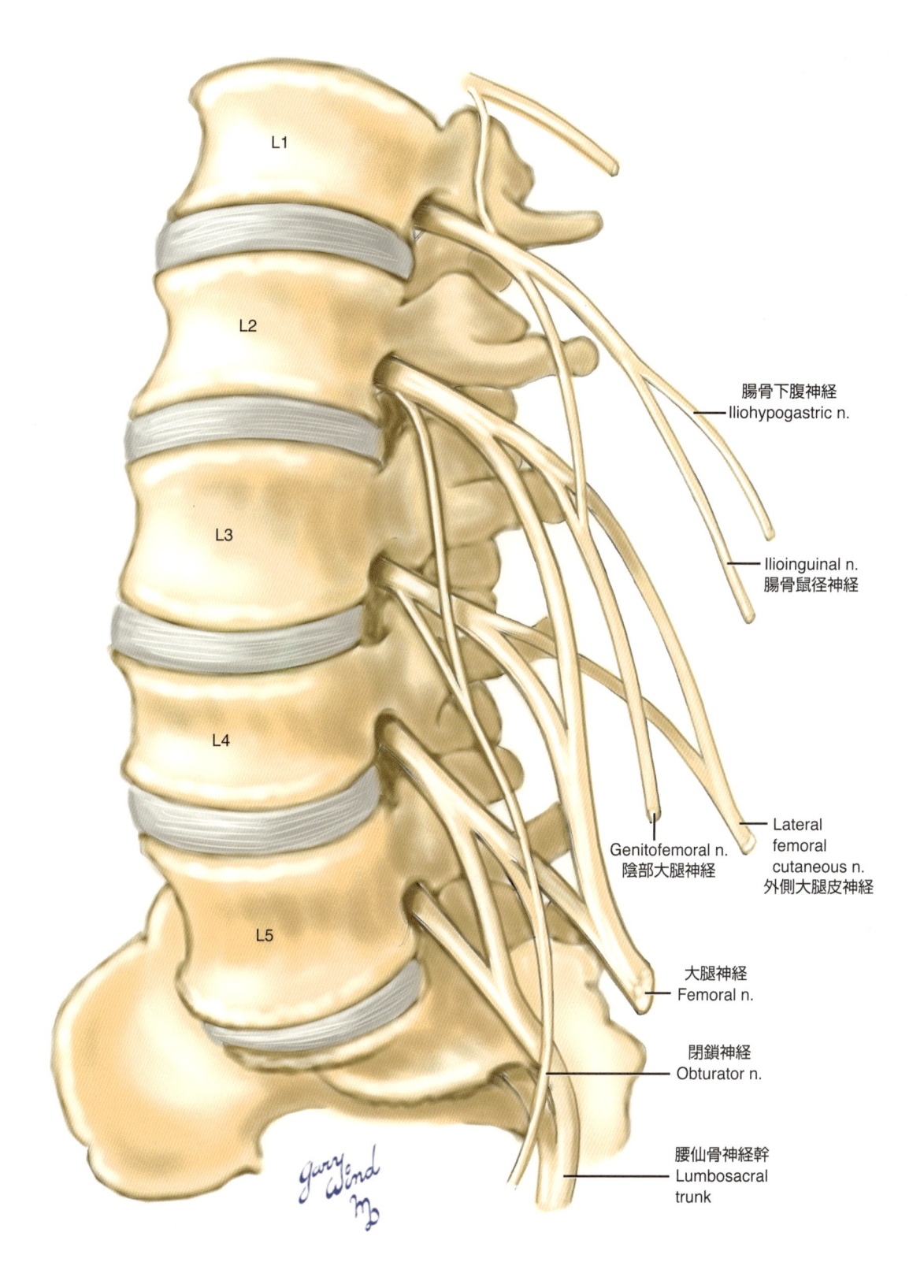

第 12 章　腎動脈下大動脈，骨盤動脈および腰部交感神経　**321**

図 12-7　腰部神経叢は大腰筋内に存在する．

322 第Ⅳ部 腹部の血管

腰部交感神経幹は変異が多いが，2～6個の神経節から成り立つ（**図12-8**）．交感神経節は第1腰神経および第2腰神経から交感神経の節前線維を受け取り，すべての腰神経に灰色の節後線維を送っている．腰部の内臓神経枝は，交感神経幹から大動脈神経叢につながっていくが，そこで腹腔神経叢からの節後線維と合流する．それ以外にも下腸間膜動脈の周囲に神経叢が形成されている．この神経叢からの内臓枝は，下腸間膜動脈に沿ってこの動

大動脈神経叢
Aortic plexus

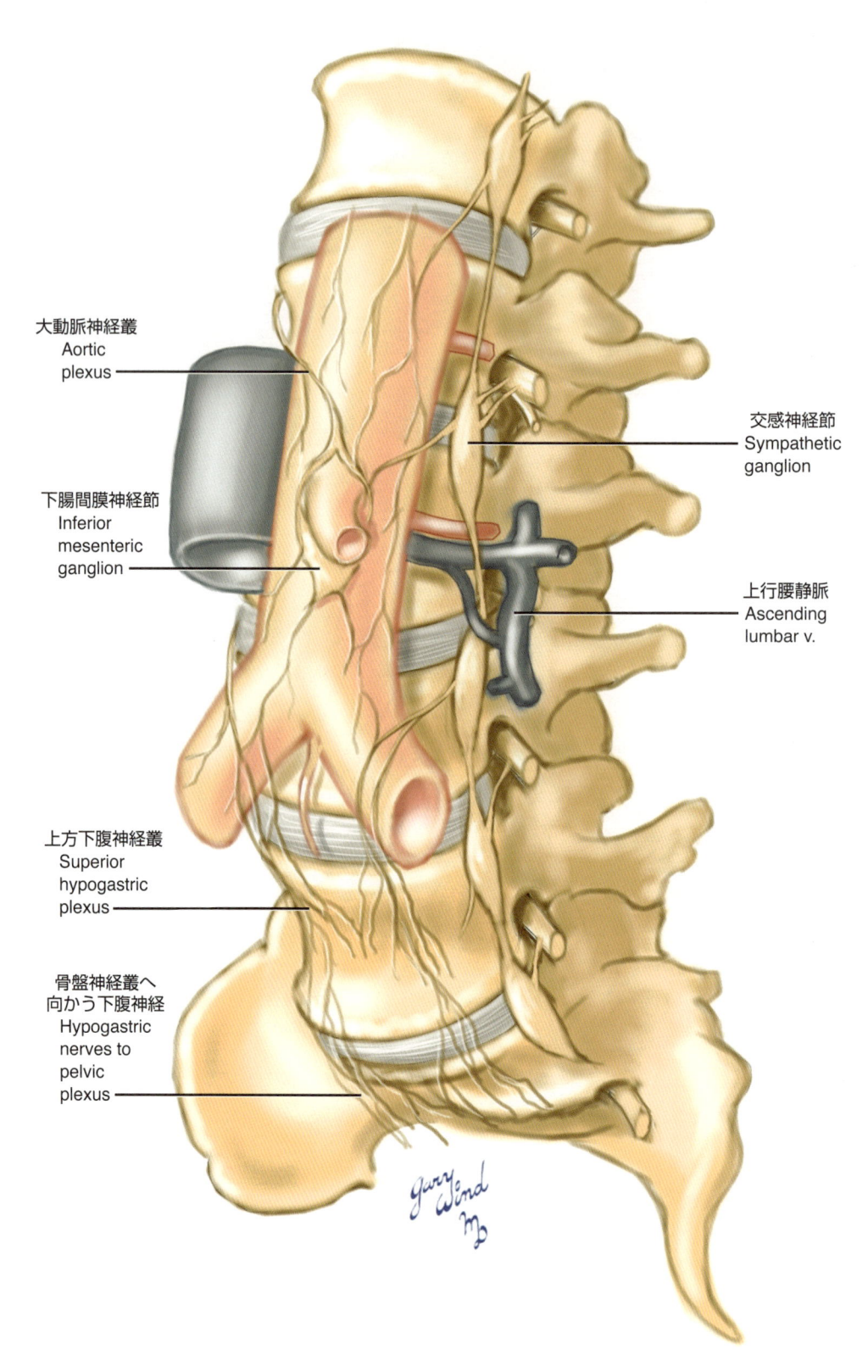

下腸間膜神経節
Inferior mesenteric ganglion

上方下腹神経叢
Superior hypogastric plexus

骨盤神経叢へ向かう下腹神経
Hypogastric nerves to pelvic plexus

交感神経節
Sympathetic ganglion

上行腰静脈
Ascending lumbar v.

図12-8　交感神経幹は椎体の前内側部に存在する．

脈に栄養された臓器へ分布する．何本かの下腹神経は，下腸間膜神経叢の尾側の線維と合流する．これらの神経は大動脈分岐部を乗り越えて，仙骨のくぼみで上方の下腹神経叢を形成する．そして自律神経線維は，下方の下腹神経叢に連絡し，そこから骨盤神経叢に合流する．

第1腰部交感神経節および第2腰部交感神経節から下腹神経および下腹神経叢への交感神経線維が障害されると，男性では射精に障害が生じる．

腎動脈下の大動脈の露出

最も多くの大動脈病変が腎動脈下に集中しているので，手術治療の際に腎動脈下に大動脈遮断鉗子を使用する頻度は高い．腎動脈の中枢を遮断するよりも，腎動脈下を遮断する方が生理的にははるかに有利である．腎動脈下での大動脈の露出は，通常広範な剥離を必要とする腎動脈上での大動脈の露出よりもきわめて容易である（第9章参照）．

腎動脈下大動脈の露出は，単純な腹部あるいは側腹部切開により可能である．一般には2つのアプローチが存在する．すなわち，経腹的（腹腔内）アプローチと後腹膜アプローチである．経腹的アプローチは長年にわたり一般に用いられ，そして現在も多くの外科医によって推奨されている．この方法は，後腹膜アプローチと比較して簡便であり，牽引を必要とせず，また腹腔内の他の病変の有無を検索することができる[3]．経腹的アプローチはほとんどの外科医によって，より速やかに実施できるので，腹部大動脈瘤破裂に対してはこのアプローチが選択される．しかし，経腹的大動脈手術後は，胃腸に関連した合併症が起きやすい[4]．後腹膜アプローチでは，経腹的アプローチと比較して腸の蠕動開始が早く，肺合併症が少なく，そして入院期間が短かったと報告されている[5,6]．後腹膜アプローチは，傍腎動脈瘤，炎症性動脈瘤，馬蹄腎などの複雑な大動脈病変例には特に有用である[7,8]．左後腹膜切開によって，腹部分枝は容易に修復できるが，右外腸骨動脈と右腎動脈を確保することは困難である．大動脈と右腸骨動脈病変を複合して修復する手術では，経腹的に行うか，あるいは左側腹部と右下腹部に分けた後腹膜切開で行う必要がある．左後腹膜切開は，右腎動脈再建には不適切である．

腎動脈下大動脈の経腹的露出

腎動脈下腹部大動脈を十分に露出するには，一般に2つの方法がある．それは腹部正中切開と臍下部の横切開で

ある(**図12-9**).腹部正中切開はより速く,しかも表層の神経を障害しにくい.しかし,腹部横切開は上腹部の術後疼痛が少ないので,換気を増やし,慢性呼吸器疾患患者では,咳嗽がより効果的となる.報告されているヘルニアの発生頻度は,1〜6年間のフォローでは双方とも同様である[9]).

開腹の後,横行結腸と大網は濡れたパッドに包んで,上方の腹壁上に反転して置く.小腸はプラスチックの袋あるいはパッドに包んで,腹部の右側に圧排する.後腹膜スペースへアプローチするには,十二指腸の近くで後

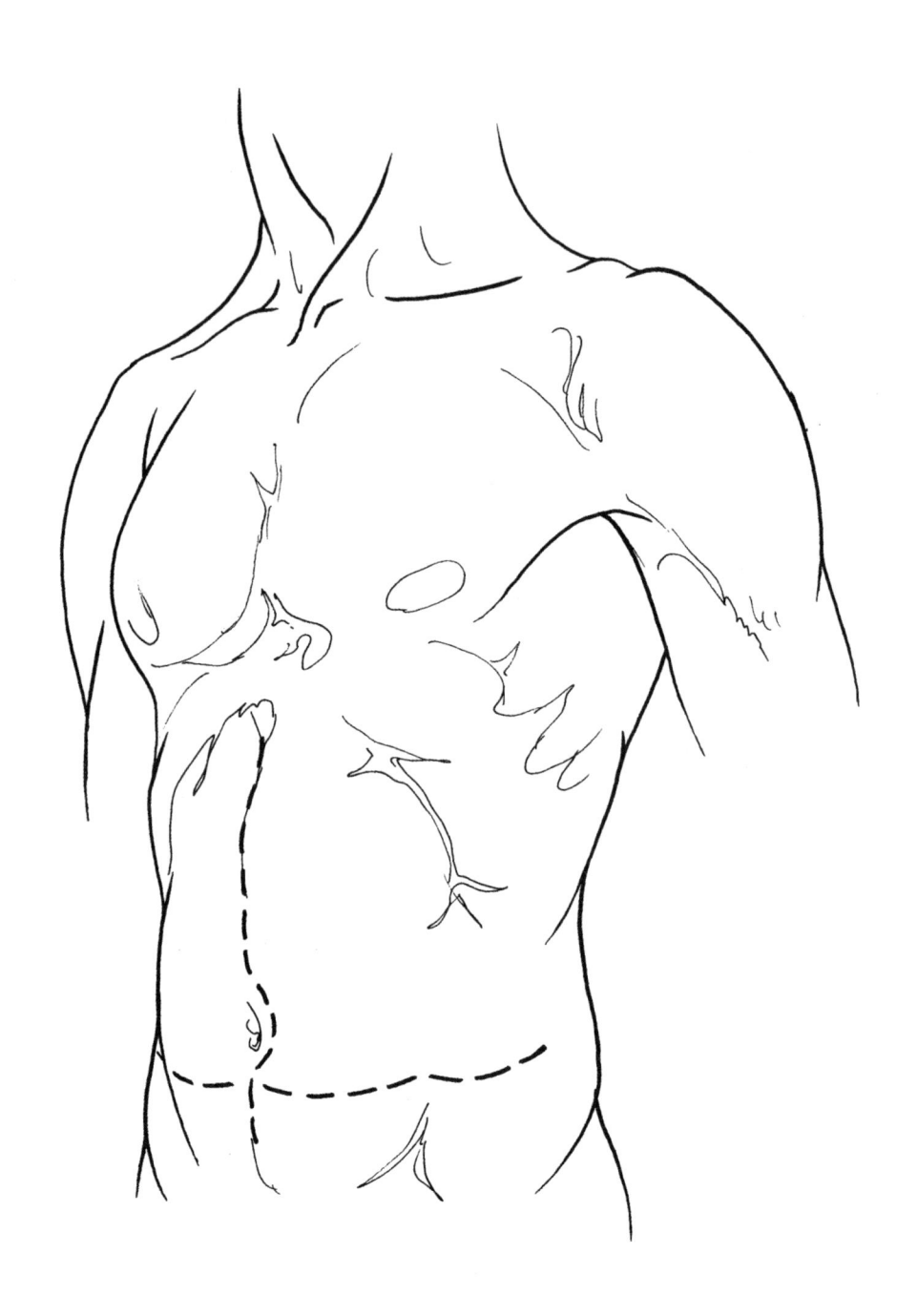

図12-9 経腹的な正中切開あるいは臍下部の横切開により,腎動脈下大動脈が十分に露出される.

方の壁側腹膜を切開する（**図 12-10**）．この切開は Treitz 靱帯を切離して上方に延長され，そうすることで十二指腸の第3部と第4部を右側に反転することができる．大動脈の前面の判別しうるリンパ組織は，乳糜の漏出を防ぐために結紮する必要がある[10]．線維性組織の薄い層を切開することで，光沢のある大動脈前面の外膜周囲層が露出される．切開は左腎静脈のレベルまで上方に延長される．左腎静脈は97％の例で大動脈の前面を交差し[11]，

腎動脈下の大動脈を見つけるよい指標となる（第11章参照）．

後方腹膜と大動脈周囲組織の切開を，小腸間膜基部の近くで，大動脈分岐部のレベルまで下方に延長する．切開は下腸間膜動脈とS状結腸間膜内の血管を損傷しないように，大動脈の中心線より右側で行われるべきである．また，大動脈周囲組織の切離を右側に限局することは，性機能障害を来たす大動脈周囲自律神経叢損傷の危

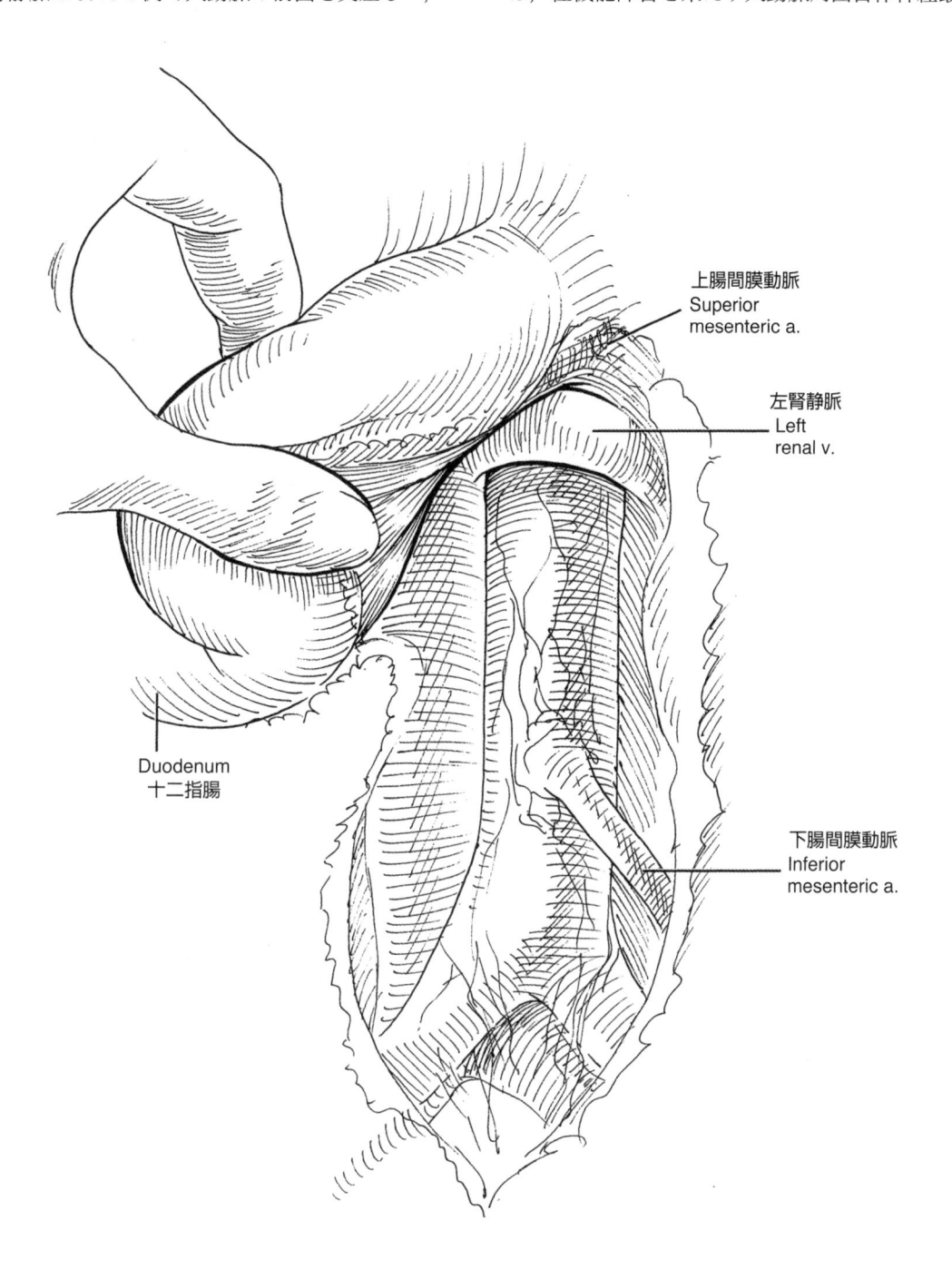

図 12-10 十二指腸第4部は授動され，左腎静脈から分岐部までの大動脈が露出される．

険性を減少させる[12]．大動脈後壁の授動は，静脈系の損傷を避けるようきわめて慎重に行う必要がある．腎動脈直下の大動脈の授動では，腰動脈の分枝を避けて，大動脈後壁に近接して指による慎重な剥離を必要とする．腰静脈叢は脊柱の近くで大動脈後部の組織内に存在し，損傷すると急速に出血しやすい[13]．大動脈後面を走行している左腎静脈や，大動脈の前面および後面を走行している左腎静脈（いわゆる腎の襟 renal collars）はその位置を認識していないと，特に損傷する危険性が高い[14]．腸骨静脈の合流部では，しばしば大動脈周囲の線維化により大動脈後壁と癒着しているので，大動脈分岐部の授動は危険である．大動脈末端部のコントロールは総腸骨動脈レベルで行うのが最良である（下記参照）．

腎動脈下大動脈の後腹膜での露出

患者の体位は，手術台から左肩をおおよそ60°傾斜して固定し，腰は水平に近くできるだけ後方に回転する（図12-11）．後方への腰の回転は，鼠径部を露出して大腿動脈への吻合が必要になった際には重要であり，また体軸のひねりは，鉤による牽引の労力を少なくする．胸部は，幅の広いテープで固定すべきであり，また体位固定用の吸引バッグ vacuum beanbag は，体軸のひねりを維持することに役立つ．

左側腹部切開は第11肋骨あるいは第12肋骨の先端より腹部正中の臍下4〜5 cmまで行う．右総腸骨動脈の露出が必要な例や右大腿動脈領域にバイパスが必要な例で

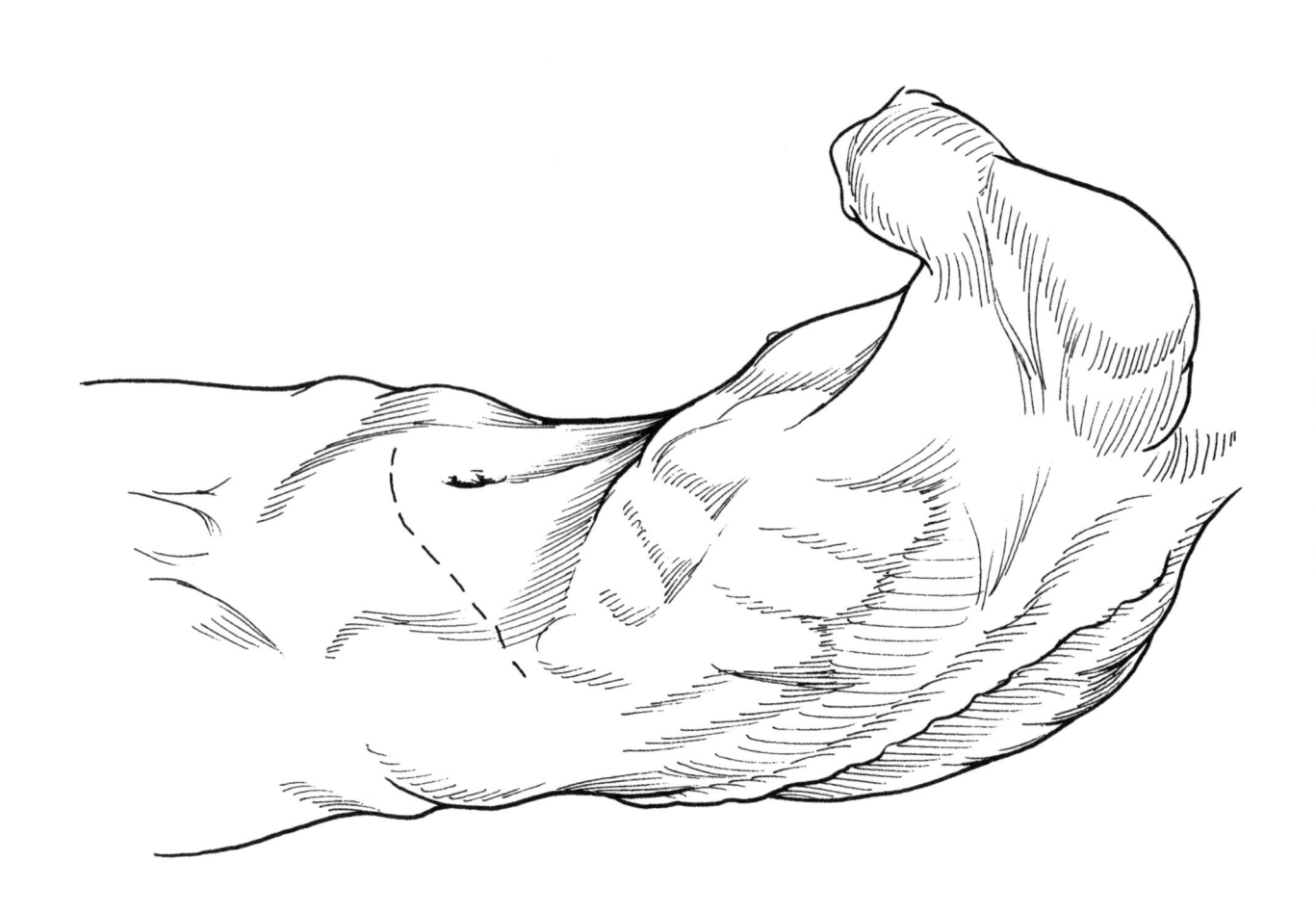

図12-11 体幹を回転させて腎動脈下大動脈への後腹膜アプローチを行う．

は，右腹直筋鞘にまで切開を延長できる．切開は，皮下組織，外腹斜筋，腱膜，さらに左腹直筋前鞘の切離へと進められる．次いで，左腹直筋を切離するが，その際，筋肉の後面を走行する下腹壁動脈の分枝を注意して結紮する．内腹斜筋と腹横筋を切離後に，創の外側から後腹膜腔に入る．腹直筋鞘外側の横筋筋膜を切開し，創の全長にわたって，剥離された横筋筋膜から腹膜を剥がしていく（**図 12-12**）．腹直筋後鞘を内側に切離し，腹膜をその後面から剥がす．腹膜はしばしば腹直筋後鞘に癒着しているので，不注意に腹腔内に入るのを避けるために，切開線を白線の手前 2～5 cm に留めておく必要があろう．不注意のために生じた腹膜の小さな穴は，いずれも閉じるべきである．

後腹膜の剥離は，左腎臓の Gerota の筋膜の前面で，腹壁から外側および後方に腹膜を剥離して進められる．左腎臓を前方に授動して Gerota の筋膜の後面の層を剥離するのは，腎動脈上の大動脈の剥離が求められる例に行われるべきである（第 9 章参照）．左腎臓の前面で剥離が進められる際には，腹膜後面は前方に牽引されるが，尿管は後方の後腹膜に残すのが最善である．腹膜とともに前方に左の尿管を授動すると，傍腎大動脈の前面に直接中枢側の尿管を持ってくることとなり，視野を妨げる．

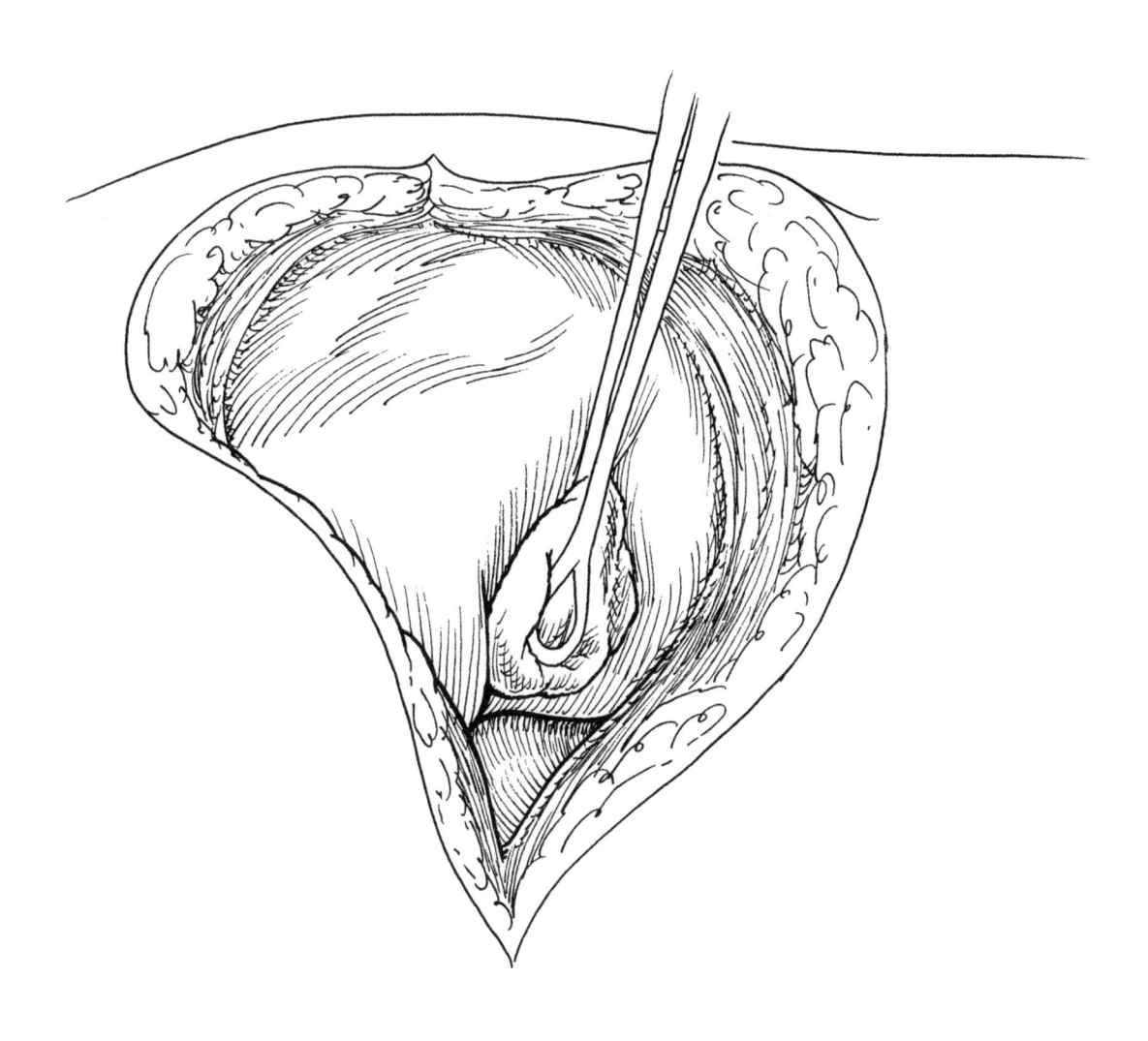

図 12-12 後腹膜の剥離は外側から始められる．

左腎静脈から左腸骨動脈分岐部間の大動脈が露出されるまで，腹膜を内側および頭側に授動する（図12-13）．このためには大動脈の前壁近くで下腸間膜動脈を結紮切離する必要がある．左精巣静脈を損傷して出血しないよう，腎静脈への流入部で結紮切離する．右腸骨動脈の起始部を露出するために，腹膜をできるだけ患者の右側に授動する．この視野からは左腸骨動脈のコントロールは容易であるが，右腸骨動脈のコントロールは大きな動脈瘤や他の病変などがあると不十分となる可能性がある．こうした例に対しては，大動脈の内腔からFogartyカテーテル[15]を使って簡単に出血をコントロールすることができる可能性がある．右外腸骨動脈の後腹膜アプローチによる露出は，右下腹部の別の横切開により行われるべきである（下記参照）．

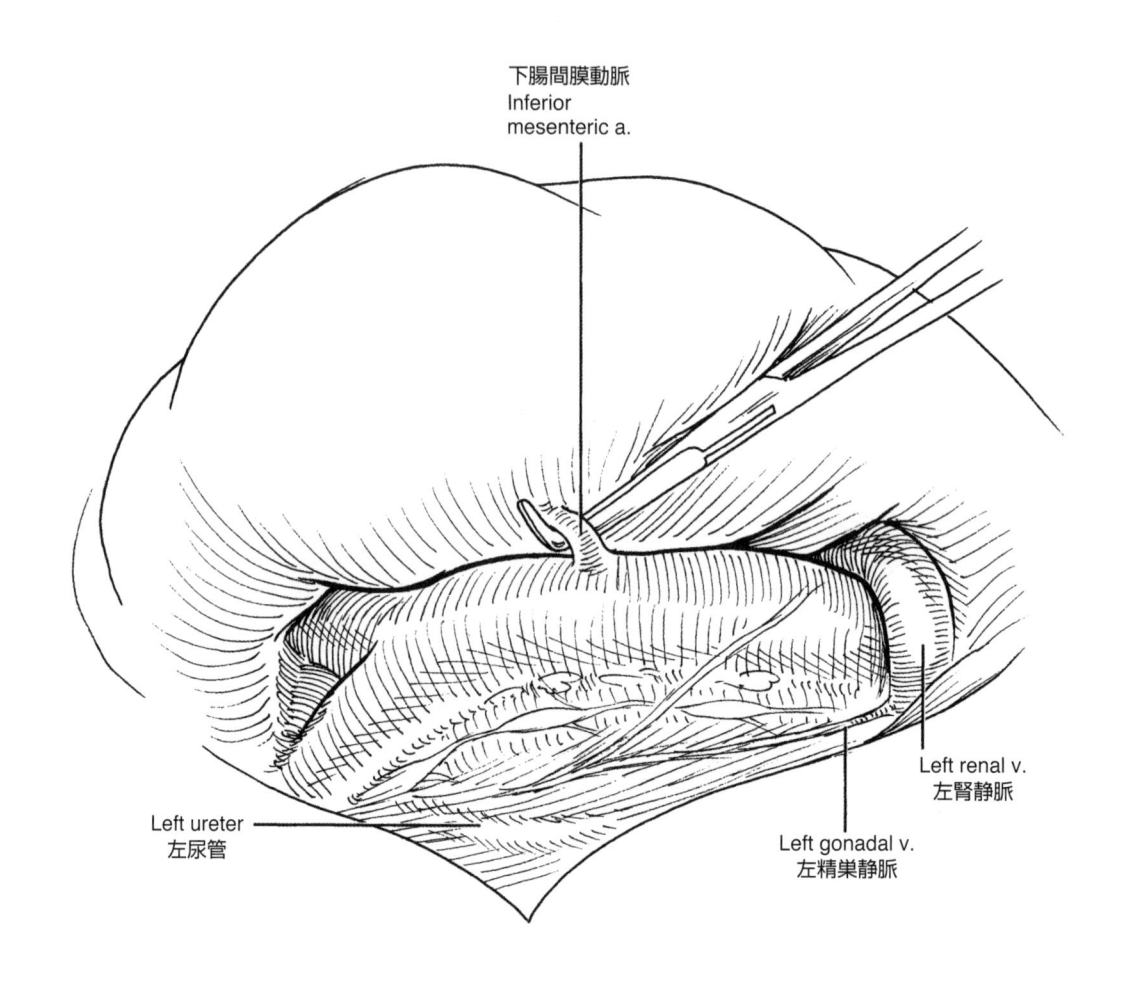

図12-13 後腹膜アプローチによる大動脈の十分な露出のためには，下腸間膜動脈と左精巣動静脈を切離する．

腸骨動脈の経腹的露出

患者の体位，腹部の切開および内臓の移動は，経腹的な大動脈の露出の場合に準じる．後方の腹膜を，大動脈前面を越えて十二指腸の第4部のすぐ左方まで切開する．腹膜切開を大動脈の正中から右側尾方に延長し，さらに右総腸骨動脈前面にまで延ばす（**図12-14**）．総腸骨動脈前面の外膜周囲組織は，大動脈分岐のレベルまで鈍的に剥離する．次いで動脈に血管用テープを回すが，その際，動脈の外側後方に接している総腸骨静脈を損傷しないよう注意する必要がある．総腸骨動脈の末梢の剥離をその分岐部まで進める．右の尿管は，総腸骨動脈上でその分岐部近くの外膜周囲組織内を走行する．尿管を確認し，外膜周囲組織とともに外側に牽引する．分岐部付近から尿管を遠ざけることが困難なときは，尿管に血管用ループ vessel loop を回し，外側に牽引する．次に内外腸骨動脈をそれぞれ剥離し，血管用テープを回す．対応する内外腸骨静脈は，それぞれの動脈の内側後方に接している．

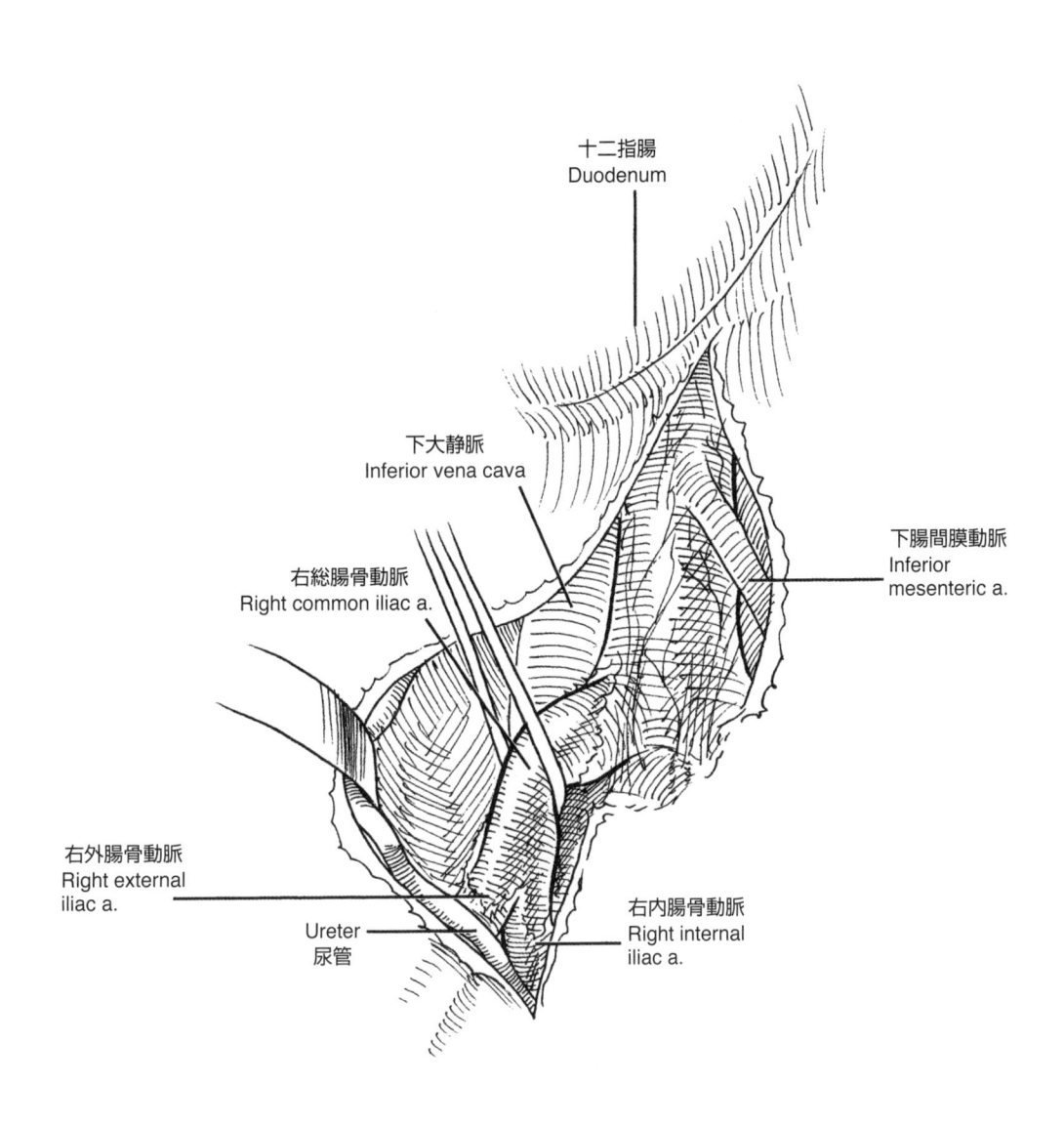

図12-14　右腸骨動静脈を露出し，コントロールするために腹膜切開が延長される．

左総腸骨動脈とその分枝は，後方腹膜の左側の切開線を外側に牽引することで露出される（**図12-15**）．交感神経の損傷により男性では射精障害を引き起こすので，後方腹膜と動脈の外膜周囲組織は，大動脈分岐部あるいは左総腸骨動脈を越えて切離するべきではない．左尿管を注意深く確認しながら，後方腹膜の左側切開線を外側に牽引することで，総腸骨動脈とその分枝を確認することができる．もし中央からの後方腹膜の牽引によっても十分な視野が得られない場合は，外側からのアプローチが必要とされる．S状結腸は，腹膜付着部の切離により，その外側に沿って授動される．S状結腸とその間膜の後方の比較的血管の少ない層を剥離し，S状結腸とその間膜を内側に反転することにより，左総腸骨動脈とその分枝が露出できる（**図12-16**）．

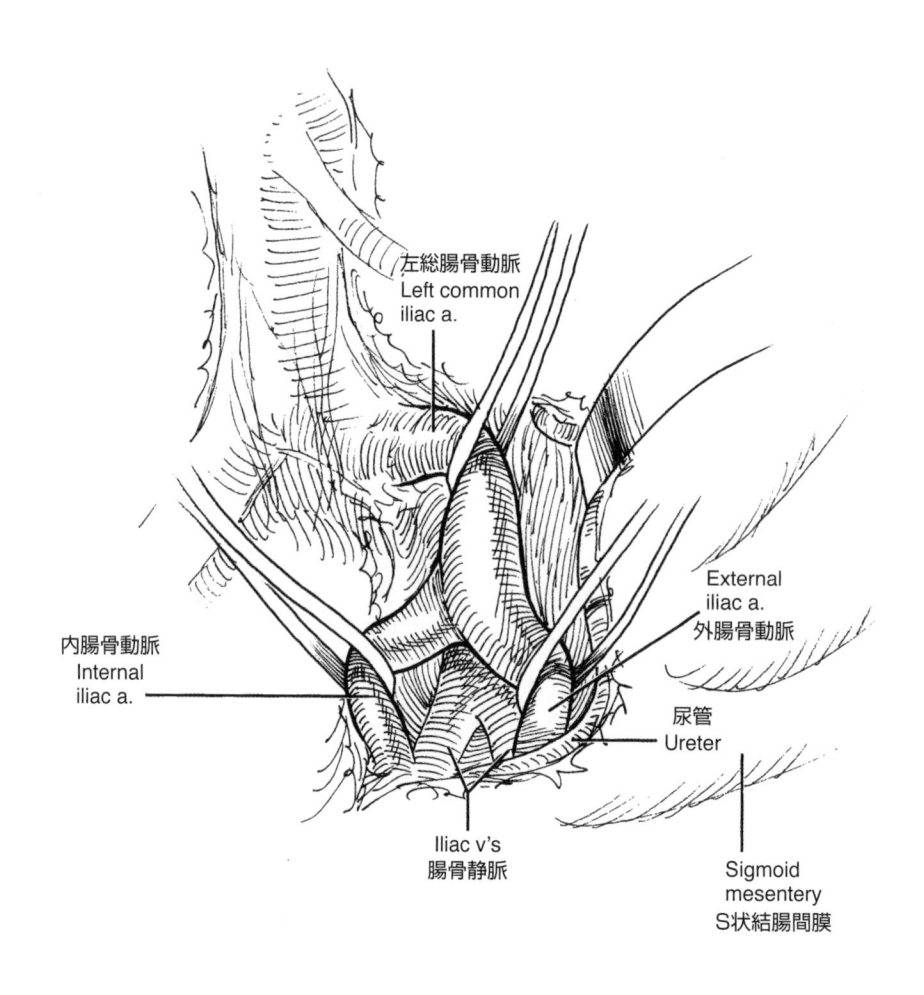

図12-15 左側の腹膜を牽引することで，左腸骨動静脈を露出することができる．

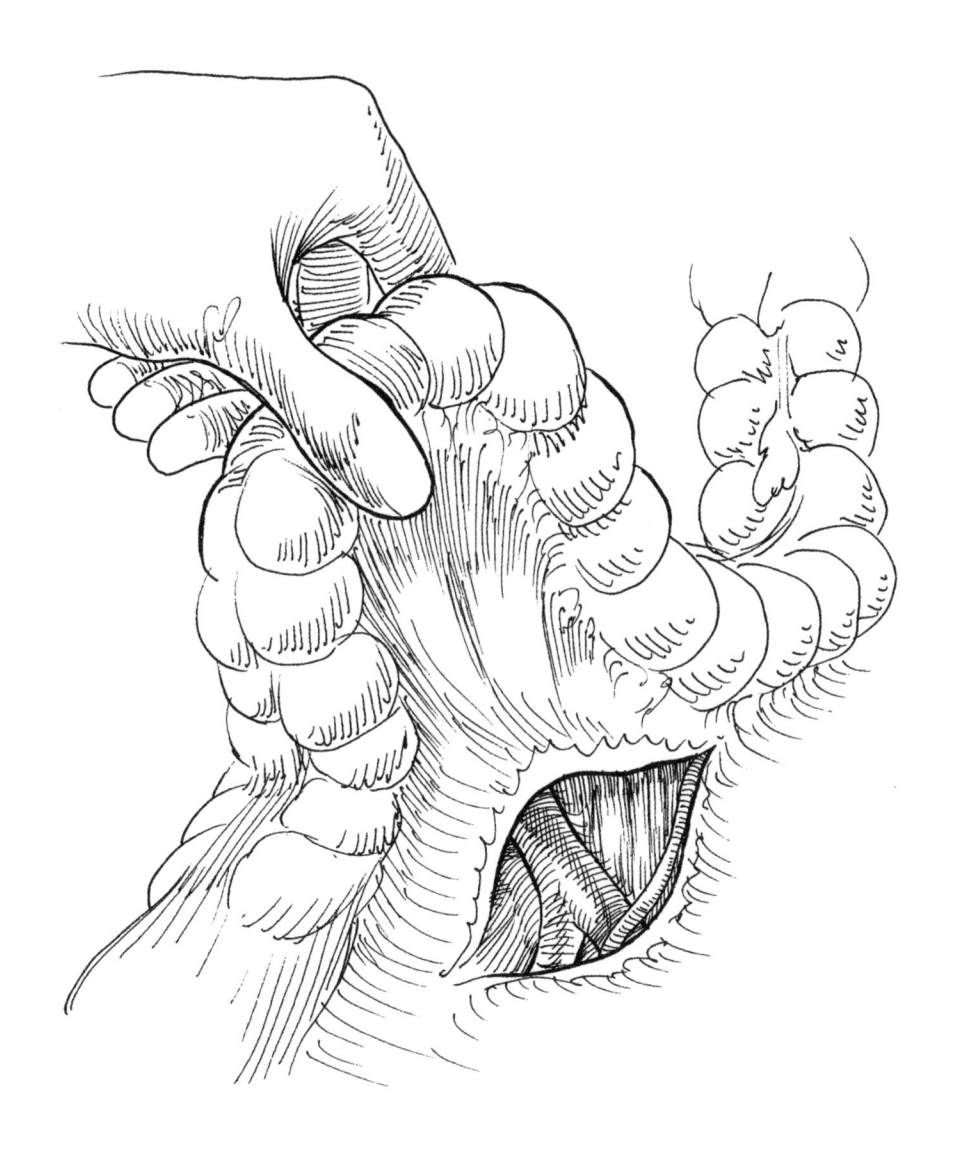

図 12-16 左腸骨動静脈は，S状結腸間膜付着部の外側を開けることでアプローチできる．

腸骨動脈の後腹膜での露出

患者の体位は背臥位とし，片側の腰は枕を入れ 10°挙上する．側腹部を含む腹部全体を消毒し，ドレープをかける．斜切開は，鼠径靱帯の上方およそ 3 cm の腹直筋外縁から開始し，肋骨弓下縁と腸骨稜のほぼ中間の腋窩中線上まで延長する（図 12-17）．皮下組織を切開するときに，わずらわしい出血をさせないために，浅下腹壁動脈と浅腸骨回旋動脈を結紮しておくべきである．

外腹斜筋と内腹斜筋の腱膜は，創に沿って切離される．外側では，内腹斜筋をその線維の方向に沿って鈍的に分離する．腹横筋と横筋筋膜は創の外側半分で開けら

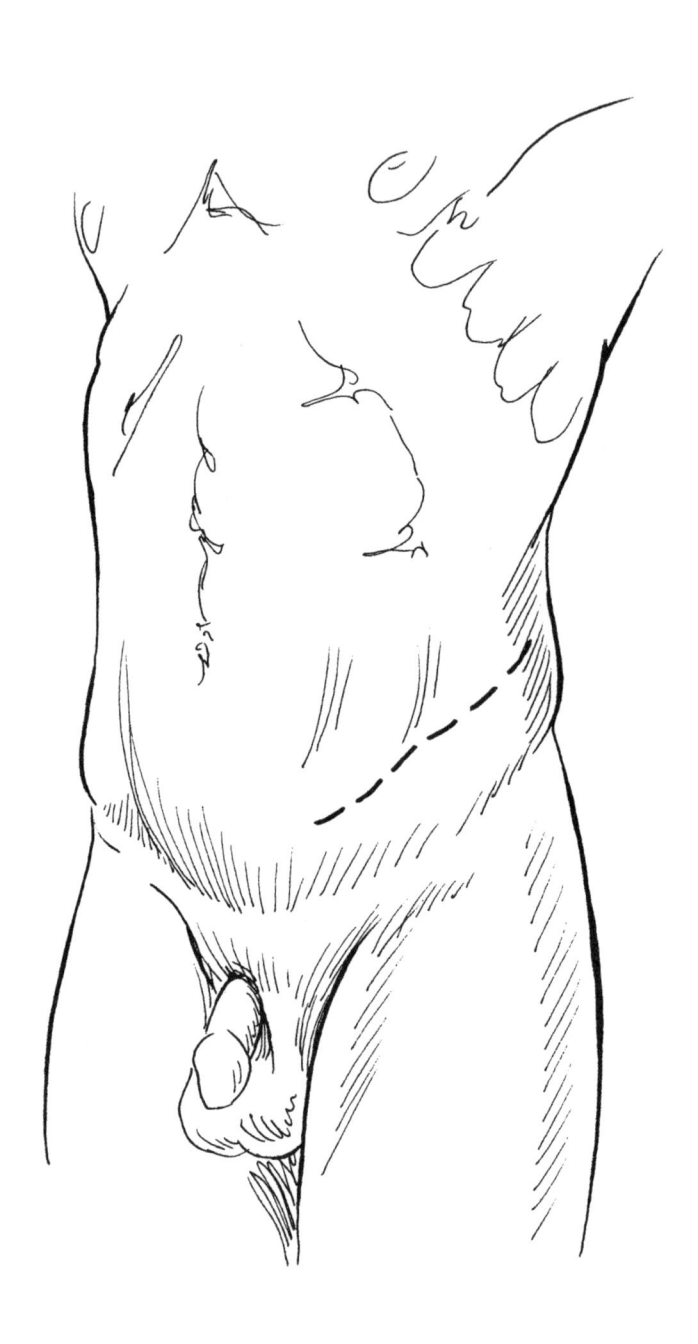

図 12-17　腸骨動静脈の後腹膜からの露出には，側腹部の前下方斜切開が用いられる．

れ，後腹膜スペースに入ることになる（図 12-18）．腹膜は中心線の近くで横筋筋膜と融合しているので，後腹膜スペースに入るには，創の外側方向からが最も容易である．大腰筋および大腰筋内側の腸骨動静脈を露出するために，腹膜を慎重に骨盤の外側壁から剥離し，内側に牽引する．尿管は，剥離された腹膜の後壁についたままにしておくのが最もよく，そうすれば腹膜の囊と一緒に安全に内側に牽引される．外腸骨動脈は創の下方で確認され，それを中枢側にたどることで，総腸骨動脈および内腸骨動脈を確認できる．大動脈末端部までの中枢側の剥離は，腹膜をさらに内側に牽引することにより可能である．

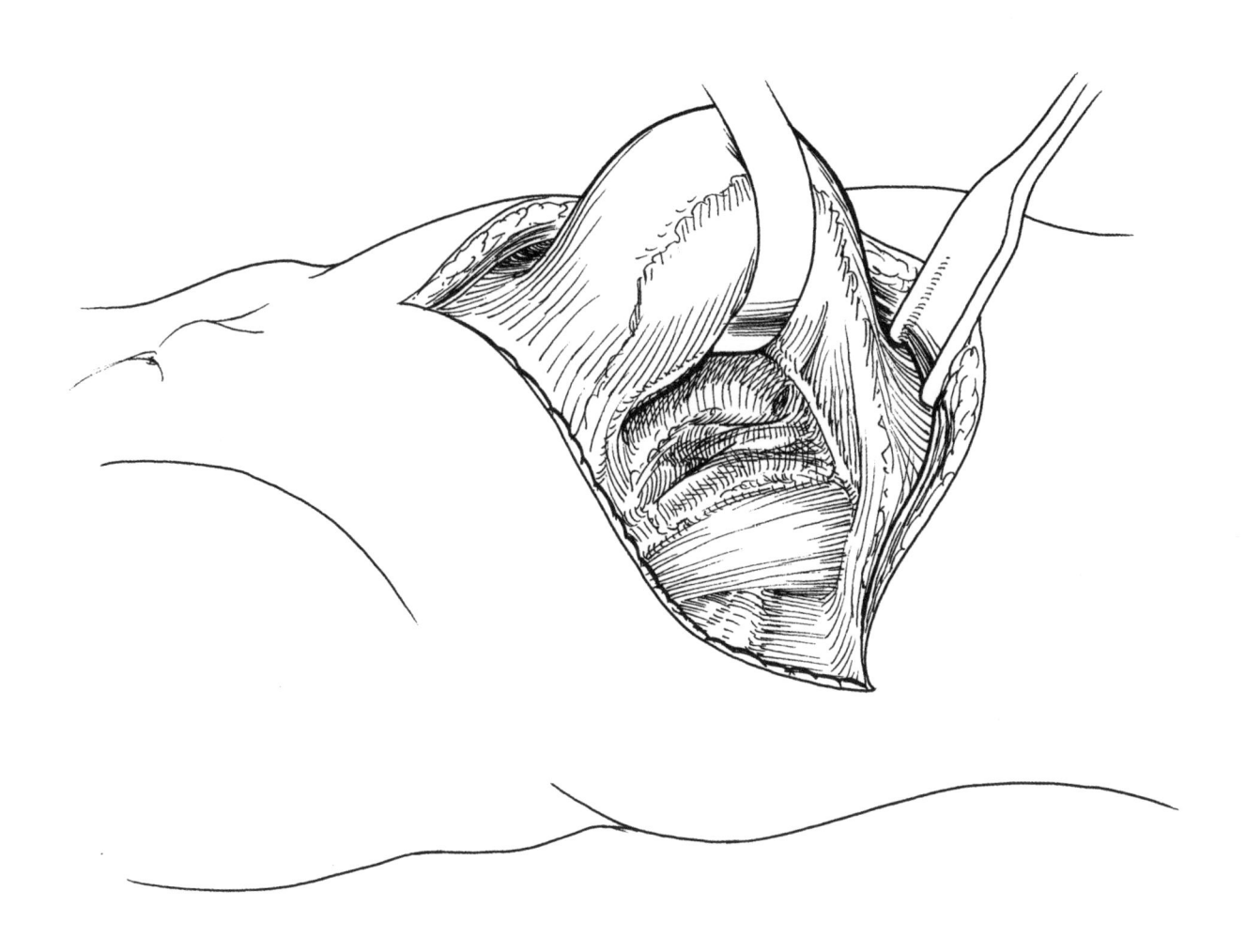

図 12-18　後腹膜には外側から入る．

外腸骨動脈の後腹膜での露出

患者の体位や消毒範囲は前述した．皮膚切開は鼠径靱帯の2 cm 上方で靱帯に沿って行い，腹直筋外側から上前腸骨棘の2 cm 上方にまで延長する（**図 12-19**）．この場合も，不必要な出血を避けるために，浅下腹壁動脈と浅腸骨回旋動脈を皮下で結紮しておくべきである．

外腹斜筋と内腹斜筋の腱膜を切離し，創の外側の内腹斜筋の線維は鈍的に分離する．創の外側では前腹壁から腹膜を剥離することが容易なので，そこで腹横筋と横筋

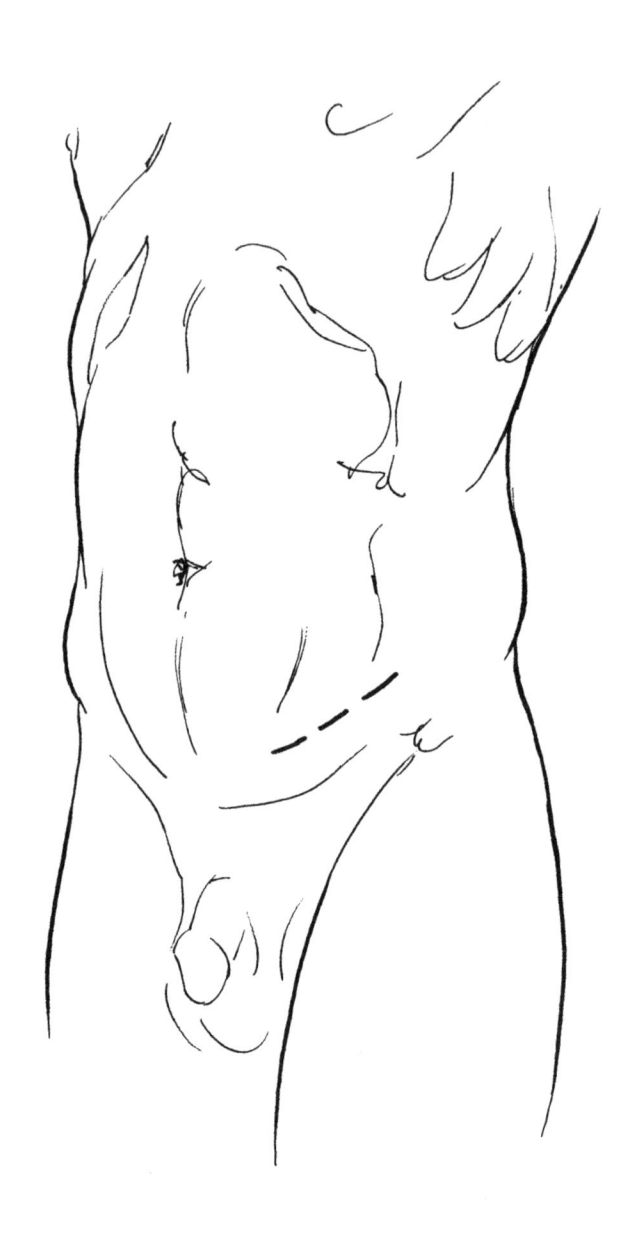

図 12-19 外腸骨動脈は，鼠径靱帯上方のより小さな切開創で露出できる．

筋膜が開けられる．外側から後腹膜スペースに入り，創の下方で前腹壁から腹膜が慎重に剥離される（**図12-20**）．腹膜を上方に牽引することで，創の中央に外腸骨動脈が確認できる．外腸骨静脈は，動脈の内側後方に接して走行している．外腸骨動脈の中枢側の露出は，腹膜の嚢をずっと内側上部に牽引することで，その起始部に至るまで可能である．鼠径靱帯のレベルまでの末梢側の露出は，創の下縁を尾側に牽引することで得られる．末梢側の剥離の際には，下腹壁動脈と深腸骨回旋動脈を損傷しないよう注意が必要である．鼠径靱帯の下方で動脈を露出する場合には，別に鼠径部に縦切開を置くべきである（第15章参照）．

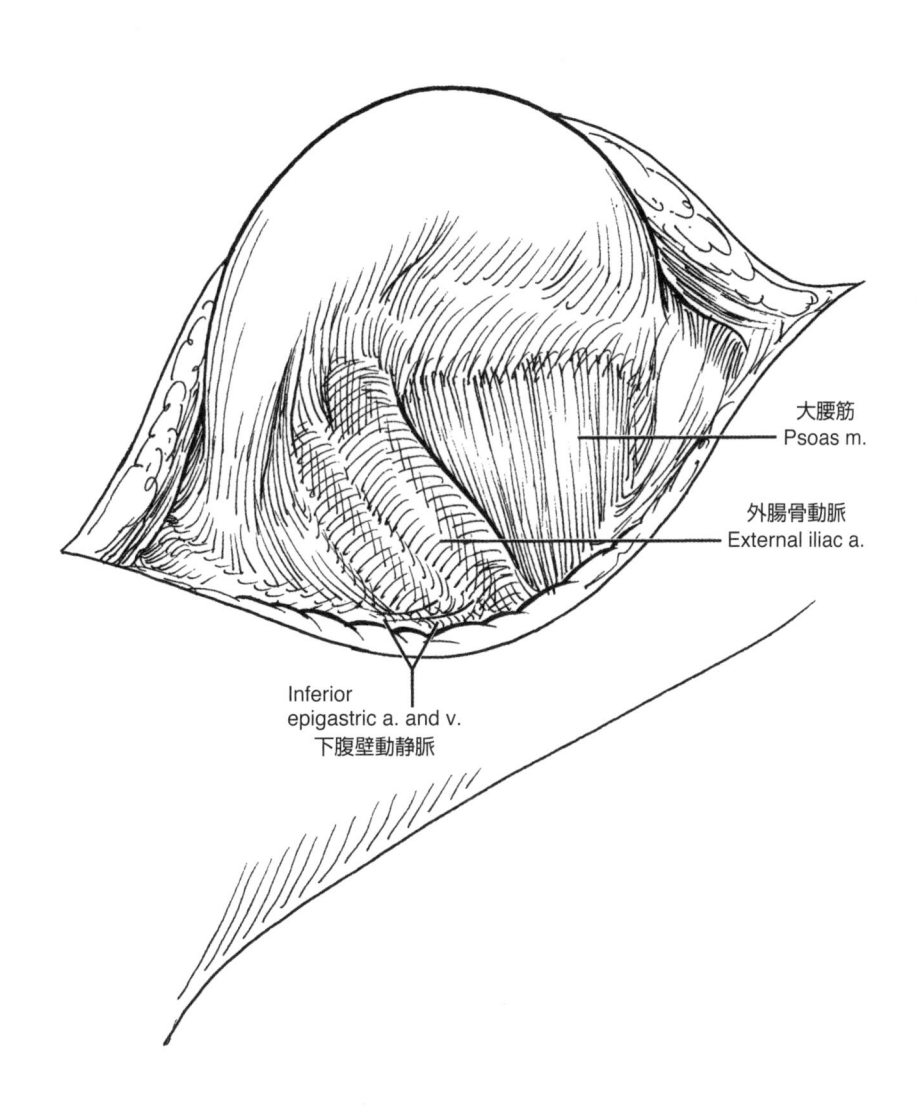

図12-20 腹膜を牽引する際には，外腸骨動脈の腹膜に分布する小さな枝を損傷しないよう注意する．

腰部交感神経の露出

下肢の血管病変に対して交感神経切除術が最初に実施されたのは，ほぼ百年前であった[16]．血行再建術の治療成績が向上している現在，交感神経切除術はある特有のパターンをもった閉塞性血管疾患の小グループに対しての二次的な治療手段として限定されるに至った[17]．他にはカウザルギー，反射性交感神経性萎縮，そして多汗症などが現在のところ適用とされている[18~20]．交感神経切除術は，大動脈からのバイパス後にルーチンに付加する適応はないとされている．腰部交感神経切除術は，現在では，後腹膜内視鏡などの低侵襲技術を用いて行われている．オープン手術による腰部交感神経切除に関する以下の討論は，完全化するためのものを含んでいる．

患者の体位は背臥位とし，片側の側腹部に枕を置いて15°ないし20°高位とする．皮膚の横切開は，肋骨弓下縁と上腸骨稜のほぼ中間から腹直筋鞘外縁まで延長する（図12-21）．大きな体格や太った人では，皮膚切開は外側では第12肋骨まで，内側では腹直筋鞘を越えるところまで延長可能である．

皮下組織の切離後は，Pearlによってオリジナルに記載された方法に従って筋肉を分ける[21]．後腹膜スペースには創の外側から入るのが最も容易で，腹膜は鈍的に腹壁の外側および後面から剥がされる．腹膜の囊とその内容を内側に牽引することで，腹壁後面に沿って後腹膜腔が露出されてくる．大腰筋は容易に確認され，その大腰筋の外側に沿って腸骨鼠径神経と大腿陰部神経が下方へ走行している．これらの神経は腰部交感神経幹からの枝と認められているので，これらを確認することは重要で

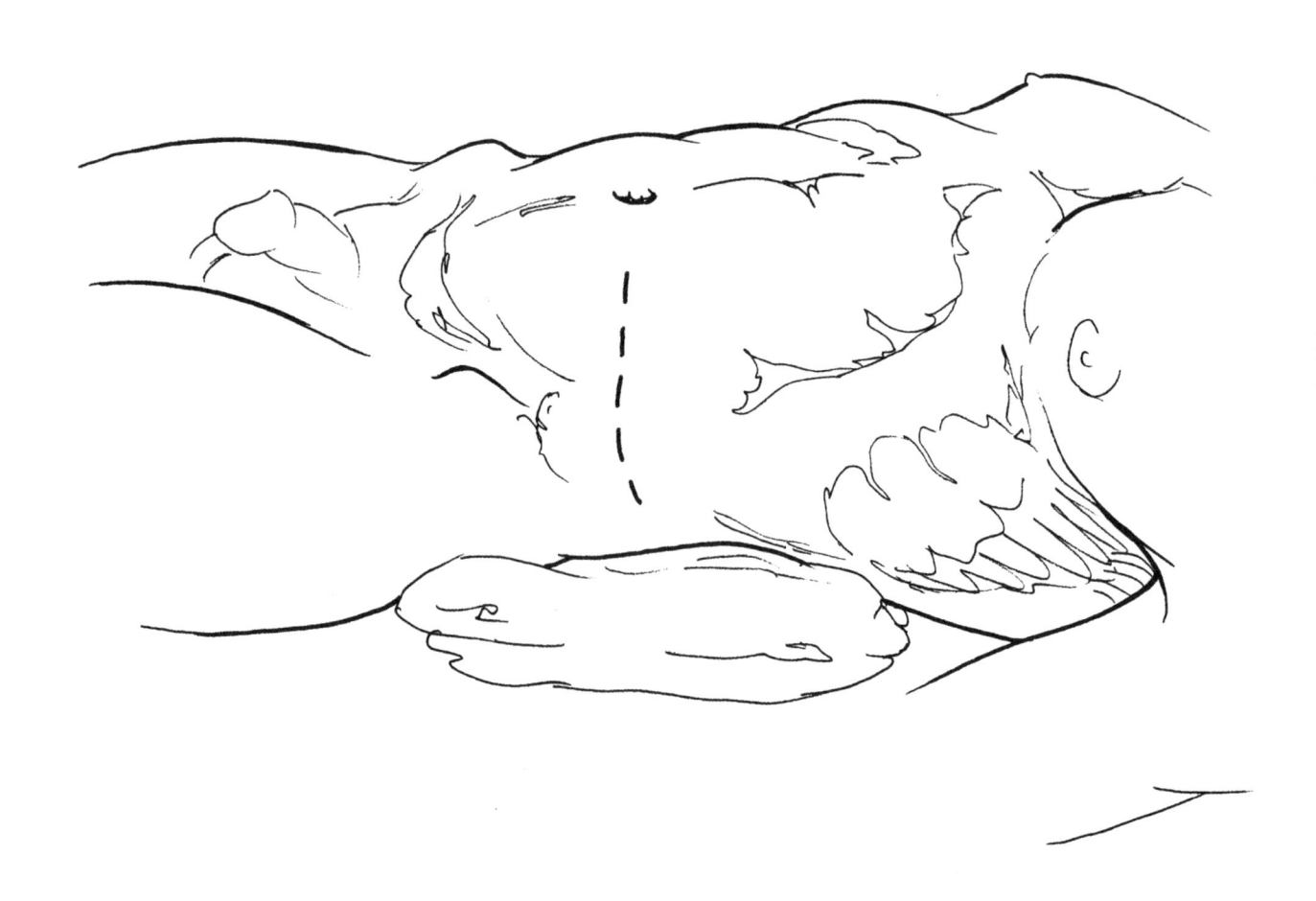

図12-21 側腹部の横切開により腰部交感神経幹に到達する．

ある．尿管を確認し，保護することも重要である．このためには，尿管と腹膜の囊を一緒にていねいに牽引するのが最もよい．

腰椎に沿って大腰筋の内側に交感神経幹が露出される（**図 12-22**）．交感神経幹は，右側では下大静脈外側縁の後方のすぐ下にあり，左側では大動脈の外側縁に隣接して存在する．交感神経幹は，摘むと，"パチッという音（snap）"がするような特徴をもった結節性の索状物であり，触れることで最も容易に同定できる[18]．十分に目で確認するには，周囲の脂肪組織をていねいに除去する必要がある．交感神経幹の前を走行する腰静脈などは後腹膜組織内での厄介な出血を防止するために，ていねいに結紮切離すべきである．右の交感神経幹を十分に見るためには，下大静脈の外側縁を内側に牽引することが必要になる．最も末梢側の腰部交感神経節は，腸骨稜近くですぐに見つかる末梢の神経節として容易に同定される．他のすべての腰部交感神経節を同定するには，交感神経幹を逆行性にたどるのがよい．第1腰部交感神経節は，一部は内側腰肋弓によって隠されていることが多い．前方を覆っている横隔膜組織を縦切開することで，この神経節を露出することができる．

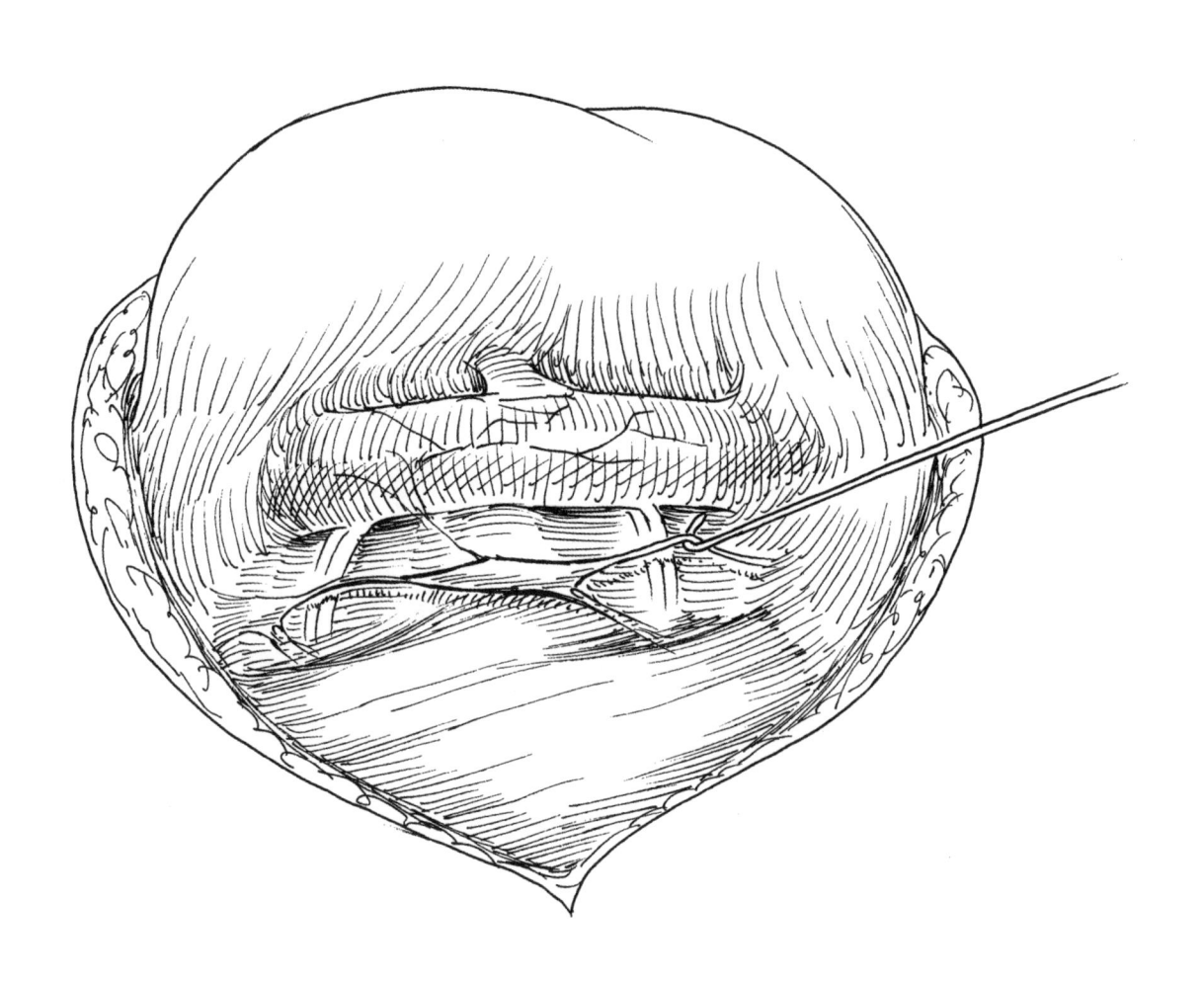

図 12-22 交感神経幹は，大腰筋の前縁と大動脈（あるいは大静脈）との間の椎体上に見つけられる．

腰椎の血管露出

前方椎間板の置換あるいは融合 anterior lumbar interbody fusion (ALIF) のための脊椎固定器具が進歩したため、変形性あるいは悪性脊椎疾患の治療のための前方アプローチが再び注目されてきた。単独使用あるいは後方融合との併用において、第11胸椎から第1仙椎[22]までの脊椎減圧あるいは腫瘍切除のために、前方アプローチが用いられてきた。前方後腹膜アプローチは、前方脊椎と椎間板の露出には良好な視野が得られるが、外科的露出にはしばしば大動脈、腸骨動脈、下大静脈、腸骨静脈の広範囲な剝離と授動を必要とする (図12-23)。血管外科医は脊椎外科医から、安全に術野を確保するために呼ばれるであろうし、重要血管が損傷された事故にも対応可能である。L4/L5 と L5/S1 の椎間板部分が最も頻繁に露出される部位であり、血管外科医はこの部位における血管損傷を来たしやすい解剖学的特徴と血管の構造の詳細について知っているべきである。以下の記載は、L5/S1 と L4/L5 の部位における脊椎前方の露出を念頭においている。

L5/S1 の露出

患者は X 線透過性テーブル上で背臥位とし、左側腹部は腰枕を用いて挙上される。L5/S1 の椎間板部分が透視下で位置決めされ、X線視認性マーカーは脊椎外科医と協

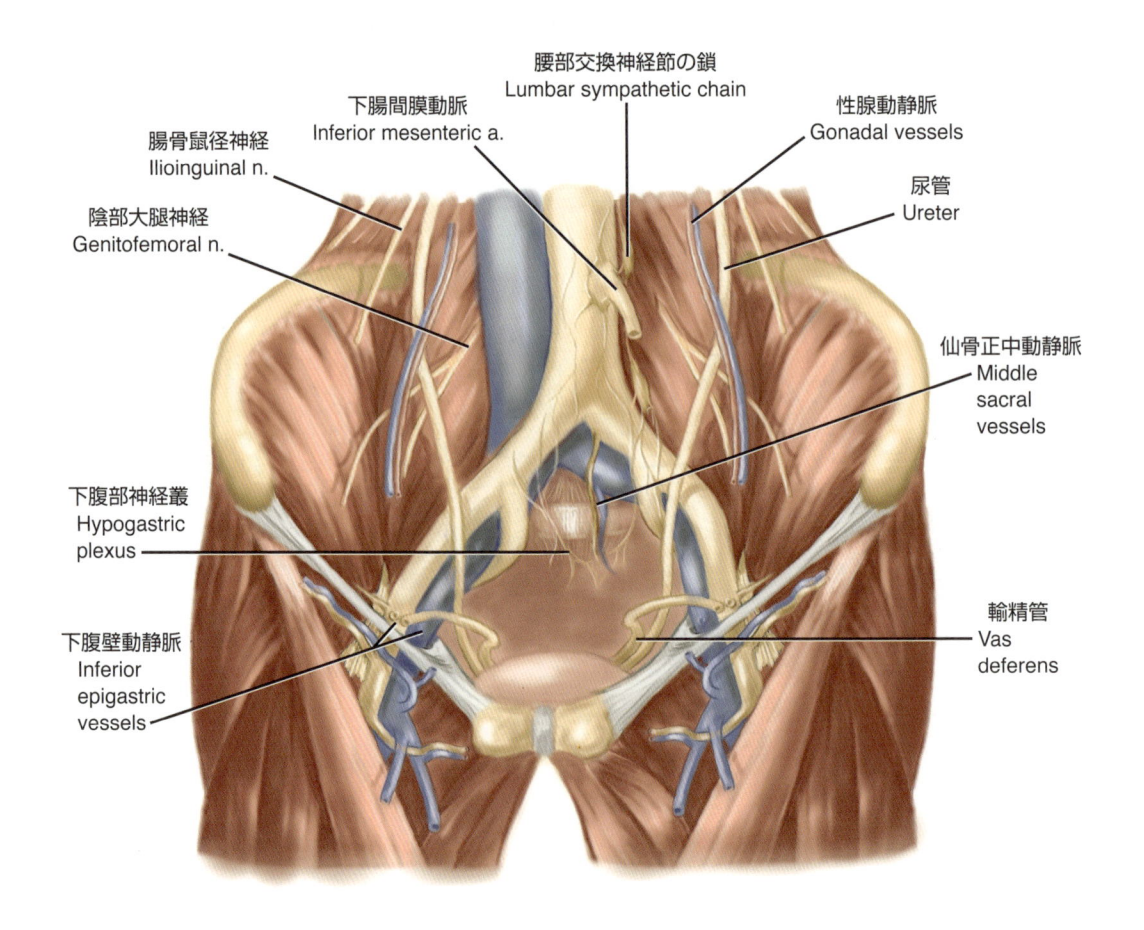

図 12-23 下部腰椎に関連した解剖が示されている。

動して皮膚切開の長さ，剥離部位，器具の角度を決めるのに役立つ．いくつかの皮膚切開の方法が報告されているが，我々の経験によると，最近の脊椎固定器具に最適なのは，最も直接的に前方からアプローチする左側腹部切開が推奨される（**図12-24**）．皮膚切開は臍の部位から恥骨まで延長される．下部の腹直筋前鞘は，閉鎖のための幅広いフラップを残して，縦方向に切開される．腹直筋は皮膚切開の距離で内側接合部分から授動され，外側へ牽引される（**図12-25**）．腱との接合部や正中に位置する細い栄養血管に遭遇するが，これらは注意深く結紮す

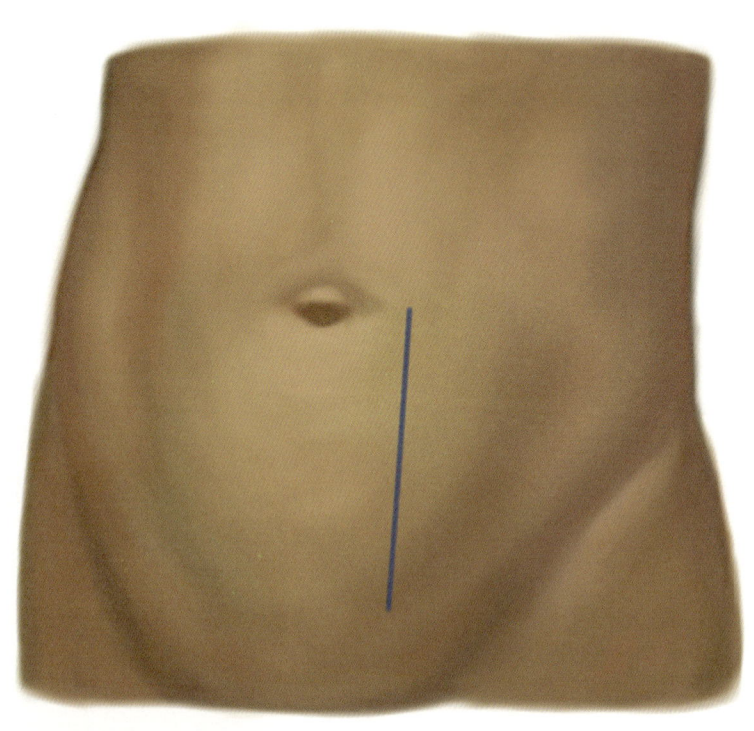

図12-24 左下傍腹直筋切開が示されている．

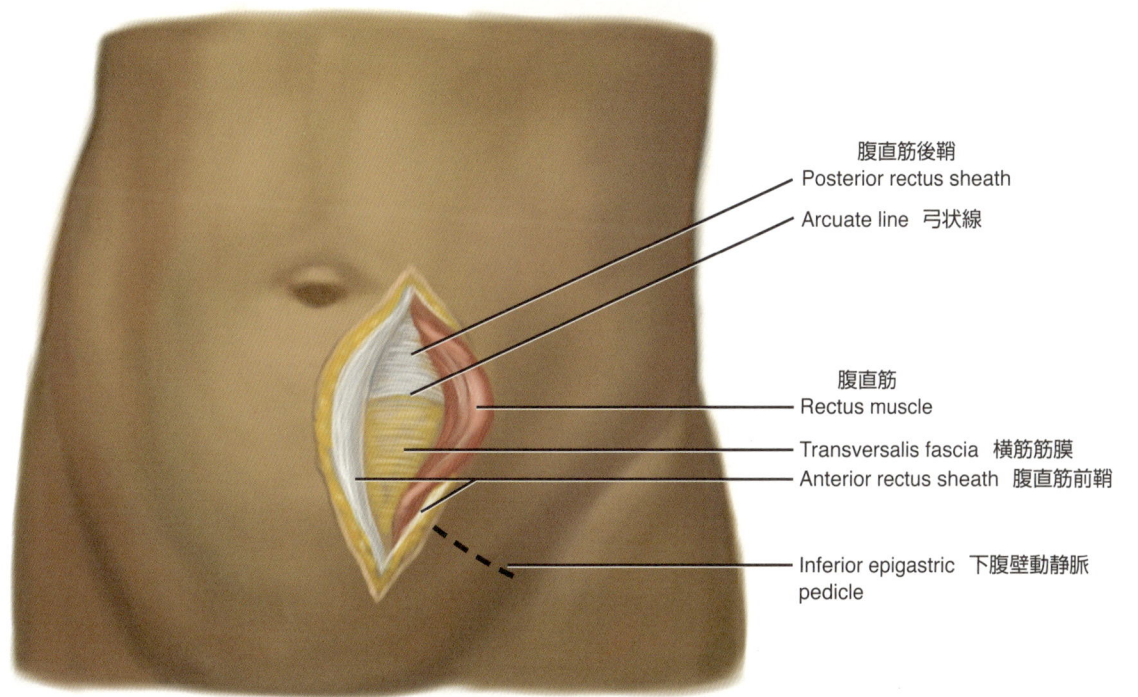

図12-25 左腹直筋を外側に移動することで，腹直筋後鞘末端の弓状線が露出される．弓状線の尾側では，横筋筋膜のみが腹膜前脂肪層を覆っている．下腹壁動静脈は腹直筋の尾側端に向かって深く走行している．

るべきである．

　横筋筋膜には皮膚切開の尾側端から慎重に入り，弓状線まで開放し，腹膜前脂肪組織を露出する（**図 12-26**）．腹直筋後鞘と下方の腹横筋は皮膚切開の頭側端に向かって開放する．後腹膜腔の剝離は，鈍的剝離操作，鋭的剝離操作によって左腹直筋を牽引して進められる．

　左結腸を含む臓側腹膜腔は外側から内側へ授動され，腹部重要血管が存在する正中線まで後腹膜腔が露出される（**図 12-27**）．腹腔の授動が進むにつれ，腹直筋とともに下腹壁動静脈は慎重に外側に牽引される．創の深部で

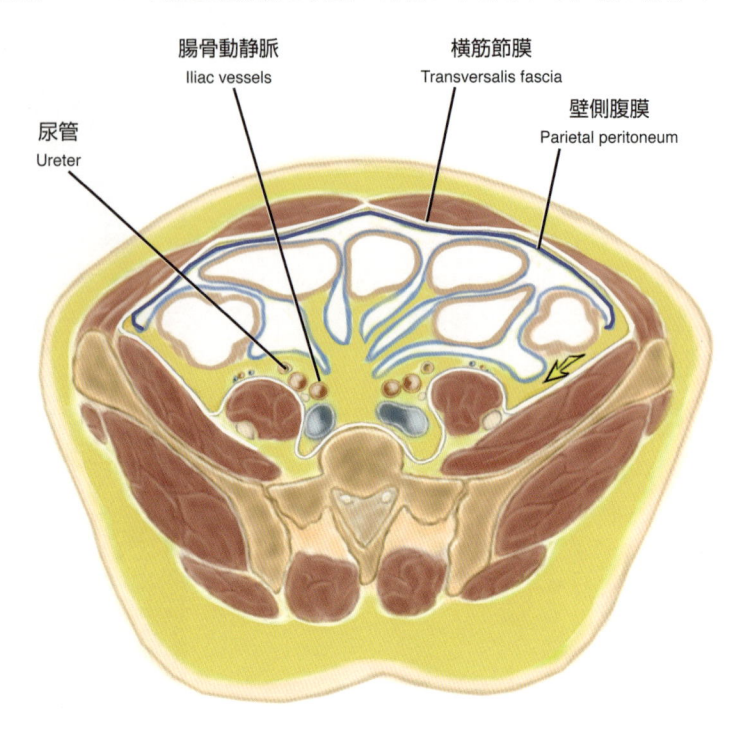

図 12-26　腹壁の各層の関係を示す．

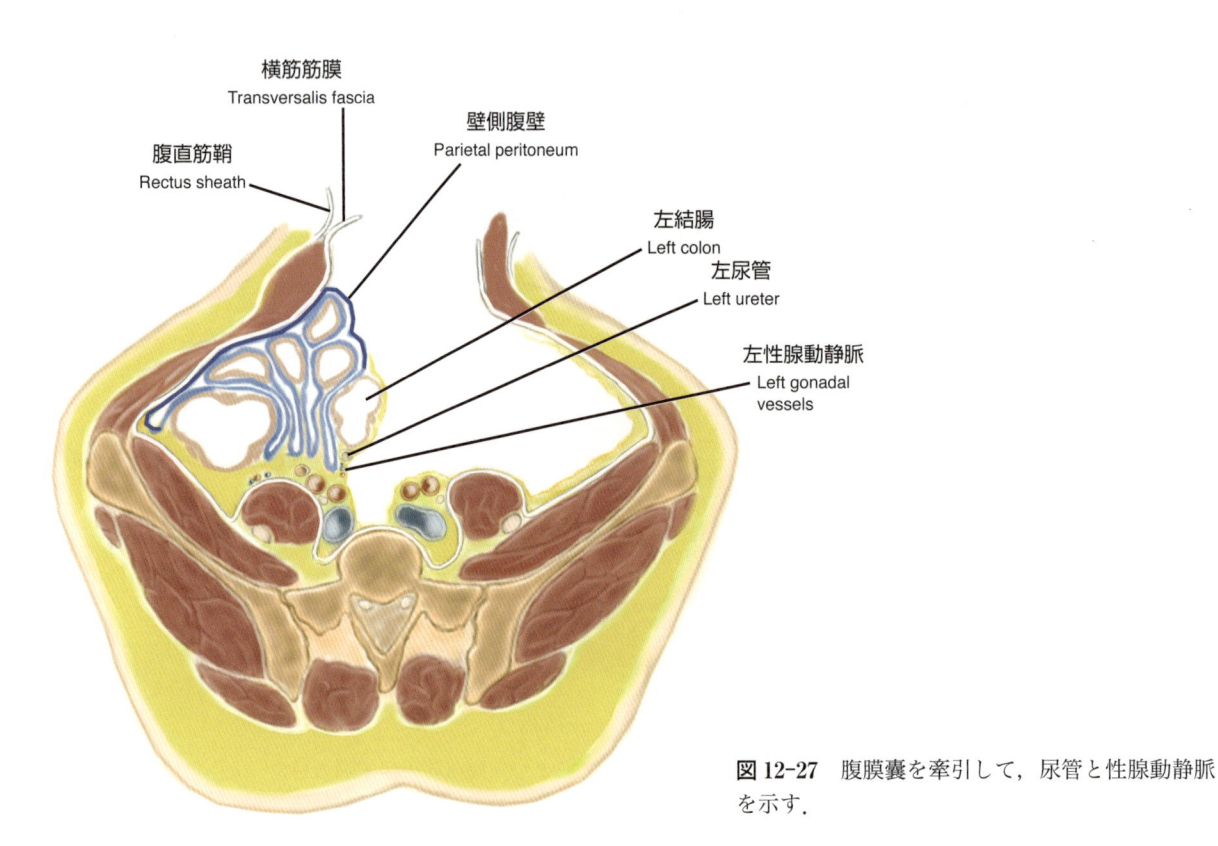

図 12-27　腹膜囊を牽引して，尿管と性腺動静脈を示す．

は腸腰筋が露出され，その上を走行する大腿陰部神経と腸骨鼠径神経はそのまま筋前面に温存しておく．尿管は内外腸骨動脈の分岐部と交差しているが，慎重に確認し，腹膜とともに授動する．陰部動静脈は同様に腹膜とともに挙上する．逆行性射精を回避するために，外腸骨動脈起始部と交差する神経線維の温存に注意を払う必要がある．棘突起周囲からの細い血管をバイポーラー電気メスで止血することで，この部位での不注意による神経損傷のリスクを低減できる．女性では，必要に応じて円靱帯を切離することで視野が良好となる．

オムニ (Omni) あるいはブックウォルター (Bookwalter) リトラクターなどの自己固定型リトラクターをL5/S1椎間板の適切な露出のために設置する．左総腸骨静脈と右総腸骨動脈との間には容易にスペースが作られる．左総腸骨静脈を授動するには，腸骨静脈分岐部のすぐ末梢で内側縁にしばしば存在する左内側腸骨仙骨静脈（図12-28）を結紮し，切離する必要がある．右総腸骨動脈の完全な授動のためには，仙骨正中動静脈を双極電気メス，サージカルクリップ，絹糸による結紮などで切離する必要がある．L5/S1の椎間板を覆っている残存軟部組

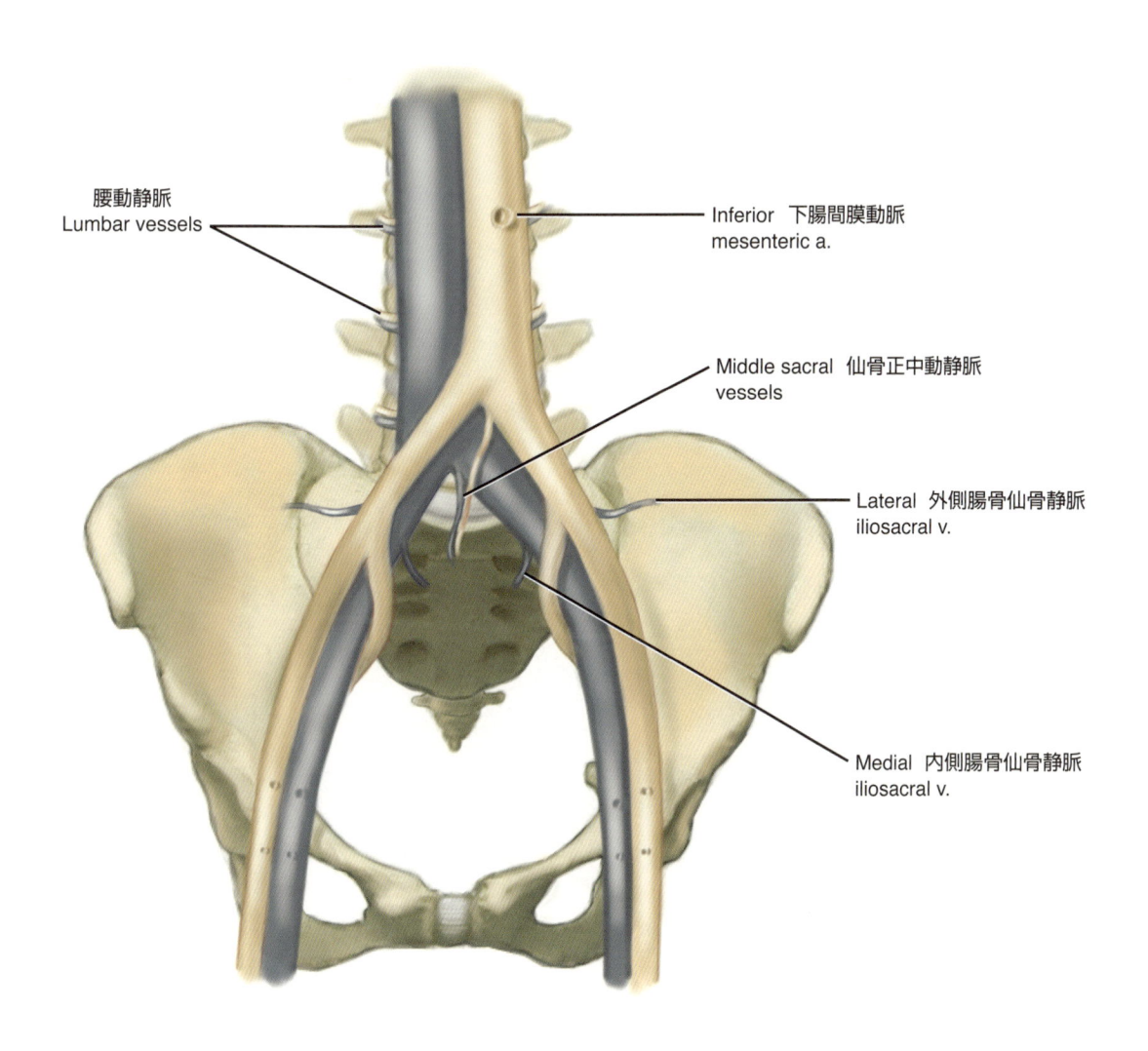

図12-28 L4/L5の椎間板の突出部分に，通常大動脈と大静脈の分岐部が位置していることを示す．

織は，Cobb エレバを用いて慎重に剥離する．変性椎間板疾患に合併する炎症反応により，脊椎と血管が癒着している場合は，血管の授動は困難であり危険を伴う．こうした場合は，腹部大動脈と腸骨動静脈のより広範囲の授動を必要とする．こうした状況では，腰動脈と名もない静脈の枝を注意深く結紮し，止血すべきである．

右総腸骨動脈と左総腸骨静脈が十分に授動された後，L5/S1 の椎間の位置決めが透視下に確認される必要がある．脊椎外科医は椎間板スペースに X 線視認性マーカーを置き，脊椎の部位を真横からの X 線透視を用いて確認する（**図 12-29**）．椎間板の位置確認後，脊椎外科医の助力のもと，椎間板の除去とインプラント移植のために，安定した視野が確保できるようリングリトラクター ring retractor とステイマン針 Steinmann pins（**図 12-30**）の両片あるいは片方が固定される．リトラクターは，総腸骨動静脈間のスペースを上下左右に広げ，L5/S1 の椎間

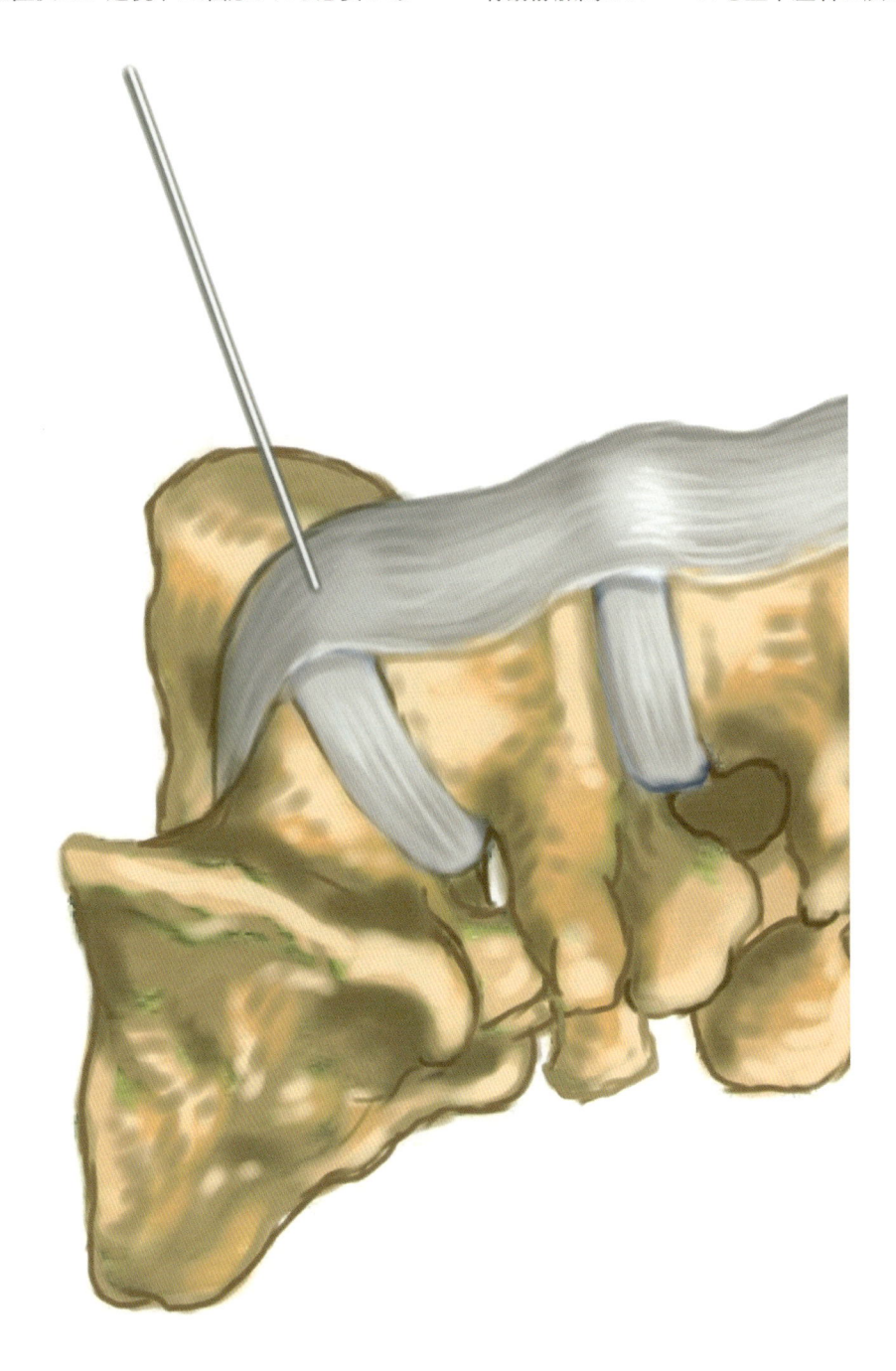

図 12-29 L5/S1 の椎間板部位を X 線透視下で確認するための針マーカーが置かれている．

第12章　腎動脈下大動脈，骨盤動脈および腰部交感神経　343

板を露出する．ステイマン針は金属との直接の接触によって血管が損傷されないよう，赤いラバーのシースで被覆されなければならない．不要な牽引や圧迫によって腸骨動静脈の損傷や血流のうっ滞，血栓症が生じないよう十分に注意する．

　脊椎チームによる椎間板除去と隔合が完了した後，レトラクターシステムが慎重にはずされる．もしステイマン針が牽引のために使われている場合，左腸骨静脈が元の位置に戻る際に損傷されないように，突起を避けるよう椎体の反対方向にカテーテルで牽引して静脈を保持する．止血が得られた後，腹腔嚢は本来の位置にていねいに戻される．腹腔の裂け目は注意して閉鎖する．末梢の脈拍を確認しておく．後鞘あるいは弓状線を修復する必要はないが，もし修復が可能であれば，腹直筋前鞘の閉鎖の助けになる．腹直筋前鞘と皮膚は通常の方法で閉鎖される．

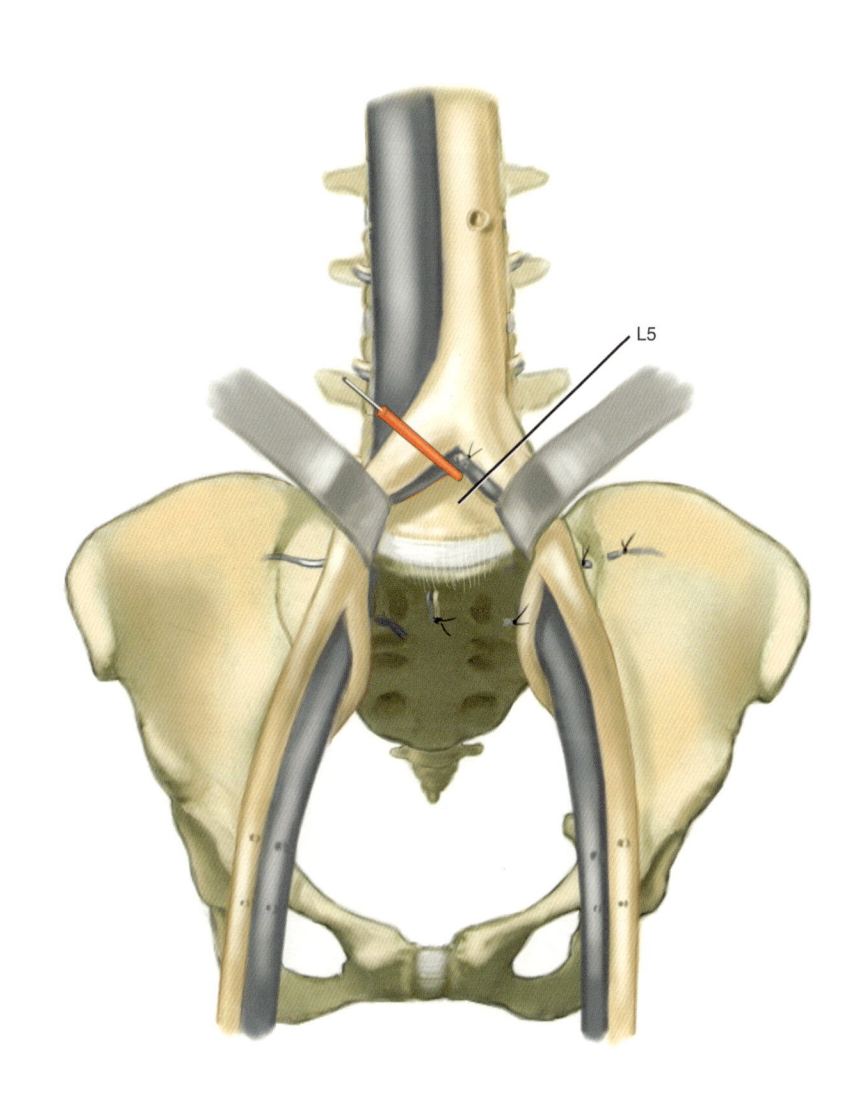

図12-30　L5/S1の椎間板の露出を示す．

L4/L5 の露出

L4/L5 椎間板部位の前方からの後腹膜腔の露出は，前述した L5/S1 の露出と同様の方法で進められる．L4/L5 の露出には，大動脈末梢と左腸骨動静脈を左から右へ授動する必要がある．左外側腸骨仙骨静脈の技（図 12-28）は，腰椎仙骨の構造物に腸骨静脈を強固に固定する傾向にあるので，腸骨静脈を十分に授動するためには，慎重に結紮やクリップによる処理が必要である．この領域は頻繁に血管の変異があり，外科医は他の枝にも注意する必要がある．左内側腸骨仙骨静脈はしばしば腸骨静脈の合流点のすぐ末梢に存在する．この静脈は慎重に処理し，結紮すべきである．時に，周囲の慢性炎症のために処理が困難なことがある．この血管の処理に失敗すると，左腸骨静脈の内側への牽引の際に損傷することになる．この損傷からの出血をコントロールしようとすることは，誇張するのではないが実際に大変である．他の分枝に，特に L4/L5 の腰動静脈も，腸骨動静脈の授動の際には結紮する必要がある．

L4/L5 の椎間板部分が十分に露出できるかどうかは，周囲の炎症の程度と，大動脈の部位および静脈分岐の状況による．これら血管の分岐部の最も一般的な部位は，L4～5 の椎間板の位置と一致しており，右側に牽引される（図 12-31A）．分岐部がより高い位置の場合は，左総腸骨動静脈はほとんど水平位になるように，患者の左方に牽引される（図 12-31B）か，または別々に離れて牽引される．牽引の状況によっては，腸骨動脈末梢の血流を脈拍触知，あるいはドップラー血流計 Doppler probe で確認する必要がある．L4/L5 の椎間板部位を覆っている残在する軟部組織を Cobb エレバで剝離することで，椎間板部位の露出を完遂することができる．

L4/L5 の椎間板部位を判別するには，X 線視認性の

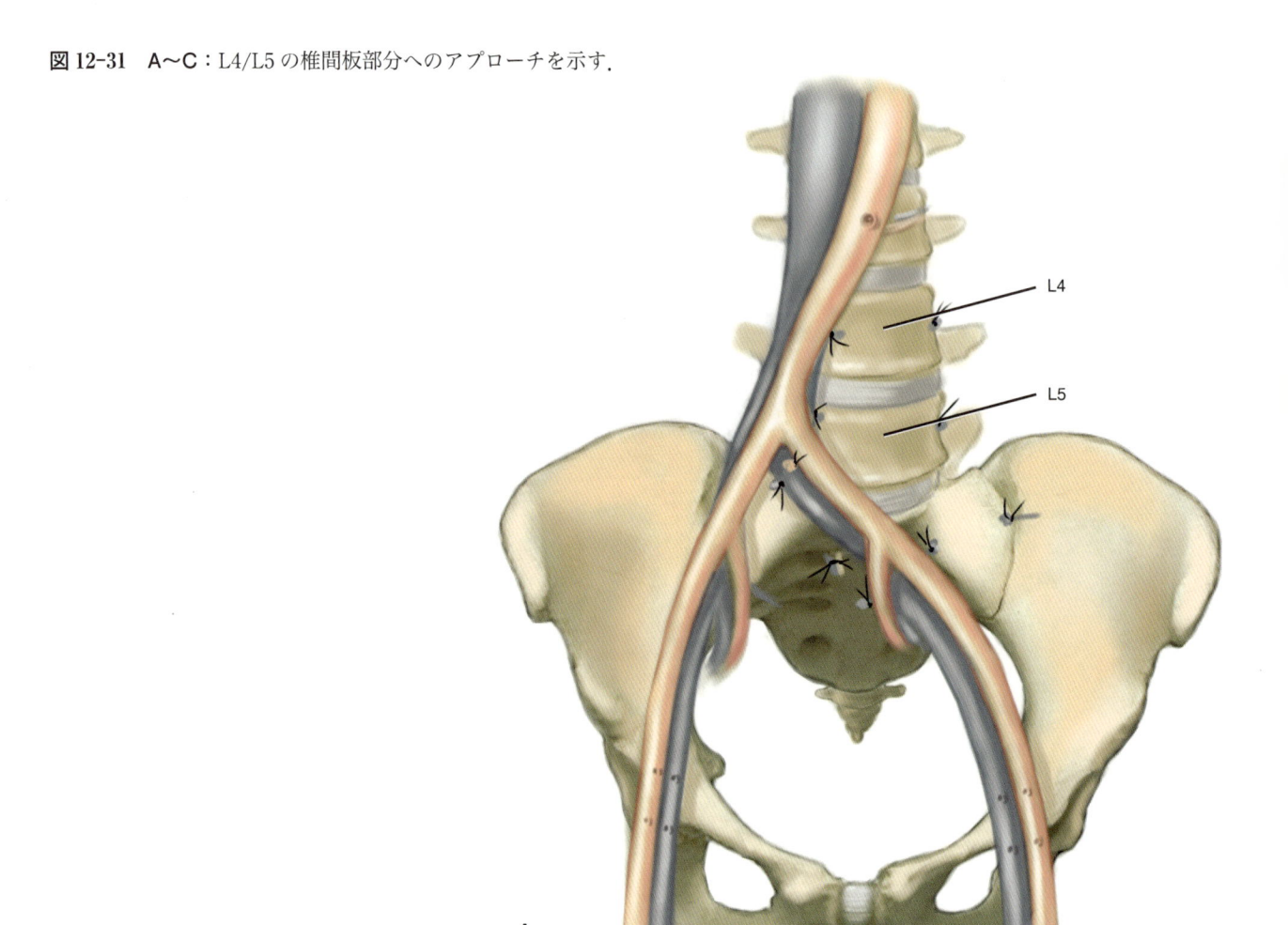

図 12-31　A～C：L4/L5 の椎間板部分へのアプローチを示す．

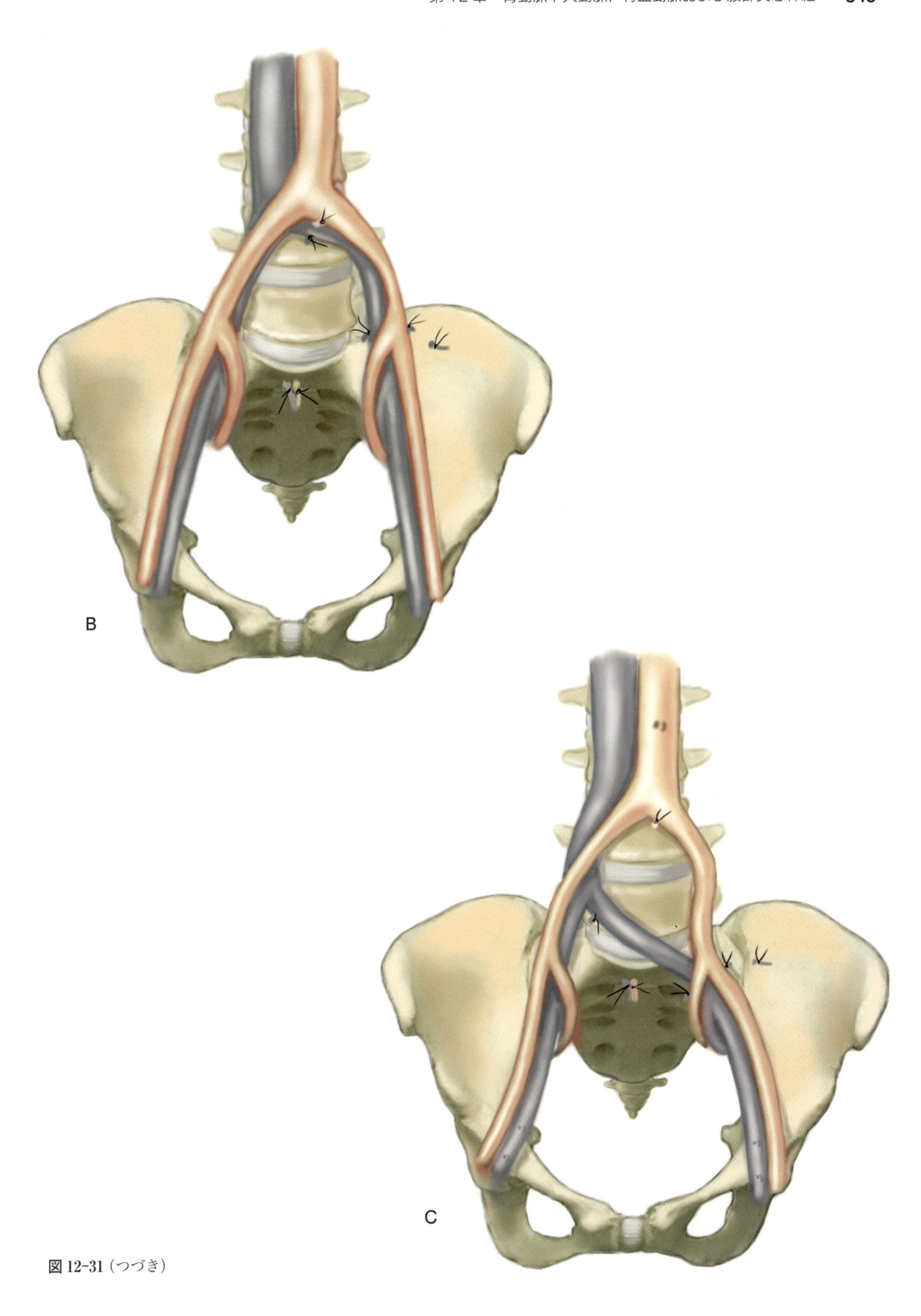

第 12 章　腎動脈下大動脈，骨盤動脈および腰部交感神経　345

B

C

図 12-31（つづき）

マーカーを椎間板部分に置き，側面からの透視像で確認できる．位置確認の後，脊椎外科医の助力のもと，リトラクターとステイマン針の双方を慎重に固定し，椎間板切除とインプラント移植のための安定した視野を確保する．L5/S1 の椎間板部位の露出を比較して，L4/L5 の部位の露出はより血管損傷を起こしやすいので，血管リトラクターのそれ以上の操作は血管外科チームによって行われるべきである．

ステイマン針の抜去に関しても上述した注意が必要であるし，創の閉鎖についても同様である．

参考文献

1. Suwanabol PA, Tefera G, Schwarze ML. Syndromes associated with the deep veins: phlegmasia cerulea dolens, May-Thurner syndrome, and nutcracker syndrome. *Perspect Vasc Surg Endovasc Ther*. 2010;22:223–230.
2. Seeley SF, Hughes CW, Jahnke EJ Jr. Major vessel damage in lumbar disk operations. *Surgery*. 1954;35:421–429.
3. Wachenfeld-Wahl C, Engelhardt M, Gengenbach B, et al. Transperitoneal versus retroperitoneal approach for treatment of infrarenal aortic aneurysms: is one superior? *Vasa*. 2004;33:72–76.
4. Valentine RJ, Hagino RT, Jackson MR, et al. Gastrointestinal complications after aortic surgery. *J Vasc Surg*. 1998;28:404–412.
5. Borkon MJ, Zaydfudim V, Carey CD, et al. Retroperitoneal repair of abdominal aortic aneurysms offers postoperative benefits to male patients in the Veterans Affairs Health System. *Ann Vasc Surg*. 2010;24:728–732.
6. Kalko Y, Ugurlucan M, Basaran M, et al. Comparison of transperitoneal and retroperitoneal approaches in abdominal aortic surgery. *Acta Chir Belg*. 2008;108:557–562.
7. Shepard AD, Tollefson DFJ, Reddy DJ, et al. Left flank retroperitoneal exposure: a technical aid to complex aortic reconstruction. *J Vasc Surg*. 1991;14:283–291.
8. Todd GJ, DeRose JJ Jr. Retroperitoneal approach for repair of inflammatory aneurysms. *Ann Vasc Surg*. 1995;9:525–534.
9. Seiler CM, Deckert A, Diener MK, et al. Midline versus transverse incision in major abdominal surgery: a randomized, double-blind equivalence trial (POVATI: ISRCTN60734227). *Ann Surg*. 2009;249:913–920.
10. Aalami OO, Organ CH Jr. Chylous ascites: a collective review. *Surgery*. 2000;128:761–768.
11. Valentine RJ, MacGillivray DC, Blankenship CL, et al. Variations in the anatomic relationship of the left renal vein to the left renal artery at the aorta. *Clin Anat*. 1990;3:249–255.
12. van Schaik J, van Baalen JM, Visser MJT, et al. Nerve-preserving aortoiliac reconstruction surgery: anatomical study and surgical approach. *J Vasc Surg*. 2001;33:983–989.
13. Davis RA, Milloy FJ, Anson BJ. Lumbar, renal, and associated parietal and visceral veins based upon a study of 100 specimens. *Surg Gynecol Obstet*. 1958;107:1–22.
14. Malaki M, Willis AP, Jones RG. Congenital anomalies of the inferior vena cava. *Clin Radiol*. 2012;67:165–171.
15. Williams GM, Ricotta J, Zinner M, et al. The extended retroperitoneal approach for treatment of extensive atherosclerosis of the aorta and renal vessels. *Surgery*. 1980;88:846–855.
16. Jaboulay M. Le traitement de quelques troubles trophiques du pied et de la jambe par la dénudation de l'artère fémorale et de la distension des nerfs vasculaires. *Lyon Med*. 1899;91:467.
17. Collins GJ, Rich NM, Clagett GP, et al. Clinical results of lumbar sympathectomy. *Am Surg*. 1981;47:31–35.
18. Haimovici H. Lumbar sympathectomy. In: Haimovici H, ed. *Vascular Surgery: Principles and Techniques*. Norwalk, CT: Appleton-Centuy-Crofts; 1984:925–939.
19. Rieger R, Pedevilla S, Pochlauer S. Endoscopic lumbar sympathectomy for plantar hyperhidrosis. *Br J Surg*. 2009;96:1422–1428.
20. Bandyk DF, Johnson BL, Kirkpatrick AF, et al. Surgical sympathectomy for reflex sympathetic dystrophy syndromes. *J Vasc Surg*. 2002;35:269–277.
21. Pearl FL. Muscle-splitting extraperitoneal lumbar ganglionectomy. *Surg Gynecol Obstet*. 1937;65:107–112.
22. Bianchi C, Ballard JL, Abou-Zamzam Jr AM, Teruya TH: Anterior retroperitoneal lumbosacral spine exposure: operative technique and results. *Ann Vasc Surg*. 2003;17:137–142.

腰椎露出の参考文献

Garg J, Woo K, Hirsch J, et al., Vascular complications of exposure for anterior lumbar interbody fusion. *J Vasc Surg*. 2010;51(4):946–950.

Gumbs AA, Shah RV, Yue JJ, et al. The open anterior paramedian retroperitoneal approach for spine procedures. *Arch Surg*. 2005;140(4):339–343.

Hamdan AD, Malek JY, Schermerhorn ML, et al. Vascular injury during anterior exposure of the spine. *J Vasc Surg*. 2008;48(3):650–654.

Jarrett CD, Heller JG, Tsai L. Anterior exposure of the

lumbar spine with and without an "access surgeon": morbidity analysis of 265 consecutive cases. *J Spinal Siord Tech*. 2009;22(8):559–564.

Lindley EM, McBeth ZL, Henry SE, et al. Retrograde ejaculation following anterior lumbar spine surgery. *Spine*. 2012;37(20):1785–1789.

Pomposelli F. Vascular injury during spine exposure. In: Eskandari MK, Morasch MD, Pearce WH, Yao JST (eds.) *Vascular Surgery: Therapeutic Strategies*. Shelton, CT: People's Medical Publishing House; 2010:219–231.

Than KD, Wang AC, Rahman SU, et al. Complication avoidance and management in anterior lumbar interbody fusion. *Neurosurg Focus*. 2011;31(4):E6.

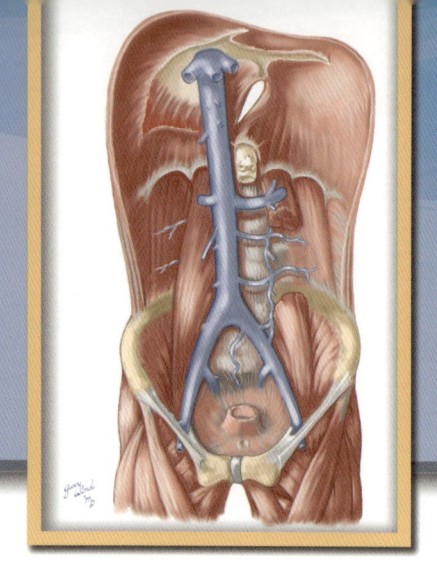

下大静脈
Inferior Vena Cava

第13章

下大静脈の外科解剖

下大静脈の末梢は，正中の右側で，第5腰椎の前面で総腸骨静脈と合流する部分から始まる（図13-1）．下大静脈は第8胸椎の高さで横隔膜の膜様部分 membranous portion を貫き，そしてすぐに右房に流入する．下大静脈は，小腸間膜の付着部，十二指腸の第1，第3部分，さらに膵頭部と交差する（図10-5，図12-4参照）．下大静脈は，大網の裂孔によって前方の門脈から分離されている．下大静脈の本幹は，腎静脈の上方では肝の尾状葉と右葉との間に一部埋没しながら，肝臓を横切るように，やや右方に変位して走行する．

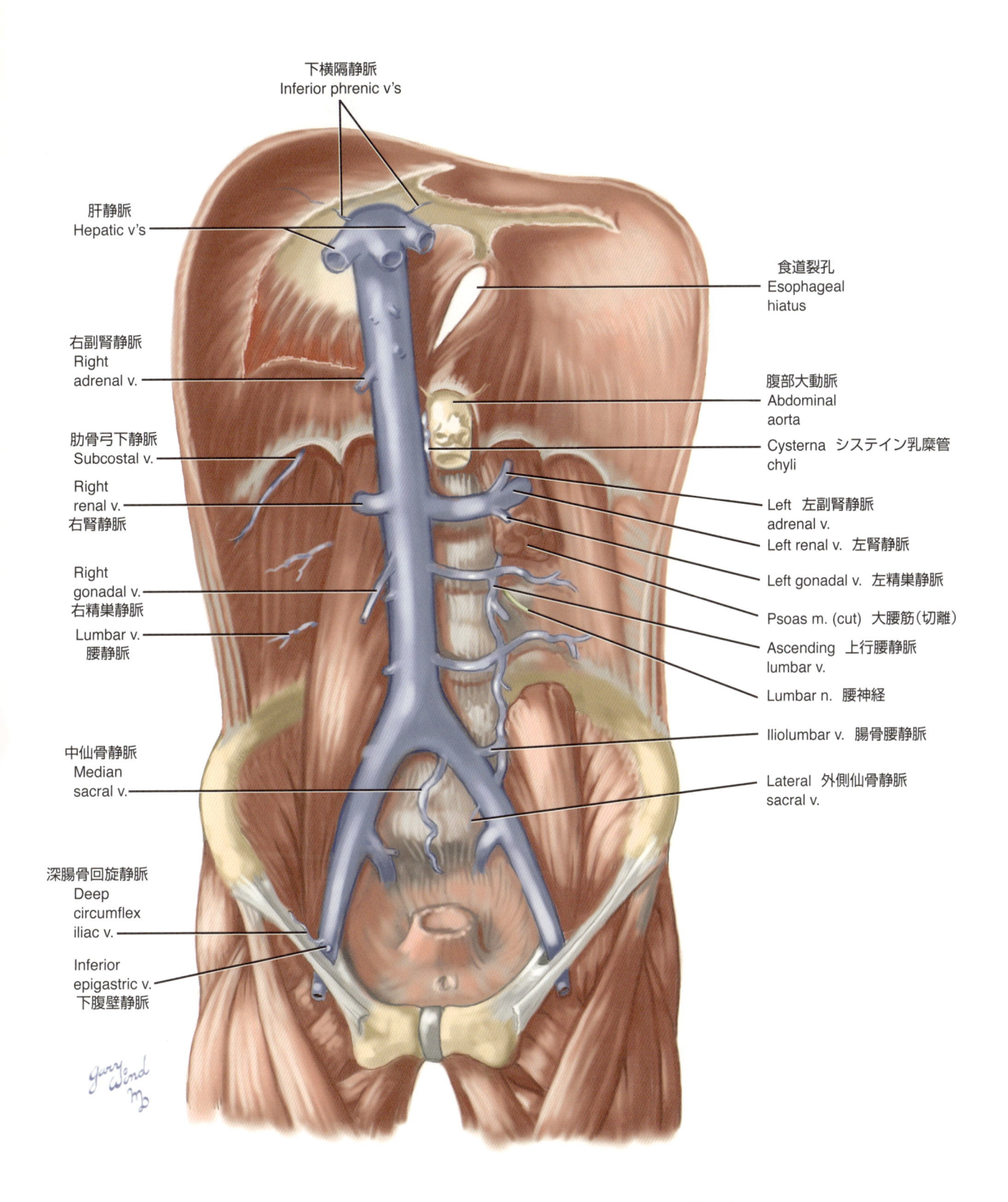

図 13-1　下大静脈は第 8 胸椎と第 5 腰椎の間のレベルで，正中の右側を走行している．

腸骨静脈 iliac veins

下肢からの血流が流入する外腸骨静脈は，鼠径靱帯の後方から始まって，骨盤の縁を回り，内側の大腰筋の方向へ走行する．直腸とS状結腸の領域以外のすべての骨盤内臓からの静脈血が流入する内腸骨静脈は，仙腸関節付近で外腸骨静脈と合流し，総腸骨静脈を形成する．総腸骨静脈は上行し，第5腰椎の前面で左右が合流する．尿管，精管（男性の場合），子宮円靱帯と卵巣動脈（女性の場合）は総腸骨動静脈と交差する．腰部神経叢からの交感神経幹と閉鎖神経は総腸骨静脈の下を走行する．大動脈分岐部は，大静脈の分岐よりわずかに頭側に存在する．腸骨動脈は静脈にまたがり，包み込むような形態で静脈と交差する（図13-2）．下大静脈の分岐部は，前面に存在する右総腸骨動脈と交差する．したがって動脈は，鼠径部ではいつも静脈の外側に存在する．分岐部がオーバーラップしている部分では，しばしば動脈と静脈の間は強固に癒着している．

第 13 章 下大静脈 **351**

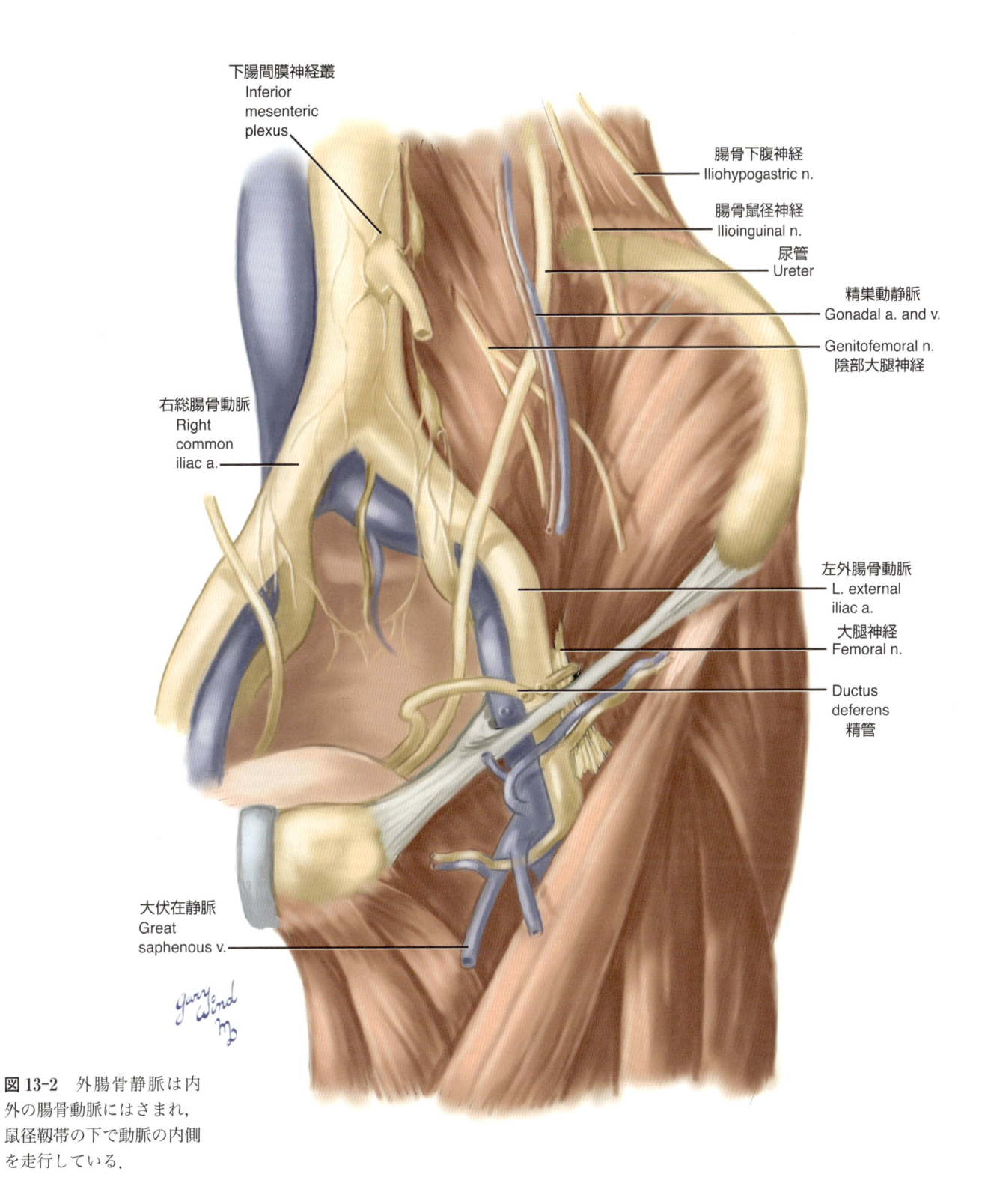

図 13-2 外腸骨静脈は内外の腸骨動脈にはさまれ，鼠径靱帯の下で動脈の内側を走行している．

腎動脈下の大静脈　infrarenal vena cava

腎動脈下大静脈の唯一の前方の分枝は，細い右精巣静脈である．対になった腰静脈は後方に存在し，広範な椎体周囲静脈叢の形成に関与する（図13-3）．この静脈叢内の上行腰静脈は，骨盤の外側仙骨静脈と胸部の奇静脈および半奇静脈につながる．また，腎臓および副腎の静脈との交通のように，この静脈系と体幹後壁との別の交通路も存在している．さらに，椎間孔を経由して脊柱管と椎体周囲静脈叢は交通している．これらの脊柱の静脈系は，骨や神経系からの静脈血が流入する広範な静脈弁のない静脈叢として脊柱管の全長にわたって存在する．Batsonによって記述されたこの複雑な系は，脊柱や脳への転移や感染の波及の経路と考えられている．

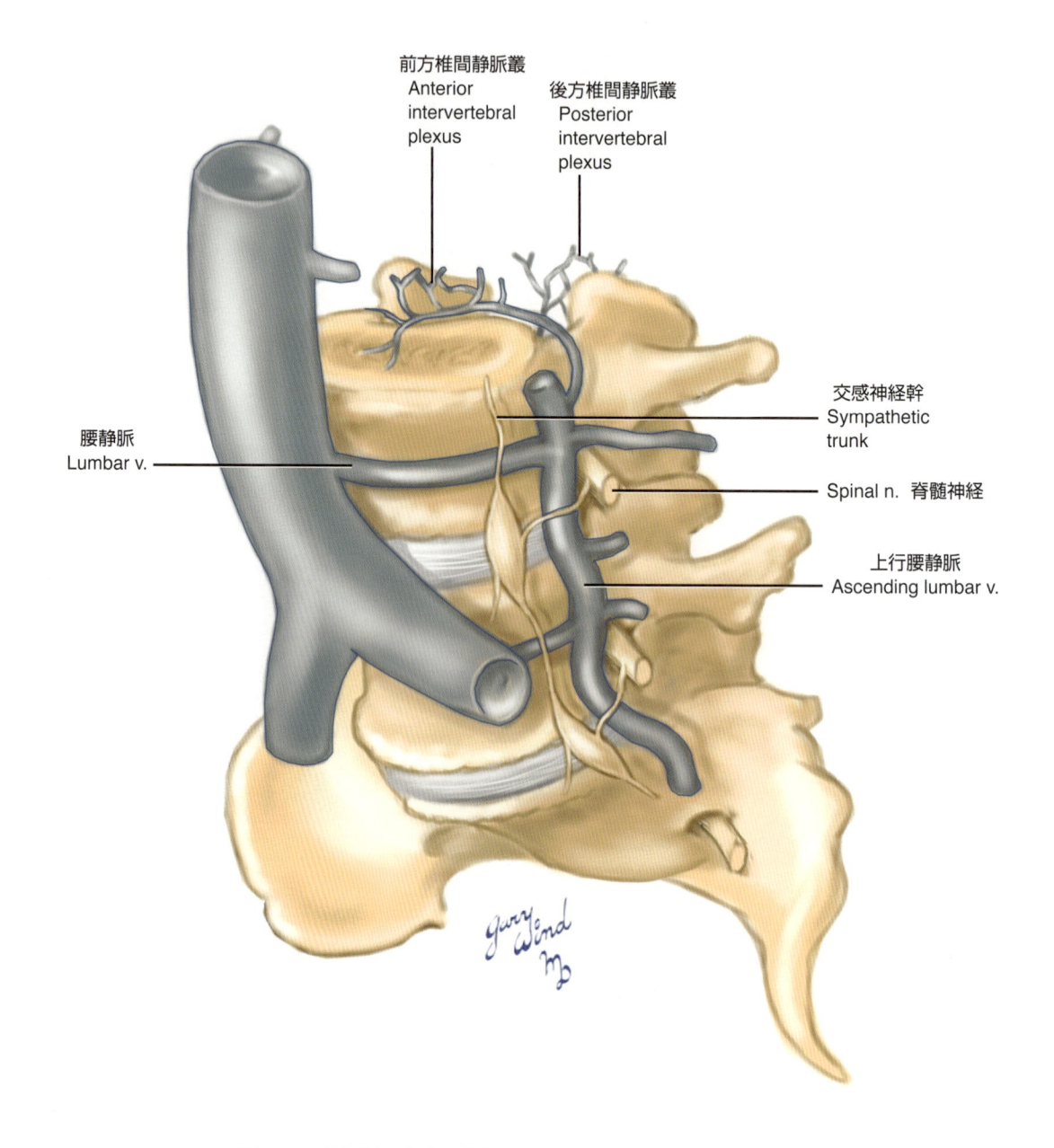

図13-3　腰静脈は広範な椎体周囲の静脈ネットワークと交通している．

第 13 章　下大静脈　353

腎周囲の大静脈　perirenal vena cava

腎静脈はL2の高さで大静脈に入り，通常は1本である．右腎静脈は腎門部から内側前方に，短い距離を走行する（図11-2参照）．左腎静脈は，大動脈から出る上腸間膜動脈と鋭角をなし，大動脈をアーチ状に乗り越えて，大静脈に90°の角度で流入する．大静脈前方におけるこの領域の解剖学的関係は，第11章で述べた．

肝後面の大静脈　retrohepatic vena cava

肝臓を横切っている部分の下大静脈は，3方を肝臓に囲まれている（図13-4）．尾状葉から下大静脈に直接流入する数本の小さい枝が存在する．肝臓のドームのところで，通常は3本の太い肝静脈が大静脈に流入する．肝静脈と下大静脈が合流する部分は，冠状靱帯 coronary ligament によって区切られた菱型の bare area（臓側腹膜

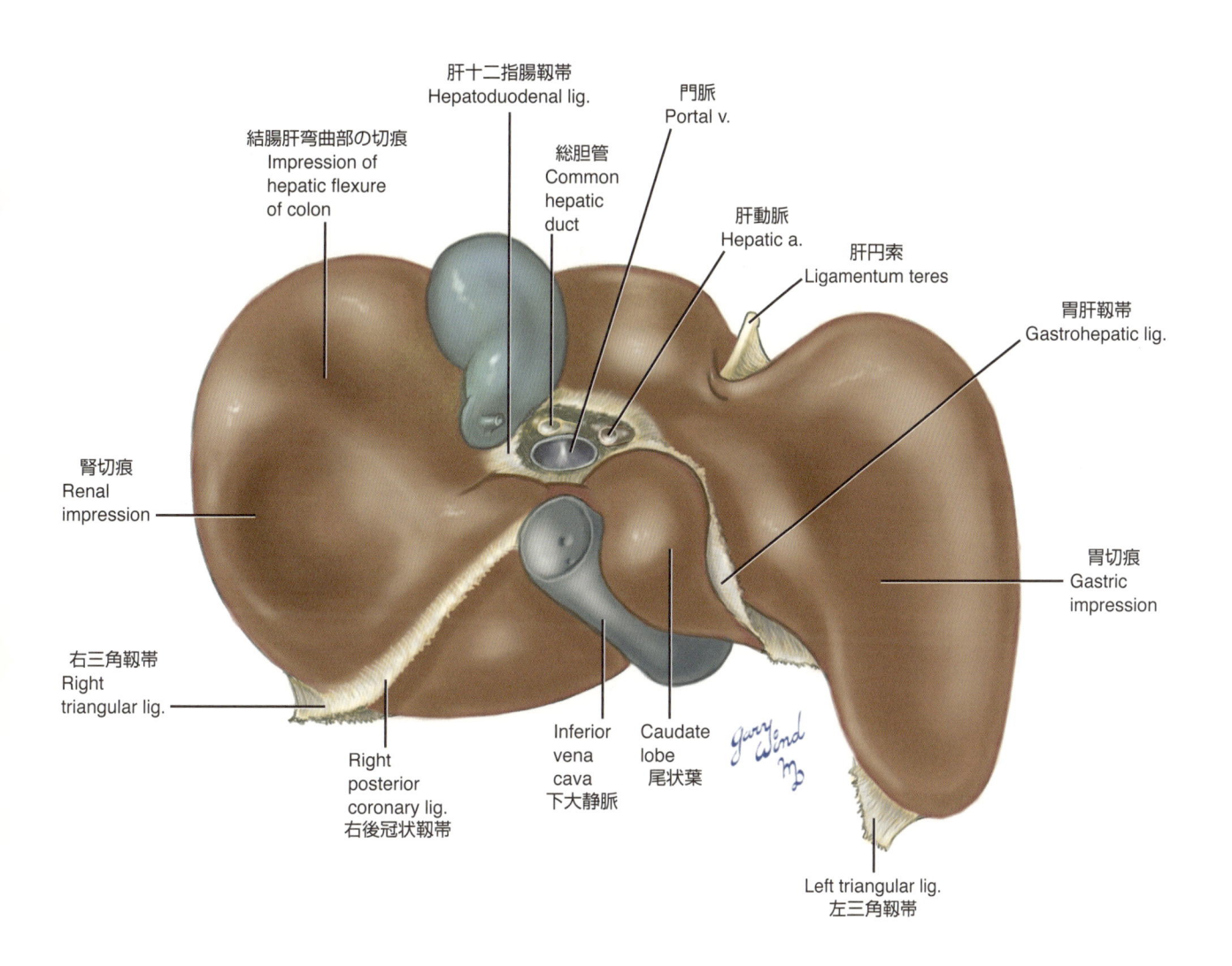

図 13-4　肝後方の下大静脈は，一部が肝内に埋没している．

のない部分)の前方に位置する(**図10-5参照**).左三角靱帯と肝鎌状靱帯を切離する際には,万一にもこれらの静脈を一緒に切離しないよう,これらの構造物が近接して存在することを覚えておかなければならない.

肝下部の大静脈の露出

静脈血栓症に対する外科治療では,血管内デバイスが一般的となったので,待機的に下大静脈を露出することは実質的にすたれた.これらのデバイスは効果的で,かつ非常に便利である.なぜなら,経皮的に頸静脈あるいは大腿静脈から挿入することができ,なおかつ合併症の発生率が低いためである[1].最近のフィルターデバイスは,恒久的にも,あるいは一時的にも留置可能である.適応と治療成績については,他の報告を参照してほしい[1,2].フィルターの留置は容易であるが,フィルターの移動,フィルター関連の塞栓症,フィルターの破損,下大静脈の穿破などの合併症が報告されている[3].後腹膜出血,腸管損傷,大動脈の穿通などの例では,外科的摘出が必要になってくる[3,4].こうした場合には,下大静脈への後腹膜アプローチにより適切な視野が得られるであろう.しかし,腸管損傷や大動脈損傷が疑われる場合には,一般的に正中からの経腹的アプローチが推奨される.

下大静脈の露出は,腎癌が血管内腔に進展している場合[5,6]や,外傷性の損傷の場合[7],また稀ではあるが静脈再建手術の場合[8,9]などで必要とされる.このような状況では,正中からの経腹的アプローチが最も適切である.

後腹膜アプローチ　extraperitoneal approach

患者の体位は背臥位で,枕を用いて15°ないし20°の右側腹部高位とする.胸部下部,腹部,右側腹部を消毒し,ドレープで覆う.十分な筋弛緩を得ることがこのアプローチには大いに役立つので,全身麻酔が推奨される.

臍のわずか上方の位置で,右腹直筋の外側縁から皮膚の横切開を始め,外側に第11肋骨の先端にまで延長する(**図13-5**).外腹斜筋腱膜が切離され,外腹斜筋の線維は創内の外側部分で切離される.後方の内腹斜筋をその線維の方向に分け,そして十分広く牽引できるようその後

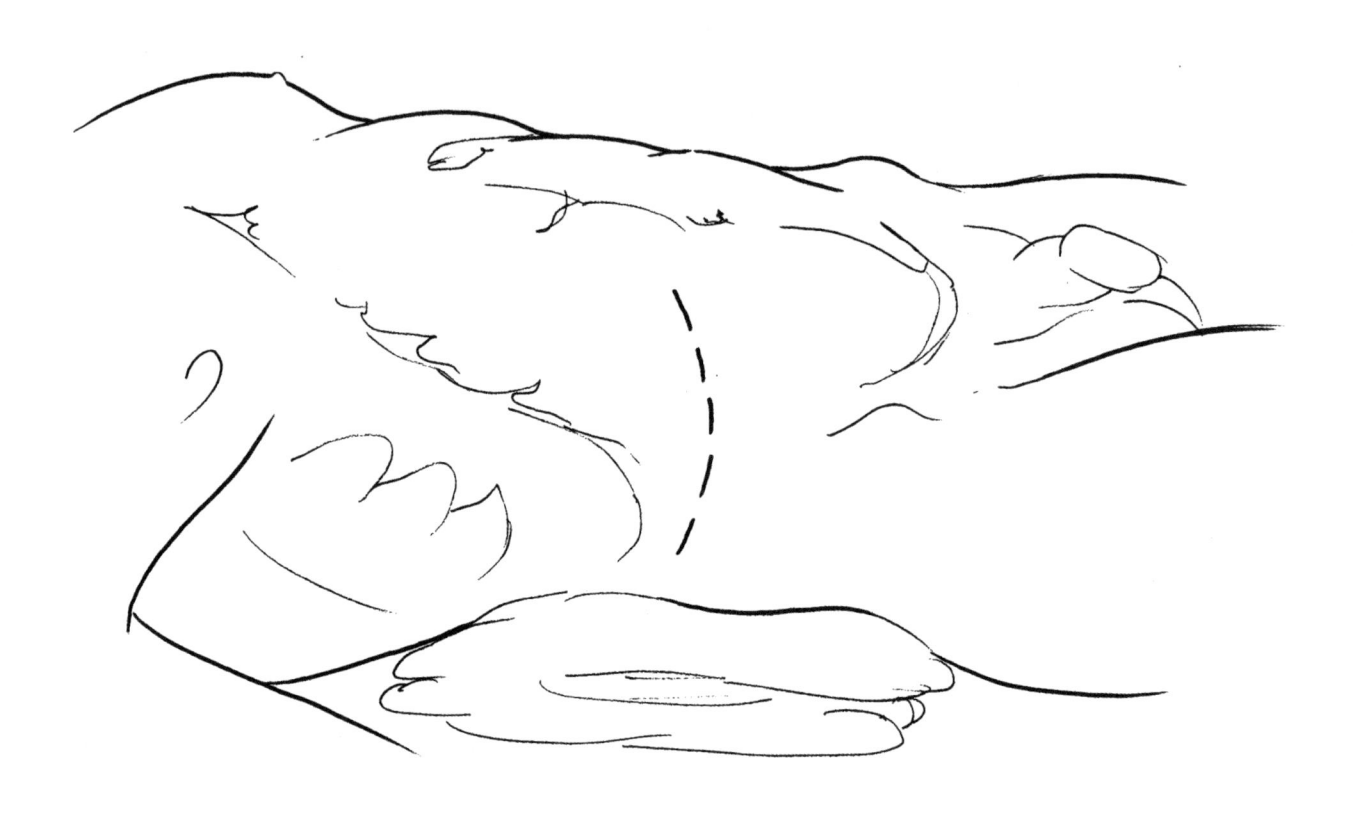

図13-5 下大静脈には,右側腹部アプローチにより到達可能である.

面も剥離する．腹横筋と横筋筋膜は創内の外側部分でオープンされるが，その部分は下方の筋膜から腹膜を剥離することが比較的容易な場所である．これらの層は，腹膜を鈍的に剥離していくことで，内側の腹直筋の方向に開けられる．（剥離に際して生じる）腹膜の裂け目は，いずれも縫合閉鎖する必要がある．

　右結腸と腹膜を鈍的に剥離し，横筋筋膜と後方に存在する大腰筋を腹膜から離すことで，下大静脈にまで後腹膜の剥離面を進める（図13-6）．尿管は腹膜後面に付けたままとし，前方および左方に牽引される．

　下大静脈は，創の深い場所で右大腰筋の内側前方に位置している．このアプローチを用いて上手に牽引することにより，下大静脈を6 cmの範囲で完全に露出することができる．大静脈に対するコントロール（テープを回すこと）は，最も高位の腰静脈のすぐ頭側でなされるべきである．

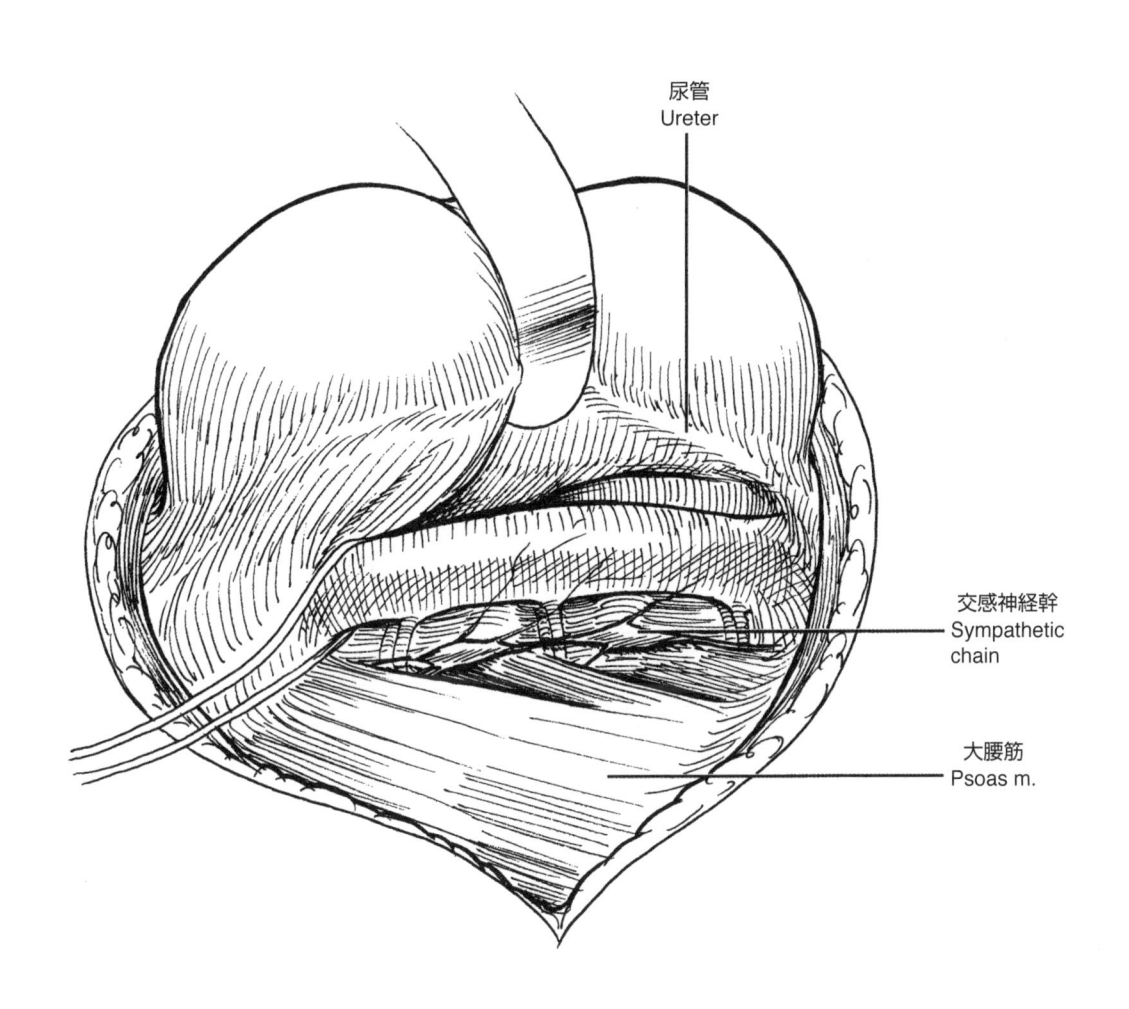

図13-6　下大静脈の露出のために，尿管を付けたままで腹膜が挙上される．

経腹的アプローチ intraperitoneal approach

患者の体位は背臥位とし，胸部下部と腹部を消毒し，ドレープで覆う．外傷の症例では正中切開が勧められる[10]．待機手術の場合は肋骨弓下切開も用いられる．

腹腔内に入り，型通りの検索が完了したあと，小腸を患者の左側に牽引する．右結腸の外側腹膜の付着部を切離し，右結腸とその間膜を内側に反転する．十二指腸の第2，第3部分も同様に，後腹膜との付着部を切離することで授動される．十二指腸と膵頭部を内側に反転させると，後方に存在する下大静脈は腸骨静脈の分岐部から尾状葉までの範囲にわたって露出される（図13-7）．腎下部の下大静脈の授動を試みる前に，大静脈の前面と外側から，網状の結合組織とリンパ組織を除いておく必要がある．腎静脈のすぐ下方の大静脈に，より広い範囲の授動に備えて血管用テープを回しておく．

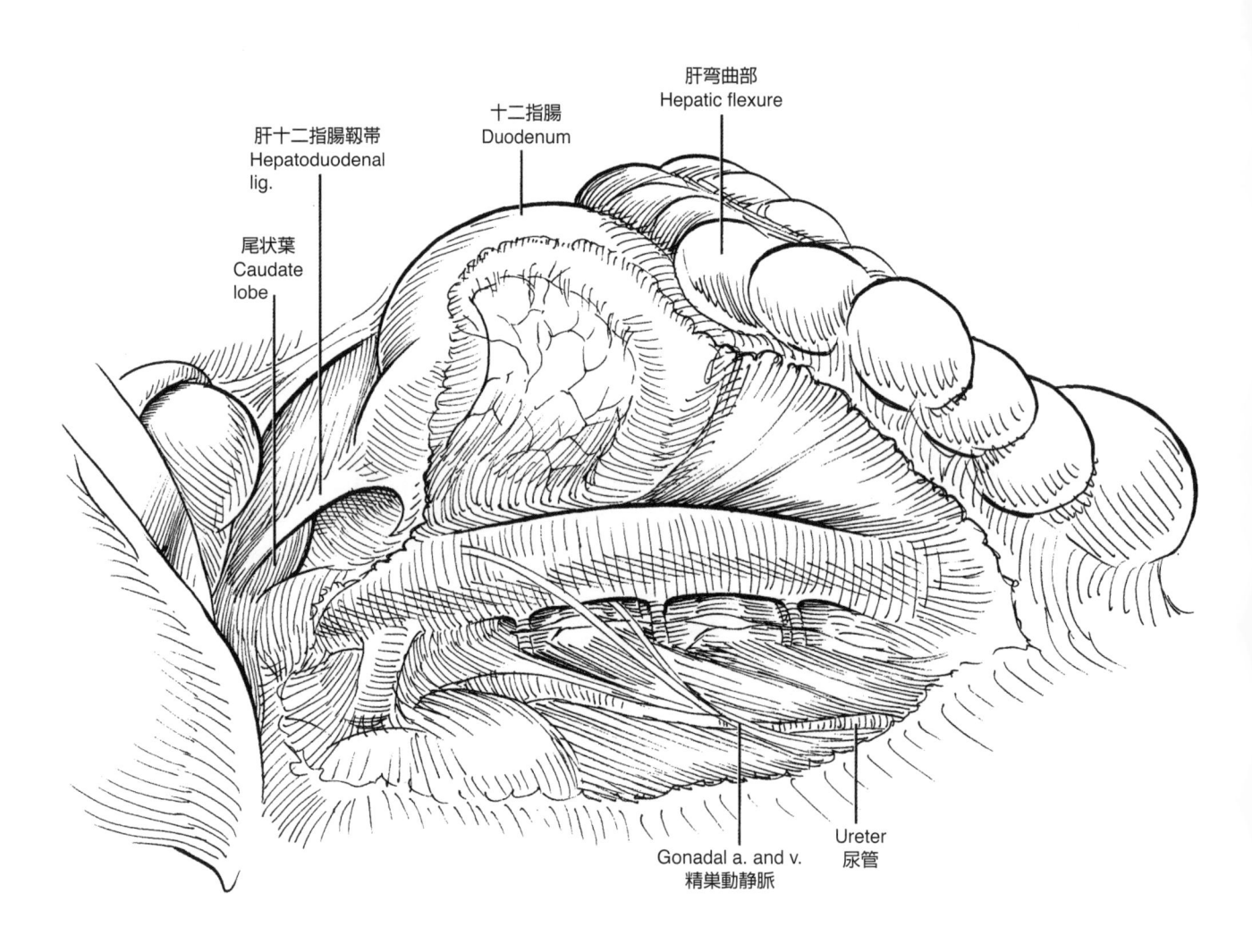

図13-7 右結腸，十二指腸，膵頭部を授動することで，腎臓付近の下大静脈の前面が露出される．

第 13 章　下大静脈　**357**

待機手術においては，下大静脈の外側部を前方に回転させるようにすることで，腎動脈下大静脈の後壁を露出することができる（**図 13-8**）．下大静脈の後壁に流入する腰静脈をコントロールすることには，十分な注意が払われる必要がある．これらの静脈の枝を結紮切離することで，腎動脈下大静脈を完全に授動することができる．この手技は，腰静脈が引き抜かれたための下大静脈の後壁損傷に対して，それを修復するための方法としては推奨されない．そのような損傷は，下大静脈の前壁を十分に切開し，後壁の損傷部を大静脈内から閉鎖する

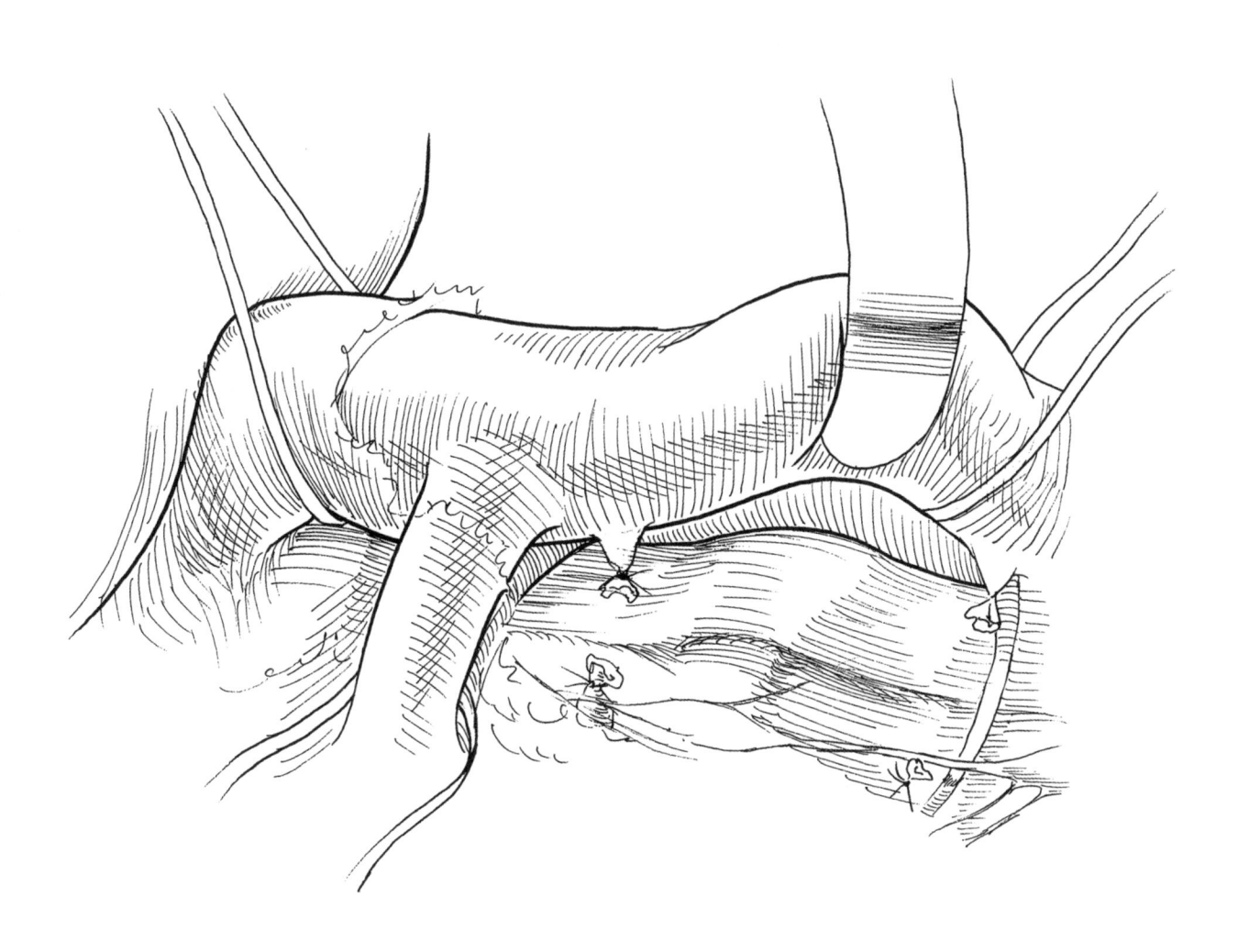

図 13-8　腰静脈の流入部を結紮切離することで，下大静脈の後面を見ることができる．

358　第Ⅳ部　腹部の血管

(図 13-9)[10].

　腎静脈の頭側で，肝臓の尾状葉より末梢の大静脈は，血管用テープを回して確保可能であるが，その際，右副腎静脈を確認し，この手技による血管損傷を起こさないよう処理する必要がある．下大静脈のこの短い領域は，下方は腎静脈によって，上方は肝臓によって固定されているので，広範な授動は困難である．

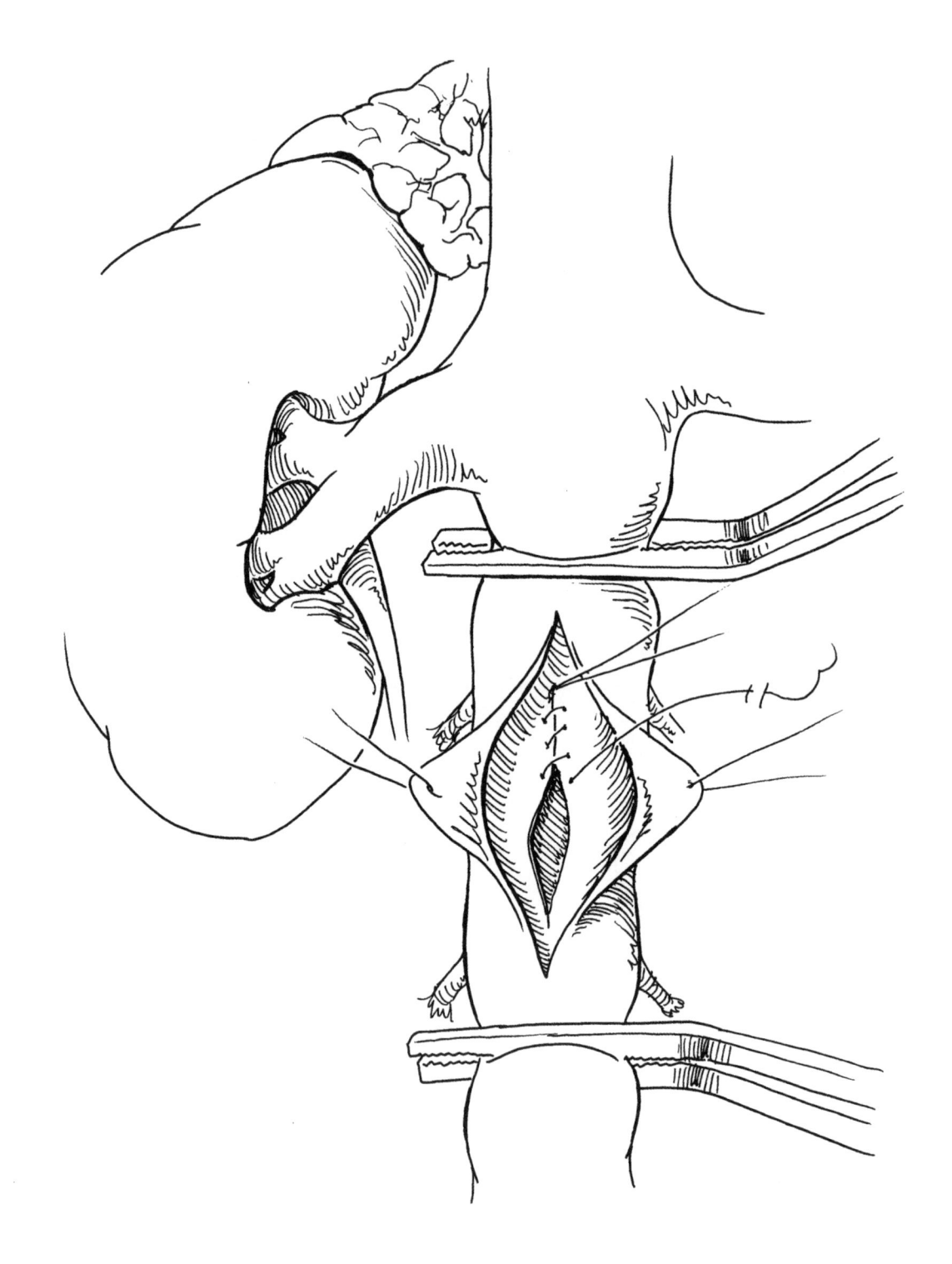

図 13-9　下大静脈後面の損傷部は，血管内から修復可能である．

肝後面の下大静脈の露出

患者の体位は背臥位とし，腹部全体，前胸部，頸部下部を消毒し，ドレープで覆う．外科医の一部は，大静脈のこの部分の露出には胸腹部切開を推奨しているが[11]，他の外科医は腹部正中切開を勧め，必要なら胸骨正中切開を上方に追加するとしている[12]．胸骨正中切開は肝右葉後面の露出には大変有効であり，さらに心膜内において横隔膜上の下大静脈のコントロールが必要となった場合には，ただちに対処が可能である（下記参照）．

正中切開は剣状突起より恥骨上まで行われる．開腹後は，肋骨弓縁を上方に持ち上げるために，創の上縁の両側に吊り上げ鉤が用いられるべきである（図 13-10）．

右三角靱帯は，肝臓の bare area を露出するために切離される．肝右葉表面の外側と後方の腹膜付着部を切離し，その際，助手により右葉を内側に牽引してもらう

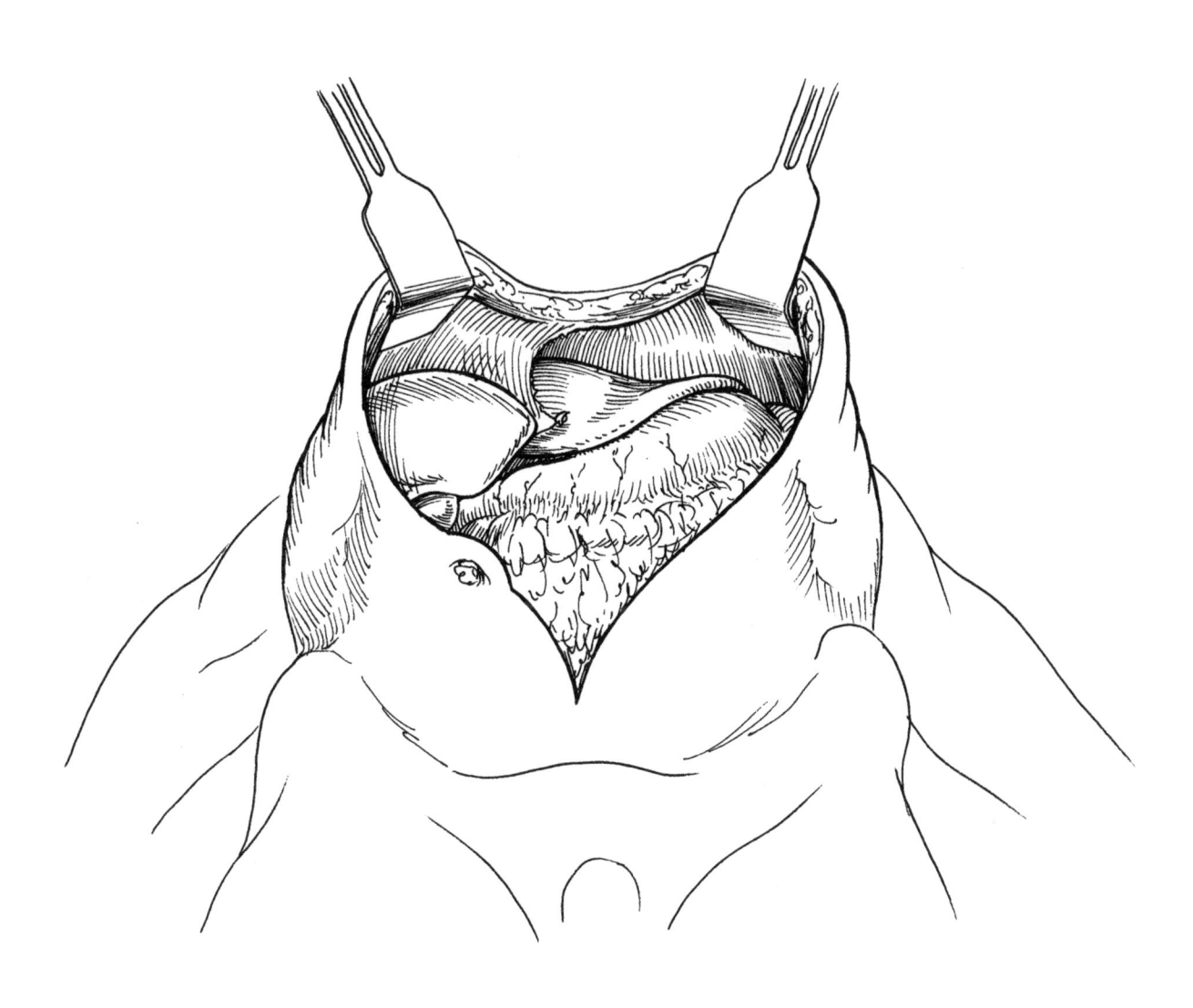

図 13-10　肝臓付近の下大静脈の露出には，肋骨弓をしっかりと牽引することが必要である．

(**図 13-11**)．もし肝臓の後腹膜部分がこれらの手技によっても露出が困難な場合は，胸骨正中切開を追加すべきであろう（第3章参照）．

肝後面の大静脈は，肝右葉を完全に授動し，内側に牽引することで見ることができる．細い何本かの肝静脈の枝（3本ないし8本）が肝右葉および尾状葉の後面から下大静脈に入る．これらは厄介な出血を来たさないよう，慎重に結紮切離されるべきである．3本の大きな肝静脈が肝上方の後面から大静脈に入る．これらのより太い静脈に対する露出とコントロールを次項で記載する．

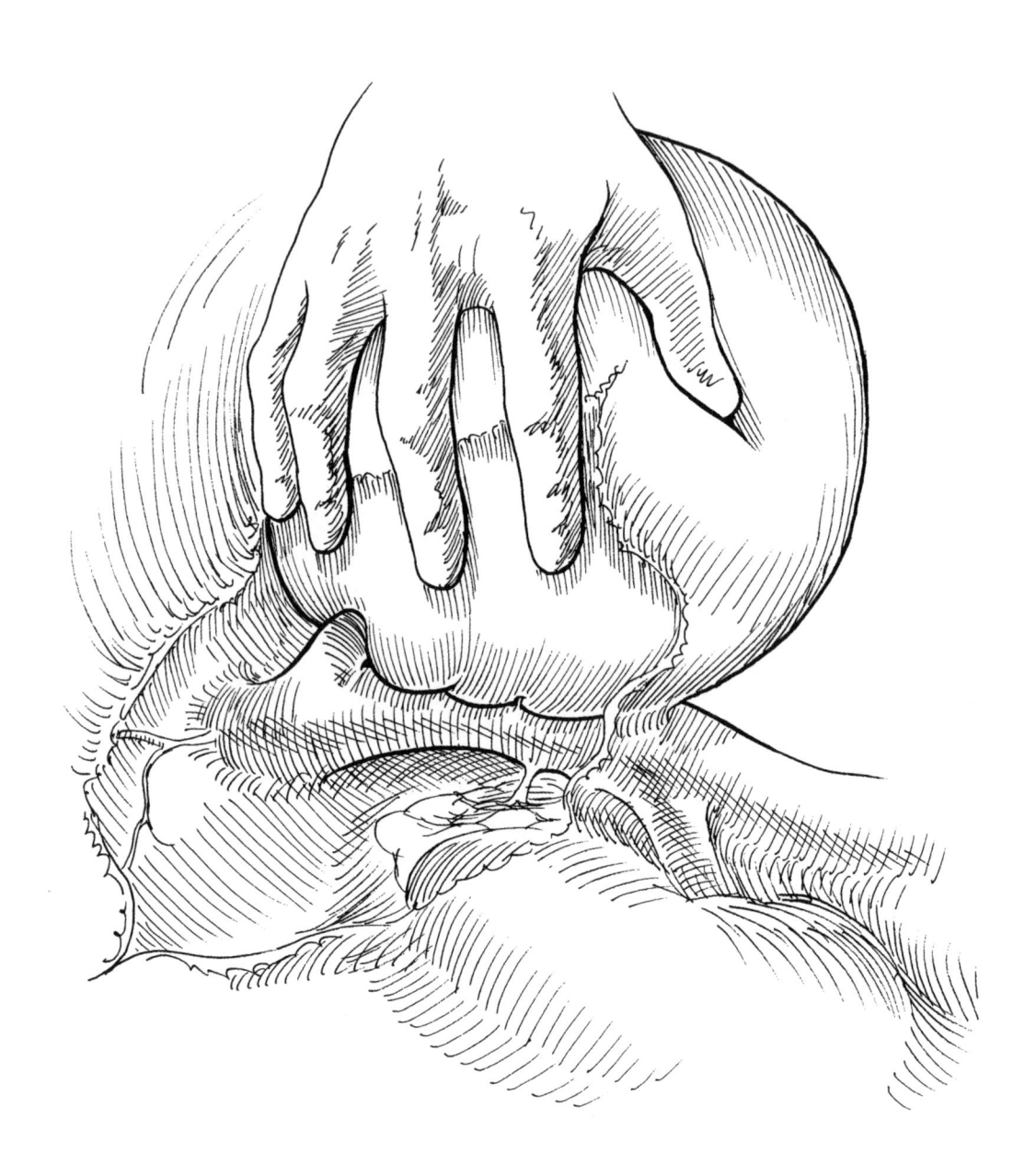

図 13-11　肝臓の右三角靱帯と冠状靱帯は切離され，肝後方の下大静脈を見るために，右葉はていねいに左方に授動される．

肝静脈の露出

肝静脈の露出は，出血性損傷に対する緊急手術や待機的な肝切除術の際に必要とされる．緊急事態の場合には，Schrockの手技 Schrock technique を用いる[13]か，あるいは一時的に大きなバルーンで下大静脈を閉塞して肝後方の下大静脈を外科的に確保することを考慮すべきである．Schrock シャントは時間を要し，技術的に難しく，成功率が低い．不安定な患者では，下大静脈を露出する手技を行う前に，蘇生の時間を確保するために腹部をパッキングすることも有用である．肝臓のひどい損傷に対して，ダメージコントロールパッキング，ICUでの蘇生，その後手術室に戻って肝切除を行うのはしばしば最も安全な方法である．肝右葉の待機的切除術では，肝後方の下大静脈の露出を同時に必要とする（上記参照）．

患者の体位，消毒範囲および必要に応じて追加すべき皮膚切開は前述の項と同様である．開腹して下大静脈前面が十分に露出された後，肝臓の円靱帯を切離し，断端を結紮する．肝臓の上の肝鎌状靱帯と冠状靱帯が広く剥離され，bare area が露出される．肝臓を尾側に牽引することで，bare area の網状結合組織内に2本ないし3本の太い肝静脈を確認できる（図13-12）．これらの静脈は慎重に剥離され，肝上部の下大静脈の流入部近くで確保されるべきである．

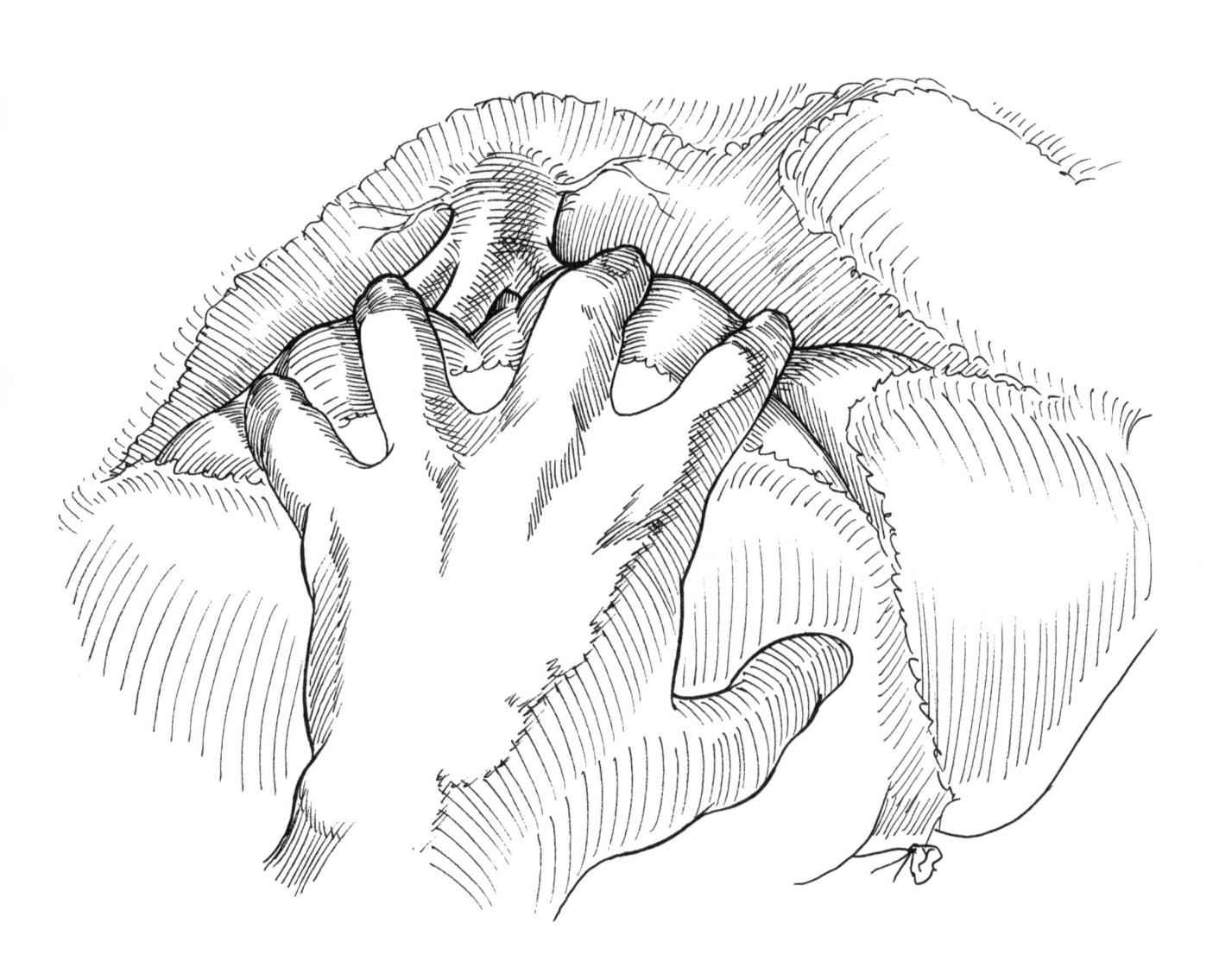

図 13-12　肝鎌状靱帯と前冠状靱帯は切離され，肝臓のドームは肝静脈と肝上部の下大静脈を露出するために，下方にていねいに牽引されている．

心膜内での肝上部下大静脈の露出

肝臓の上部での下大静脈の剥離は，横隔膜下に肝静脈が存在することによって，また横隔膜上の心膜が近接していることによって妨害されている．横隔膜中央部の腱膜を切開することで，心膜下方の短い横隔膜上部下大静脈を剥離することはできるが，それよりも心膜内でのコントロールの方が容易でかつ速い．

十分な露出には胸骨正中切開を必要とする（第3章参照）．胸骨縁を開いたのち，光沢のある心膜を正中でオープンする．十分な視野を得るために，心膜切離縁を外側に牽引固定する（図13-13）．下大静脈の最後の部分は，患者の右側の心膜下縁近くの右房に流入するところで確認できる．下大静脈後方のGibbonのスペース Gibbon's space内の疎な網状結合組織は，鈍的に容易に剥離され，血管用テープを通すことができる．

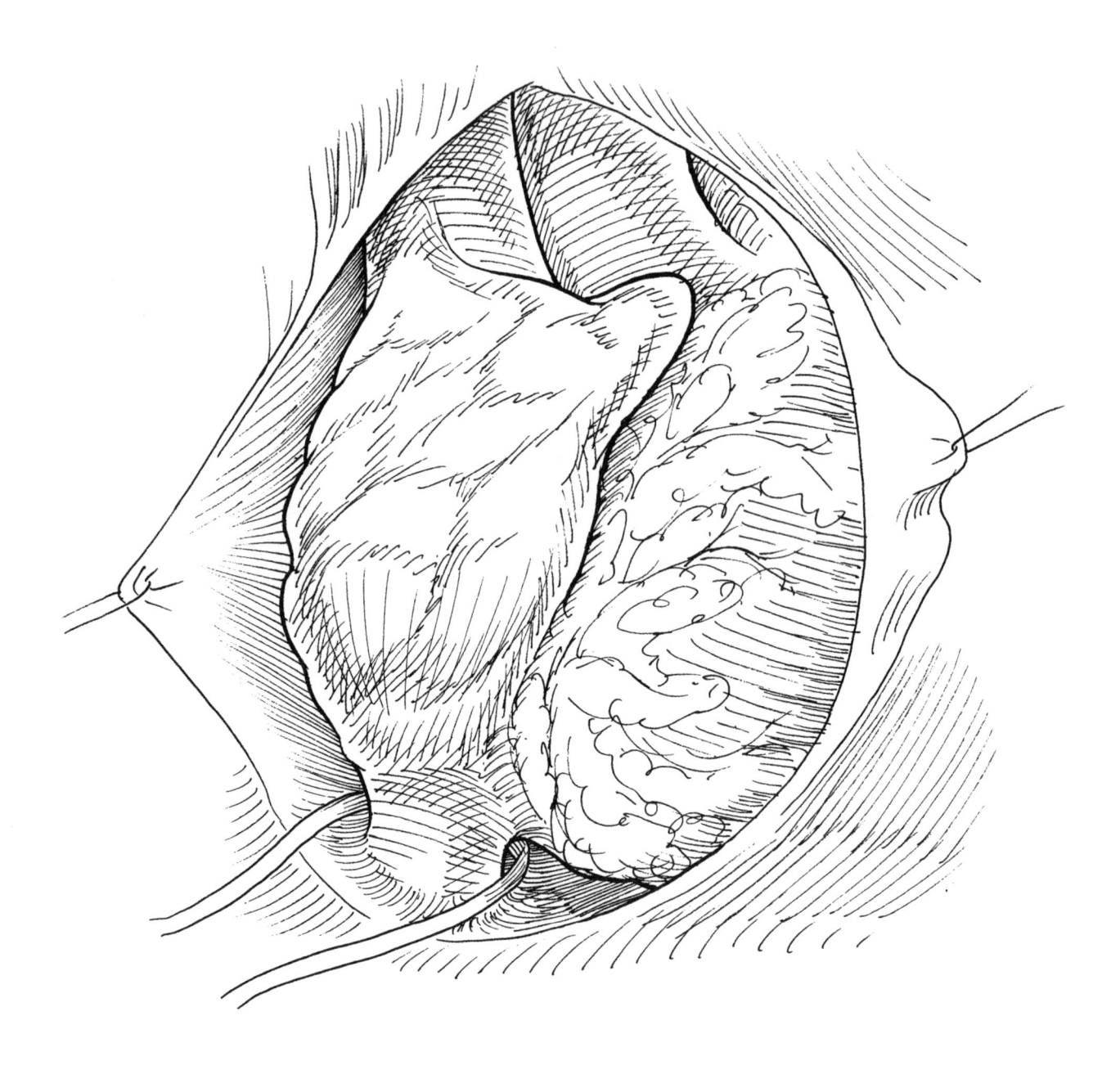

図13-13 胸骨正中切開により心膜内の下大静脈は，右房への流入部で確保することができる．

参考文献

1. Fairfax LM, Sing RF. Vena cava interruption. *Crit Care Clin.* 2011;27:781–804.
2. Angel LF, Tapson V, Galgon RE, et al. Systematic review of the use of retrievable inferior vena cava filters. *J Vasc Interv Radiol.* 2011;22:1522–1530.
3. Belenotti P, Sarlon-Bartoli G, Bartoli MA, et al. Vena cava filter migration: an underappreciated complication. About four cases and review of the literature. *Ann Vasc Surg.* 2011;25:1141. e9–e14.
4. Shang EK, Nathan DP, Carpenter JP, et al. Delayed complications of inferior vena cava filters: case report and literature review. *Vasc Endovascular Surg.* 2011;45:290–294.
5. Wang GJ, Carpenter JP, Fairman RM, et al. Single-center experience of caval thrombectomy in patients with renal cell carcinoma with tumor thrombus extension into the inferior vena cava. *Vasc Endovascular Surg.* 2008;42:335–340.
6. Helfand BT, Smith ND, Kozlowski JM, et al. Vena cava thrombectomy and primary repair after radical nephrectomy for renal cell carcinoma: single-center experience. *Ann Vasc Surg.* 2011;25:39–43.
7. Pappas PJ, Haser PB, Teehan EP, et al. Outcome of complex venous reconstructions in patients with trauma. *J Vasc Surg.* 1997;25:398–404.
8. Quinones-Baldrich W, Alktaifi A, Eilber F, et al. Inferior vena cava resection and reconstruction for retroperitoneal tumor excision. *J Vasc Surg.* 2012;55:1386–1393.
9. Caso J, Seigne J, Back M, et al. Circumferential resection of the inferior vena cava for primary and recurrent malignant tumors. *J Urol.* 2009;182:887–893.
10. Perry MO. Injuries to the inferior vena cava. In: Thal ER, Weigelt JA, Carrico CJ, eds. *Operative Trauma Management: An Atlas*, 2nd ed. New York, NY: McGraw-Hill, 2002:316–321.
11. Bower TC, Nagorney DM, Cherry KJ Jr, et al. Replacement of the inferior vena cava for malignancy: an update. *J Vasc Surg.* 2000;31:270–281.
12. Fullen WD, McDonough JJ, Popp MJ, et al. Sternal splitting approach for major hepatic or retrohepatic vena cava injury. *J Trauma.* 1974;14:903–911.
13. Schrock T, Blaisdell FW, Mathewson C Jr. Management of blunt trauma to the liver and hepatic veins. *Arch Surg.* 1968;96:698–704.

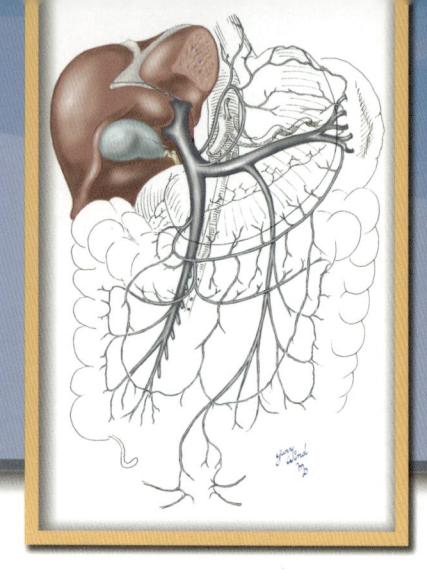

門脈系
Portal Venous System
第14章

門脈の外科解剖

門脈系には，腹腔動脈，上腸間膜動脈および下腸間膜動脈によって供給された腹部臓器への血流が灌流し，また通常は肝臓への血流を供給する（図14-1）．門脈は，第2腰椎の高さで脾静脈と上腸間膜静脈との合流によって形成される．最も一般には，下腸間膜静脈は脾静脈の中枢部に流入するが，しばしば上腸間膜静脈に流入することもあり，あるいは他の2本の静脈とともに3分岐を形成することもある．これらの3本の静脈には，それぞれに対応する名前の動脈が供給する領域から，血液が流入する．

第 14 章 門脈系 **365**

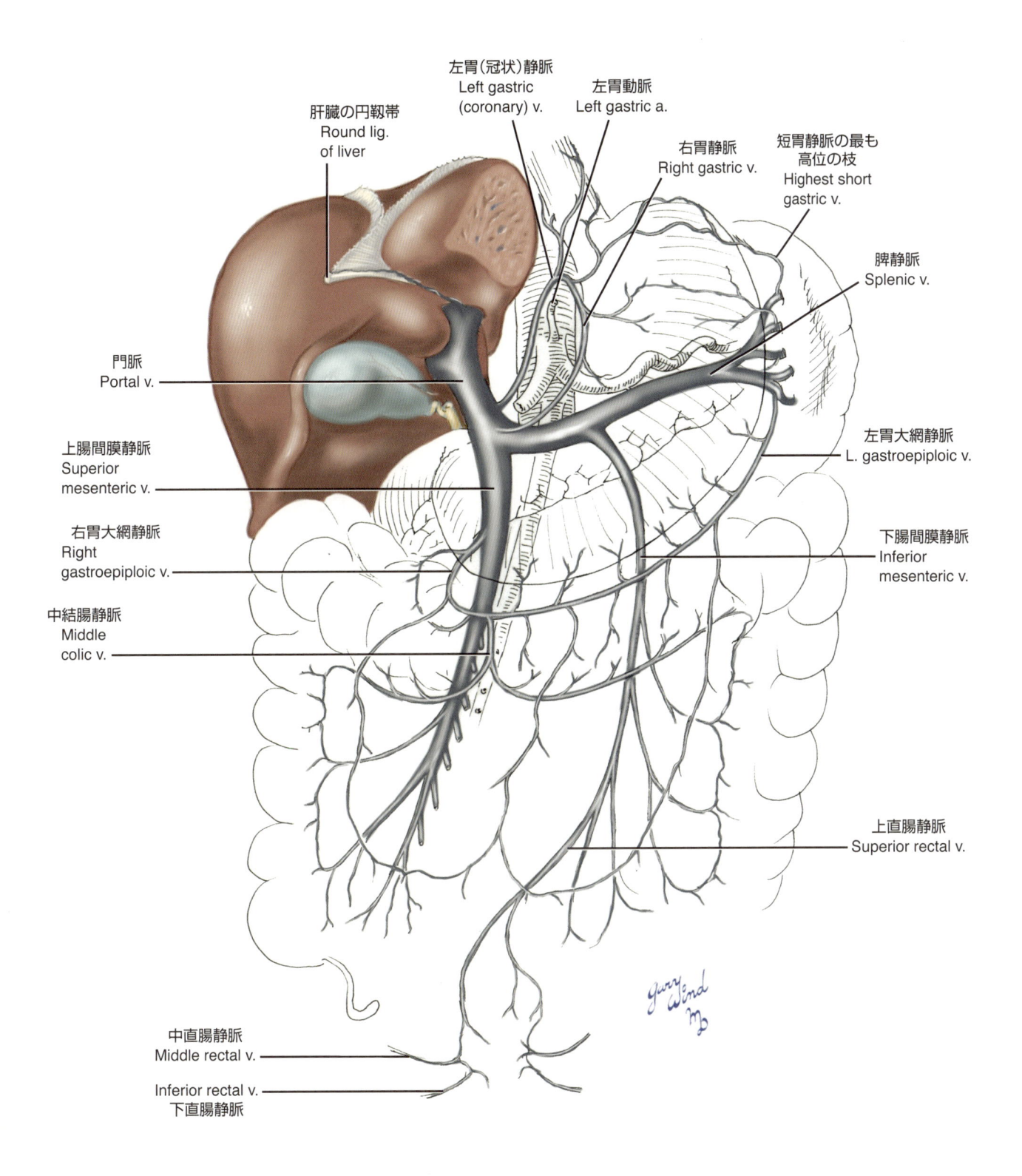

図 14-1 門脈に流入する主な静脈は，上および下腸間膜静脈と脾静脈である．

解剖学的には，上腸間膜静脈と脾静脈は，それぞれの対応する動脈の近くを走行する（**図14-2**）．上腸間膜静脈は小腸間膜の付着部で動脈の右側を走行し，十二指腸の第3部と膵臓鉤部を越えて上行する．静脈は膵臓頸部の後方を走行して，そして膵臓の頭側縁付近で脾静脈に合流する．脾静脈は，膵臓後面の上縁に沿って延長している溝の中を走行する（右下の挿入図）．膵体部と膵尾部からの多数の小さな枝は，近接する脾静脈の表面に流入する．

下腸間膜静脈は，左後方の壁側腹膜の深部を走行し，上行して腎動脈下大動脈へ近接する．この静脈は横行結腸付着部の下を走行し，膵臓の下縁に入り込むが，そこで脾静脈か，上腸間膜静脈か，あるいは双方の合流部のいずれかと一緒になる．これらの枝の合流部から，門脈は肝動脈と総胆管を伴う肝胃靱帯の肥厚した辺縁部の中を上行していく．

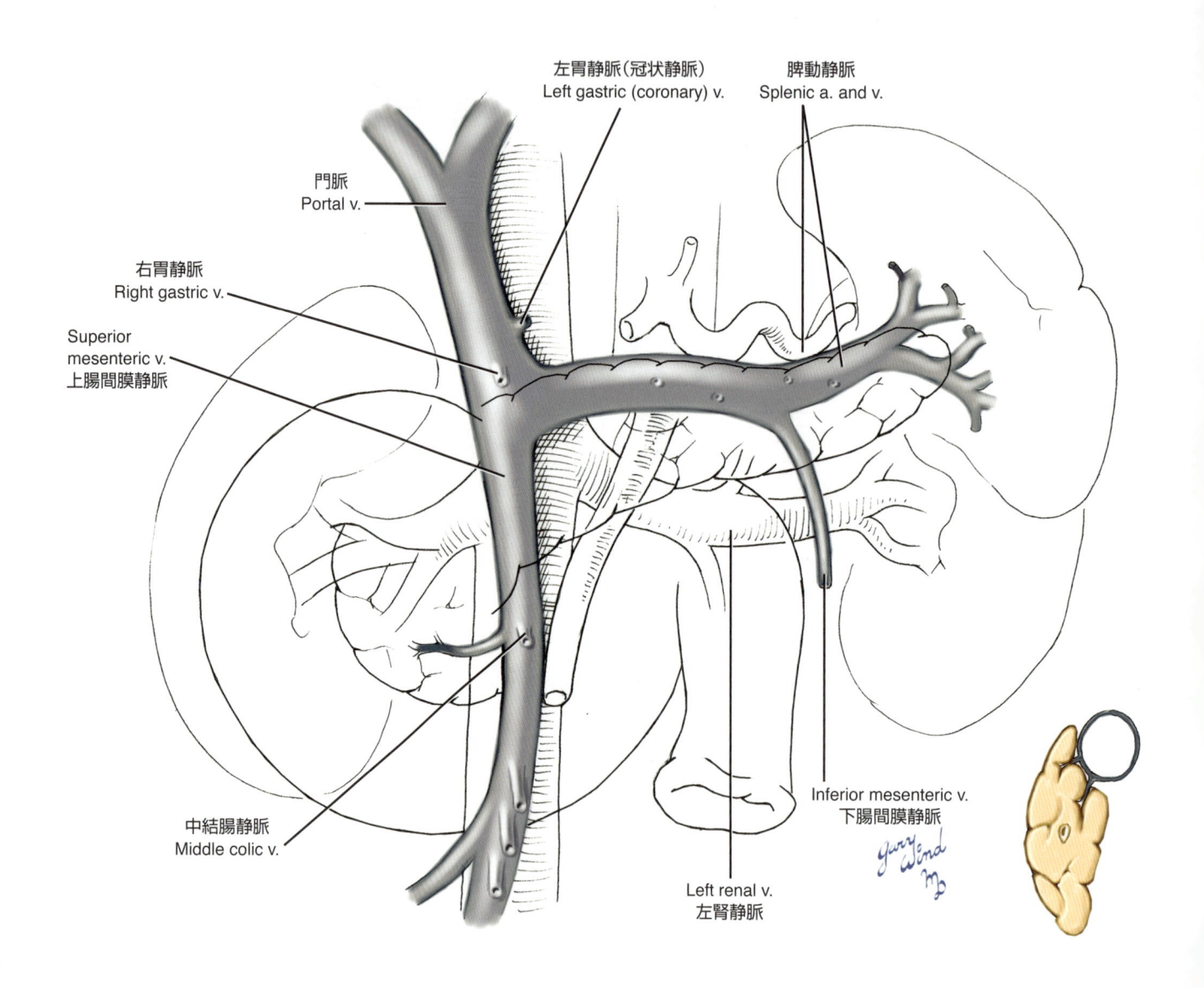

図14-2 門脈系の本幹と周囲臓器との関係が示されている．

門脈系の別の構成要素は，左胃静脈（冠状静脈）と右胃静脈とによって形成される環状の交通路で，これらは脾静脈や上腸間膜静脈との合流部のすぐ中枢側で門脈の左側に注ぐ（**図14-3**）．右胃静脈は，小網の胃付着部の下を胃の小弯側に沿って走行する．左胃静脈は，胃食道接合部と，左胃動脈に沿って存在している網嚢後壁との間を走行している．この左胃静脈は門脈に到達するために，網嚢後方の腹膜下で，腹腔動脈の上を斜めに下行する．このループの頂点で食道下部からの静脈が流入する．幽門部および十二指腸からの細い静脈も，胃静脈の近くで門脈に入る．

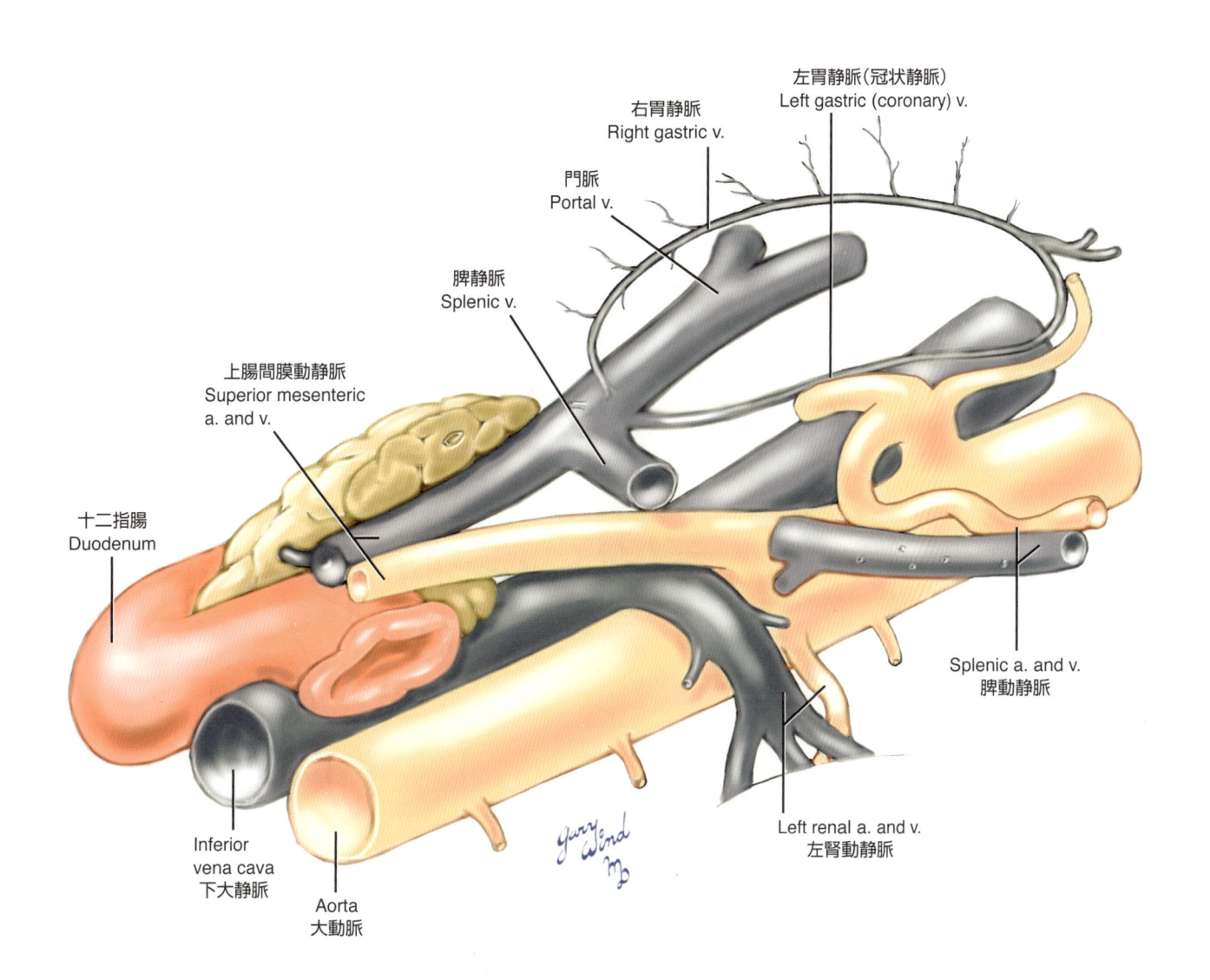

図14-3 胃静脈系の側副路は，胃小弯側に沿う右胃静脈と，小網の後方腹膜の下に存在する左胃静脈（冠状静脈）とからなっている．

門脈の側副血行路

門脈系の主な枝を結んでいるさらに3つの末梢性側副血行路が存在する（**図14-4**）．胃大網連絡路は上腸間膜静脈と脾静脈の末梢をつなぎ，胃結腸大網内を走行しながら大網と胃大弯側から流入する静脈血を受け入れている．2番目の側副血行路は，結腸近くで結腸間膜周辺に存在している上腸間膜，下腸間膜，および中結腸静脈のそれぞれの分枝をつないでいる交通路である．3番目の側副血行路は，脾静脈末端の短胃静脈と胃噴門を越えて門脈に入る回路の枝との間に存在する．

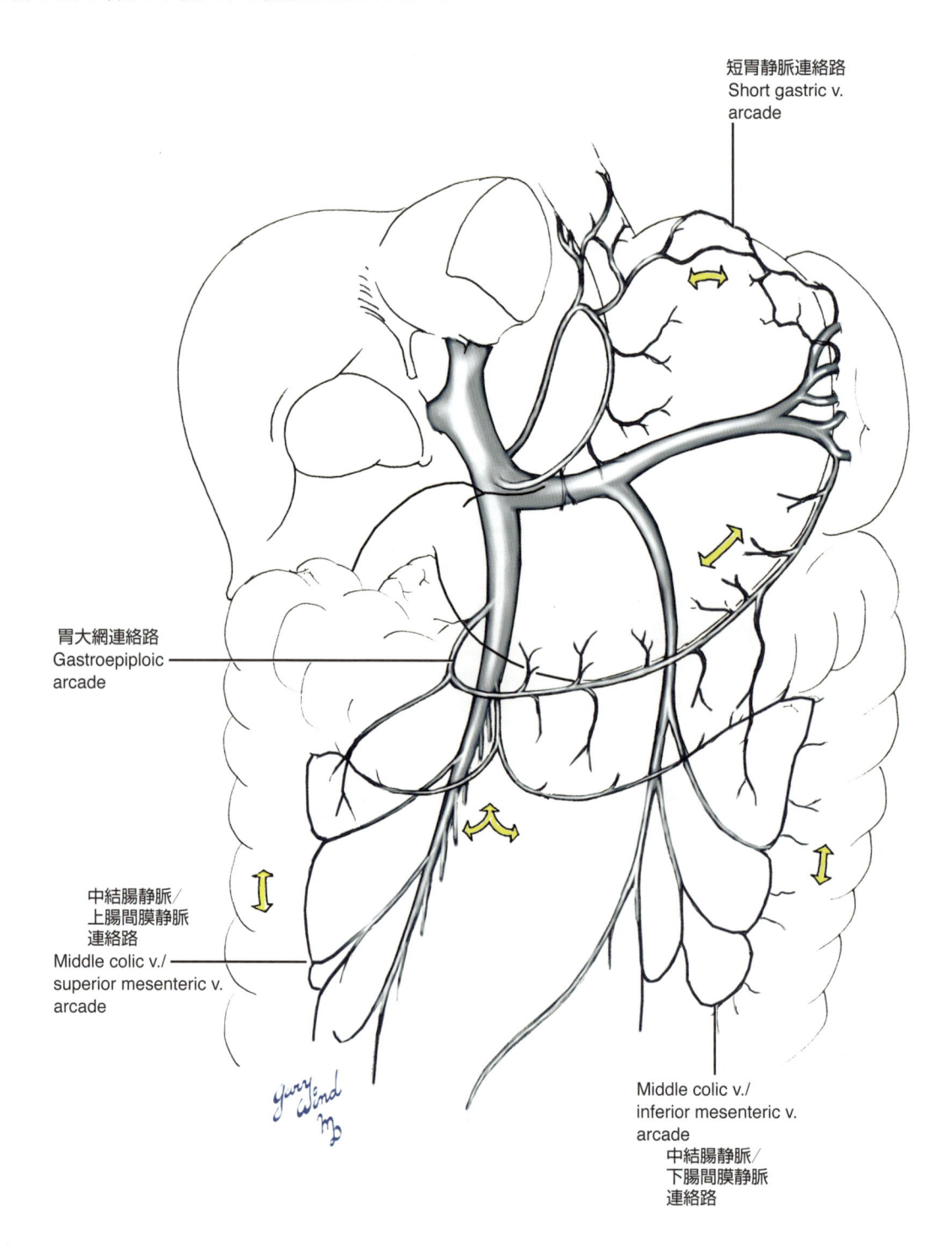

図14-4 門脈系の主要な枝をつなぐ末梢性側副血行路が示されている．

門脈と体循環との交通

門脈圧亢進症は門脈抵抗の増大によるか，あるいは頻度は低いが門脈流量の増加による．そうしたことは肝臓の，あるいは肝臓外の多くの障害と関係していて，他の論文によく記述されている[1]．門脈内圧の上昇による影響のなかで，壁の薄い静脈は充血してくる．正常では，わずかな門脈と体静脈との交通が，しばしば臨床的には顕著となる．

門脈系と体循環との間には数本の末梢性交通路が存在するが，それらは門脈圧の異常亢進の結果として拡張してくる（図 14-5）．食道の粘膜下静脈叢内で，門脈循環が奇静脈系と交通して生じる末梢静脈の拡張が最も危険である．結果として生じた食道静脈瘤 esophageal varicosity

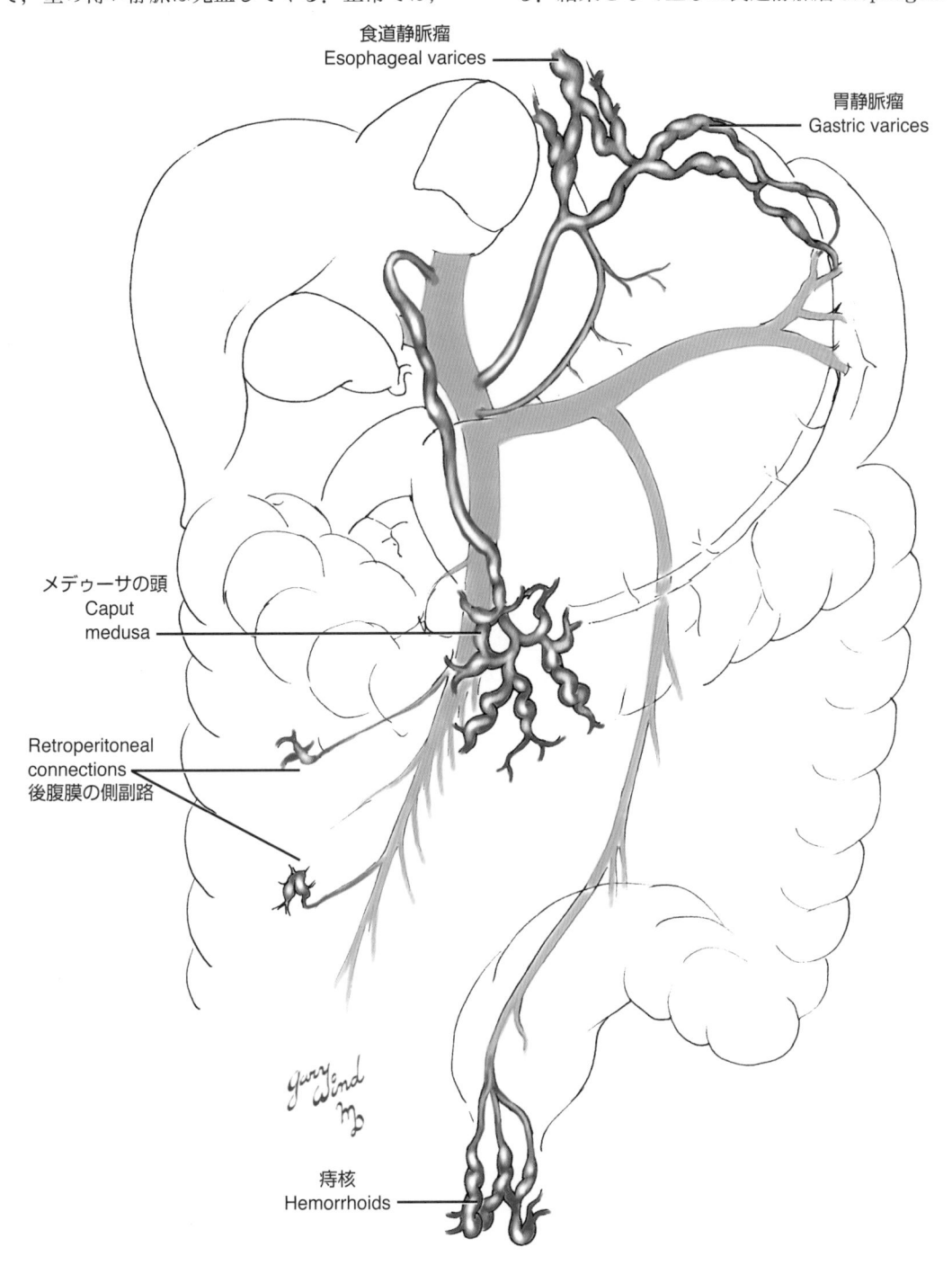

図 14-5 重要な門脈-体循環間の交通は，食道，臍周囲，直腸静脈に見られる．多数の小さな後腹膜での交通も，門脈圧が亢進しているときには見られる．

は，侵食と大出血の危険にさらされている．痔核は上直腸静脈と中・下直腸静脈間の交通の目に見える現れである．"Caput medusae（メデゥーサの頭）"は，臍周囲静脈と前腹壁との交通路が拡張した結果であり，肝鎌状靱帯辺縁の再疎通した臍静脈を介して門脈系と交通している．後腹膜腔には2つのシステム（Retziusの静脈）間の多数の細い側副血行路があるので，後腹膜での剥離や臓器の授動では出血が増加する．

門脈循環の露出

歴史的には，門脈循環を露出する主な適応は，門脈圧を外科的に低下させる門脈-体循環シャントを造設するためであった．しかし，食道静脈瘤から出血している患者の管理は，過去20年間で大きく進歩した．しかし，肝移植が今や門脈圧亢進症に対する決定的な治療と考えられている．そして，内視鏡的硬化療法，内視鏡的バンディング，頸静脈経由肝内門脈-体循環シャント作成術 transjugular intrahepatic portosystemic shunt（TIPs），血流遮断手技などの一時的に止血や再出血を防止できる多様な選択肢が存在している[1〜3]．外科的シャント作成術は現在ではほとんど実施されることはなく，シャント作成は解剖学的に肝移植の適応からはずれるために，むしろ禁忌とされるであろう．しかしながら，一部の外科医は，外科的シャントは肝移植の適応がない患者やTIPsの試みが失敗した患者には有力な選択肢と考えている[1,3]．食道静脈瘤から1回あるいはそれ以上出血した患者の治療法として，さまざまな種類の外科手術が選択可

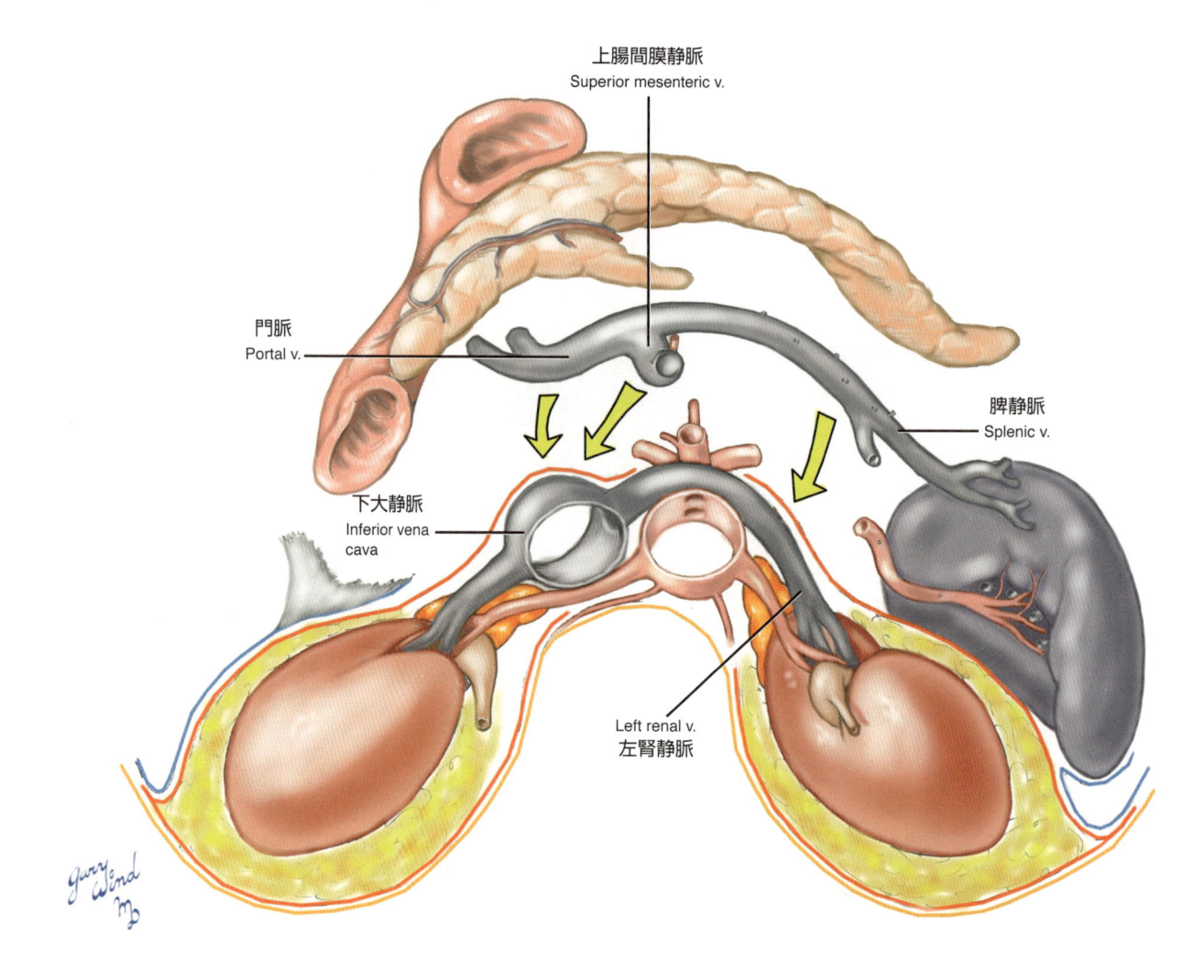

図14-6 門脈系から体循環の静脈系への外科的減圧は，門脈あるいは上腸間膜静脈から下大静脈へ，あるいは脾静脈から左腎静脈へ連絡することによって行われる．

能である[3]（**図14-6**）．手術が待機的に実施された場合の外科治療成績は，肝臓疾患がそれほど進行していない例では，より良好である．

門脈圧を下降させるための治療的シャントは，一般に2つの種類に分類される．それは非選択的シャントと選択的シャントである．非選択的シャントには，門脈-下大静脈吻合（端側吻合と側側吻合の両者），上腸間膜静脈-下大静脈吻合，さらに近位側脾静脈-腎静脈吻合などが含まれる（**図14-7**）．これらのシャントは開存していれば再出血を防止できるが，肝性脳症を高頻度に合併する

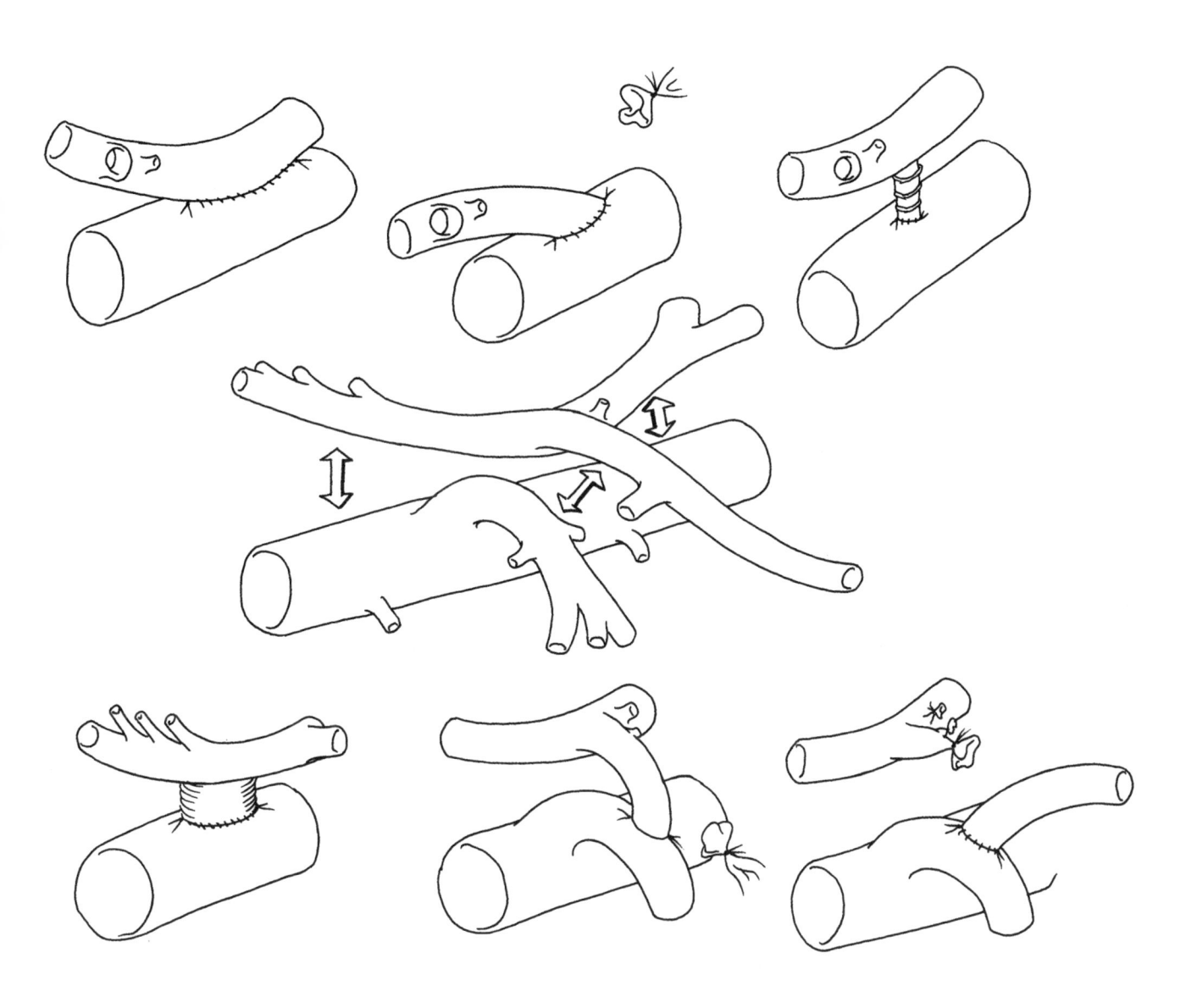

図14-7 非選択的な門脈-下大静脈シャントは上段の3つの図に示され，非選択的腸間膜-大静脈シャントと近位脾腎静脈シャントは下段左の2つの図に示されている．小口径の非選択シャントを含む選択的シャントと遠位脾腎静脈シャントが下段右に示されている．

ために，生存率や生活の質 (QOL) を改善させるに至っていない[1,3]．選択的シャントには，Warren の遠位脾静脈-腎静脈シャント[4] (**図 14-8**) とさまざまな非選択的シャントが含まれる (例えば，Sarfeh の小口径人工血管による門脈-下大静脈 H 吻合[5]，Johansen の小吻合口による門脈-下大静脈吻合[6] など)．

門脈圧の外科的減圧手術以外に，門脈系を露出する適応は現在 2 つある．外的損傷の修復[7,8] と，浸潤膵臓癌患者の門脈と上腸管膜静脈を切除し再建する場合である[9,10]．次の項では，減圧手術，外的損傷の修復，浸潤膵臓癌患者の再建などを行うことを考慮した門脈とその分枝の露出について述べる．

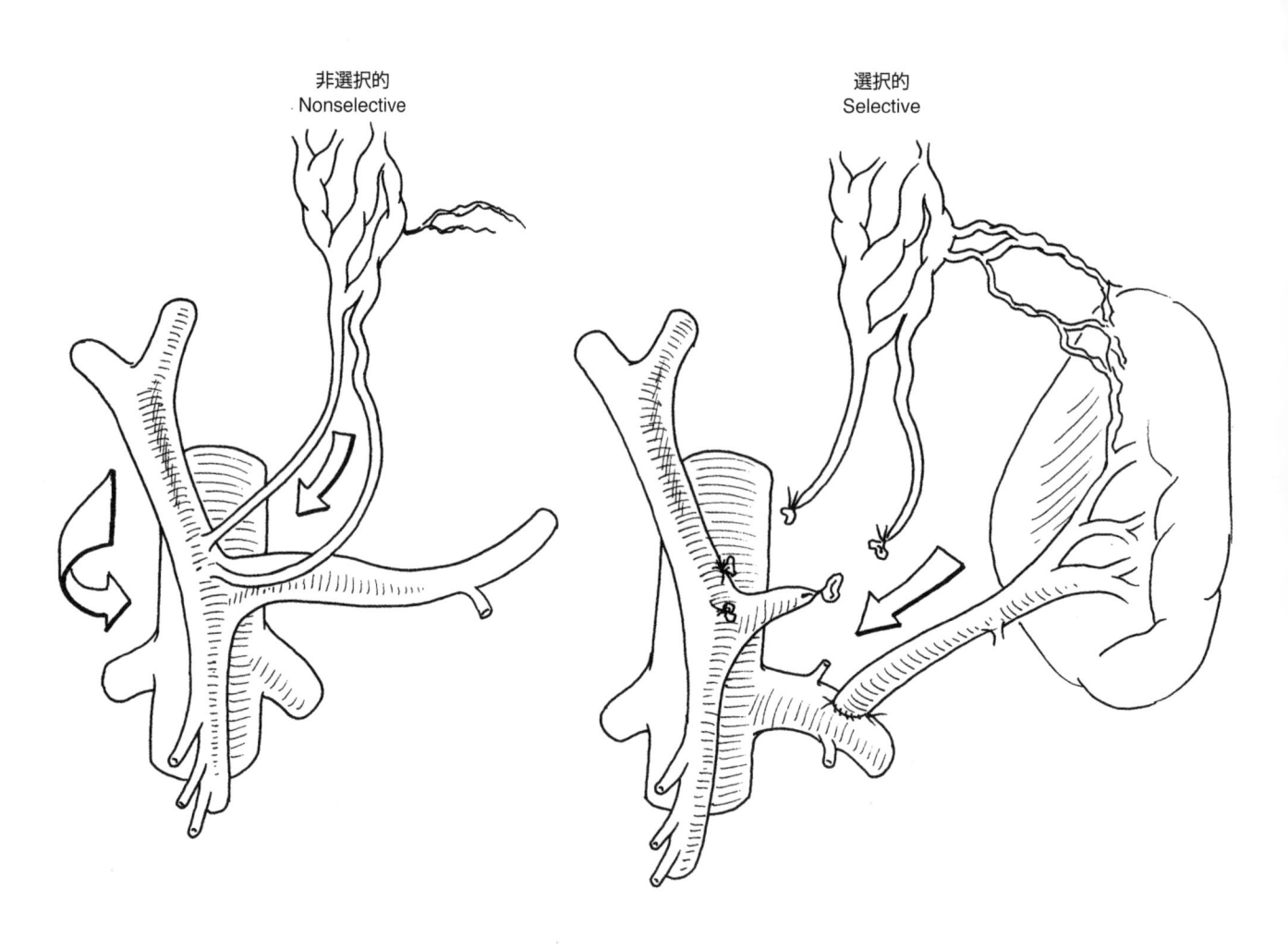

図 14-8 選択的遠位側脾静脈-腎静脈シャントは，門脈系から食道静脈叢への流入を遮断し，門脈血流の肝臓への流入を確保する．

門脈の露出

患者の体位は背臥位とし，枕を入れて右側腹部を15°から20°高位とする．腹部全体，胸部下部，および右側腹部を消毒し，ドレープで覆う．右肋骨弓下2cmないし3cm下方に皮膚切開を置き，左方には両側の腹直筋を越えるまで延長し，右方は側腹部まで延長する（**図14-9**）．肝腫大のある患者では，下方の皮膚切開では肝門部門脈の露出はより困難となるので，このレベルより下方に皮膚切開を置くべきではない．別の方法として，外傷患者や癌に対する膵頭十二指腸切除を行う患者において試験開腹する際は，正中切開がより適していると考えられる．

開腹後，腹部の内容の型通りの検索を慎重に行う．門脈圧亢進症の患者においては，門脈と体循環との間の重要な側副血行路となりうる臍静脈と肝鎌状靱帯を切離し，遮断する．門脈圧はこのときに腸間膜静脈の枝を使って圧力計で測定することができる．

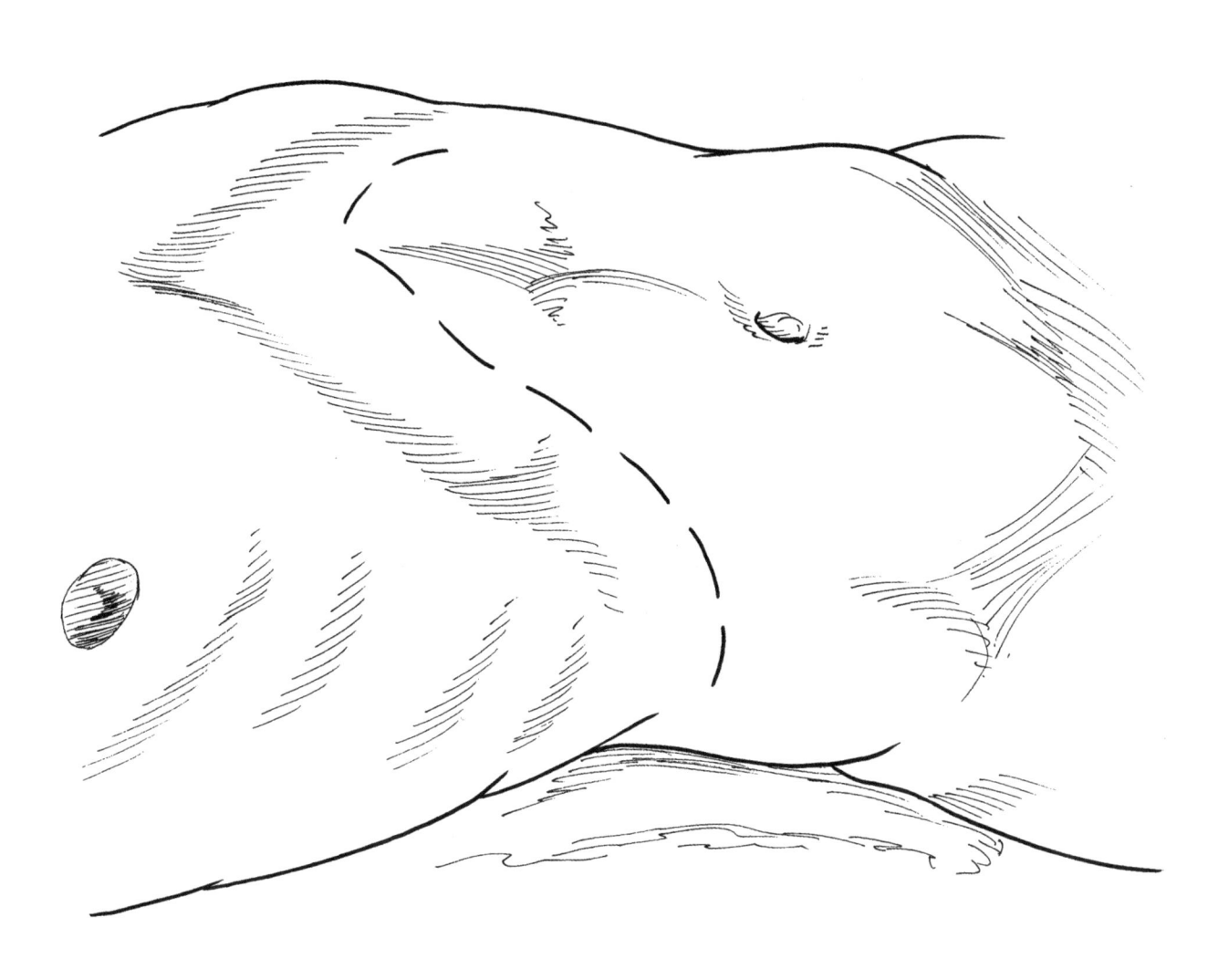

図14-9 拡大右肋骨弓下切開は，門脈の露出に良好な視野を与える．

374　第Ⅳ部　腹部の血管

　肝門部門脈は肝右葉を頭側に牽引し，肝弯曲部を下方に牽引することで露出される（図14-10）．結腸の肝弯曲部はよい視野を得るためにはしばしば授動を必要とするが，出血を最小限とするために，不必要な剝離は避けるべきである．次いで，十二指腸の第1部と第2部が，外側および後方の腹膜との付着部を胃肝靱帯の右縁まで上方に切離することで授動される．授動された十二指腸を下方に牽引することは，肝門部の構造を露出するのに大いに役立つ．

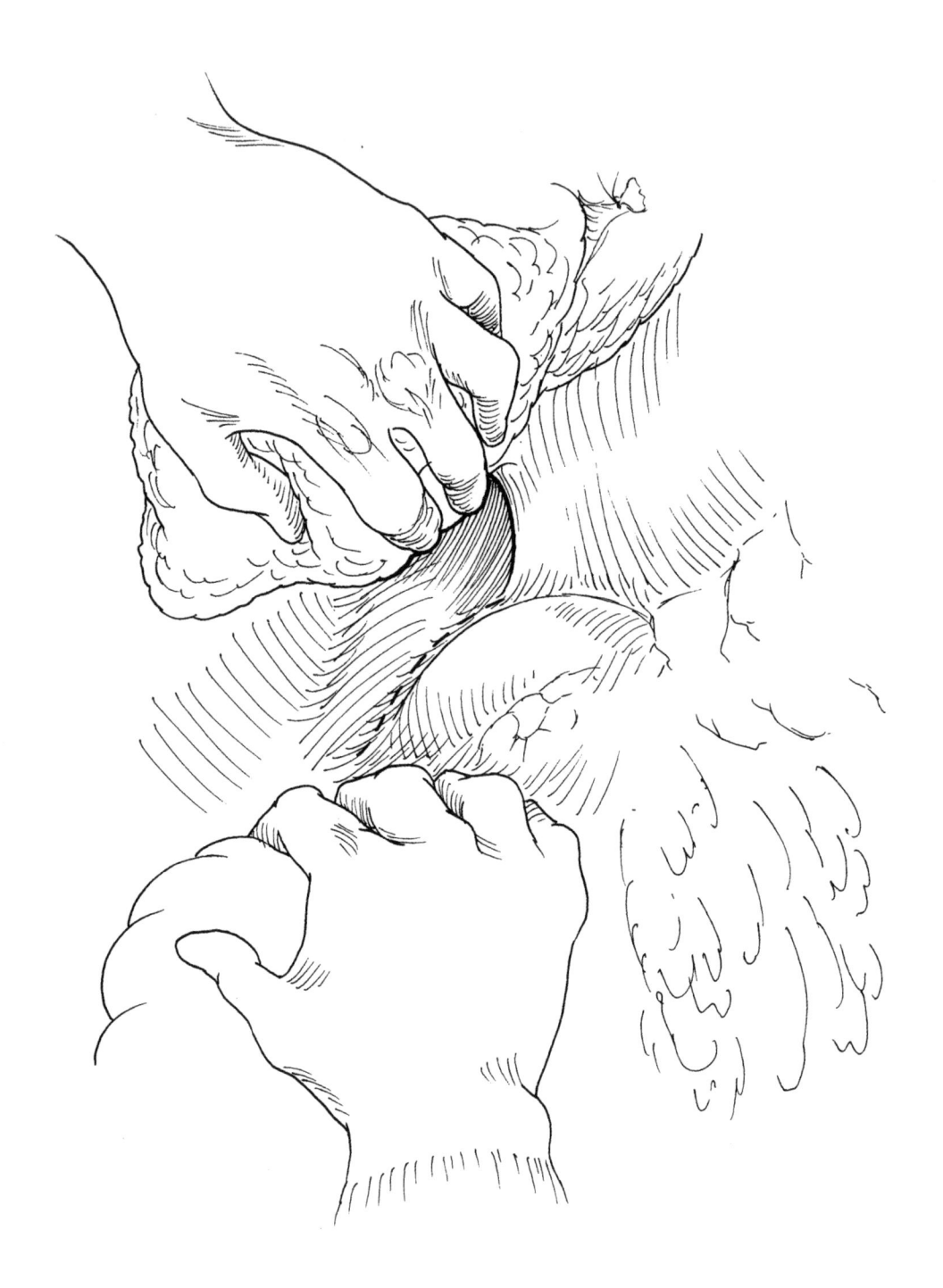

図14-10　肝右葉を持ち上げ，結腸肝弯曲部を尾側に牽引することで肝十二指腸靱帯が露出される．十二指腸を授動するための腹膜切開線が示されている（破線）．

門脈は，肝十二指腸靱帯の右側後方縁に沿った部位で最もよく露出され，太い動静脈に伴う拡張したリンパ組織が通常存在している前面からは離れている[11]（図14-11）．このアプローチでは総胆管を露出する必要はない．普通，門脈は拡張し，肝十二指腸靱帯の最も後方の構造物として容易に触れることができる[11]．Winslow孔の前方の辺縁を形づくっている門脈後壁上の腹膜に縦切開を置く．肝十二指腸靱帯の辺縁に近く寄りすぎずに，より後方に切開を置くことが重要である[11]．切開は，上方は肝門部まで，下方は膵頭部まで慎重に延長される．慎重に鈍的剥離を行い，肝十二指腸靱帯のほぼ中央で門脈に血管用テープを回す．門脈を確保したテープをていねいに牽引すると，門脈の内側に流入する主要な静脈，すなわち幽門，十二指腸，右胃，および冠状静脈が露出され

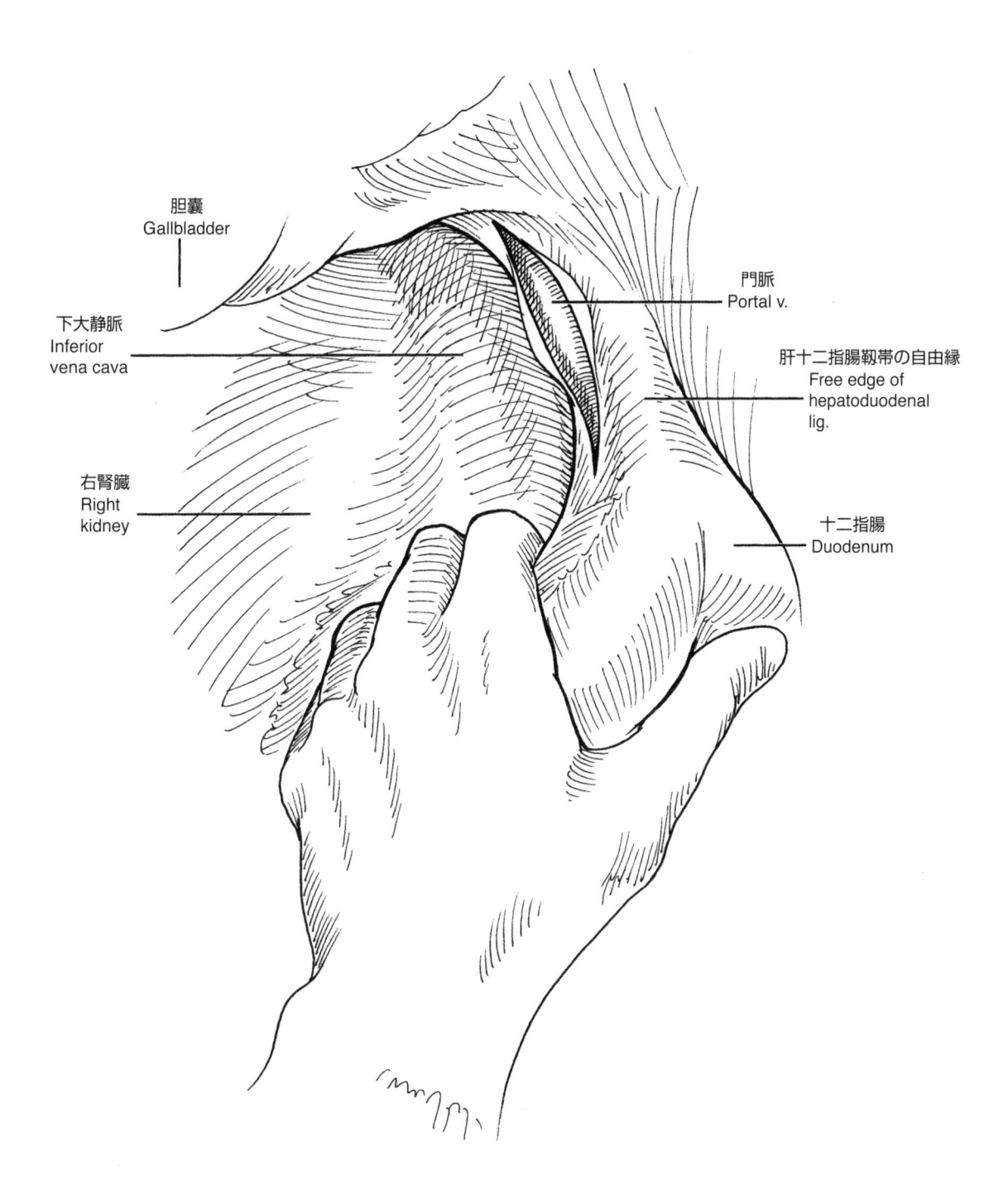

図14-11 門脈は肝十二指腸靱帯の後外側面で露出される．

てくる（図 14-12）．下方では，門脈と脾静脈との合流点の近くの門脈内側に，太い冠状静脈をしばしば見つけることができる．すべての門脈分枝を慎重に結紮切離したことを確認した後，門脈は露出され，膵臓のレベルから肝門部での分岐部まで完全に授動することができる．膵臓の後方での門脈の剝離は，血管やリンパ管が密集し，しかも固い結合組織がその部に存在するために難しい[11]．浸潤膵臓癌患者においては，上腸間膜静脈と脾静脈を膵臓の下方で別々に剝離することで，腫瘍切除時の血管コントロールが可能になる[9]．門脈の近くを変則的な右肝動脈が走行していることを知っていることは重要である（第 19 章参照）．

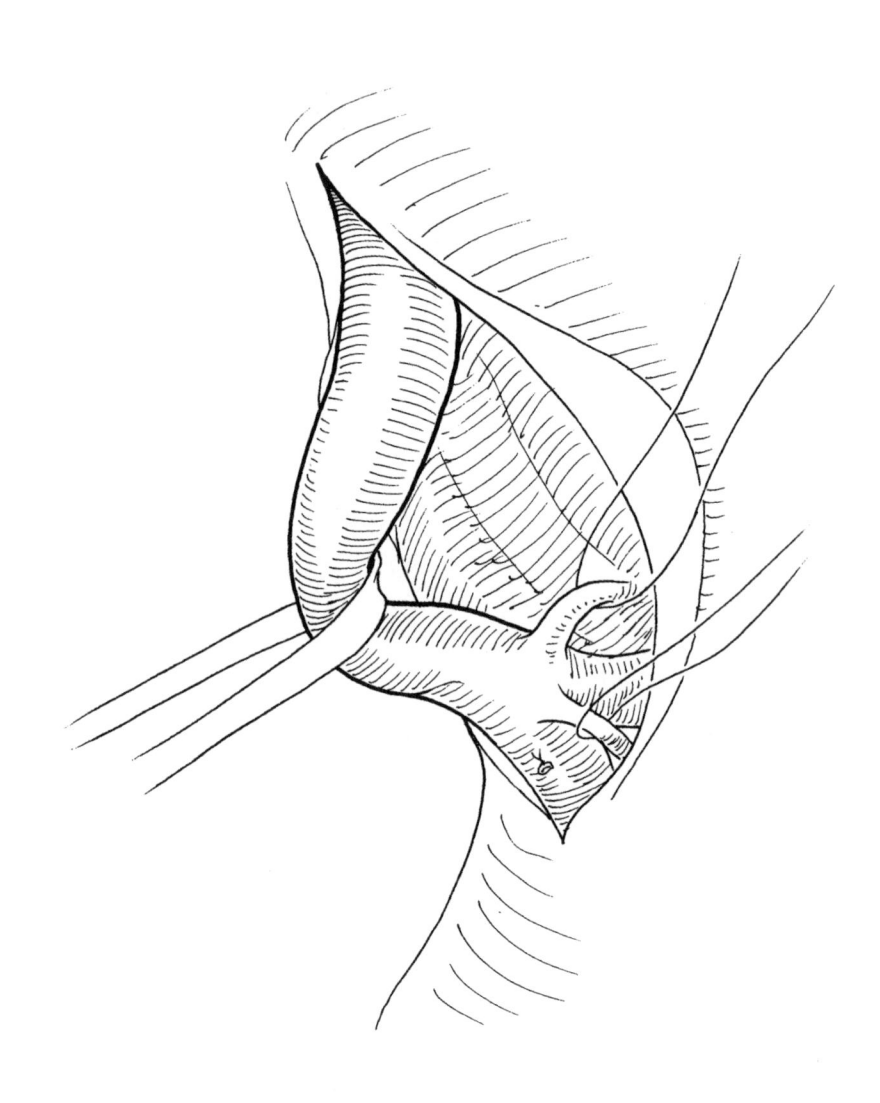

図 14-12 門脈は剝離され，門脈起始部に流入する分枝は結紮切離する．

上腸間膜静脈の露出

患者の体位は背臥位とし，腹部全体と胸部下部を消毒してドレープで覆う．臍部と剣状突起間のほぼ中間点から恥骨上までの腹部正中切開は，良好な視野を与え，必要があれば上方に皮膚切開を延ばすこともできる．皮膚切開は充満した臍静脈への流入を防ぐために，臍の左方で行われるべきである．腹部横切開は有用な代わりの方法ではあるが，腹壁の静脈側副血行路からの出血が多くなる可能性がある．

開腹し，腹腔内の検索を終了後，横行結腸を持ち上げ，結腸間膜の付着部を露出するために上方に牽引する（図14-13）．小腸を下方に牽引し，小腸間膜に若干の緊張を与える．上腸間膜動脈は，横行結腸間膜の基部で触知す

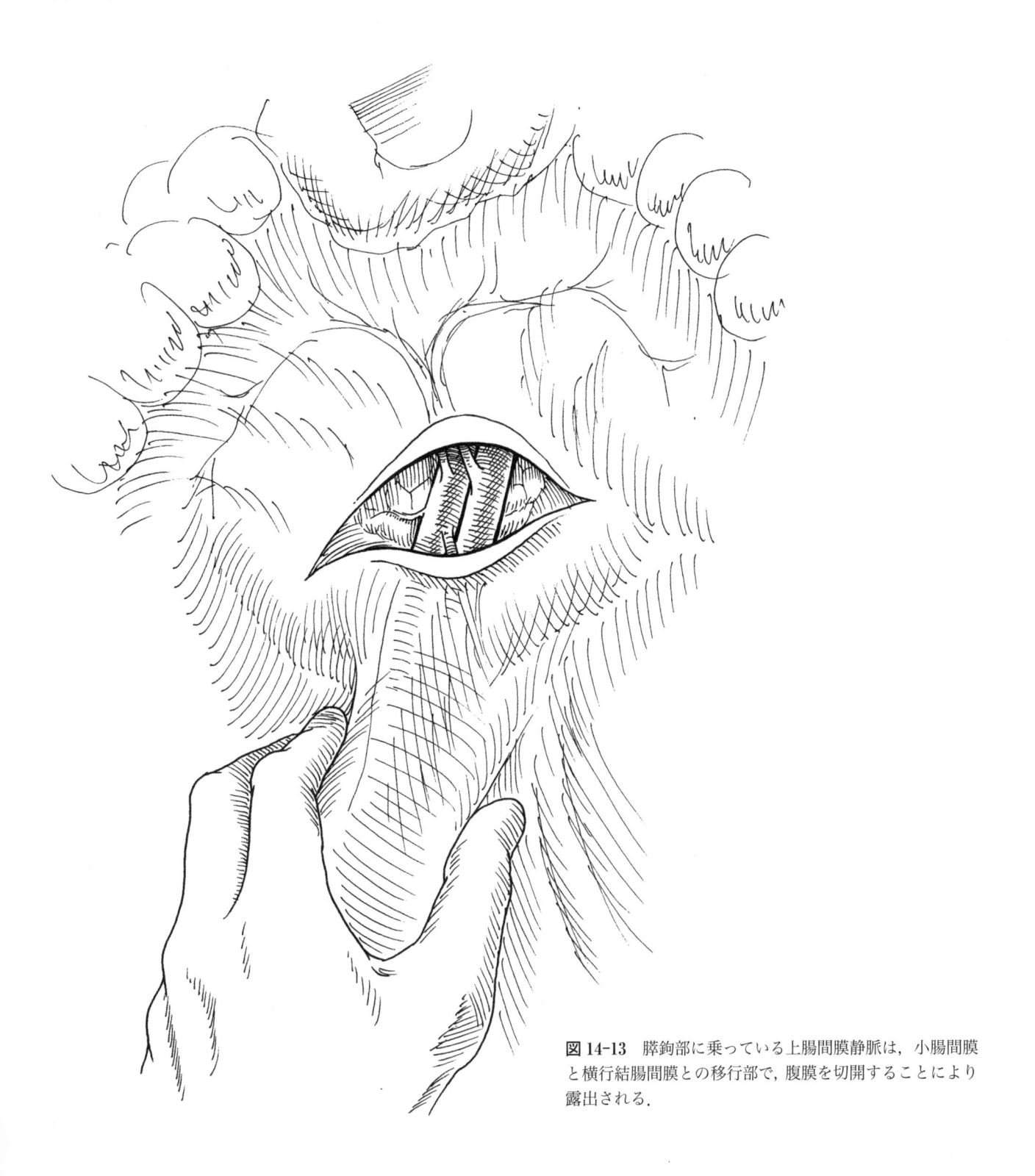

図14-13 膵鉤部に乗っている上腸間膜静脈は，小腸間膜と横行結腸間膜との移行部で，腹膜を切開することにより露出される．

ることができる．上腸間膜静脈はほぼ正中線上で動脈の右側を走行する．横行結腸間膜基部に約7cmの横切開を置き，上腸間膜静脈を慎重に露出する．もし必要があれば，より広範な露出のために，横行結腸間膜の切開をT形に拡大することもできる．静脈の上を覆っている血管に富んだ多数のリンパ組織は慎重に剝離され，出血を避けるために細心の注意を払ってコントロールする必要がある[11]．静脈周囲がきれいに剝離されたあと，慎重に血管用テープで確保する（図14-14）．剝離は，上腸間膜静脈が膵鈎部を越え，中結腸静脈が合流する部分に至るまで上方に実施されるべきである[11]．静脈の前面および左側面に流入する多数の分枝を結紮切離する必要がある．より中枢側を露出するには，上腸間膜静脈が中結腸静脈を分枝して，膵頸部の下縁に流入して見えなくなる部分まで上方に剝離を進める．末梢側には，静脈が枝分かれしてバイパスするには細すぎる状態になる前までの

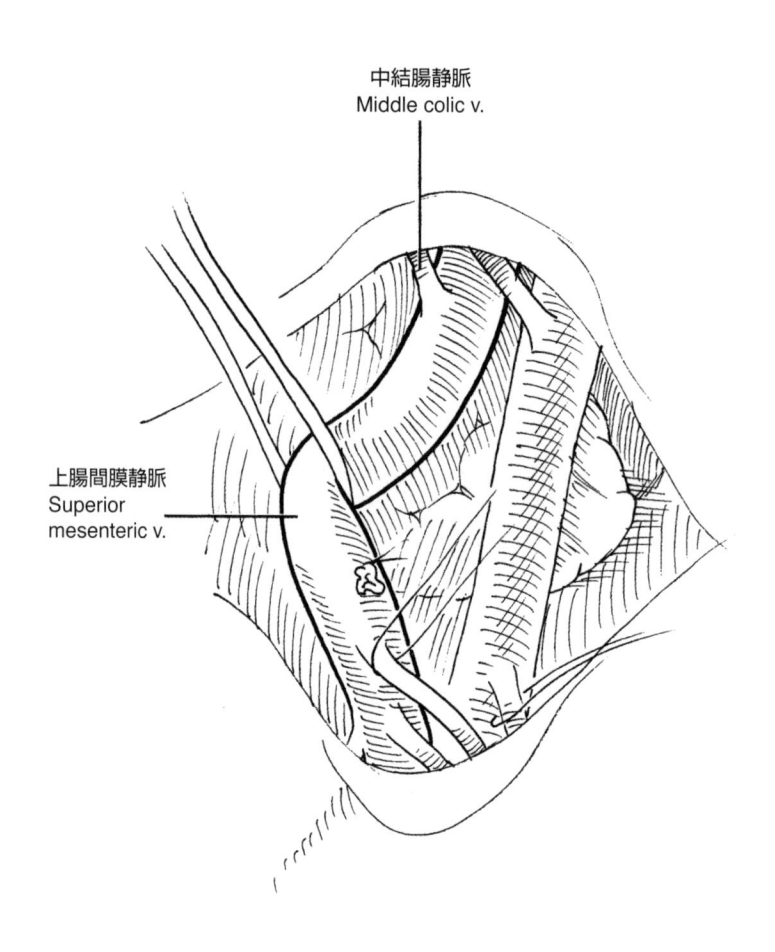

図14-14 上腸間膜静脈は確保され，吻合のためのスペースをつくるために分枝は結紮される．右結腸静脈は必要があれば切離される．

わずかな距離が剥離できる．大きな吻合孔をつくるのに十分な太さの上腸間膜静脈が，膵鉤部の上でほとんど常に確保できる[11]．

門脈体循環シャントを作成しようとする患者では，下大静脈へ直接到達するには，十二指腸の第3部の上の後方腹膜を腸間膜静脈の右方へ切離することで得られる．十二指腸を慎重に上方に授動することで，下方にある下大静脈が露出される（**図14-15**）．下大静脈の前面から出たグラフトは，十二指腸の下でカーブを描きながら膵鉤部の上の太く1本となった上腸間膜静脈の前外側壁に，C字のような形をつくりながら到達する．別の方法として，短いH形グラフトでは，下大静脈から上腸間膜静脈の後面に，より直接的に到達することも可能である．後者は上腸間膜静脈との吻合がより末梢となり，径が細く多数の分枝が存在するので，できれば避けたい．

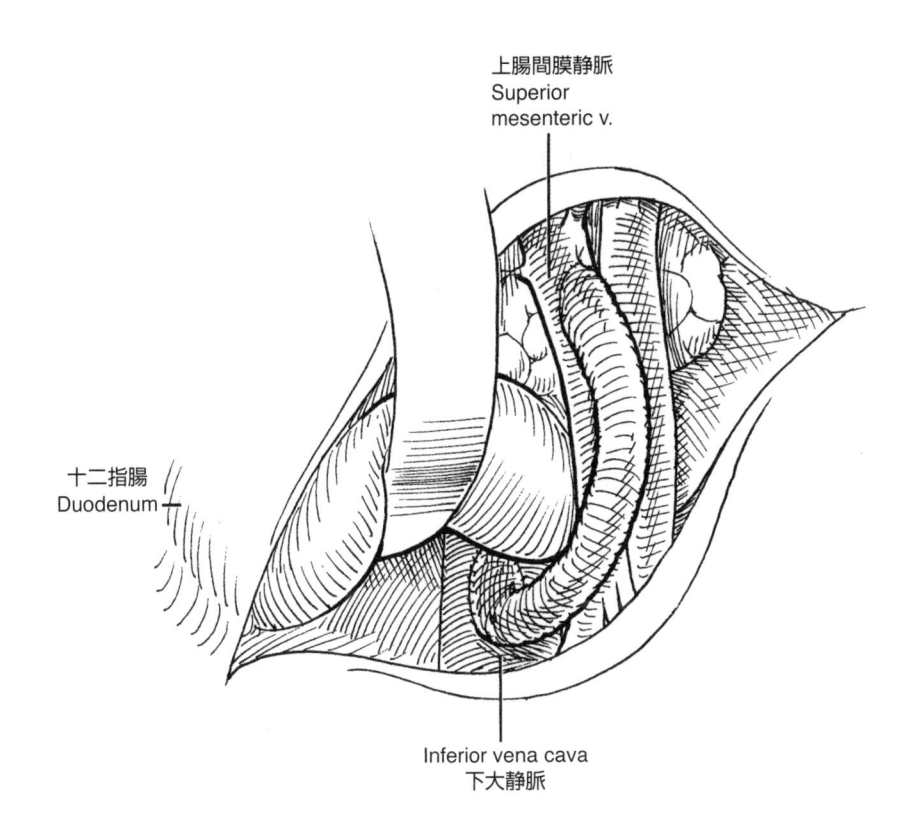

図14-15 上腸間膜静脈の右方へ十二指腸を授動することで，下方に存在する下大静脈に直接到達できる．

他の方法による下大静脈の露出は，右結腸を授動することによって得られる（第13章参照）．下大静脈から上腸間膜静脈へのトンネルが，右結腸間膜の基部において上腸間膜静脈の右方へ向かって慎重につくられるべきである（図14-16）．下大静脈から腸間膜静脈に向かって作成されたグラフトは，この方式では十二指腸の第3部を回り，再び膵鉤部の上の上腸間膜静脈の前面に吻合される．

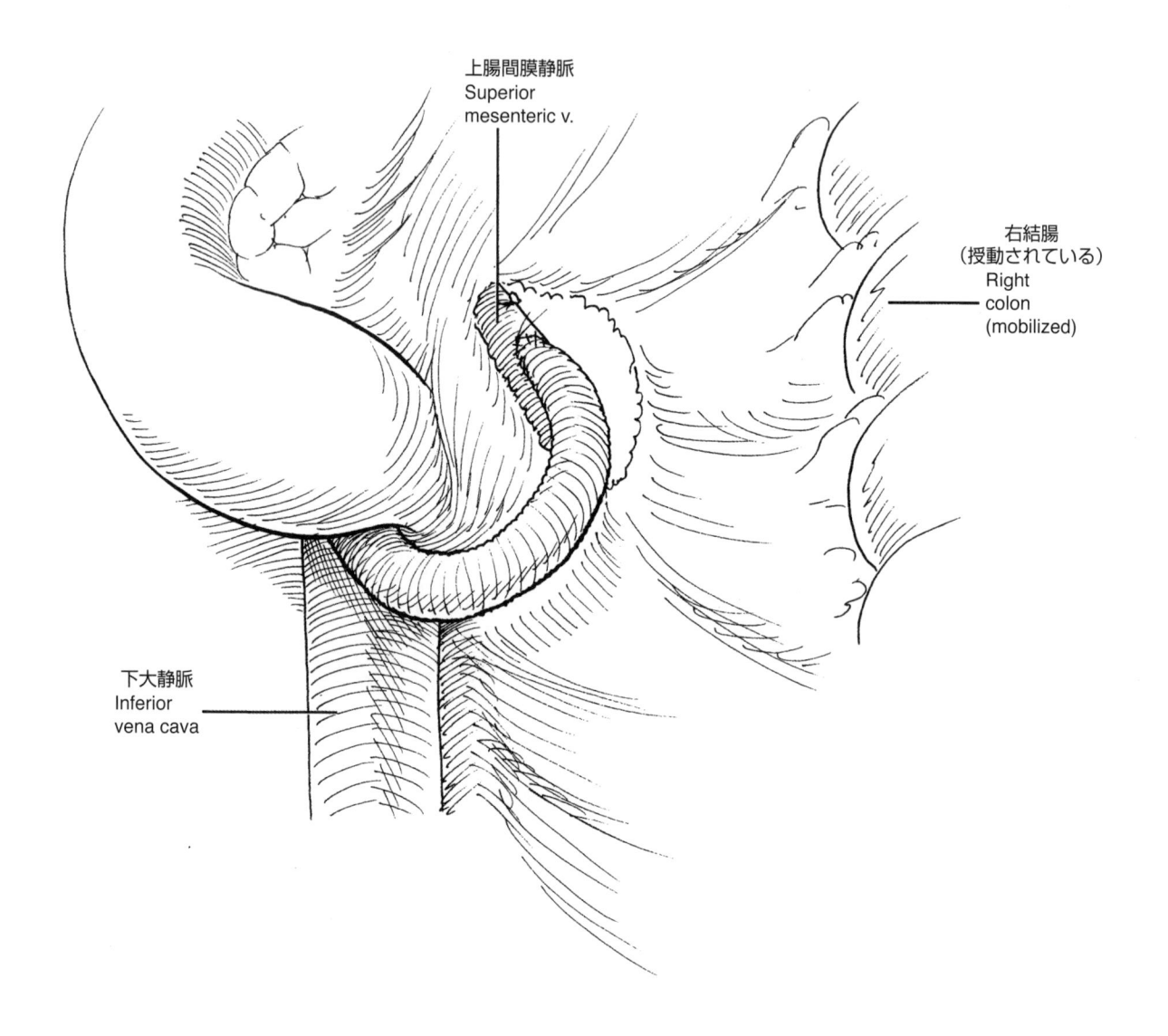

図14-16 右結腸を授動するもう一つのアプローチにより下大静脈の広範な露出が得られる．グラフトは，授動された右結腸間膜につくられたトンネルを通して，膵鉤部上の上腸間膜静脈に持ってこられる．

脾静脈の露出

脾静脈へのアプローチには一般に2つの方法が存在する．すなわち，小網から直接アプローチする方法[12]と，結腸間膜の付着部の下からアプローチする方法である[13]．前者のアプローチでは，同時に胃周囲静脈の血行離断と完全な膵体尾部の露出ができるという利点があるが，手術操作はしばしば後腹膜内の深く狭い視野で行わなければならない．後者のアプローチは，鉤で牽引する作業は少なく，脾静脈のより中枢にアプローチできるが，完全な脾-膵間の血行離断を効果的に行うための脾静脈の全長にわたる露出はより困難である[12]．

小網からのアプローチ

患者の体位は背臥位とし，胸部下部と腹部を消毒し，ドレープで覆う．WarrenとMillikan[12]は左肋骨弓下1ないし2cmの"ホッケーステッキ hockey stick"状の皮膚切開を推奨し，皮膚切開を正中を越えて右腹直筋の外側縁にまで延長している（**図14-17**）．ほかには上腹部正中切開によるアプローチの方法がある．胸腹部切開は侵襲が大きすぎ，不要な合併症を伴う．開腹の際に，肝鎌状靱帯と臍静脈は結紮切離する．すべての胃からの枝を注意して結紮しながら，胃大網静脈と胃大弯側との間の胃

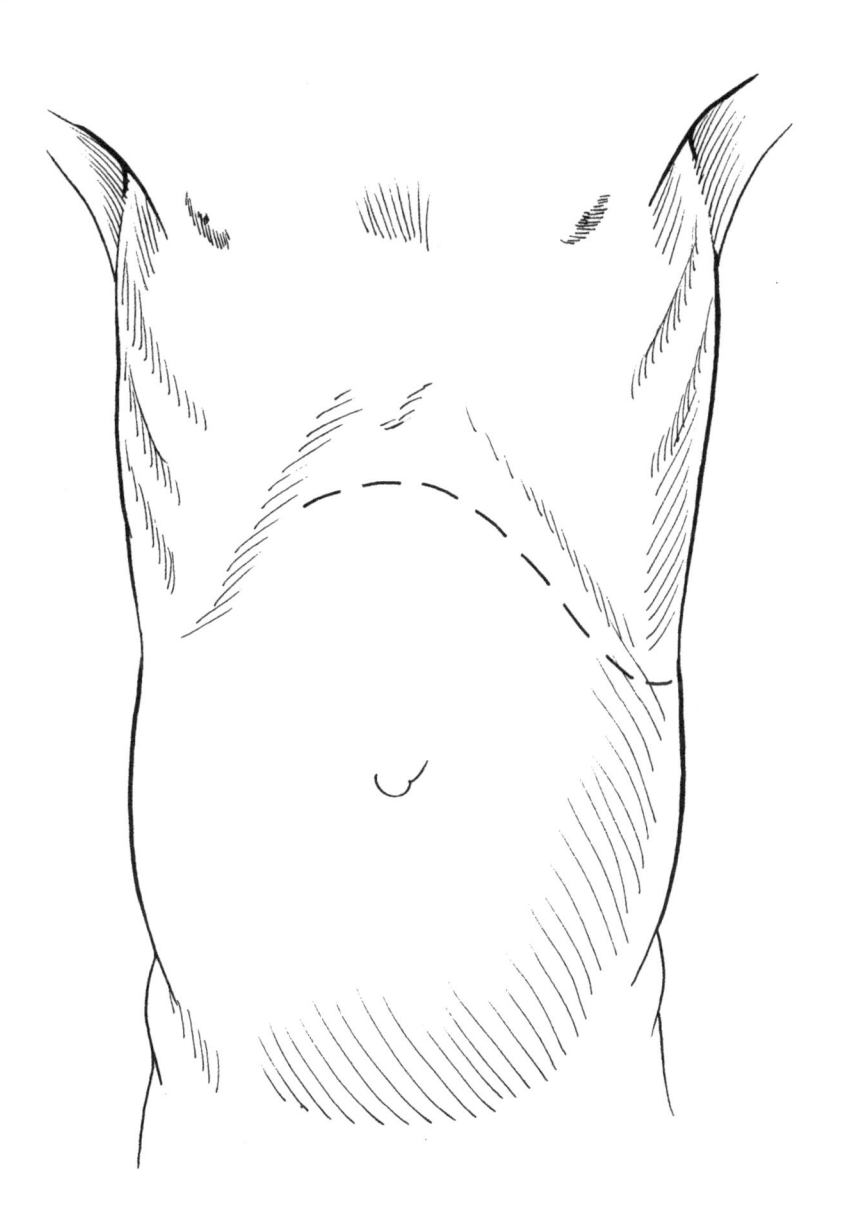

図14-17 拡大左肋骨弓下切開は，脾静脈の露出に良好な視野を与える．

結腸靱帯を切離して小網に入る（図14-18）．胃結腸靱帯を，幽門部から最も下部の短胃静脈に至るまで切離し，右胃大網静脈を結紮する．これは胃への血液の供給を損うことなく門脈-体循環の側副血行を減少させる[12]．短胃静脈は，食道静脈瘤減圧の主要な経路となっているので，それを温存することはきわめて重要である．胃の後壁と膵臓との間の癒着を剥離した後，胃大弯を持ち上げ，胃の後壁を頭側に牽引する．

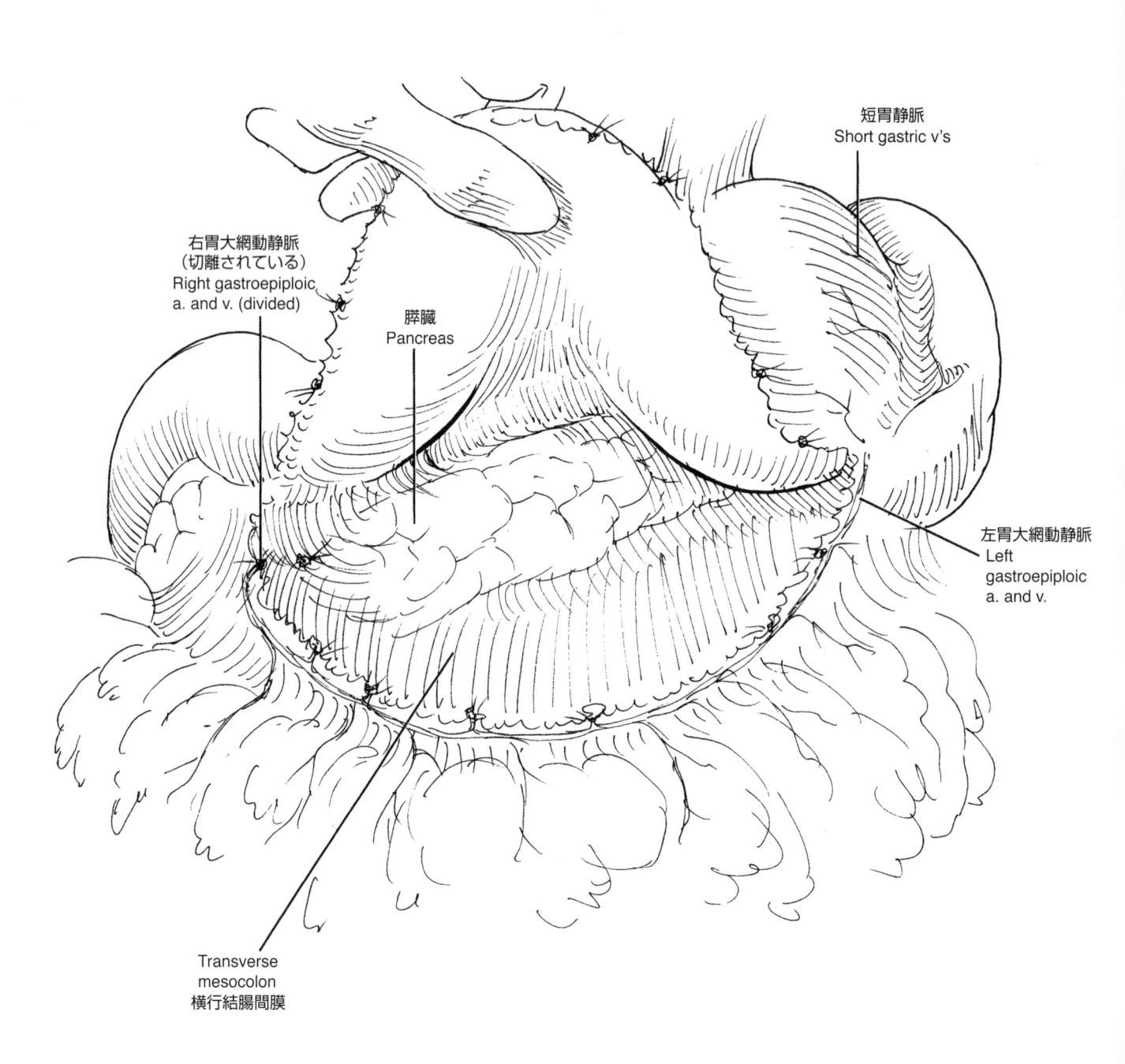

図14-18　胃大網動静脈の連絡路は胃から遮断され，右胃動静脈は，小網から脾静脈にアプローチするために切離される．

次いで，膵臓の下縁を授動する（図14-19）．膵臓と十二指腸の間の後方の壁側腹膜は比較的血管が少なく，上腸間膜動静脈のレベルから膵尾部に至るまで切開すべきである[12]．膵臓の下縁を持ち上げ，頭側に牽引することで，膵臓の後面に沿って走行する脾静脈を触知することができる．静脈の剥離は，静脈後面上の外膜組織を切離することから始まる．ひとたび静脈の後面がその全長にわたって露出されると，剥離は上腸間膜静脈との合流部に至るまで，静脈の下縁に沿って内側に進められる．

しばしば多数の静脈分枝がこの領域に流入するので，脾静脈-腸間膜静脈-門脈の合流部を安全に確保するためには，細心の注意を払って結紮切離を行う必要がある[12]．脾静脈を完全に剥離し，門脈との合流部で血管用テープを用いて確保しておく．冠状静脈と右胃静脈はこの合流部の上角近くで確認し，慎重に結紮されるべきである．下腸間膜静脈は，脾静脈あるいは上腸間膜静脈に合流して終わるところで，やはり結紮切離する．

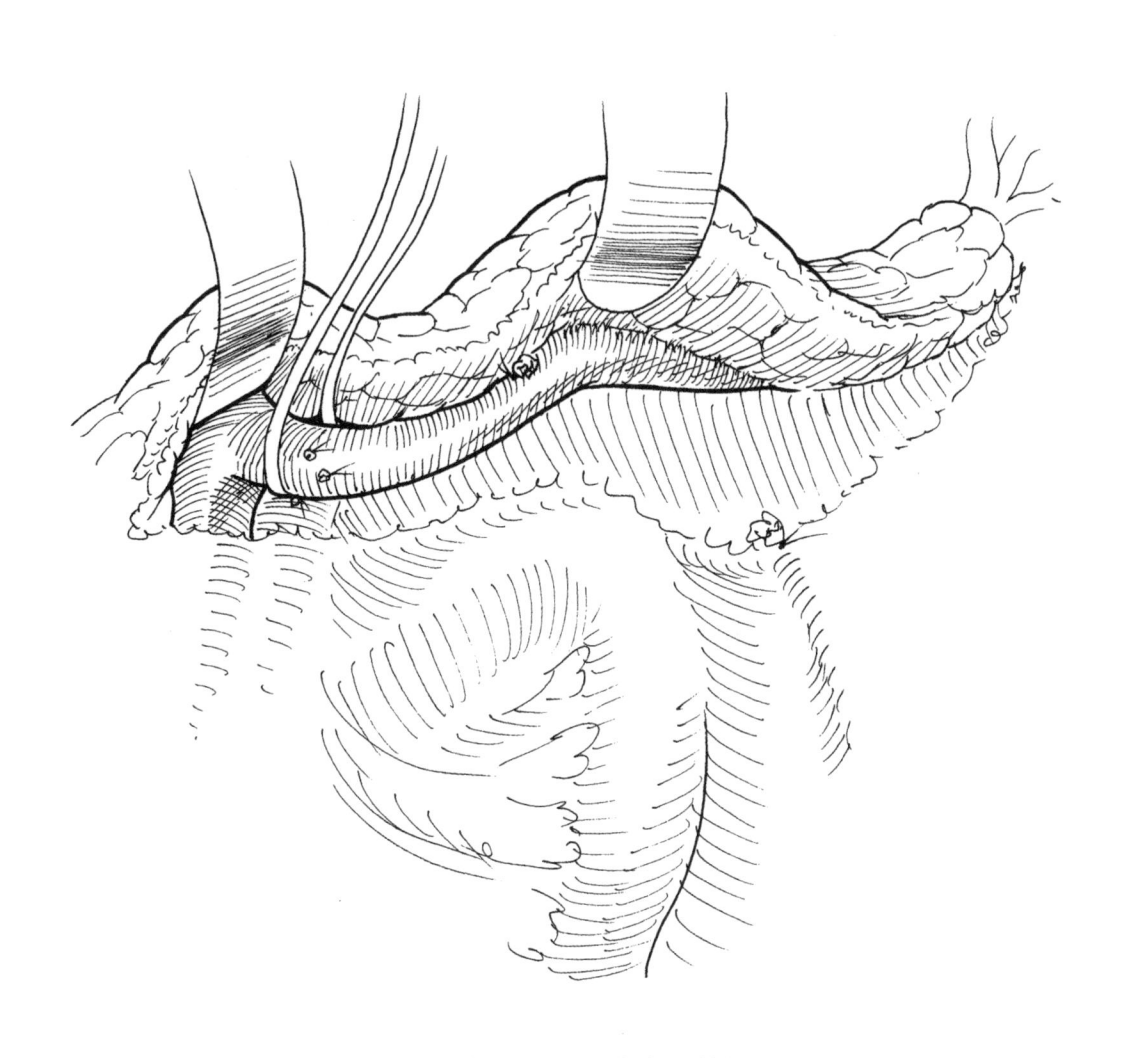

図14-19　脾静脈を露出するために膵下縁が授動されている．

いよいよ脾静脈の外側への剝離がその上縁に沿って進められるが，その際十分に注意して膵臓後壁から直接流入する多数の小さな枝を結紮し，コントロールする必要がある（図14-20）．静脈の枝の損傷と大量出血を防ぐには，細心の注意を払い，急がず確実な剝離が要求される．脾静脈は膵臓より完全に剝離されるべきである[12]．

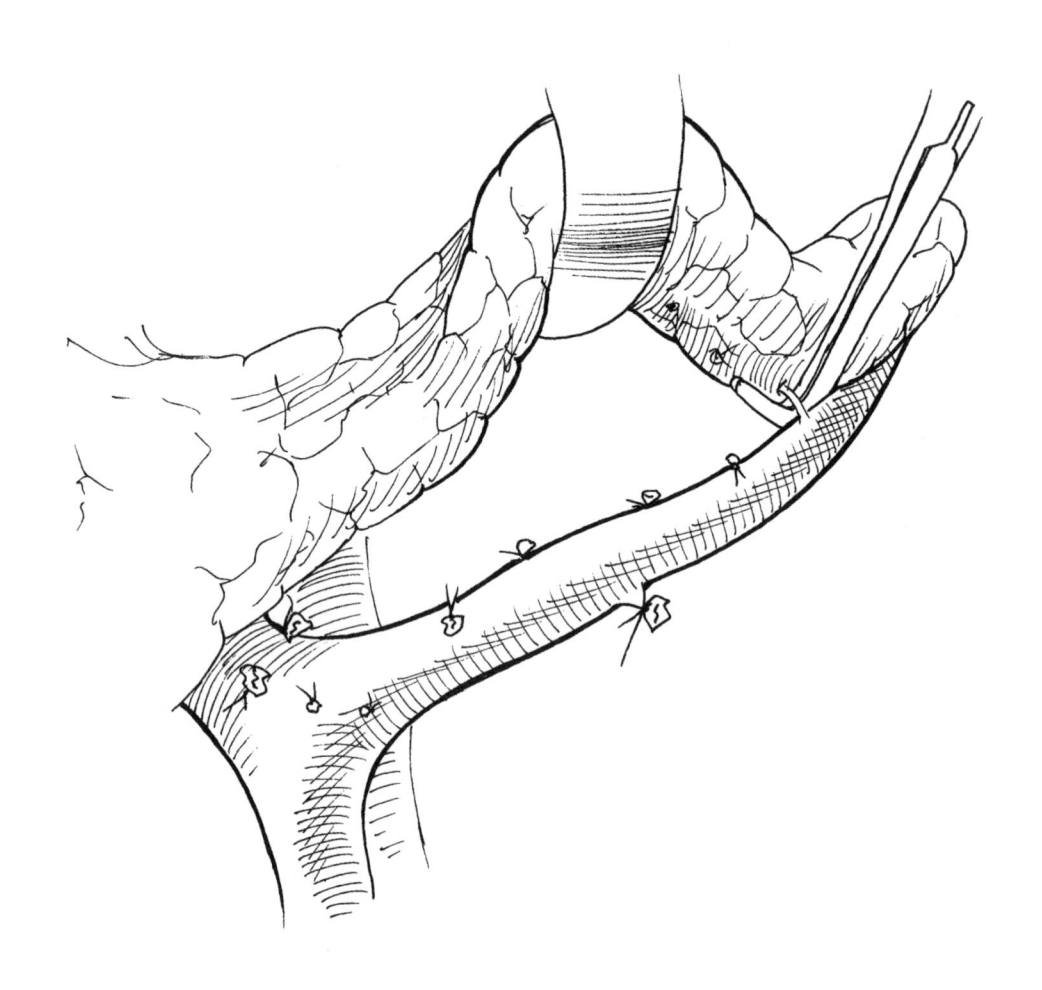

図14-20 脾静脈を授動するために多数の細い膵臓枝が切離されている．

遠位側脾腎シャント（Warren）を作成するためには，脾静脈の下方の深部で後腹膜内に存在している左腎静脈を確保する．左副腎静脈と左精巣静脈は，十分に腎静脈を授動するために，腎静脈の近くで結紮切離されるべきである．吻合の準備に当たっては，脾静脈はできるだけ脾静脈-門脈-腸間膜静脈の合流部の近くで切離され，左腎静脈に直接に持ってこられる（**図14-21**）．

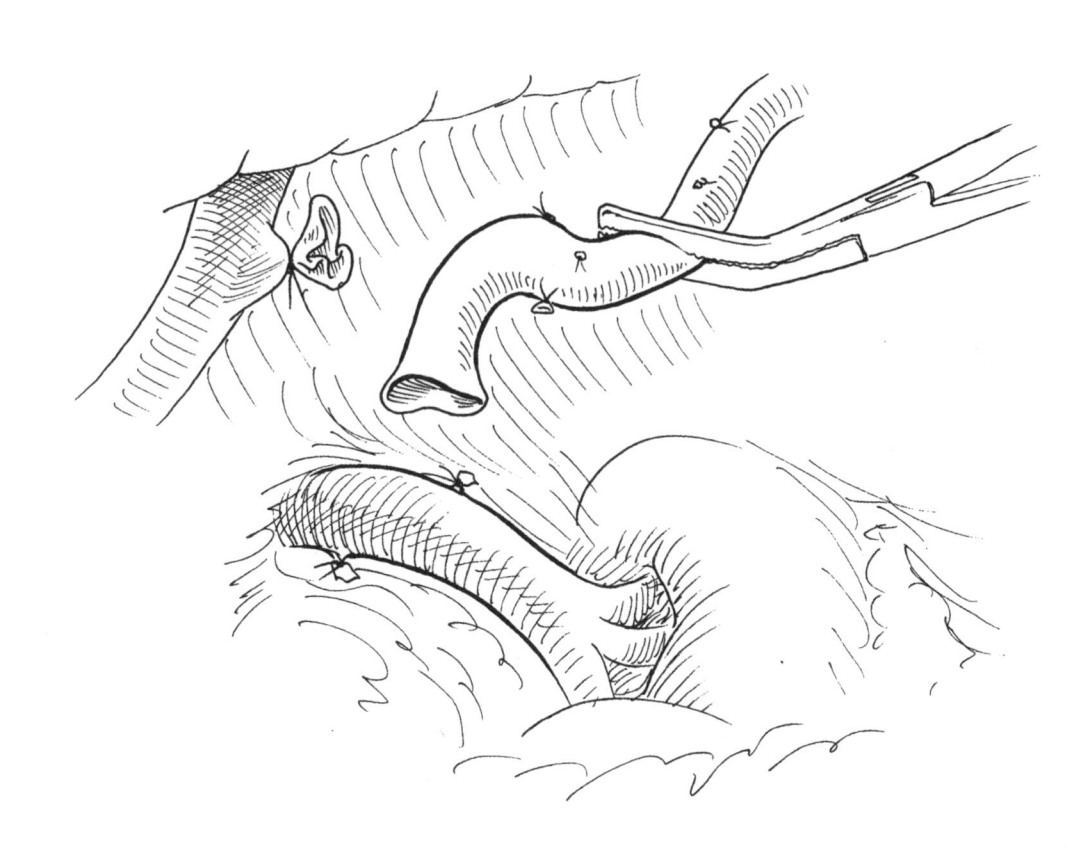

図14-21 左腎静脈を露出し，脾静脈はできるだけ中枢で結紮切離する．

結腸間膜下のアプローチ

患者の体位と手術の準備は前述と同様である．腹部正中切開により良好な視野が得られるが，代わりに臍上部の腹部横切開が行われることもある．

開腹後，横行結腸は持ち上げられ，小腸は濡れた開腹用パッドに入れられて患者の右側に牽引される．腎動脈下大動脈の上の後方腹膜に縦切開が加えられ，後腹膜腔に入る．切開をTreitz靱帯の切離に至るまで上方に延長することで，十二指腸の第3部，第4部の後方を剥離して右方に反転することができる．左腎静脈は，切開部の上方で大動脈と交差するので確認できる．腎静脈を確保し，腎静脈の十分な授動のために，精巣および副腎静脈の枝を切離する．

脾静脈を見つけるためには，後方腹膜の切開線を膵臓の下縁と平行に，結腸間膜付着部に沿って左方に延長する（図14-22）．下腸間膜静脈は，後方壁側腹膜の下を大動脈の左側に沿って走行することで確認され，それを上方にたどることで脾静脈が見つかる．膵臓の下縁を前方および頭側に牽引することで，膵臓後面に沿って走行する脾静脈が露出される．その後の剥離は前述と同様に進められる．

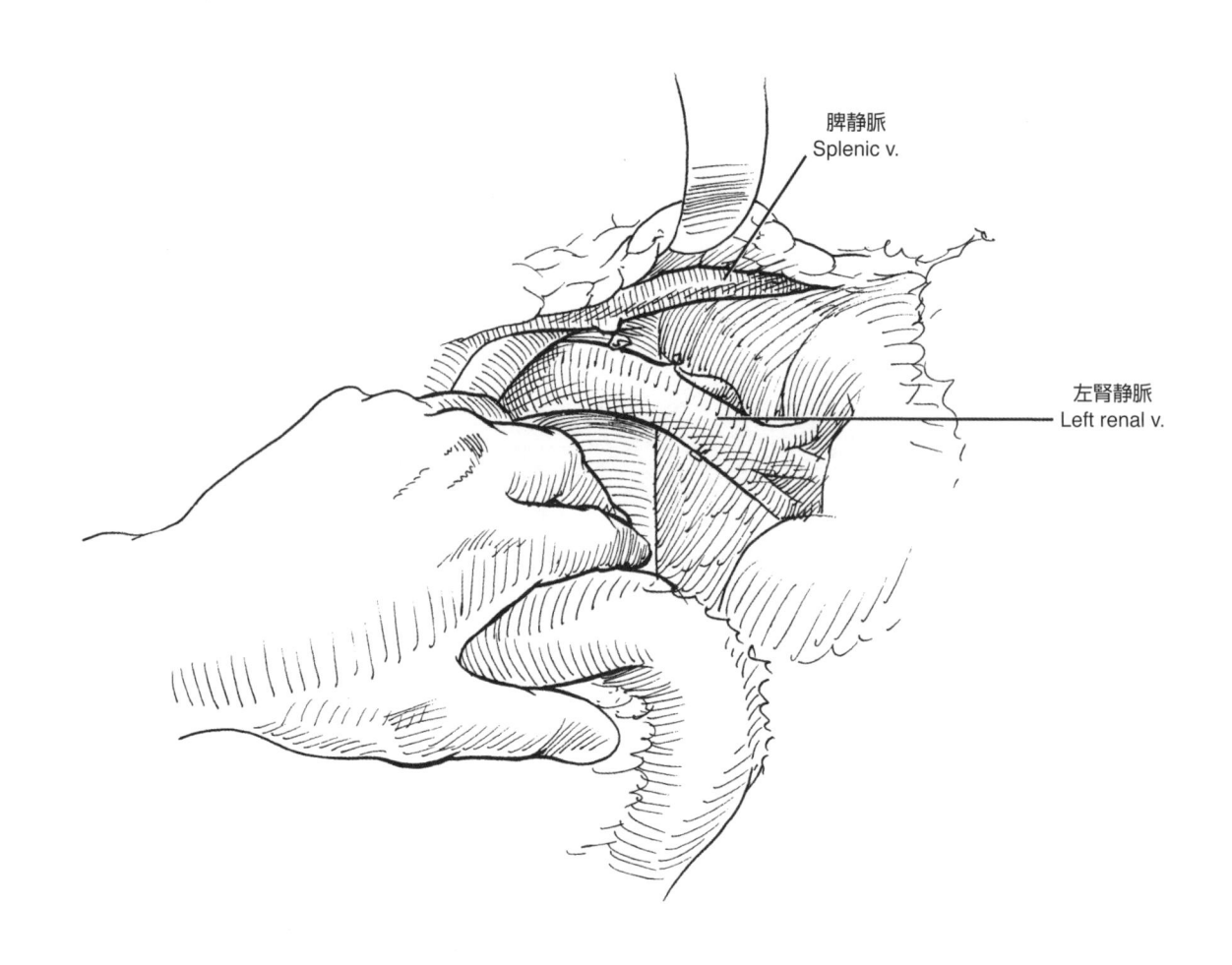

図14-22　脾静脈と腎静脈は，ともに横行結腸間膜付着部から到達できる．

参考文献

1. Rosemurgy AS, Zorros EE. Management of variceal hemorrhage. *Curr Prob Surg*. 2003;40:255–343.
2. Rana SS, Bjasin DK. Gastrointestinal bleeding: from conventional to nonconventional. *Endoscopy*. 2008;40:40–44.
3. Wright AS, Rikkers LF. Current management of portal hypertension. *J Gastrointest Surg*. 2005;9: 992–1005.
4. Livingstone AS, Koniaris LG, Perez EA, et al. 507 Warren-Zeppa distal splenorenal shunts: a 34-year experience. *Ann Surg*. 2006;243:884–892.
5. Sarfeh IJ, Rypins EB, Fardi M, et al. Clinical implications of portal hemodynamics after small-diameter portacaval H graft. *Surgery*. 1984;96:223–229.
6. Johansen K, Eide B, Carrico CJ. Enhanced survival in patients with variceal bleeding after elective portal decompression. *Am J Surg*. 1983;145:596–598.
7. Asensio JA, Petrone P, Garcia-Nunez L, et al. Superior mesenteric venous injuries: to ligate or to repair remains the question. *J Trauma*. 2007;62(3):668–675.
8. Fraga GP, Bansal V, Fortlage D, et al. A 20-year experience with portal and superior mesenteric venous injuries: has anything changed? *Eur J Vasc Endovasc Surg*. 2009;37(1):87–91.
9. Lee DY, Mitchell EL, Jones MA, et al. Techniques and results of portal vein/superior mesenteric vein reconstruction using femoral and saphenous vein during pancreaticoduodenectomy. *J Vasc Surg*. 2010;51:662–666.
10. Fleming JB, Barnett CC, Clagett GP. Superficial femoral vein as a conduit for portal vein reconstruction during pancreaticoduodenectomy. *Arch Surg*. 2005;140:698–701.
11. Smith GW. Portal hypertension. In: Shackelford RT, Zuidema GD, eds. *Surgery of the Alimentary Tract*. Philadelphia, PA: WB Saunders; 1983: 513–604.
12. Warren WD, Millikan WJ. Selective transsplenic decompression procedure: changes in technique after 300 cases. *Contemp Surg*. 1981;18:11–26.
13. Zapolanski A, Siminovitch J, Cooperman AM. A simplified method and approach to the distal splenorenal shunt. *Surg Gynecol Obstet*. 1980;150:405–406.

第 V 部
下肢の血管

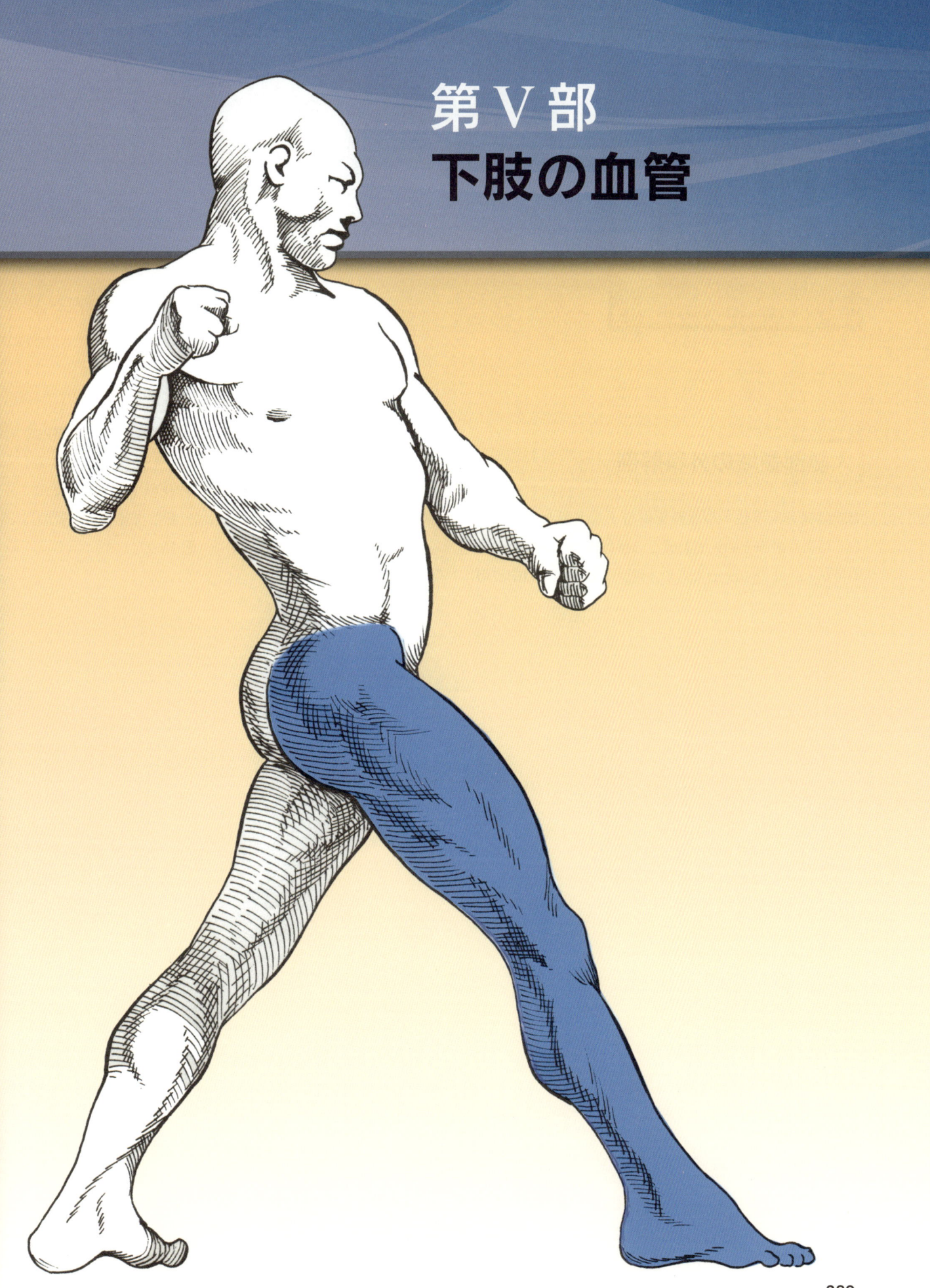

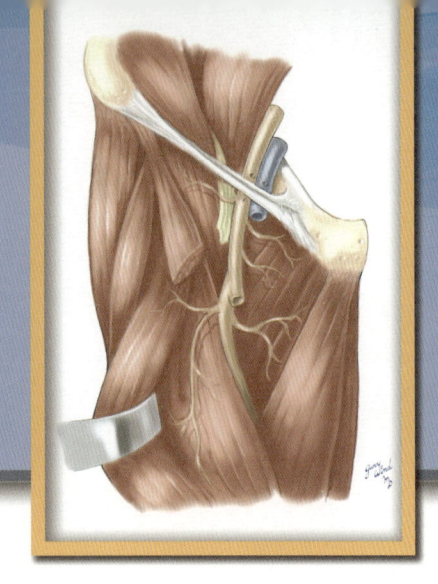

総大腿動脈
Common Femoral Artery

第15章

大腿部領域の外科解剖

大腿動脈は，下肢への血液を供給する主要な血管である．外腸骨動脈と総大腿動脈との移行部の境界線は鼠径靱帯 inguinal ligament である．動脈は鼠径靱帯の中点の下を走行し，骨盤と大腿部とが形成する三角形の通路内に存在している．この大腿動静脈を中心とする構造物は外側は腸腰筋に，内側は鼠径靱帯の反転する線維（裂孔靱帯 lacunar ligament を形成）に，そして後方は恥骨の上方枝によってはさまれている（**図 15-1**）．

第 15 章 総大腿動脈 391

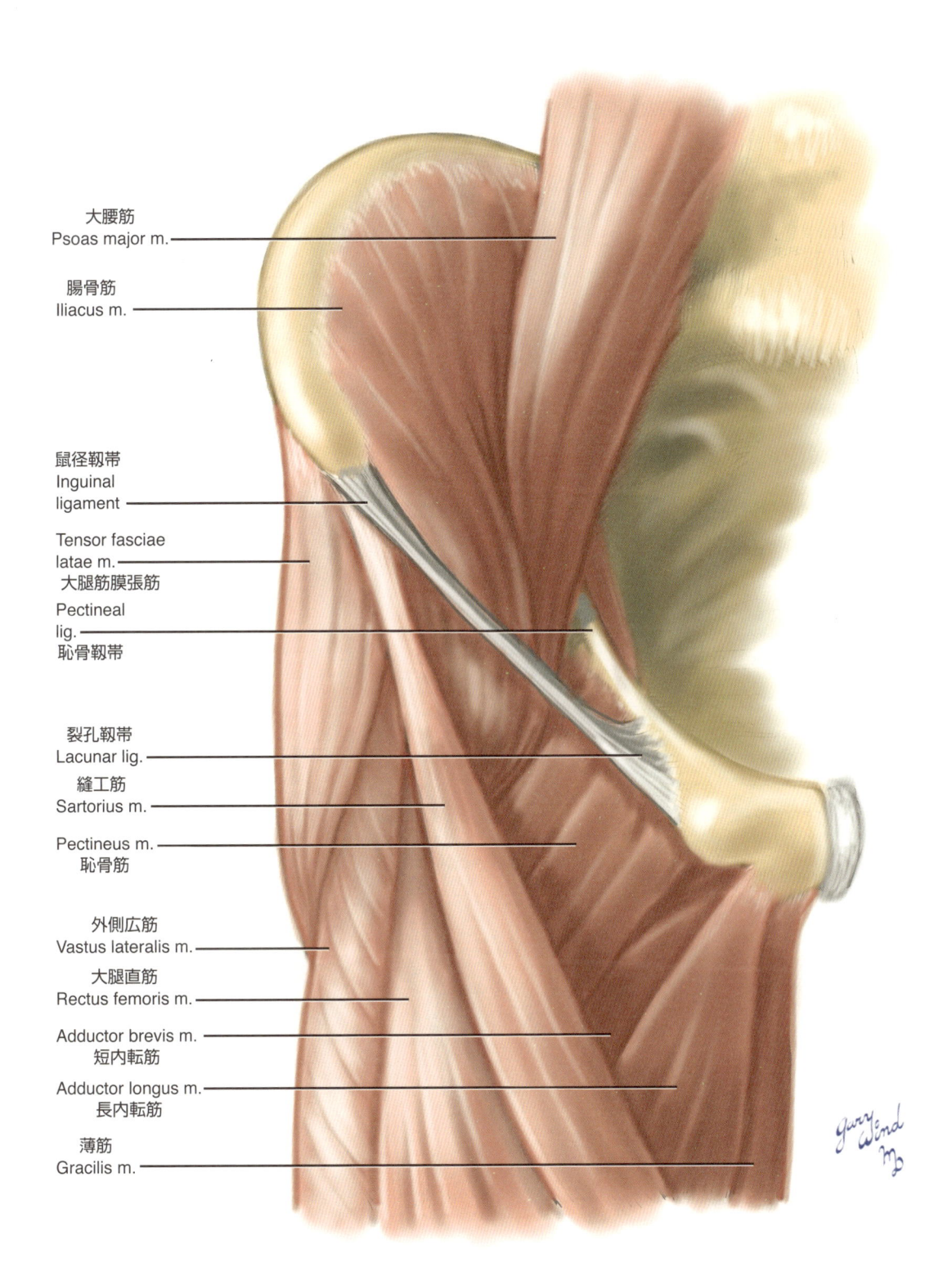

図 15-1 大腿動静脈は，腸腰筋の内側で鼠径靱帯の下を通過する．恥骨の櫛状線と交差したのち，動静脈は縫工筋下の大腿管への途中で恥骨筋を越える．

大腿動静脈の中枢側は大腿鞘 femoral sheath と呼ばれる線維性の膜で包まれている．この鞘（さや）はいくつかの部分から形成されている（**図15-2**）．大腿神経に近接した鞘の外側は，腸腰筋を覆う腸骨筋膜に連続している．鞘の後部は恥骨筋を覆う筋膜となる．前方と内側では，前腹壁の横筋筋膜の末端が筒状に延長して鞘となっている．鞘の中には，静脈から動脈を分離しているしっかりした中隔がある．鞘はリンパ組織を伴った狭い通路，すなわち大腿管 femoral canal のある内側部分を除いては血管をきちんと包み込んでいる．この通路の骨盤

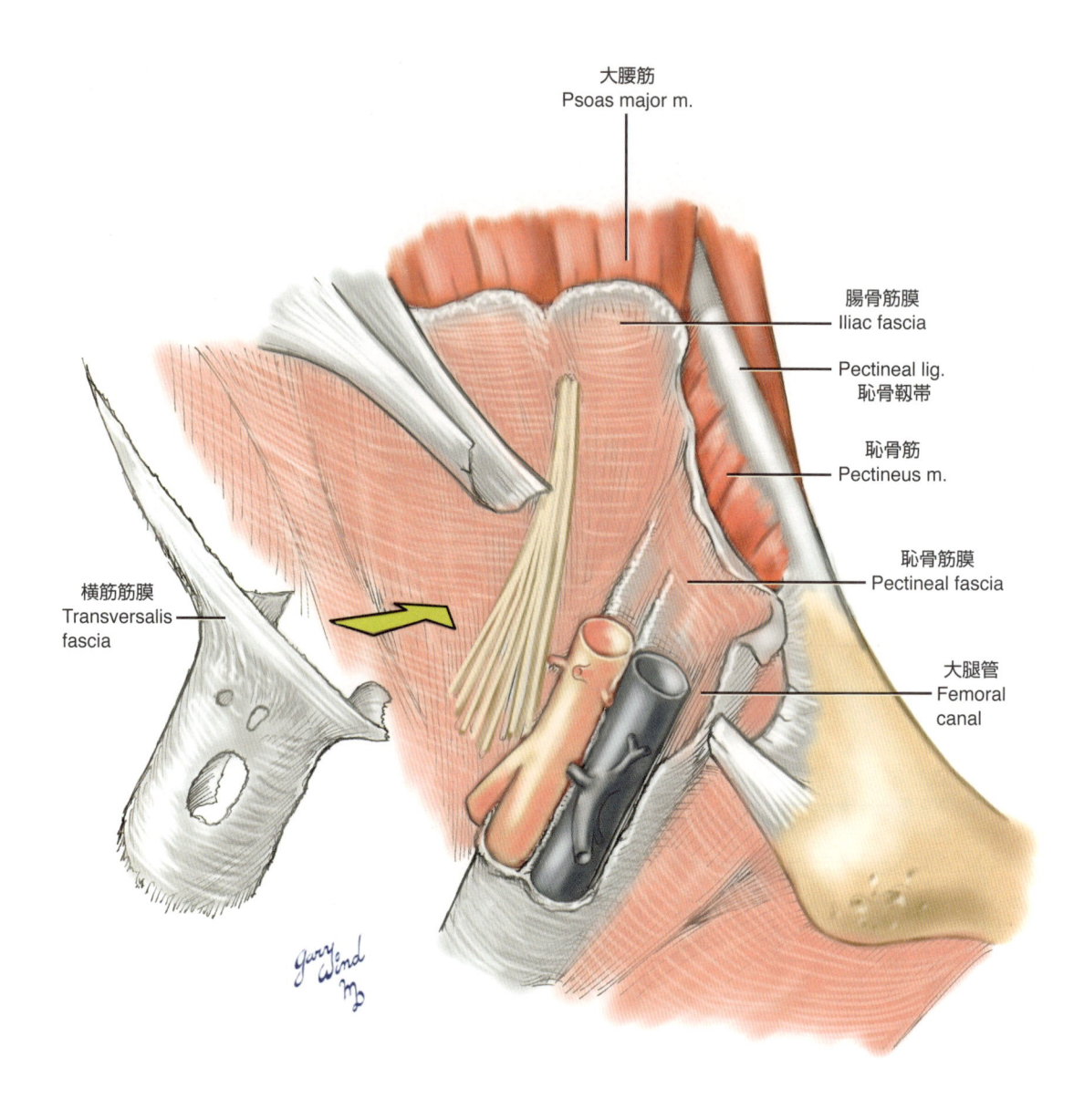

図15-2 動静脈を包んでいる大腿鞘は腹壁の筋膜末端から連続している．大腿鞘を形成している筋膜の構成は，横筋筋膜，腸骨筋膜，そして恥骨筋膜である．大腿管は大腿静脈内側の大腿鞘内のスペースである．

側の端は脆弱な筋膜で覆われているが，その部位から大腿ヘルニアが脱出することがある（**図15-3**）．大腿鞘は，深大腿動静脈の起始部で，血管の外膜と連続してい く．鞘は小さな動脈の分枝と大伏在静脈によって貫かれている．

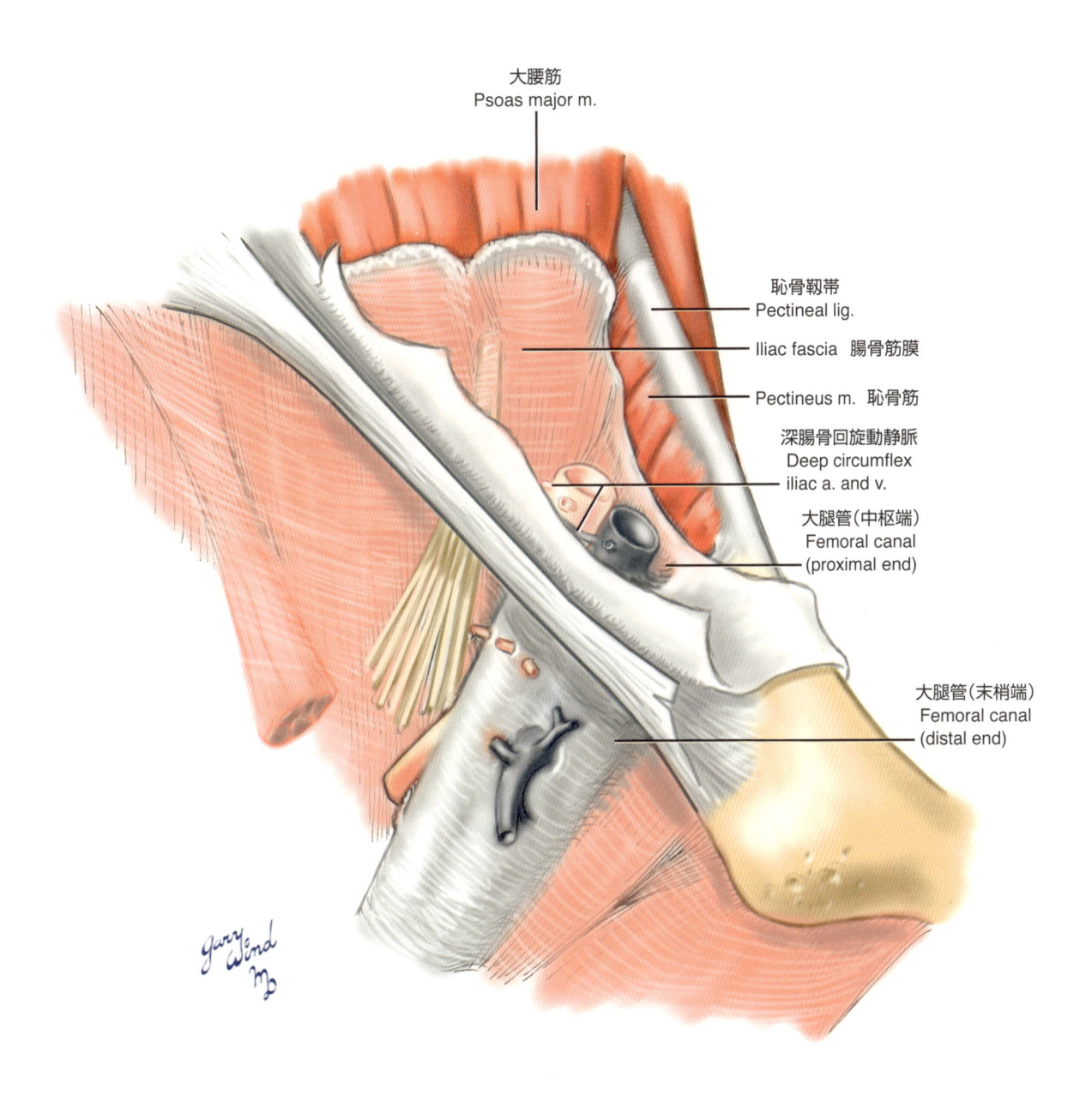

図15-3 大腿管の中枢端は疎な筋膜で覆われているが，大腿ヘルニアの形成時にはここが破られてしまう．それは，ヘルニアが突出するため，鼠径靱帯の下の大腿管内側を押し破ってしまうためである．腹膜は動静脈と腹壁の筋膜末端の両者の上を覆う．

第Ⅴ部　下肢の血管

大腿動静脈は鞘に包まれ，筋肉のくぼみの中に存在している（図15-4）．大腿上部3分の1においては，血管は筋肉のそれぞれの辺縁で形成された別の三角形（Scarpaの三角）の中を走行する．この三角形の外側縁は縫工筋

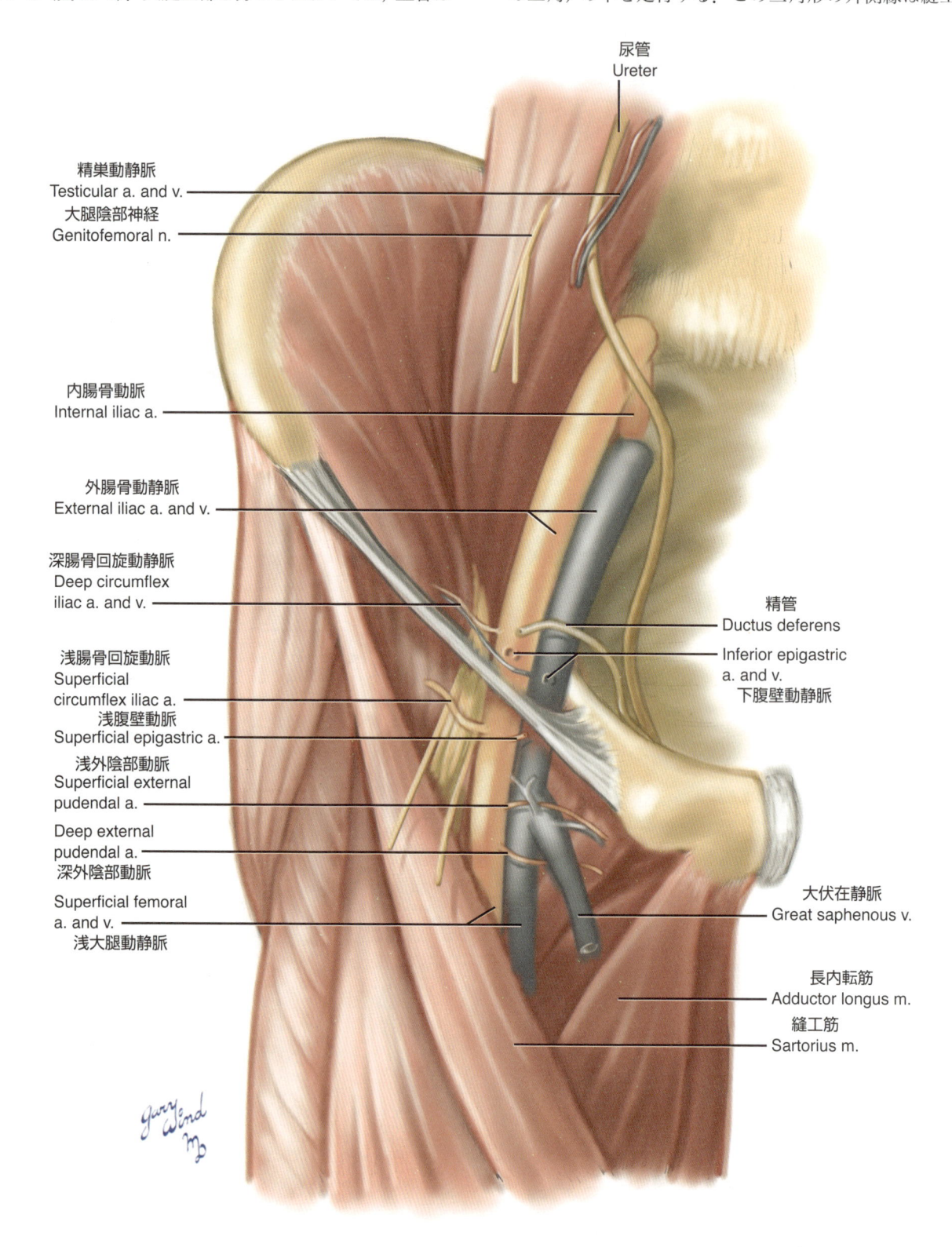

図15-4　骨盤筋膜と大腿鞘を除くことで，動静脈と他の後腹膜の構造物との関係が示され，また鼠径靱帯の上下の大腿動静脈の小さな分枝が露出される．

によって形成され，内側縁は長内転筋によって，また頭側縁は鼠径靱帯によって形成される．これらの辺縁の間は，大腿を外転して伸展したときに三角形のくぼみとして現れてくる（**図 15-5**）．

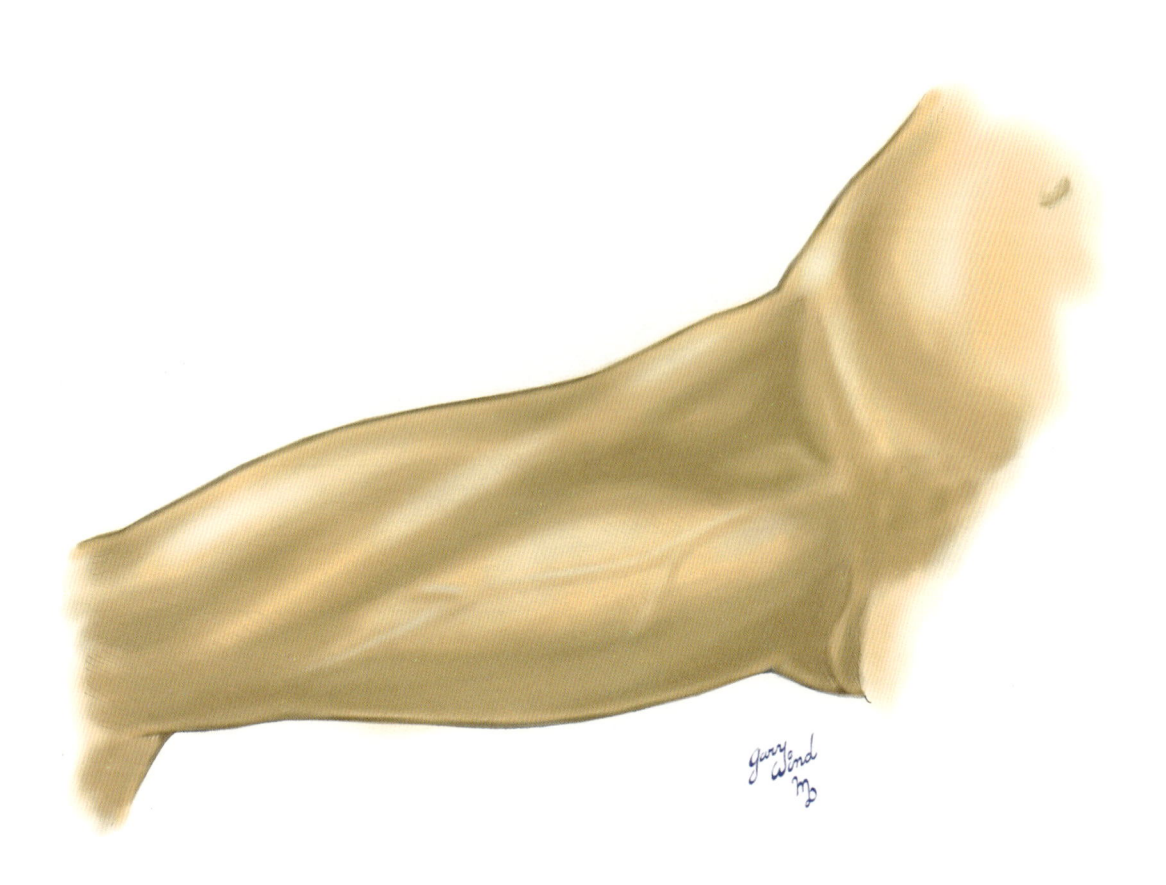

図 15-5 大腿の伸展と内側への回転は大腿三角の辺縁の輪郭を明瞭にする．縫工筋はその外側縁を，長内転筋はその内側縁を形成する．

大腿筋膜 fascia lata はこの大腿三角の前面を形成し，鼠径靱帯につながる．大腿筋膜にはリンパ組織と大伏在静脈が通過する卵円形の穴（卵円窩）が開いている（図15-6）．卵円窩は，判別しにくい篩状の筋膜で覆われているが，この筋膜には2つの浅鼠径下リンパ節群の内の一方が付着している（図15-7）．より頭側のもう1つのリ

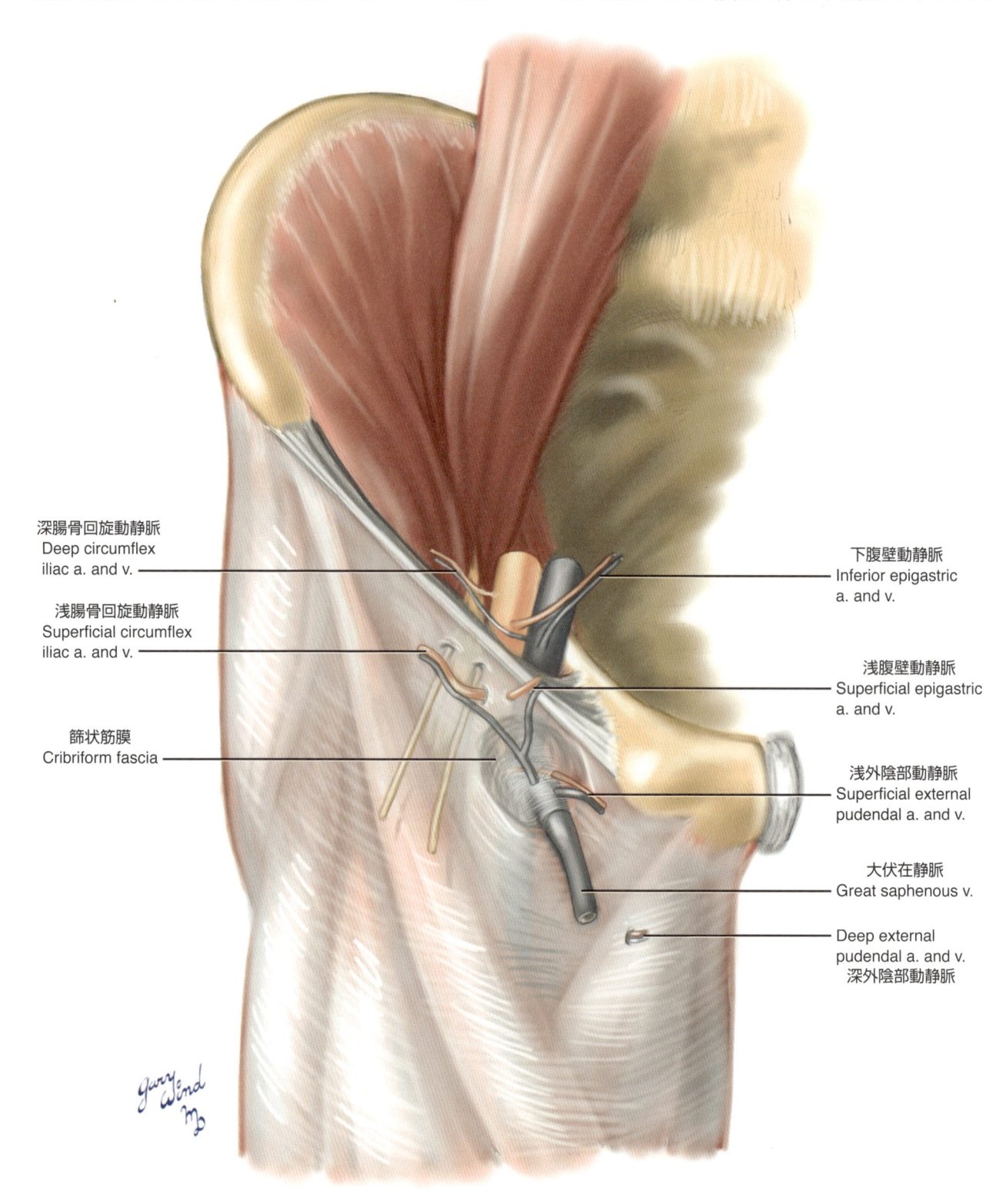

図中ラベル：
- 深腸骨回旋動静脈 Deep circumflex iliac a. and v.
- 浅腸骨回旋動静脈 Superficial circumflex iliac a. and v.
- 篩状筋膜 Cribriform fascia
- 下腹壁動静脈 Inferior epigastric a. and v.
- 浅腹壁動静脈 Superficial epigastric a. and v.
- 浅外陰部動静脈 Superficial external pudendal a. and v.
- 大伏在静脈 Great saphenous v.
- Deep external pudendal a. and v. 深外陰部動静脈

図15-6　前方では，大腿筋膜は鼠径靱帯に付着する．大腿動脈の枝と皮神経が大腿筋膜を貫いている．静脈経路は疎に覆われた卵円窩を貫いて大腿静脈に至る．

ンパ節群は，鼠径靱帯に平行に存在している．これらのリンパ節は，大腿動脈上の鼠径部皮膚切開の線上にあり，リンパ節周囲には豊富なリンパ管の交通があるので，この領域の切開後にリンパ嚢腫を形成する危険性が増す．双方のリンパ節からは，大腿三角内の疎な脂肪組織の中にある深鼠径下リンパ節へリンパ液が流入し，そこから大腿管を通して外腸骨リンパ系へと至る．

　大腿動脈の 3 本の表層の分枝は，鼠径靱帯のすぐ末梢から分岐し，大腿鞘と大腿筋膜を貫き，下腹部と大腿上部の皮下組織に分布する．これらは，浅外陰部動脈，浅腸骨回旋動脈，そして浅腹壁動脈である．これらに随伴する静脈は，大腿静脈との合流部近くの大伏在静脈に流入する．皮膚切開から大腿動脈に向かう場合には，これらの血管はできるだけ温存するべきである．浅腹壁動脈は，長い間下腹部の有茎皮膚移植の際の栄養血管として使用されてきた．浅外陰部動脈は，大伏在静脈と大腿静脈との合流部 saphenofemoral junction のすぐ近くで，大腿静脈と交差する．

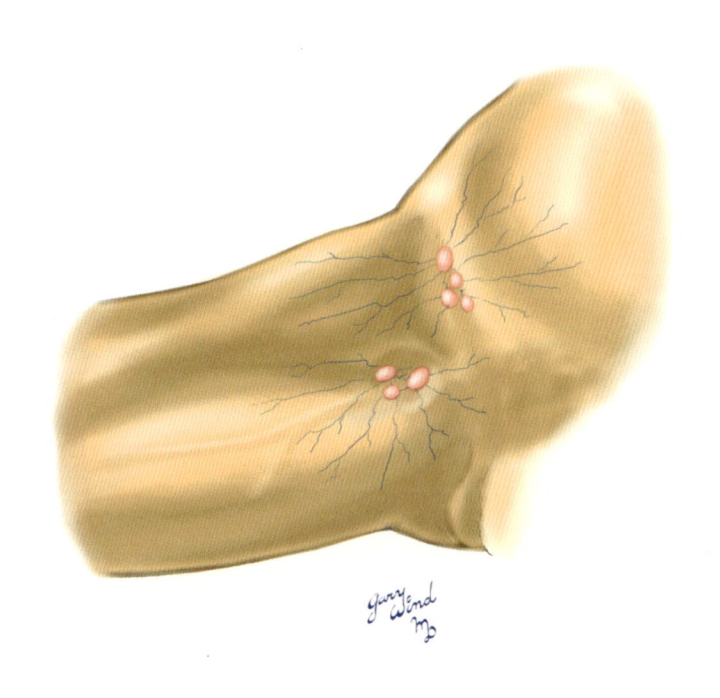

図 15-7　浅鼠径リンパ節は鼠径靱帯下と卵円窩周囲に集簇している．

第Ⅴ部　下肢の血管

大腿筋膜を切開剥離して大腿三角内の深部の構造物を検索する前に，大腿動脈へのバイパスグラフトの通過経路を想定するために，腹壁のすぐ内側における外腸骨動脈の位置関係をざっと見ておく必要がある．

外腸骨動脈は，腹壁のすぐ内側で，腹膜と横筋筋膜との間の層を走行する2本の小さい枝を分岐する（**図15-8**）．下腹壁動脈は臍に向かって走行し，アーチ状の腹直筋後鞘の下にある横筋筋膜を穿通して，腹直筋の下3分の1を栄養する．下腹壁動脈は起始してすぐに，男性では三角形に輸精管を覆っている精巣挙筋を形成する内腹斜筋からの線維と一緒になった小さな枝を出す．外腸骨動脈末端部からの2番目の小さな枝は，鼠径靱帯の外側部の後方を走行する深腸骨回旋動脈である．バイパスグラフトのためのトンネル作成の際には，これらの小さな

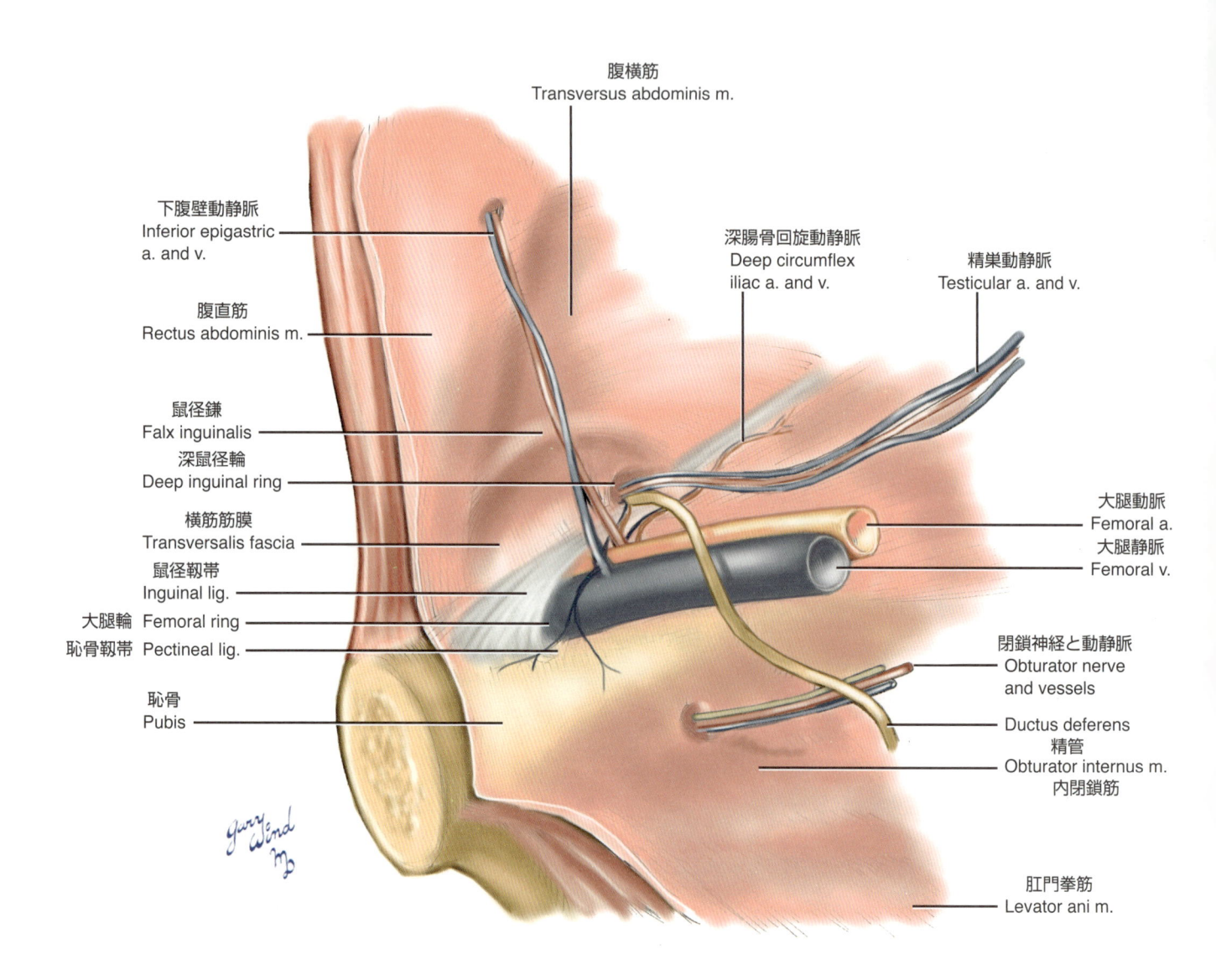

図15-8　腹膜を除いて右上恥骨枝（線）の内側から見たときの，大腿動静脈と閉鎖動静脈との関係が示されている．

動脈や，さらにこれらに伴走する静脈を損傷し出血する危険がある．こうした出血は煩わしく，感染のリスクを増す．さらに，20％の患者では閉鎖動脈は内腸骨動脈ではなく，下腹壁動脈より分岐する（図15-9 および図19-21 参照）．この変異した血管は下行して大腿管の骨盤縁と交差し，恥骨の櫛状線と交差して閉鎖管 obturator canal に至る．グラフトのトンネル作成時にはこの血管を損傷する危険があり，こうしたことは鼠径ヘルニアおよび大腿ヘルニアの修復術の経験からわかったことである．

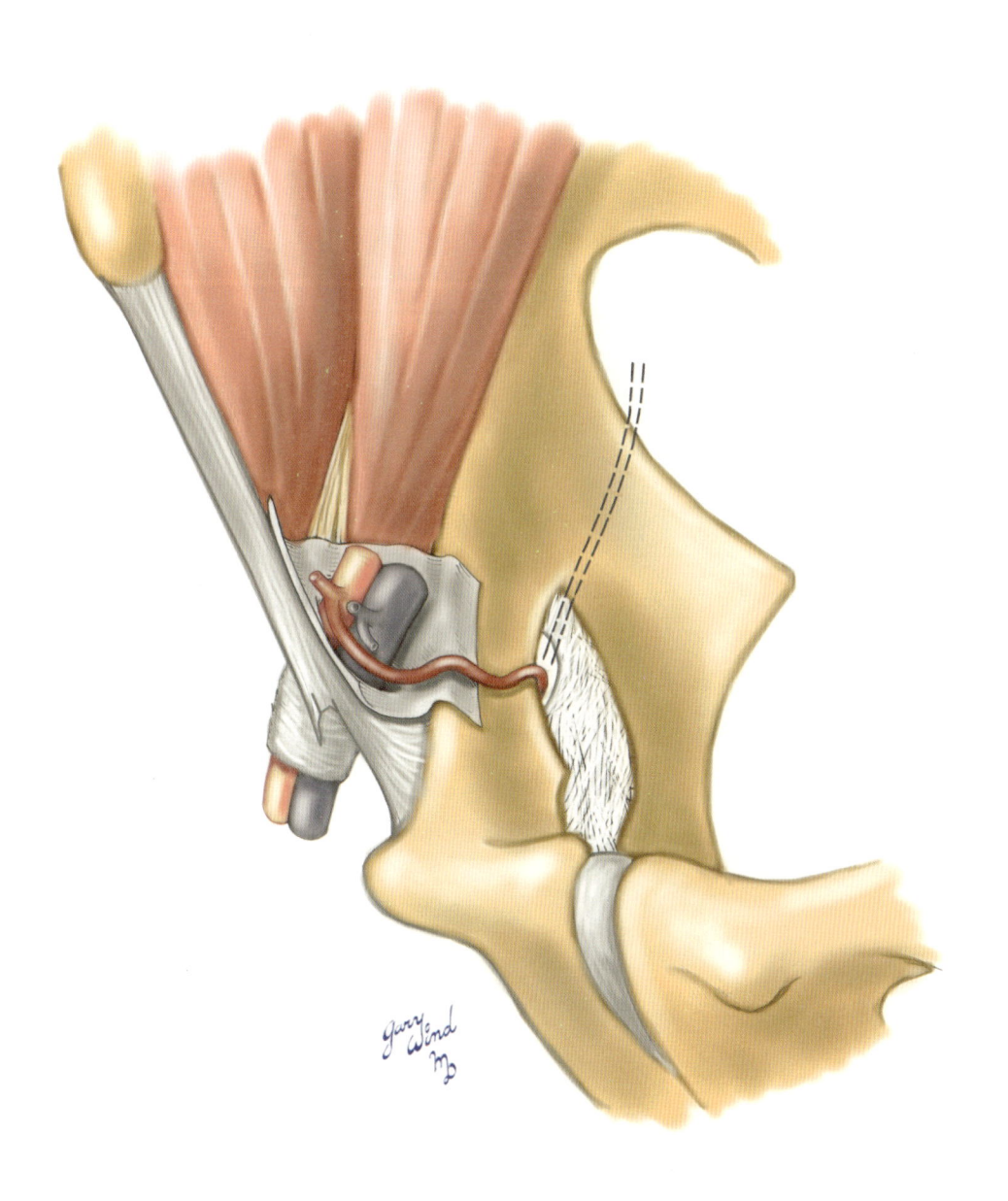

図15-9　下腹壁動脈から起始する閉鎖動脈は外科手術の際に損傷する危険があり，5分の1近くの人に認められる．

400　第Ⅴ部　下肢の血管

大腿動静脈下方の大腿三角の後壁は，内側は恥骨筋で形成され，外側は股関節の前面を弧状に覆う腸腰筋によって形成されている（図 15-1 参照）．下方には股関節が近接しているので，無菌操作が不完全な場合は，大腿動脈からの血管造影のあとで関節への感染を来たす場合がある．恥骨筋の深部には，頭側部分を除いて厚い膜で覆われた閉鎖孔 obturator foramen が存在している（図 15-10）．閉鎖孔の骨性辺縁部の内転筋付着部は，円錐状

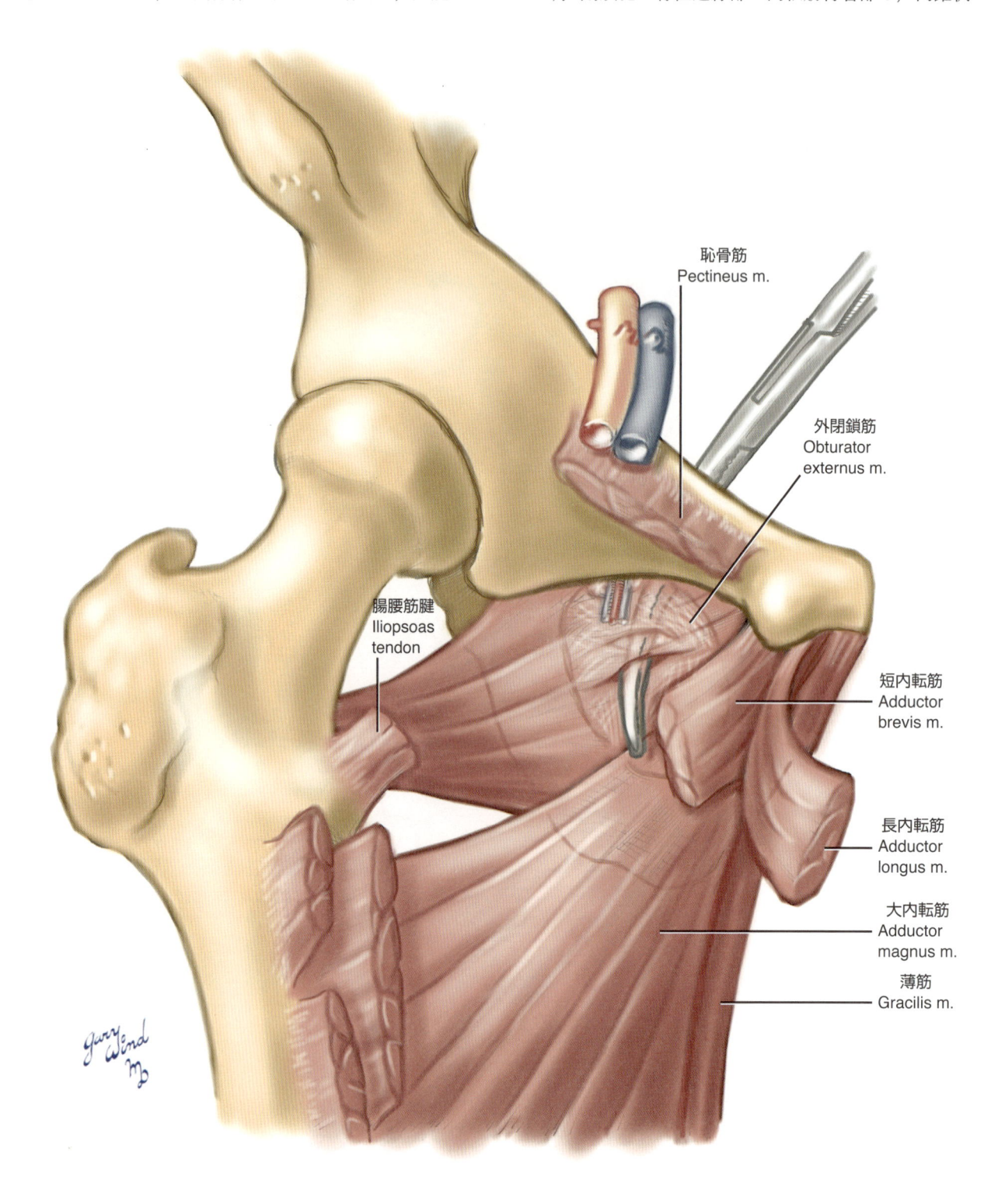

図 15-10　閉鎖膜，閉鎖管，外閉鎖筋，そして周囲の内転筋の起始部との関係によって，バイパスグラフトのための通路となる臨床的な閉鎖膜が形成される．

第 15 章　総大腿動脈　401

の縁を形成し，閉鎖膜 obturator membrane の基部となっている．この円錐内で外閉鎖筋は閉鎖膜の下方部分から広く起始し，閉鎖神経と血管はより頭側にある閉鎖管を通って骨盤から大腿部へと通過していく．閉鎖膜は，大腿動脈へのバイパスグラフトを通す別の経路となりうる（図 15-11）．

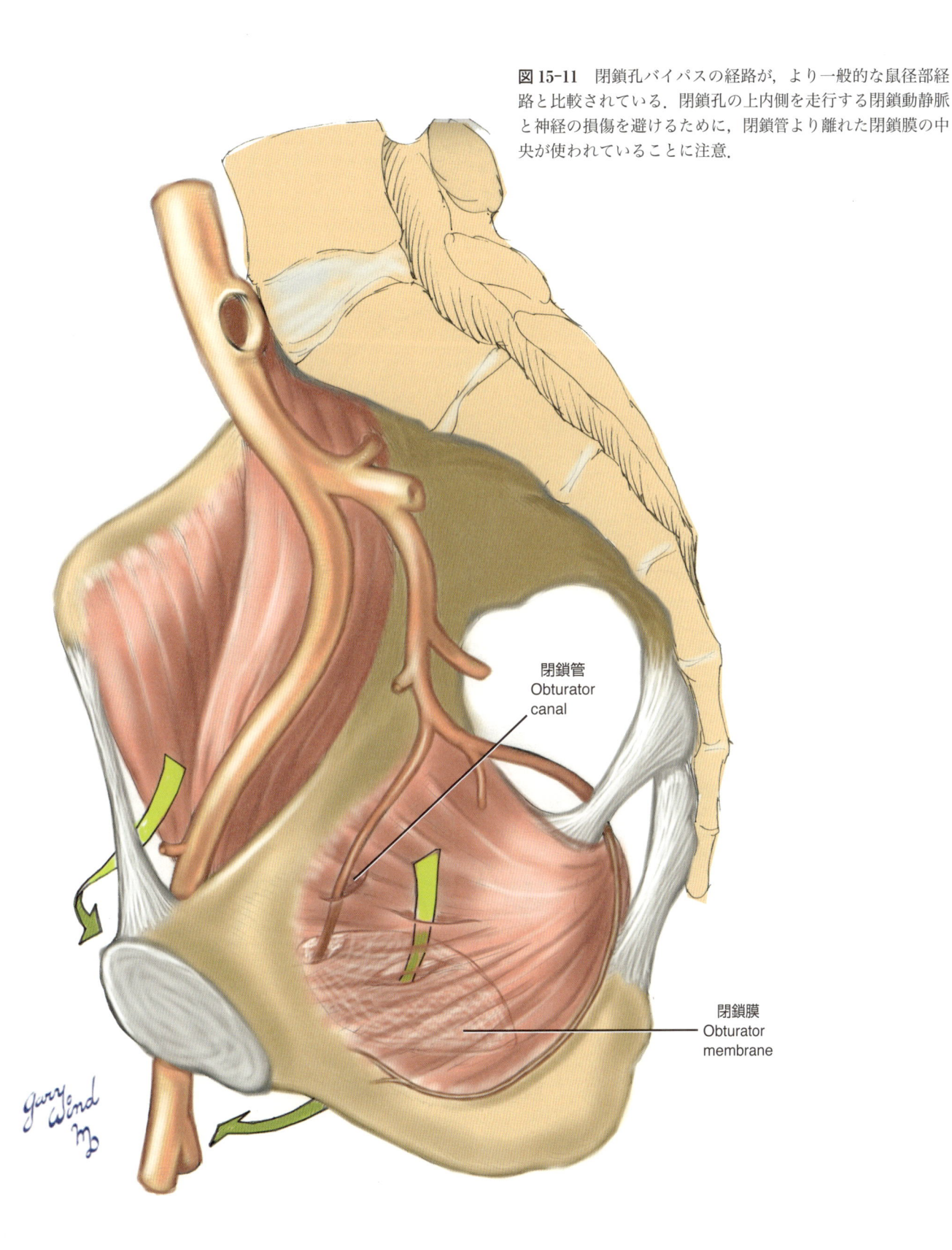

図 15-11　閉鎖孔バイパスの経路が，より一般的な鼠径部経路と比較されている．閉鎖孔の上内側を走行する閉鎖動静脈と神経の損傷を避けるために，閉鎖管より離れた閉鎖膜の中央が使われていることに注意．

閉鎖管
Obturator canal

閉鎖膜
Obturator membrane

総大腿動脈は恥骨筋と斜めに交差し，その後浅大腿動脈と深大腿動脈に分岐する．深大腿動脈は，閉鎖動脈と上殿動脈および下殿動脈の下行枝とともに，大腿部の大部分の筋肉に血液を供給する（**図15-12**）．浅大腿動脈は大腿三角の下方の頂点を通過し，大腿四頭筋と内転筋群との間の内転筋管（Hunterの管）に入るが，その間にはわずかに筋肉への細い枝を出すのみである（**図15-4**参照）．内転筋裂孔 adductor hiatus 近くで浅大腿動脈は最上膝動脈を分岐するが，これは大腿動脈の閉塞性疾患の際の重要な側副血行路となることがある（第17章参照）．

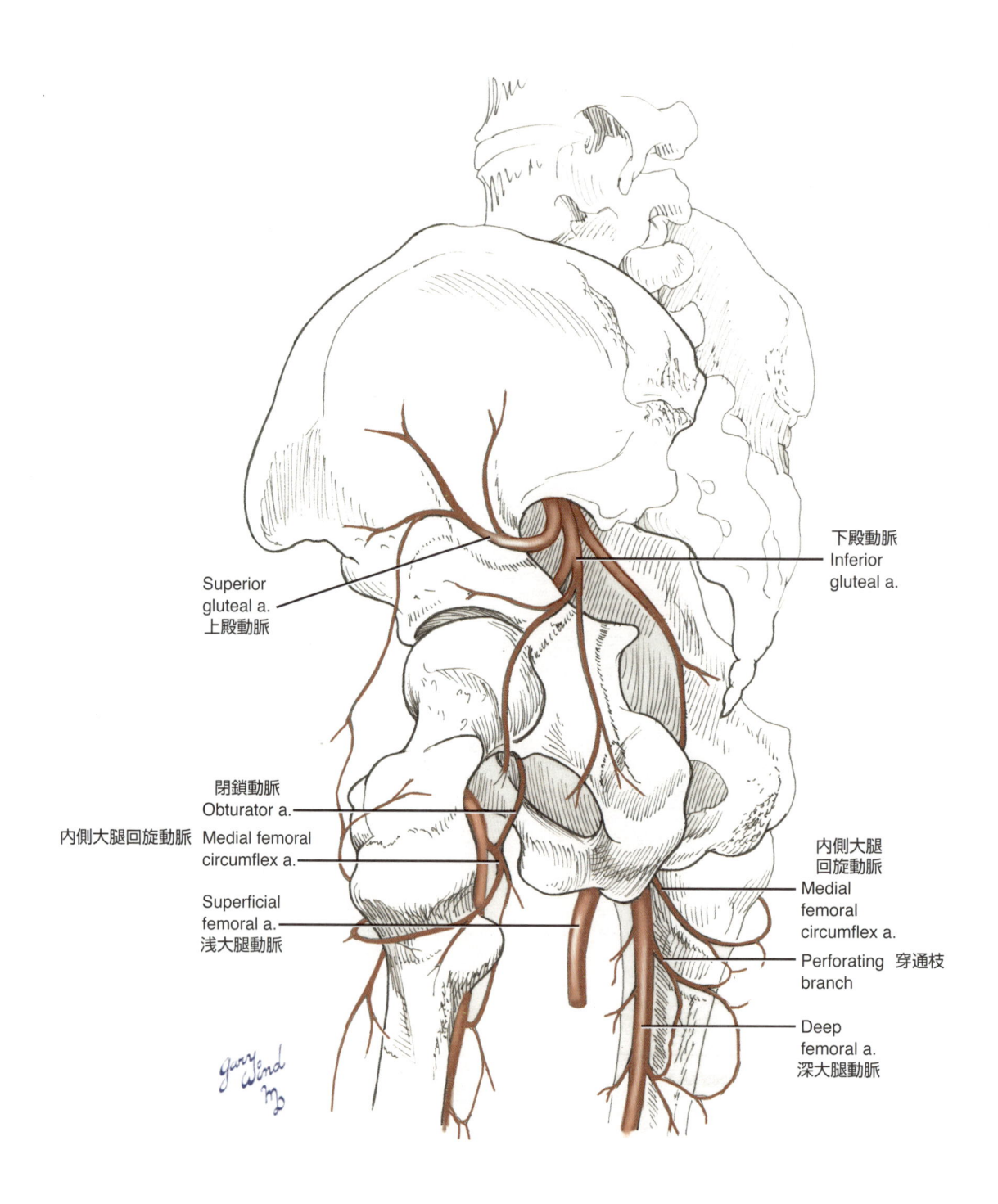

図15-12 殿動脈と閉鎖動脈の分枝は，大腿部に血液を供給している深大腿動脈を補っている．

第 15 章 総大腿動脈　403

　総大腿動脈は，鼠径靱帯よりおよそ 4 cm 末梢で太い深大腿動脈を分岐する前に，細い深外陰部動脈を分岐する．深大腿動脈は通常は総大腿動脈の外側から分岐する．起始部のすぐ末梢で，深大腿動脈から外側大腿回旋動脈および内側大腿回旋動脈が分岐する（**図 15-13**）．いずれの動脈も総大腿動脈から起始することは一般的ではないが，総大腿動脈から起始した場合には深大腿動脈と取り違えることがある．この領域で吻合操作を行う際には，そうした変異分枝を確認する必要がある．

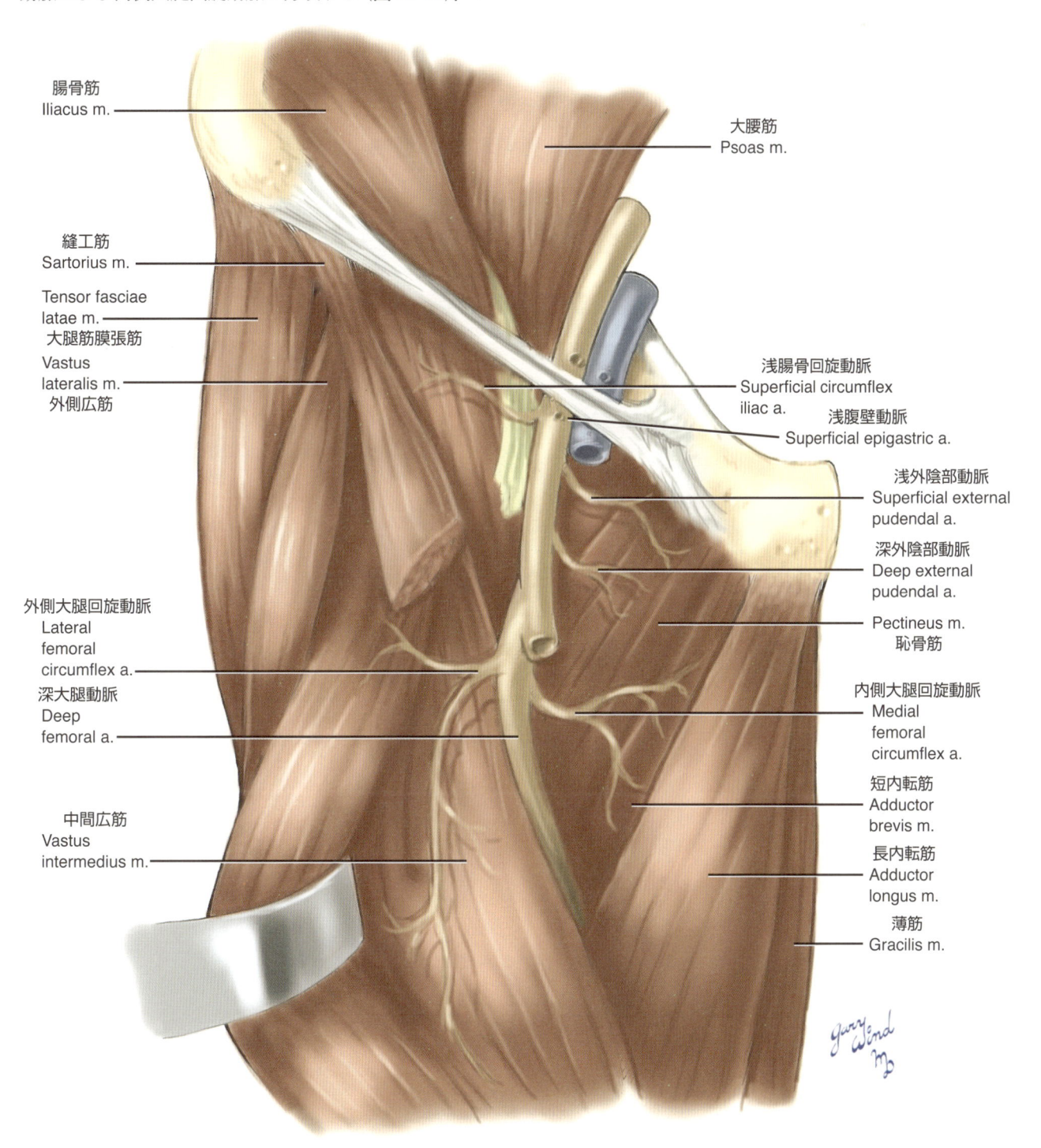

図 15-13　この内側からの視野では，深大腿動脈の後外側の起始部から周囲筋肉への内側大腿回旋動脈および外側大腿回旋動脈を出している．どちらか，あるいはその両者がときには総大腿動脈から起始することもある．

404　第Ⅴ部　下肢の血管

　深大腿動脈の起始部は外側大腿回旋静脈と交差している（図15-14）．外側大腿回旋動脈の枝は大腿四頭筋の近位側を栄養している．外側大腿回旋動脈の下行枝は，膝関節の側副血行との交通がある外側広筋の本体に流入する．内側大腿回旋動脈は内転筋群の近位側を栄養する．これらの血管はそれぞれ互いに交通があり，さらに下殿動脈，深大腿動脈の第1穿通枝などとも交通している．

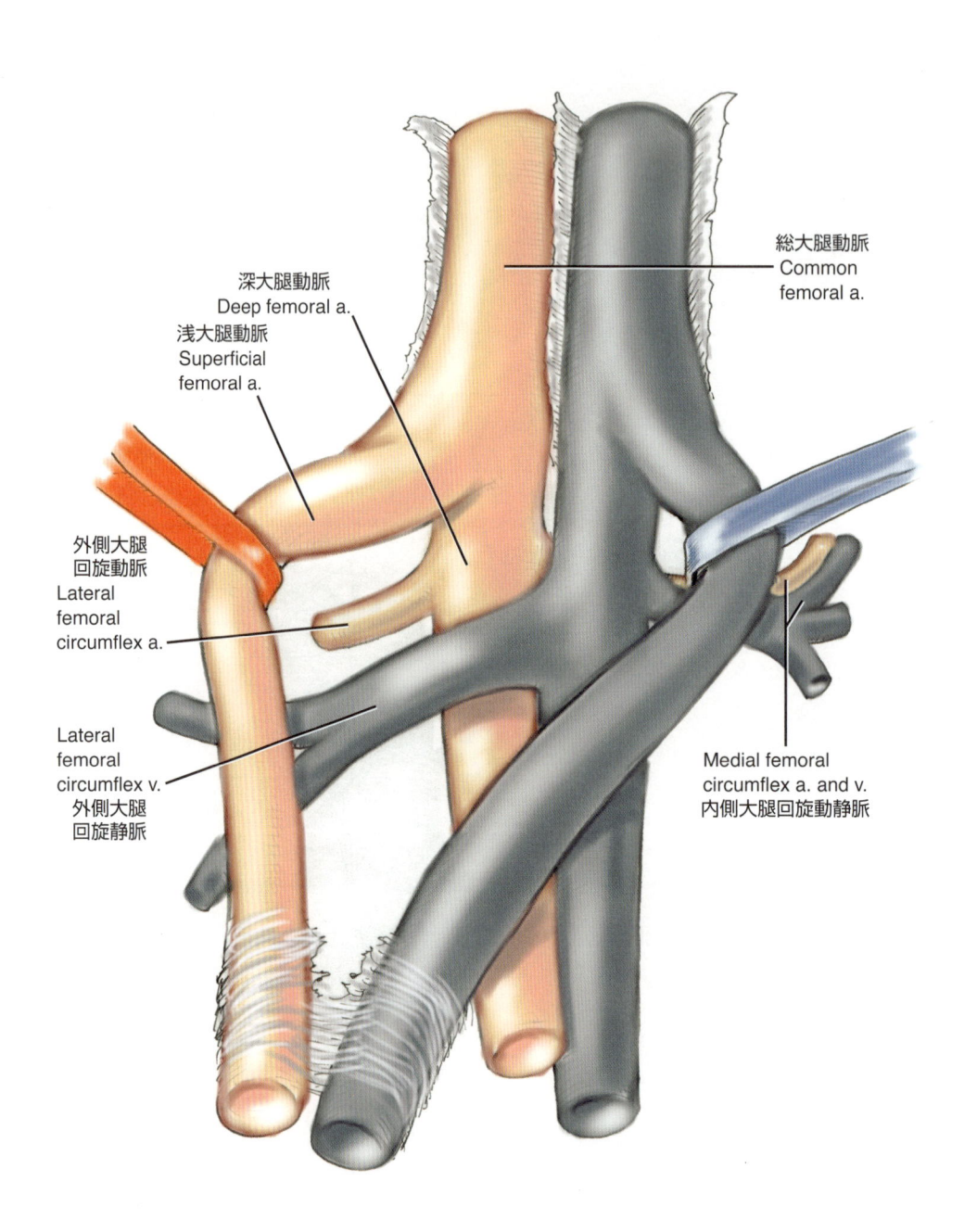

図15-14　深大腿動脈起始部は外側大腿回旋静脈と交差しており，起始部の露出のためには，この静脈は切離される．

深大腿動脈の走行は大腿骨の方向に向かって後内側にカーブし，大腿の中心線近くに平行に存在する長内転筋の後方面に流入する（図15-15AとB）．深大腿動脈は内転筋の本体を栄養し，短内転筋と大内転筋内の通路を走行する4本の穿通枝を分岐する．最初の2本の枝は通常両方の筋を貫き，一方下行の枝は大腿骨の粗線の内側縁

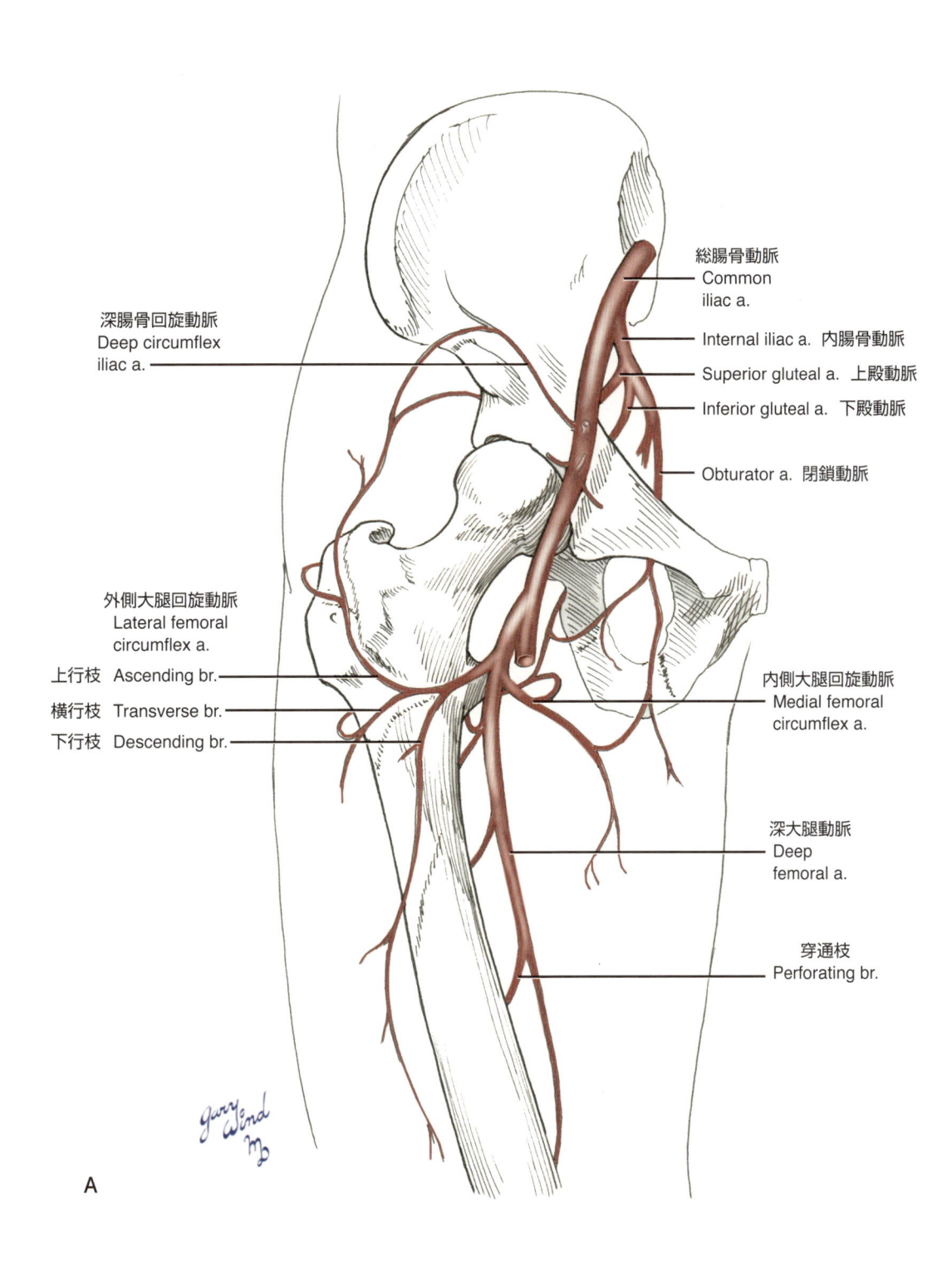

図15-15 A：股関節と大腿骨近位部の周囲には，豊富な側副血行路がある（前方からの図）．

に沿う大内転筋の腱膜付着部を穿通する．最終の穿通枝が深大腿動脈の終末となる．それぞれの穿通枝は大内転筋の後面で交通しながら，伸筋のハムストリング筋群に血液を供給している．第2穿通枝は通常大腿骨への主な栄養血管であり，末梢の穿通枝は膝窩動脈の枝と交通している．

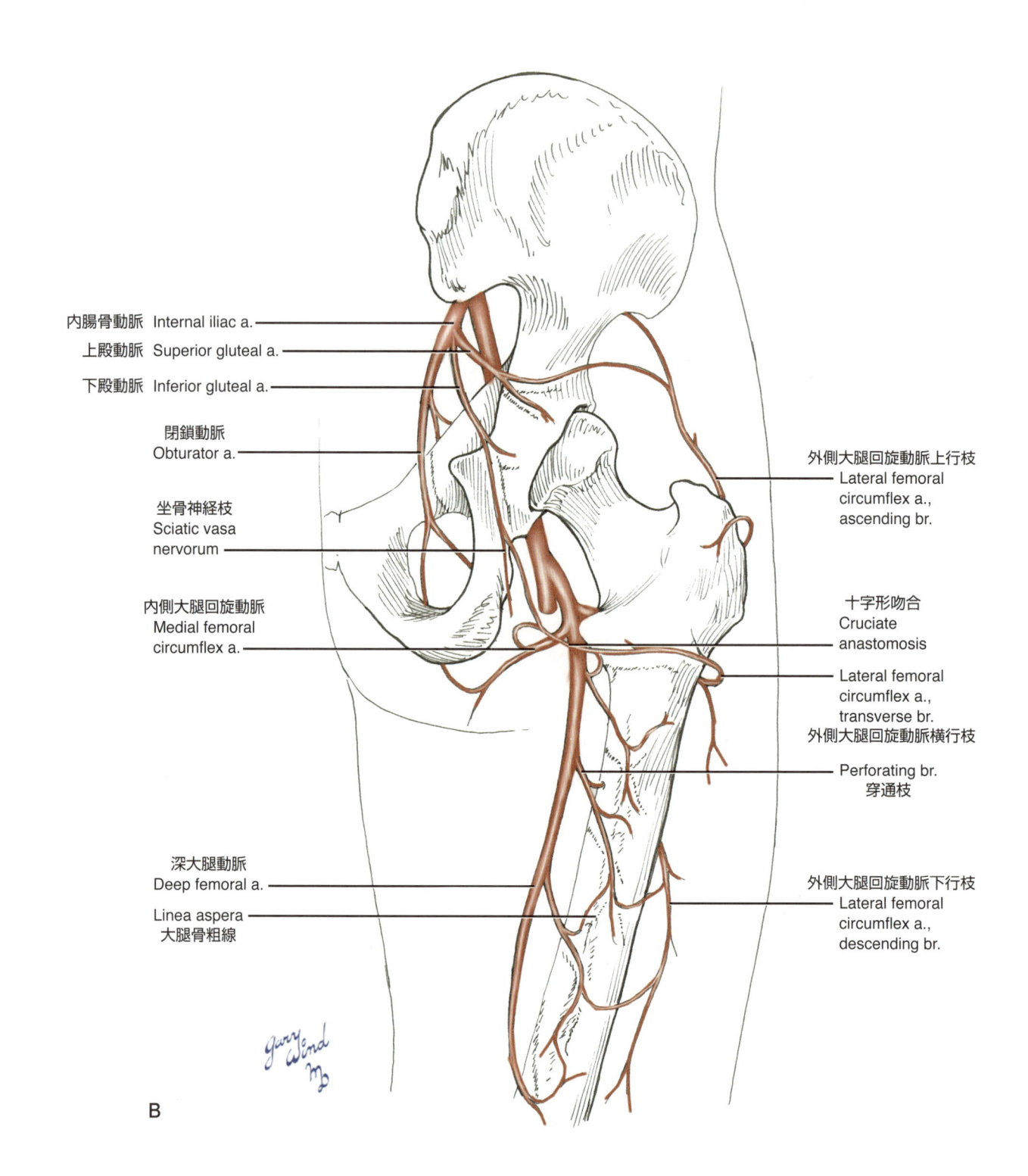

図15-15 B：股関節と大腿骨近位部の周囲には，豊富な側副血行路がある（後方からの図）．

鼠径部での大腿動脈の露出

動脈硬化性病変の限局性についてはずっと以前から知られてきた[1,2]．動脈硬化によって引き起こされる病態はその個体にとって，すべての動脈におそらく同様に影響しているにもかかわらず，動脈によっては中枢の閉塞病変がずっと進行していても，末梢が開存する傾向がみられる．総大腿動脈はそうした動脈の1つである．腸骨動脈の末梢と深大腿動脈との間の枝に豊富な側副血行路があるために，最も進行した腸骨動脈の閉塞性疾患や，塞栓による閉塞，外傷などを除けば，総大腿動脈と深大腿動脈は開存している．外科医は，バイパス手術の際の吻合部位として容易に大腿動脈が使用できることから，この開存傾向が有用であることを学んできた．

大腿動脈は，末梢動脈や冠動脈の経皮的な形成術においても，同様に重要なアクセス部位である．カテーテルとガイドワイヤーデザインの進歩により，橈骨動脈，上腕動脈，腋窩動脈からのアクセスも安全に行われるようになったが，ほとんどの例において，大腿動脈は他に比較してサイズが大きく，動脈前面の圧迫が容易であり，推奨されている．総大腿動脈からの逆行性穿刺はシンプルで，大動脈や，頭部や頚部の動脈を含むほとんどの分枝へ直接カテーテルによりアクセスできる．順行性穿刺はより困難であるが，同側の四肢へより短いカテーテルを用いて放射線被曝も少なく直接にアクセス可能である．アクセス部位に関連する局所の合併症の傾向とリスクファクターについては他の文献に詳記されている[3]．

総大腿動脈の露出

患者の体位は背臥位とし，臍部から膝までの下腹部および下肢を消毒し，ドレープで覆う．より中枢の動脈の露出を同時に行う場合は，腹部全体と胸部の消毒も必要となる．縦切開によって，大腿動静脈とその分枝の広い露出が最も容易に得られる．血管内治療の際には，総大腿動脈が分岐する上部での限局的な露出でよいので，創合併症の少ない斜切開が推奨される[4,5]．

大腿動脈の拍動の直上で縦方向に皮膚切開を置き，鼠径部のヒダ（折り目）の上方に延長する．皮膚切開の上方3分の1は鼠径靱帯の上，下方3分の2が鼠径靱帯の下になるようにする[6]．大腿動脈の拍動が触れないときには，鼠径靱帯の中点の少し内側から縦切開を進める[7]（図15-16）．斜切開は，鼠径部ヒダのすぐ上で，鼠径靱帯に平行に置かれる（図15-17A）．肥満した患者では，斜切開に，動脈切開部へトンネルする別の皮膚切開を加えることで，血管内デバイスが使える（図15-17B）．

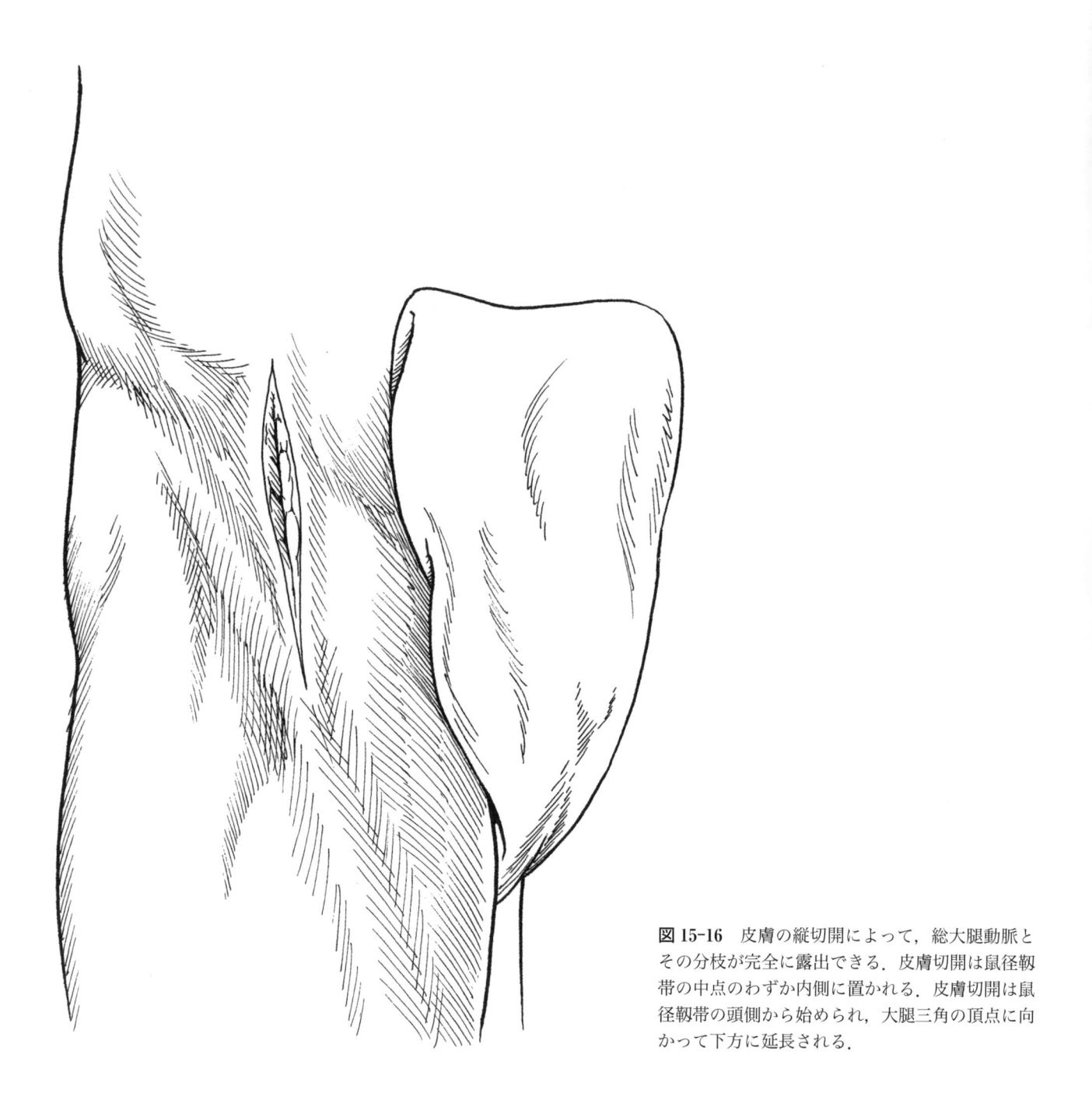

図15-16 皮膚の縦切開によって，総大腿動脈とその分枝が完全に露出できる．皮膚切開は鼠径靱帯の中点のわずか内側に置かれる．皮膚切開は鼠径靱帯の頭側から始められ，大腿三角の頂点に向かって下方に延長される．

第 15 章 総大腿動脈 **409**

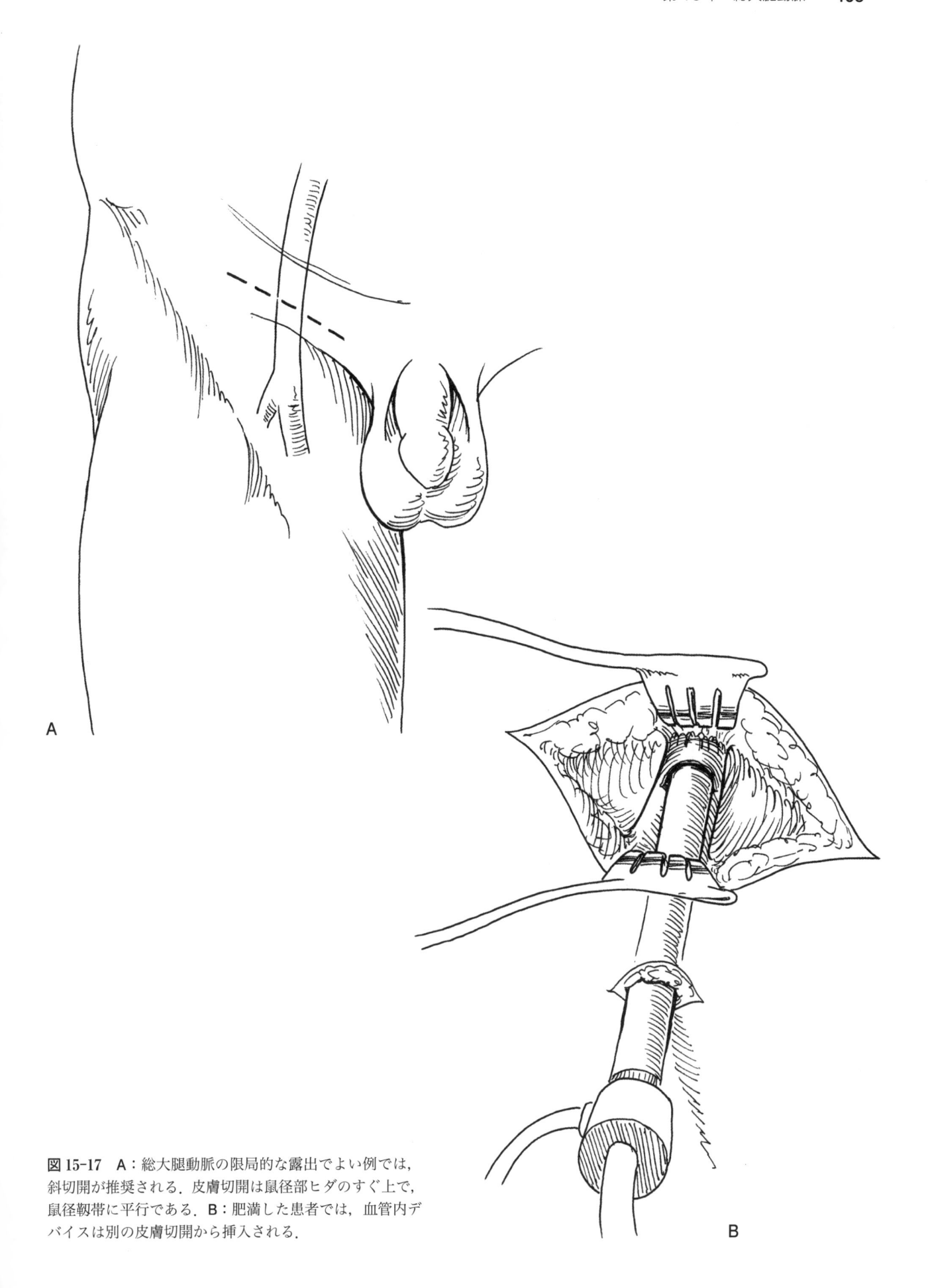

図 15-17 A：総大腿動脈の限局的な露出でよい例では，斜切開が推奨される．皮膚切開は鼠径部ヒダのすぐ上で，鼠径靱帯に平行である．B：肥満した患者では，血管内デバイスは別の皮膚切開から挿入される．

切開を深く進めると，皮下組織の中に大腿動静脈の枝の細い浅腹壁動静脈，浅腸骨回旋動静脈に遭遇する．これらの分枝は，より深部に到達するためには結紮切離する必要がある．さらに，浅鼠径リンパ節に関連するすべてのリンパ組織を結紮しておくことは，術後にリンパ嚢腫 lymphocele が合併する危険を減少させる[8]（図 15-18）．大腿筋膜は縫工筋の内側縁に沿って開かれ，切開は鼠径靱帯まで中枢側に延長される．縫工筋の外側への牽引により，下に存在する大腿三角と，漏斗状の大腿鞘に包まれた大腿動静脈が露出される（図 15-19）．

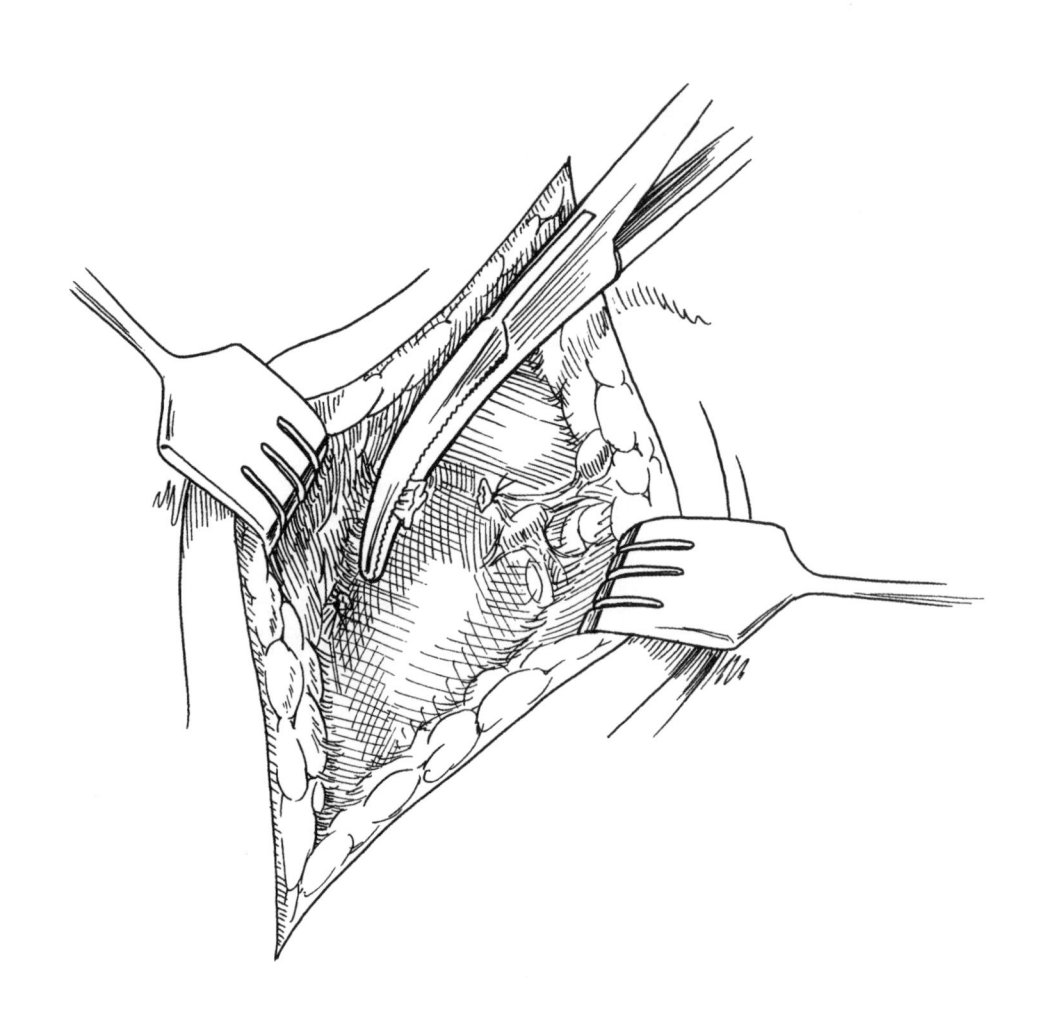

図 15-18　鼠径リンパ節をていねいに結紮することは，術後のリンパ嚢腫を防止するうえで有効である．

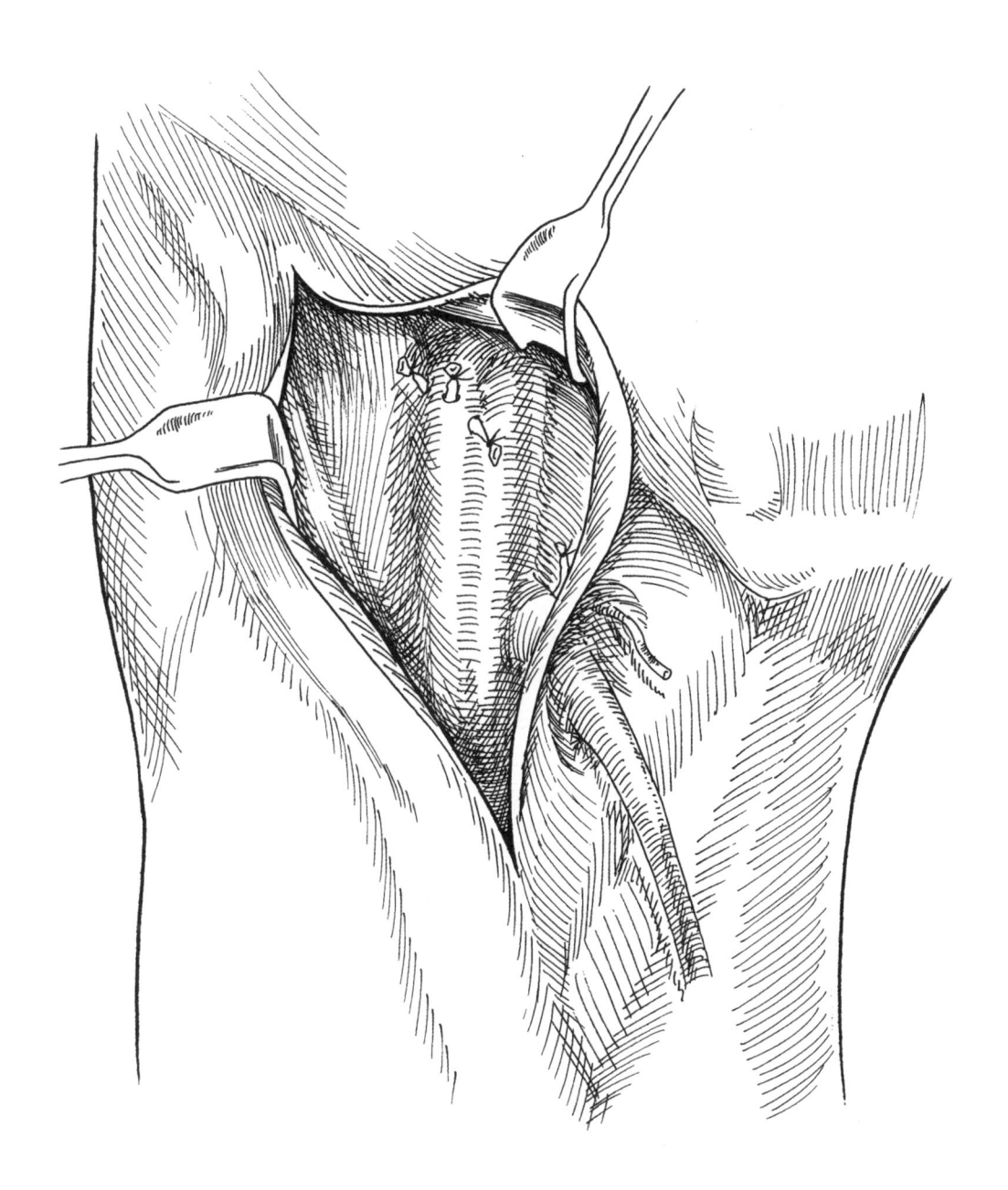

図 15-19　この図では，縫工筋の内側に沿った大腿筋膜の切開線を示すために，皮膚と皮下脂肪は除かれている．

より中枢側の露出は，鼠径靱帯を頭側に牽引することで得られる．

大腿鞘を切開することで総大腿動脈に直接到達することができる（**図15-20**）．この血管にテープを回すには，周囲の疎な結合組織を剥離すればよい．大腿鞘内の動脈内側に存在している大腿静脈を損傷しないよう十分な注意が必要である．大腿鞘の中に炎症性変化がある場合には，血管の剥離が容易ではないことがある．

総大腿動脈は2本の太い血管，すなわち深大腿動脈および浅大腿動脈に分岐する．それらは総大腿動脈の前面を末梢側に剥離することで最もよく露出される．動脈の前面にはほとんど分枝はなく，このアプローチによれば

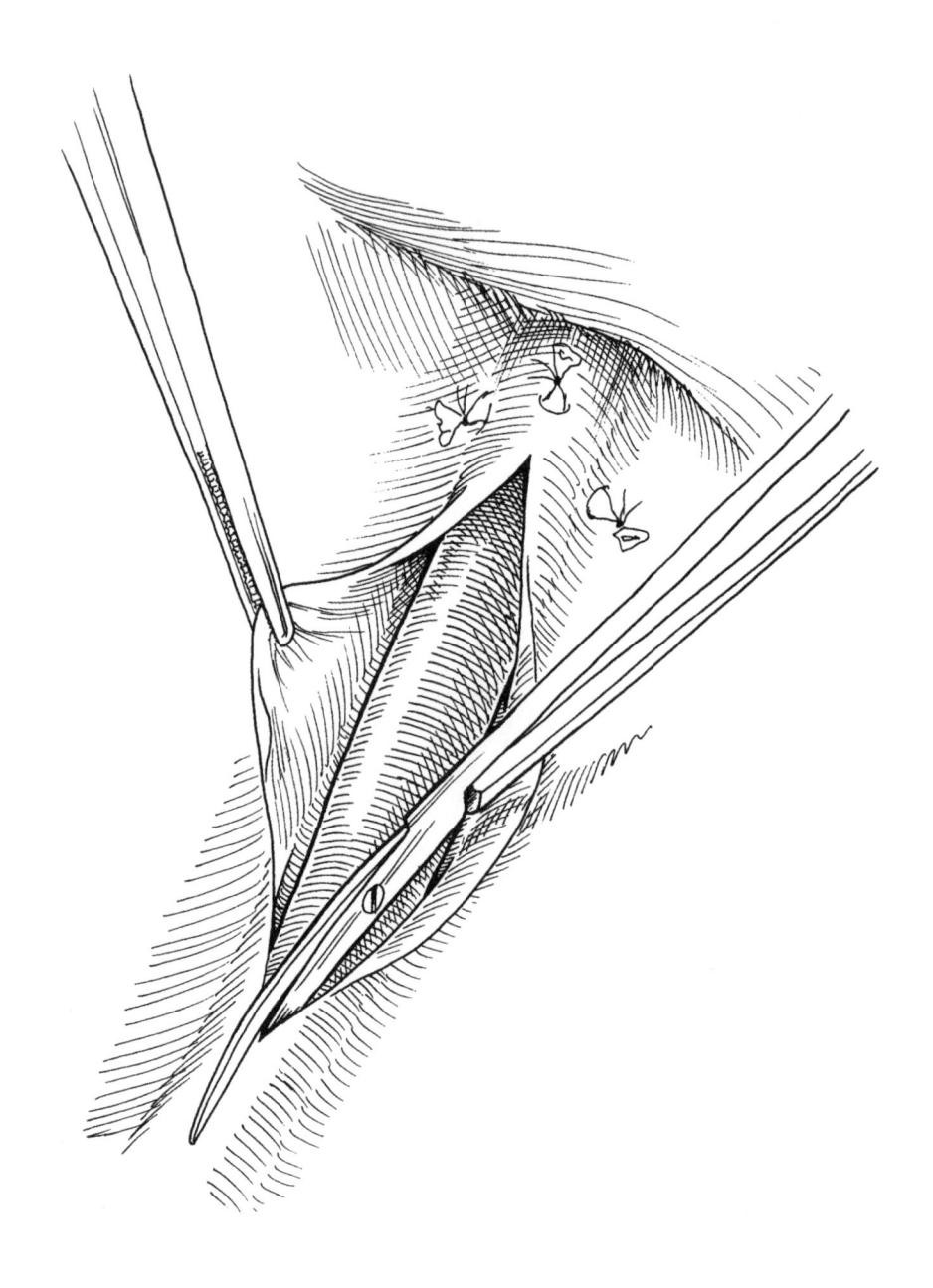

図15-20 大腿鞘は動脈の直上で開かれる．動脈は鈍的剥離により授動され，コントロールするためにテープを回す．

深大腿動脈を損傷することもない．浅大腿動脈は創の遠位部で容易に確認できる．深大腿動脈の起始部は，鼠径靱帯の約 3.5 cm 下方で外側に見つかることが最も多いが，ときに，より中枢側だったり，より末梢側だったりする[7]（**図 15-21**）．外側大腿回旋静脈は，このレベルで深大腿動脈の前面を交差するが，剝離の間にこの静脈を確認しておくべきである．深大腿動脈起始部と浅大腿動脈起始部との分岐部の剝離の際に，この静脈の損傷が起きやすい．深大腿動脈の剝離がさらに必要な場合には，この静脈は結紮切離されるべきである．

25％の例では内側大腿回旋動脈が総大腿動脈から直接分岐し，20％の例では外側大腿回旋動脈が総大腿動脈か

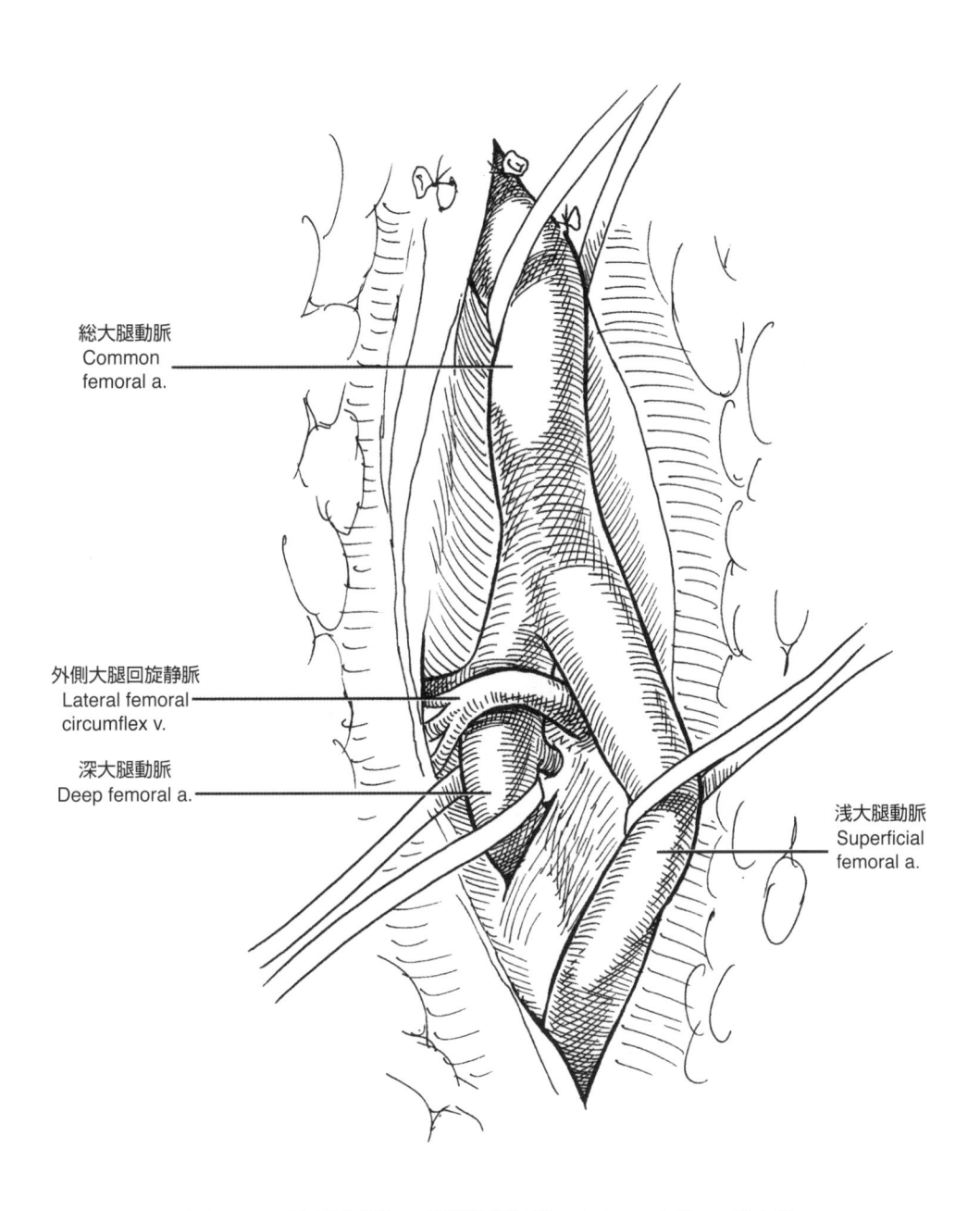

図 15-21 深大腿動脈は，通常鼠径靱帯の 3〜5 cm 末梢で，総大腿動脈の外側から起始する．その起始部は外側大腿回旋静脈と交差する．

ら直接分岐する[7]（図15-22）．大腿動脈を切開する前に，これらの分枝の変異を確認し，分枝を確保しておくことは重要である．大腿動脈を遮断して切開したときの出血は，ほとんど常にこれらの枝の1つからの逆行性の出血backbleedingである．

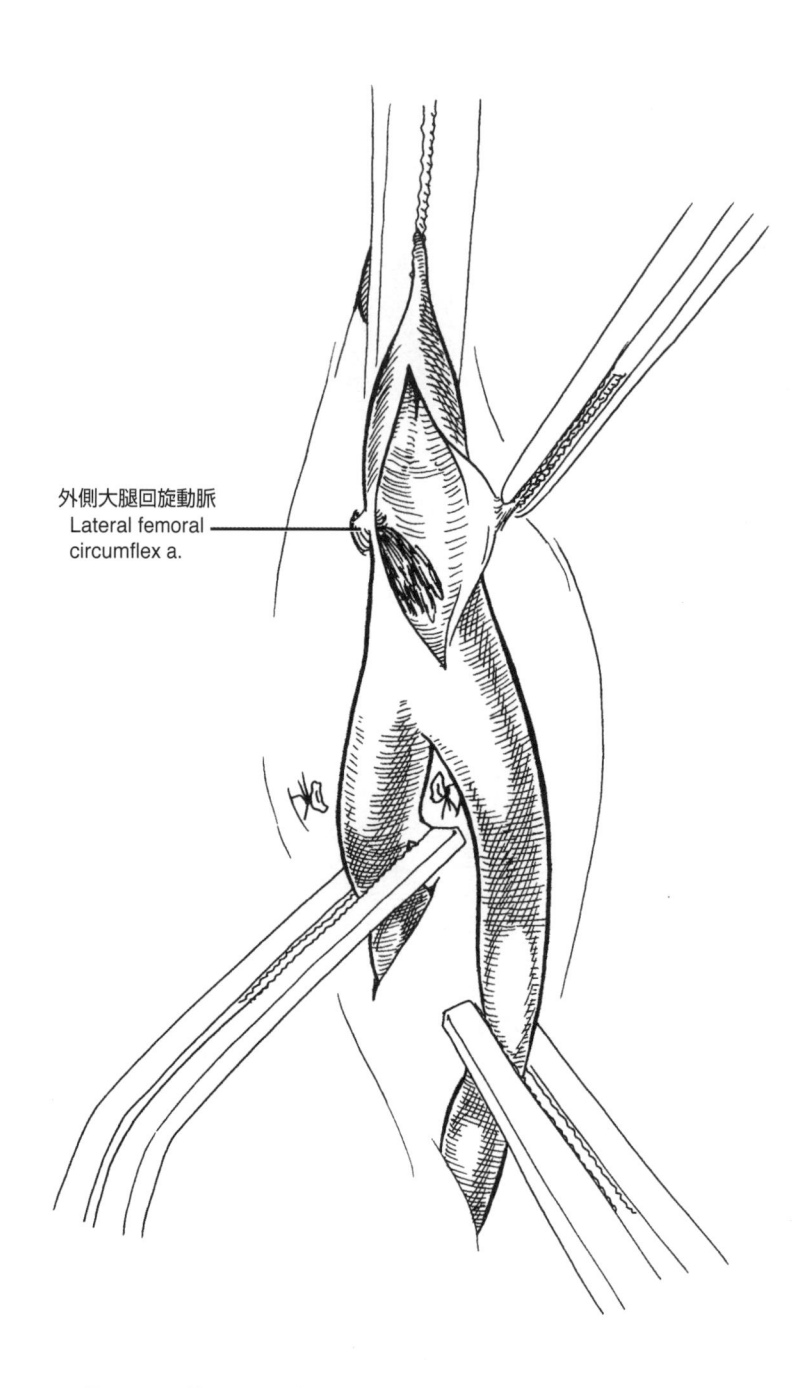

図15-22 外側大腿回旋動脈あるいは内側大腿回旋動脈は総大腿動脈から起始することがあり，気づかない場合は厄介な逆行性出血の原因となりうる．

大腿動脈への流入路の解剖

動脈硬化性の閉塞性疾患は，一般に腎動脈下大動脈と腸骨動脈に見られる．これらの血管の狭窄や閉塞を伴ったバイパス手術では，下肢への血流の流出路として大腿動脈を使用するさまざまの手技を使うことが可能である．総大腿動脈や浅大腿動脈の閉塞病変が合併している場合でも，これらの手技を禁忌とする必要はなく，深大腿動脈（この動脈はしばしば狭窄から免れる）はこうした状況では，優れた受け入れ血管であることが示されてきた[9]．

大動脈-大腿動脈バイパスは大腿動脈に血流を流す最も一般的な手技である．非解剖学的なバイパスでは，大腿-大腿動脈バイパス，腋窩-大腿動脈バイパス，大腿動脈あるいは膝窩動脈への閉鎖孔バイパスなどがある（図15-23）．次の項では大腿動脈へのトンネル作成に関する

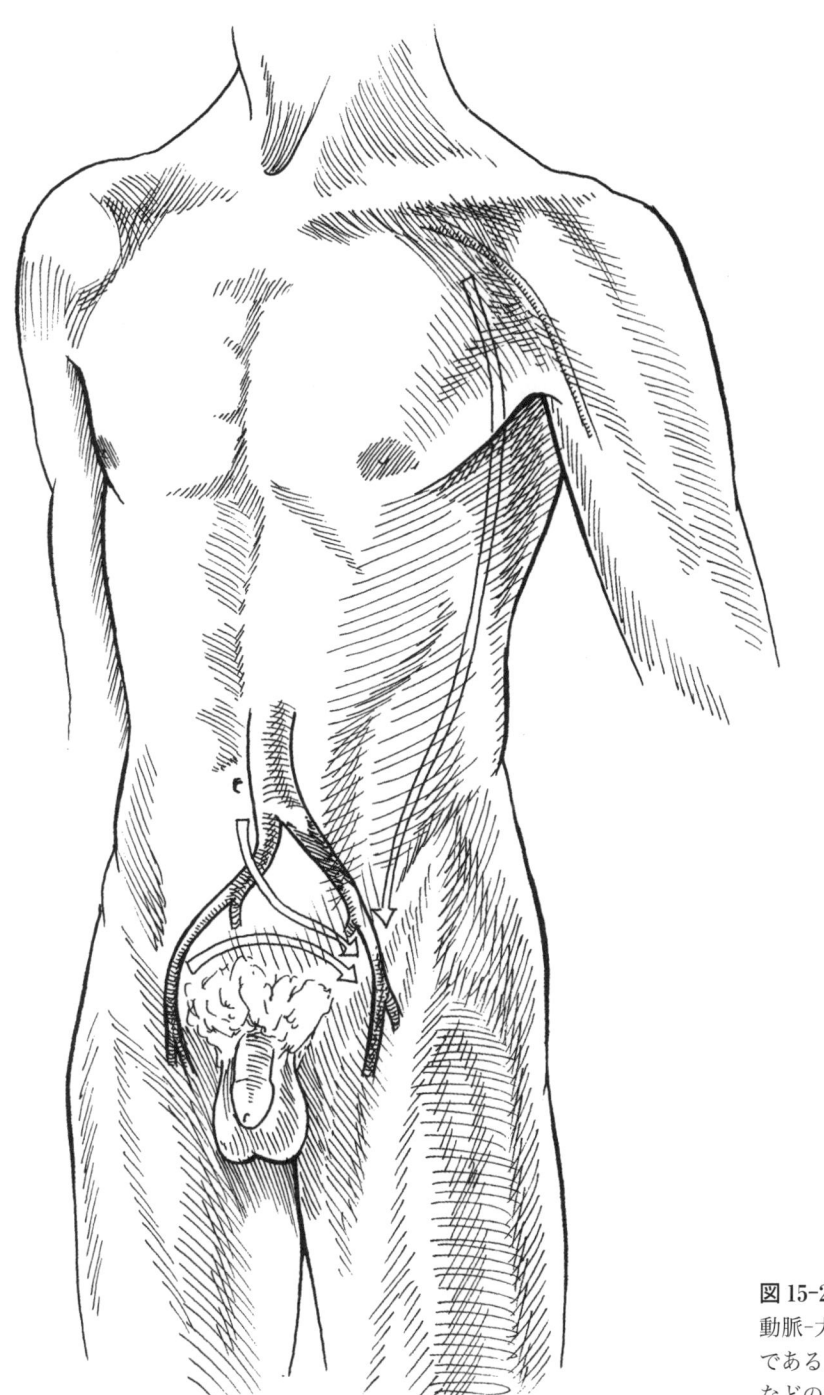

図 15-23　大動脈腸骨動脈の閉塞性疾患では，大動脈-大腿動脈経路による血行再建が最も一般的である．しかし，大腿-大腿動脈や腋窩-大腿動脈などの非解剖学的経路も有用な選択肢である．

解剖学的事項を述べる．大動脈や腋窩動脈などの中枢側の露出に関しては他の章で述べる．

腹部大動脈-大腿動脈バイパス経路（トンネル）の解剖

このトンネルは，腹部大動脈および大腿動脈を露出した切開部と連絡する．最も一般的な経路は腸骨動脈と大腿動脈の本来の走行に沿うもので，人工血管は後腹膜組織の中で保護されている．トンネルの作成は，大腿動脈前面の外膜周囲組織を指で剥離することから始める（図15-24）．トンネルの作成を，大腿静脈の内側の"何もない場所 empty space"から始める場合もある．後者のトンネルを通して使用されたグラフトは，大腿動脈との吻合のために大腿静脈と交差する経路をとる．どちらのトンネルも鼠径靱帯の後方を通過し，外腸骨動脈の前面に沿って骨盤腔内に入る．下腹壁静脈および深腸骨回旋静脈が外腸骨動脈の前面で交差するので，こうした盲目的剥離の際には損傷する危険がある．それらの損傷時には，鼠径靱帯を牽引してその下で直接見ることが損傷血管を確認するのに役立つ．

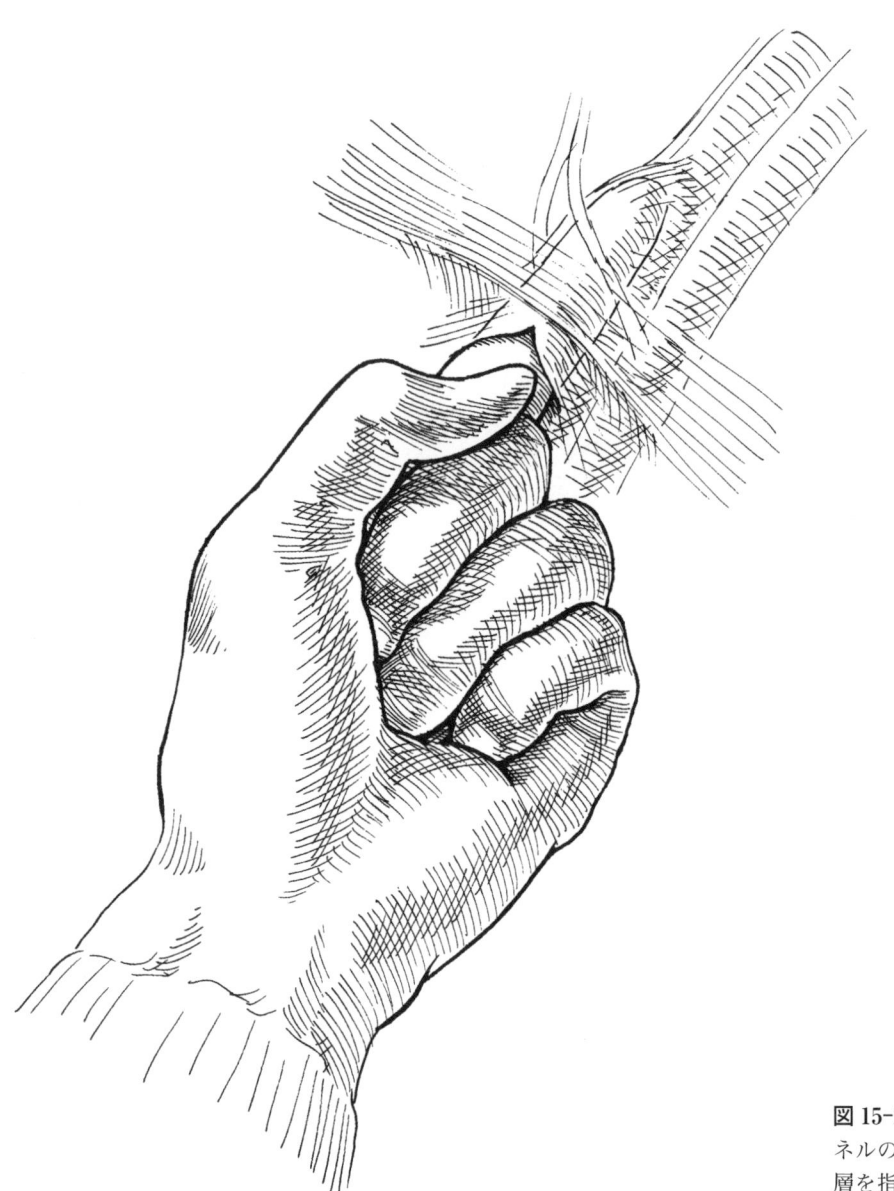

図15-24　大動脈-大腿動脈バイパスのトンネルの作成は，鼠径靱帯の下方で外膜周囲の層を指で剥離することから始める．

中枢側のトンネルの作成は腹腔内で，総腸骨動脈の前面から開始される．正しい剥離面は，大動脈末端と分岐部の上の腹膜を開くことにより見出される．この手技では，他の場所で記述した，大動脈から十二指腸を剥離，反転する手技が役立つ．腹部大動脈表面を覆っている結合組織は外膜周囲層まで切開され，さらに大動脈分岐部まで末梢に延長される．

大動脈分岐部の近傍から外膜周囲層を指で剥離し，総腸骨動脈の前面に剥離を進める．指による盲目的な剥離をさらに外腸骨動脈の前面に進め，この指と鼠径部から上方に進んできた指とが出会う必要がある（**図15-25**）．自己の腸骨動脈と人工血管との間で尿管が圧迫されるのを防ぐために，トンネルが尿管の後方を通過していることを確認する注意が必要である．

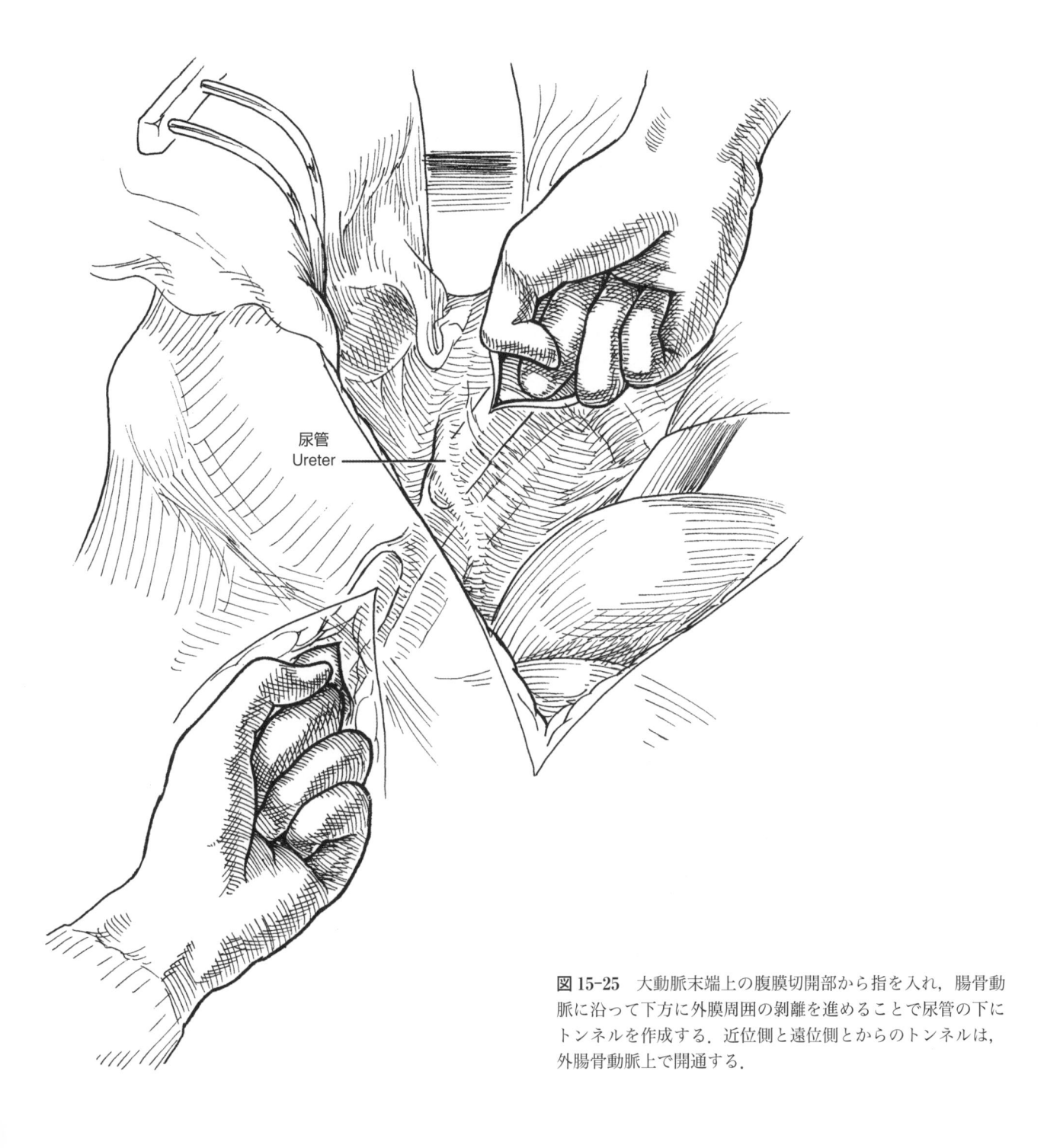

図15-25 大動脈末端上の腹膜切開部から指を入れ，腸骨動脈に沿って下方に外膜周囲の剥離を進めることで尿管の下にトンネルを作成する．近位側と遠位側とからのトンネルは，外腸骨動脈上で開通する．

腋窩-大腿動脈バイパストンネルの解剖

腋窩動脈から片側の大腿動脈への経路は，体幹の外側を通る長い皮下トンネルとなる[10]．腋窩動脈の露出については第5章でより詳しく述べてある．トンネルの作成は腋窩動脈の近傍から開始されるのが最もよく，そして長いトンネル作成器具 tunneling instrument を用いて大胸筋の下を通す（図 15-26）．トンネル作成器具は腋窩中線上で大胸筋の下縁に誘導されるべきで，そこで腋窩の筋膜を破り，胸壁外側の皮下組織に入る．トンネル作成器具が腋窩切開部より鼠径部にまで到達しない例では，肋骨弓のすぐ下方で途中の皮膚切開が必要になる．そこか

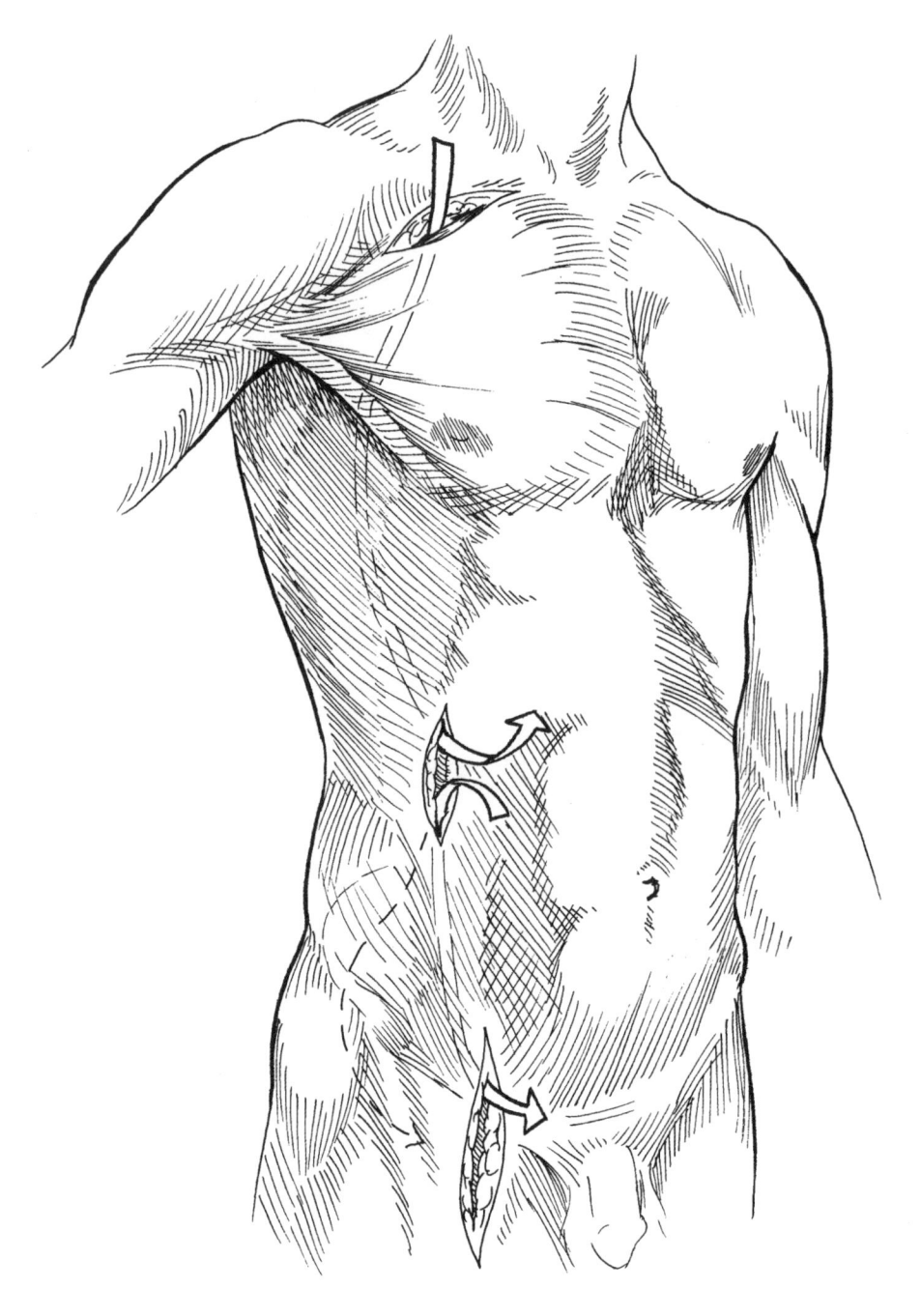

図 15-26　腋窩-大腿動脈バイパスは近位部では大胸筋の後方を走行し，それから皮下に入り，鼠径部に至る．肋骨弓下と腸骨稜との中間に皮膚切開を加えることで，トンネルを作成する．多くの外科医は中間部の皮膚切開には横切開を用いる（図は縦切開）．もし，鼠径部中央を避ける必要のある場合は，グラフトは腸骨稜を越えて外側に持ってくることもある（破線）．

ら末梢のトンネルは，腋窩中線前方の腹壁外側を続けて下行する．トンネルは上前腸骨棘の内側を通過して鼠径部に向かうゆるやかなカーブを描いて終了する．トンネルは鼠径部切開創の外側上方に入ってくるべきである．鼠径部に創感染のある例では，鼠径部から離して吻合部位を作成しなければならず，トンネルの経路はもっと外側になる．これらのトンネルは腸骨稜を乗り越えることも可能であるが，その際には大腿鞘から離れて深大腿動脈に到達するためにグラフトに過度の圧がかかる可能性があり[11]，若干の心配がある（上記参照）．

このバイパス手技においては距離が長いために，自己の大伏在静脈よりは人工血管（径8～10 mm）の使用が勧められる．外周のリングで補強された人工血管の使用では，さらに屈曲しにくい．これらのグラフトは上述のトンネル内に誘導され，それぞれの大腿動脈との吻合のために大腿三角内の深部の組織内への経路をとる．

大腿-大腿動脈バイパスの解剖

開存している大腿動脈は，対側の血管への血流の供給源となりうる．左右の大腿動脈間の交差バイパスは，開腹することを避け，また大動脈-大腿動脈バイパスに伴って生じる性機能に関係する自律神経損傷の可能性を避けるので，有用な血行再建方法の1つである．しかしながら，この手技の長期開存成績は，大動脈-大腿動脈血行再建術より劣っている[12]．もしドナーの腸骨動脈系が十分でなく，ドナーの下肢よりもレシピエントの動脈系の抵抗が低い場合には，盗血現象 steal phenomenon が起こることがある．ドナーの大腿動脈に十分な血液の流入があることの確認が必要である．血管造影はしばしば信頼できない．流入障害の有無を調べる生理学的検査の詳細については，他の文献に詳記されている[13]．流入部狭窄を改善するために，大腿動脈バイパスの長期開存を損なうことなく血管内形成術を行うことが可能である[14]．

両側大腿動脈は前述したように，両側の鼠径部切開により露出される．大腿-大腿動脈バイパスは人工血管あるいは自家血管により作成される[15,16]．一側切開創の，鼠径靱帯内側部分のすぐ表層の皮下組織からグラフトトンネルは始まり，恥骨の頭側に皮下を逆U字型に通過する．それは対側の鼠径靱帯を越えて，その鼠径部切開創の内側表層に誘導される．人工血管は大腿部での吻合のために，皮下トンネルから両側切開部の深部に直接に持ってこられる（図15-27）．別の経路として，腹直筋後

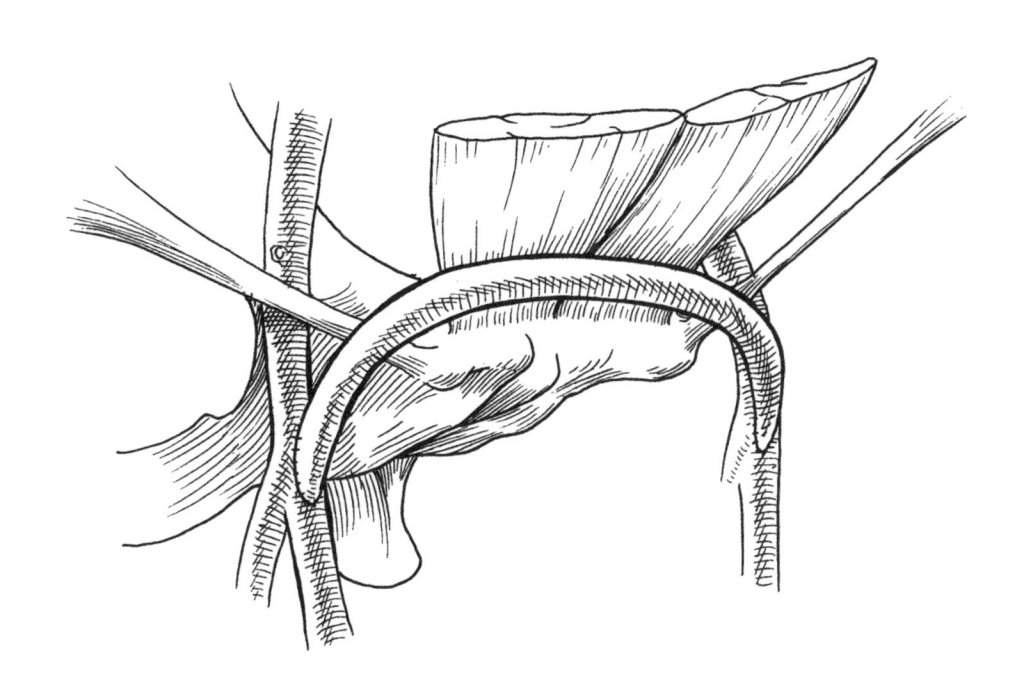

図15-27 大腿-大腿動脈バイパスは通常，恥骨を越えて皮下に作成される．

鞘の後方にトンネルを作成する場合があり，この場合はいくつかの組織層を通過してやや経路がスムーズになり，グラフトの保護においても幾分有利である可能性がある．トンネルは大腿静脈の内側 (empty space) から開始され，鼠径靱帯の下に誘導される．トンネルは膀胱頂部頭側の腹膜前面を経由して，対側の鼠径靱帯下の切開創に至る（図 15-28）．グラフトの末端は，大腿動脈との吻合のために大腿静脈と交差する．

大腿-大腿動脈バイパスにおいては，大腿動脈吻合部の的確な部位が長期開存を決定する因子であることが示

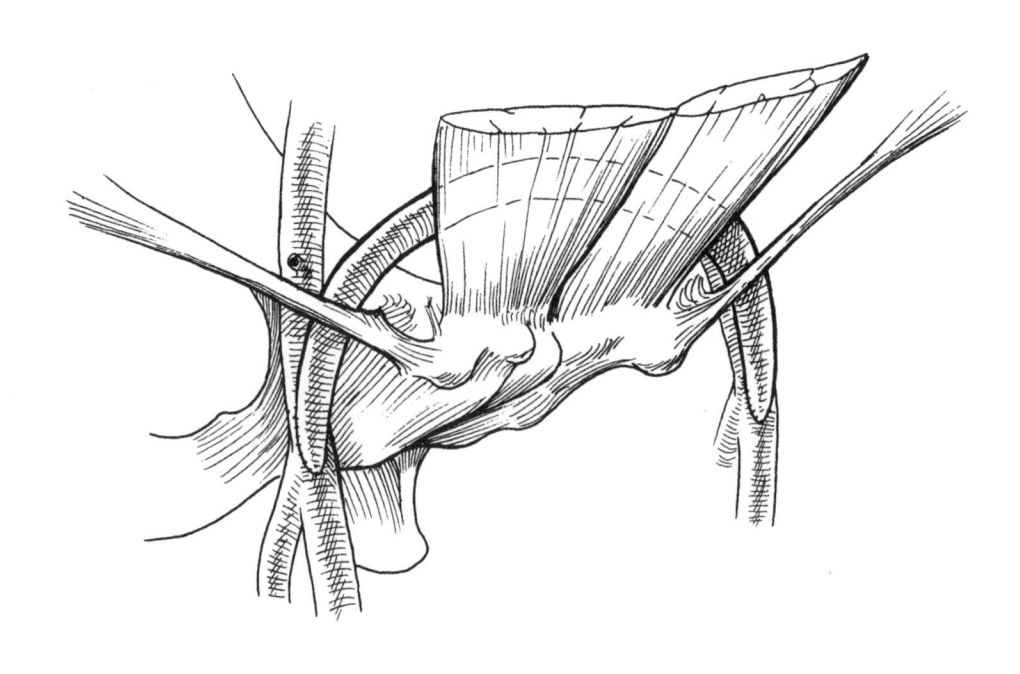

図 15-28　バイパスはまた，より保護するために腹直筋の深部に作成されることもある．

されてきた．両方の吻合部が腸骨動脈にあるよりは総大腿動脈の分岐部に作成された場合に，より良好な開存率が示された[17,18]．グラフトの末端は，深大腿動脈入口部の対側で，総大腿動脈から浅大腿動脈への移行部に吻合されるのが最もよい（**図 15-29**）．浅大腿動脈の閉塞例では，吻合は直接深大腿動脈に行われる（**図 15-30**）．

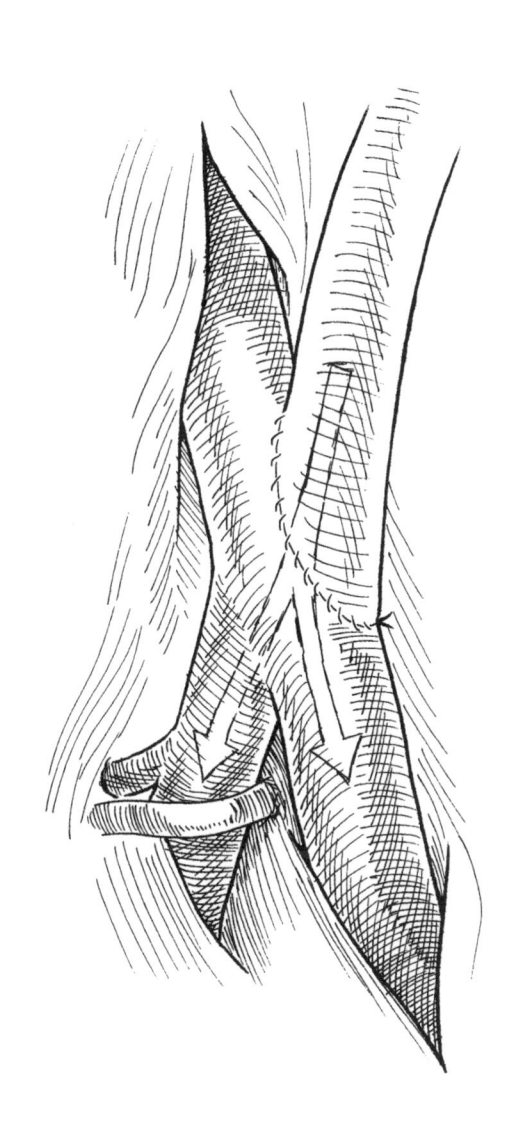

図 15-29 大腿動脈とグラフトの吻合では，深大腿動脈および浅大腿動脈の両者への血液の流入が血行力学的に良好であるように，吻合口が深大腿動脈の対側に作成される．

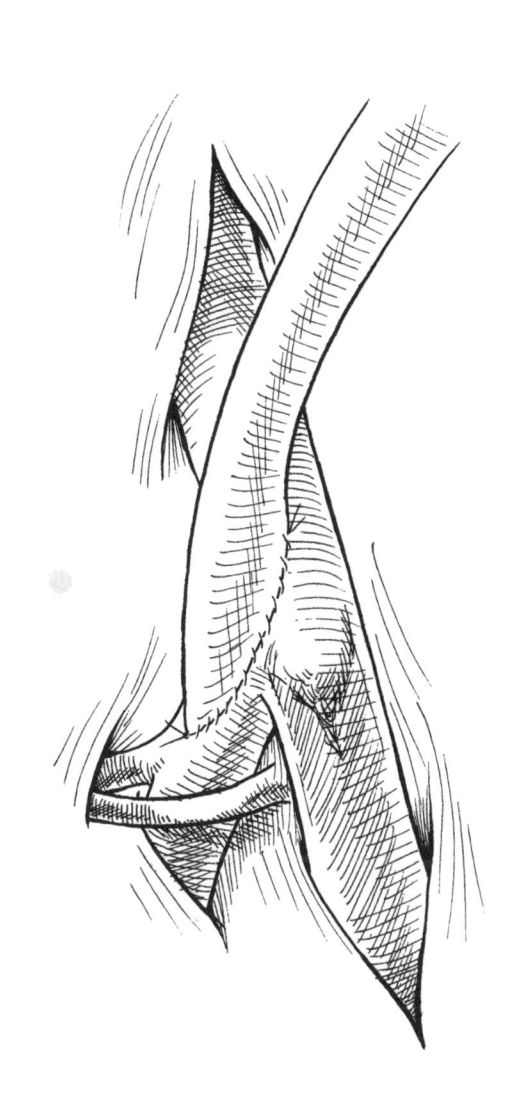

図 15-30 浅大腿動脈が閉塞している場合は，吻合口は深大腿動脈起始部に直接かかるように作成される．

閉鎖孔バイパスの解剖

閉鎖孔バイパスは，同側の腸骨動脈系から大腿動脈に直接に血流を持ってくる手技である．局所のグラフト感染や薬物常用者に見られる大腿動脈の細菌性動脈瘤などの大腿動脈の感染性合併症に対して，この非解剖学的手技は優れた選択肢である．この手技はさらに化膿性の鼠径部リンパ節腫脹 groin lymphadenopathy，放射線照射による壊死，また以前の手術による高度の瘢痕組織などがある場合にも推奨されている．もし，同側の大動脈-大腿動脈枝が感染のある鼠径部の中枢にあって，閉鎖孔バイパスのための血流の供給源 inflow source とされる場合は，感染がこの部位のグラフトにまで及んでいないことを確認することが重要である．

患者の体位は背臥位とし，切開しようとする側の側腹部の下に枕を入れる．もし感染の場合には，鼠径部は隔離用ドレープを用いて，清潔な術野から注意深く隔離されなければならない．その後に患者の上腹部から下腿に至るまで消毒し，ドレープを覆うべきである．

受け入れ側の動脈の露出がまず実施される．外科医はこの手技により，浅大腿動脈，深大腿動脈，膝窩動脈などを含む多くの血管にバイパスすることに成功してきた．これらの血管の露出については，他の項で詳述されている．

血流の供給動脈 inflow artery あるいはグラフトの露出には，後腹膜アプローチが推奨されている．鼠径靱帯の上方約4cmで，鼠径靱帯に平行に弧状の横切開がなされる（**図15-31**）．次いで腹壁前方の筋肉が分けられる．外腹斜筋はその線維の方向に分けられ，内腹斜筋，腹横筋，そして横筋筋膜は腹直筋鞘の辺縁に至るまで分

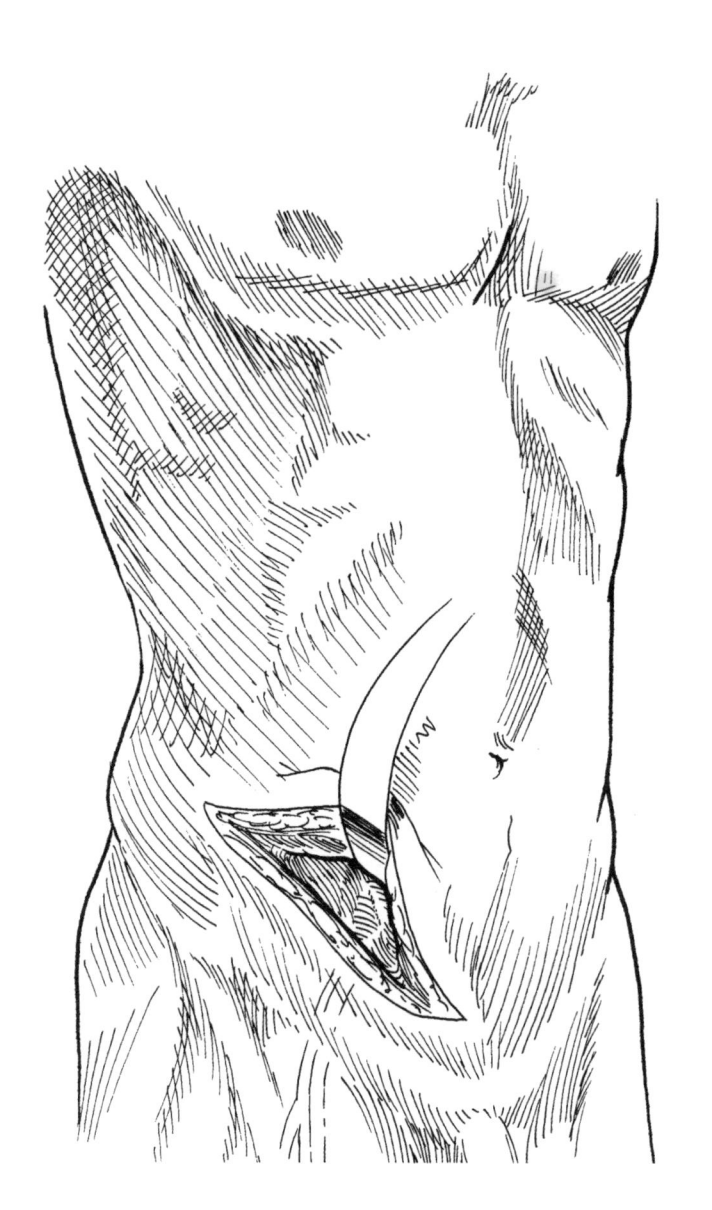

図15-31 腸骨動静脈は，右下腹部あるいは左下腹部の鼠径靱帯に沿う斜切開により後腹膜からアプローチが可能である．腹膜嚢は外側から内側へ挙上されるのが最もよい．

第 15 章　総大腿動脈　423

けられる．腹直筋鞘の外側を 2〜3 cm 切開することで，内側に創を広げることもできる．後腹膜への進入は創の外側において容易に行うことができ，そこでは腹膜周囲脂肪が多いために，横筋筋膜から腹膜を分離することが容易である．腹膜および腹腔内臓器は尿管を付けたまま，内側に牽引されるべきである．

腸骨動静脈は，このレベルでは大腰筋の内側への突出に沿って見つけられる（図 15-32）．グラフトは通常，外

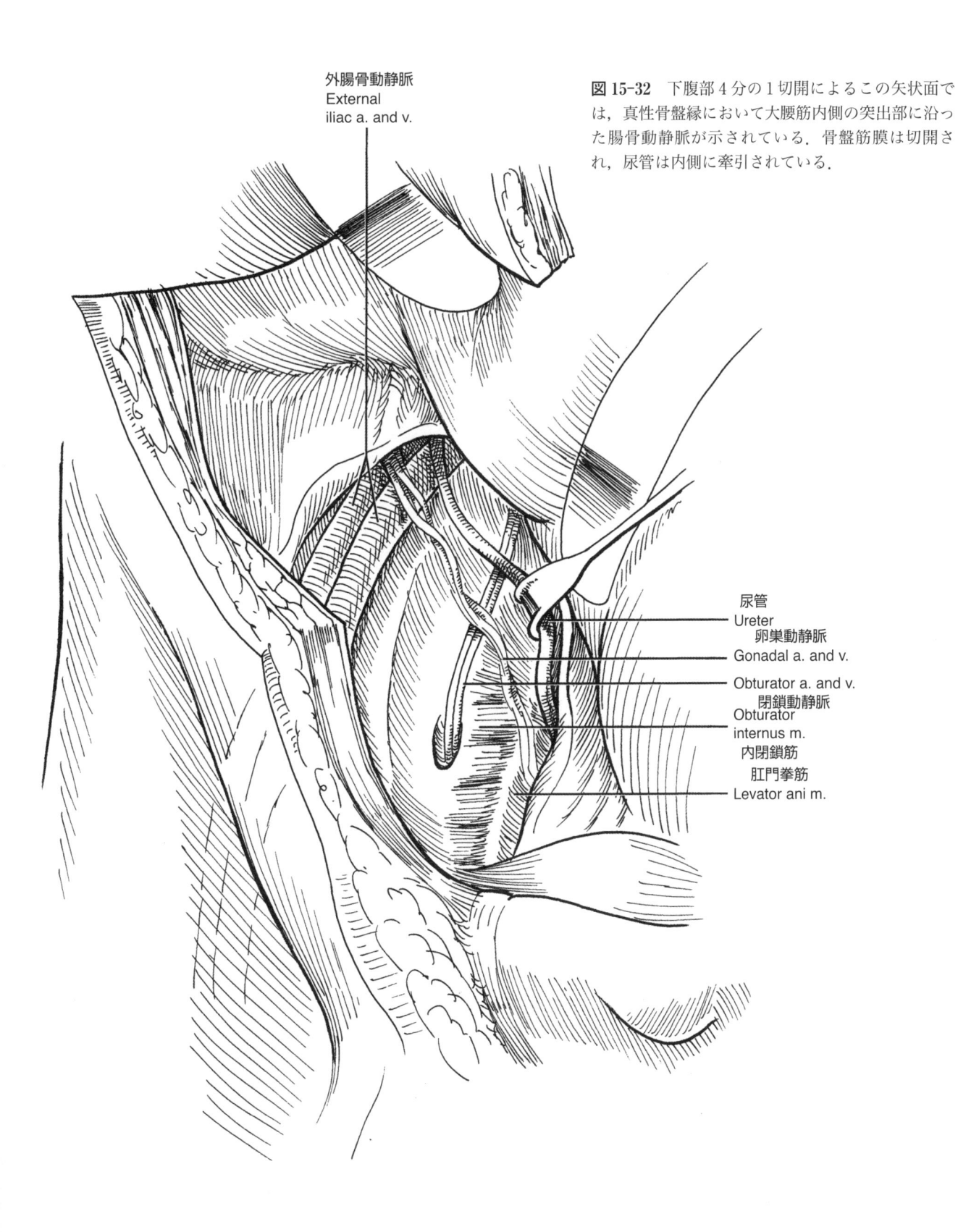

図 15-32　下腹部 4 分の 1 切開によるこの矢状面では，真性骨盤縁において大腰筋内側の突出部に沿った腸骨動静脈が示されている．骨盤筋膜は切開され，尿管は内側に牽引されている．

外腸骨動静脈
External iliac a. and v.

尿管
Ureter
卵巣動静脈
Gonadal a. and v.
閉鎖動静脈
Obturator a. and v.
内閉鎖筋
Obturator internus m.
肛門挙筋
Levator ani m.

腸骨動脈のすぐ前面に置かれるのが最も適当である．閉鎖孔は恥骨上枝の下方に触知する．閉鎖動静脈と神経は閉鎖管の上外側を通過する．バイパストンネルはこれらの構造物の損傷を避けるために，中心部に作成されるべきである．閉鎖膜の内側部分には，骨盤内筋膜を切開し，下方の内閉鎖筋と肛門挙筋の筋線維を鈍的に分けることにより到達する（図 15-33）．切開は丈夫な閉鎖膜の内側部分で実施される．弯曲したトンネル作成器具は切開部

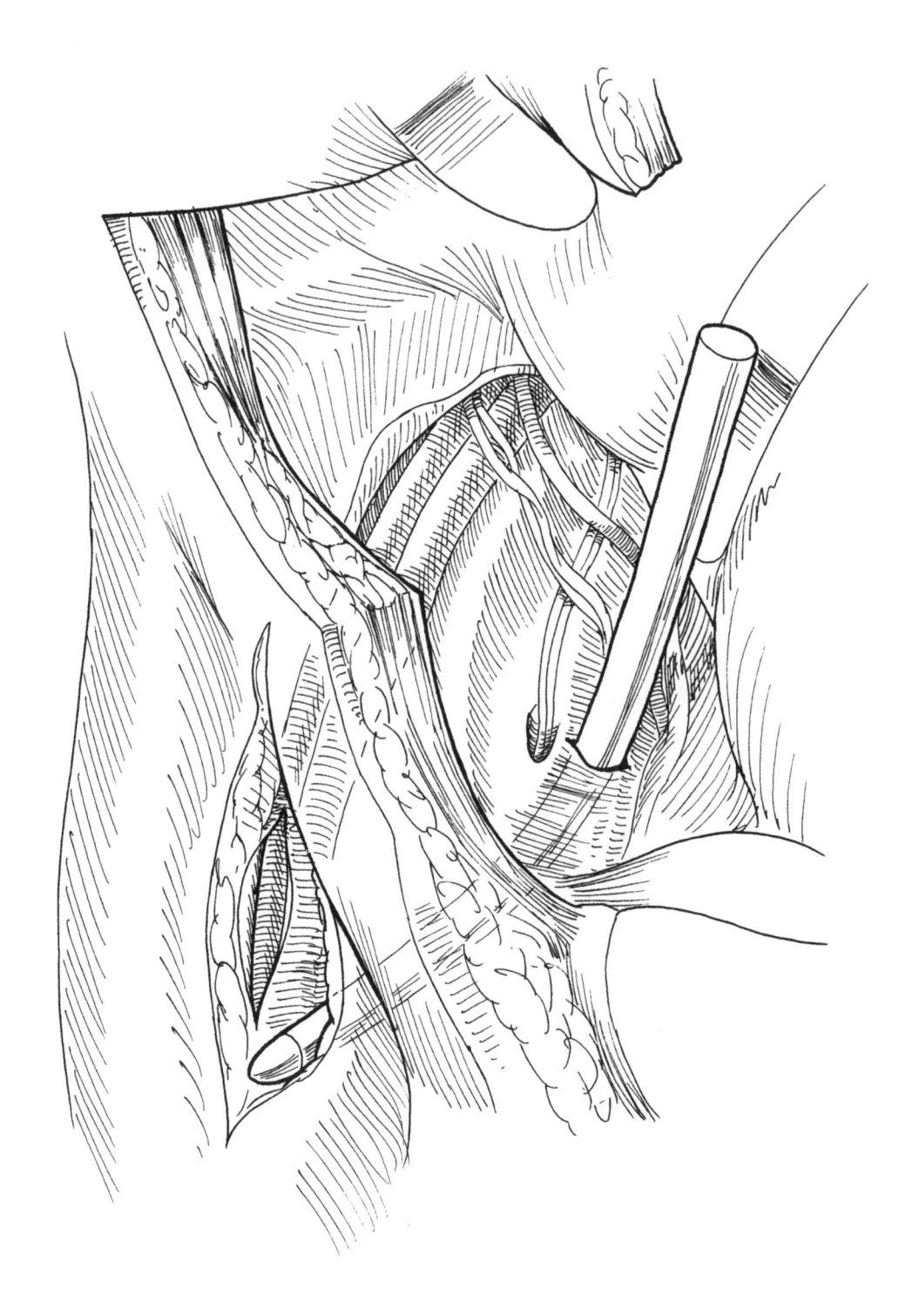

図 15-33　トンネルは閉鎖孔バイパスのために，内閉鎖筋を通過して閉鎖膜の中心部に至るよう作成される．

分を通して，恥骨筋と内転筋群の後方を通過し，大腿中部に至る．そこでその器具は長内転筋を経て Hunter 管（露出については第 16 章参照）内の浅大腿動脈に至るか，あるいは大内転筋を経て膝上部の膝窩動脈との吻合のために内転筋裂孔 adductor hiatus 近傍へ到達する方向をとる（**図 15-34**）．

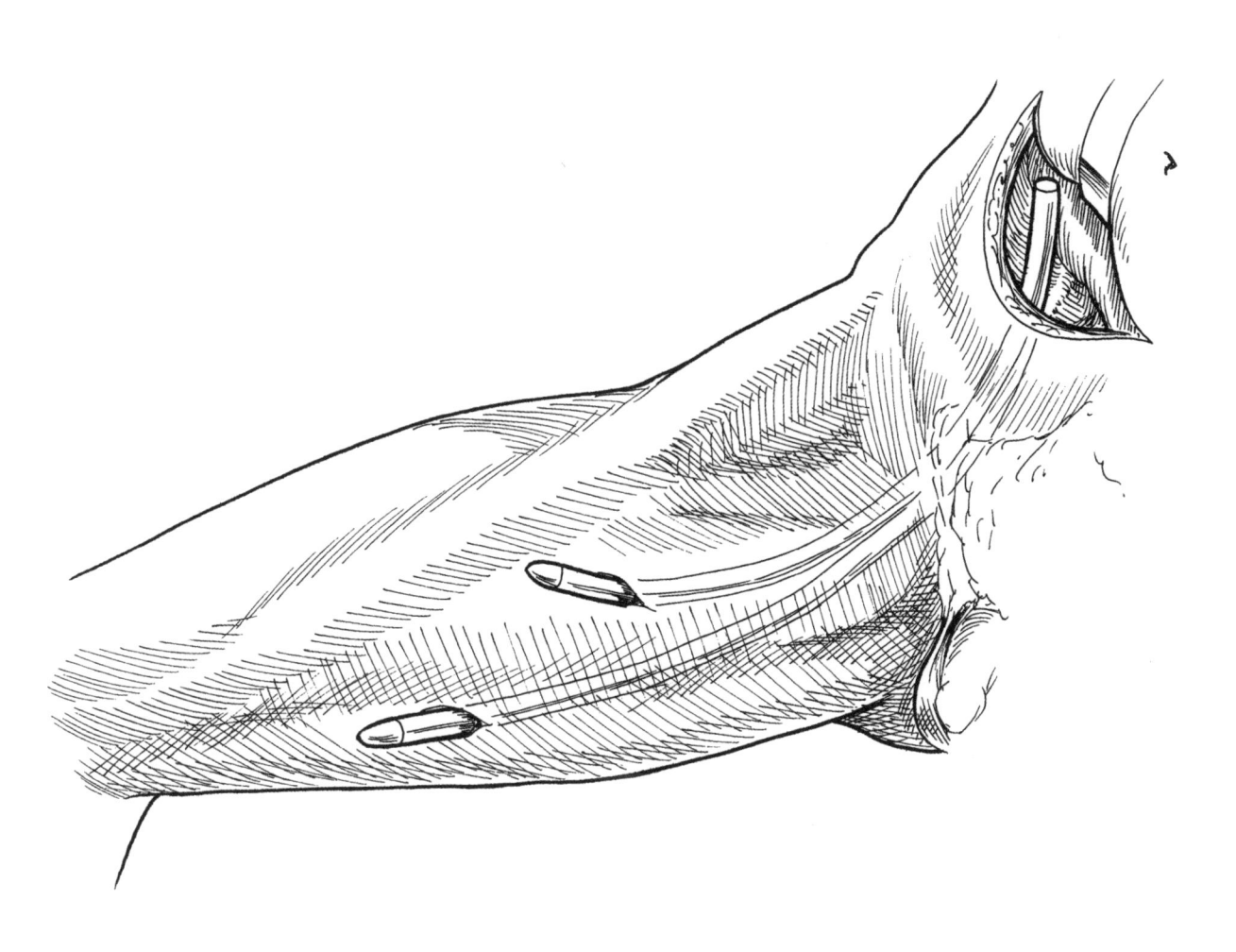

図 15-34 閉鎖孔バイパスは，長内転筋を経て大腿中央の浅大腿動脈に至る経路をとるか，あるいは大内転筋を経て膝窩動脈へ至る経路のどちらかをとる．

深大腿動脈への（閉鎖孔経路）バイパスは，鼠径部外側の清潔な切開部に到達するために，短内転筋表層を貫くトンネルを通して持ってくることができる（前記参照）（**図 15-35**）．

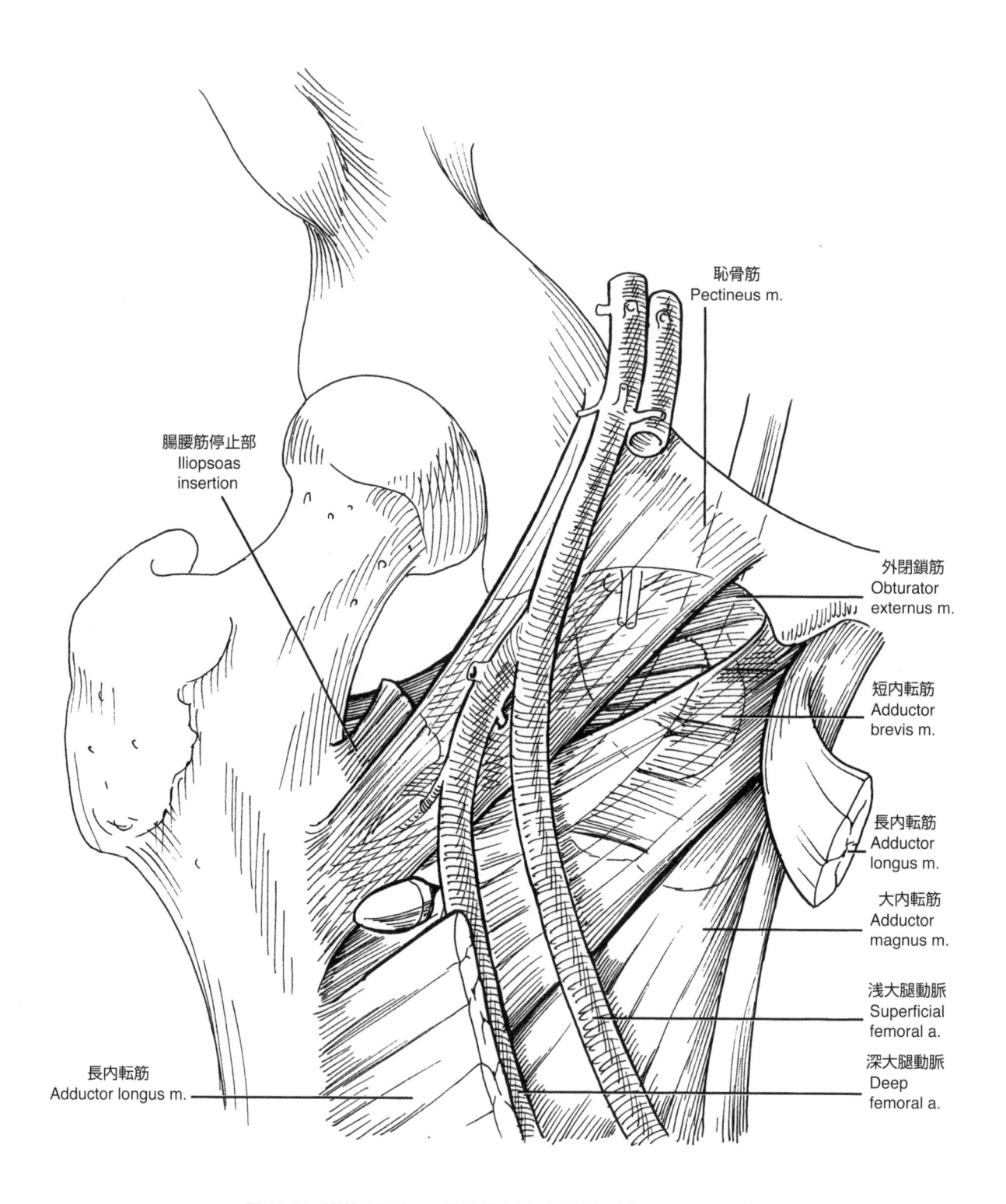

図 15-35 閉鎖孔経路は，鼠径部内側の汚染野を避けるために，グラフトを外側に持ってくるために使用される場合もある．深大腿動脈は露出され，トンネル作成器が短内転筋を通過する際に損傷しないよう直視下に置かれる．

参考文献

1. Haimovici H. Patterns of arteriosclerotic lesions of the lower extremity. *Arch Surg.* 1967;95:918–933.
2. Darling RC, Brewster DC, Hallett JW, et al. Aortoiliac reconstruction. *Surg Clin North Am.* 1979;59:565–579.
3. Sambol EB, McKinsey JF. Local complications: endovascular. In: Cronenwett JL, Johnston KW, eds. *Rutherford's Vascular Surgery,* 7th ed. Philadelphia, PA: Saunders Elsevier; 2010:697–715.
4. Beirne C, Martin F, Hynes N, et al. Five years' experience of transverse groin incision for femoral artery access in arterial reconstructive surgery: parallel observational longitudinal group comparison study. *Vascular.* 2008;16:207–212.
5. Swinnen J, Chao A, Tiwari A, et al. Vertical or transverse incisions for access to the femoral artery: a randomized control study. *Ann Vasc Surg.* 2010;24:336–341.
6. Bergan JJ. Occlusive arterial disease—femoral and popliteal. In: Nora PF, ed. *Operative Surgery: Principles and Techniques*. Philadelphia, PA: Lea & Febiger; 1980:788–800.
7. Gabella G. Arteries of the lower limb. In: Bannister LH, Berry MM, Collins P, et al., eds. *Gray's Anatomy: The Anatomic Basis of Medicine and Surgery*, 38th ed. New York, NY: Churchill Livingstone; 1995:1564–1574.
8. Schwartz MA, Schanzer H, Skladany M, et al. A comparison of conservative therapy and early selective ligation in the treatment of lymphatic complications following vascular procedures. *Am J Surg.* 1995;170:206–208.
9. Pearce WH, Kempczinski RF. Extended autogenous profundaplasty and aortofemoral grafting: an alternative to distal synchronous bypass. *J Vasc Surg.* 1984;1:455–458.
10. Landy GL, Moneta GL, Taylor LM Jr, et al. Axillofemoral bypass. *Ann Vasc Surg.* 2000;14:296–305.
11. Connoly JE, Kwaan JHM, Brownell D, et al. Newer developments of extra-anatomic bypass. *Surg Gynecol Obstet.* 1984;159:415–418.
12. Schneider JR, Besso SR, Walsh DB, et al. Femorofemoral versus aortofemoral bypass: outcome and hemodynamic results. *J Vasc Surg.* 1994;19:43–57.
13. Schneider JR. Aortoiliac disease: extra-anatomic bypass. In: Cronenwett JL, Johnston KW, eds. *Rutherford's Vascular Surgery,* 7th ed. Philadelphia, PA: Saunders Elsevier; 2010:1633–1652.
14. Perler BA, Williams GM. Does donor iliac artery percutaneous transluminal angioplasty or stent placement influence the results of femorofemoral bypass? Analysis of 70 consecutive cases with long-term follow-up. *J Vasc Surg.* 1996;24:363–370.
15. Rinckenbach S, Guelle N, Lillaz J, et al. Femorofemoral bypass as an alternative to a direct aortic approach in daily practice: appraisal of its current indications and midterm results. *Ann Vasc Surg.* 2012;26:359–364.
16. D'Addio V, Ali A, Timaran C, et al. Femorofemoral bypass with femoral popliteal vein. *J Vasc Surg.* 2005;42:35–39.
17. Lamerton AJ, Nicolaides AN, Eastcott HHG. The femorofemoral graft: hemodynamic improvement and patency rate. *Arch Surg.* 1985;120:1247–1278.
18. Plecha FR, Plecha FM. Femorofemoral bypass grafts: ten-year experience. *J Vasc Surg.* 1984;1:555–561.

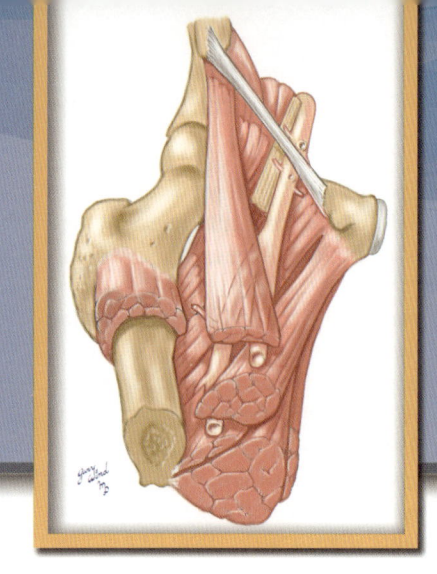

大腿の血管
Vessels of the Thigh

第16章

大腿の外科解剖

筋肉群 muscles

大腿三角部の総大腿動脈分岐部と，内転筋裂孔の膝窩動脈開始部との間で，深大腿動脈および浅大腿動脈は，内転筋群と直接に接しながら，大腿部を前内側から大腿骨に向かって走行する．内転筋群（**図 16-1**）は，恥骨と坐骨の下方突起より起始し，大腿骨の後方側に沿った粗線に，扇形に広がって付着する．この筋群の最深部にある大内転筋は，小転子の下から始まり内転筋結節に終わる粗線の全長に付着する．これは，深大腿動脈の穿通枝が後方区画へ通過する4か所の小開口部と，大腿骨の下3分の1のところで浅大腿動脈が通過する大きな内転筋裂孔によって途切れている．短内転筋の下方部分は，大内転筋と長内転筋の間に存在する．恥骨筋は，恥骨の上方突起より起始し，短内転筋の上方部分をカバーする．

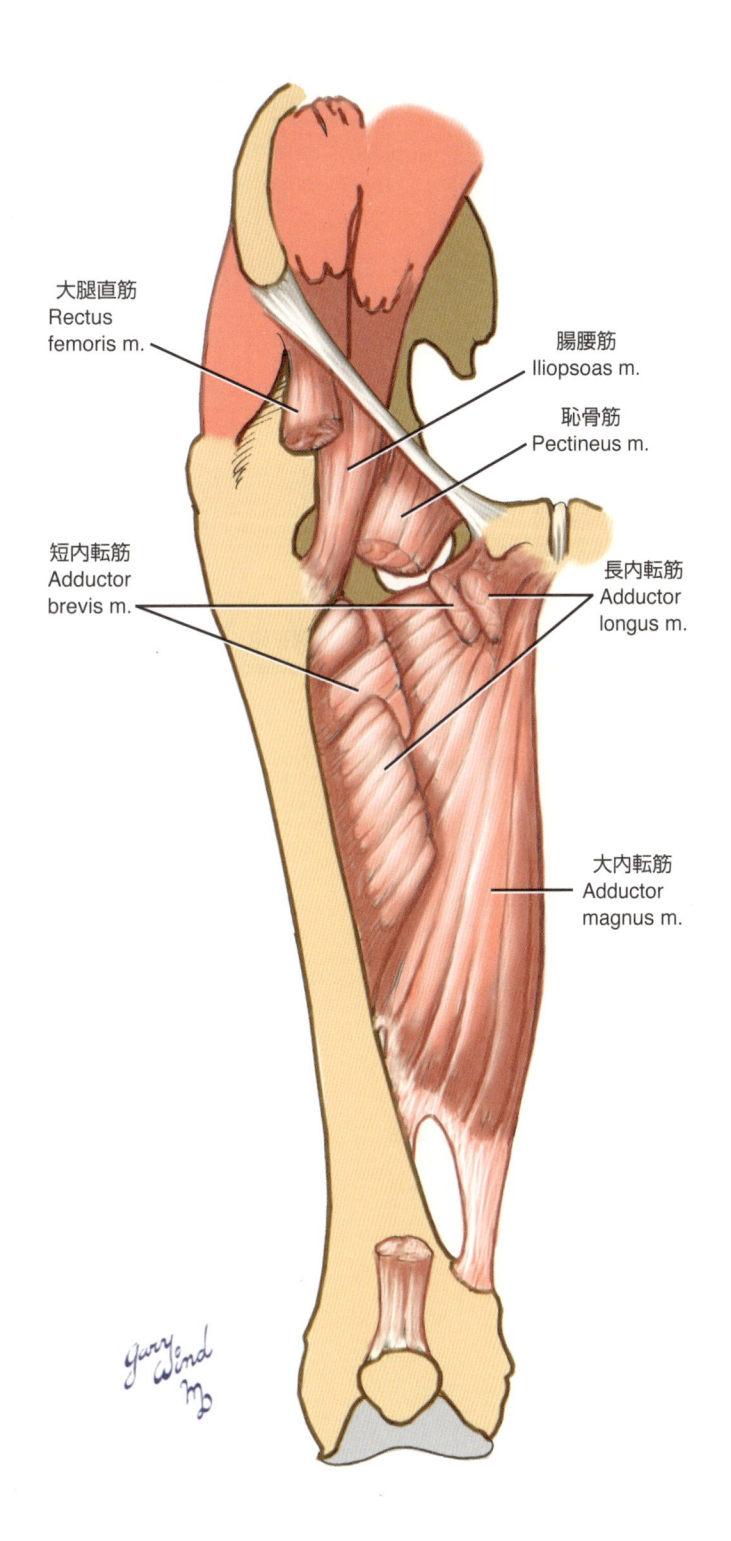

図 16-1　内転筋群は扇形に広がって，大腿骨の粗線に沿って付着する．

大内転筋群を後方から見ると（**図16-2**），恥骨部の筋線維はより水平方向であり，坐骨部の筋線維は長軸方向が主体である．粗線に沿って，腱性の開口部を見ることができる．

大腿の前方区画は，大腿方形筋からなり，これは大腿直筋，内側広筋，外側広筋，そして中間広筋で構成されている（**図16-3**）．これらの筋群は，近位の細くなった起始部から，遠位の大きな涙滴形へと太くなる．深大腿動

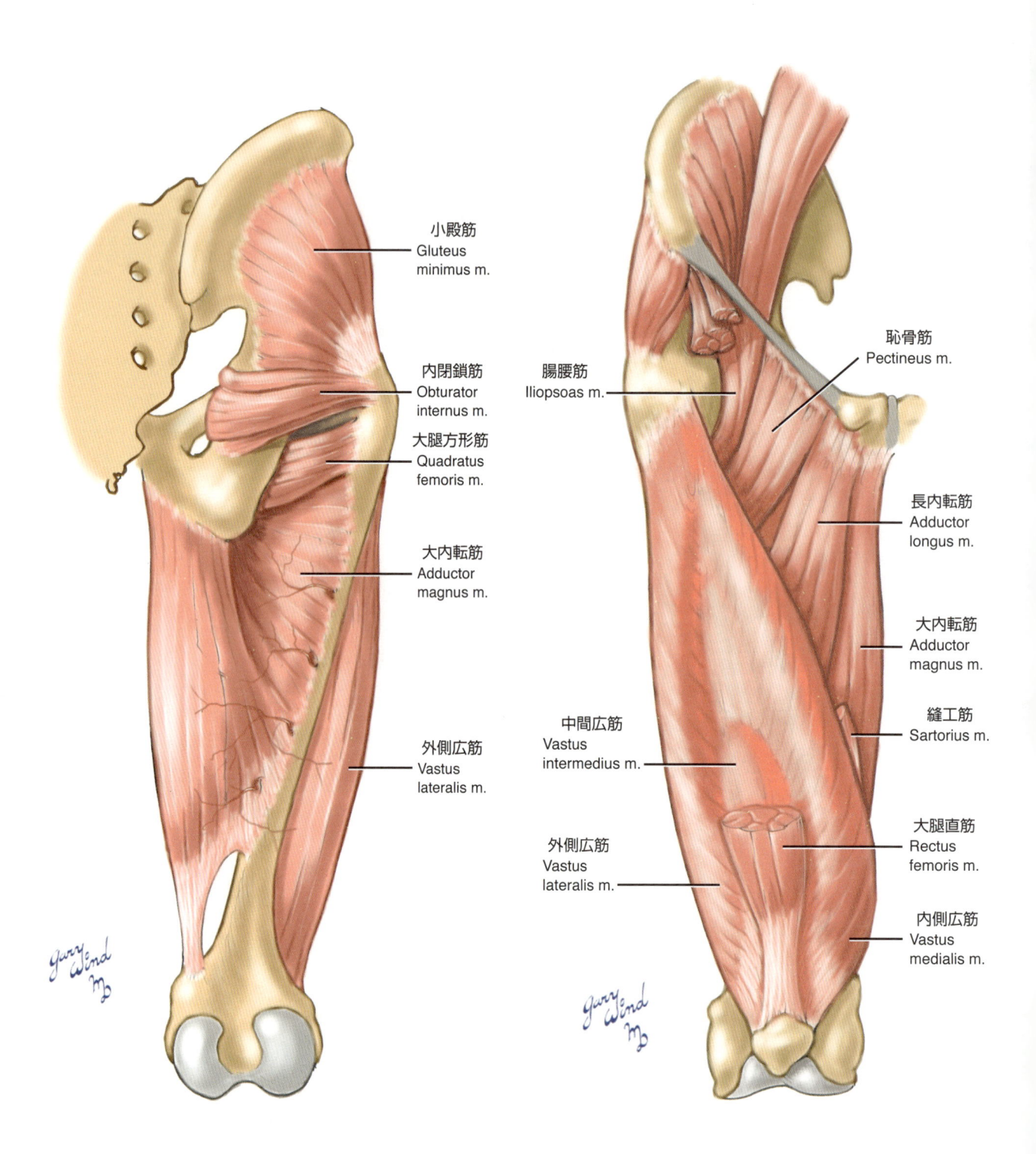

図16-2 後面から見ると，大内転筋の腱性の開口部を深大腿動脈の穿通枝が通過するのを見ることができる．

図16-3 大腿の前方区画は大きな大腿方形筋で構成される．

脈および浅大腿動脈は，内側広筋と内転筋との間の裂隙を走行する．

後方では，長ハムストリング筋，大腿二頭筋，半膜様筋，そして半腱様筋が，坐骨結節より脛骨および腓骨までの長さにわたって走行する．これらの筋群は，大内転筋群の後面下方部分と交差する．大内転筋上方部分は，粗線の上方部分に入っていく大殿筋によってカバーされる（**図 16-4**）．

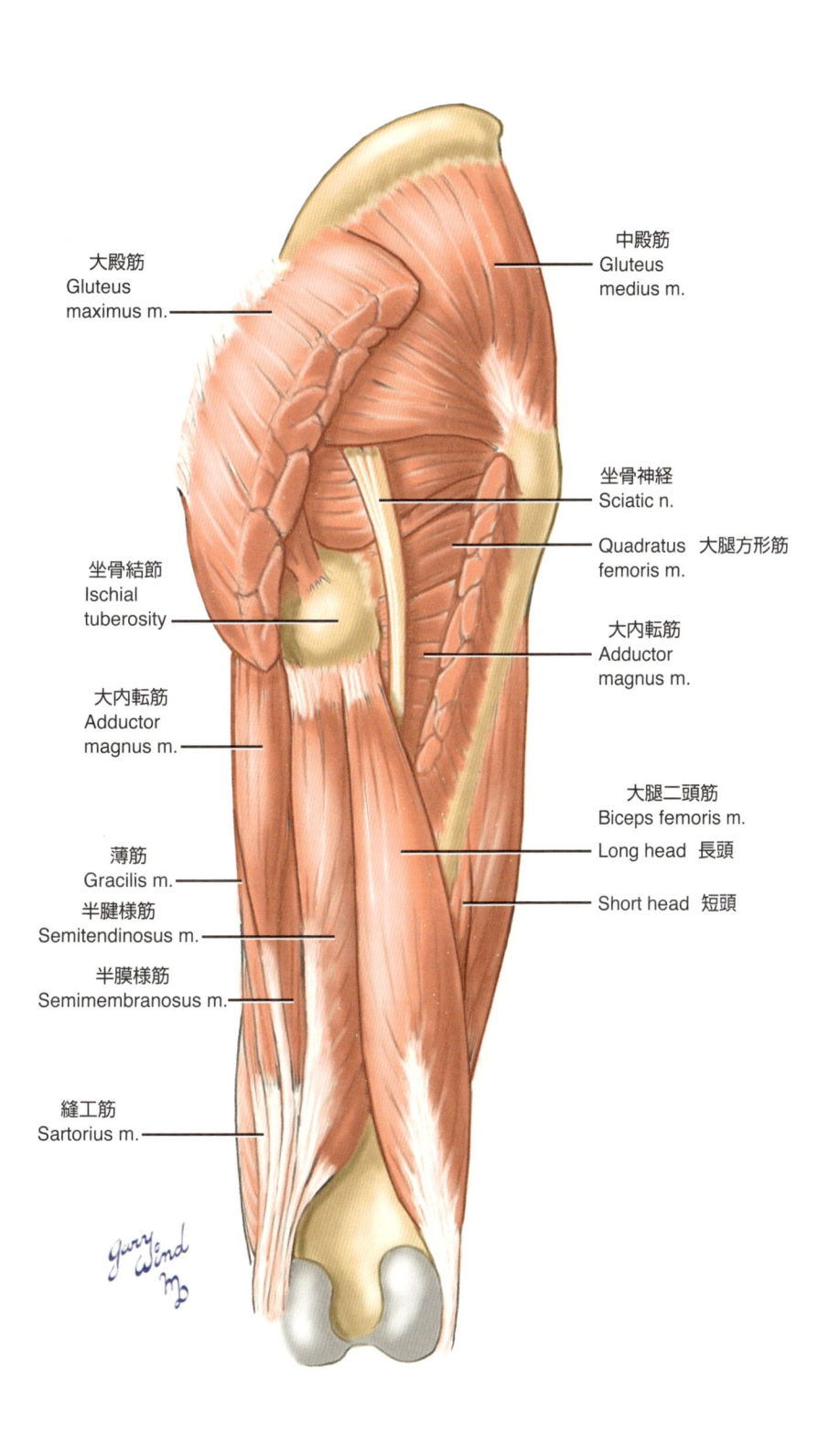

図 16-4 大腿後方の筋群を示す．

432　第Ⅴ部　下肢の血管

　内側内転筋区画は，大腿四頭筋とハムストリング筋の間で，上方を底辺としたピラミッド形をなしている（図16-5）．断面では（図16-6），大内転筋の本体はおおよそ三角の形状で，粗線の内側縁に沿って，狭い直線状の内側付着部をもつ．

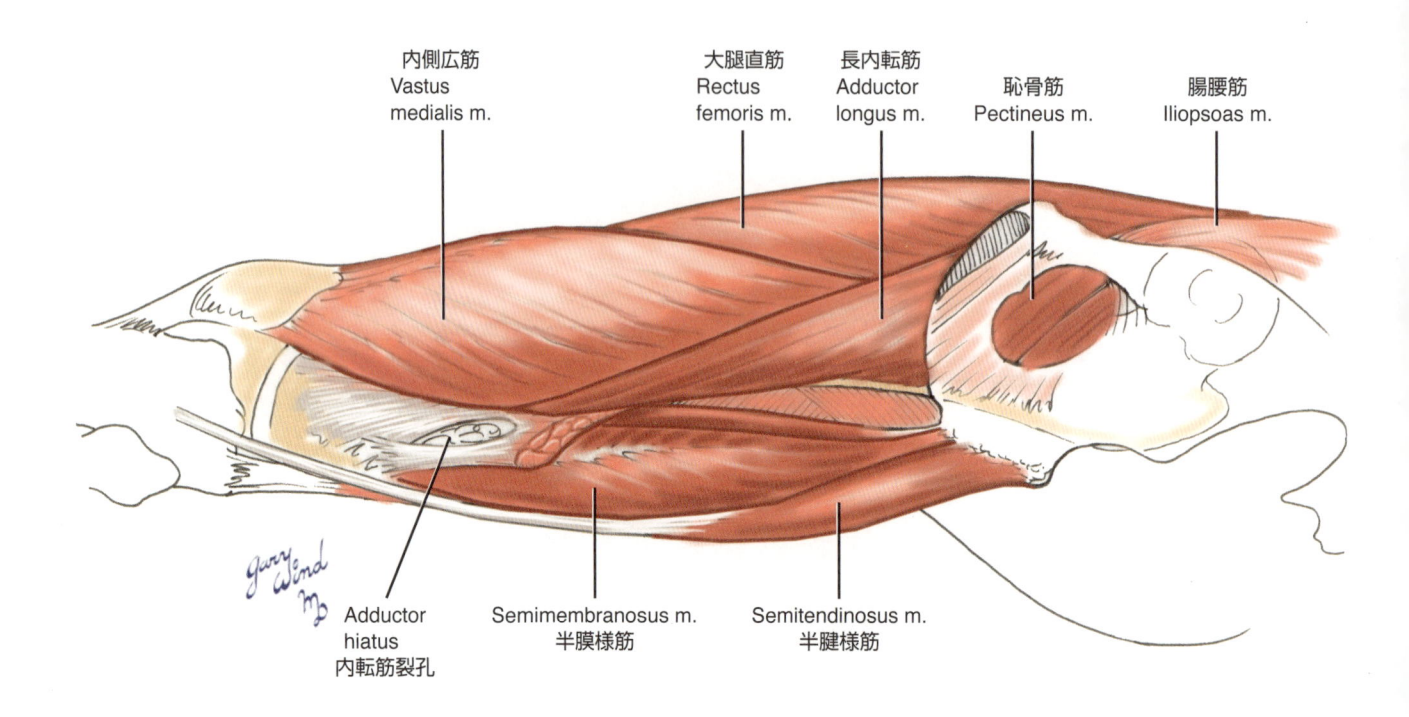

図 16-5　内側内転筋区画は，大腿方形筋とハムストリング筋の間に存在する．この図では，大内転筋の本体は除いてある．

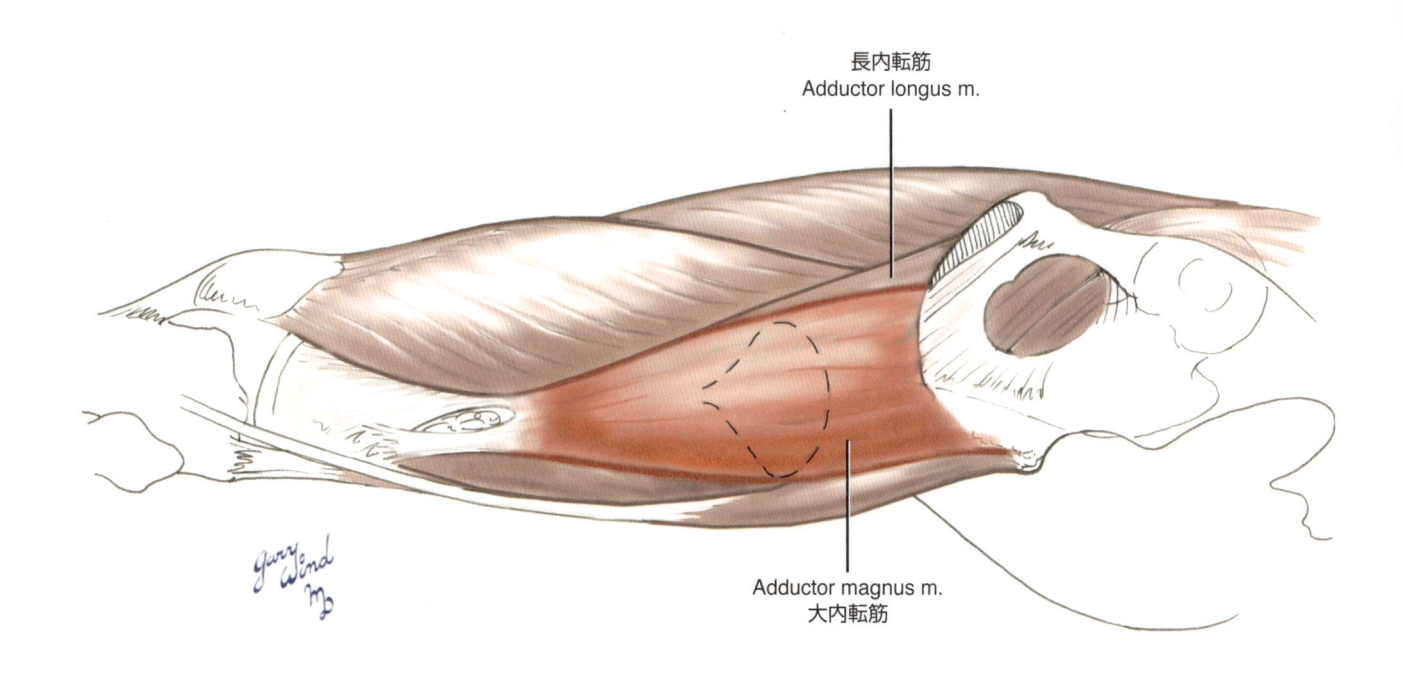

図 16-6　大内転筋は内側方向に先細りして，大腿骨粗線に沿って，狭い直線状の付着部を形成する．

血　管　vessels

総大腿動脈は，鼠径靱帯の中点よりやや内側で，大腿三角の下に入る（図16-7）．総大腿動脈は，大腿三角内で深部の枝と表層の枝とに分岐する．表層の枝は長内転筋を横断して，縫工筋の下を走行する．深部の枝は，恥骨筋と長内転筋の間を走行し，後者の筋肉下に入る．

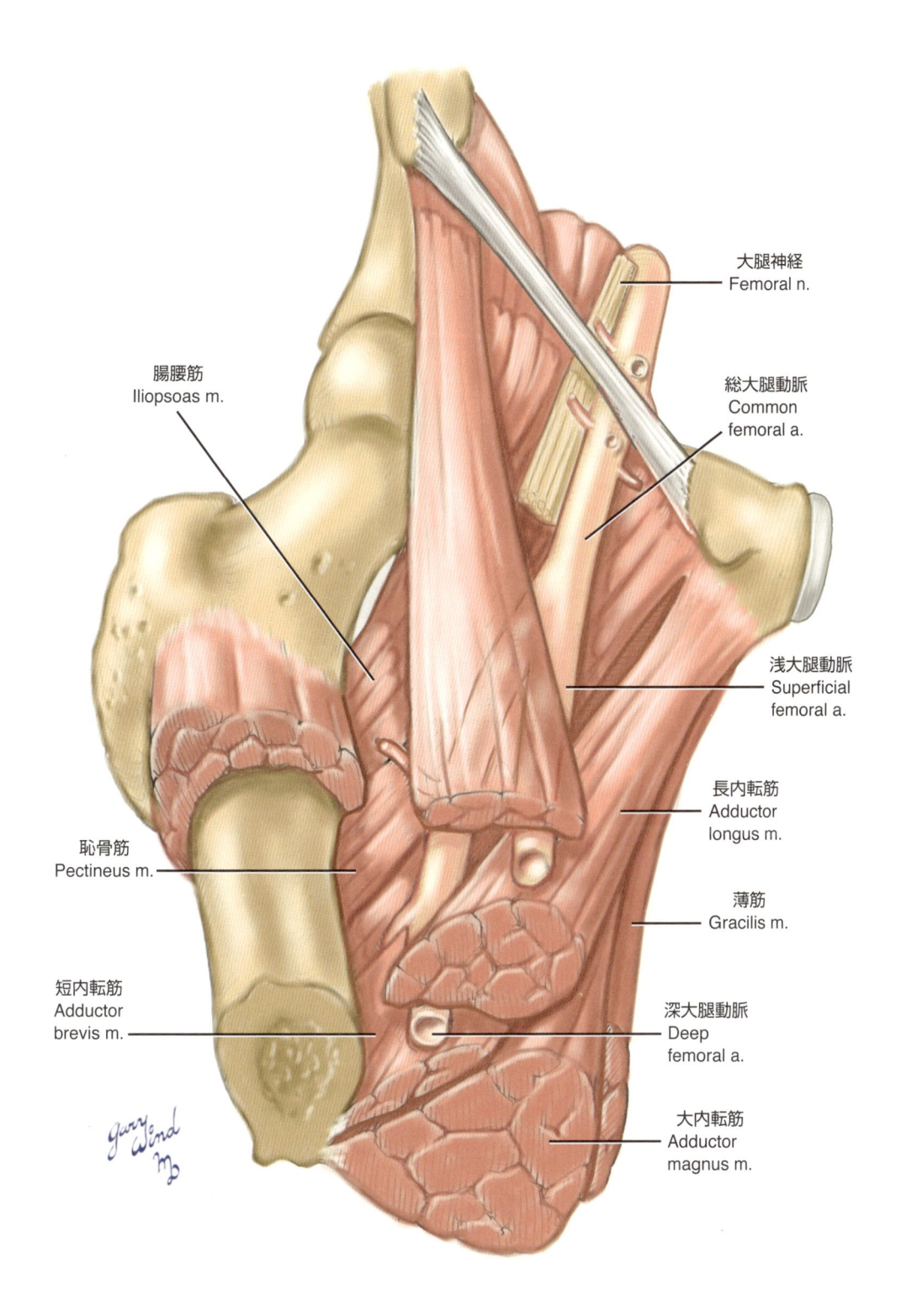

図16-7　大腿動脈の枝と大腿部の筋肉群との関係を示す．

浅大腿動脈は，付近の内転筋群と大腿四頭筋に血流を送る（図16-8）．深大腿動脈は付近の内転筋群に血流を供給し，大内転筋の腱膜部分を通過する3本の穿通枝を出して，後方区画のハムストリング筋に終止して血流を送る．

大腿三角の頂点部分で，浅大腿動脈は，筋膜で裏打ちされた三角形の間隙，すなわち内転筋管（ハンター管 Hunter's canal）に入る．これは内側広筋，縫工筋と，長内転筋（上方部分），大内転筋（下方部分）との間に存在する．この管は，膝部へ向かって下行する際に90°捻れ

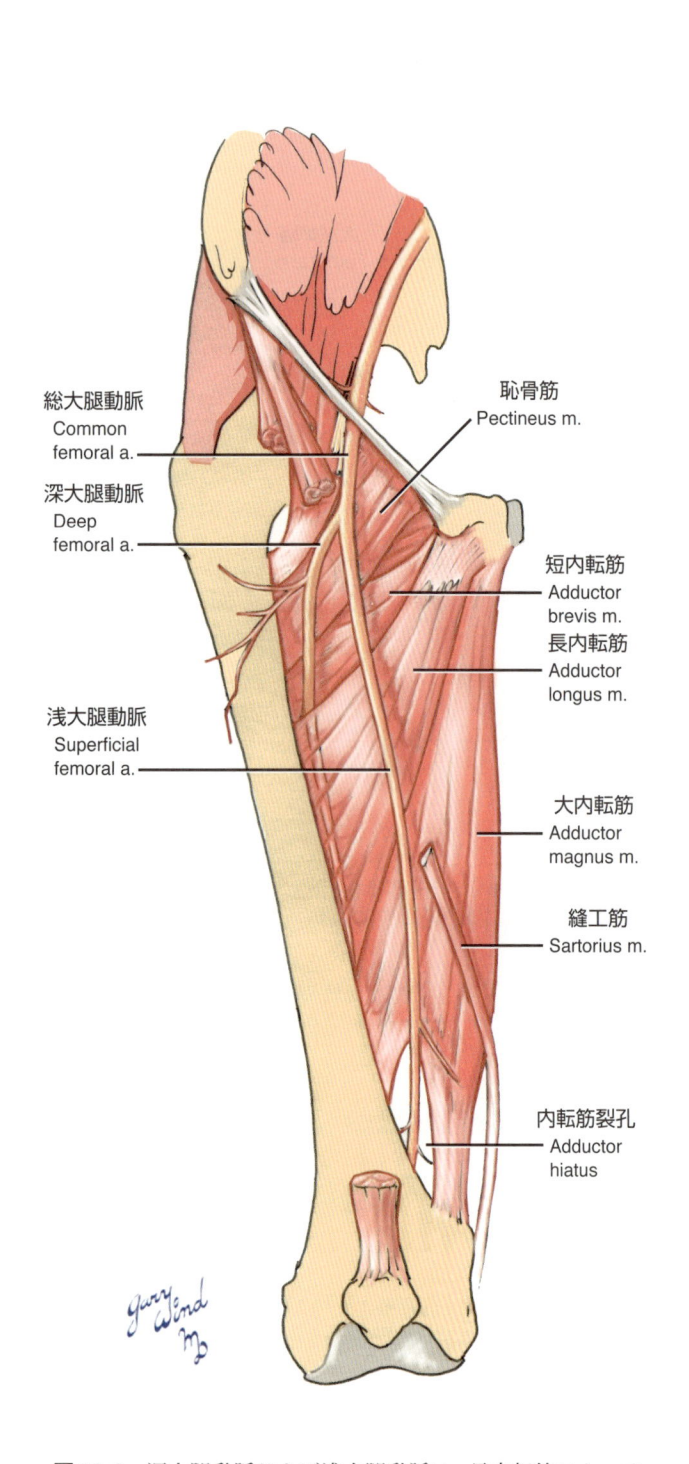

図16-8 深大腿動脈および浅大腿動脈は，長内転筋によって分離される．

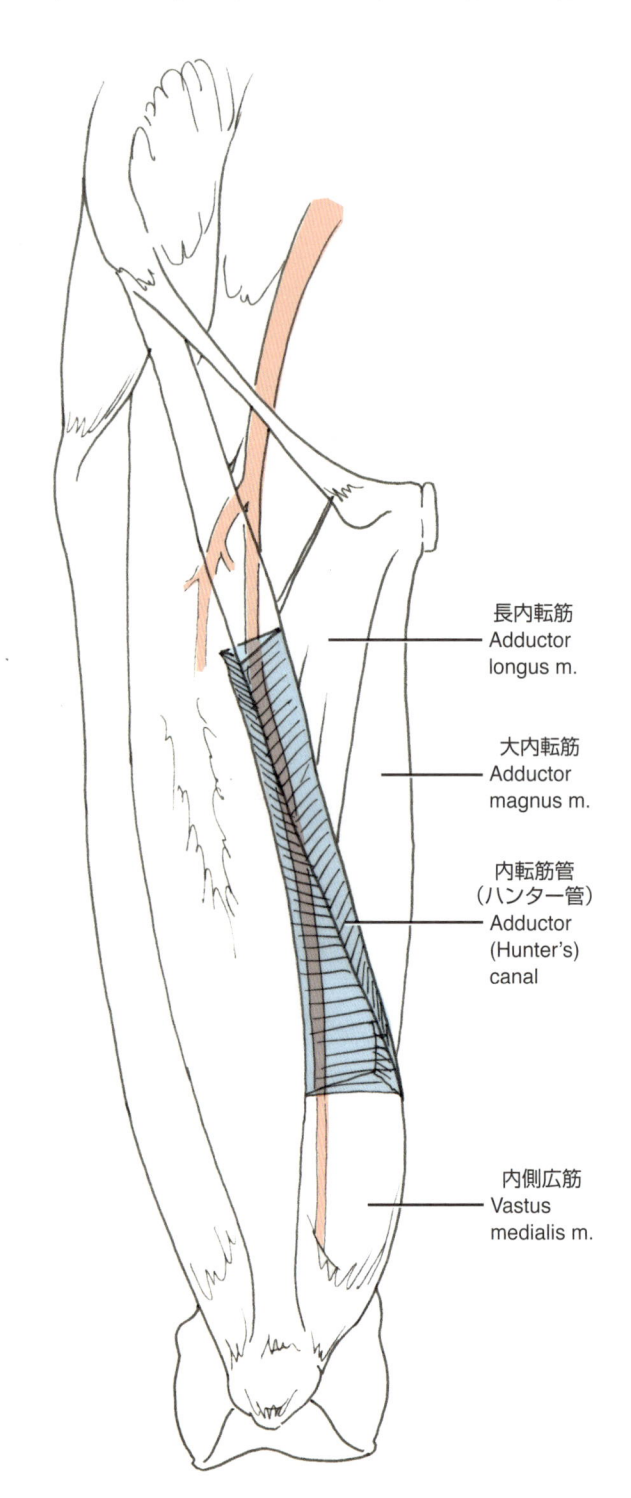

図16-9 ハンター管は，膝部に向かって下行する際に90°捻れる．

る（図16-9）．内転筋管の天井は，内側広筋から内転筋群と交差し，縫工筋のすぐ深部に存在する強い筋膜によって形成されている．浅大腿動脈は，伴走する浅大腿静脈のしっかりした表層に存在する．大腿神経の2本の枝，すなわち大伏在感覚神経と内側広筋への運動神経が，管内で浅大腿動静脈に伴走する．

深大腿動静脈（図16-10）は，長内転筋の下で，大腿骨に近接して走行する．それらは最初，短内転筋の上を走行し，次いで直接大内転筋の上を走行する．それらの上方の1本あるいは2本の穿通枝は，いずれも深部の内転筋群を横断するのに対して，下方の枝は大内転筋の腱の部分のみを穿通して後方区画に至る．

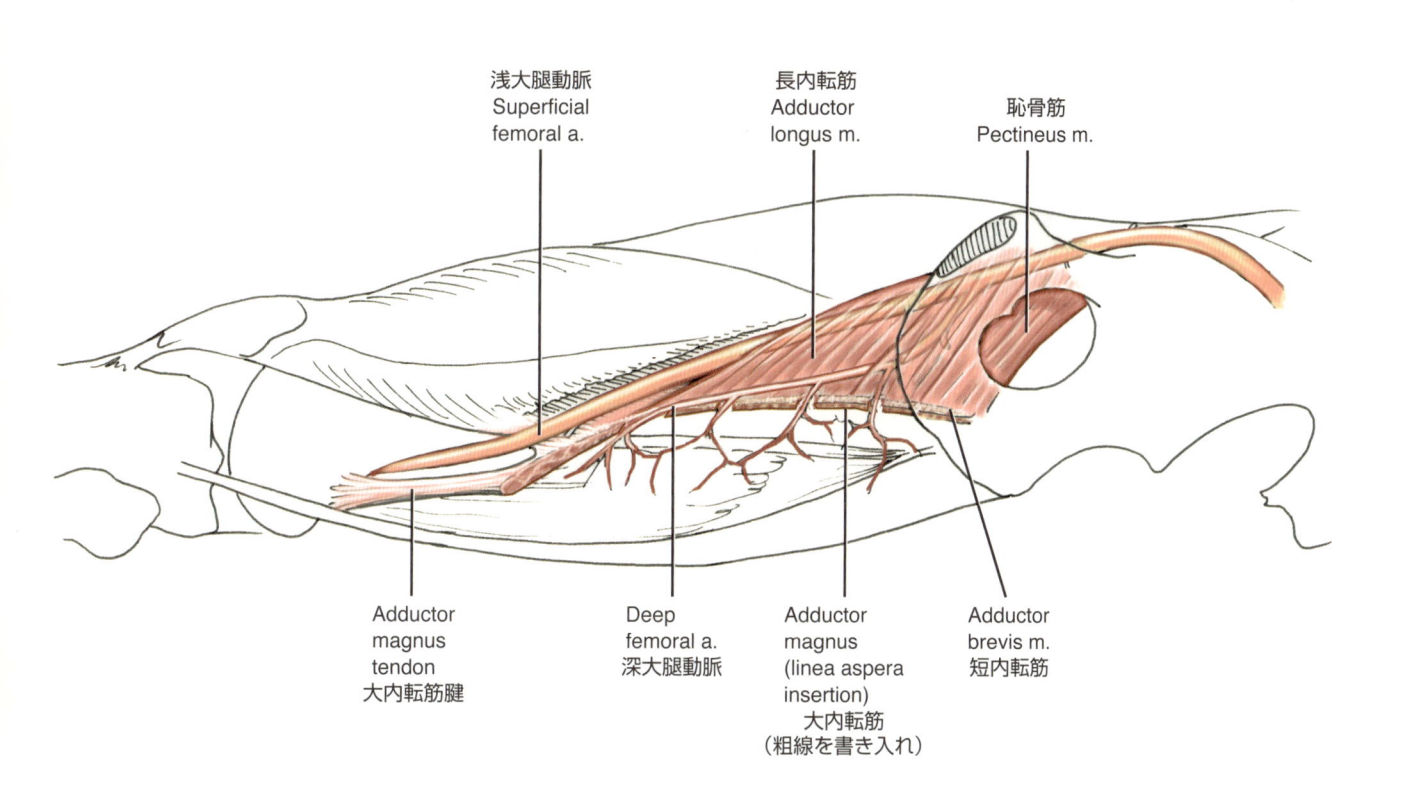

図16-10 深部の大腿動静脈と内転筋群との関係を示している．

436　第Ⅴ部　下肢の血管

　大腿の横断面で，筋肉の各区画と動静脈との位置関係が示されている（**図16-11**）．外側広筋と大腿二頭筋との間の大腿部外側筋間中隔は，密でよく発達している．長内転筋の表面と隣接する内側広筋との間には強固な癒着があるので，分離するためには鋭的な剝離が必要である．それ以外の筋肉間の接合面は，それほどくっきりと際だってはいない．

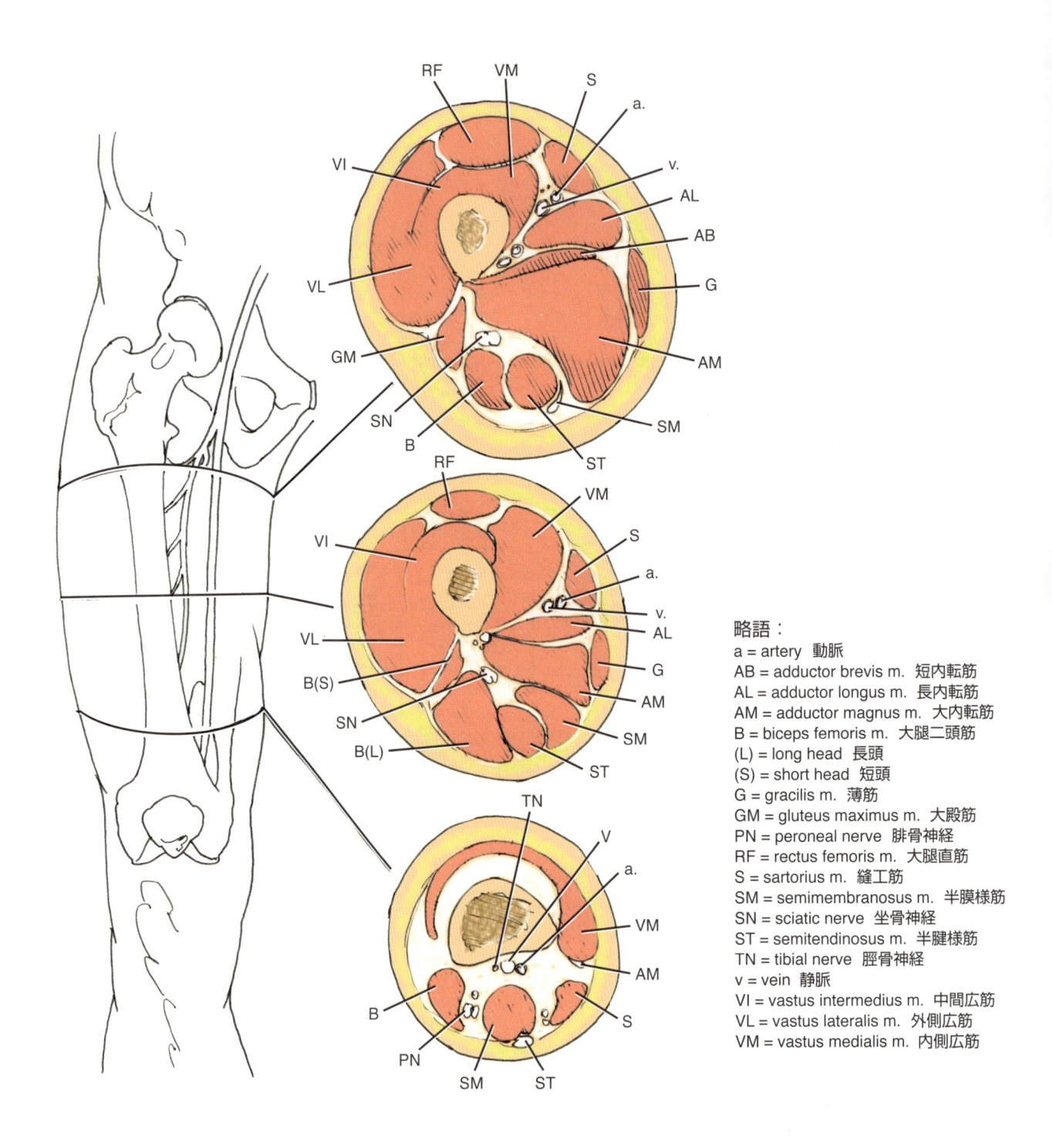

略語：
a = artery　動脈
AB = adductor brevis m.　短内転筋
AL = adductor longus m.　長内転筋
AM = adductor magnus m.　大内転筋
B = biceps femoris m.　大腿二頭筋
(L) = long head　長頭
(S) = short head　短頭
G = gracilis m.　薄筋
GM = gluteus maximus m.　大殿筋
PN = peroneal nerve　腓骨神経
RF = rectus femoris m.　大腿直筋
S = sartorius m.　縫工筋
SM = semimembranosus m.　半膜様筋
SN = sciatic nerve　坐骨神経
ST = semitendinosus m.　半腱様筋
TN = tibial nerve　脛骨神経
v = vein　静脈
VI = vastus intermedius m.　中間広筋
VL = vastus lateralis m.　外側広筋
VM = vastus medialis m.　内側広筋

図16-11　大腿の横断図（尾側より見た図）により，大腿動静脈とそれらを取り囲む筋肉群との関係を示す．

浅大腿-膝窩静脈 superficial femoral-popliteal vein (SFPV) は，膝下で膝窩動脈の内側から始まり，膝関節部分で膝窩動脈の後方を通過し，内転筋裂孔では浅大腿動脈の外側に走行してくる（**図 16-12**）．鼠径部で再び内側に位置する前に，内転筋管内では動脈の深部を走行する．その経路の途中で，大内転筋と大腿四頭筋から多数

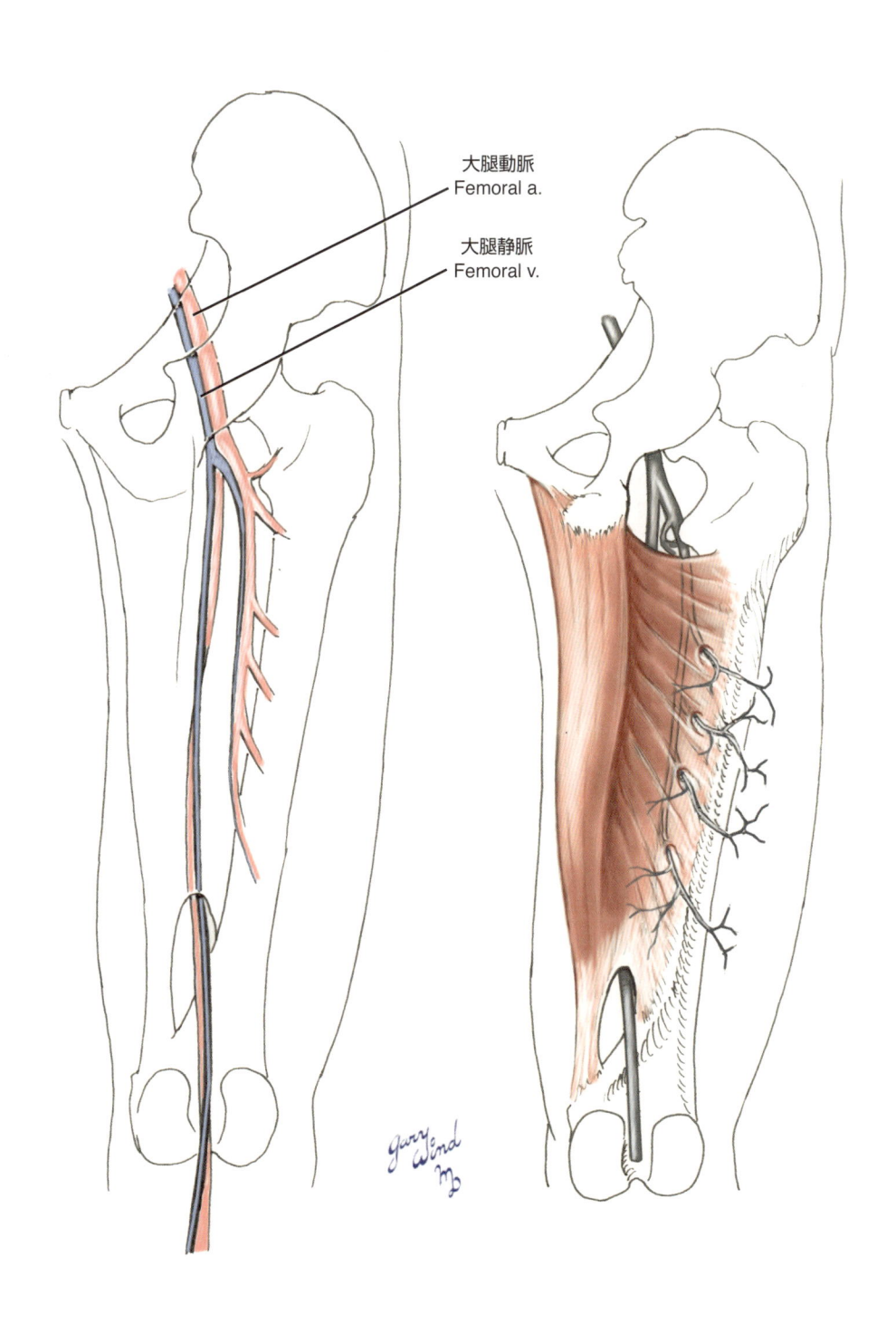

図 16-12 後面からの図．大腿静脈と伴走する動脈との関係を示す．

の枝が流入する.

　理解を明瞭にするために,Veith[1]は,深大腿動脈の3つの解剖学的区画について記載した(**図 16-13**).近位部は,動脈起始部から外側大腿回旋動脈のすぐ末梢にまで至る.中間部は,第2穿通枝までの部分を含み,遠位部は,第2穿通枝から動脈の終末まで至る.縫工筋は,動脈の中間部と遠位部の上を覆う.

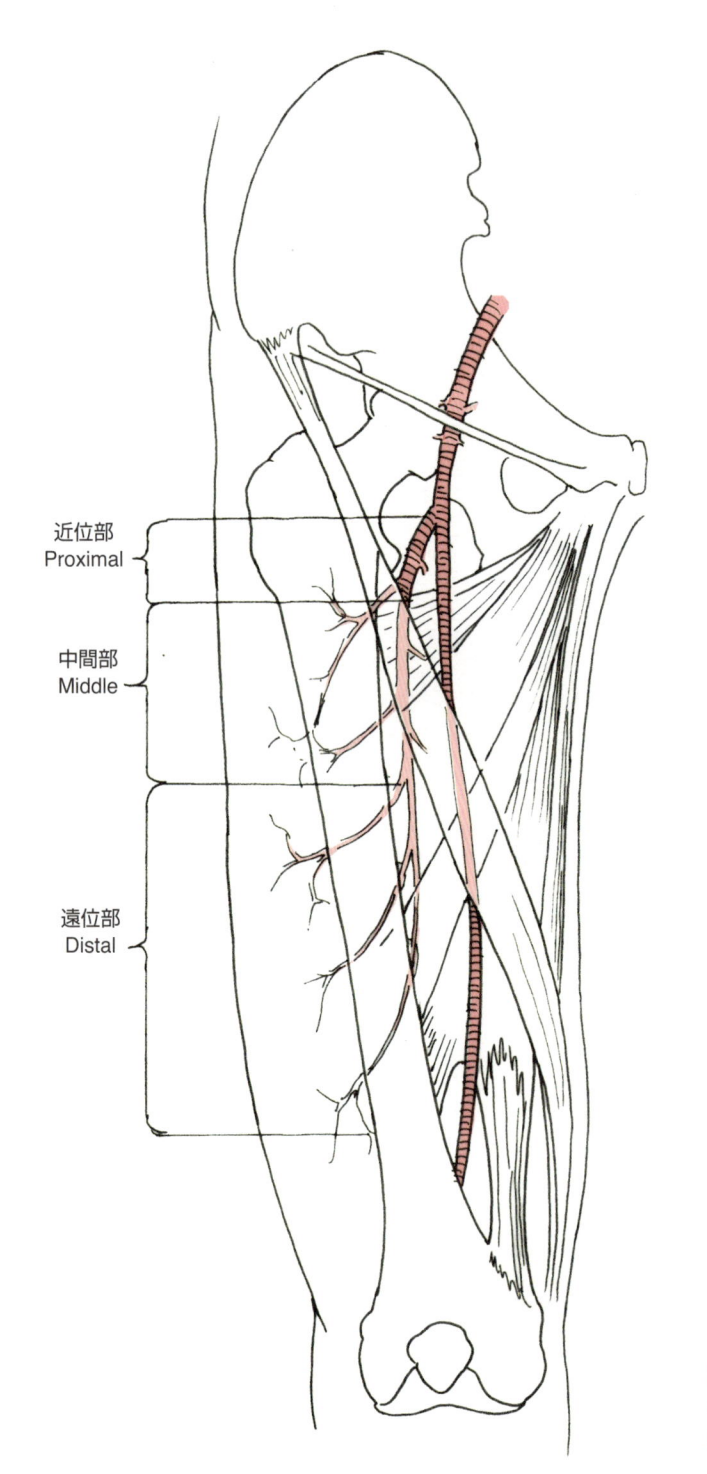

図 16-13 深大腿動脈は3つの解剖学的区画に分けられる.中間部および遠位部は縫工筋の下を走行し,露出するためには縫工筋を反転する必要がある.

大腿での浅大腿動静脈の露出

浅大腿-膝窩静脈は，太い動脈のバイパスのための優れた導管である．このグラフトは，感染した大動脈グラフトの同所性 (in situ) 置換[2]，大腿動脈バイパス[3]，中心静脈の再建，大腿部の動静脈瘻，頸動脈の再建，そして腸間膜動脈の血行再建[4]において，耐久性があることが証明されている．浅大腿-膝窩静脈は，腎動脈下腹部大動脈とサイズが適合しているので，われわれは，若い人の小口径大動脈に対する大動脈-大腿動脈血行再建術に使用している[5]．浅大腿-膝窩静脈の採取による後遺症の発生は，驚くほど少ない[6]．しかし，浅大腿-膝窩静脈の口径が大きいので，鼠径靱帯以下の動脈バイパスには適さない．浅大腿-膝窩静脈を採取する目的で，その全長の露出について以下に検討する．浅大腿動静脈のより限局的な露出は，もっと限局した大腿の皮膚切開で得られる．

患者は背臥位とし，下肢を外側に回転して，膝を30°屈曲する．両側の静脈採取が予想される場合は，下肢は"frog-leg (かえる足)"ポジションとし，膝はできるだけ90°に近く屈曲する．浅大腿動静脈の全長の露出は，縫工筋の外側縁に平行な，大腿長軸方向の皮膚切開によって最も容易に得られる．皮膚切開は，鼠径部の外側から膝まで延長される (図 16-14)．縫工筋への部分的血行障

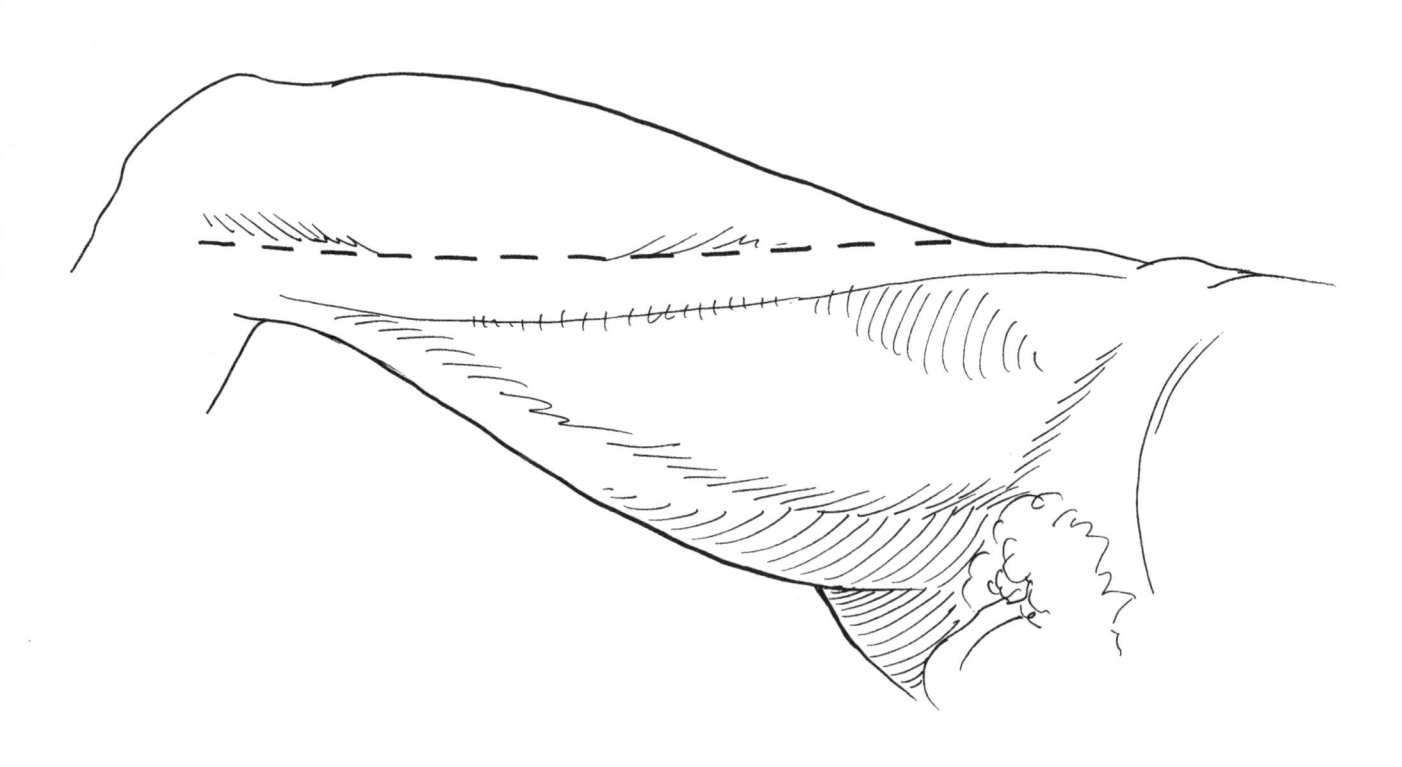

図 16-14 切開は縫工筋の外側縁に並行に置く．

害を避けるためには，皮膚切開は外側に置かれる必要があり，その切開は内側下縁で筋肉内に入る[7]．切開は大腿筋膜を経由して深部に入り，縫工筋は内側に翻転され，下方にある内転筋管の天井が露出される（図16-15）．この筋膜に入ることによって，浅大腿動静脈が露出される．静脈と動脈は血管周囲の粗な組織に注意深く切り込み，鋭的に剥離することによって分離できる．浅大腿静脈は多数の太い枝をもち，これらは動脈循環に使用されたときに大出血の合併症を来さないよう，二重結紮するか，針糸による刺入結紮 transfixing suture を行って確実に結紮する必要がある[8]．伏在神経は，内転筋管内で容易に認識されるが，伏在神経痛を防ぐために，剥離の際には注意深く保護する必要がある（図16-16）．

浅大腿静脈は，中枢側は常に総大腿静脈合流部のレベルまで剥離される必要がある．もし静脈をバイパスグラフトに使用するために採取する場合は，静脈は深大腿静脈と同じ平面で離断して縫合閉鎖することがきわめて重要であり，そのことによって肺塞栓を来たす血流停滞部分となる浅大腿静脈の残存断端がなくなる（図16-17）．静脈は遠位側は膝関節のレベルまで剥離され，膝窩静脈合流部のすぐ中枢で離断される．

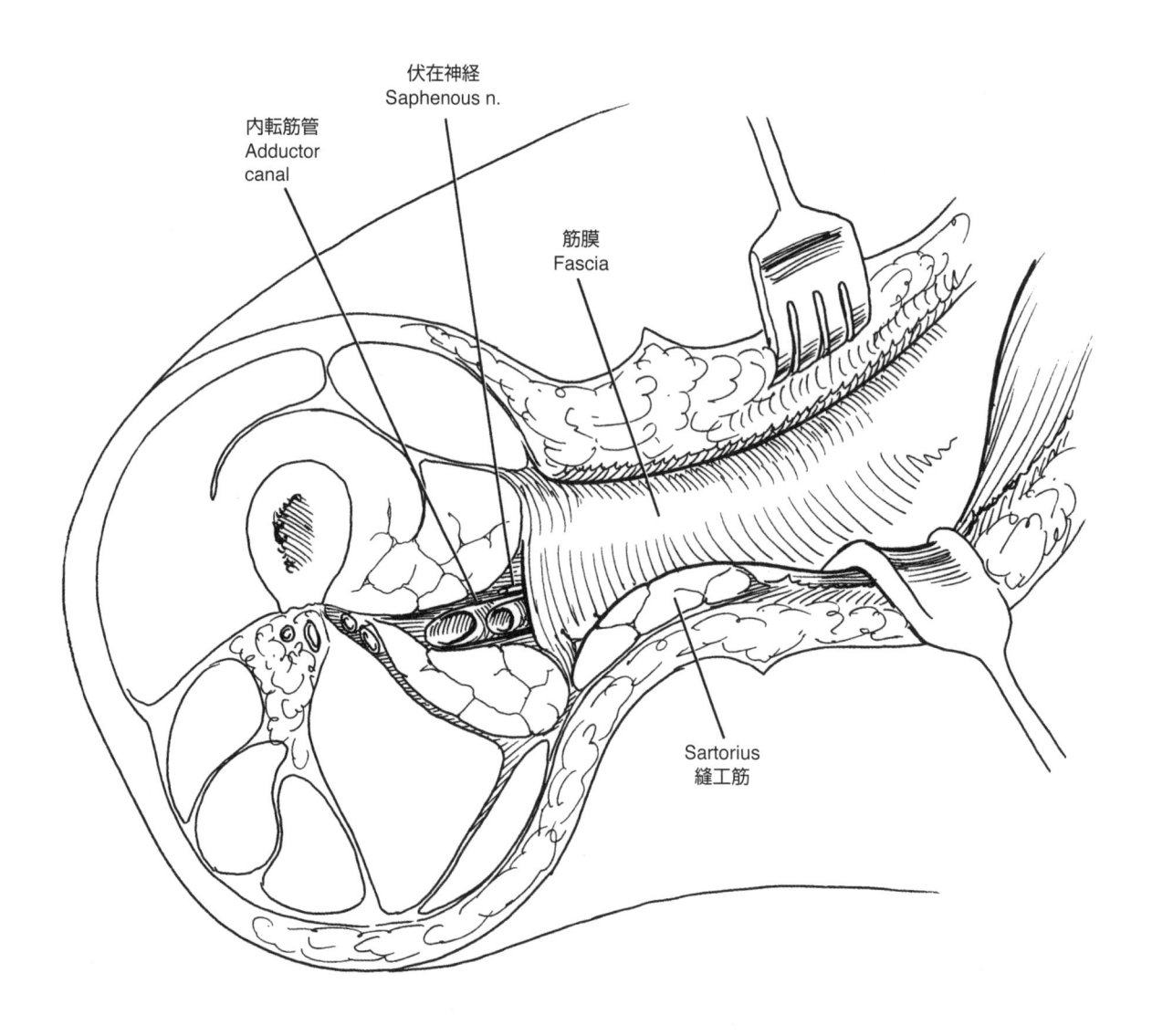

図16-15 縫工筋を内側に牽引することにより，内転筋管の上方を形成する筋膜の天井が露出される．

第 16 章　大腿の血管　　**441**

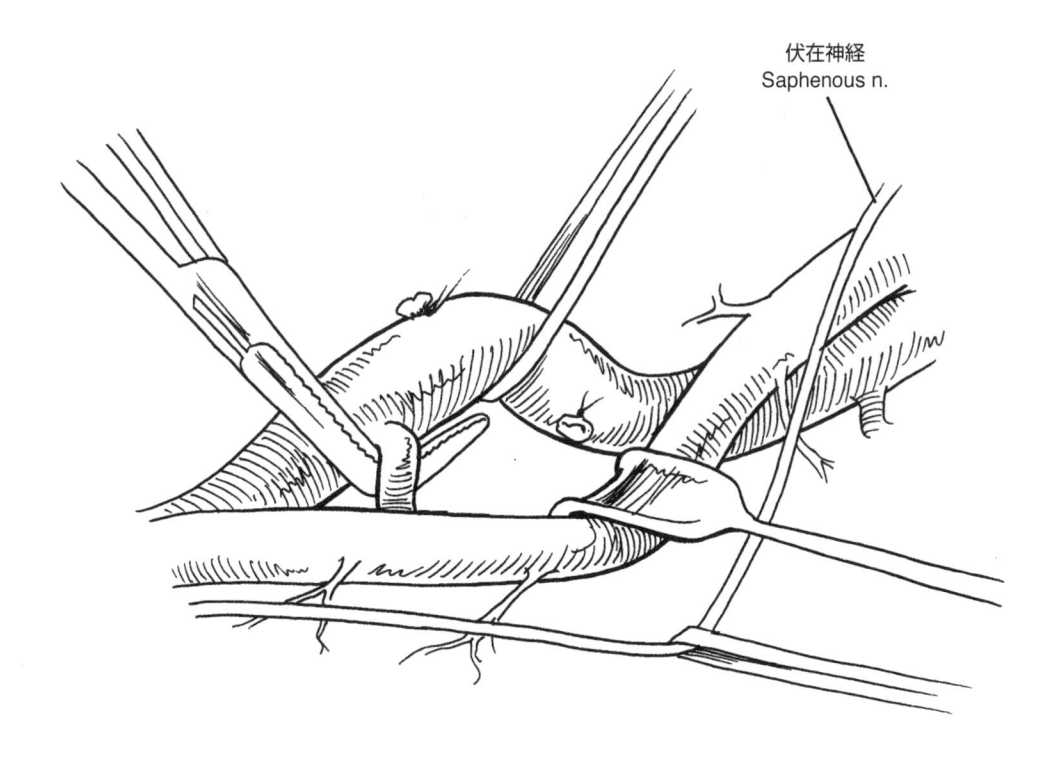

伏在神経
Saphenous n.

図 16-16　伏在神経は，浅大腿動静脈と並んで内転筋管を横切る．

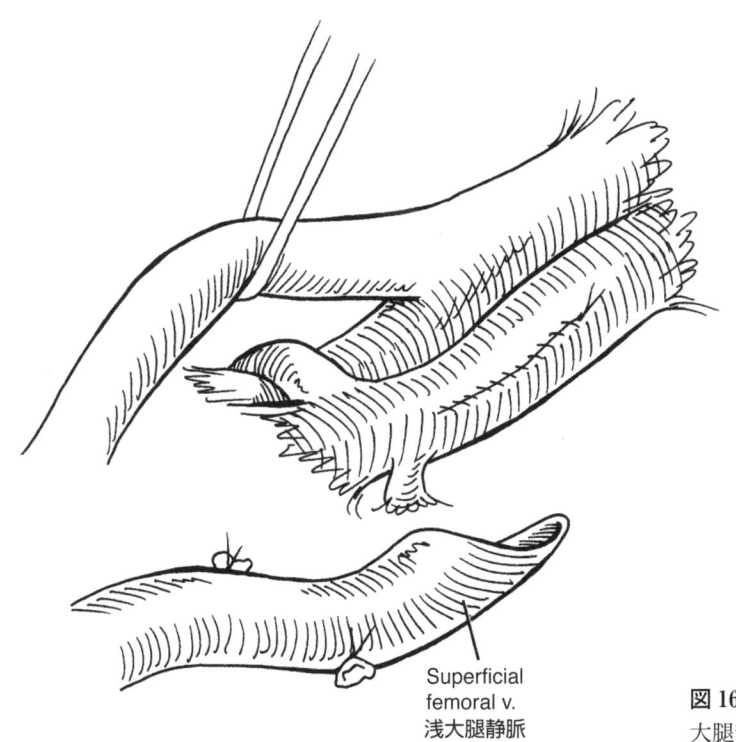

Superficial
femoral v.
浅大腿静脈

図 16-17　浅大腿静脈は，残存断端の形成を防ぐために，総大腿静脈と同じ平面で離断される必要がある．

深大腿動脈の中間部，遠位部への外側アプローチ

深大腿動脈の3区画のそれぞれは，鼠径下バイパス手術において，血液流入の優れた源となりうる[9]．中間部あるいは遠位部に中枢側の吻合部を置くことで，大伏在静脈が鼠径部まで届かない患者においては，バイパスの長さを短くできる．深大腿動脈近位側の直接の露出は，鼠径部の縦方向の切開によって最もよく得られる（第15章参照）．縫工筋の外側縁に沿った縦方向の切開は，大腿血管鞘より末梢の深大腿動脈へのアクセス手段となる．グラフト感染，術後の著しい瘢痕，あるいは鼠径部への放射線照射後などにおいて，この術式は，大腿血管鞘を経由して直接アプローチする血管操作の際に推奨される[10,11]．

患者は背臥位とし，下腹部と下肢全体を消毒し，ドレープで覆う．大腿三角の下縁で，縫工筋の外側縁に平行に縦切開を置く（図16-18）．大腿筋膜を経由してさら

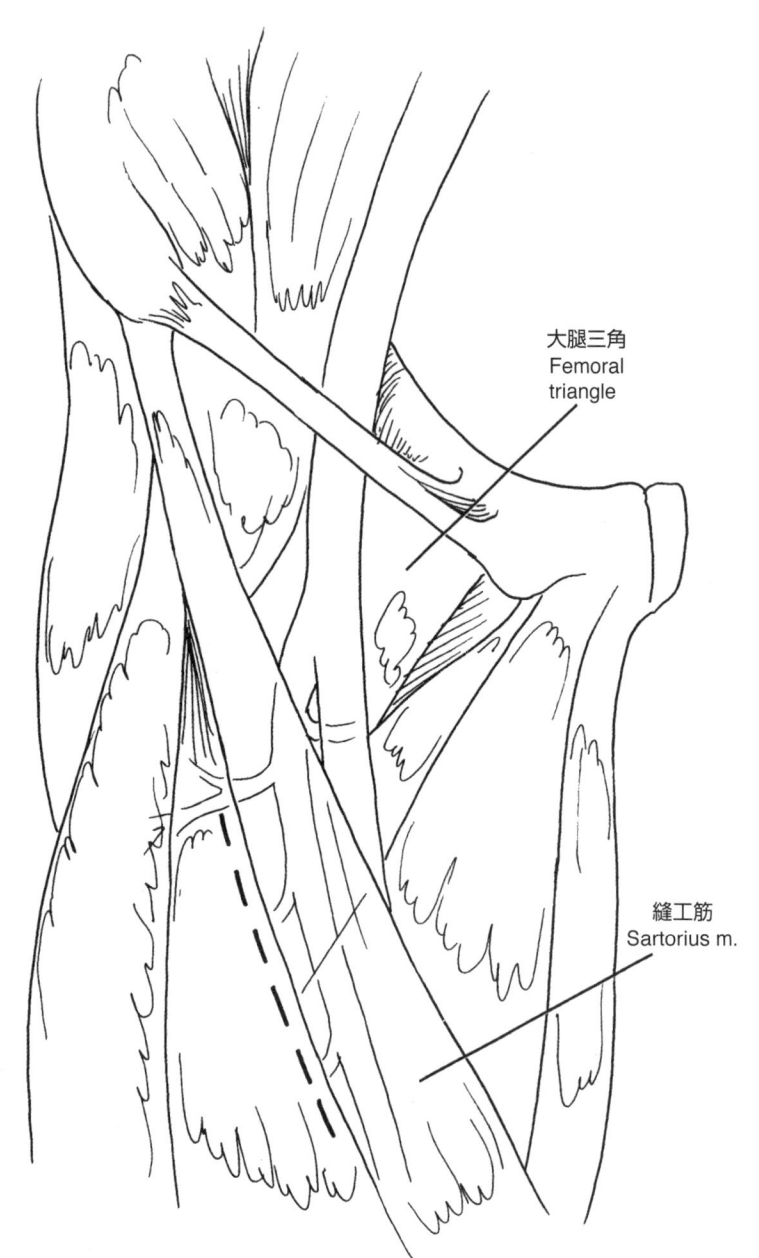

図 16-18　切開は，大腿三角の下縁で縫工筋の外側縁に置かれる．

に切開を深部に進め，縫工筋をその外側縁に沿って授動して内側に折り返す．内側広筋と長内転筋との間に広がる強固な筋膜を経由して，さらに切開を深部に進める．

大腿直近を外側に牽引することで，深大腿動脈の外側回旋枝が露出できる（**図 16-19**）．外側大腿回旋動静脈の上を走行する1〜2本の大腿神経が見られる．神経は確認し

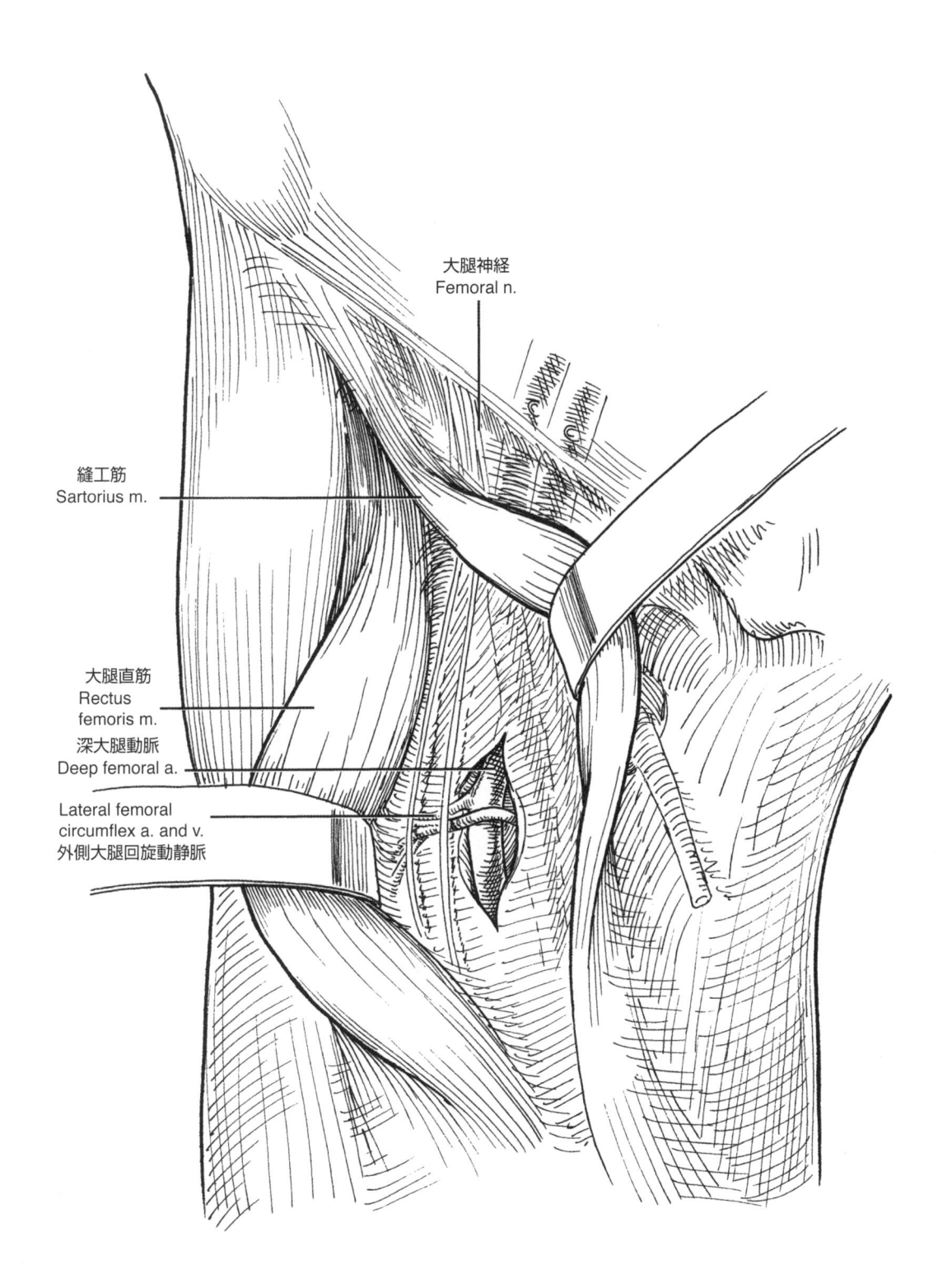

図 16-19 鼠径部の外科的操作が困難で回避すべきときは，縫工筋と大腿直筋の間で，外側から深大腿動脈にアプローチできる．

て，創の外側に移動させる必要がある（図 16-20）．外側大腿回旋静脈を切離することで，深大腿動脈の本幹を露出できる．内側に剥離すると，総大腿動脈と合流する深大腿動脈起始部が露出される．外側大腿回旋静脈を末梢へ剥離することにより，第 2 穿通枝レベルの深大腿動脈本幹が露出され，その部位から動脈は後方の長内転筋方向へと降下していく．第 2 穿通枝レベルと最終枝である第 4 穿通枝との間の動脈を露出するには，粗線上の長内転筋付着部を剥離することが必要である（図 16-21, 図 16-22）

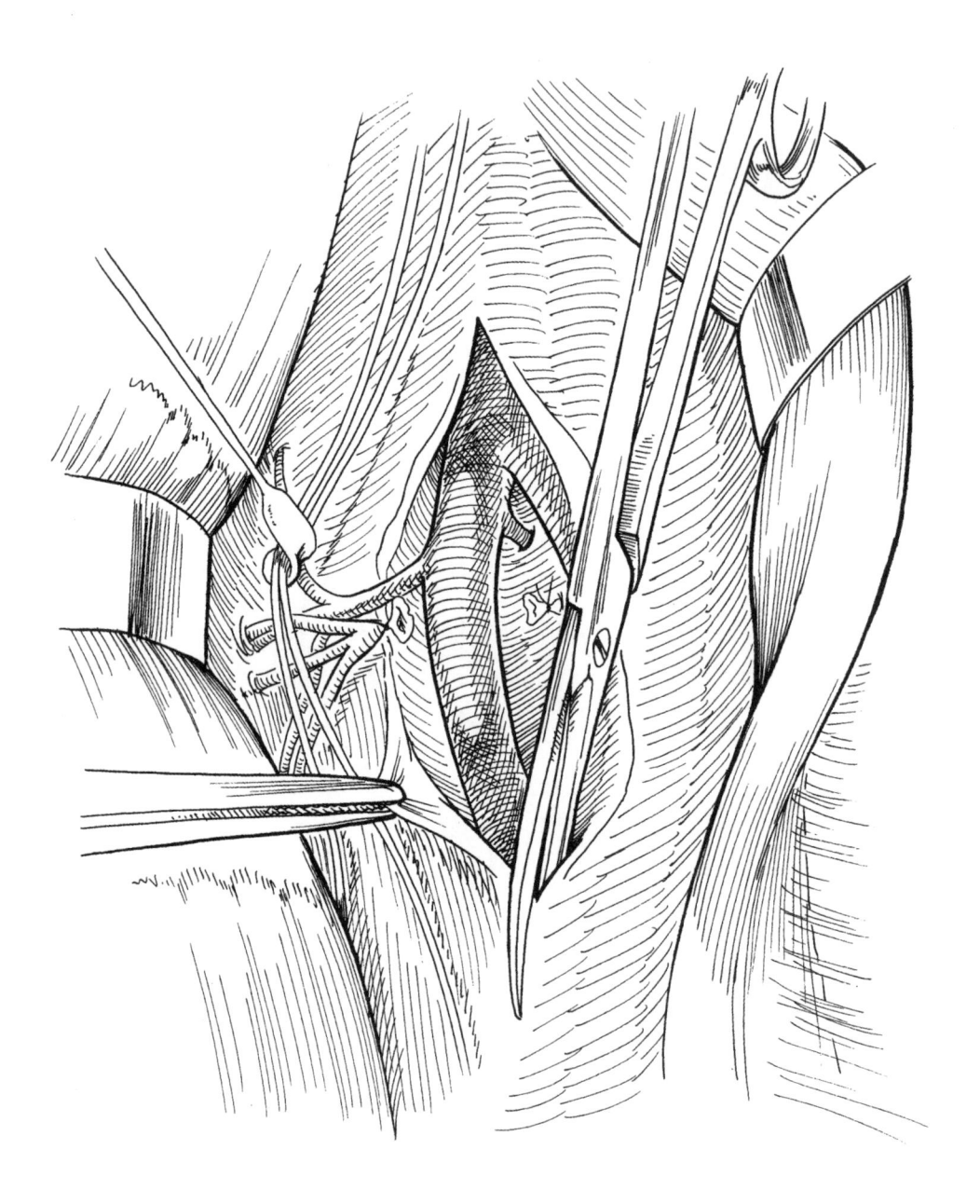

図 16-20　大腿神経の枝を牽引し，外側大腿回旋静脈を切離することで，深大腿動脈が露出される．

第 16 章 大腿の血管　445

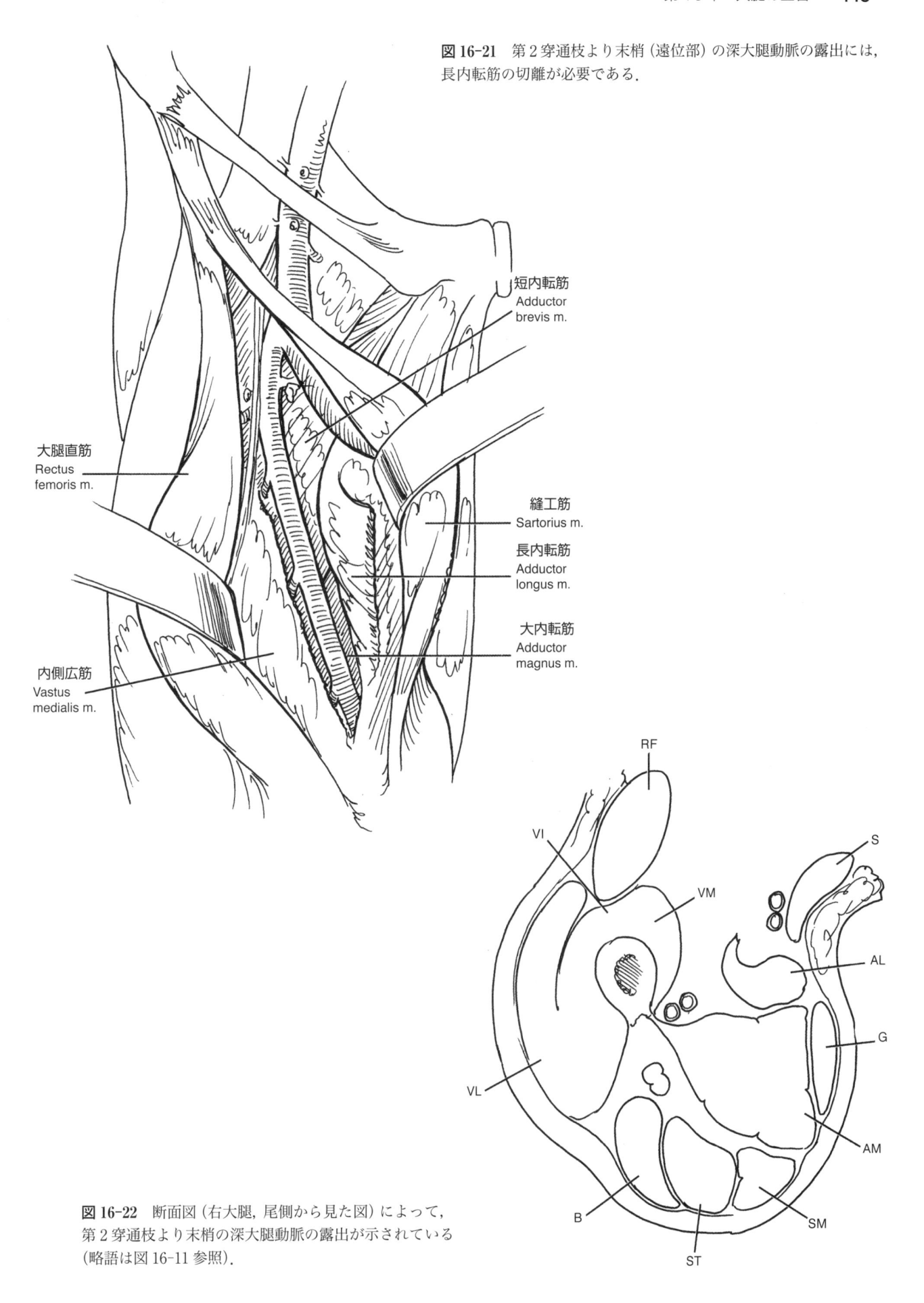

図 16-21　第 2 穿通枝より末梢（遠位部）の深大腿動脈の露出には，長内転筋の切離が必要である．

短内転筋
Adductor brevis m.

大腿直筋
Rectus femoris m.

縫工筋
Sartorius m.

長内転筋
Adductor longus m.

大内転筋
Adductor magnus m.

内側広筋
Vastus medialis m.

図 16-22　断面図（右大腿，尾側から見た図）によって，第 2 穿通枝より末梢の深大腿動脈の露出が示されている（略語は図 16-11 参照）．

446　第Ⅴ部　下肢の血管

深大腿動脈への後方アプローチ

バイパスグラフトの血栓閉塞を来たした患者において，救肢のためには，2回目の血行再建術がしばしば必要になる．こうした手術操作は瘢痕あるいは感染があるために複雑となるので，新たなバイパスルートが求められる．Bertucciら[12]は，深大腿動脈の中間部および遠位部への直接的な後方アプローチについて報告した．この手技は，すべて後方でのバイパスを形成するために，膝窩動脈（第17章参照）あるいは膝下部 infrageniculate 動脈（第18章参照）の後方からの露出と組み合わせることができる．

　患者は腹臥位とし，下肢全体と片側の殿部を消毒してドレープで覆う．このアプローチでは，ハムストリング筋群が重要な目印となる．大腿二頭筋，すなわちハムストリング筋群で最も外側に位置する筋，その外側縁に平行に長い縦の切開を置く．切開は，殿部のヒダからおよそ6 cm 上方，および10 cm 下方に延長される[12]（**図 16-23**）．大殿筋はその下縁に沿って広範に授動され，上方内側に牽引される．この手技によって，大腿二頭筋の近位側と坐骨神経が露出される．大内転筋は，大腿二頭筋を内側に牽引することによって，創の深い位置で露出される．このレベルで大内転筋をよく見るためには，坐骨神経をやさしく内側に牽引することが必要になる[12]．深大腿動脈の遠位側は，大内転筋に縦軸方向の切開を置くことによって露出されるが，その際には穿通枝をガイドとして筋を切開する（**図 16-24**）．このアプローチで全長を露出するには，大内転筋のすぐ下に存在する短内転筋を縦軸方向に分離する必要がある（**図 16-25**）．

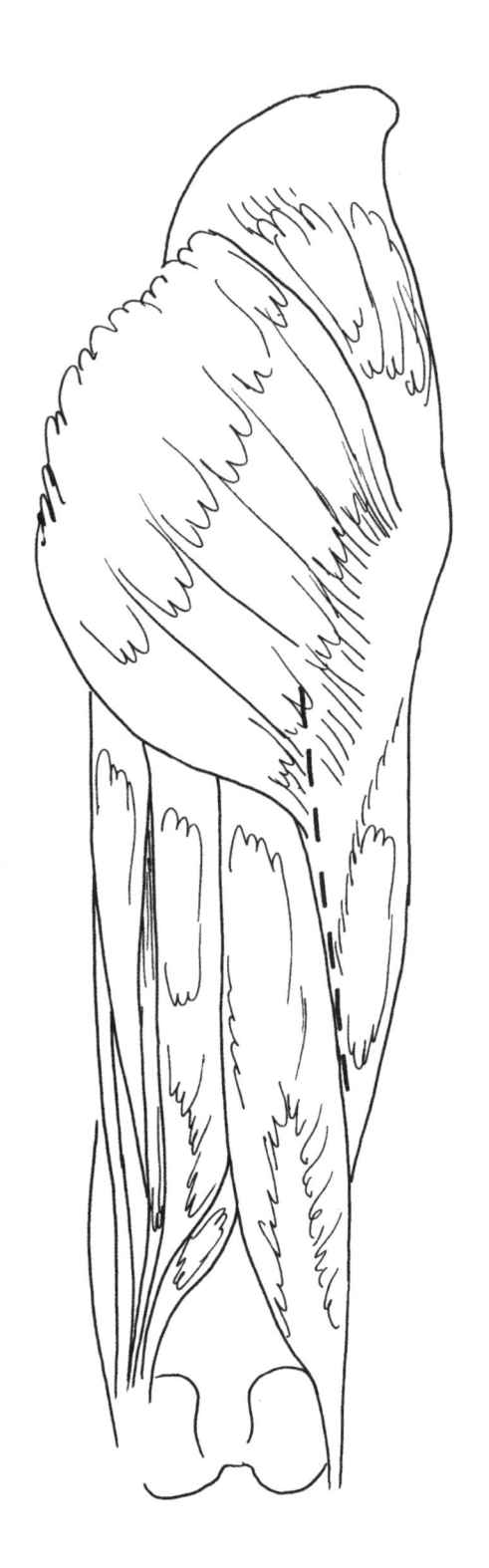

図 16-23　深大腿動脈の後方露出のための切開を示す．

第 16 章　大腿の血管　**447**

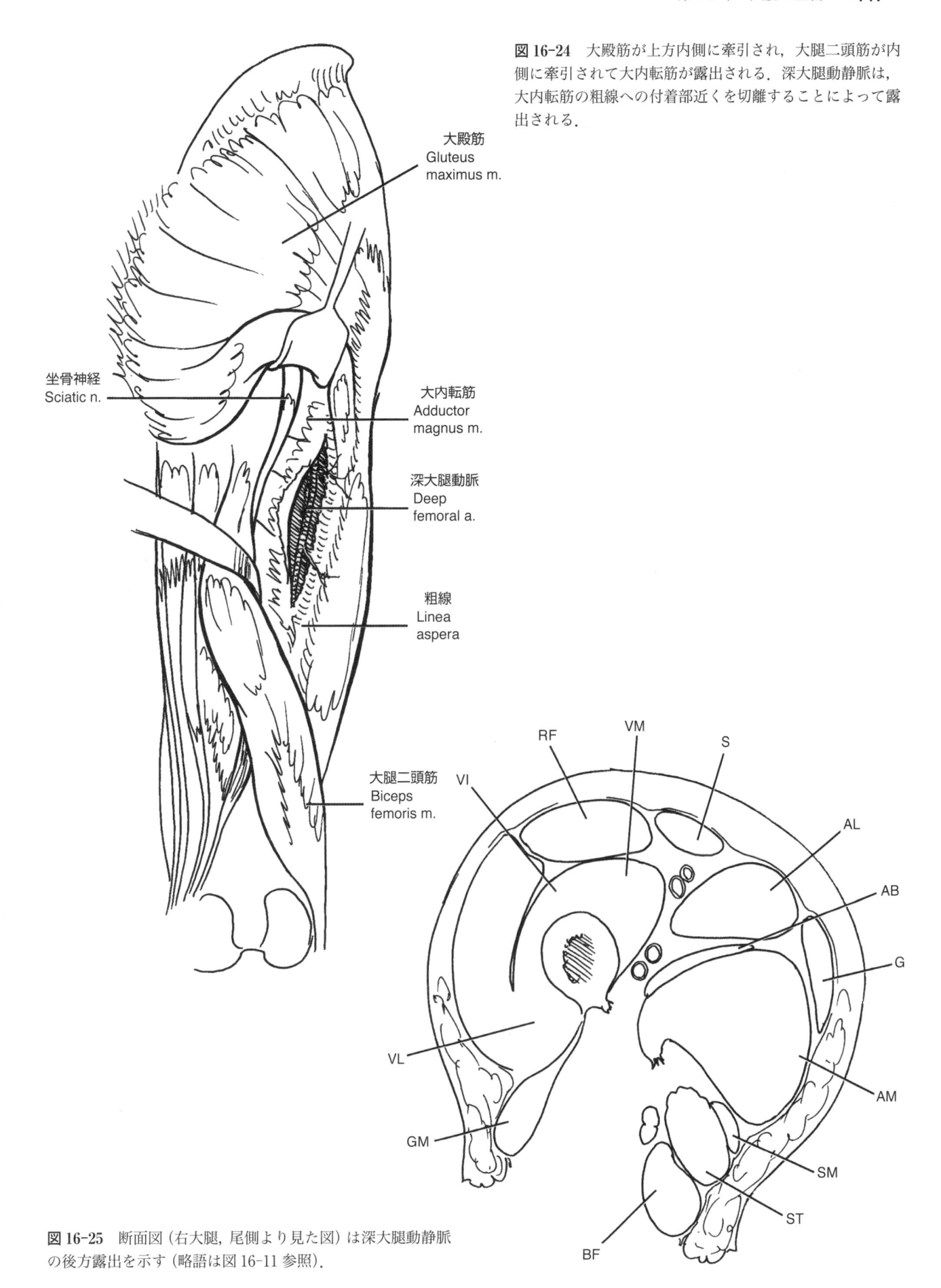

図 16-24　大殿筋が上方内側に牽引され，大腿二頭筋が内側に牽引されて大内転筋が露出される．深大腿動静脈は，大内転筋の粗線への付着部近くを切離することによって露出される．

大殿筋
Gluteus maximus m.

坐骨神経
Sciatic n.

大内転筋
Adductor magnus m.

深大腿動脈
Deep femoral a.

粗線
Linea aspera

大腿二頭筋
Biceps femoris m.

図 16-25　断面図（右大腿，尾側より見た図）は深大腿動静脈の後方露出を示す（略語は図 16-11 参照）．

参考文献

1. Veith FJ. Alternative approaches to the deep femoral, popliteal, and infrapopliteal arteries in the leg and foot: part I. *Ann Vasc Surg*. 1994;8:514–522.
2. Chung J, Clagett GP. Neoaortoiliac system (NAIS) procedures for the treatment of infected aortic graft. *Semin Vasc Surg*. 2011;24:220–226.
3. D'Addio V, Ali A, Timaran C, et al. Femorofemoral bypass with femoropopliteal vein. *J Vasc Surg*. 2005;42:35–39.
4. Brahmanandam S, Clair D, Benja J, et al. Adjunctive use of the superficial femoral vein for vascular reconstructions. *J Vasc Surg*. 2012;55:1355–1366.
5. Jackson MR, Ali AT, Bell C, et al. Aortofemoral bypass in young patients with premature atherosclerosis: is superficial femoral vein superior to Dacron? *J Vasc Surg*. 2004;40:17–23.
6. Modrall JG, Hocking JA, Timaran CH, et al. Late incidence of chronic venous insufficiency after deep vein harvest. *J Vasc Surg*. 2007;46:520–525.
7. Valentine RJ. Harvesting the superficial femoral vein as an autograft. *Semin Vasc Surg*. 2000;13:27–31.
8. Smith ST, Clagett GP. Femoral vein harvest for vascular reconstructions: pitfalls and tips for success. *Semin Vasc Surg*. 2008;21:35–40.
9. Darling RC III, Shah DM, Chang BB, et al. Can the deep femoral artery be used reliably as an inflow source for infrainguinal reconstruction? Long-term results in 563 procedures. *J Vasc Surg*. 1994;20:889–895.
10. Naraysingh V, Karmody AM, Leather RP, et al. Lateral approach to the profunda femoris artery. *Am J Surg*. 1984;147:813–814.
11. Nunez AA, Veith FJ, Collier P, et al. Direct approaches to the distal portions of the deep femoral artery for limb salvage bypasses. *J Vasc Surg*. 1988;8:576–581.
12. Bertucci WR, Mairn ML, Veith FJ, et al. Posterior approach to the deep femoral artery. *J Vasc Surg*. 1999;29:741–744.

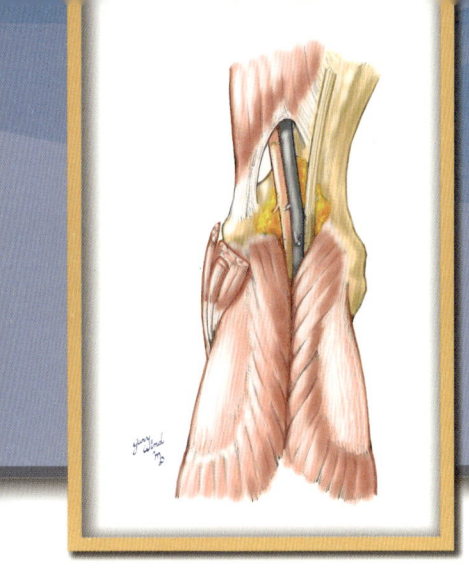

膝窩動脈
Popliteal Artery

第17章

膝窩動静脈の外科解剖

膝窩動脈は短いながら膝関節の後方で，内転筋裂孔から膝窩筋の下縁にまで位置する下肢の主要動脈のきわめて重要な部分となっている（図17-1）．

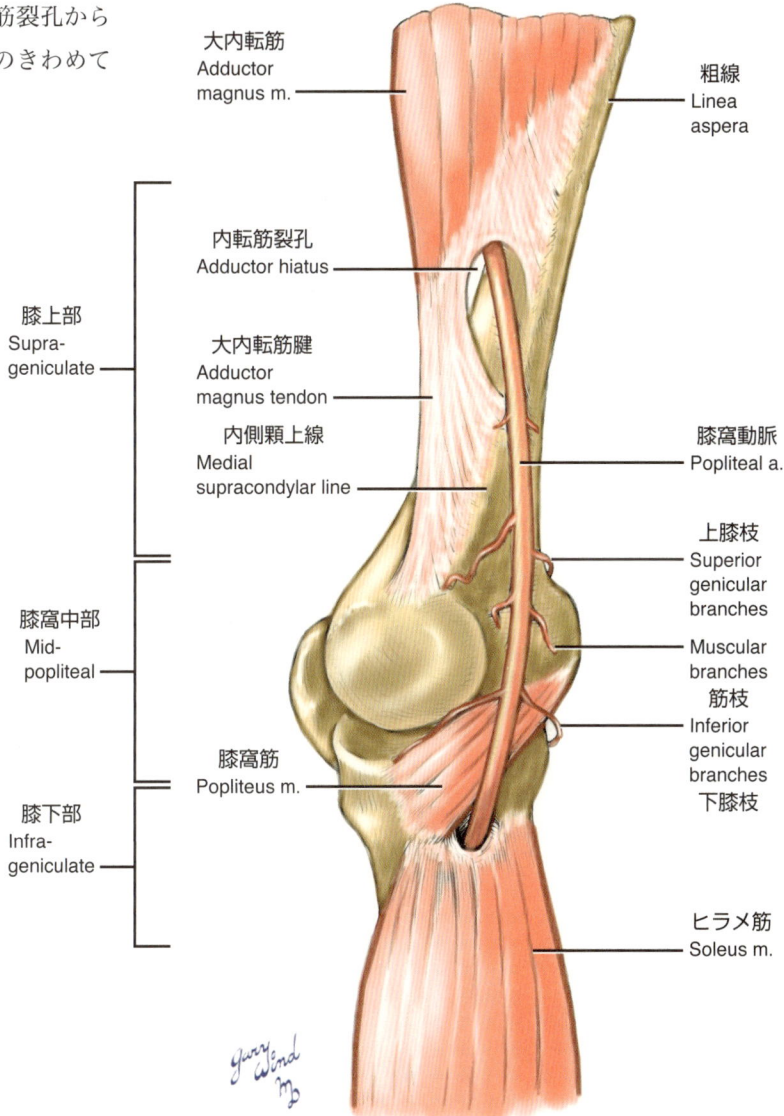

図17-1 膝窩動脈は内転筋裂孔から膝窩筋の下縁に至るまで延びている．

449

450　第Ⅴ部　下肢の血管

膝周囲に付着している筋肉群と動脈の隣接する部分との関係は，膝窩動脈へのアプローチを理解するうえで必須なので，これからの解剖学的記載ではそれらも全体のなかの重要な一部として述べる．

筋　膜　fasciae

皮膚と浅筋膜の下で，下肢は大腿筋膜 fascia lata として知られる種々の厚さの腱膜様の帯で包まれている（図17-2）．それは特に大腿外側の腸脛靱帯に沿う部分と膝関節の周囲で厚くなっている．この部分でこの腱膜は，ハムストリング筋の腱と，膝窩の神経血管の束の周囲をきちんと包んでいる腓腹筋の起始部とを支えている支帯を形成する．

大腿筋膜から大腿骨の顆上線にまでつながる2つの明瞭な筋間中隔が，内側では内転筋群から，後方ではハムストリング筋から大腿四頭筋を区分している．これらの

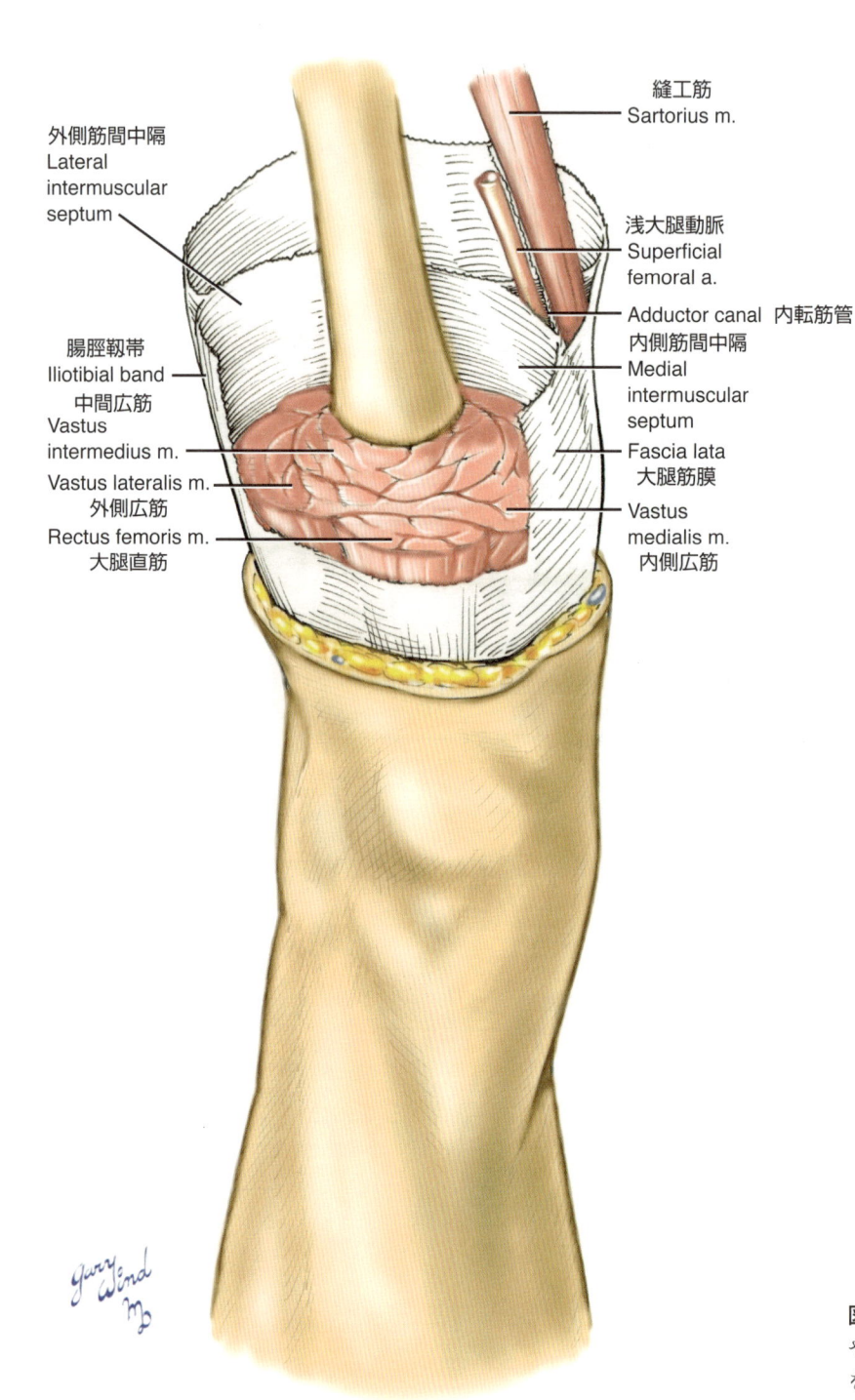

図 17-2　大腿筋膜は大腿を完全に覆う鞘（さや）を形成し，大腿骨にまで延びて，筋肉群をいくつかに区分する中隔とつながっている．

中隔は大腿骨の近くで，内側広筋と外側広筋にきわめて近接している．さらに内側広筋と内転筋群との間の裂溝に橋渡しをするもう1つの帯状の筋膜がある．縫工筋はこの帯状筋膜の表面を走行し，浅大腿動脈はこの帯状筋膜の下の溝を占めている．この通路は内転筋管（ハンター管 Hunter's canal）として知られている．

膝に付着する筋肉群

大腿前面の大きな大腿四頭筋は膝蓋骨の上方部分に停止する（図 17-3）．楔状の内転筋群は恥骨下枝上の起始部から粗線の内側縁，内側上顆稜，そして大腿骨の内転筋結節に扇状に広がっている．内転筋結節の数センチ上方

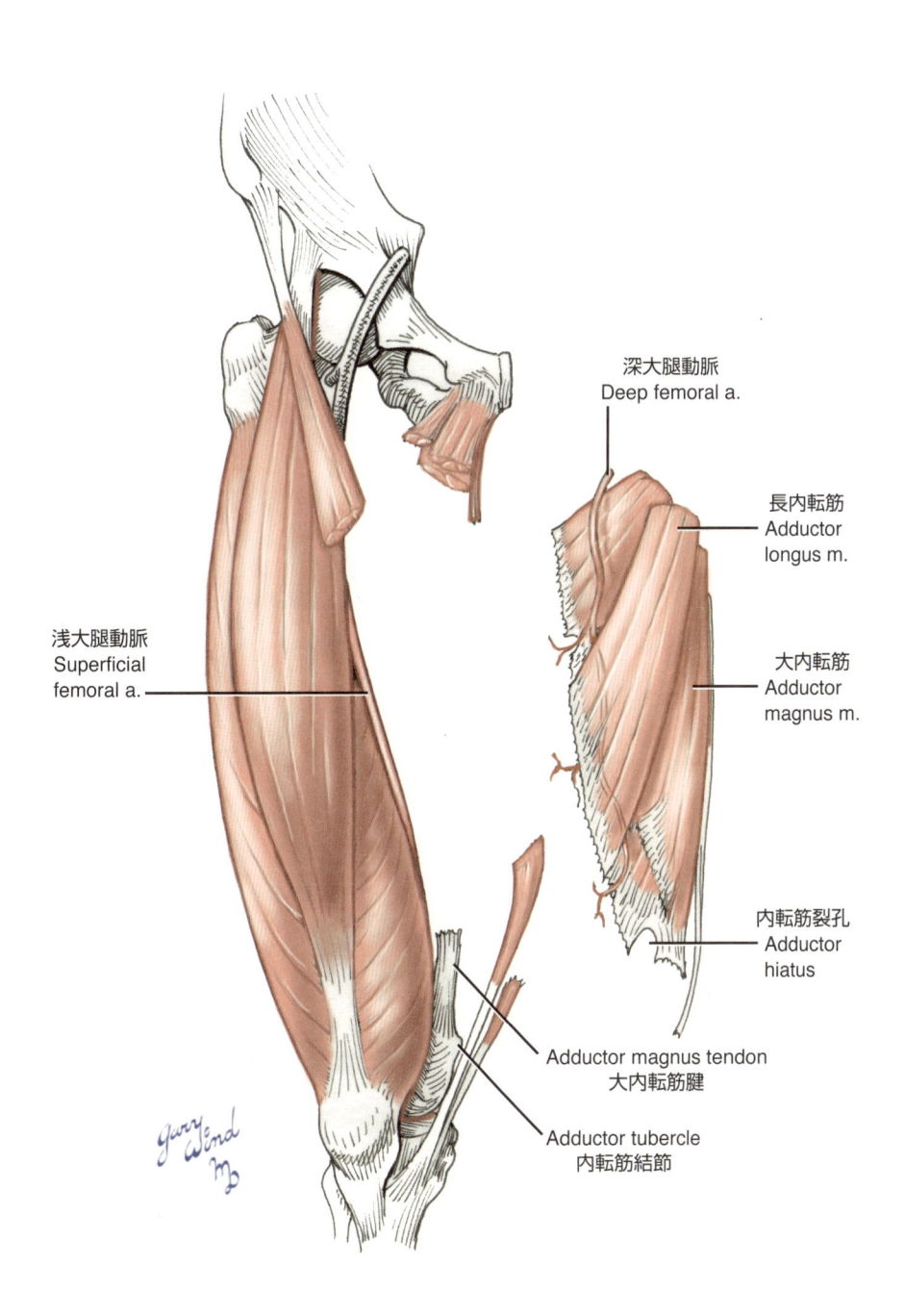

図 17-3 大腿前方の四頭筋群と内側の内転筋群は，それらの共通する辺縁部で浅大腿動脈を包み込んでいる．

452　第Ⅴ部　下肢の血管

で大内転筋の腱は分離し，大腿動静脈が通過して膝下動静脈に移行する通り道となる内転筋裂孔を形成する．

　大腿後面のハムストリング筋は坐骨結節から起始し，分離して内側半膜様筋，半腱様筋，そして外側大腿二頭筋になる（**図17-4**）．大腿二頭筋の深頭は，粗線の外側縁の下3分の1から起始し，浅頭と合流して腓骨頭に停止する．半膜様筋は内側脛骨顆の後方に停止する．半腱様筋は薄筋と縫工筋に沿い，内側脛骨顆の前方部分に停止する．

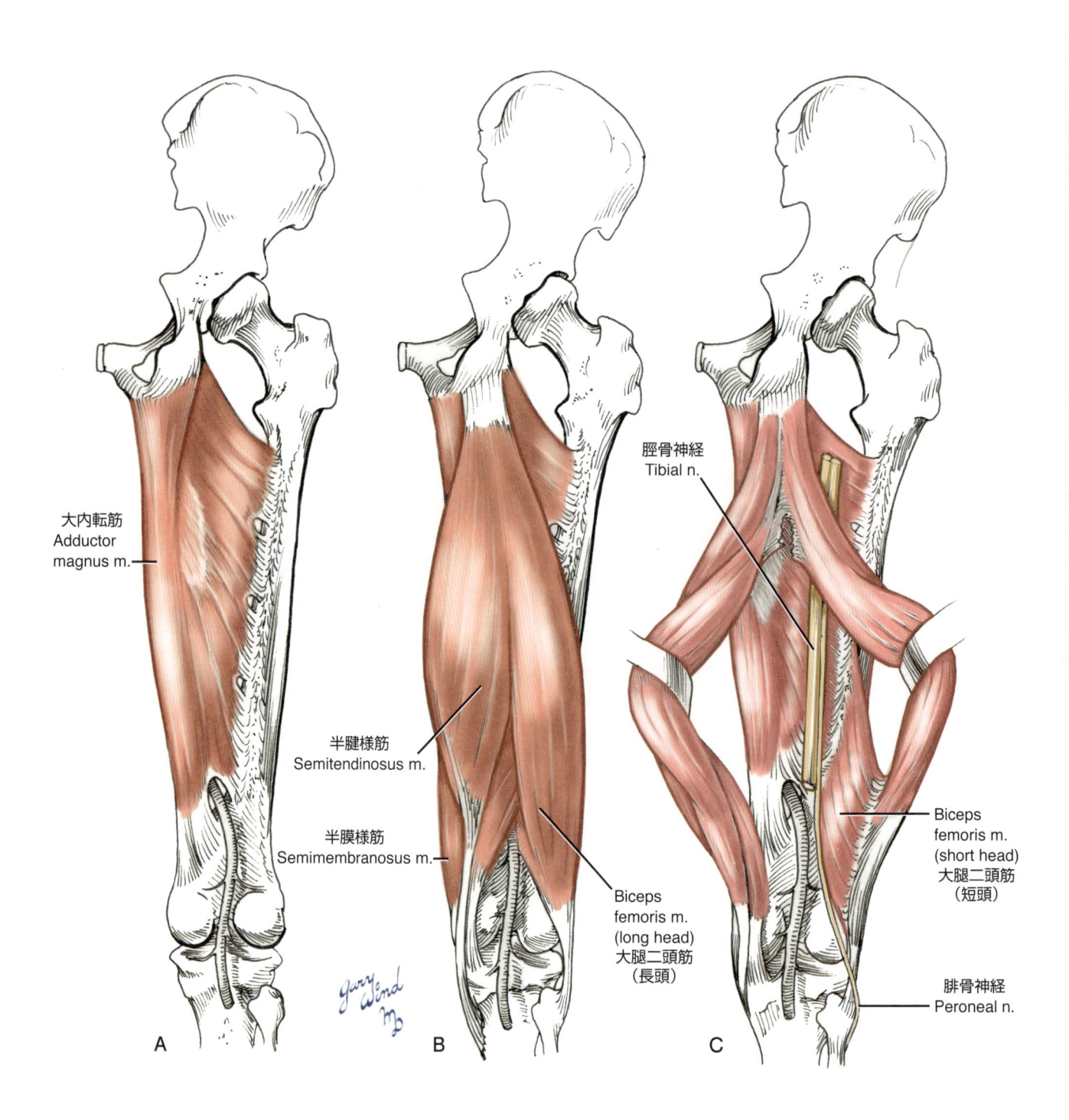

図17-4　大腿後方のハムストリング筋は膝窩部の上縁を形成する．

脛骨神経および腓骨神経はハムストリング筋と大内転筋との間を走行する．腓骨神経は大腿二頭筋の停止部を螺旋状に回って下肢の外側に至り，一方，脛骨神経は疎に膝窩動静脈に付随している膝窩部分に向かって下行する．

大腿骨の内側および外側上顆の張り出し部分から出た腓腹筋起始部はハムストリング筋の停止部と結合する（**図 17-5**）．これらの2つの筋肉群の付着部が合流することで，深い菱形をした膝窩が形成される．

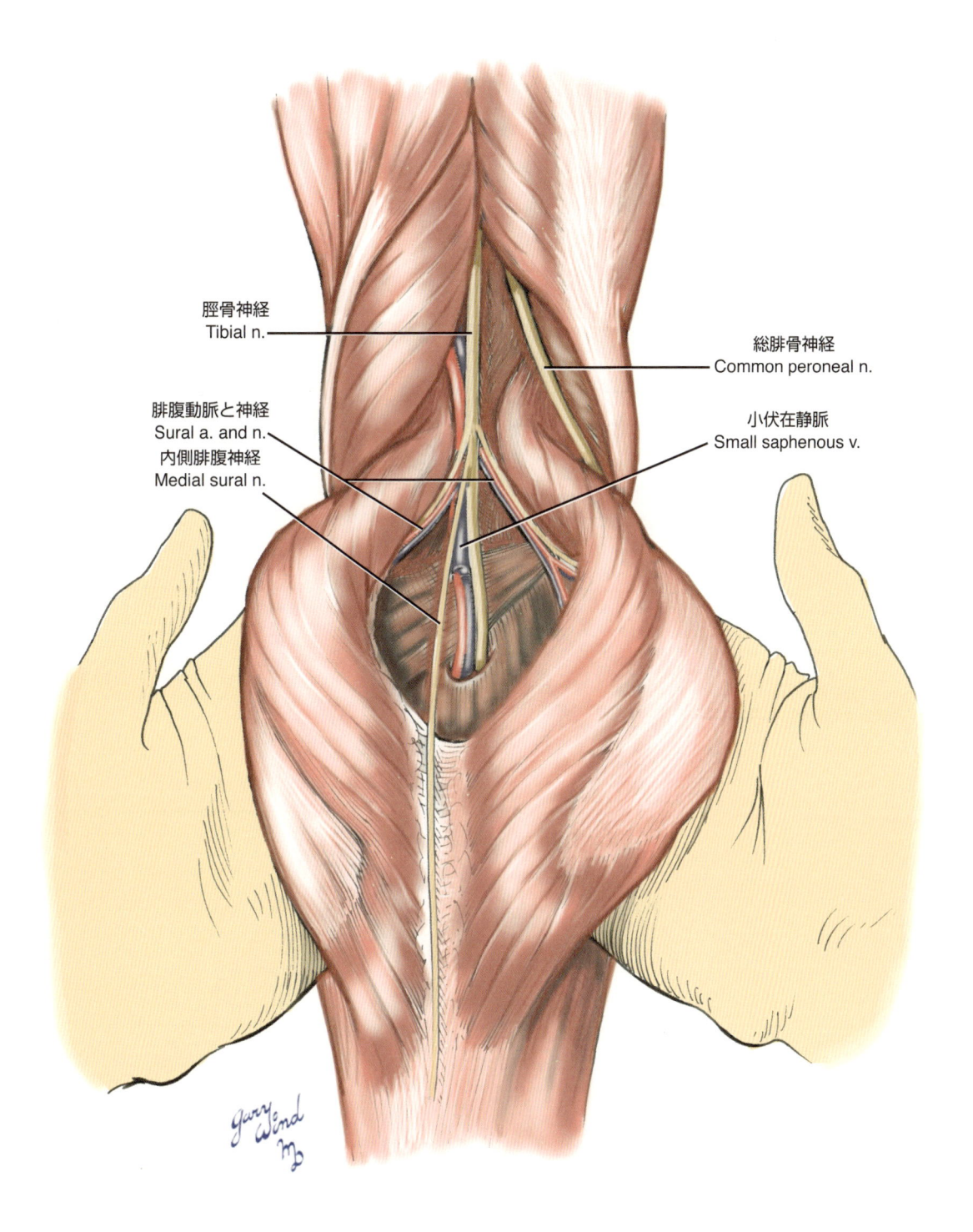

図 17-5 腓腹筋の頭部は，ハムストリング筋の停止部と結合し，そして膝窩部の下縁を形成する．腓腹筋は中膝窩動脈からの腓腹枝により栄養されている．

454　第Ⅴ部　下肢の血管

膝窩動脈　popliteal artery

内転筋管の末梢端では，伏在神経とともに帯状の下縫工筋膜を穿通する最上膝動脈が，浅大腿動脈から分枝する（図17-6）．浅大腿動静脈は内転筋裂孔を通過して，膝窩部に至る．

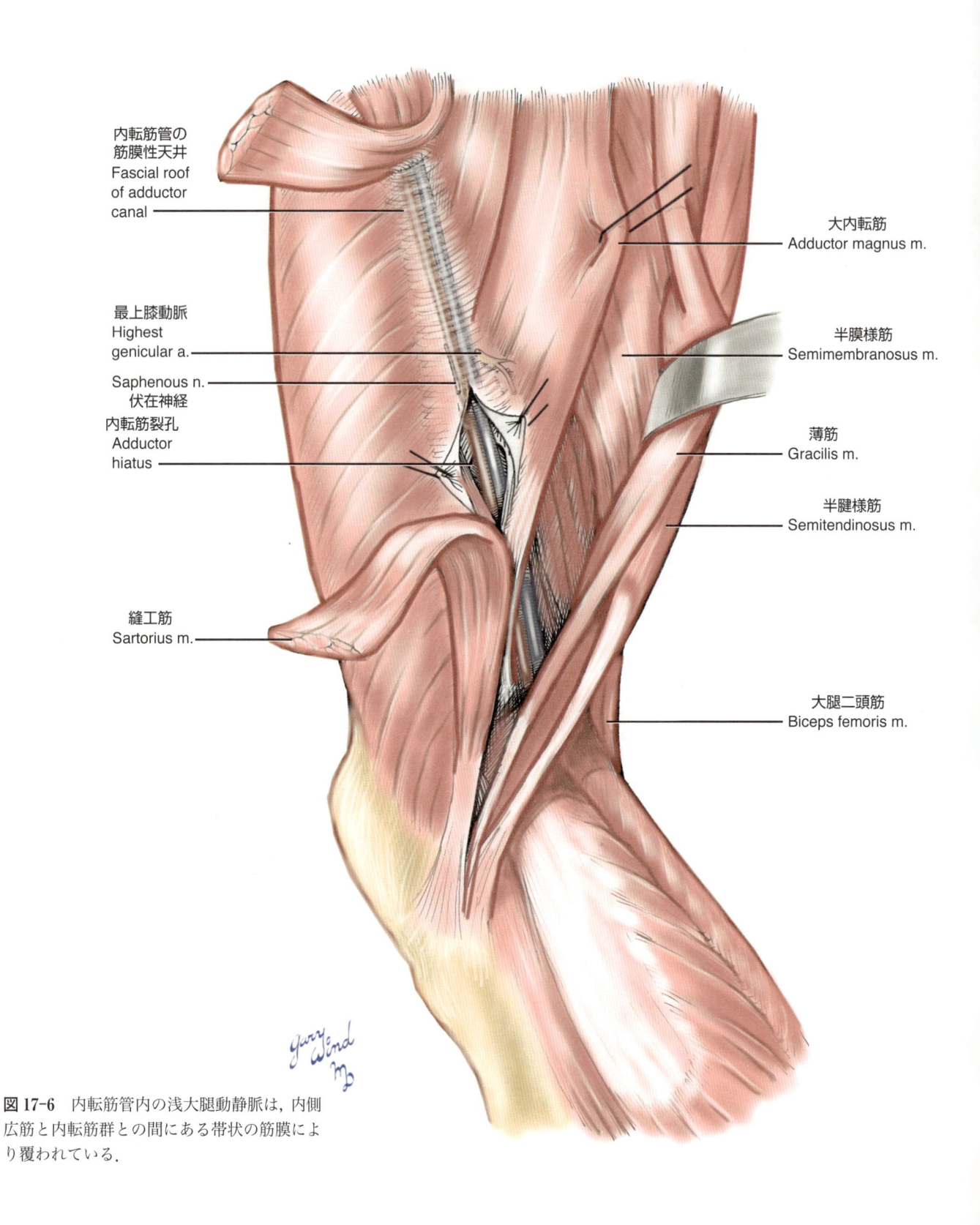

図17-6　内転筋管内の浅大腿動静脈は，内側広筋と内転筋群との間にある帯状の筋膜により覆われている．

第 17 章 膝窩動脈 455

膝窩動静脈は脛骨神経が疎に付着した固い結合組織の鞘（さや）で覆われている（図 17-7）．この鞘は膝窩部の上顆のくぼみからは小さな脂肪のパッド（弾力のある固まり）により隔てられ，外科的授動を容易にしている．

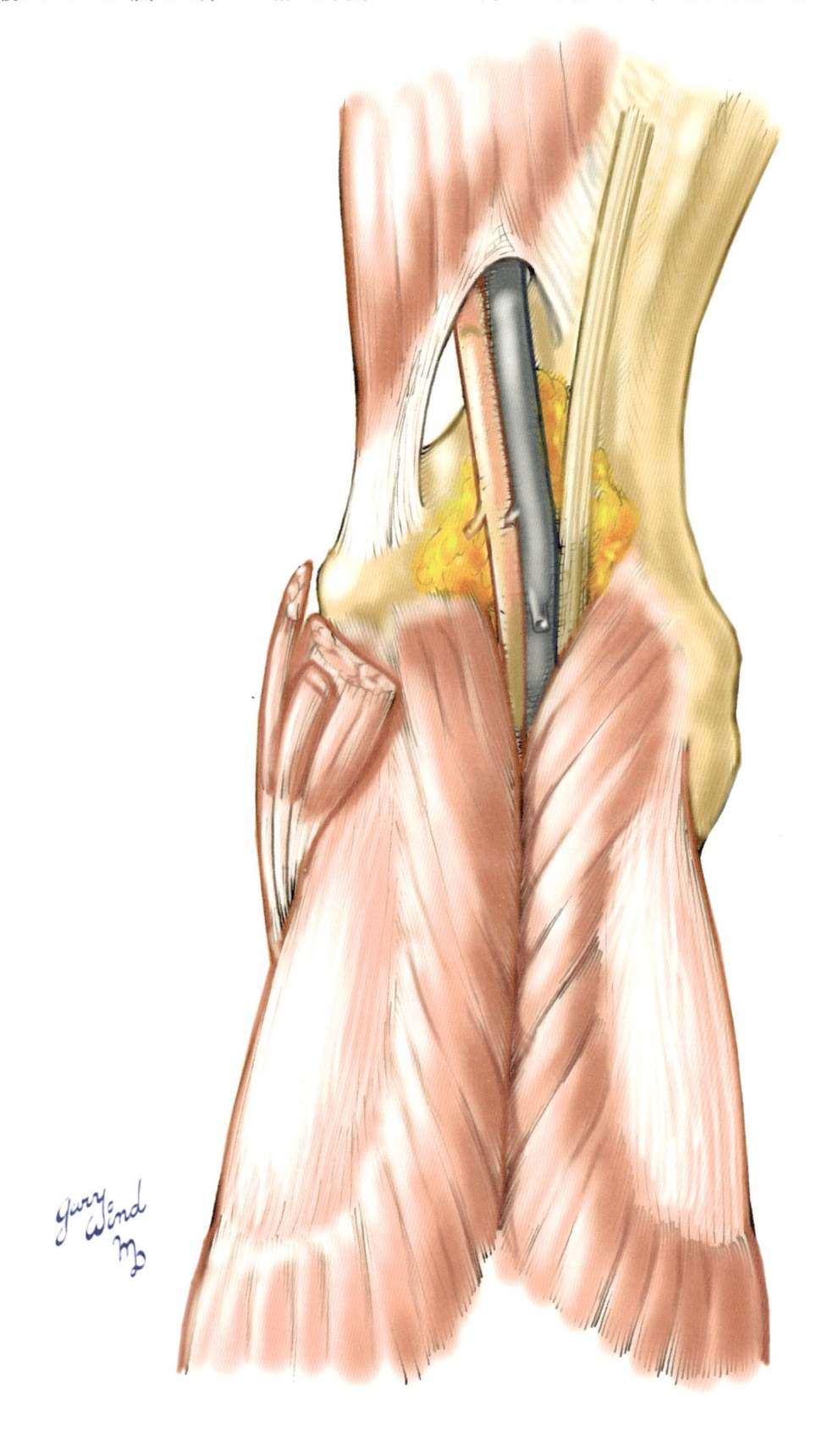

図 17-7 膝窩動静脈は固い線維性の鞘に包まれ，大腿骨後面からは脂肪のパッドにより隔てられている．

膝窩動脈中枢側からハムストリング筋への筋枝は，深大腿動脈の最終枝と交通する（図17-8）．また別の筋枝，すなわち腓腹枝は中膝窩動脈より起始し，脛骨神経の腓腹枝とともに腓腹筋の頭部へ走行する．

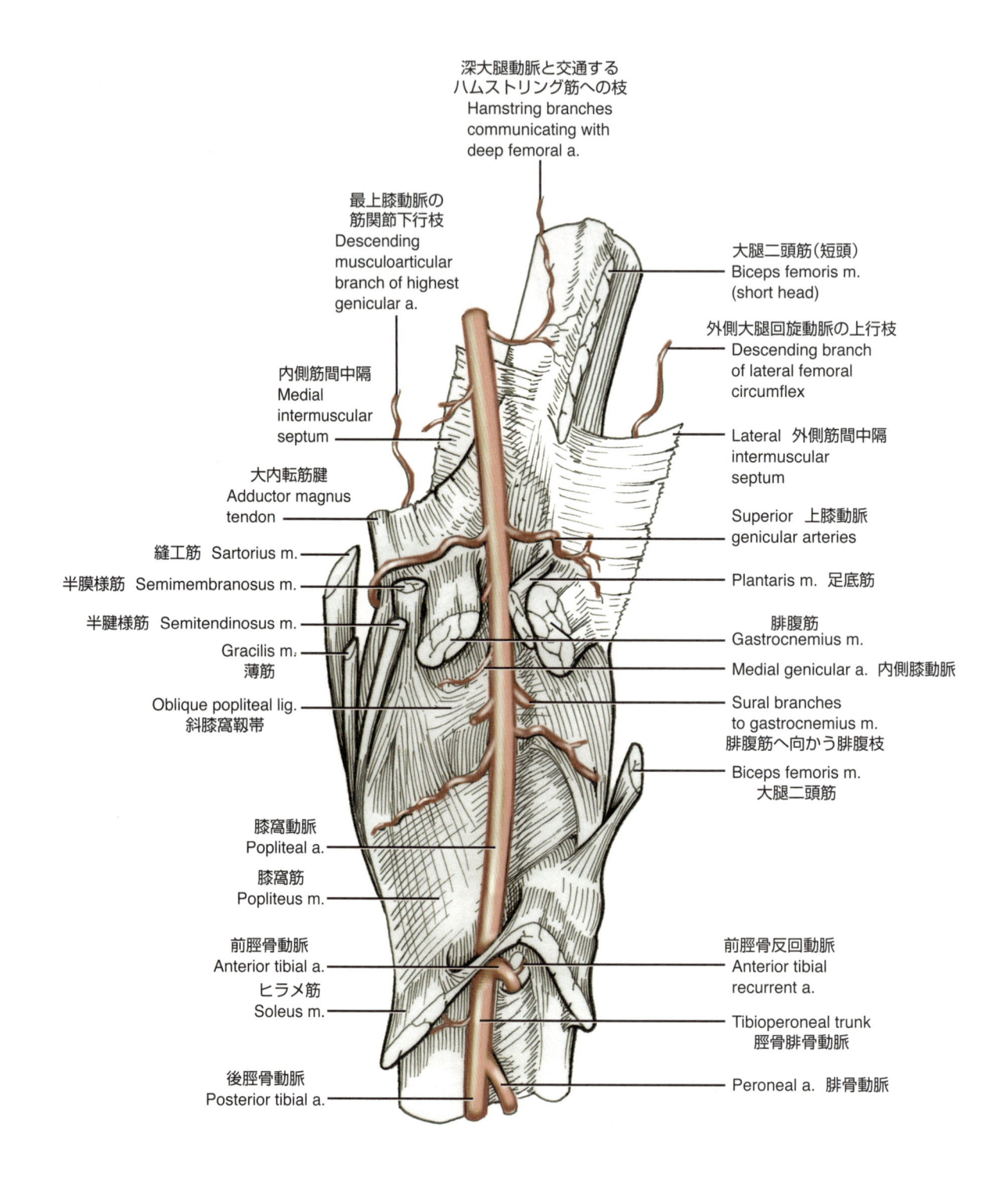

図17-8 膝窩動脈から筋枝と関節枝が分岐する．

さらに筋枝に加えて，膝窩動脈は膝関節の周囲をめぐり，血流を供給しているいくつかの枝を出している（図17-9）．

このネットワークは重要な側副血行路とつながっている．それは（内外側の）対になった上下の膝動脈と中膝動脈からなっている．

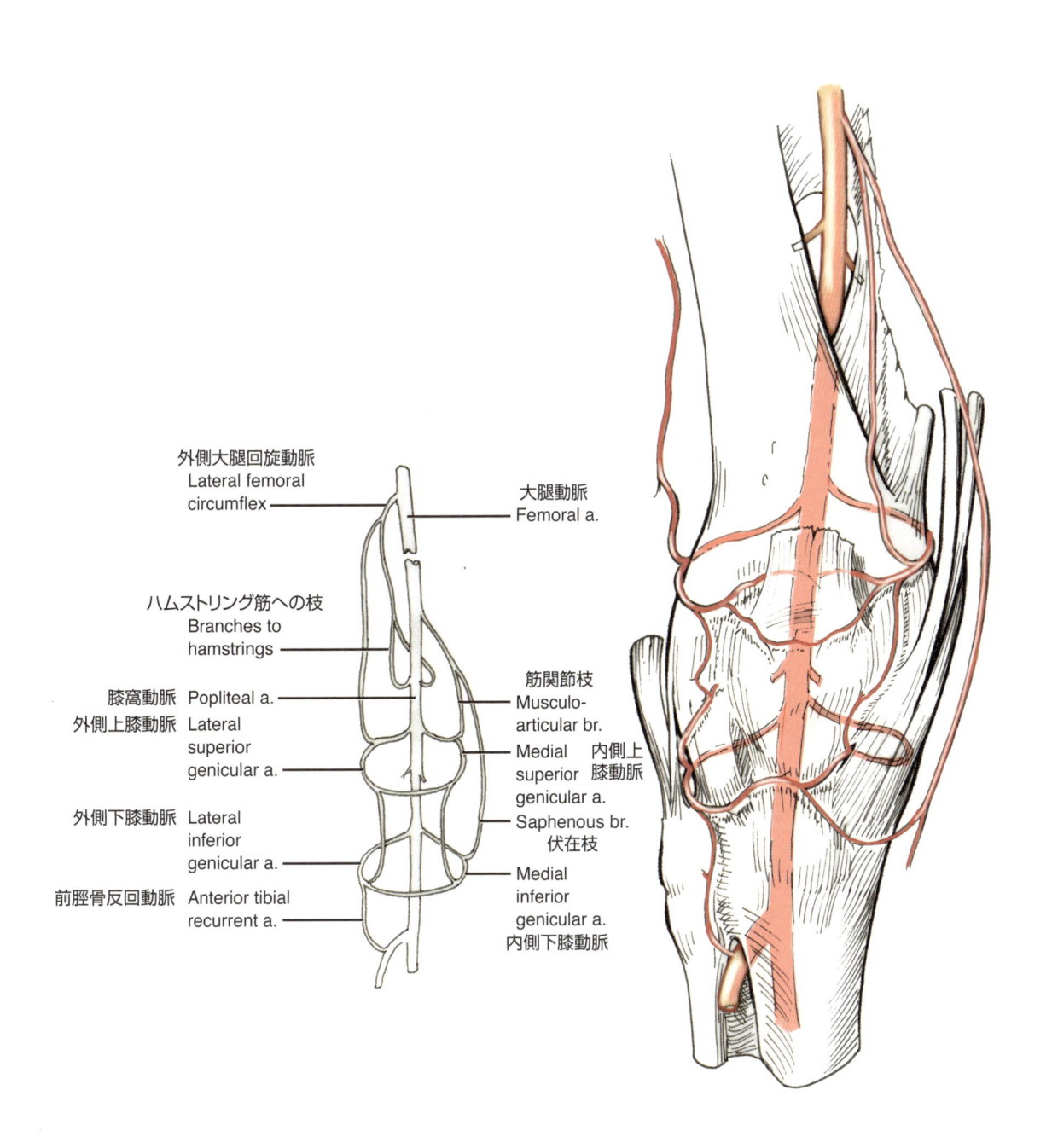

外側大腿回旋動脈 Lateral femoral circumflex
大腿動脈 Femoral a.
ハムストリング筋への枝 Branches to hamstrings
膝窩動脈 Popliteal a.
外側上膝動脈 Lateral superior genicular a.
筋関節枝 Musculo-articular br.
内側上膝動脈 Medial superior genicular a.
外側下膝動脈 Lateral inferior genicular a.
伏在枝 Saphenous br.
前脛骨反回動脈 Anterior tibial recurrent a.
内側下膝動脈 Medial inferior genicular a.

図 17-9 膝周囲の膝窩動脈のネットワークは，中枢側および末梢側への重要な側副交通路を形成している．

膝窩動脈末梢の短い部分は，腓腹筋と膝窩筋の頭部との間を走行している（図17-8）．この部分から出る大きな枝はなく，下肢の内側あるいは外側の両方からのアプローチが可能である．膝窩動脈はヒラメ筋起始部の裂孔内に入り消えていく．

膝後面の膝窩動脈の走行は，大腿後内側の筋肉と腓腹筋の内側頭を切離して反転することにより見ることができる（図17-10）．

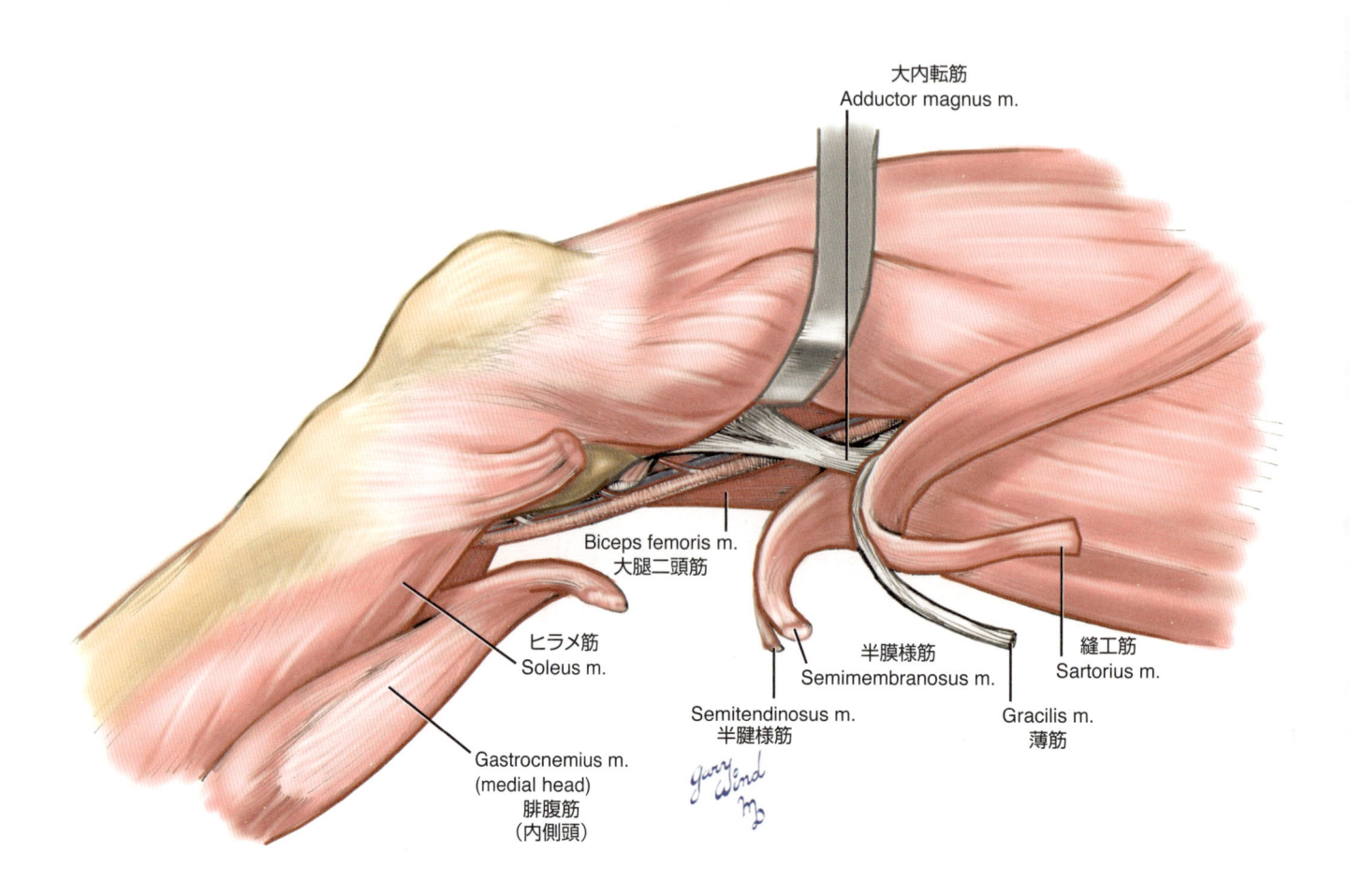

図17-10 膝内側の筋の付着部を切離することで，膝窩動脈の全長が露出される．

膝窩動脈への外科的アプローチ

膝窩動脈への種々の外科的到達方法については，3つの解剖学的区域に基づいて考慮することができる（**図 17-1**）．それは膝上部，膝窩中部，膝下部である．膝上部および膝下部は，より中枢の血管，通常は浅大腿動脈の閉塞に対するバイパス手術に使用される．膝窩動脈のこれらの部分への到達は，外側からのアプローチの記載もあるが（**図 17-11**），通常は内側皮膚切開による．膝窩動脈中部の露出には，直接的な後方アプローチが用いられる．この古典的なアプローチは，実際にバイパス手術に用いられることはなくなったが，これは捕捉症候群，外膜囊腫，あるいは限局性の動脈瘤や解離などの膝窩動脈中部に固有の病変に対する外科治療においては，理想的なアプローチといえる．

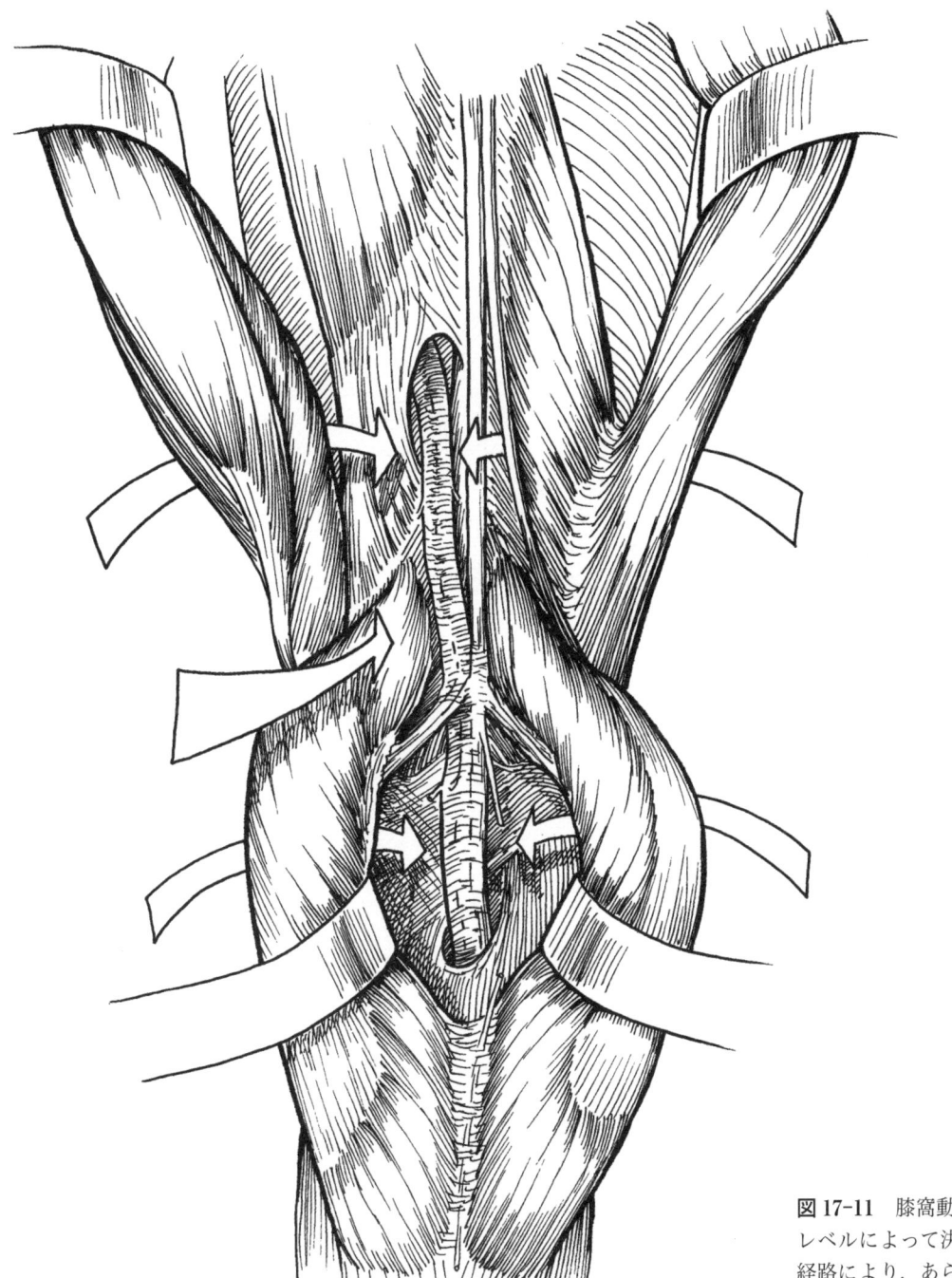

図 17-11 膝窩動脈へのアプローチは病変のレベルによって決められる．描かれた5つの経路により，あらゆる角度から膝窩動脈を露出することができる．

膝上部膝窩動脈の露出

膝窩動脈のこの部分は，大腿-膝窩動脈バイパスの末梢側吻合部として推奨される部分であり，バイパスにより，このレベル以下の動脈系は血液の流入制限を来す狭窄から解放される．外科医は一般に，大伏在静脈のような自家組織をバイパスグラフトに使用することを好む．膝上部膝窩動脈へのバイパスに人工血管も使用されるが[1~3]，バイパス閉塞時の虚血による影響は，自家静脈よりは人工血管でより悪化する[4]．

膝上部の膝窩動脈へは内側切開により最も容易にアプローチできる．Veithら[5]は，感染や手術瘢痕のために内側アプローチがためらわれる再手術患者に対しては，膝上部膝窩動脈への外側アプローチを推奨している．

膝上部膝窩動脈の内側露出法

患者は背臥位とし，下肢を外転し，膝を30°屈曲させる（図17-12）．剝離の間，動きを容易にし，また膝窩動脈が吻合に適切でないと判明した場合に他の部分を剝離できるよう下肢全体を剃毛し，消毒しておく．皮膚切開は大腿内側の下3分の1で，縫工筋の前縁に沿って行う．

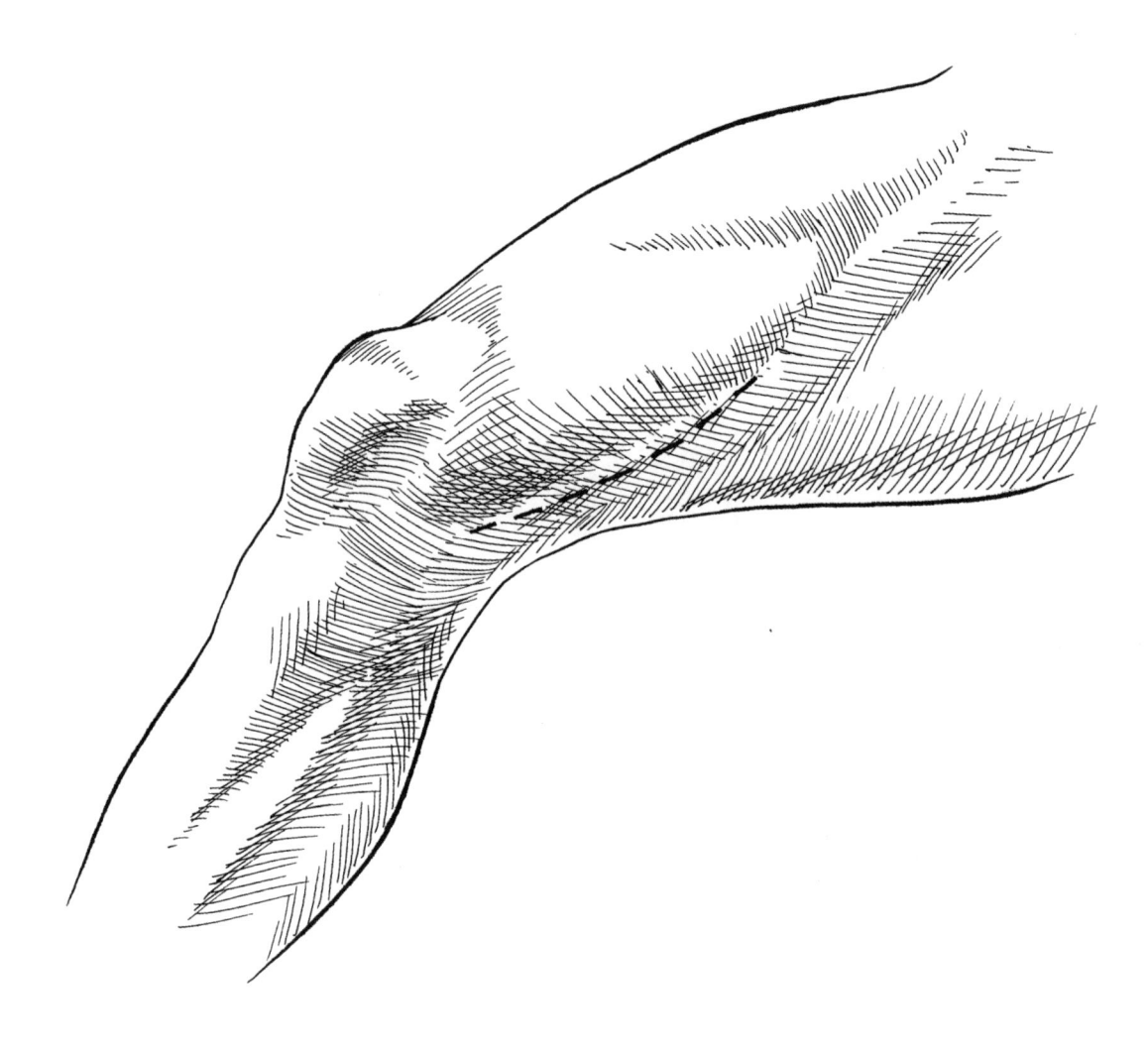

図17-12 内側膝上部露出法の皮膚切開は，縫工筋の前縁に沿って行われる．

縫工筋を覆っている筋膜を切開し，筋肉を後方に牽引する（**図17-13**）．膝窩動静脈は内側広筋を前方に牽引することにより確認できる．内転筋腱と半膜様筋との間に橋渡ししているいろいろな厚さの筋膜は，その後方にある動静脈を露出するために切離される必要があろう．さらに膝窩動脈を露出するには，内転筋管の辺縁を形成し

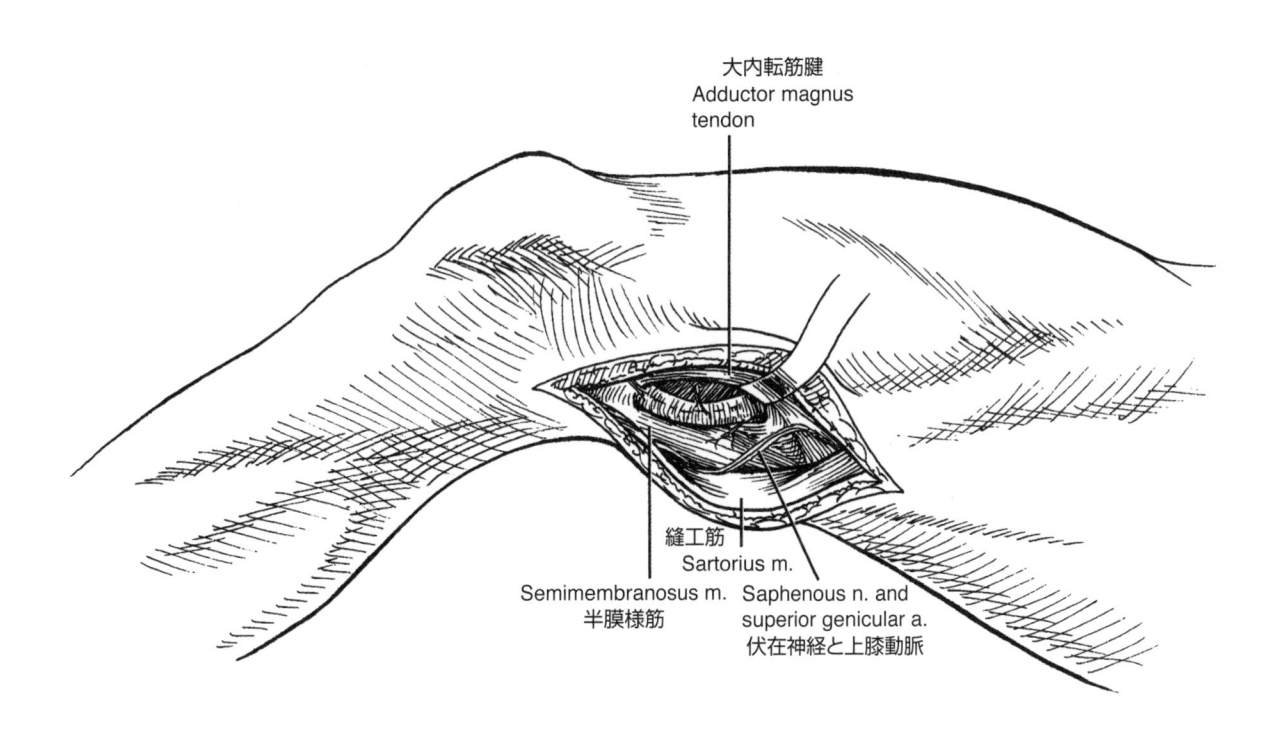

図17-13 縫工筋と薄筋を後方に牽引することで，大内転筋腱は半膜様筋から分離され，内転筋管から抜け出てきた膝窩動静脈が露出される．伏在神経と上膝動脈は内転筋管の天井roofを穿通して出現し，大内転筋の辺縁と交差して縫工筋と薄筋との間の裂溝に至る．

ている厚い大内転筋腱を切離すればよい (**図17-14**). 大内転筋腱とその前方の内側筋間中隔との間の筋膜による連絡は, 内転筋裂孔の前面を露出するためには切離される必要があろう. 最上膝動脈と大腿神経の伏在枝を温存することに注意すべきである. 膝窩動静脈は厚い線維性の鞘 (さや) に覆われている.

動脈はこのレベルでは静脈の内側に位置しているので, この鞘を切開すると初めに動脈が出てくる. 静脈はしばしば対になっていて, 動脈の露出のためには動脈の上を橋渡ししている静脈の交通路を注意深く切離しなくてはならない (**図17-15**).

膝上部の膝窩動脈へのグラフトは, 鈍的トンネル作成器を用いて内転筋管内を通して持ってくるのが最もよい (**図17-16**). そうすることでグラフトは自然な解剖学的位置に置かれ, そこでは縫工筋と大腿筋膜によってグラフトが保護されている.

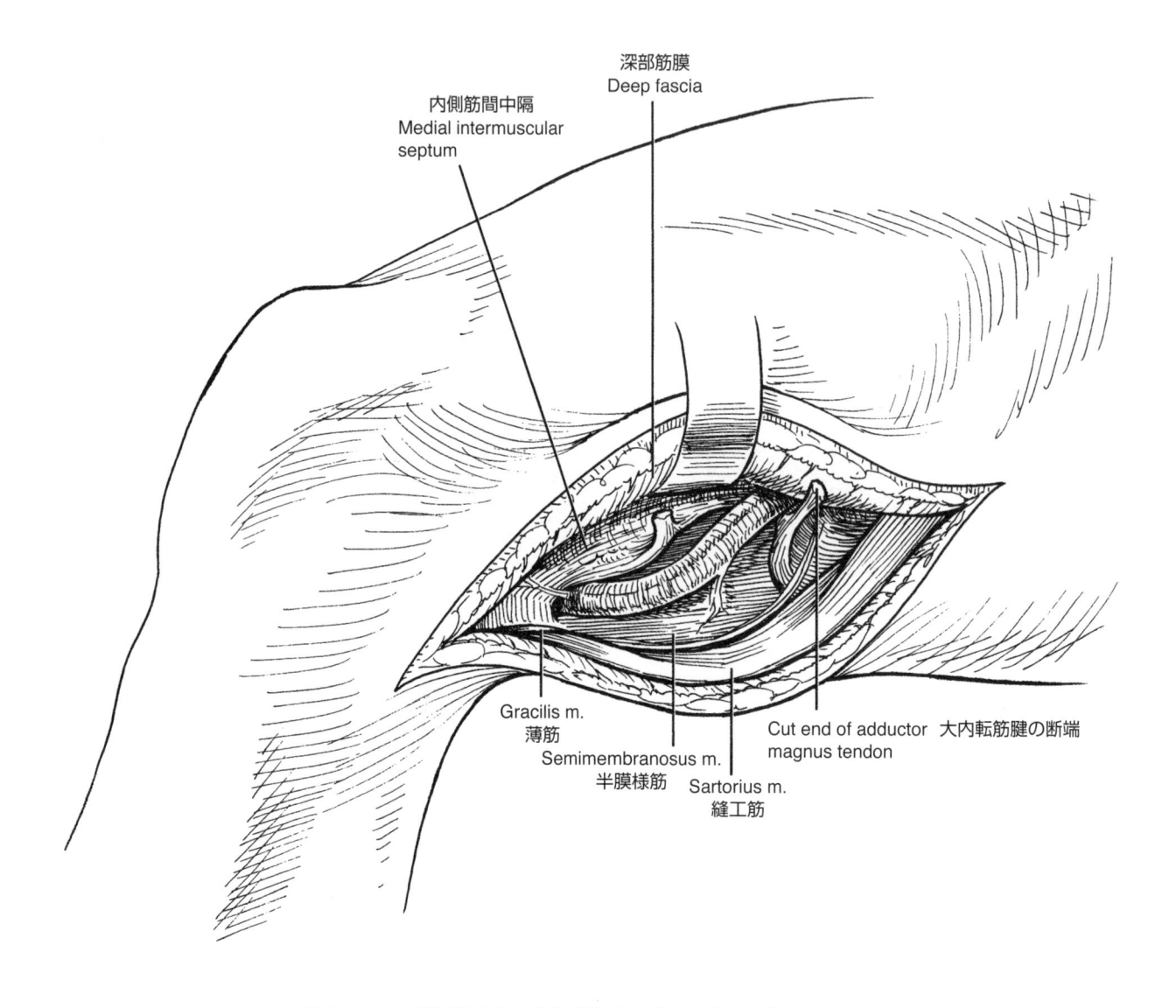

図17-14 大内転筋腱は, 膝窩動脈近位部を十分に露出するために切離可能である. 内転筋腱の遠位部と内側筋間中隔との間には筋膜による連絡があり, 図に示した視野を得るには, これを切離する必要がある.

第 17 章 膝窩動脈 **463**

Adductor magnus
tendon (cut)
大内転筋腱（切離）

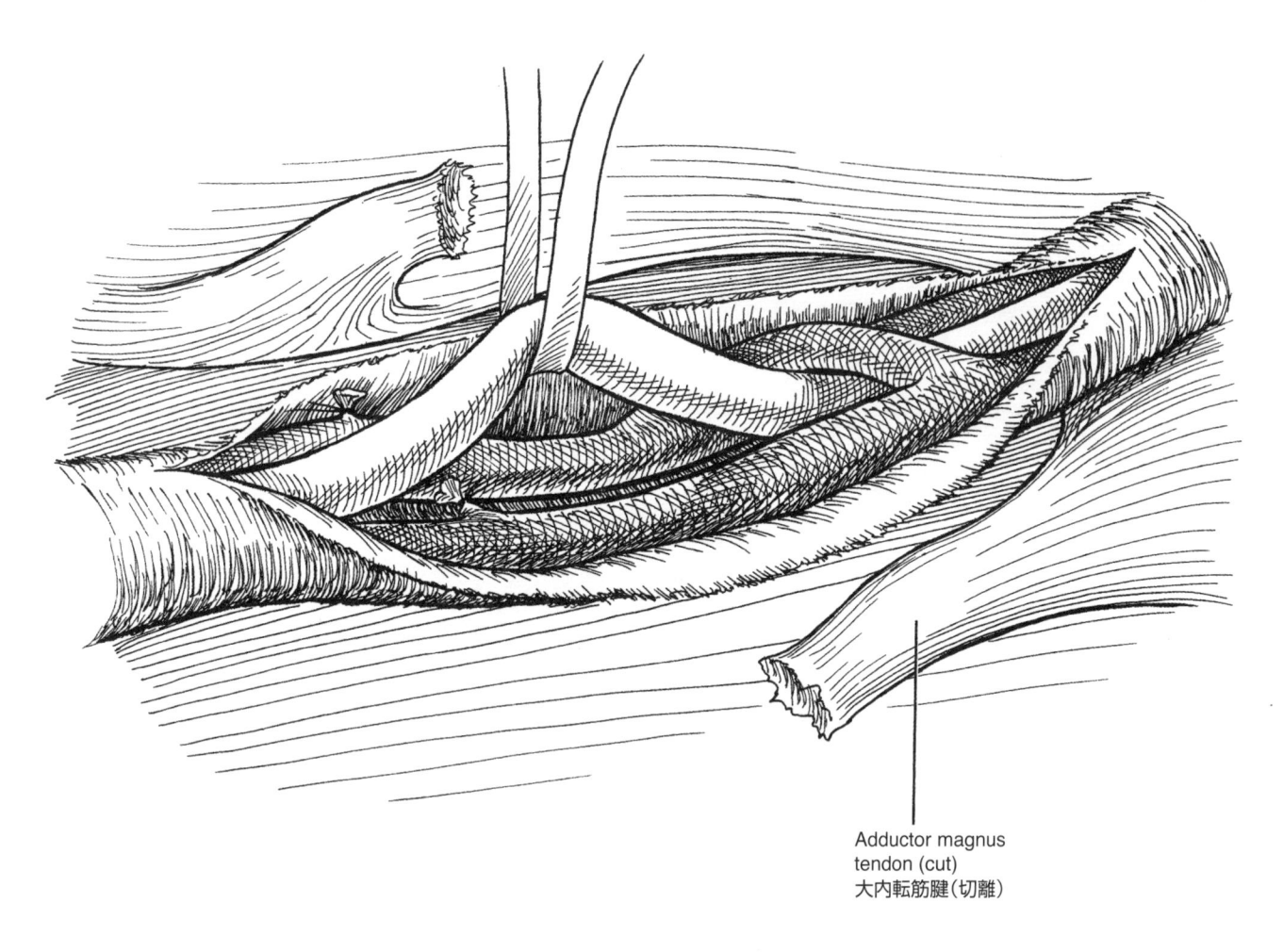

図 17-15 血管鞘の中では，動脈を周囲の静脈から注意深く剥離しなければならない．安全な露出のためには十分な授動が必要であり，そのためには軟らかい血管用テープを使用するとよい．

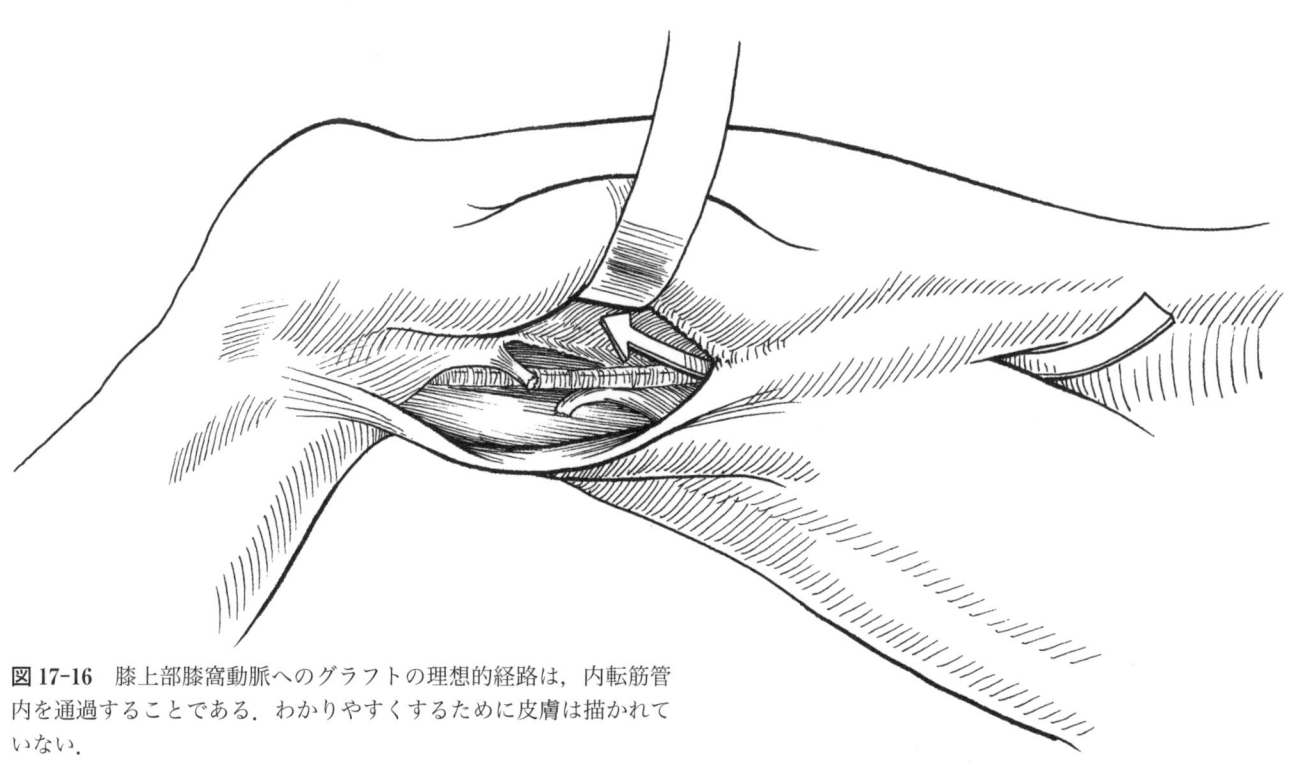

図 17-16 膝上部膝窩動脈へのグラフトの理想的経路は，内転筋管内を通過することである．わかりやすくするために皮膚は描かれていない．

外側膝上部アプローチ法

下肢を内転し，膝を屈曲させる（図17-17）．大腿下3分の1で大腿二頭筋と腸脛靱帯との間に縦に皮膚切開を行う．大腿筋膜は，腸脛靱帯と外側筋間中隔との接合部に向けて後方に切開する．前方に寄りすぎた皮膚切開では，外側筋間中隔前面の外側広筋内に入ってしまう（図17-18）．大腿二頭筋短頭の起始部は外側大腿顆の数cm上方で終了し，筋肉と骨との間に"抜け穴 loophole"を残し[6]，そこを通じて膝窩動静脈に到達できる（図17-19）．

この場所を切開すると，脛骨および腓骨神経は疎な筋膜によってハムストリング筋と一緒に束ねられて後方の層内にあり，動静脈は大腿骨の直下に見出される（図17-20）．膝窩静脈（おそらく対になっている）が初めに

図17-17 外側からの膝上部へのアプローチでは，大腿二頭筋と腸脛靱帯との間に皮膚切開が置かれる．

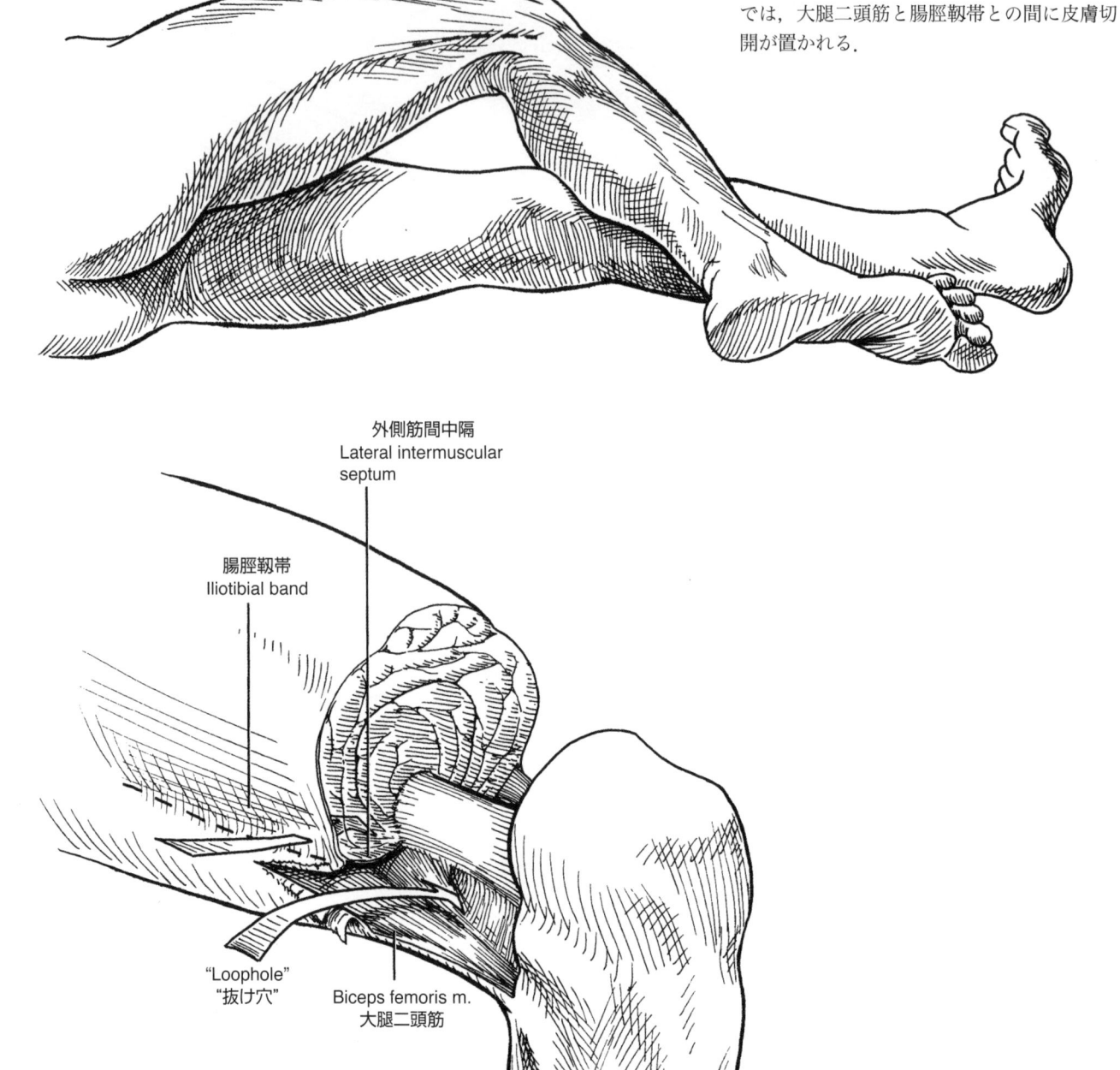

図17-18 大腿外側から膝窩動静脈への経路は，腸脛靱帯と外側筋間中隔との接合部の後方の深部筋膜を通過していく（点線）．この線より前方の皮膚切開では，大腿四頭筋内に入ってしまう．

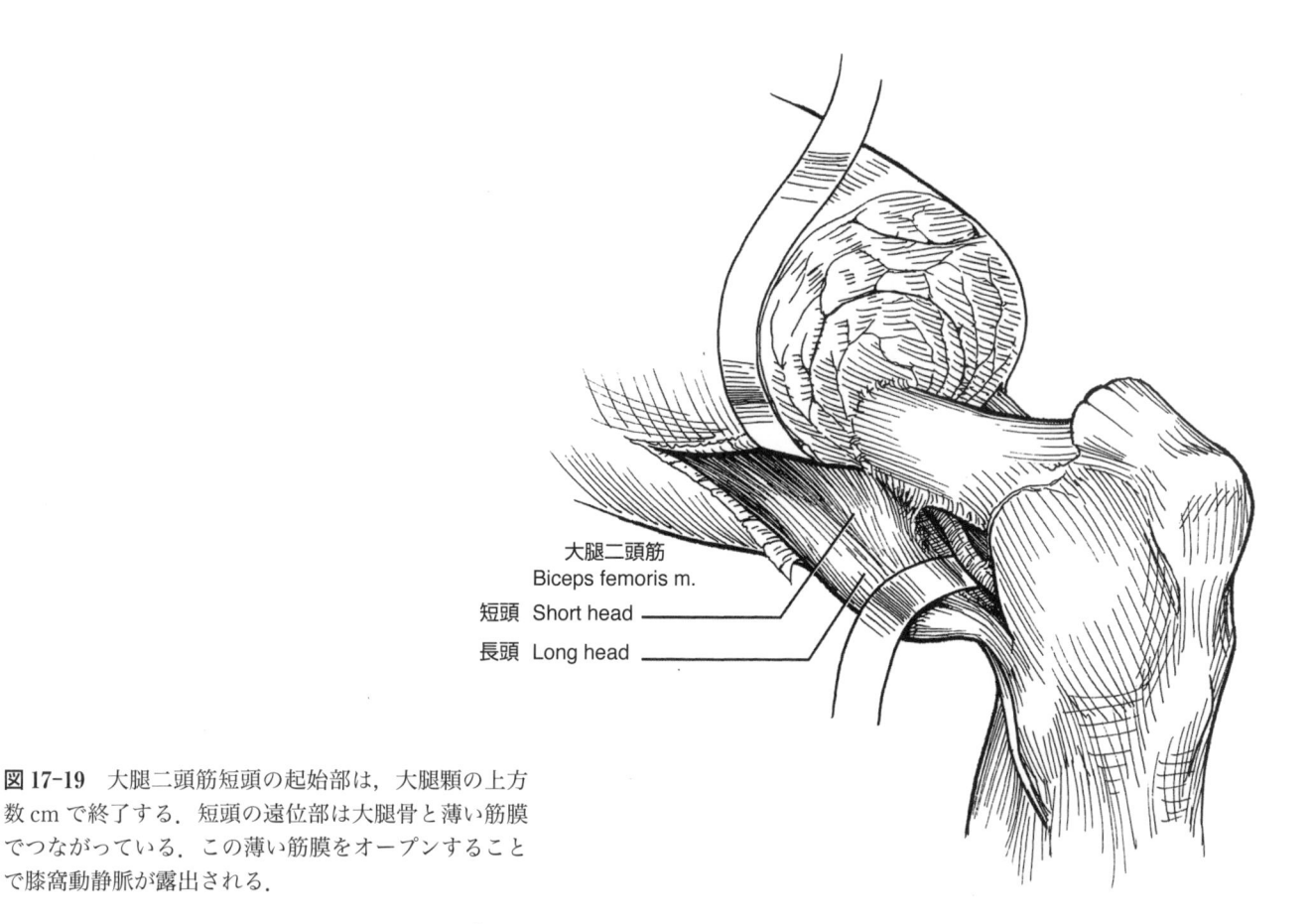

図17-19 大腿二頭筋短頭の起始部は，大腿顆の上方数cmで終了する．短頭の遠位部は大腿骨と薄い筋膜でつながっている．この薄い筋膜をオープンすることで膝窩動静脈が露出される．

図17-20 膝上部では，脛骨および腓骨神経はハムストリング筋を束ねている疎な筋膜により，膝窩動脈の近位側から区分されている．動静脈への外側アプローチにおいては，これらの神経は筋肉とともに後方に牽引される．

血管鞘内に出てくる．それは授動され，大腿二頭筋とともに後方に牽引される（図17-21）．

膝下部膝窩動脈の露出

膝下部膝窩動脈は，動脈硬化性の内膜肥厚病変に侵されることが近位部膝窩動脈よりも，比較的少ないので，より一般的にバイパス手術に使用される．推奨されるグラフトは同側の大伏在静脈であり，人工血管と比較して長期の開存性に優れている[7]．同側の大伏在静脈が使用できないときには，反対側の大伏在静脈，腕の静脈，あるいは小伏在静脈部分を繋ぎ合わせたものなどを含む他の適切な方法が選択される．適切な自家静脈が得られない稀な患者においては，人工血管の使用，あるいは血管内治療が，たとえTASCⅡのD病変であっても，切断（の切迫）に対して推奨されるだろう[8〜10]．

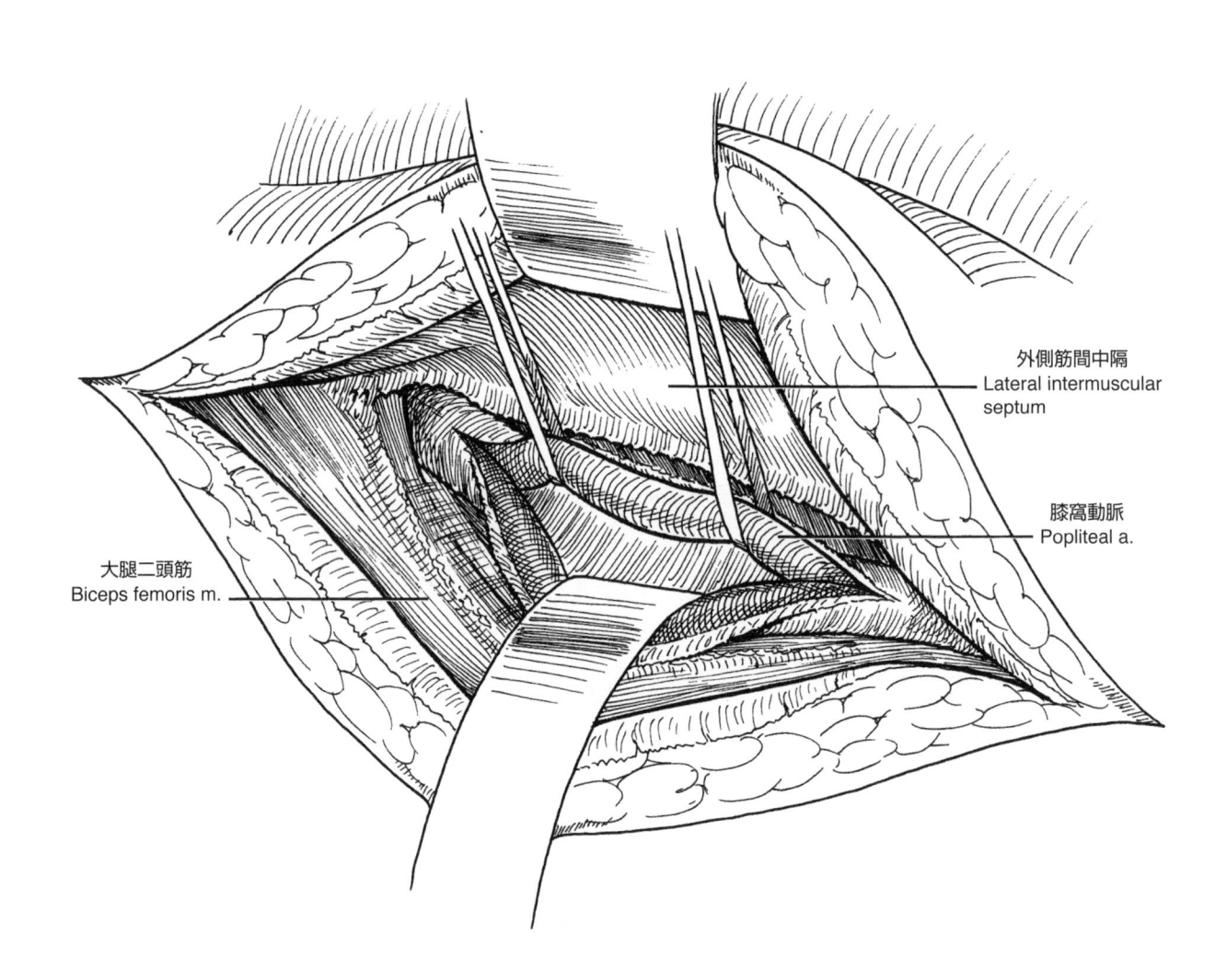

図17-21　膝窩静脈が血管鞘内では初めに出てくる．大腿二頭筋とともに後方に牽引するのが最もよい．

膝下部膝窩動脈の露出は，内側切開によって最も容易に得られる．血管の複雑な再手術が必要な一部の患者においては，Veithら[5]によって一般化された外側アプローチが適しているであろう．

内側膝下部アプローチ法

患者は背臥位とし，下肢は外転し，膝を30°屈曲させる（図17-22）．前項同様に下肢全体を剃毛し，消毒する．脛骨の後縁の後方約1cmに縦切開を置き，内側脛骨顆の下後方縁から下腿3分の1に皮膚切開を延長する．大伏在静脈を損傷しないように十分な注意が必要で，大伏在静脈はこの術野内を直接走行している可能性がある．大伏在静脈は脛骨内側縁の1cmないし2cm後方に見出されるが，創の後縁とともに牽引すると最も都合がよい．大伏在静脈の前穿通枝は安全に牽引するために結紮し

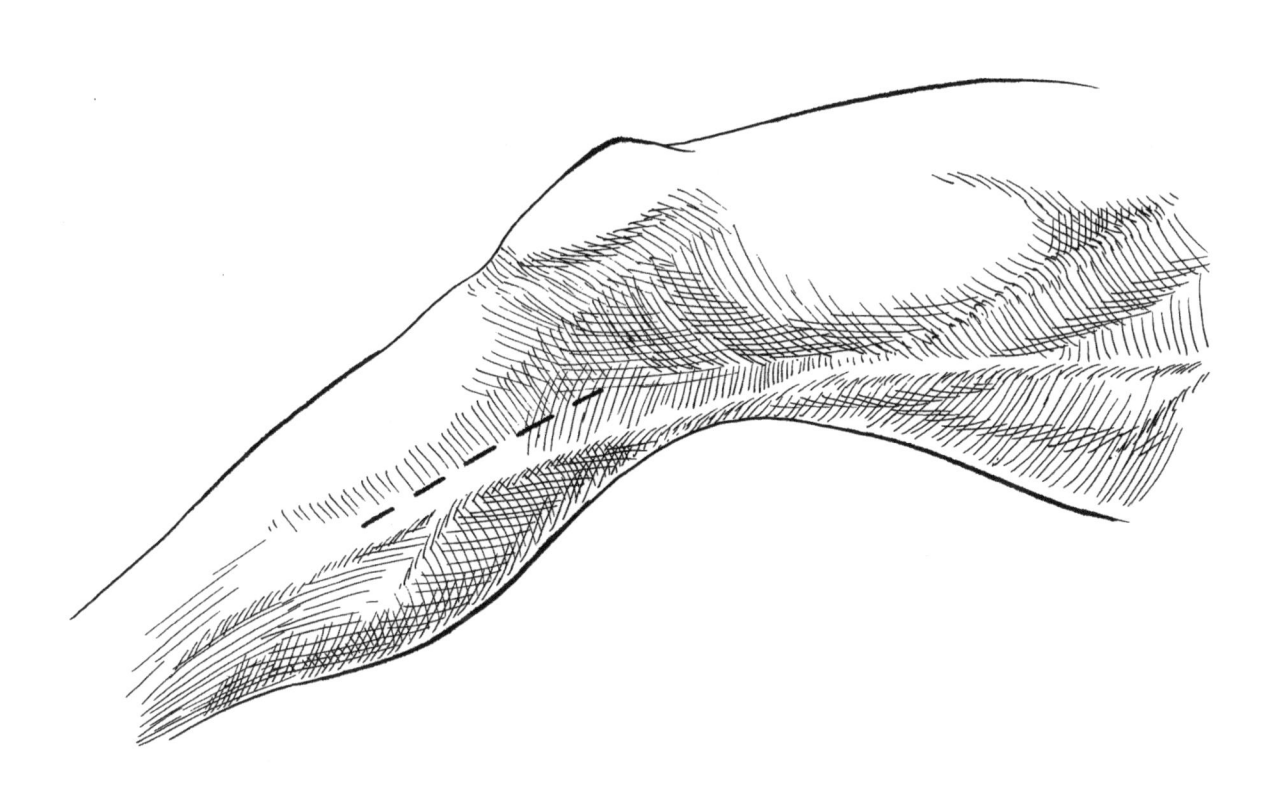

図17-22 内側膝下部アプローチの皮膚切開は，脛骨後縁の約1cm後方に置く．大伏在静脈が近接しているので，注意深い剥離を要する．静脈は通常，後方のフラップ内に残される．

ておく．

　下腿の筋膜を脛骨の1 cm後方で切開し，この筋膜切開を半腱様筋腱のレベルにまで中枢に延長する（図17-23）．そこに存在する腓腹筋の内側頭は後方に牽引し，創の近位部分にある神経血管の束を露出する（図17-24）．さらに中枢側の露出は，半腱様筋，薄筋，縫工筋それぞれの腱を切離することにより得られるが，その際には切離断端に結紮糸を置いて印をつけ，手術終了時には膝の安定性を確保するために再縫合する必要がある．より末梢の露出は，術野では腓腹筋の深部に存在するヒラメ筋の脛骨への付着部を切離することにより得られる（図17-25）．

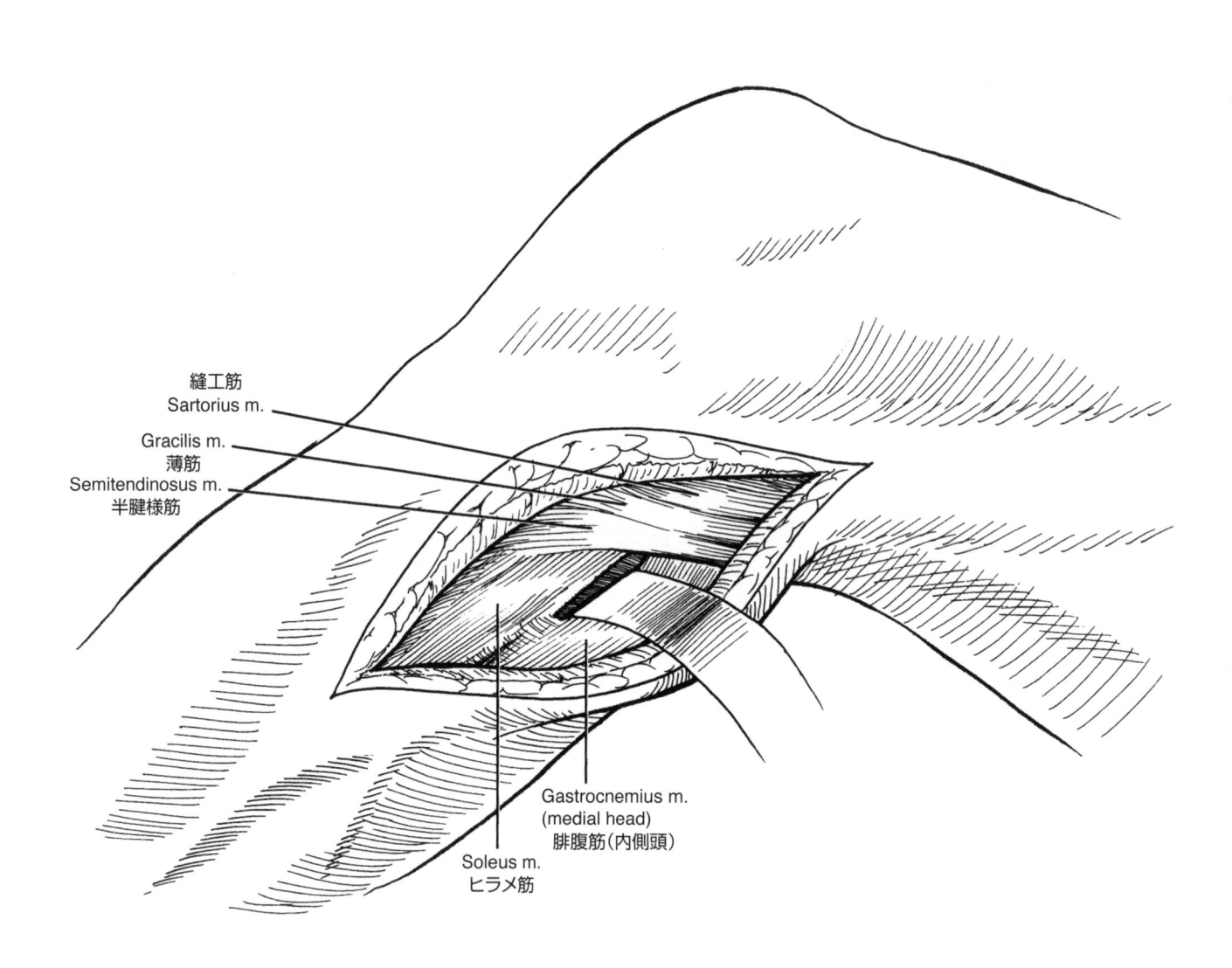

図17-23　下腿の筋膜が切開され，腓腹筋内側頭が後方に牽引されている．

第 17 章 膝窩動脈　469

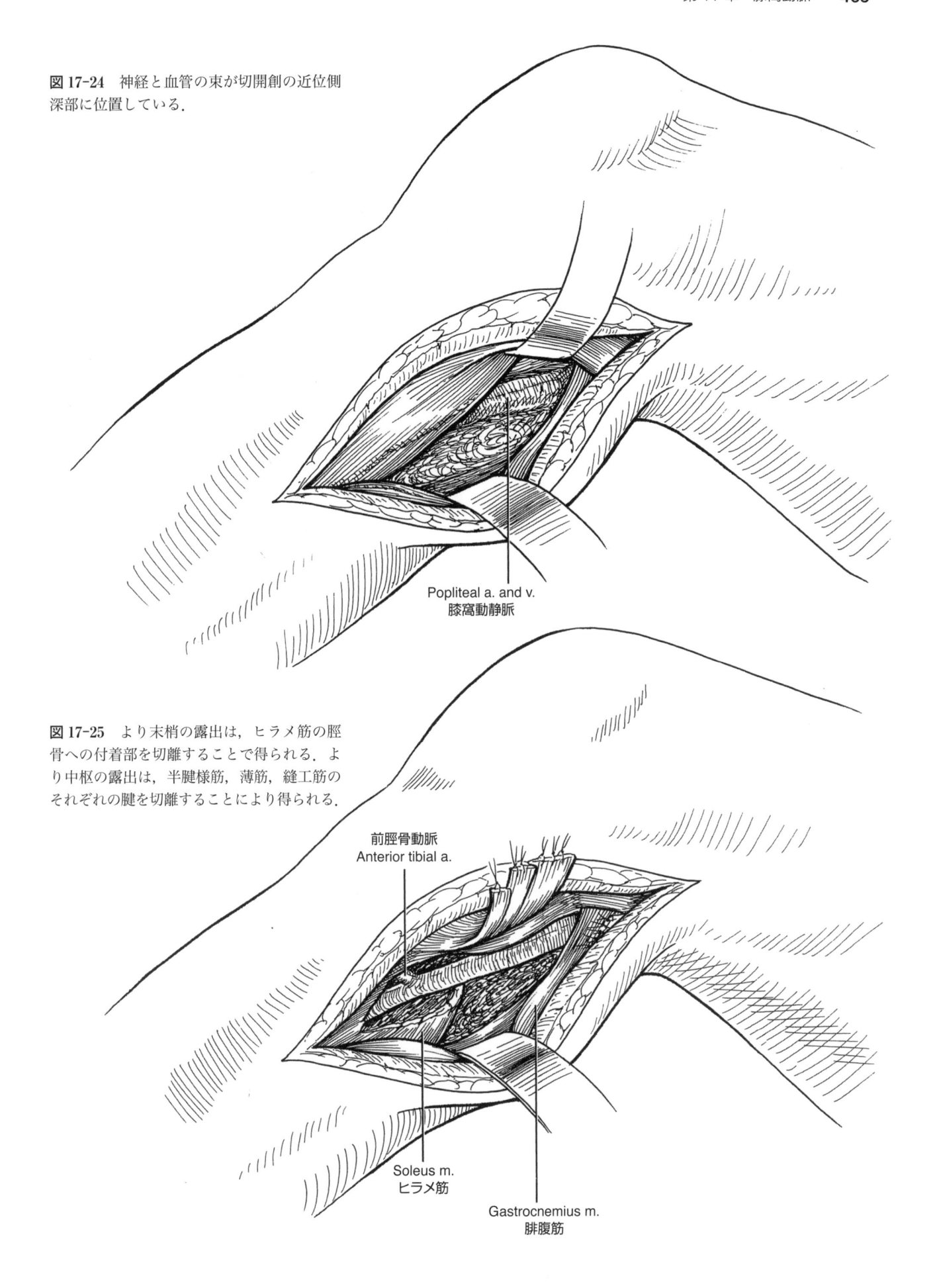

図 17-24　神経と血管の束が切開創の近位側深部に位置している．

Popliteal a. and v.
膝窩動静脈

図 17-25　より末梢の露出は，ヒラメ筋の脛骨への付着部を切離することで得られる．より中枢の露出は，半腱様筋，薄筋，縫工筋のそれぞれの腱を切離することにより得られる．

前脛骨動脈
Anterior tibial a.

Soleus m.
ヒラメ筋

Gastrocnemius m.
腓腹筋

神経血管鞘内に入って最初に出てくるのは膝窩静脈である（図17-26）．この静脈は1本であることよりも，対をなしていることが多く，そこに存在する膝窩動脈に到達するには橋渡ししている静脈を切離しなければならない．膝窩動脈のこのレベルには，重要な側副血管はほとんどなく，細い動脈分枝は安全に結紮できる．術野では，血管用テープを用いて，静脈の上に動脈を持ち上げることで動脈の露出が容易になる．脛骨神経は後内側に存在しているが，動脈剥離の際に損傷しないよう注意深く保護する必要がある．

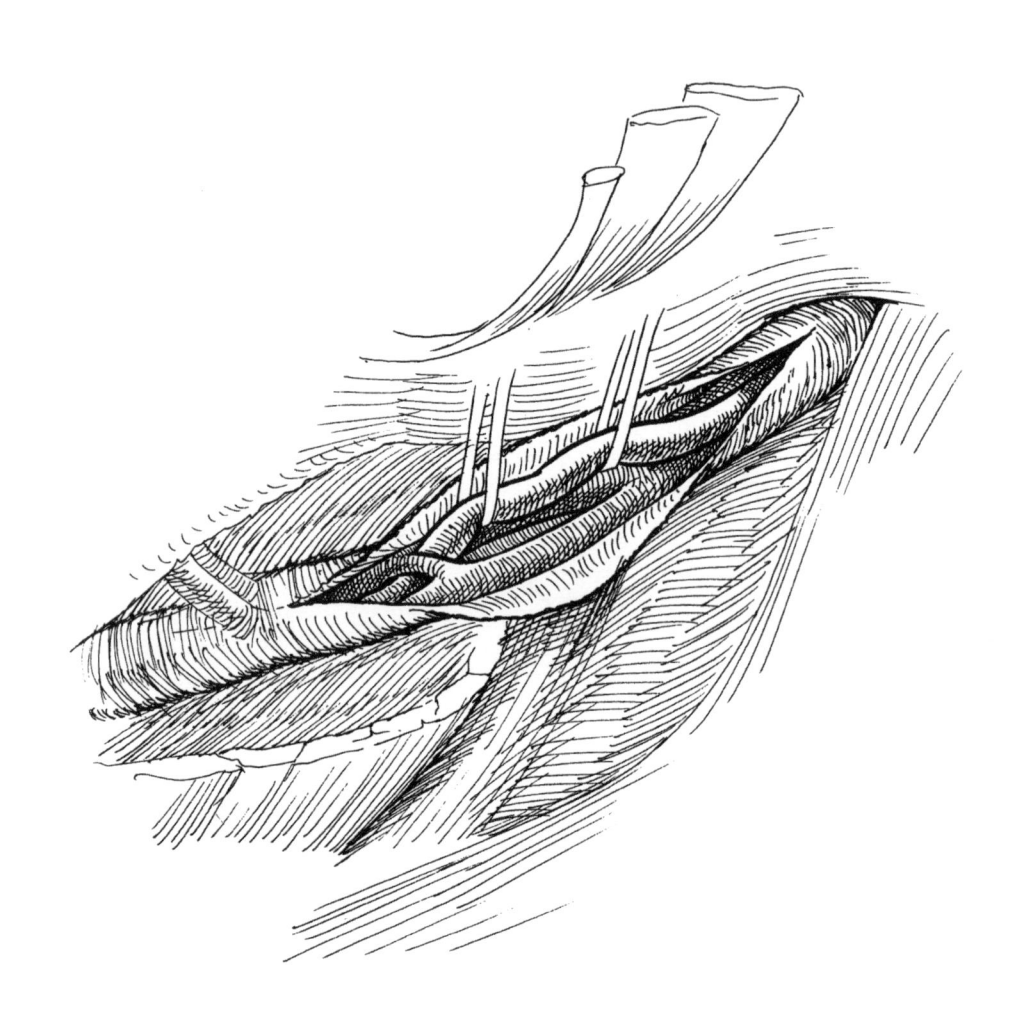

図17-26　神経血管鞘に入ったときに初めに出てくるのは，対になった膝窩静脈の1本である．注意深い剥離の後，膝窩動脈は軟らかい血管用テープを用いて創内で持ち上げられる．

膝下部膝窩動脈へのグラフトの最良の経路は，内転筋管を通り，両側大腿顆の間で膝の後方をトンネルしていく経路である（**図 17-27**）．トンネルはブラインドで作成されるので，大腿部の筋肉内を通過していく実際の経路は，予想するしかない．グラフトが膝関節のレベルで腓腹筋の両側頭の間を確実に通過するように注意が必要である．もしグラフトが筋肉内を通過すると，筋肉収縮時には筋肉によりグラフトが圧迫される可能性がある．遠位側吻合は，膝窩動脈の内膜肥厚のない部分に作成される．

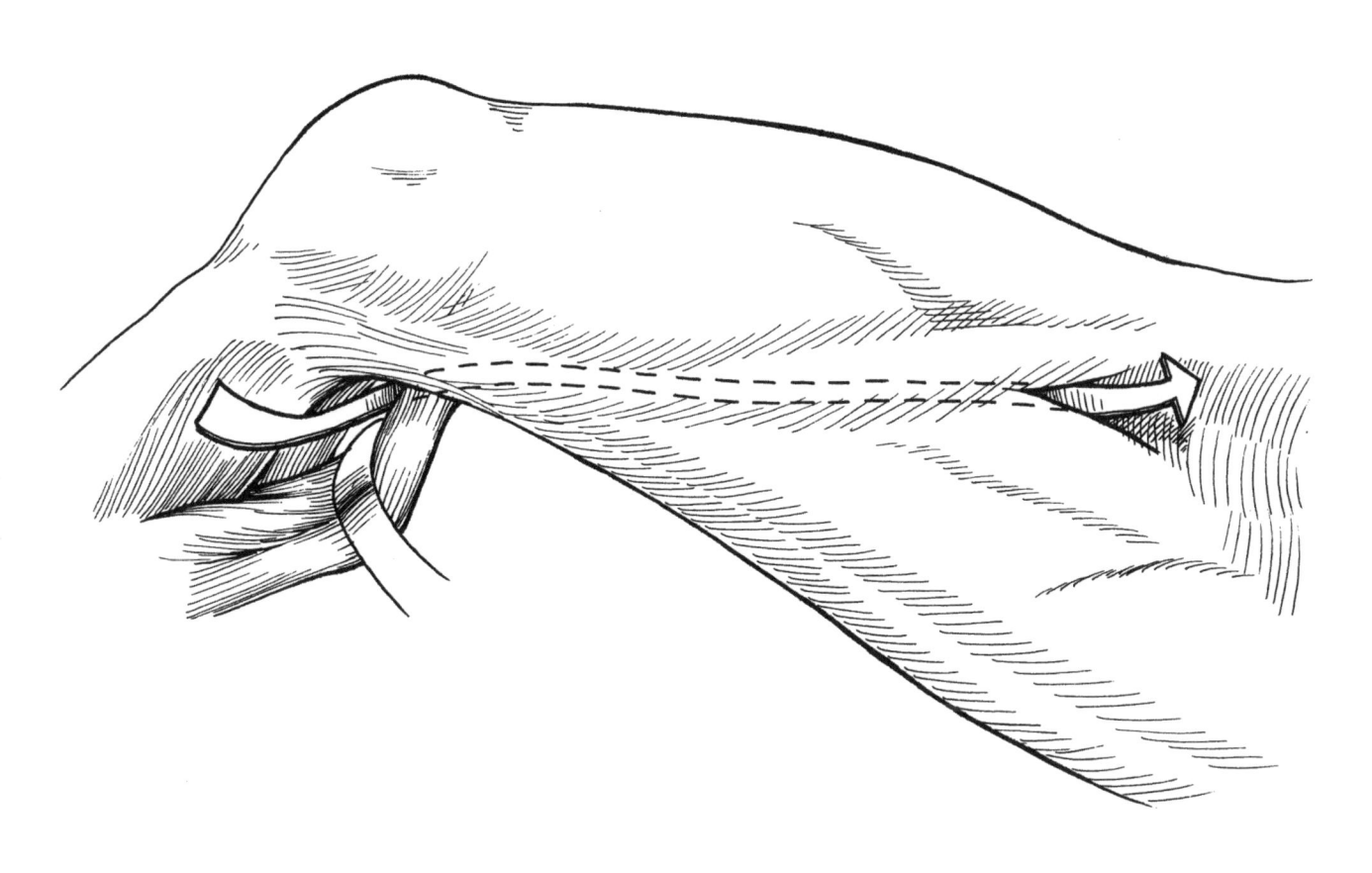

図 17-27 膝下部膝窩動脈へのグラフトは，内転筋管内を経由して，両側大腿顆および腓腹筋頭部の間で，膝の後方をトンネルしていく経路をとるべきである．

472　第Ⅴ部　下肢の血管

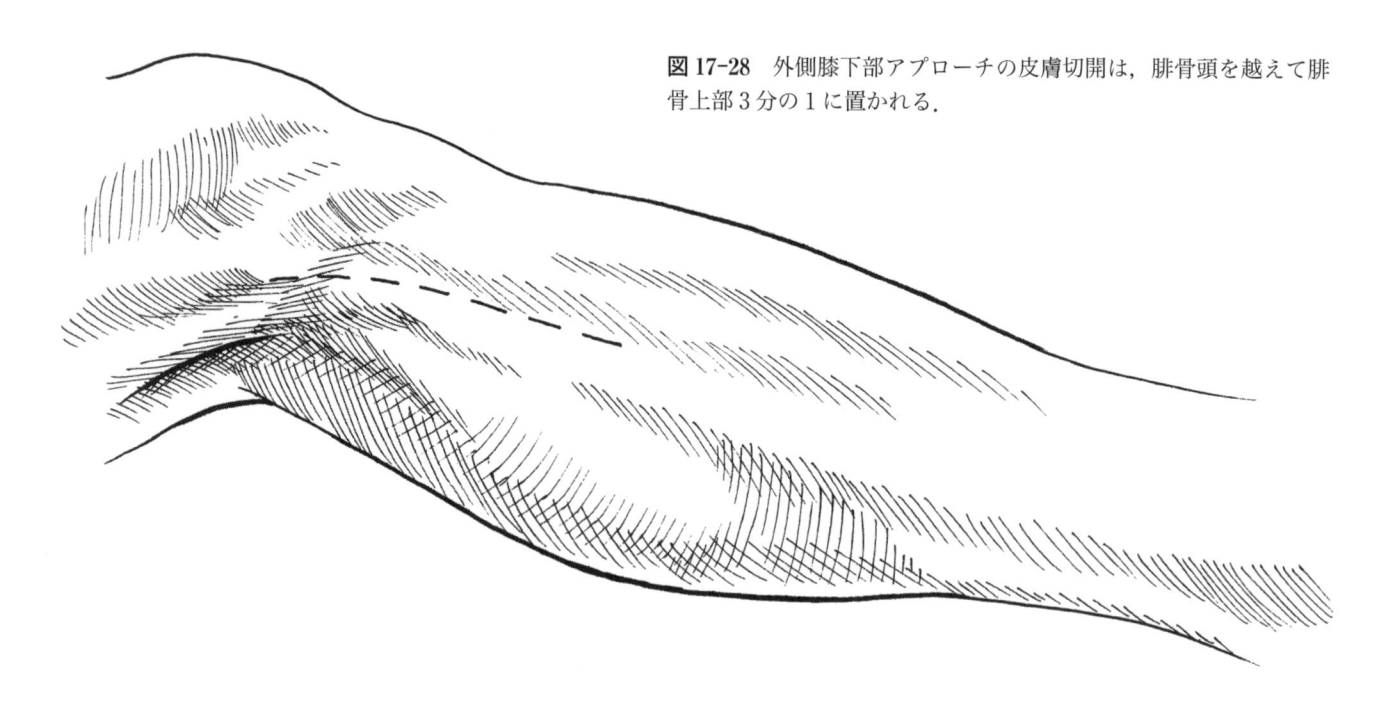

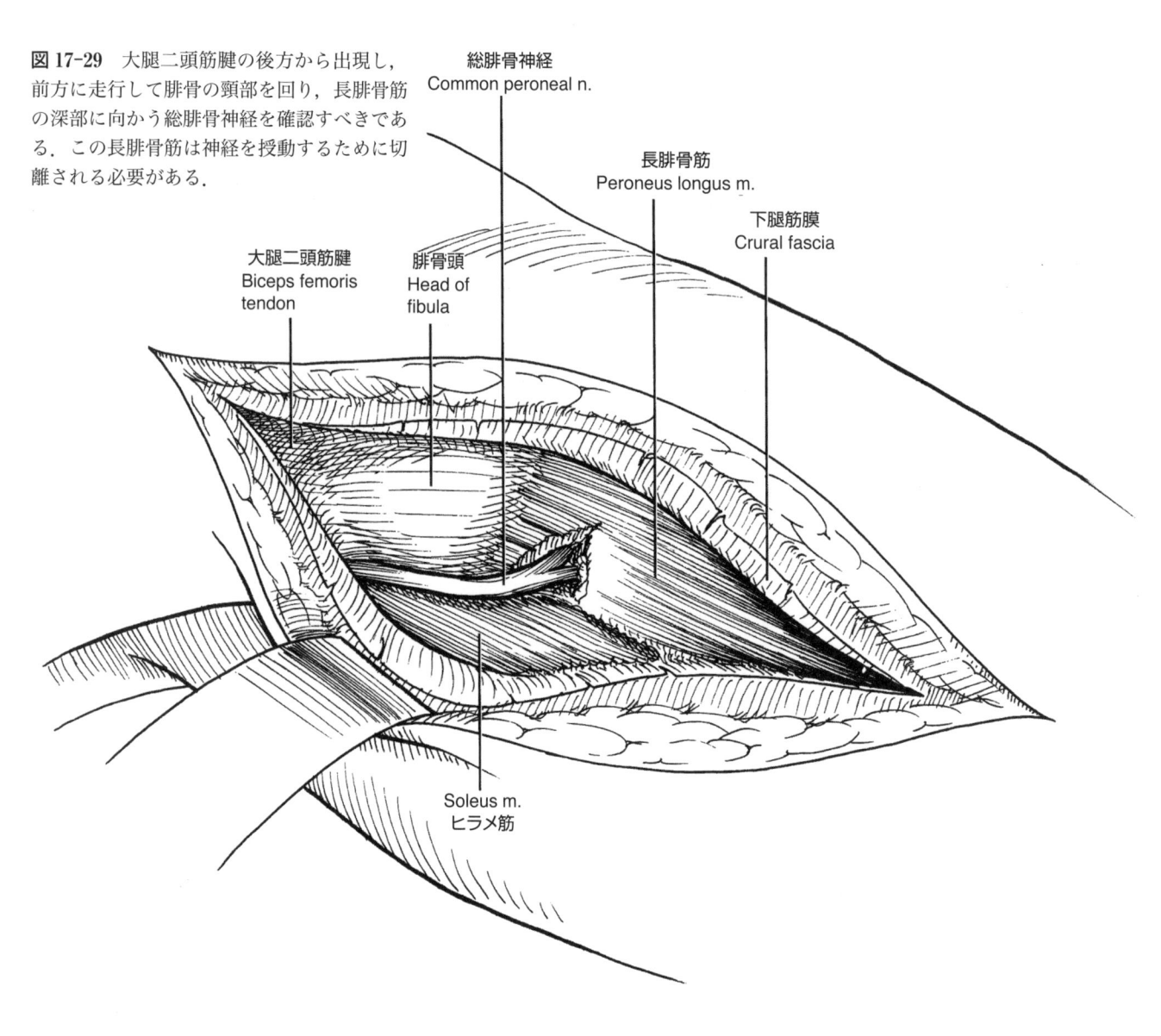

図17-28　外側膝下部アプローチの皮膚切開は，腓骨頭を越えて腓骨上部3分の1に置かれる．

図17-29　大腿二頭筋腱の後方から出現し，前方に走行して腓骨の頸部を回り，長腓骨筋の深部に向かう総腓骨神経を確認すべきである．この長腓骨筋は神経を授動するために切離される必要がある．

総腓骨神経
Common peroneal n.

長腓骨筋
Peroneus longus m.

下腿筋膜
Crural fascia

大腿二頭筋腱
Biceps femoris tendon

腓骨頭
Head of fibula

Soleus m.
ヒラメ筋

外側膝下部アプローチ法

患者は背臥位とし，下肢を内転させ，膝を屈曲させる．腓骨頭にかかる縦切開を置き，腓骨の近位側3分の1に至るまで末梢に皮膚切開を延長する（**図17-28**）．切開を深部に進めると，大腿二頭筋の腱が腓骨頭の上方部分に停止しているのがわかる（**図17-29**）．大腿二頭筋腱後方から出現し，前方に走行して腓骨頭を回っている総腓骨神経を確認する必要がある．大腿二頭筋腱は切離され，総腓骨神経はその深枝と浅枝とともに注意深く剥離され，前方に牽引される（**図17-30**）．

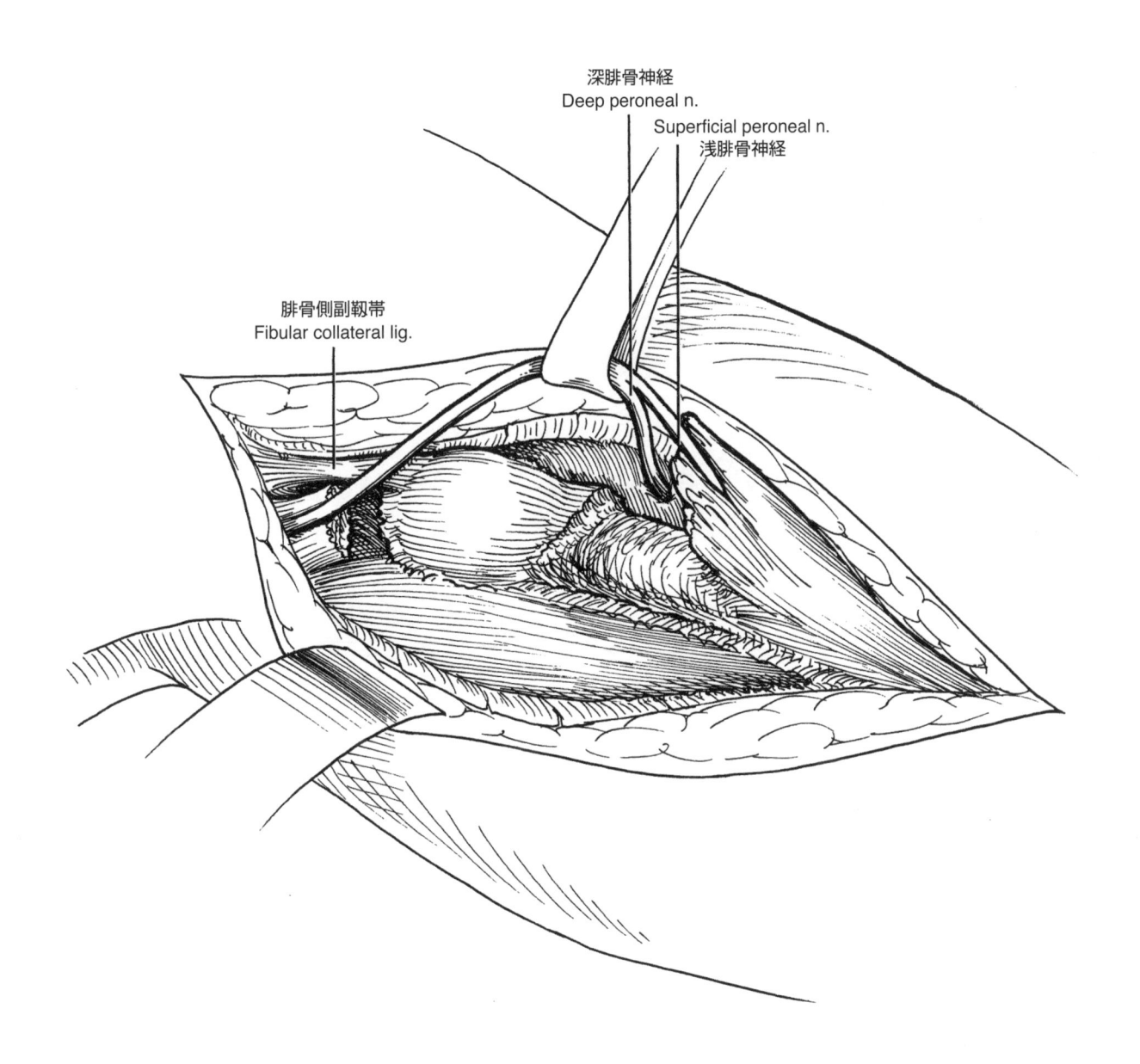

図17-30 腓骨神経はその深枝と浅枝とともに，腓骨より注意深く牽引して分離される．大腿二頭筋腱と腓骨側副靱帯は，腓骨頭の授動を始めるために切離される．

次いで腓骨の近位側3分の1はその本来の場所から移動される．これは，骨のすぐ近くにある腓骨頭と腓骨体の靱帯様の付着部を切離することで，最も容易に実施できる．自由になった腓骨頭を術野に牽引することにより，腓骨深部の筋性および靱帯様の付着部を鈍的に剝離することが容易になる（**図17-31**）．次いで，腓骨体部は肋骨剪刀で離断され，骨は腓骨床から取り除かれる．膝窩動脈は腓骨床のすぐ深部に出現する（**図17-32**）．それ

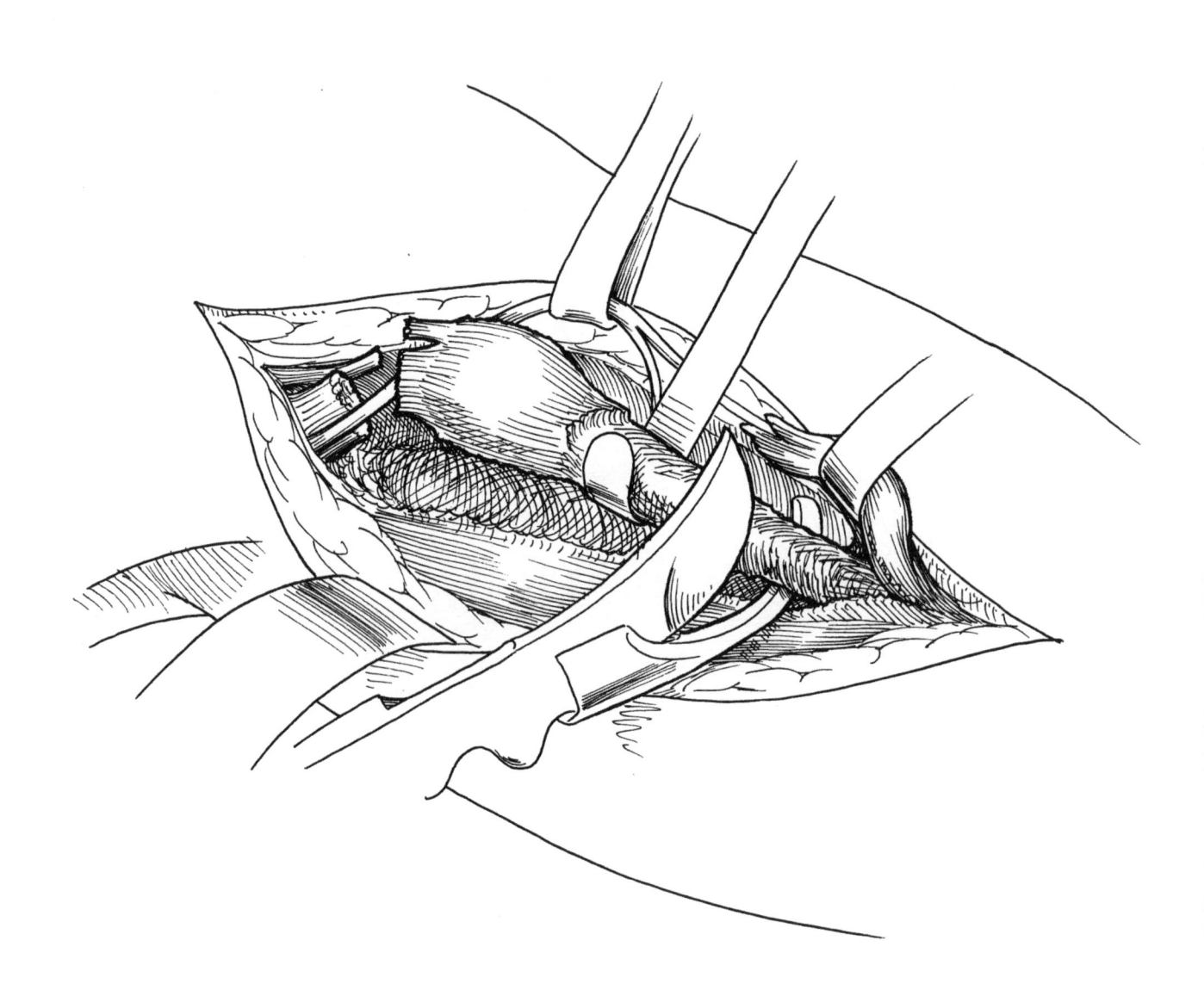

図17-31 腓骨の近位側3分の1では，ヒラメ筋と長腓骨筋への付着部がはがされる．骨膜剝離子が脛骨-腓骨関節をはずすのに使用される．腓骨近位側を持ち上げて，肋骨剪刀により腓骨を離断する．

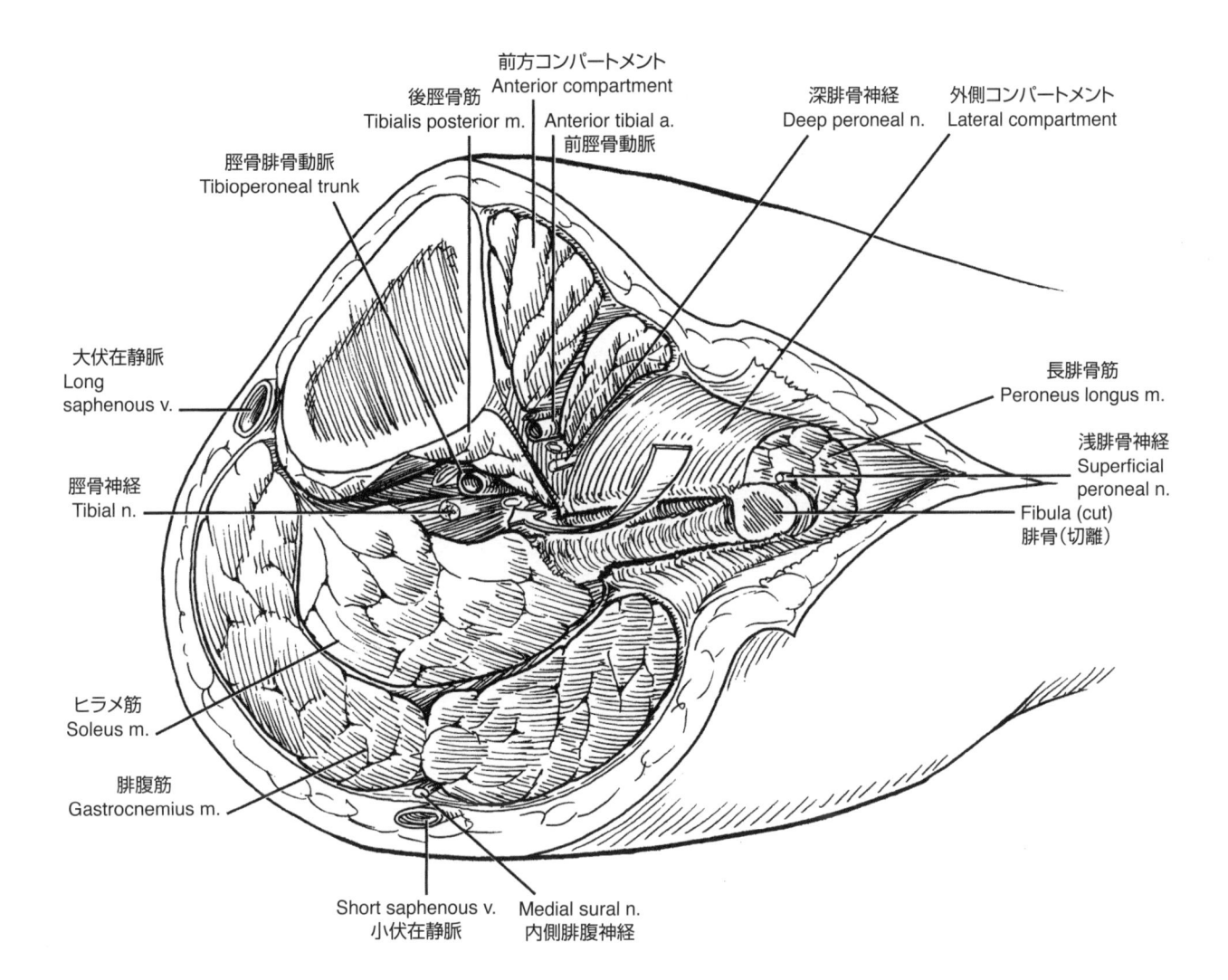

図17-32 外側膝下部アプローチにより，膝窩動脈の遠位部と分枝が露出される．

は浅い位置にあるので，隣接する静脈からの分離に有利である（図 17-33）．

このアプローチによりグラフトを膝窩動脈に持ってくるには，皮下経路が最もよい[5]．大腿動脈からのバイパスは，大腿前面を交差して持ってこられる（図 17-34）．屈曲を防ぐために，グラフトは大腿骨外側顆の中点で膝を交差する経路をとるべきである[11]．

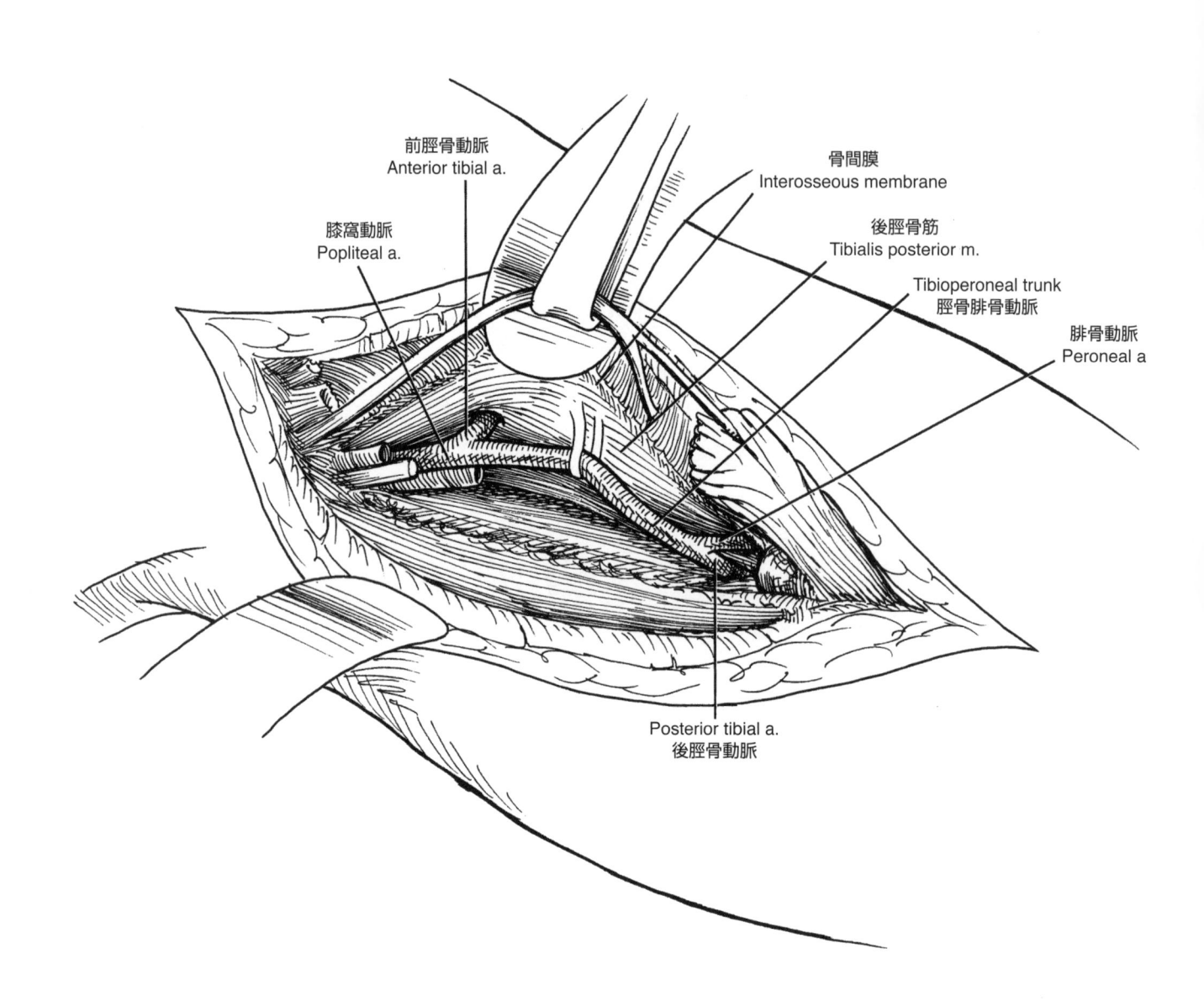

図 17-33 動静脈は腓骨床の深部で，骨間膜の後方に見出される．

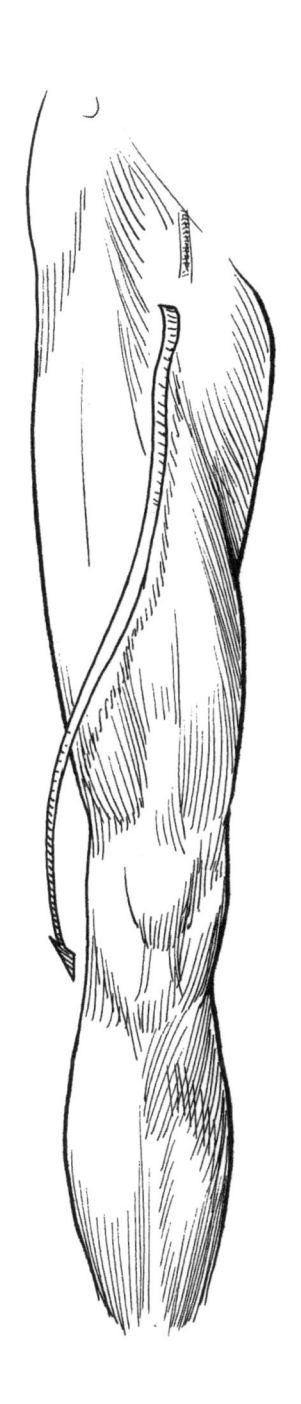

図 17-34 大腿動静脈と外側膝下部切開との間の最も直接的な経路は，大腿前面を交差する皮下経路である．

中膝窩動脈の露出

膝関節を通過する部分の膝窩動脈（中膝窩動脈）に特有の疾患群がある．これらの疾患群には，膝窩動脈捕捉症候群，外膜嚢腫症，後方膝関節脱による外傷性内膜剥離などが含まれる．動脈瘤はときどき中膝窩動脈に限局することがあり，病変部の修復のための剥離は，比較的わずかですむ場合もある．後方アプローチも，動脈の再手術例では有用であろう[12]．

後方アプローチの使用は，より広範な血管病変の修復を考える手術には禁忌である．膝上部あるいは膝下部動脈を露出しようとすると，膝窩部辺縁の筋肉がじゃまになる．手術中に患者の体位を元にもどす必要がある場合には，動脈バイパス手術を含む手術手技において，このアプローチは有利ではない．

後方アプローチの方法

患者の体位は腹臥位とし，膝をわずかに屈曲させる．膝後方の，単純な縦切開に伴う瘢痕性の変形収縮を避けるために，S字型の皮膚切開が推奨される（**図 17-35**）．皮膚切開のなかで，上方縦方向の部分は大腿下部の後内側に置かれ，水平部分は膝の屈曲によるしわを横切って置かれる．皮膚切開の下方縦方向への延長は，外側に 6 cm

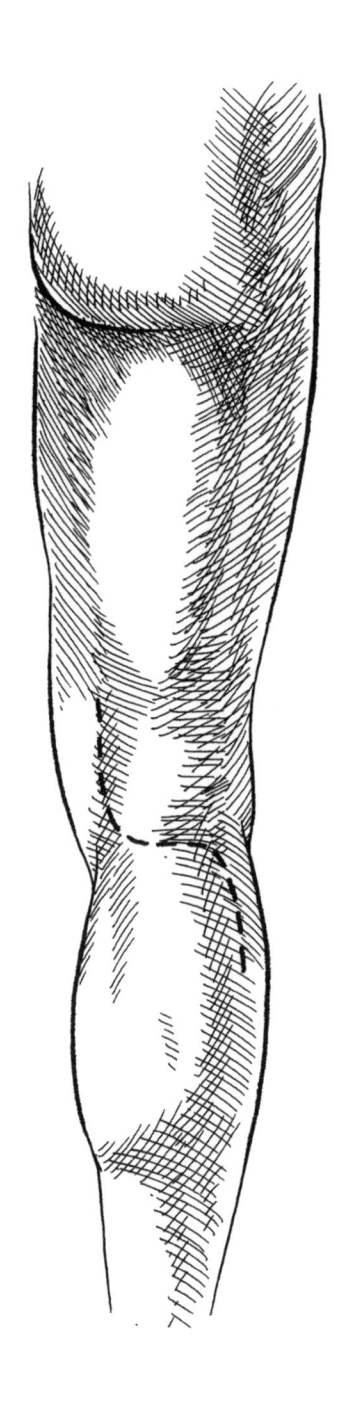

図 17-35 膝窩動静脈の後方露出のための皮膚切開は，単純な縦切開に合併する瘢痕収縮を最小限とするために，S字型にする．

ないし 8 cm の長さで行われる．皮下に出てくる最初の構造物は小伏在静脈で，これは結紮切離されるべきである（図 17-36）．深部の筋膜を縦に切開し，主要な神経血管の構造物へよい視野で到達するために，そこに存在す

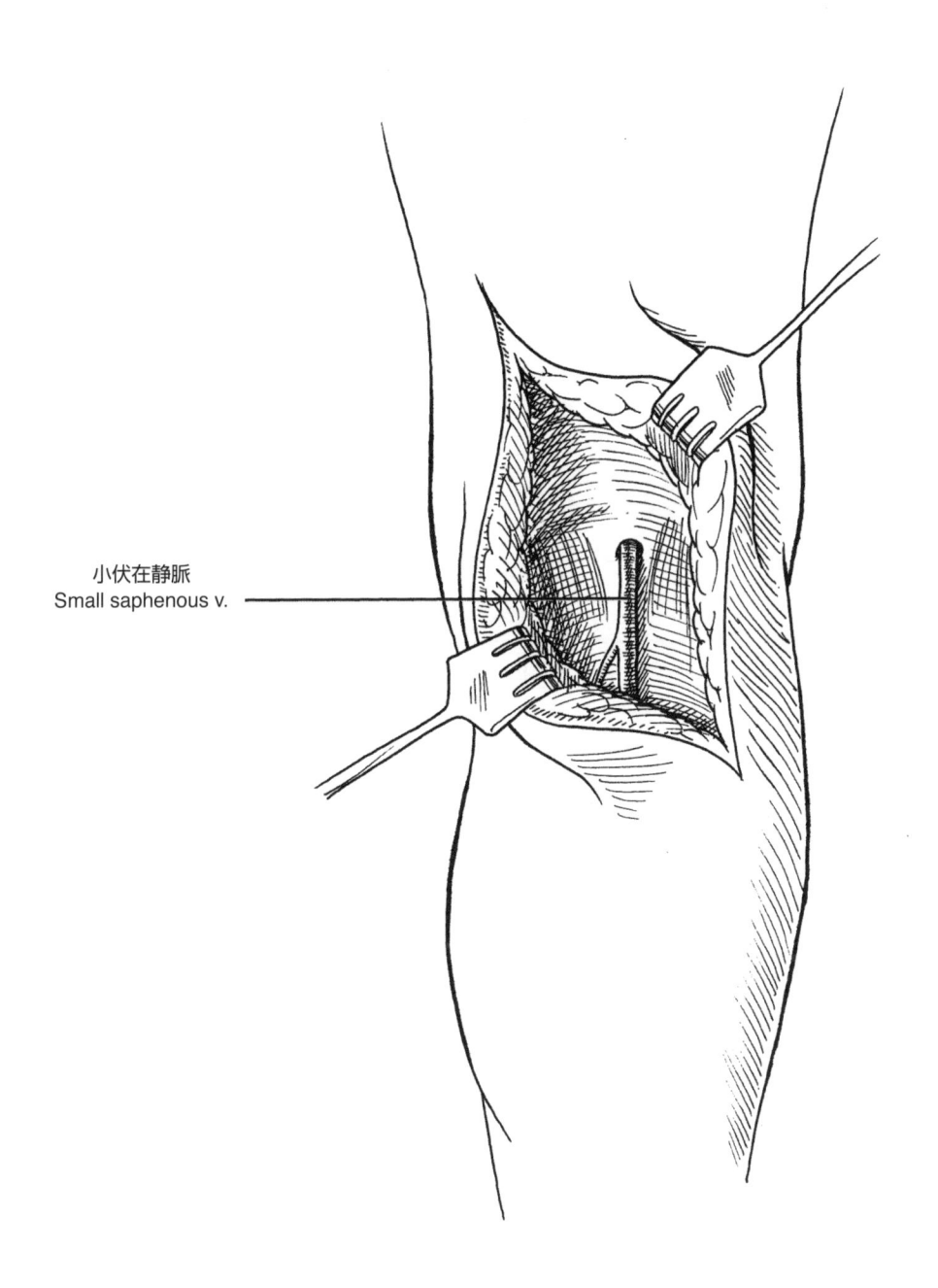

小伏在静脈
Small saphenous v.

図 17-36　小伏在静脈は，深部筋膜のすぐ浅層の皮下結合組織内で確認できる．

る内側腓腹神経を剝離しておく（**図 17-37**）．脛骨神経は，最も浅層にある正中の主要構造物であり，腓骨神経は腓骨頭の方向へ，斜めに二頭筋腱のあとを追っていく．この状態で腓腹筋の2つの頭部を別々に牽引すれば，さらに末梢側の露出が得られる．このためには，患者によっては両頭の接合線を縦に切離する必要がある[6]（図

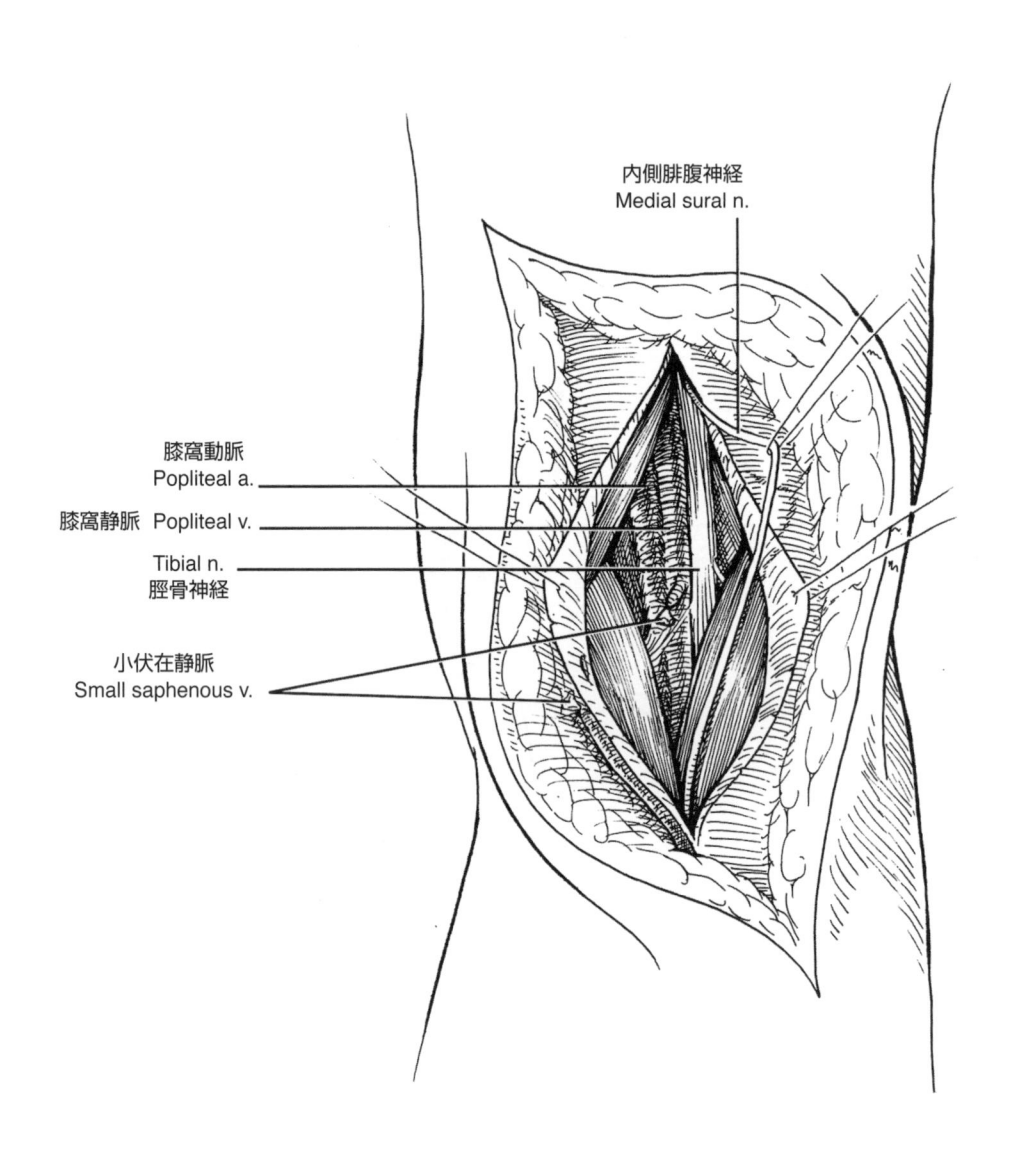

図 17-37 深部筋膜の縦切開により，膝窩部の構造物が露出される．内側腓腹神経は，主要な神経血管構造をきれいに視野に出すために，剝離される必要がある．

17-38).脛骨神経および腓骨神経は外側に牽引されるのが最善であり,それにより脛骨神経の内側に存在する鞘(さや)に包まれた膝窩動静脈が露出される.小伏在静脈の断端はよい目印になり,それを頭側にたどることで膝窩静脈が見つかる.膝窩動脈は鞘の内側に存在し,膝窩静脈よりわずかに深部にある.

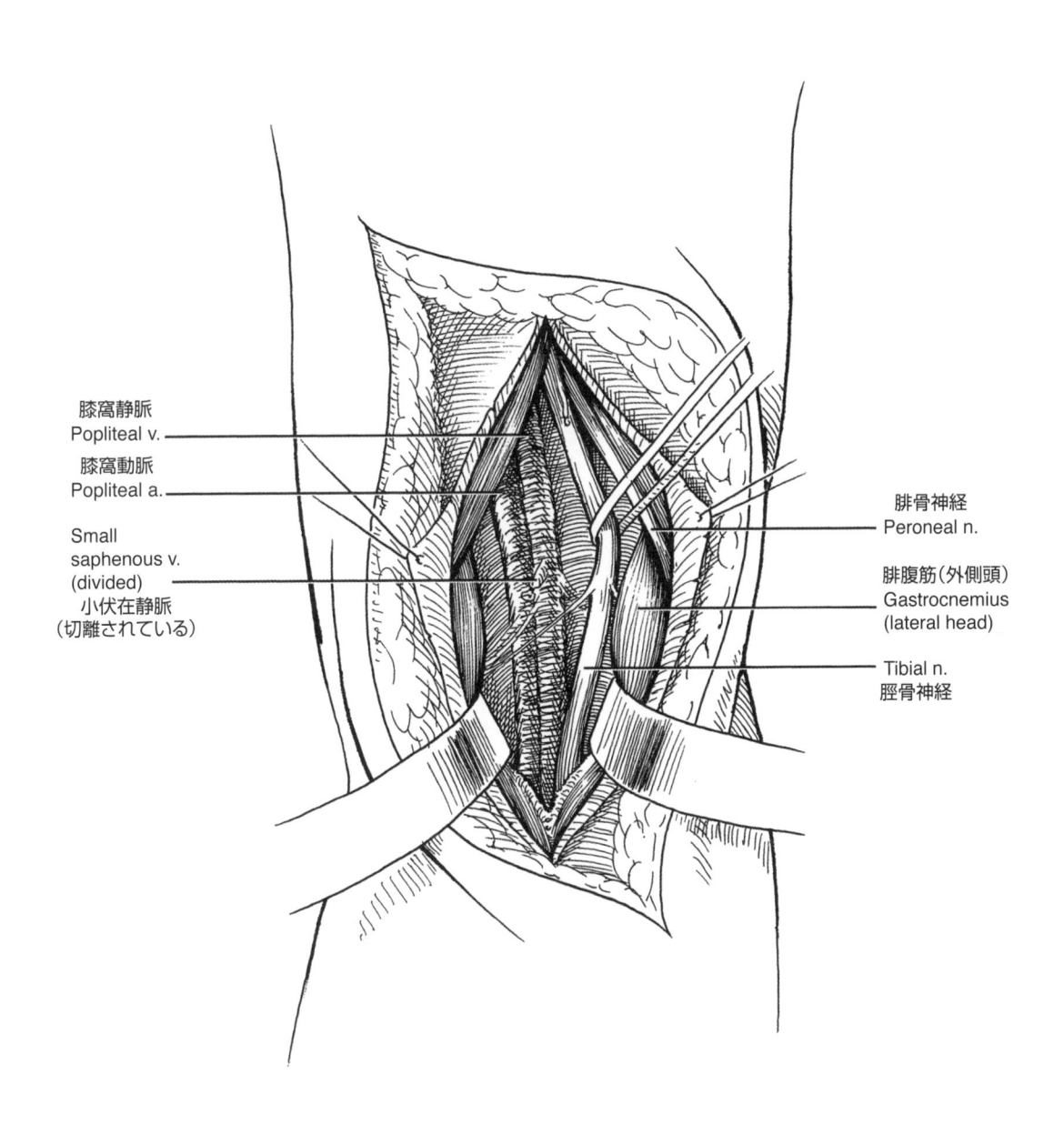

図 17-38 脛骨神経は浅層の最も主要な構造物であり,鞘に包まれた膝窩動静脈を露出するために,外側に牽引されるべきである.

参考文献

1. Takaqi H, Goto SW, Matsui M, et al. A contemporary meta-analysis of dacron versus polytetrafluoroethylene graft for femoropopliteal bypass grafting. *J Vasc Surg.* 2010;52:232–236.
2. Twine CP, McLain AD. Graft type for femoropopliteal bypass surgery. *Cochrane Database Syst Rev.* 2010;12:CD001487.
3. Van Det RJ, Vriens BH, van der Palen J, et al. Dacron or PTFE for femoro-popliteal above-knee bypass grafting: short-and long-term results of a multicentre randomized trial. *Eur J Vasc Endovasc Surg.* 2009;37:457–463.
4. Jackson MR, Belott TP, Dickason T, et al. The consequences of a failed femoropopliteal bypass grafting: comparison of saphenous vein and PTFE grafts. *J Vasc Surg.* 2000;32:498–505.
5. Veith FJ, Aster E, Gupta SK, et al. Lateral approach to the popliteal artery. *J Vasc Surg* 1987;6:119–123.
6. Henry AK. The back of the thigh and the leg. In: Henry AK, ed. *Extensile Exposure,* 2nd ed. Edinburgh, England: Churchill Livingstone; 1973:241–259.
7. The TransAtlantic Inter-Society Consensus (TASC) Working Group. Management of peripheral arterial disease (PAD). *J Vasc Surg.* 2000;31:S217–S225.
8. Parsons RE, Suggs WD, Veith FJ, et al. Polytetrafluoroethylene bypasses to infrapopliteal arteries without cuffs or patches: a better option than amputation in patients without autologous vein. *J Vasc Surg.* 1996;23:347–356.
9. Baril DT, Marone LK, Kim J, et al. Outcomes of endovascular interventions for TASC IIB and C femoropopliteal lesions. *J Vasc Surg.* 2008;48:627–633.
10. Baril DT, Chaer RA, Rhee RY, et al. Endovascular interventions for TASC IID femoropopliteal lesions. *J Vasc Surg.* 2010;51:1406–1412.
11. Ouriel K, Rutherford RB. Femoral infrapopliteal bypass with contralateral saphenous vein. In: Ouriel K, Rutherford RB, eds. *Atlas of Vascular Surgery: Operative Procedures*. Philadelphia, PA: WB Saunders; 1998:34–39.
12. Gelabert HA, Colburn MD, Machleder HI. Posterior exposure of the popliteal artery in reoperative vascular surgery. *Ann Vasc Surg.* 1996;10:53–58.

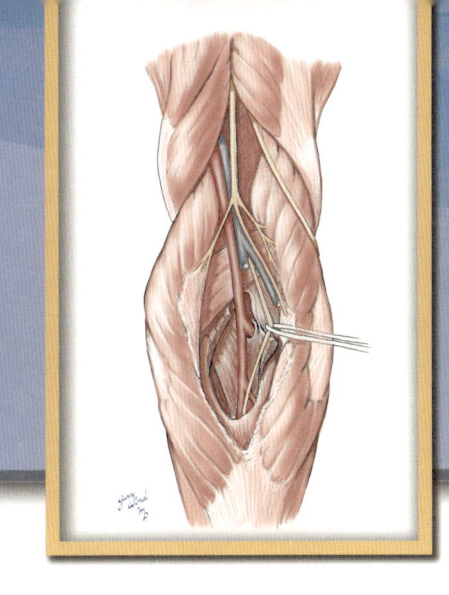

下腿の血管
Vessels of the Leg

第18章

下腿の外科解剖

膝窩動脈は下腿の近位側で分岐して，最終的には前脛骨動脈，後脛骨動脈，そして腓骨動脈を形成する．以前に使用されていた"3分岐"という用語は，前脛骨動脈の起始部とそこから2, 3cm末梢の他の2本の動脈分岐との間に脛骨腓骨幹が介在しているので，誤った言い方である（図18-1）．膝窩動脈が正しく3分岐する頻度は，およそ3%である[1,2]．これらの血管の関係を理解するには，下腿の筋肉群と筋膜の支帯について概観する必要がある．その後に，神経と血管をあるべき場所に位置させることができる．

大内転筋
Adductor magnus m.

膝窩動脈
Popliteal a.

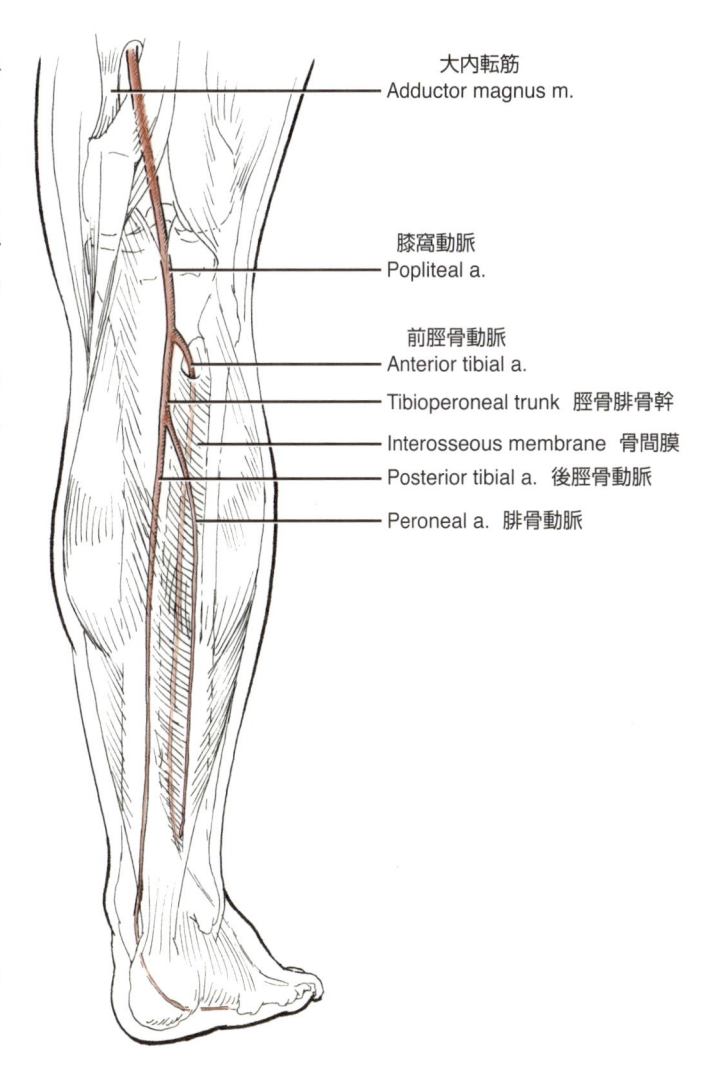

前脛骨動脈
Anterior tibial a.

Tibioperoneal trunk 脛骨腓骨幹

Interosseous membrane 骨間膜

Posterior tibial a. 後脛骨動脈

Peroneal a. 腓骨動脈

図18-1 膝窩動脈より末梢の下腿血管の区分は，正常では2つに分けられる．前脛骨動脈が初めに起始し，後脛骨動脈と腓骨動脈に分岐する脛骨腓骨動脈が残る．

下腿の筋膜

大腿筋膜 fascia lata から連続した密な筋膜層が下腿を覆っている．この下腿筋膜 crural fascia は膝関節と足関節周囲に存在する構造物と固くつながっている．この筋膜の厚い帯は足関節部で，伸筋（背屈筋），屈筋（足底屈筋），そして腓骨筋（外転筋）の腱を制御する支帯 retinacula を形成する（図18-2）．

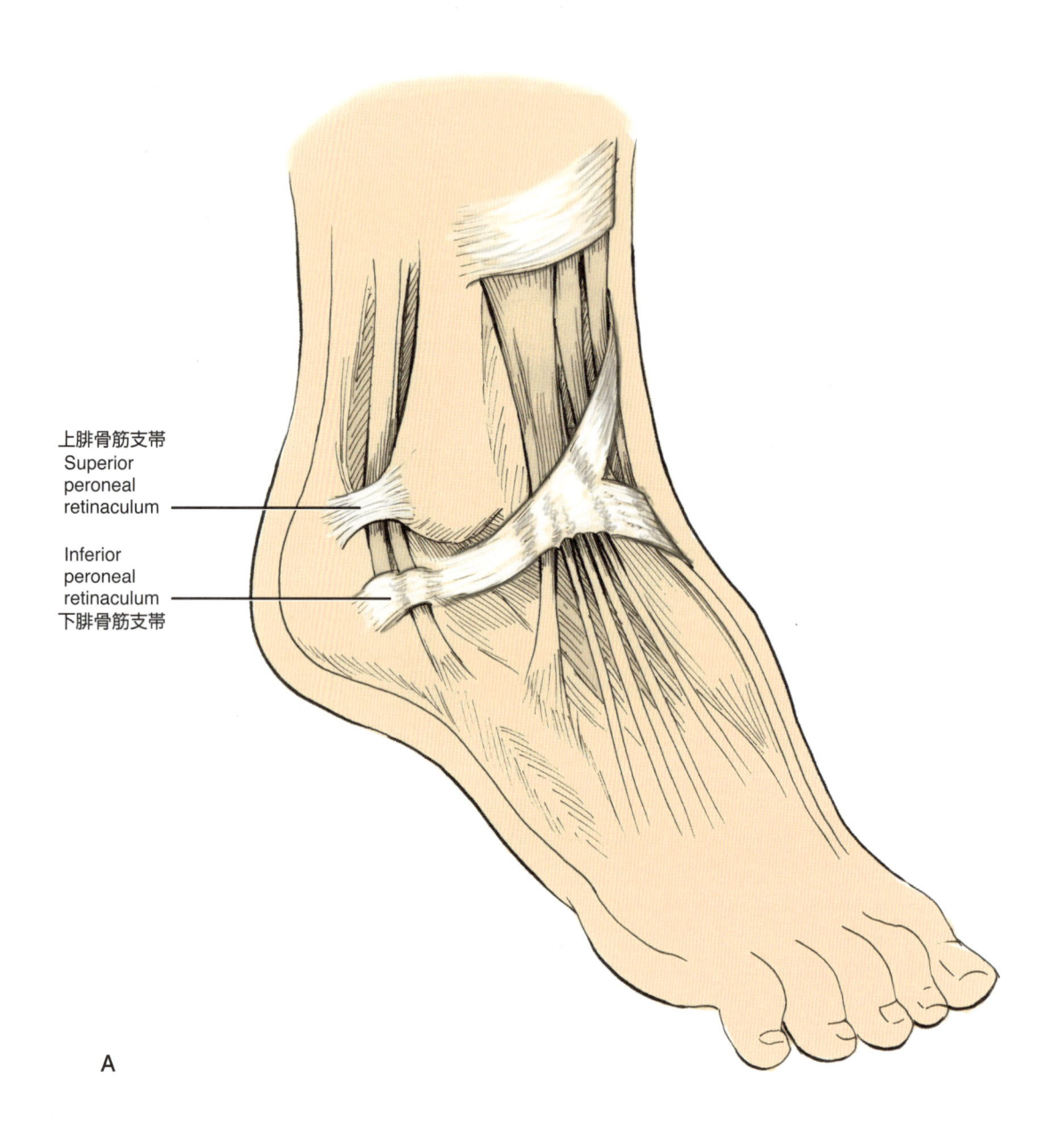

図18-2 A，B：密な下腿筋膜の肥厚した帯が，伸筋，屈筋および腓骨筋のそれぞれの腱を制御する支帯を足部に形成している．2つの重要な神経血管の束が，伸筋支帯と屈筋支帯の下を走行している．

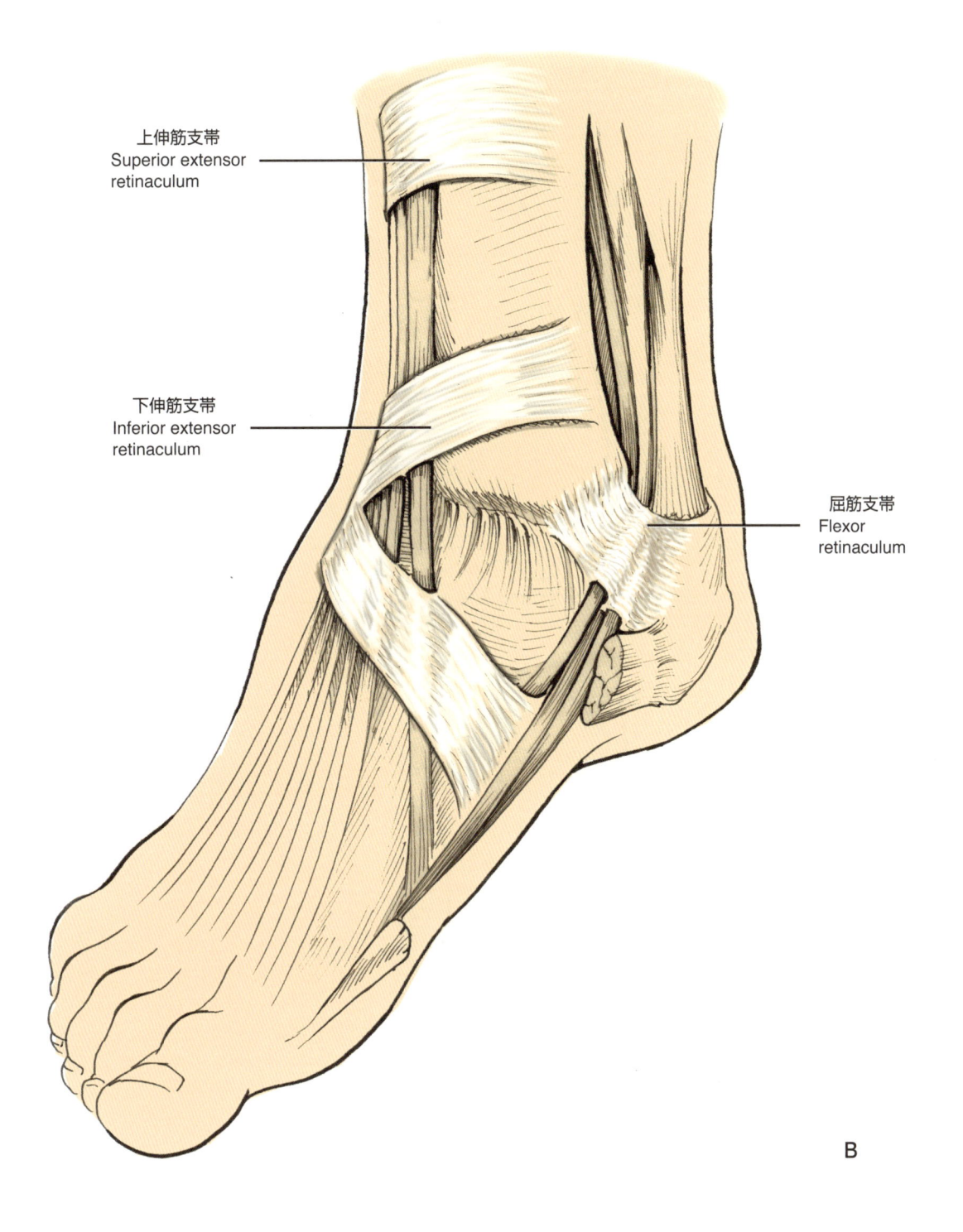

第 18 章　下腿の血管　485

上伸筋支帯
Superior extensor retinaculum

下伸筋支帯
Inferior extensor retinaculum

屈筋支帯
Flexor retinaculum

B

強固な中隔が腓骨への下腿筋膜と結合して，下腿を前方，後方，そして外側のコンパートメント（筋房）compartment に区分する（**図 18-3**）．固い骨間膜により後方部分から前方部分を区分することが完了する．さらに，二次的な中隔が脛骨から腓骨の後方に弓状に存在し，深後方コンパートメントおよび浅後方コンパートメントを形成する．

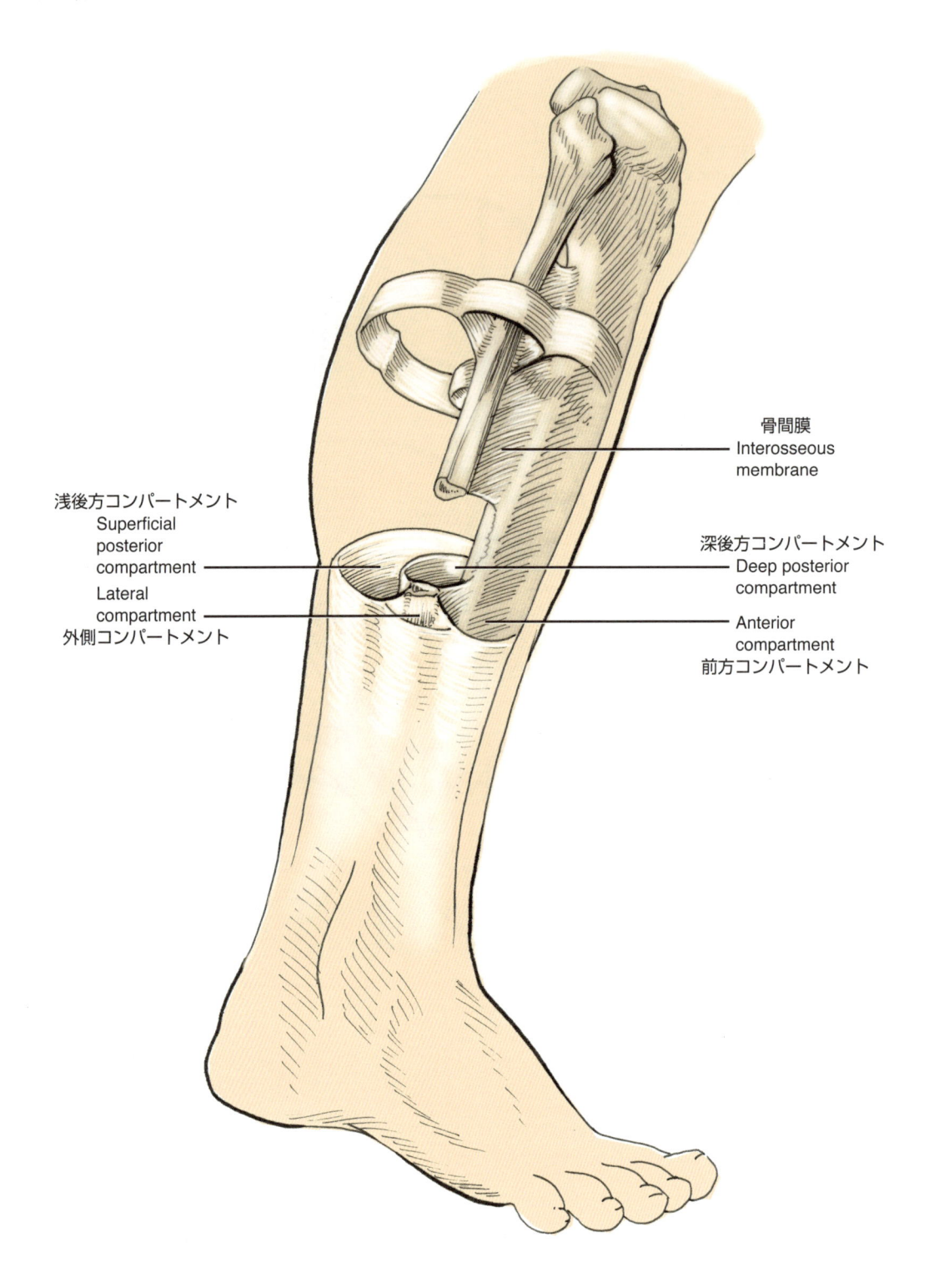

図 18-3 下腿の筋膜と骨との間の強固な中隔が，下腿を独立したいくつかのコンパートメントに区分している．

興味あることに，下腿の3本の主要な動脈は，4か所のコンパートメント中のわずか2か所のコンパートメント内を走行する（**図18-4**）．前脛骨動脈は，同様の名前のコンパートメント（前方コンパートメント）内を走行する．後脛骨動脈と腓骨動脈はともに深後方コンパートメント内を走行し，上を覆っている浅後方コンパートメントおよび隣接する外側コンパートメントに穿通枝を出している．

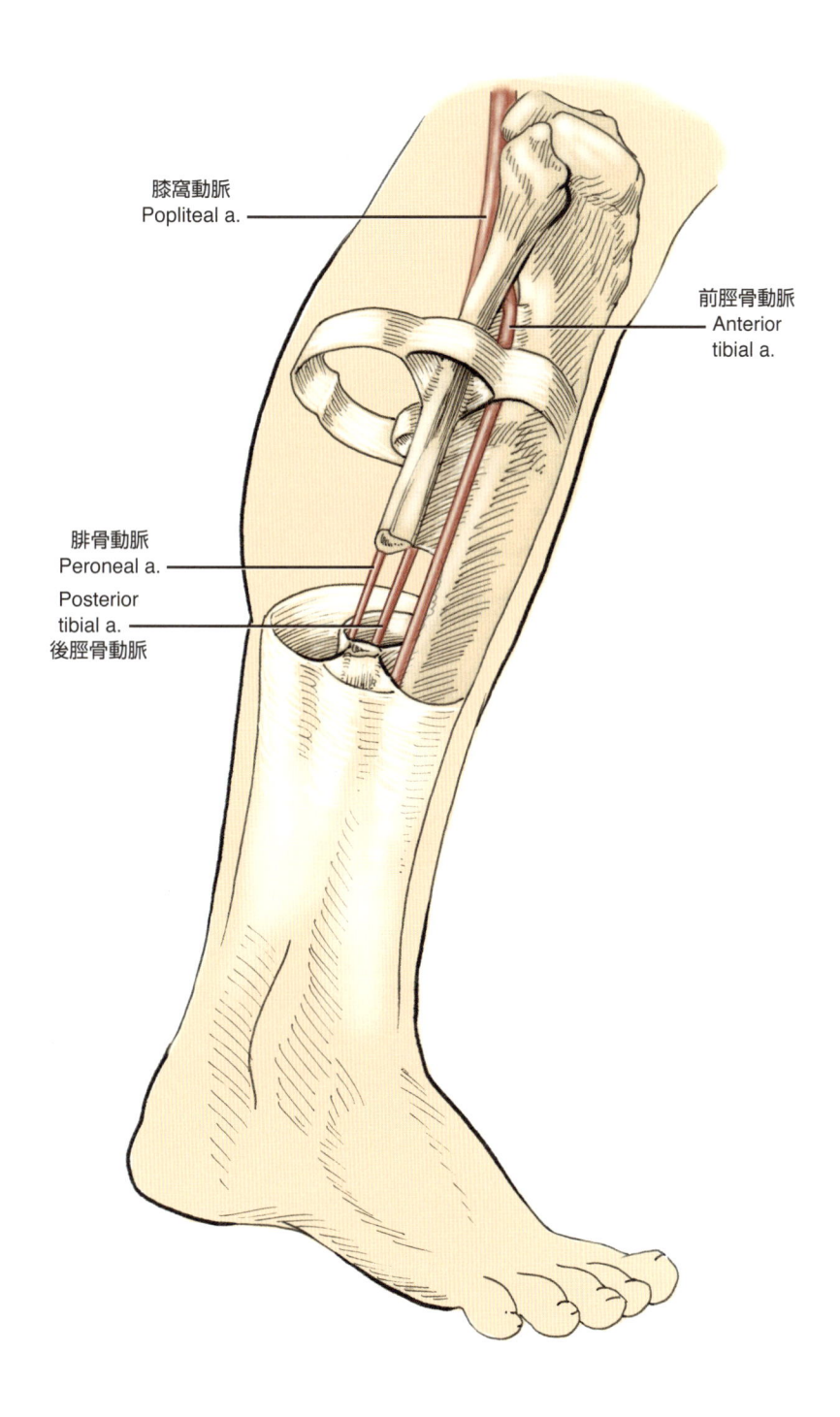

図18-4　下腿の主要な動脈は，前方と深後方のコンパートメント内を走行し，隣接するコンパートメントは穿通枝により栄養されている．

神経の分布は動脈の分布形式とは若干違っており，それぞれの主要なコンパートメントに分離した神経幹が入っている．脛骨神経は後方コンパートメントの屈筋群を支配している．腓骨神経は腓骨筋（長腓骨筋と短腓骨筋）に向かう浅枝と，前方コンパートメントの筋肉に向かう深枝とに分岐する（図 18-5）．

下腿の筋膜の性質と，筋膜が膝および足部と強固につながっていることにより，下腿の障害後には閉鎖したコンパートメント内の圧力が上昇しやすい．筋肉内の組織圧は正常では 0 である．骨折や高度の圧迫，あるいは虚血の遷延などの障害は，コンパートメント内の浮腫を来たす可能性があり，それは組織圧を上昇させる．この圧がリンパ管，そして静脈の終末圧を越えると，下肢からのすべての体液の流出は遮断され，そして圧はより急速に上昇する．こうしたコンパートメント症候群 compartment syndrome は，もし適切な筋膜切開により減圧されなければ，不可逆的な神経筋障害を来たす．4 つのコンパートメントの筋膜切開は通常，内側と外側のそれぞれ

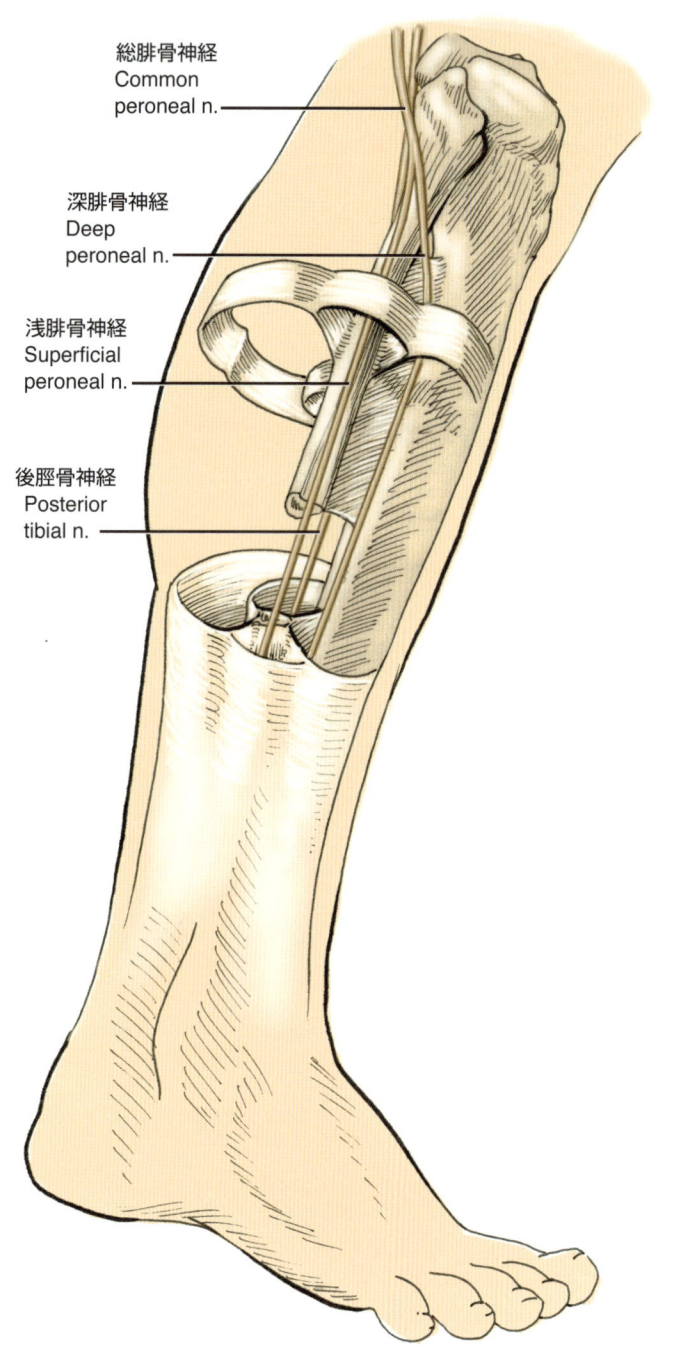

図 18-5 主要な神経幹は，それぞれの主要な下腿のコンパートメント内を走行している．

第 18 章　下腿の血管　**489**

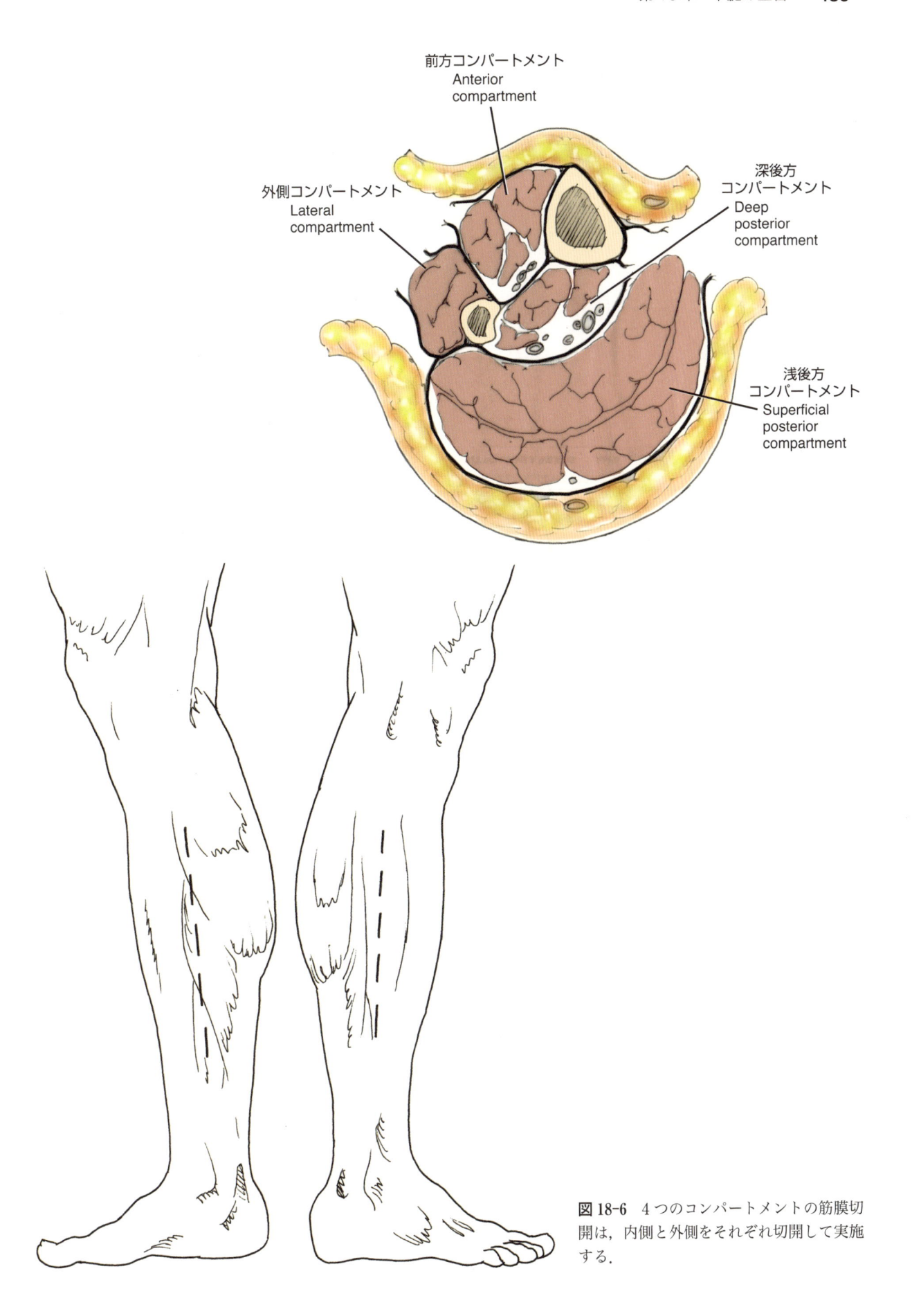

前方コンパートメント
Anterior compartment

外側コンパートメント
Lateral compartment

深後方コンパートメント
Deep posterior compartment

浅後方コンパートメント
Superficial posterior compartment

図 18-6　4 つのコンパートメントの筋膜切開は，内側と外側をそれぞれ切開して実施する．

の切開によって実施される（**図18-6**）．他の選択肢として，腓骨切除を伴う1つの切開で，同時にすべてのコンパートメントを減圧することも可能である（**図18-7**）．

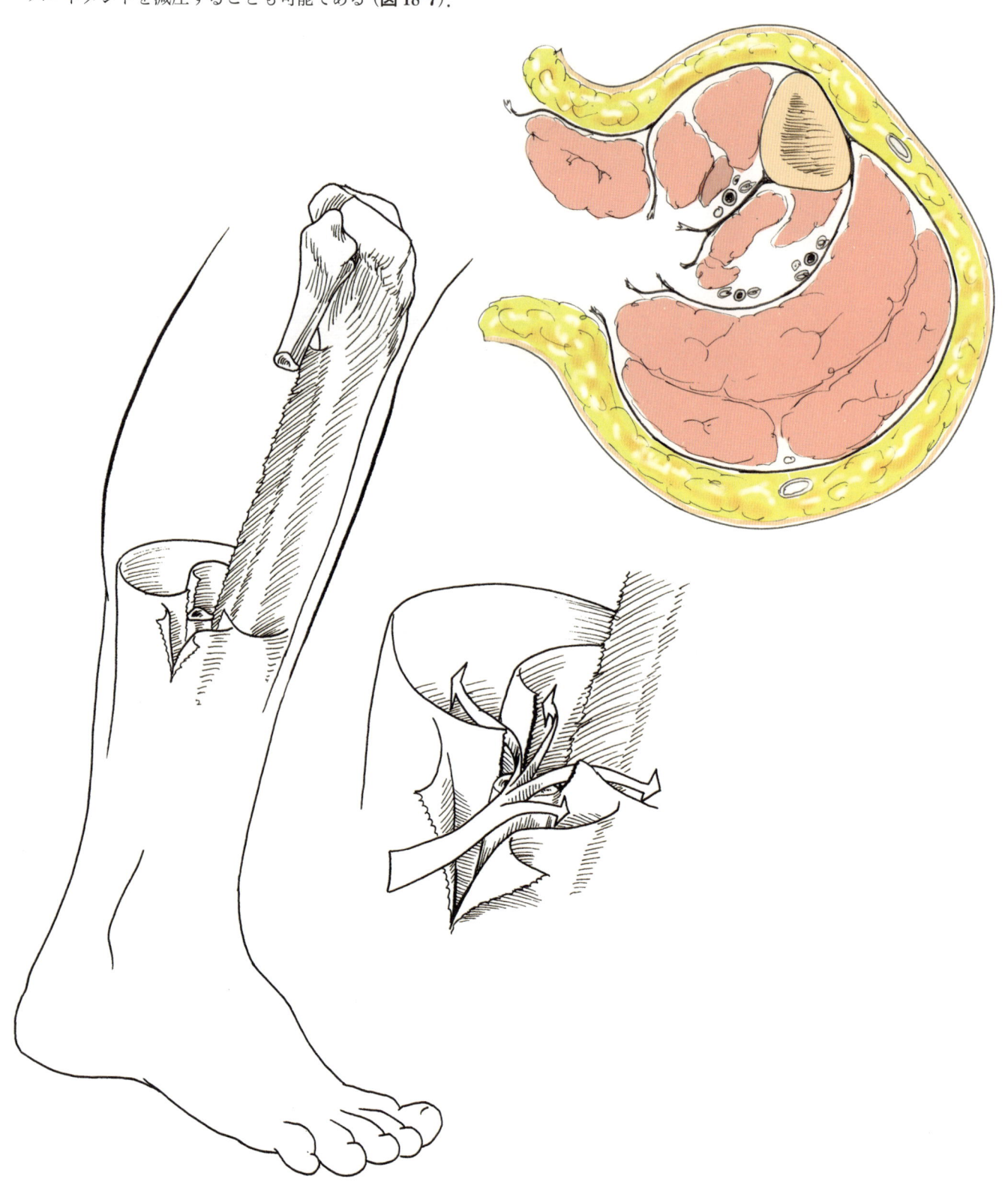

図18-7 それぞれのコンパートメントの中隔は腓骨に付着しているので，腓骨の除去によりコンパートメント全体の減圧が得られる．

筋骨格関係

下腿の筋群は，大きな後方の腓腹筋/ヒラメ筋と，3つの長筋群（足底屈筋群，背屈筋群，足の外転筋群）から構成されている．腓腹筋群（小足底筋を含む）は，大きなアキレス腱を通じて踵骨に付着する（図 18-8）．

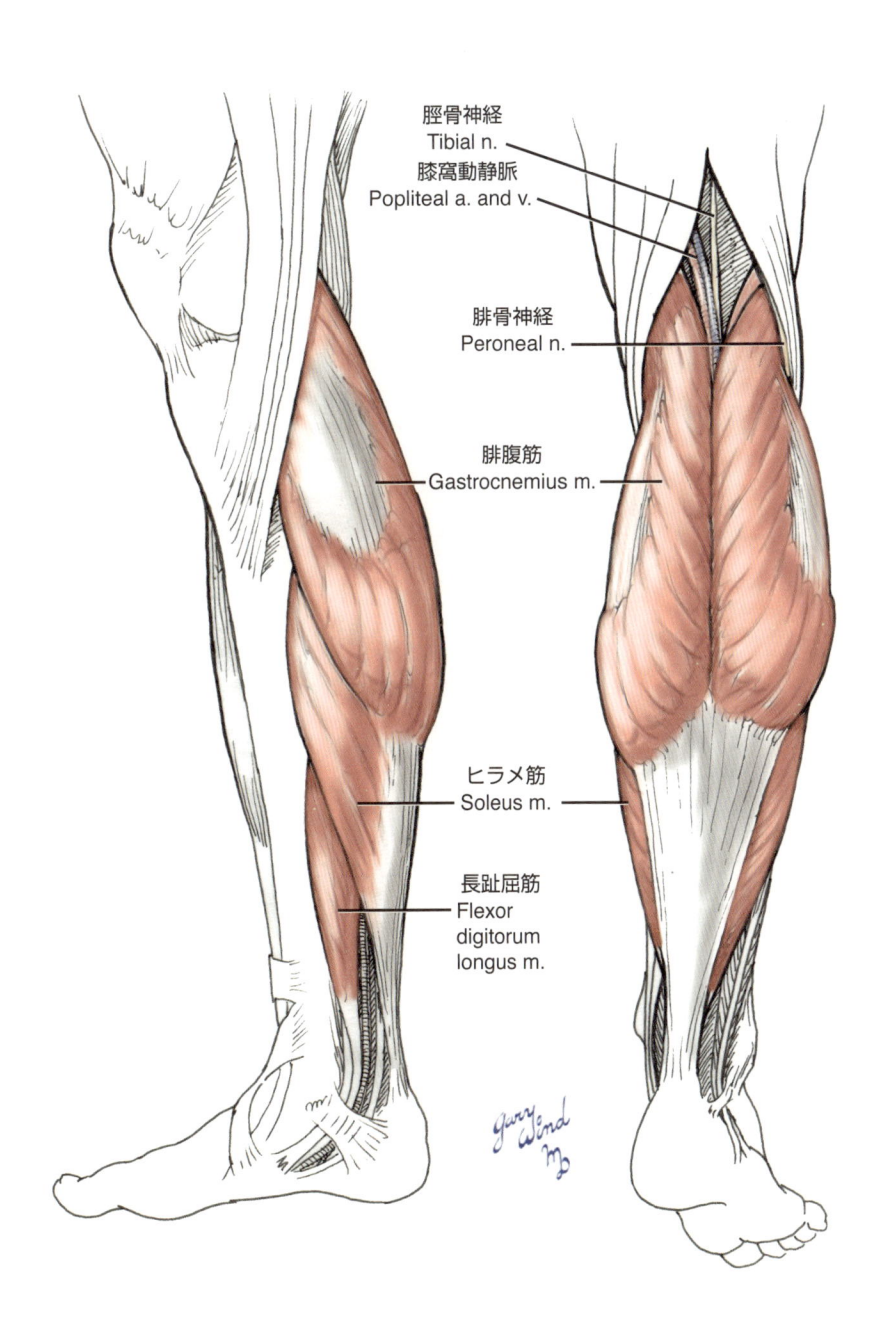

図 18-8　強力な腓腹筋とヒラメ筋は，下腿の浅後方コンパートメントを占める．

他の3つの筋群は骨格と密着して作動し，足関節と交差する．それらの腱は，足関節部で長筋群の腱が締められないように下腿の肥厚した深部筋膜の下を走行する．
 足底屈筋群（**図 18-9**）は，後脛骨筋，長趾屈筋，そして長母趾屈筋で構成される．それらの腱は，屈筋支帯 lacinate ligament（靱帯）の下方で，内踝の後方を通過する（**図 18-10**）．

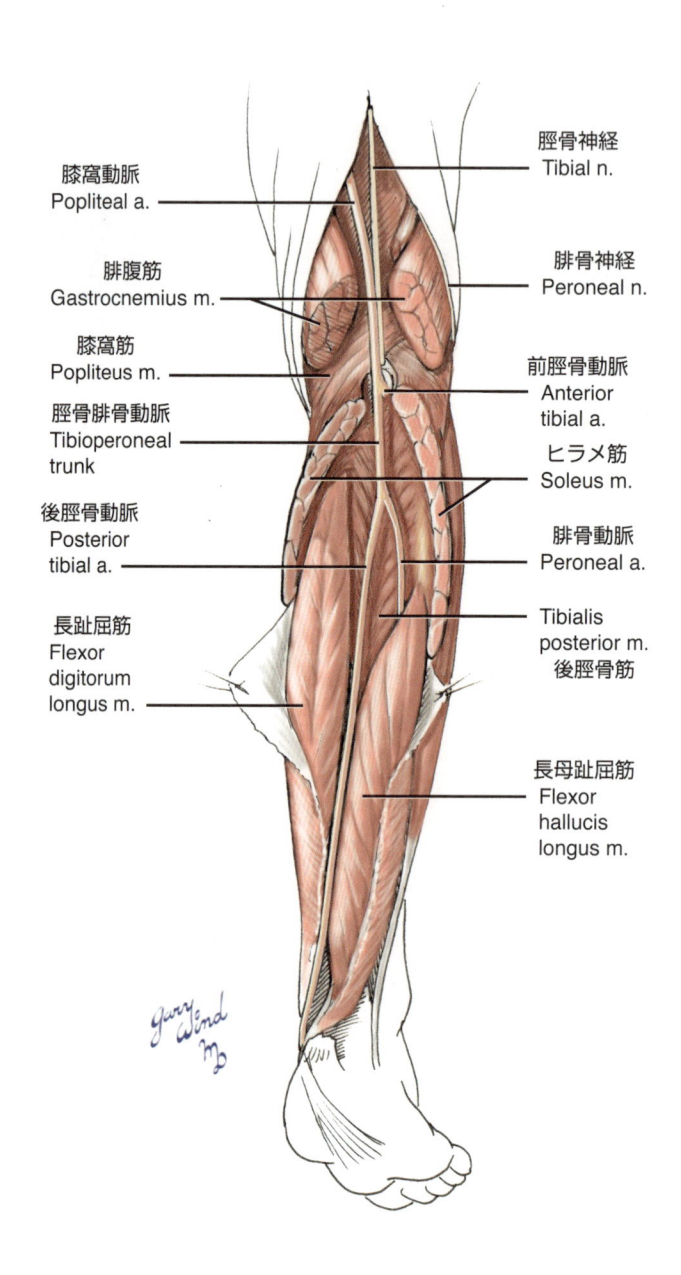

図 18-9 深後方コンパートメントの筋肉群を示す．

第18章 下腿の血管 493

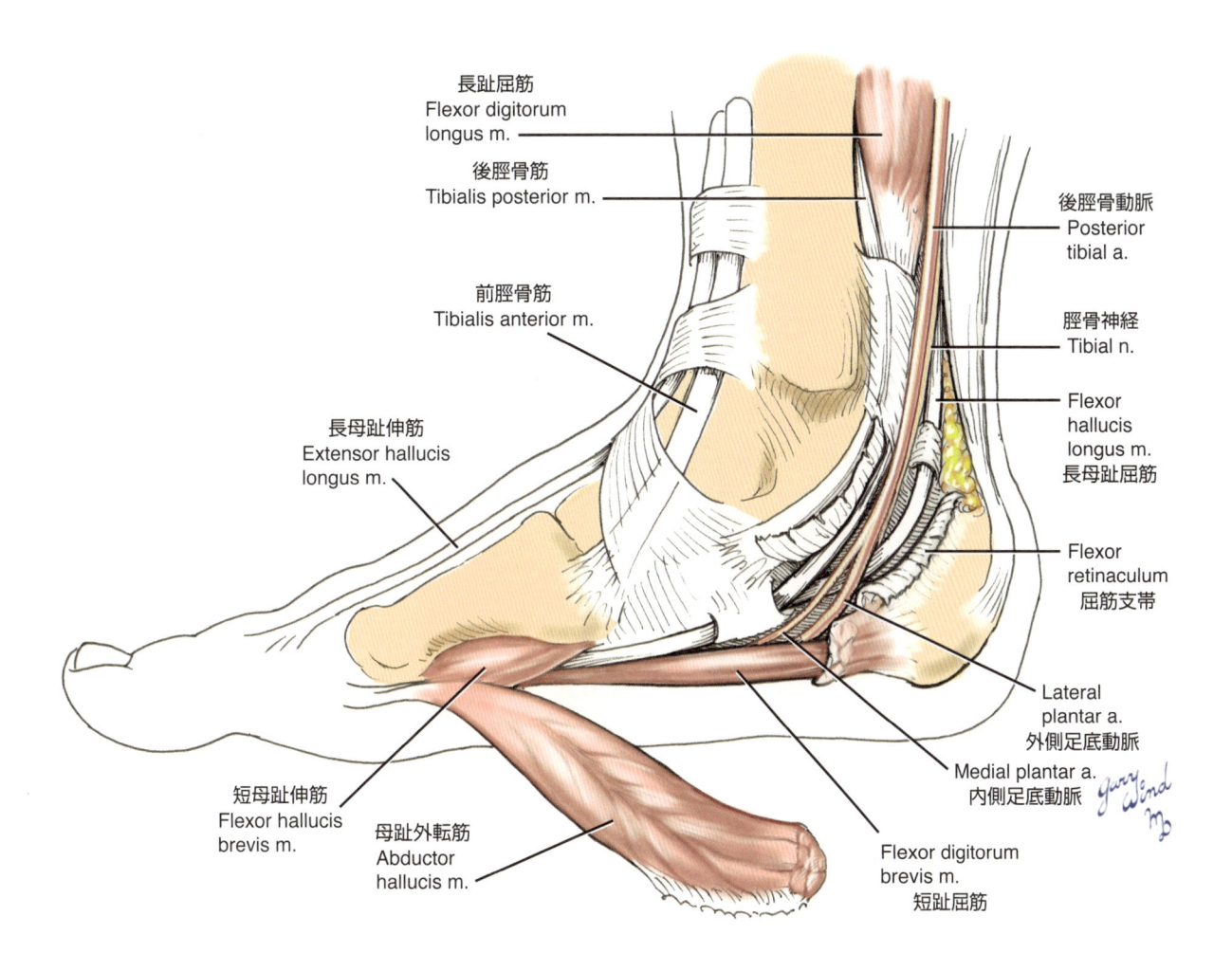

図 18-10 足底屈筋群の腱は，屈筋支帯の下で内踝の後方を通過する．

背屈筋群（**図 18-11**）は，前脛骨筋，長趾伸筋，そして長母趾伸筋から構成されている．それらの腱は，足関節上方の上伸筋支帯，および足関節下方の下伸筋支帯によって保持される（**図 18-12**）．足外転筋群の腱，長腓骨

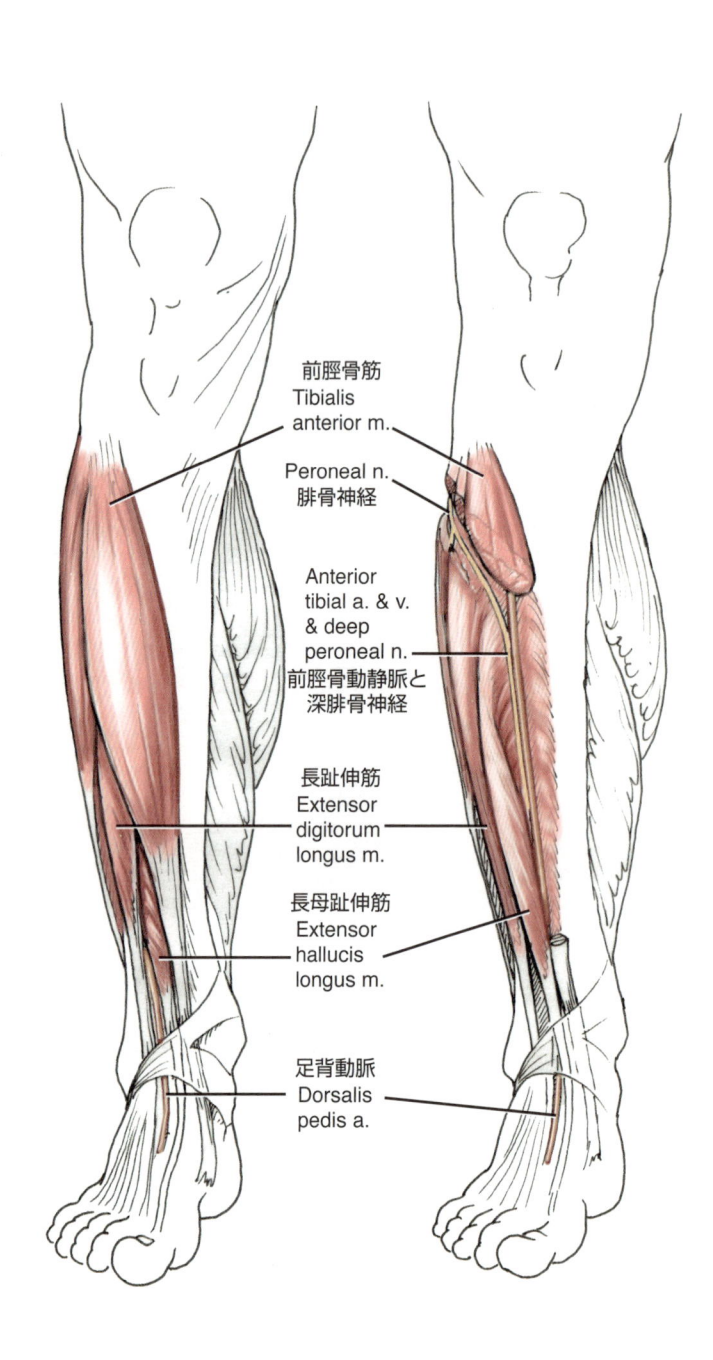

図 18-11　背屈筋群を示す．

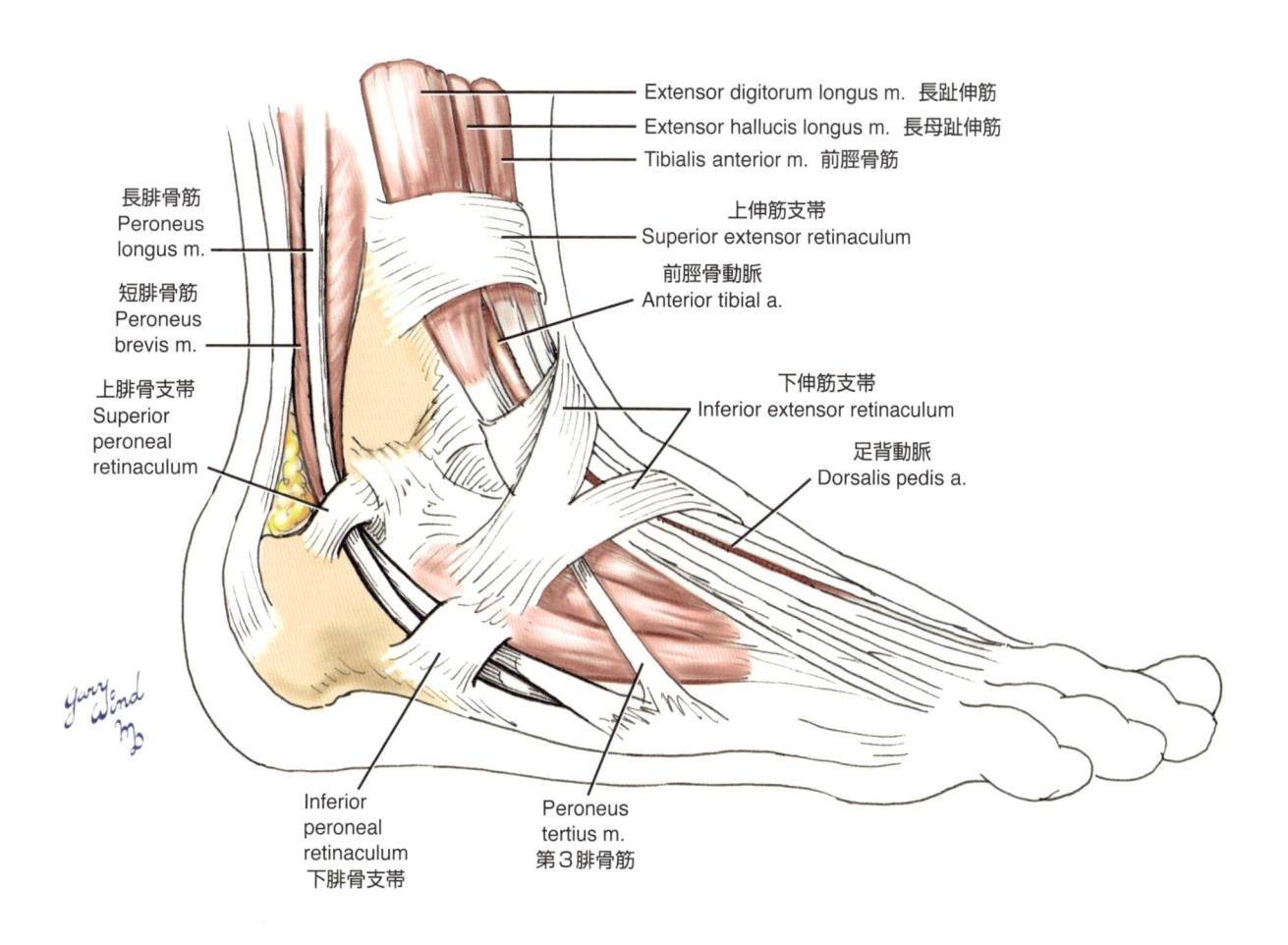

図 18-12 伸筋群の腱は，足部と足関節部で上下の伸筋支帯によって保持される．

筋および短腓骨筋の腱は，外踝の後方を通過し，上腓骨支帯および下腓骨支帯に保持される（**図 18-13**）．足関節骨および足部骨への支帯深部付着は，腱の鞘のような形状を形成する．

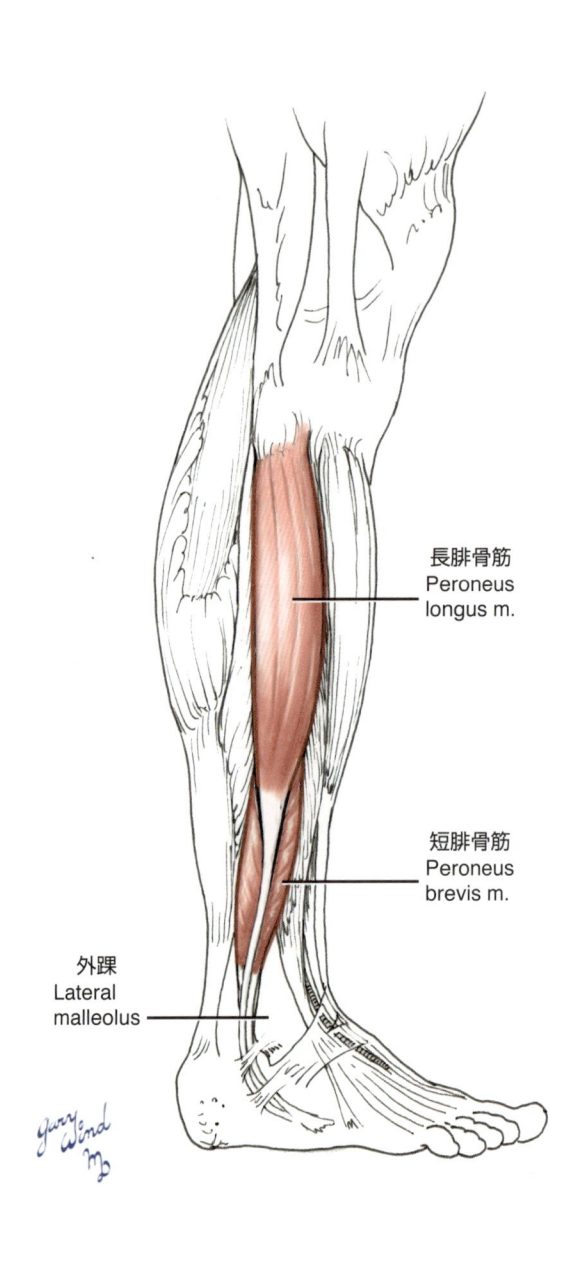

図 18-13 足外転筋群の腱は，外踝の後方を通過する．

前方コンパートメント

前方（あるいは伸筋）コンパートメントは，脛骨の皮下外側縁に付着している下腿筋膜と，腓骨から下腿筋膜への中隔とに囲まれている．このコンパートメントには2つの併走する筋肉がある（図18-14）．大きな前脛骨筋が，脛骨および近接する骨間膜から起始し，脛骨に隣接して存在する．前脛骨筋の外側には，腓骨と隣接する骨間膜から連続的に起始する円柱状の筋肉群がある．中枢側から末梢側に，長趾伸筋，長母趾伸筋，そして第3腓骨筋である．前脛骨動静脈と深腓骨神経は，これらの円柱状筋肉群の間を走行し，前方からのアプローチで直接到達できる．骨間膜の近位側裂孔を通過する前脛骨動静脈の弓状の起始部には，腓骨頭を除去することにより，より容易に到達可能である．前脛骨動脈の遠位部は，Y字型の下伸筋支帯の下を走行して足背部に至り，長母趾伸筋腱の外側にある足背動脈となる．

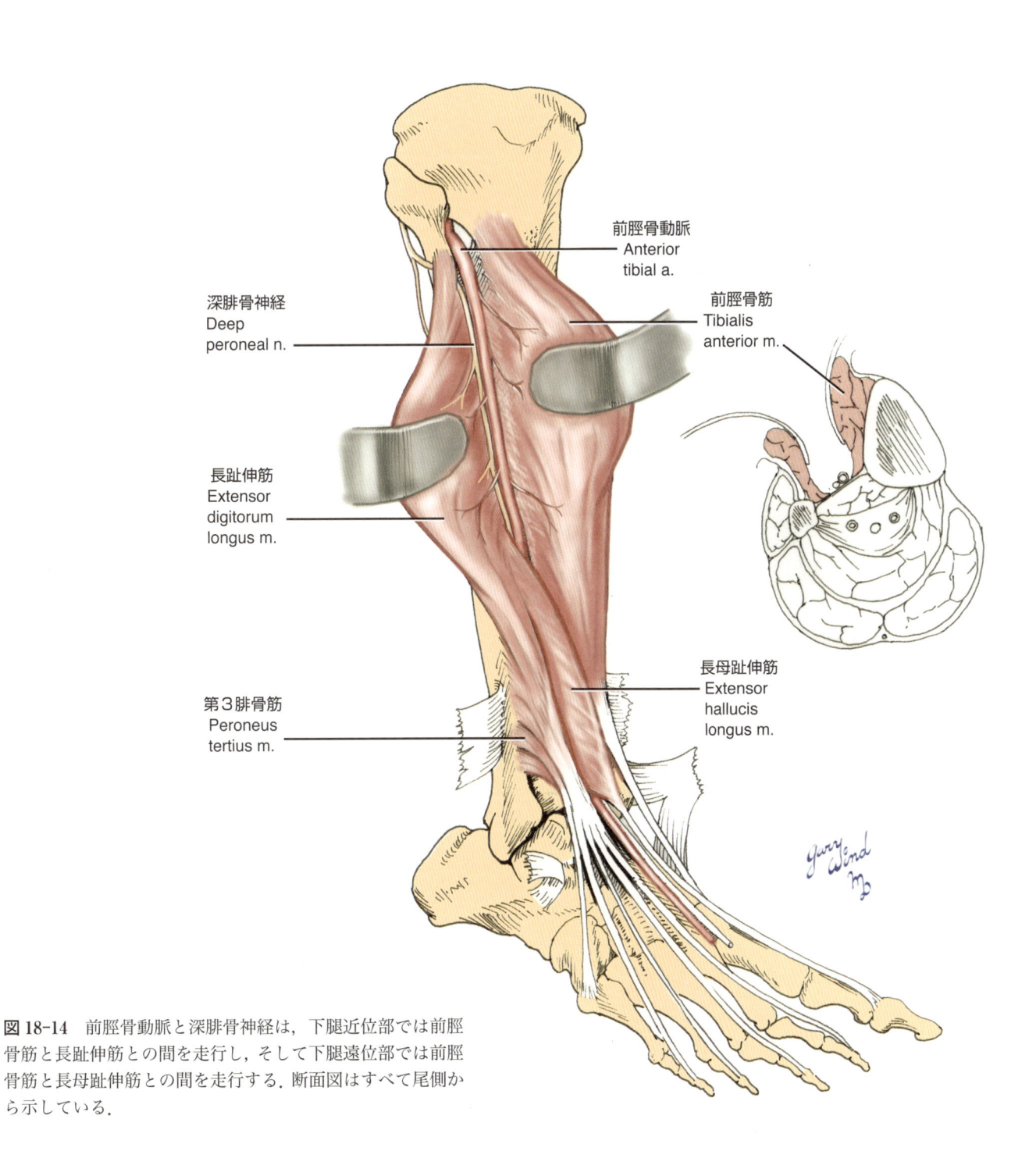

図18-14 前脛骨動脈と深腓骨神経は，下腿近位部では前脛骨筋と長趾伸筋との間を走行し，そして下腿遠位部では前脛骨筋と長母趾伸筋との間を走行する．断面図はすべて尾側から示している．

後方コンパートメント

浅後方コンパートメントは，浅層の腓腹筋とヒラメ筋とが形成する大きな筋肉群を含み，それらは合体して踵骨腱の中で共通の停止を形成する（図18-15）．ヒラメ筋の鉤状の起始部は，下を走行する後脛骨動脈と腓骨動脈へ直接到達する際の障害となる．ヒラメ筋のより短い外側の腓骨起始部は，腓骨頭先端部から腓骨に沿って直線状に下行する．脛骨頭には2つの部分がある．近位部の斜めの部分は，脛骨のヒラメ筋線上から起始し，膝窩動静脈と脛骨神経のための裂孔により中断する．脛骨の皮下内側縁に到達すると，脛骨起始部は脛骨の中点まで垂直に下行する．外側起始部および内側起始部に存在する斜めの筋線維は，骨から筋肉をはがすときに役立つように使用されるべきである．

浅層と深層の後方筋肉群の間には，下腿筋膜や筋間中隔ほど密ではないが，筋膜層が存在する．この筋層内とその下には，後脛骨動静脈および腓骨動静脈が存在する．動脈が通常1本であるにもかかわらず，伴走する静脈が複数である傾向が下肢では著明である．動脈を露出するためには，周囲の静脈の注意深い剝離が必要である．

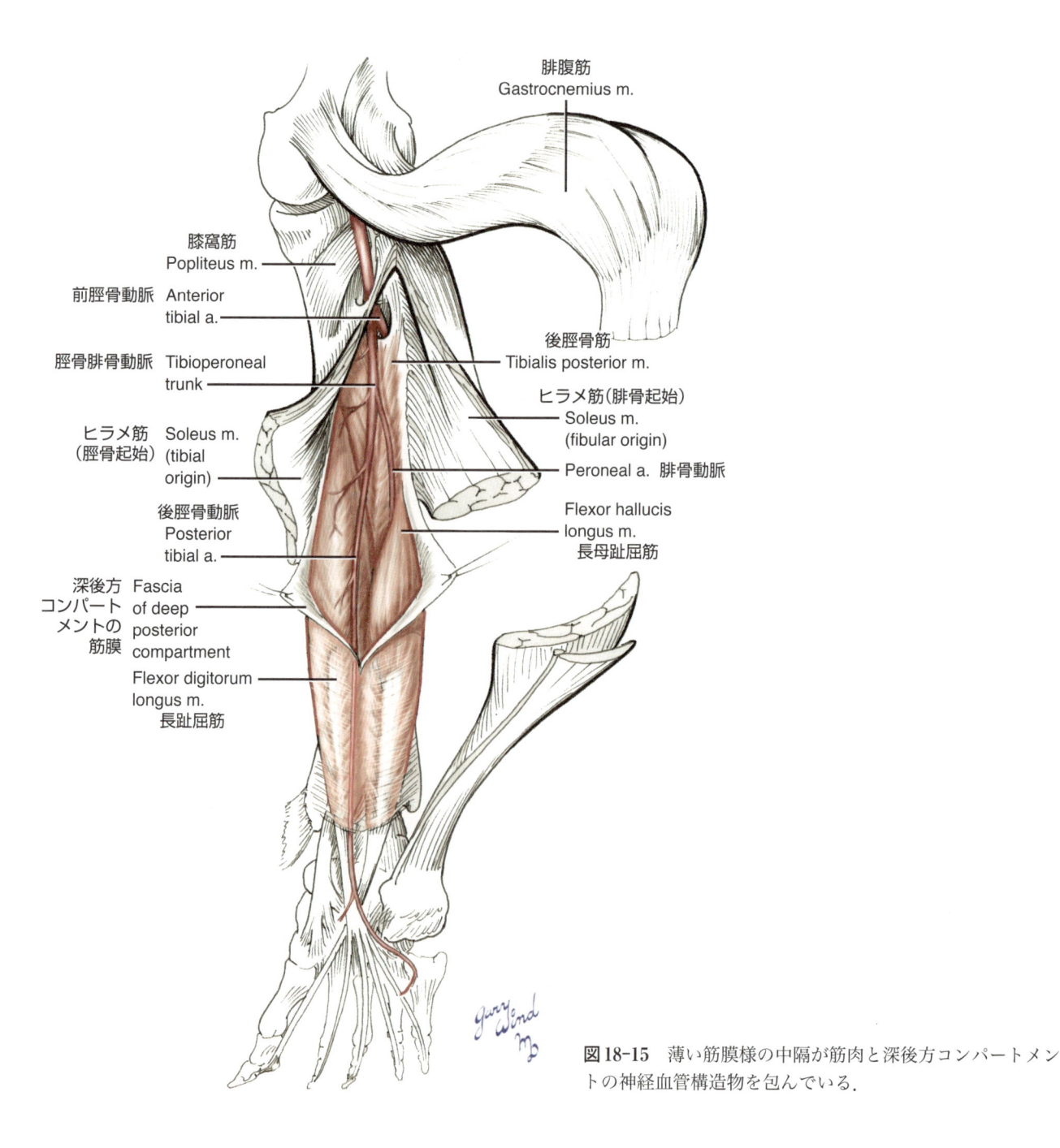

図18-15 薄い筋膜様の中隔が筋肉と深後方コンパートメントの神経血管構造物を包んでいる．

後脛骨筋中央から構成される後方筋群の深層は，より短い長趾屈筋と内側面で接し，短い長母趾屈筋と外側面で接しながら骨間膜の長さを走行し，足部に入る．後脛骨動脈中枢側と腓骨動脈はともに後脛骨筋の上を下行する．腓骨動脈の末梢側3分の1は，長母趾屈筋の筋腹内およびその後面を走行する．それは遠位側骨間膜を穿通する何本かの枝と踵骨枝になって終わる．後脛骨の神経血管の束は，後脛骨筋腱と長趾屈筋腱の後方で，屈筋支帯の下方の足関節に到達する．

外側コンパートメント

長腓骨筋と短腓骨筋は，それぞれ腓骨の近位側外側縁と遠位側外側縁から起始する（**図18-16**）．それらの腱は，外踝後方の上腓骨筋支帯の下を通過する．血管外科におけるこの筋肉群の重要性は，後方コンパートメントの血管に外側より到達する場合，および1つの切開で同時にすべてのコンパートメントの減圧が必要な場合には，腓骨を除去するために骨からこの筋肉を授動する必要があるという事実による．

Henry[3]は，近接する血管や神経を損傷することなく

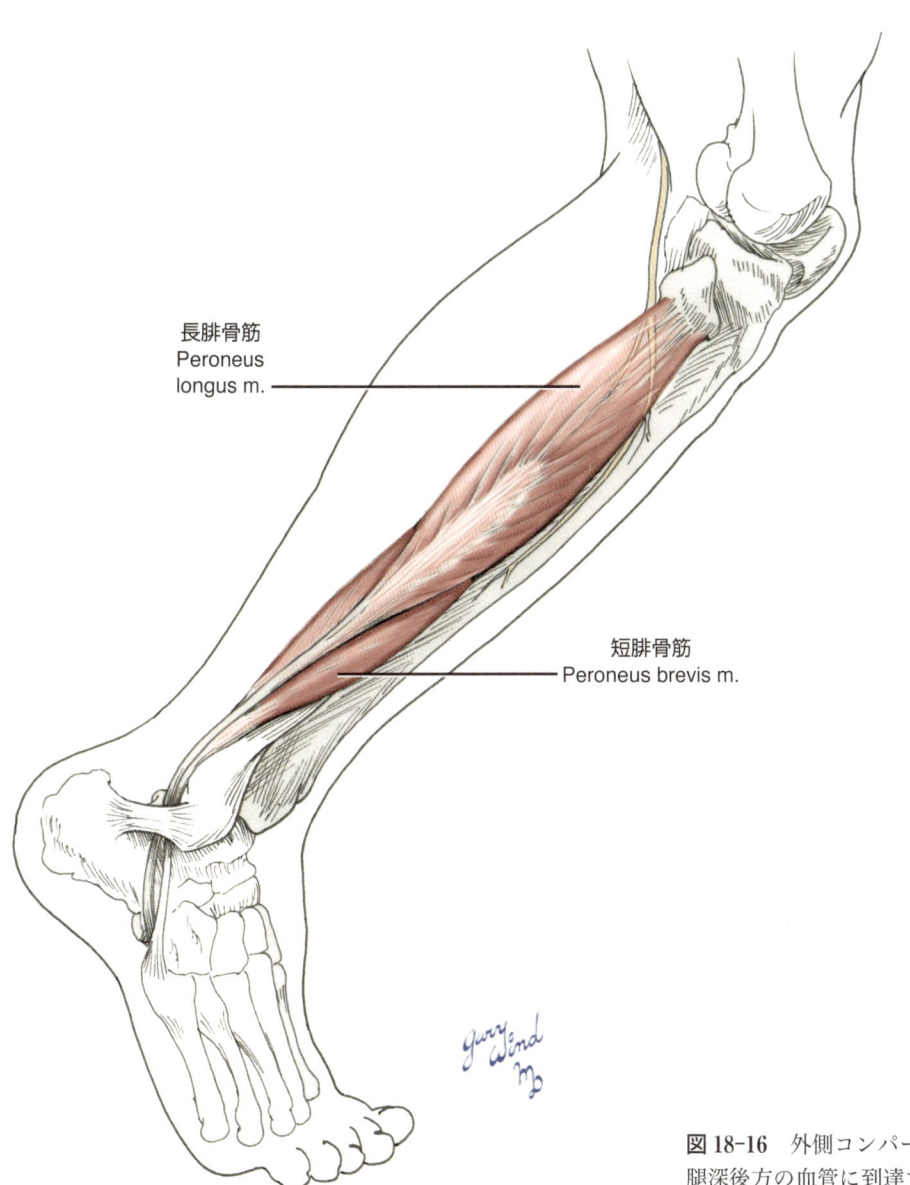

図18-16 外側コンパートメントの腓骨筋は，腓骨および下腿深後方の血管に到達するために授動される必要がある．

腓骨を遊離するための優れたポイントを強調した．二頭筋腱後方の総腓骨神経をていねいに持ち上げることで腓骨の近位側が露出できる．そこに存在する長腓骨筋の起始部は神経の分枝を露出するために切離される（図18-17）．その後，筋肉の起始部は外側から内側へ持ち上げられ，損傷されていない浅腓骨神経とともに長い上げ蓋の

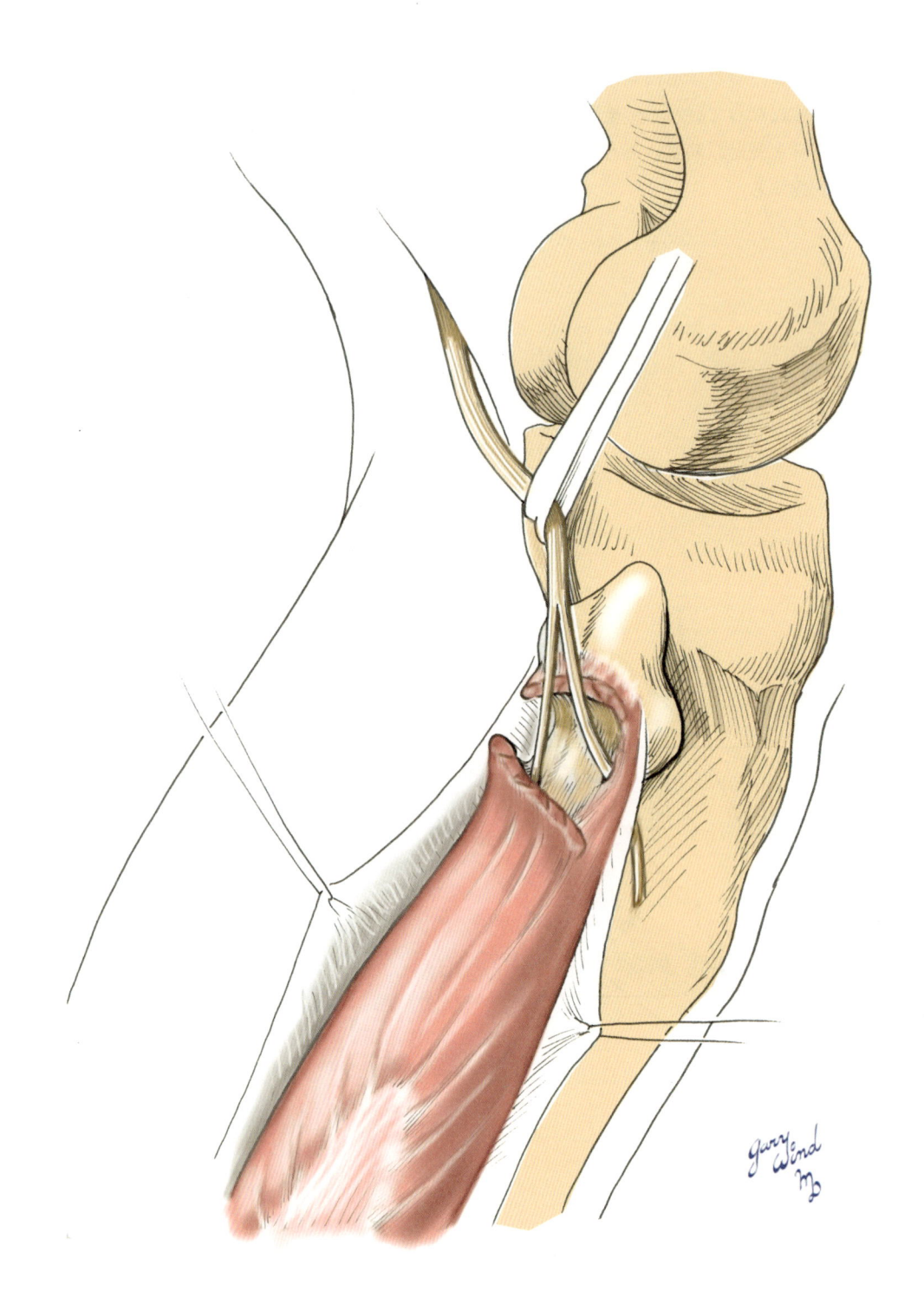

図18-17　腓骨神経とその分枝の経路は，腓骨を授動する間，神経保護のために，上に乗っている筋肉から剥離される．

ように形成される（**図18-18**）．斜めの筋線維は，膝に向かって上方に剥離するように示しているが，一方，骨間膜の主要な斜めの線維方向は，反対側の方向に剥離するように示している．下腿遠位側では骨周囲層での剥離を確認することにより，近接する腓骨動静脈の損傷を避けることができる．

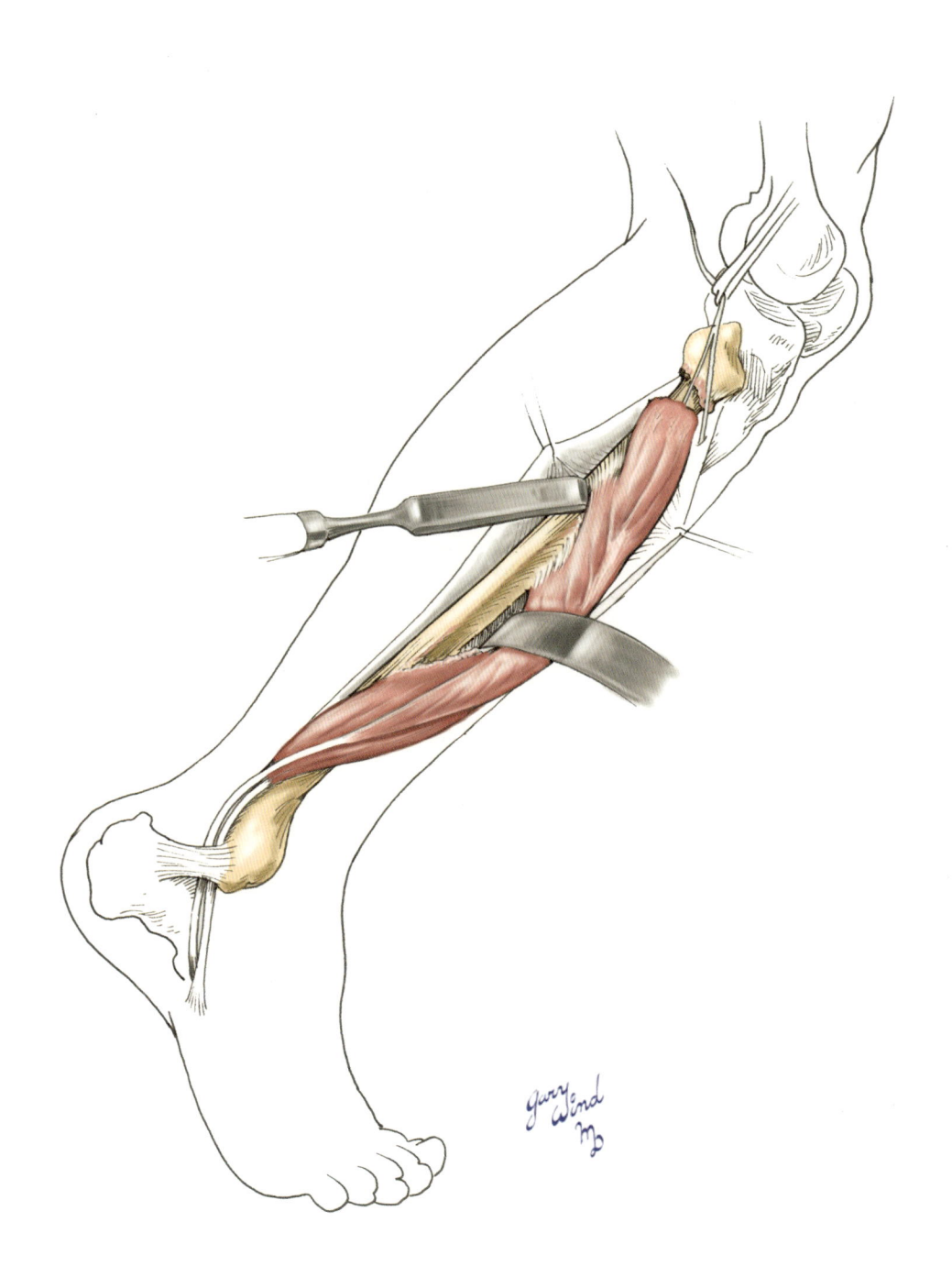

図18-18 腓骨の末梢から中枢まで筋肉を骨からはがして，腓骨筋の長いフラップを形成する．骨間膜は線維と反対側の方向に剥離するのが最もよい．

断面の解剖

筋肉群は，脛骨および腓骨への深部筋膜と結合した中隔により，また2つの骨の間の骨間膜により区分されている．腓腹のレベルでは（図18-19），背屈筋群は前脛骨動脈と腓骨神経深枝に沿って，下腿の前方コンパートメントに存在する．神経血管の束は，骨間膜上に存在する．腓骨コンパートメントは，腓骨に付着している中隔によって区画され，このレベルでは骨に近接して存在する浅腓骨神経を含んでいる．後方コンパートメントは，外側腓骨コンパートメントから内側の脛骨まで存在する深筋膜によって外側から束ねられている．腓腹筋とヒラメ筋を包含した浅後方コンパートメントは，足底屈筋を包含した深後方コンパートメントから，脛骨から腓骨にわたる深部中隔によって隔てられている．後脛骨動静脈および腓骨動静脈と脛骨神経は，下腿のレベルで，深部の筋と深部中隔との間を走行している．大伏在静脈と伏在神経は，前方内側の皮下組織内を走行している．小伏在静脈は，後方中線の皮下を走行し，すぐに腓腹神経と一緒になり，そこで腓腹筋の筋腹間筋膜の深部へ走行して行くのが見られる．

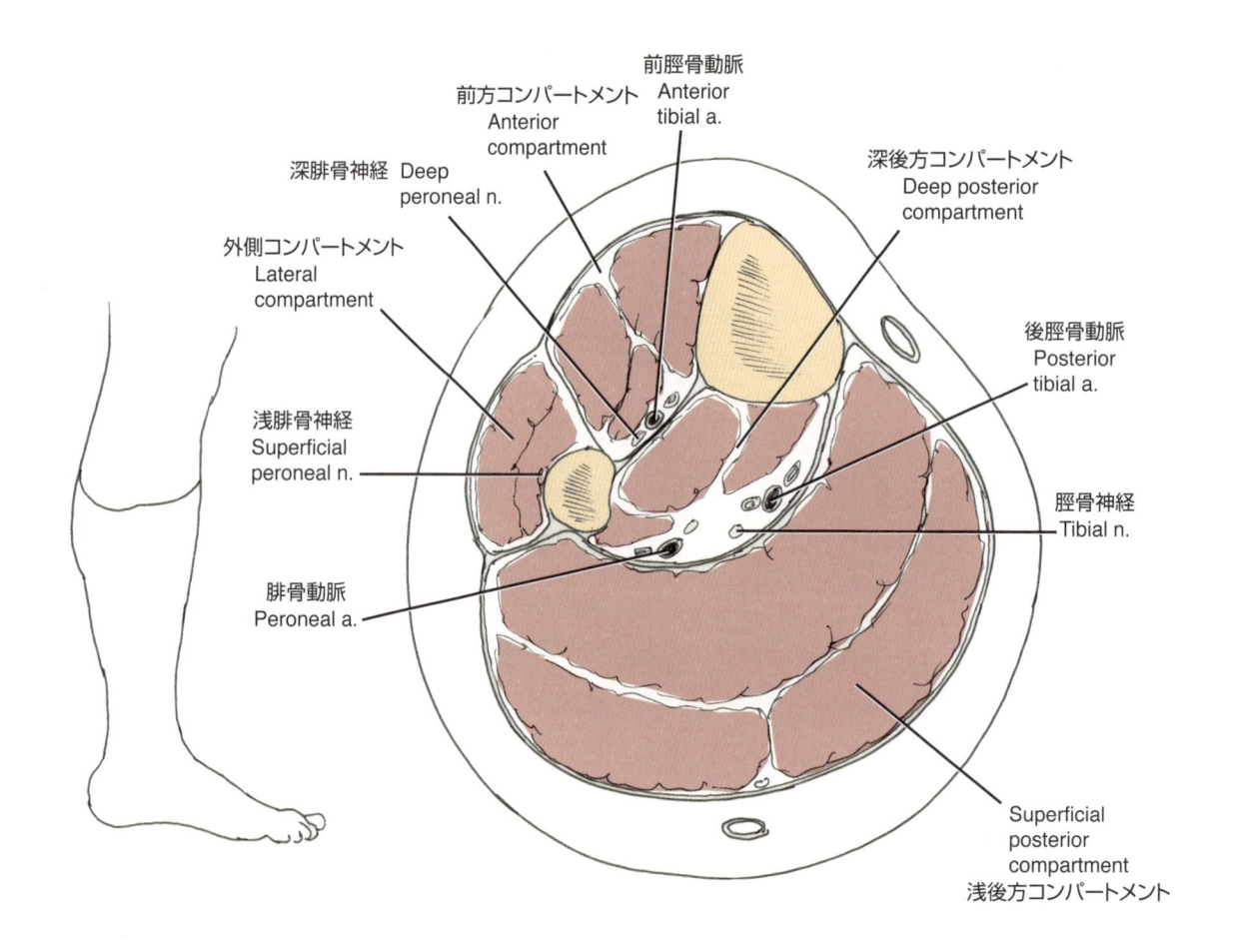

図18-19 下腿中部では，神経血管の構造物は下腿の中央部分に集められている．

下腿下部（**図 18-20**）では，腓腹筋とヒラメ筋とが一緒になった腱は，後方では深部筋膜に，前方では筋間中隔に包まれている．アキレス腱上の幅の狭い深部筋膜は，脛骨後方の内側融合点に至り，その場所から，足底筋と後脛骨神経，動静脈の束を越えて直接に深後方コンパートメントに到達できる．後脛骨筋と長趾屈筋は，相対的に大きな深後方コンパートメント内では大部分が腱様であり，それに対して，長母趾屈筋は肉付きよく筋肉質で足関節に向かって真っ直ぐに下降する．腓骨動脈は遠位側脛骨腓骨靱帯の上で細くなりはじめるが，長母趾屈筋の筋体で覆われた骨間膜上を走行する．腓骨腱はアキレス腱の外側で，腓骨の後方を走行する．深腓骨神経は，前脛骨動脈とともに前方コンパートメントに存在するのに対して，浅腓骨神経の枝は，外側コンパートメントの深部筋膜を貫いて，皮下組織の面に至る．前脛骨動脈は，脛骨の拡大部を乗り越えて前方に走行する．

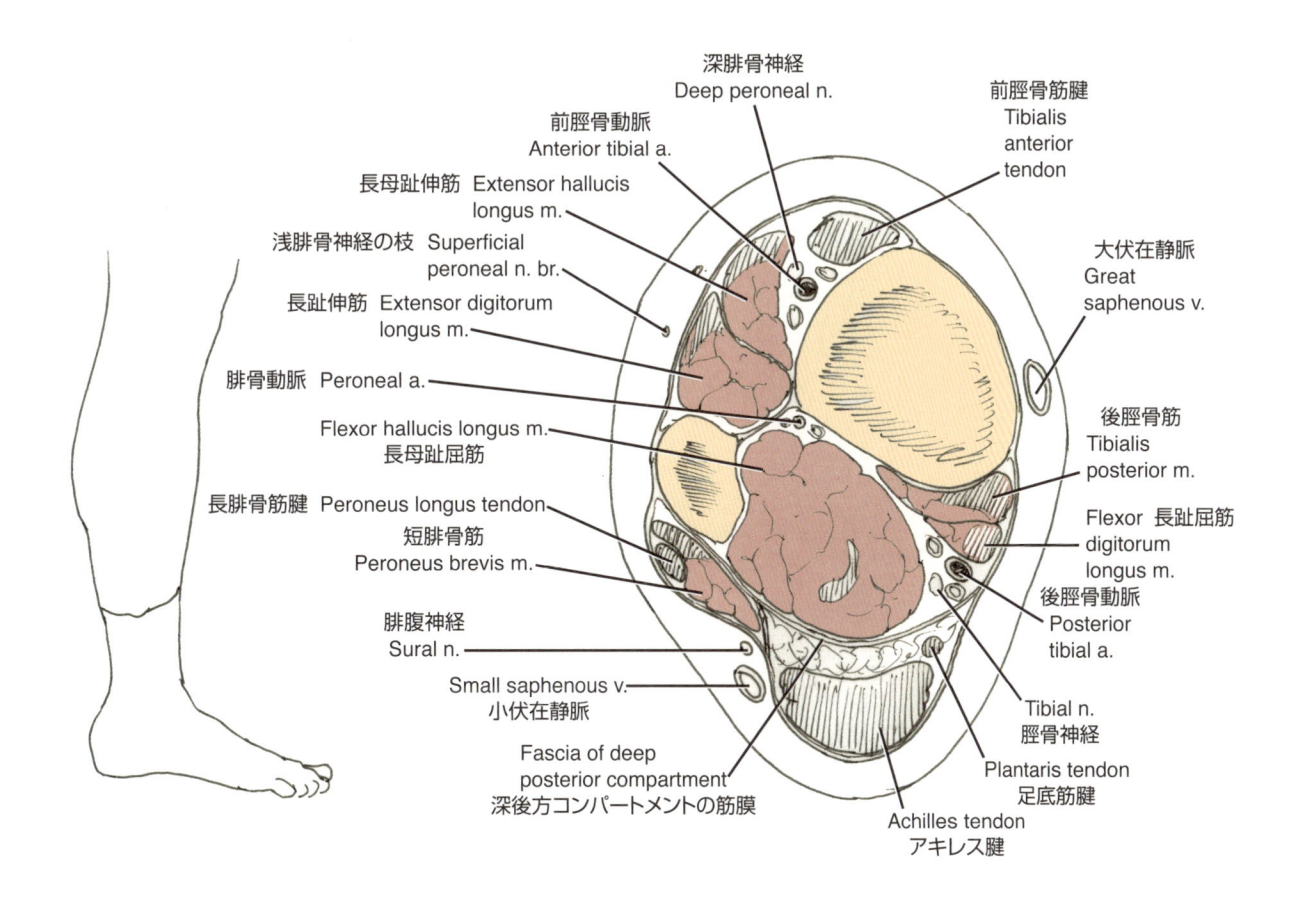

図 18-20　下腿の遠位部では，前方および後方の神経血管の構造物はより浅くなる．

足関節のすぐ上方では（**図18-21**），腱のグループは深部筋膜の厚いバンド，すなわち前方は下伸筋支帯，後内側は屈筋支帯，後外側は上腓骨支帯でしっかりと束ねられている．長母趾伸筋の腱は，前脛骨神経動静脈の束と交差し，動脈は足の背側上を走行して足背動脈となる．

長腓骨筋腱は，短腓骨筋の後外側を走行し，両者は外踝*の後方を通過する．部分的に腱様の長母趾屈筋は後方中線の構築物として存在し，足関節へ真っ直ぐに下降する．脛骨神経は，足部へ入っていく神経血管の束として，後脛骨動脈の後方を走行する．

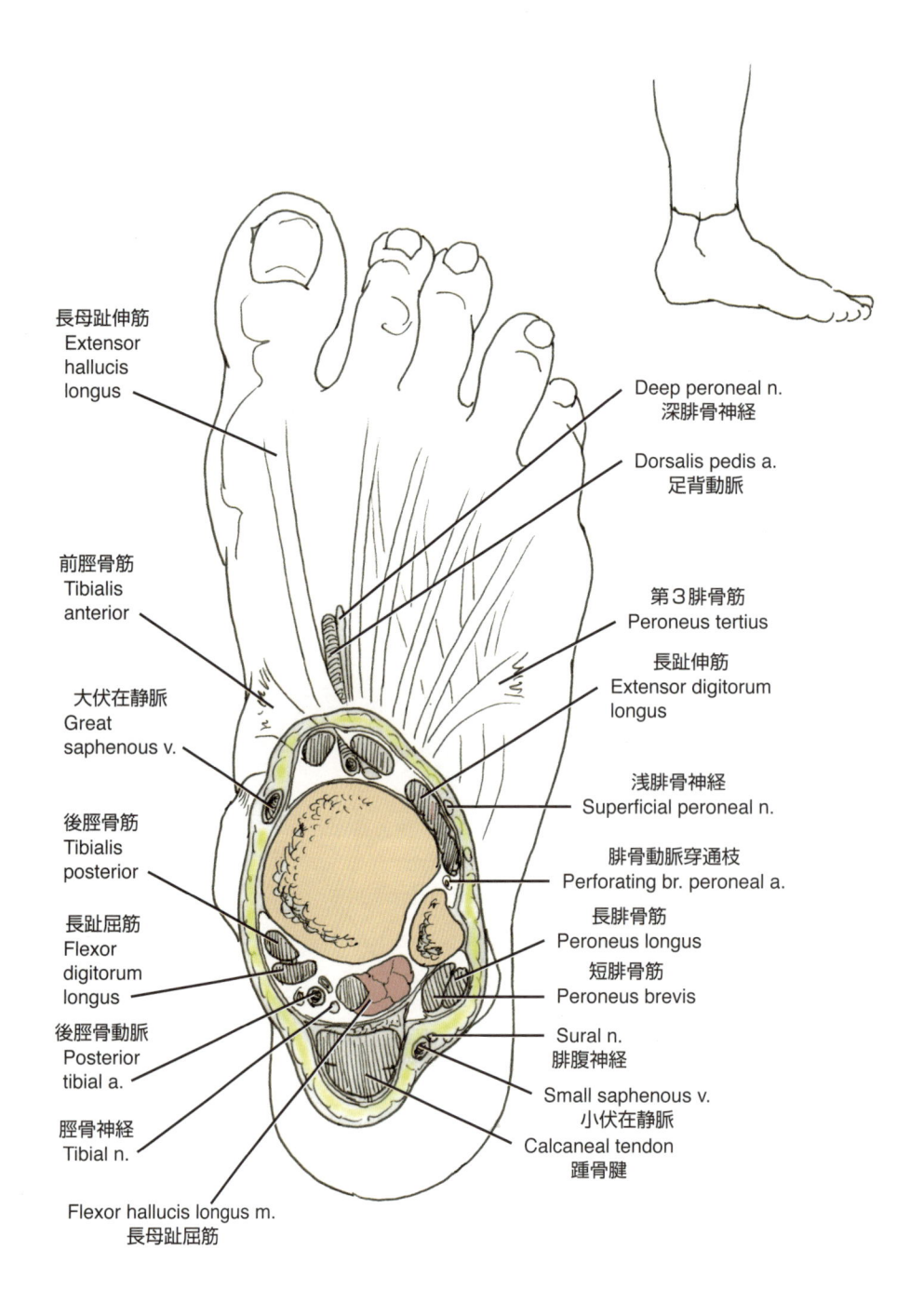

図18-21 断面図は，足関節のレベルでの解剖学的位置関係を示している．

---

*訳注：原文は medial malleolus（内踝）であるが，文脈から正しくは lateral malleolus（外踝）と思われる．

下腿下部の血管

脛骨神経は、中膝窩部で膝窩動静脈に合流し（図18-22）、腓腹神経血管の束は、合流地点で腓腹筋の頭部へ向かって放散する。腓腹分枝の下方では、小伏在静脈は膝窩静脈に合流し、内側腓腹神経枝はしっかりと密着した静脈に沿って走行する。脛骨神経は連続してヒラメ筋の脛骨付着部間隙を通過し、膝窩動静脈と伴走する。骨間膜の上方端では、前脛骨動脈は前方コンパートメント内に入る。脛骨腓骨動脈は、後脛骨筋の上方部分を走行し、外側でより細い腓骨動脈に分岐し、内側で後脛骨動脈に分岐する。前脛骨動脈は、骨間膜上を走行し、初めに前

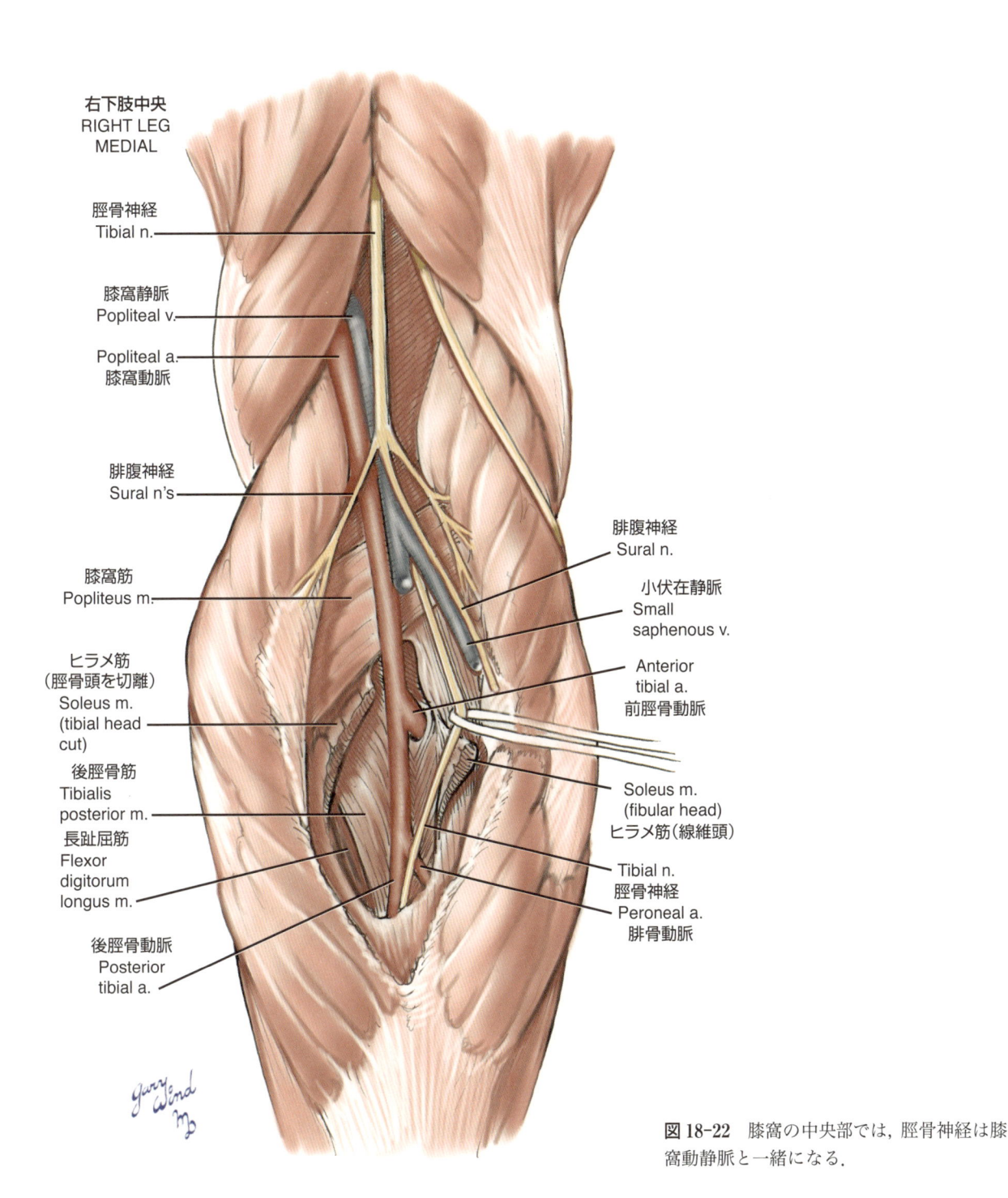

図18-22 膝窩の中央部では、脛骨神経は膝窩動静脈と一緒になる。

脛骨筋と長趾伸筋の間，次いで前脛骨筋と下方から起始した長母趾伸筋との間を走行する．後脛骨動脈は，長母趾屈筋の内側で，後脛骨筋と長趾屈筋の上を走行し，下腿の長さを下降する．腓骨動脈は，下方の起始部から進展してくる長母趾伸筋によって徐々に包まれていくが，ときには筋腹内に埋没してしまう．

足関節部では，前脛骨動脈と深腓骨神経は，長母趾伸筋腱が内側から外側に通過した後で，長趾伸筋と長母趾伸筋との間で合流する（**図18-23**）．それらは，足部の深筋膜の下で，長母趾伸筋の外側に沿って走行する．

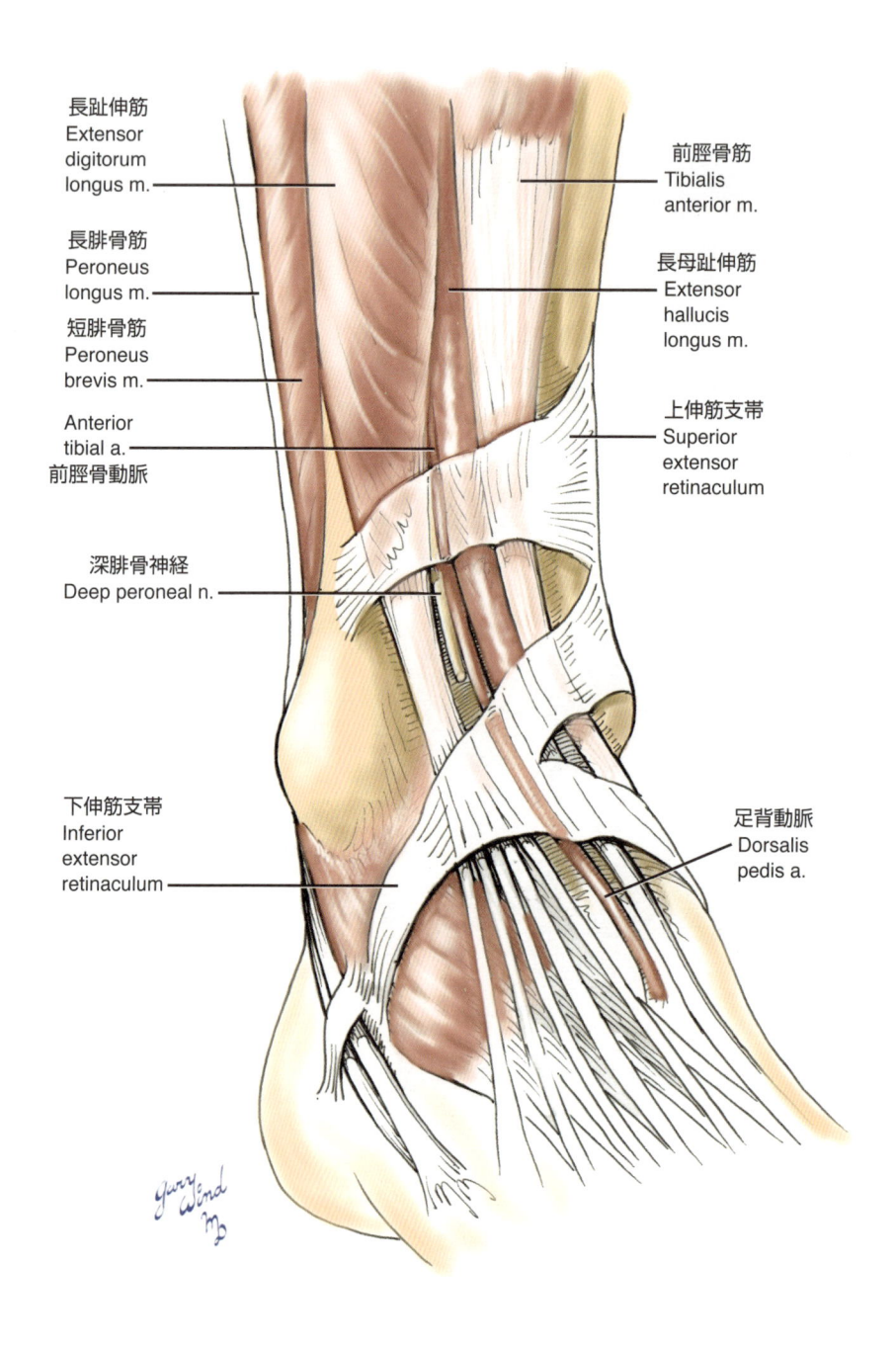

図18-23 足背動脈と深腓骨神経は，長趾伸筋腱と長母趾伸筋の間の足関節部で合流する．

後方内側では，後脛骨動脈と脛骨神経が屈筋支帯の下を通過して足部に入る前に，長趾屈筋と長母趾屈筋との間を走行する（図18-24）．後方外側では，腓骨動脈の踵骨枝が長母趾屈筋の下方部分の縁に沿ってその裏面を下降する．

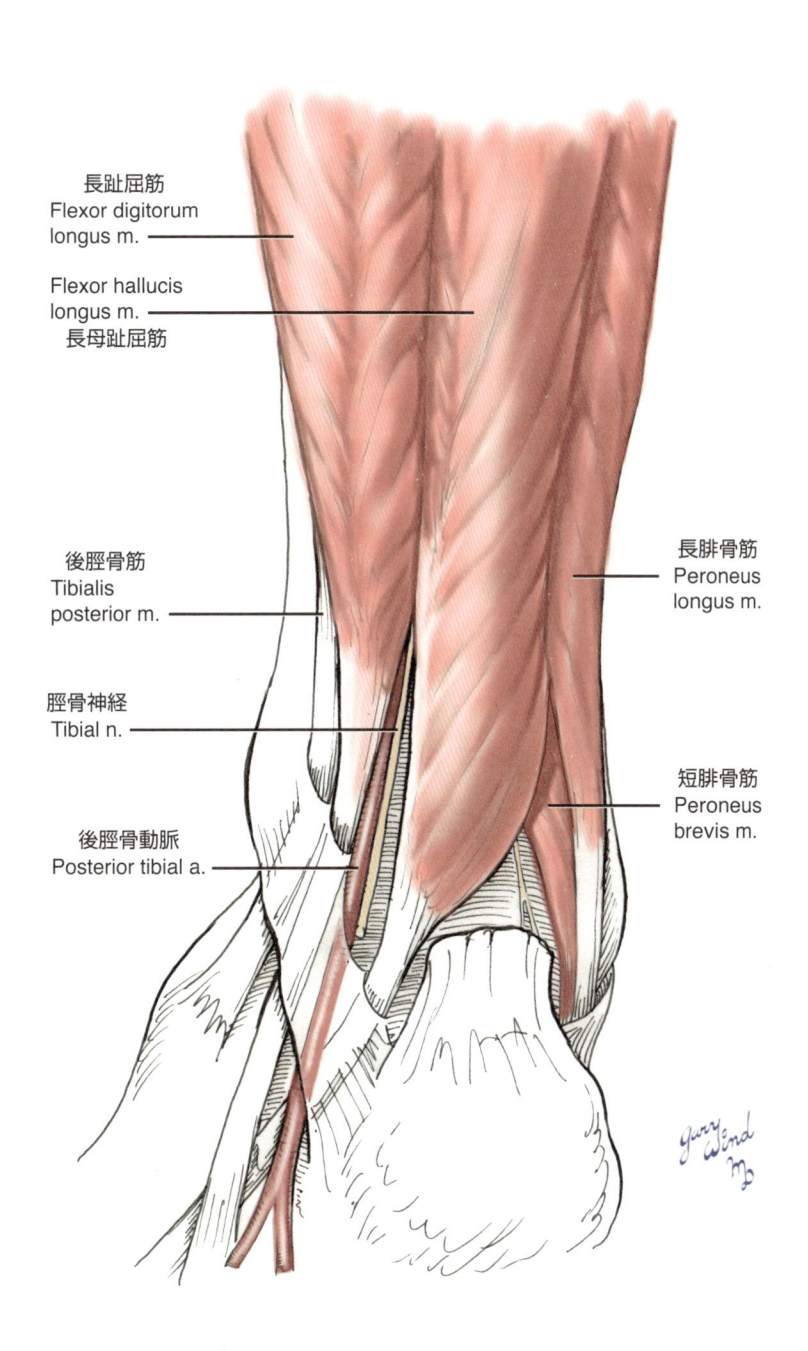

図18-24　後脛骨動脈と脛骨神経は，長趾屈筋腱と長母趾屈筋腱の間のくぼみで，内踝の後方を走行する．

長母趾屈筋を部分的に切除すると，腓骨のすぐ内側の骨間膜上を腓骨動脈が走行しているのを見ることができる（図18-25）．

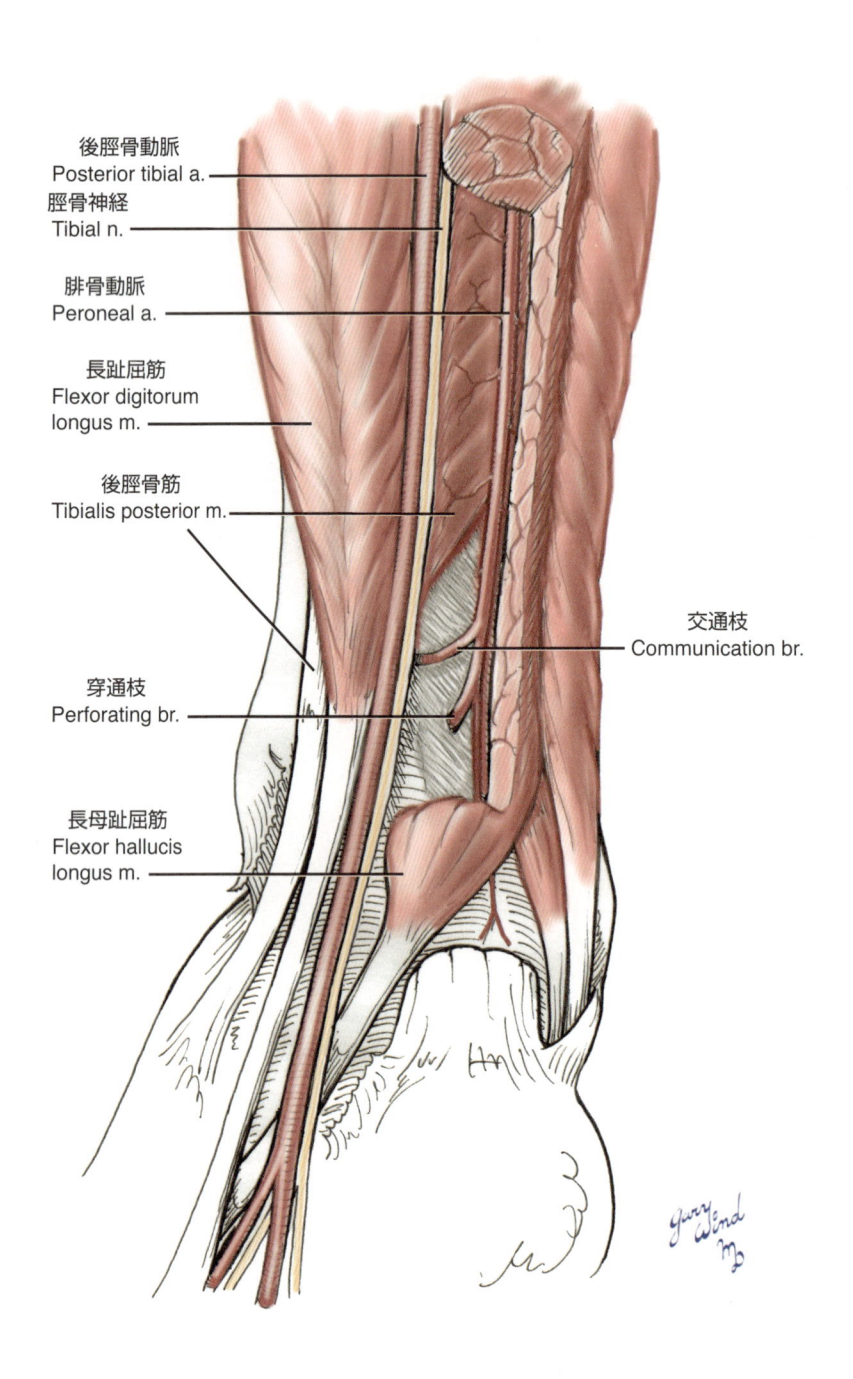

図18-25 腓骨動脈は，腓骨の内側に存在している骨間膜上を走行する．

足部の血管

足部の2本の血管，すなわち前脛骨動脈および後脛骨動脈は，足部に入って，足背動脈と足底部との間で主要な吻合ループを形成する[4]（**図18-26**）．前脛骨動脈は足背動脈となり，この動脈は長母趾屈筋腱の内側を走行し，第1中足骨と第2中足骨の間の近位側間隙を下降する．

その場所で，足背動脈は，第1骨間筋頭との間の深部足底交通枝を出す．屈筋支帯の下を通過した後，後脛骨動脈は太い外側足底動脈と，より細い内側足底動脈に分岐する．外側足底動脈は，外側に屈曲し，近位中足骨の下を通過し，足背動脈の足底枝と交通する．前脛骨動脈は，前内踝動脈および前外踝動脈を分枝し，それらは腓骨動脈および後脛骨動脈の対応する枝と交通する．中足部で

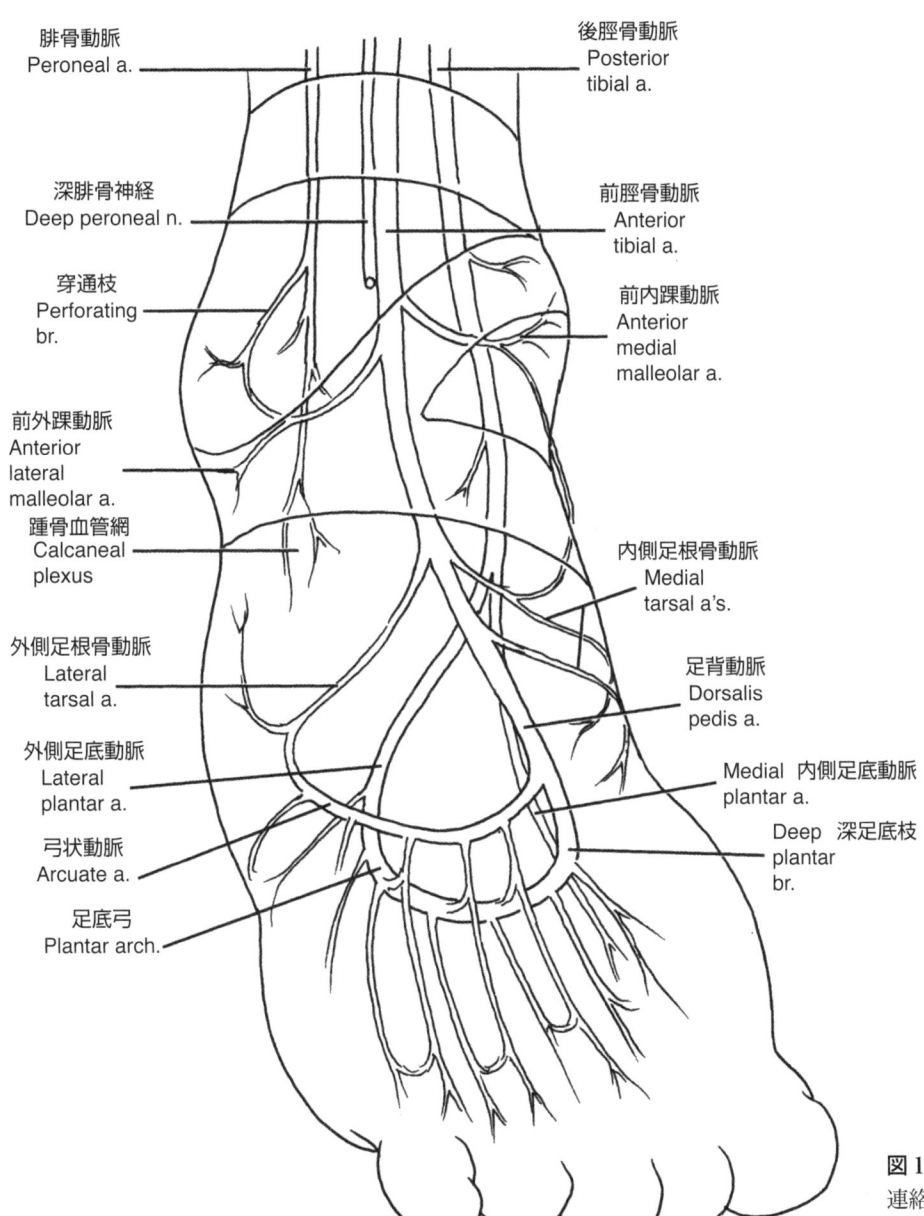

図18-26 足部の2本の動脈は，相互に連絡する枝を伴って，主要な吻合ループを形成する．

は，足背動脈は外側足根骨動脈を分枝し，外側足底動脈と同様に，前外踝動脈の枝や足背動脈のより末梢の弓状枝と交通している．細い内側足根骨動脈は，前内踝動脈および内側足底動脈と交通する．踵骨枝は，腓骨動脈と後脛骨動脈の終着部から出て，踵骨血管網と同様に，足部後方で足底動脈枝と交通する．腓骨動脈は，遠位部骨間膜を通過する穿通枝を出す．この穿通枝は，前外踝動脈と交通し，優位な前脛骨動脈が存在しない場合には，足背動脈の起源となることがある（第19章参照）．足関節の近位側で，腓骨動脈と後脛骨動脈との交通枝が存在している．足指の動脈は，弓状動脈と足底動脈弓から起始し，後者が優位となる．この2つの動脈弓の間には交通枝が存在し，中足骨の近位側と遠位側を通過する．

足部の骨に対する足部血管の関係が図 18-27 に示されている．足底動脈弓に対する流入血管の優位性に関しては一定ではなく，足背動脈および足底部枝動脈の起源に関係している．

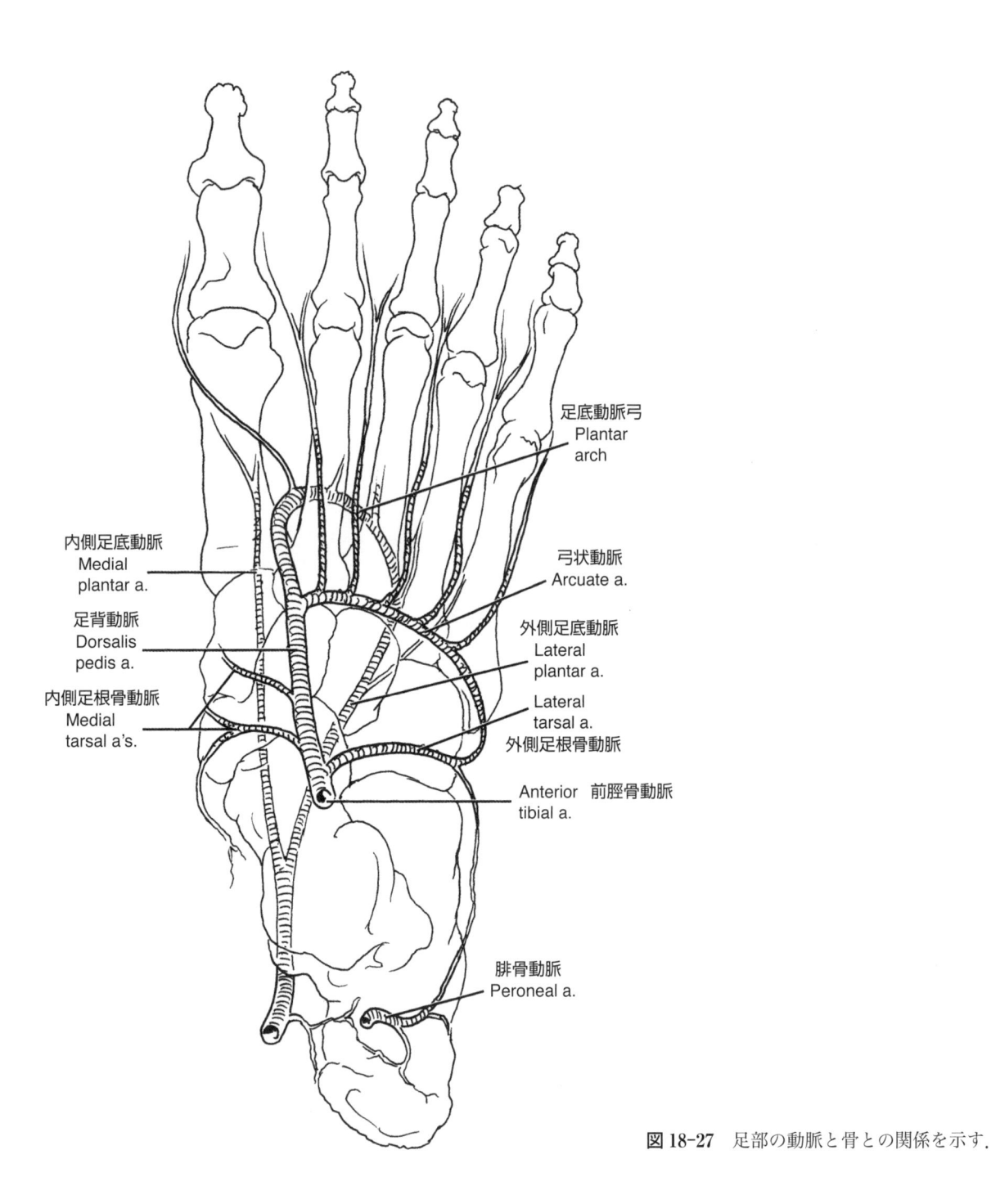

図 18-27 足部の動脈と骨との関係を示す．

足背部の血管は，長い外部からのおよび短い固有のそれぞれの足趾伸筋腱の深部へ走行する（図18-28）．足背動脈と伴走する深腓骨神経は，第1趾と第2趾の間の入り組んだスペースに感覚神経を出している．この部位の感覚麻痺は，この神経の近位部が走行している前方コンパートメントの内圧上昇を初めに示唆する所見があると考えられる．浅腓骨神経の枝は足背部の大部分を支配し，腓腹神経は足部の外側部を支配し，伏在神経（膝下で唯一坐骨神経由来ではない神経）は足関節と足部の内側部を支配する．後者の2つの神経は，それぞれ小伏在静脈および大伏在静脈と伴走するが，静脈を授動したり，採取するときに，損傷しないよう注意が必要である．

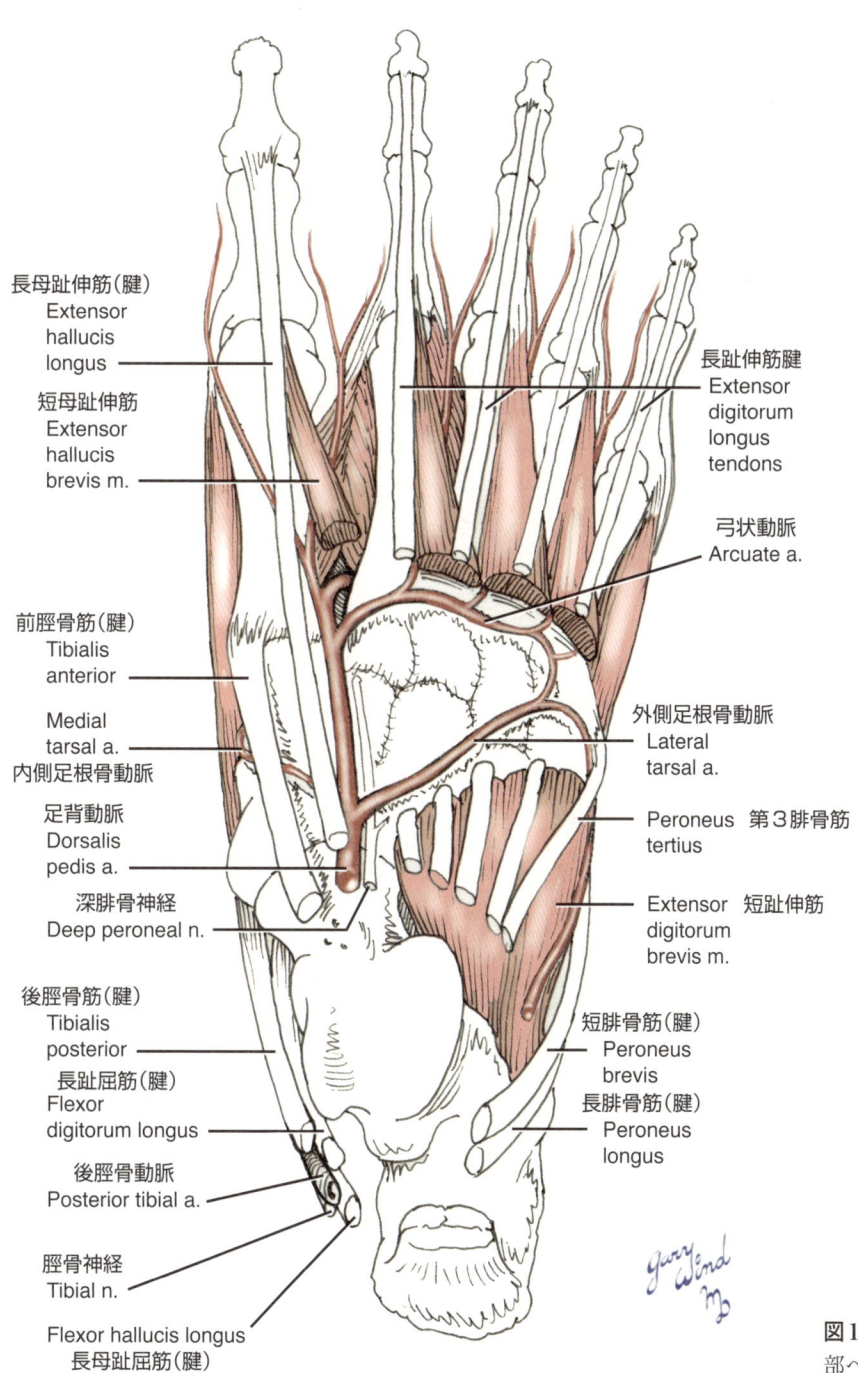

図18-28 足背部の動脈は，足先の伸筋腱深部へ走行する．

足底部の血管

後脛骨神経血管の束は，後脛骨動脈，脛骨神経，および伴走する静脈により構成されるが，屈筋支帯の下を通過して足部に入る（図18-29）．この束は，長趾屈筋と長母趾屈筋との間で合流し，この2つの筋の腱にはさまれて支帯の下を通過する．この束は，支帯の下端部で，前方にそれた長母趾屈筋腱の後方を走行する．動脈と神経は支帯の下端部，ちょうど母趾内転筋の上縁で分離する．内側足底枝は，長母趾伸筋の前方，表面を通過し，長趾伸筋腱の表面を斜めに交差する．外側足底枝は，第1中足骨間隙の後ろを横切る前に，足部の外側方向に屈曲し，足背動脈の足底枝と交通する．

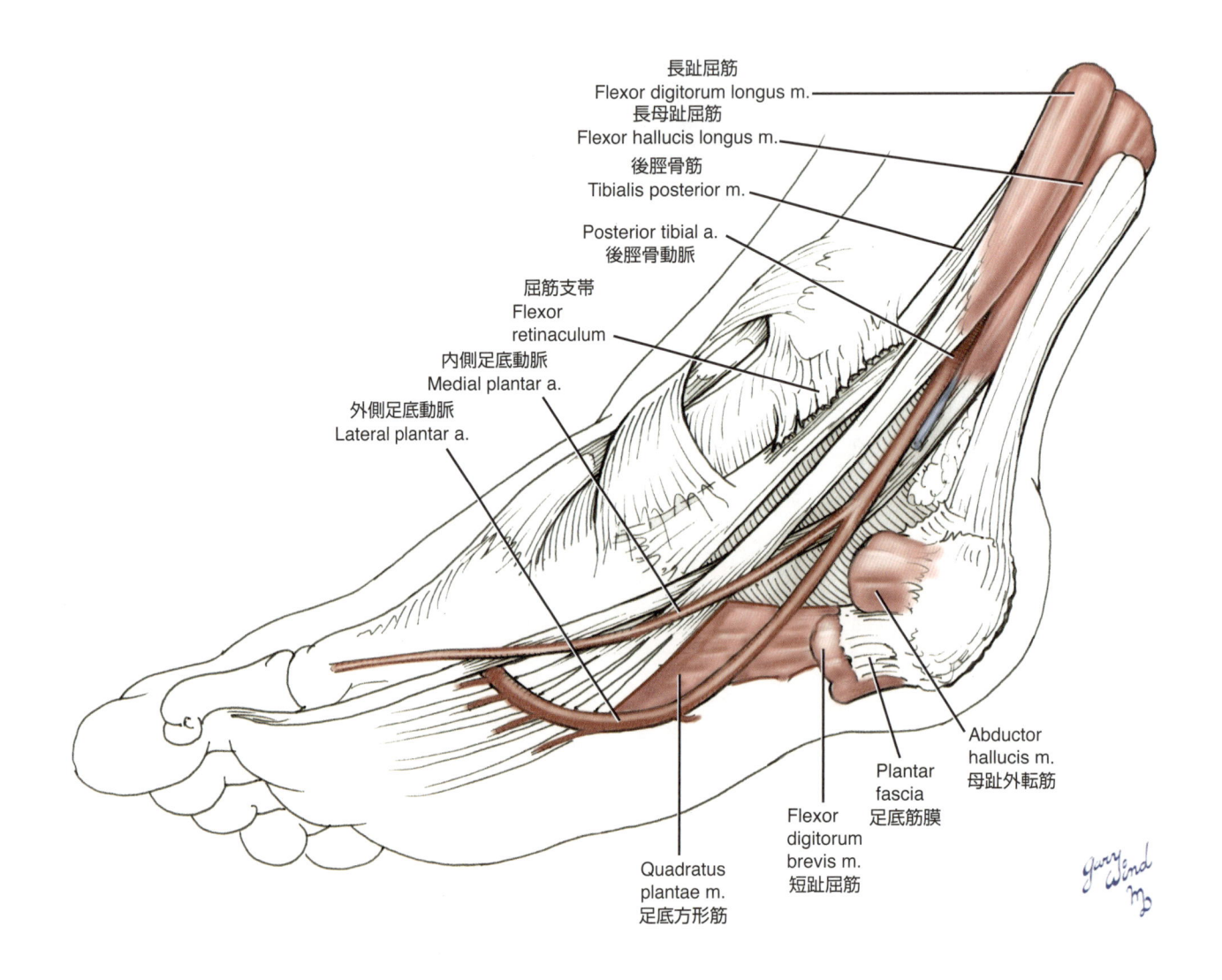

図18-29 外側足底動脈は短趾屈筋の深部に走行し，第1中足骨間隙を貫いて，足背動脈の深足底枝と交通する．

アキレス腱をはずすことにより，後脛骨神経血管の束を見ることができる（図18-30）．アキレス腱が狭くなるにつれ，筋肉を包んでいる後方筋膜の付着部は後方に狭まり，深後方コンパートメントの筋膜と融合してすべて脛骨に集合する．そのため，内踝の裏面で深後方コンパートメントの筋膜を直接切開することで，後脛骨動脈に到達することができる．深部筋膜の肥厚した連続部分は伸筋支帯である．足底枝は，足部の下で深部の母趾内転筋方向に向きを変え，長母趾伸筋腱，長足伸筋腱および短趾伸筋との間を走行する．

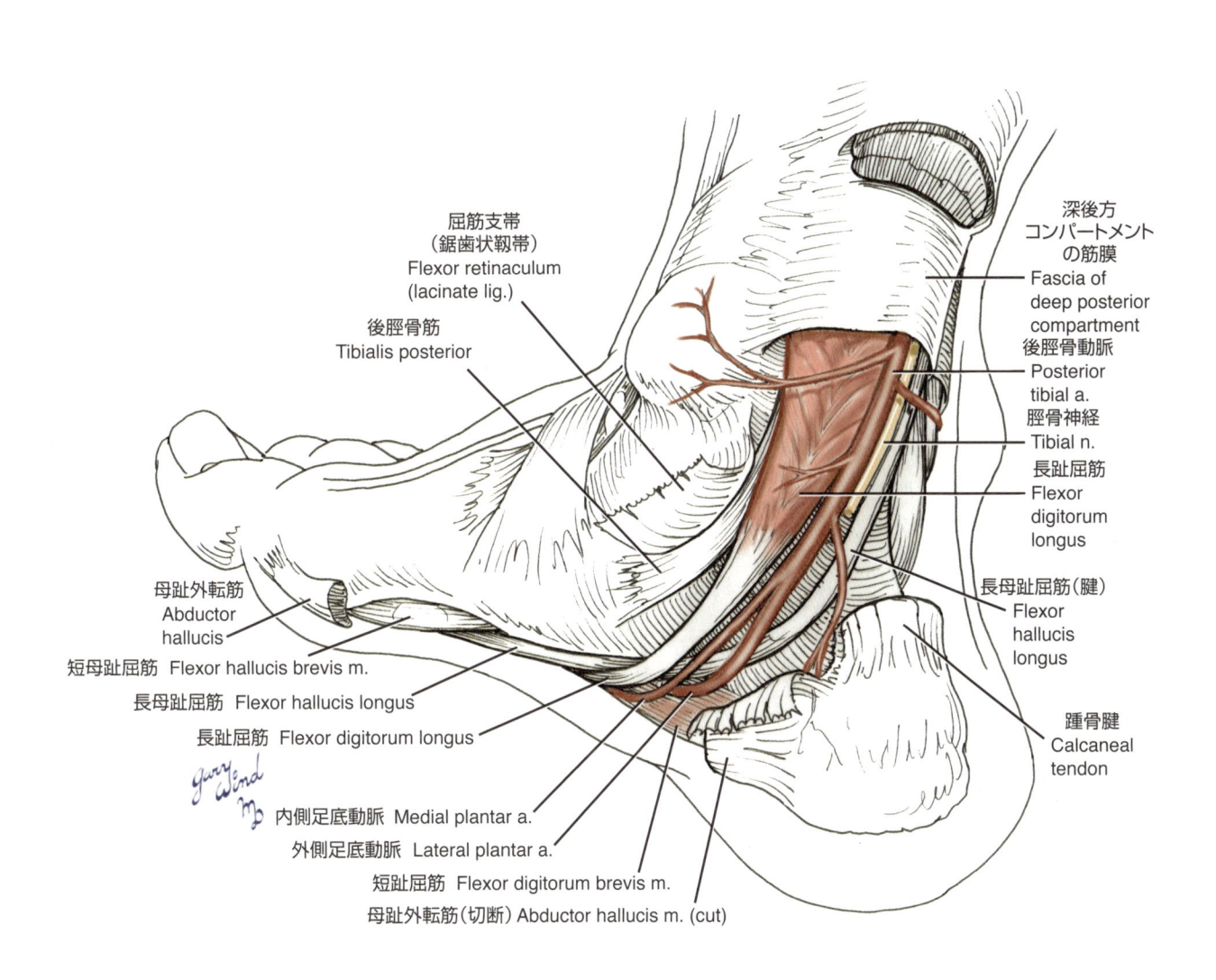

図18-30 後脛骨動脈と脛骨神経は，内踝の後方をカーブして，深後方コンパートメントの筋膜のすぐ下に位置している．

足底筋には3つの層がある（**図18-31**）．深層は，短母趾屈筋，母趾内転筋，そして短小趾屈筋から構成される．短母趾屈筋は，第1中足骨と長母趾屈筋腱の間にある．母趾内転筋は，斜頭と横頭をもっている．第2層は，長い屈筋腱群（長母趾筋および長趾屈筋，虫様筋，足底方形筋）から構成される．これらの腱は，足部の長軸方向の弓を形づくっている．最も浅い層は，母趾外転筋，正中短趾屈筋，そして小趾外転筋から構成されている．これらの3つの筋は，その足底面を足底筋膜によって覆われている．この筋膜は，中央では厚く，側面は薄くなっている．足底深部の神経血管の構築は，前足部を保全するために欠かすことのできない要素である．分離していくと，内側および外側の足底血管群と神経は，初めは浅層の筋と第2グループである長い屈筋腱群との間を走行する．足底弓は内側に屈曲するが，母趾内転筋の斜頭の深部を通過し，短母趾屈筋の外側部分の深部に入り，そのコース上で足背動脈の足底枝と交通する．

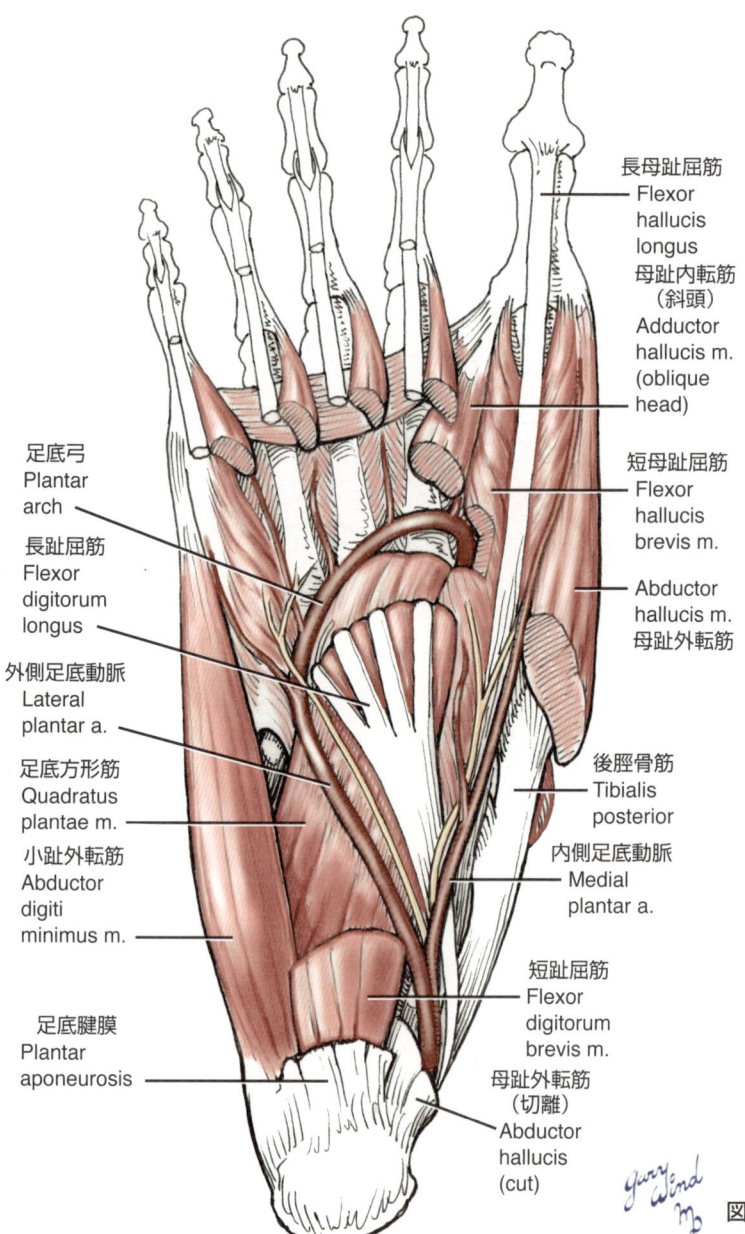

図18-31 足底から見て，足底弓と足底部3層の筋との関係を示す．

下腿動脈の露出

膝下部動脈への静脈バイパスの長期開存性については明瞭に確立されている．自家静脈を使用するいくつかの方法によって，良好な開存率を得ることができる．その方法には，*in situ* 大伏在静脈の使用，（遊離した）大伏在静脈を反転して使用，大伏在静脈による置換，小伏在静脈，腕の静脈，その他の部位から採取した静脈をつなぎ合わせて使用，などがある[5]．膝下部の3本の動脈は，いずれもバイパスにとって適当な受け入れ血管 recipient vessels とされ，適切な足部への血流供給源とされてきた[5〜9]．以下の項では，ほとんどいかなる末梢動脈閉塞のパターンをもった患者においても，適切な動脈に外科医が到達できるよう，いくつかの部位における膝窩動脈以下の動脈の露出法について述べる．

後脛骨動脈の露出

後脛骨動脈は，下腿内側切開により容易に到達できる．到達方法は，静脈を剥離して準備するのと同じ内側の皮膚切開により後脛骨動脈が露出できるので，特に大伏在静脈バイパスを実施する際に都合がよい（図18-32）．以下の記述は，近位側および下腿中部で後脛骨動脈を露出することについて記載する．足関節部での後脛骨動脈の露出については，足部および足関節部での動脈に関する記述部分で検討する．

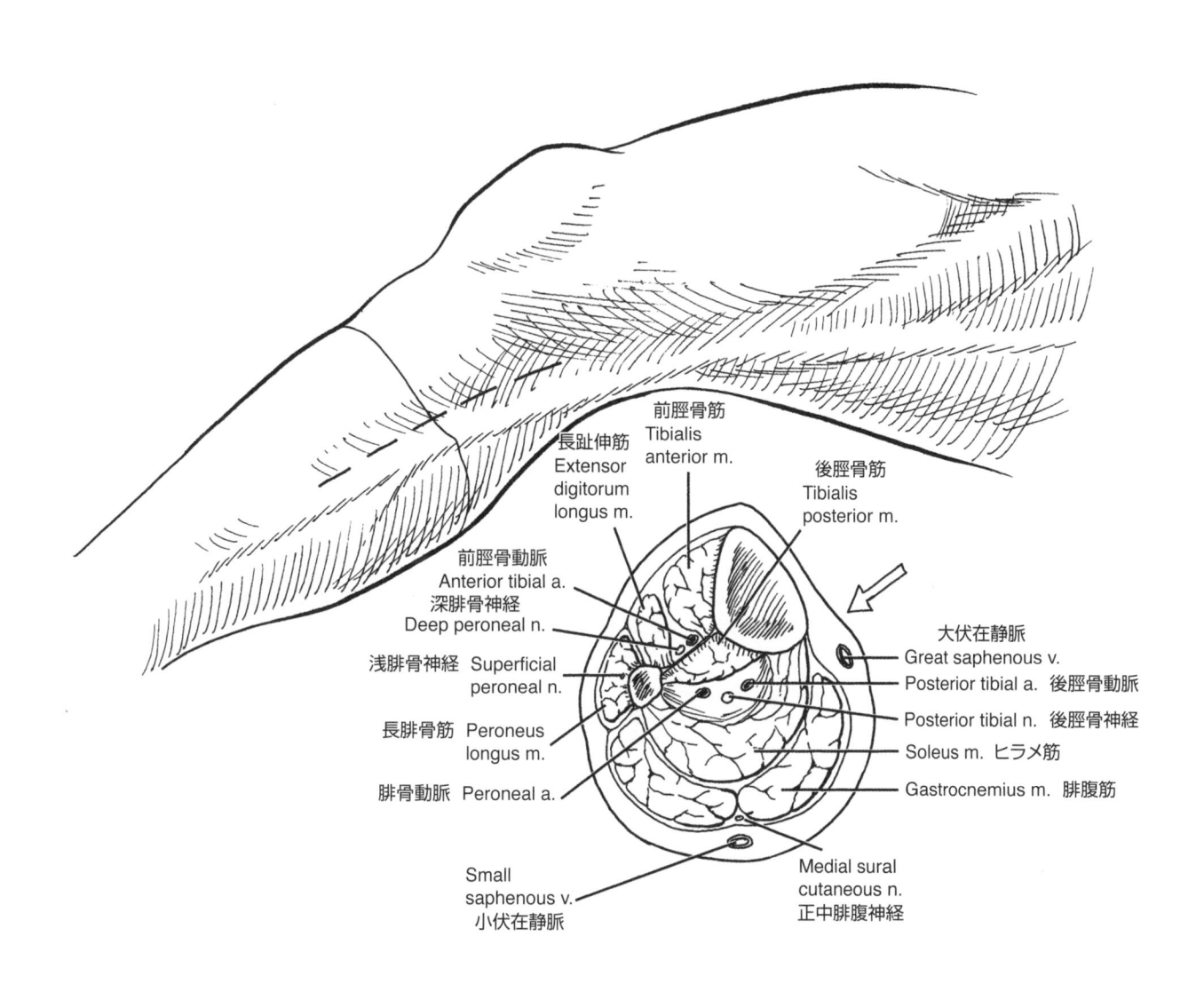

図 18-32　"*in situ*" バイパスを行うときには，後脛骨動脈への内側アプローチにより，同時に大伏在静脈に到達できる．

下腿近位側での後脛骨動脈の露出

このアプローチは，後脛骨動脈の最も近位部，すなわち脛骨腓骨動脈を分岐したすぐ末梢の部分に到達する方法である．ここに持ってこられるバイパスは，膝窩動脈が閉塞し，近位側後脛骨動脈が開存している例に優先される．この手技は，内側切開により膝下部膝窩動脈を露出した方法の延長である（第17章参照）．患者は背臥位とし，下肢は外転して，膝を60°屈曲させる．膝の位置を保つために，外側に枕を用いるべきである．下肢全体，鼠径部，そして足部を消毒し，ドレープで覆う．皮膚切開は，膝関節のすぐ下方で脛骨後縁の2cm後方に置き，末梢側に10〜15cm延長する．この領域を走行している大伏在静脈を損傷しないよう注意しながら，皮下組織を越えて深部に切開を進める（第17章参照）．次いで深部筋膜を切開すると，その下に腓腹筋内側頭の線維が露出する（図18-33）．腓腹筋を後方に牽引すると，ヒラメ筋起始部を穿通している膝窩動静脈遠位部が露出される．脛骨上のヒラメ筋起始部の線維は，その下に存在して下腿末梢方向に走行している血管を露出するために，鋭的に切離されるべきである．

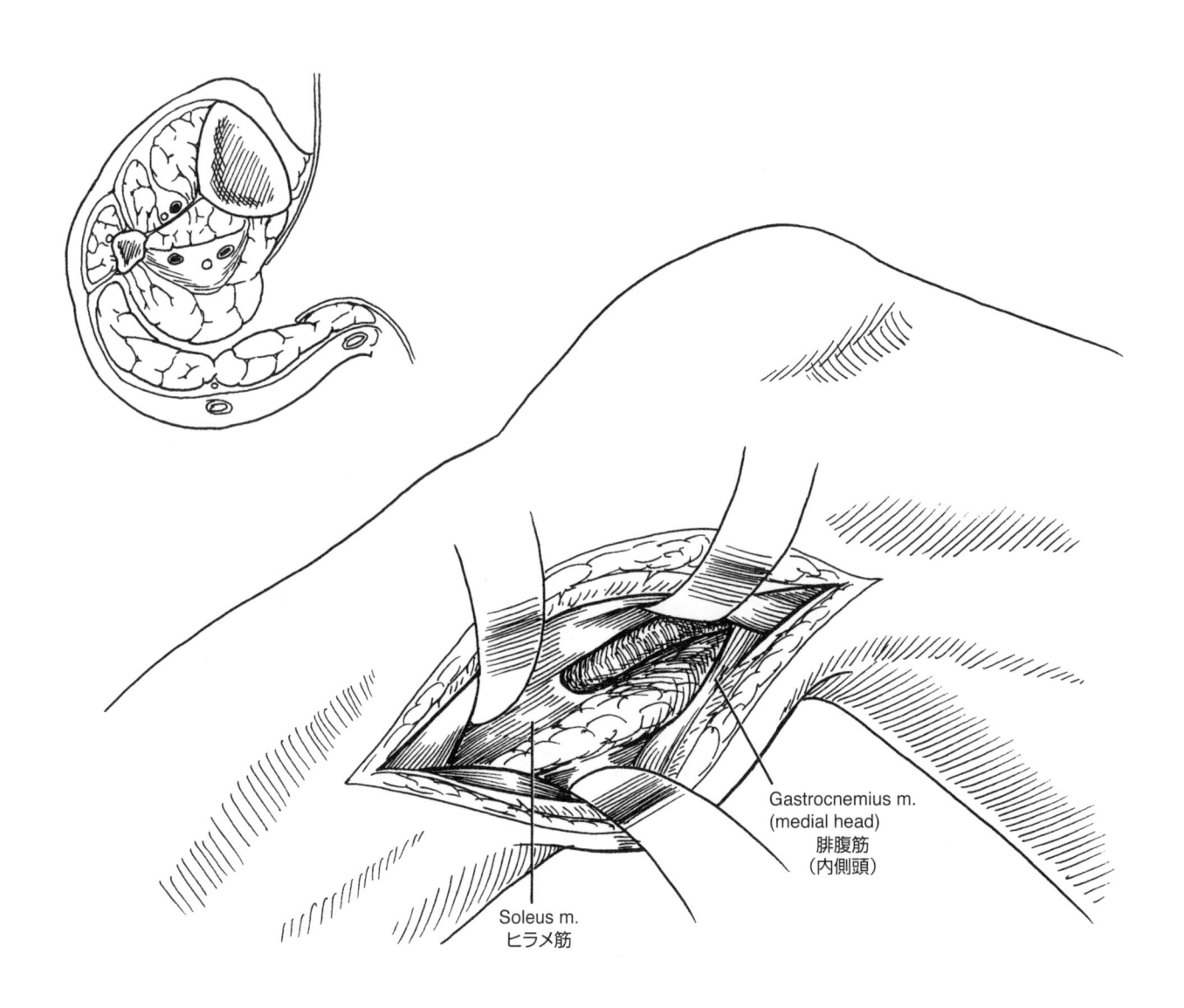

図18-33 後脛骨動脈近位部へのアプローチでは，ヒラメ筋起始部を穿通している膝窩動脈遠位部の露出のために，初めに腓腹筋とヒラメ筋を剝離する必要がある．

直角の鉗子を血管と筋線維の間に用いて剥離することは，血管損傷を避けるために有用である（**図 18-34**）．ヒラメ筋近位側のすぐ下には，前脛骨動脈起始部と脛骨腓骨動脈が存在している．伴走する静脈は対になったり，ときには多数存在する．静脈間の複雑に交通するネットワークが動脈の上にあり，動脈剥離の際には注意深く分離しなくてはならない．

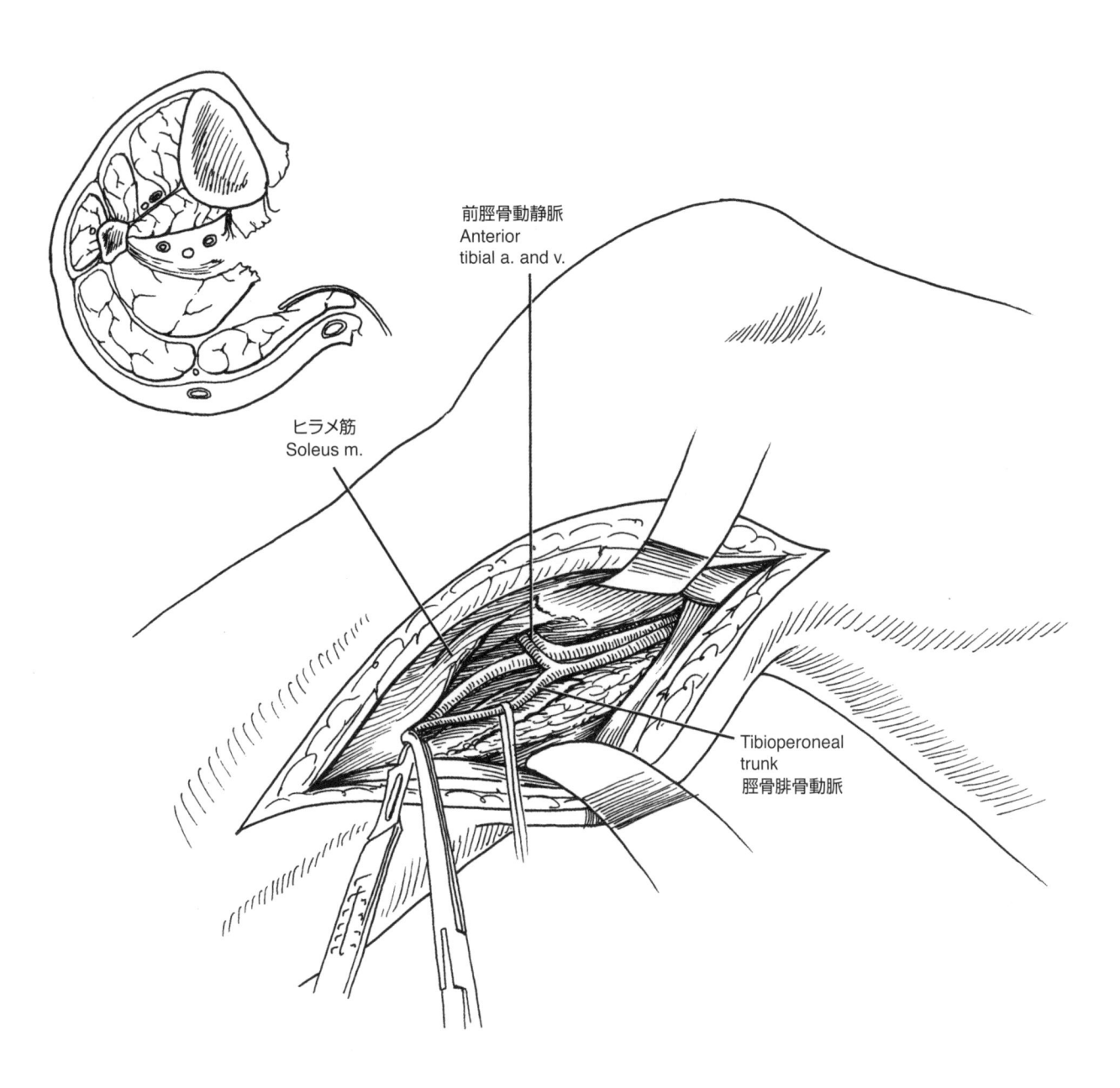

図 18-34 ヒラメ筋の脛骨起始部の切離により，下腿近位側に存在する血管が露出される．

脛骨腓骨動脈は，前脛骨動脈より約 2.5 cm 離れたところで分岐するが，これには変異がある[1,2]．後脛骨動脈の近位側は分離され，分岐部より末梢のどの部位にでもバイパスできるよう準備される（図 18-35）．

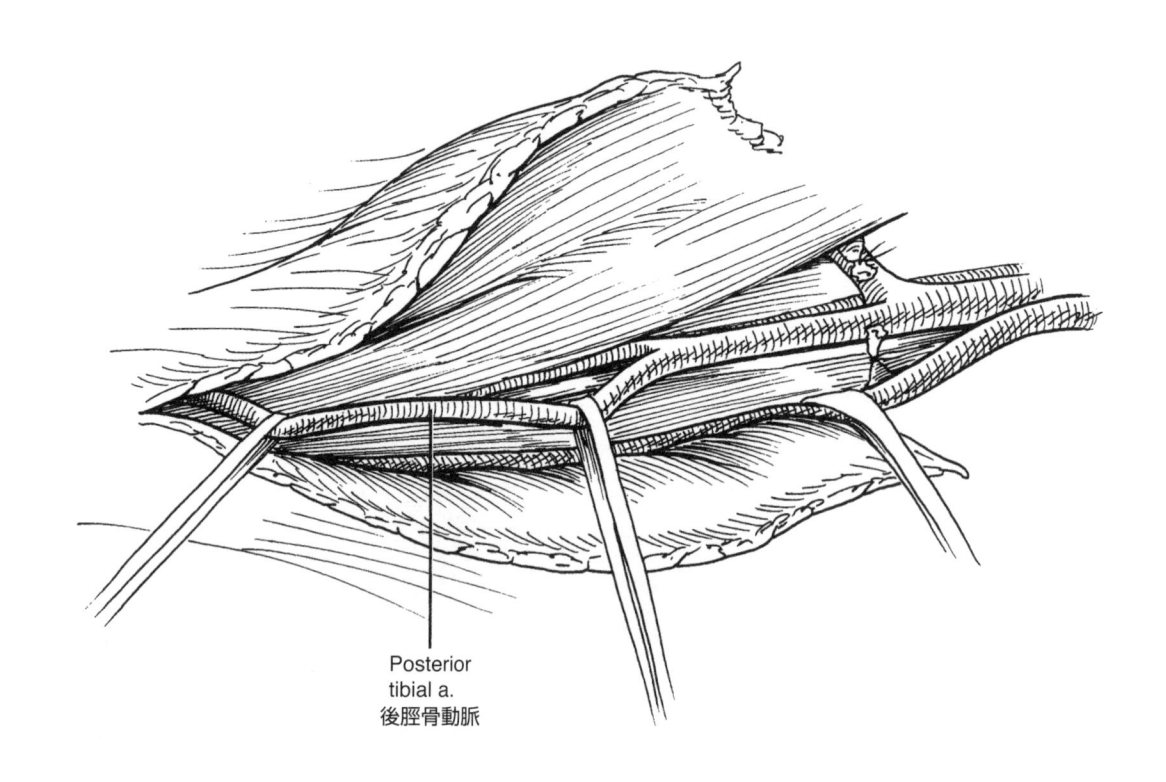

図 18-35 注意深い剝離と周囲静脈の適切な結紮により，後脛骨動脈の露出と分離が可能である．

下腿中部での後脛骨動脈の露出

患者の体位と消毒は前記と同様である．内側の皮膚切開を脛骨後面より2 cm後方に置き，10 cm下方に延長する（図18-36）．切開を皮下組織と下腿筋膜を越えて深く進め，ヒラメ筋の脛骨付着部を切離する．

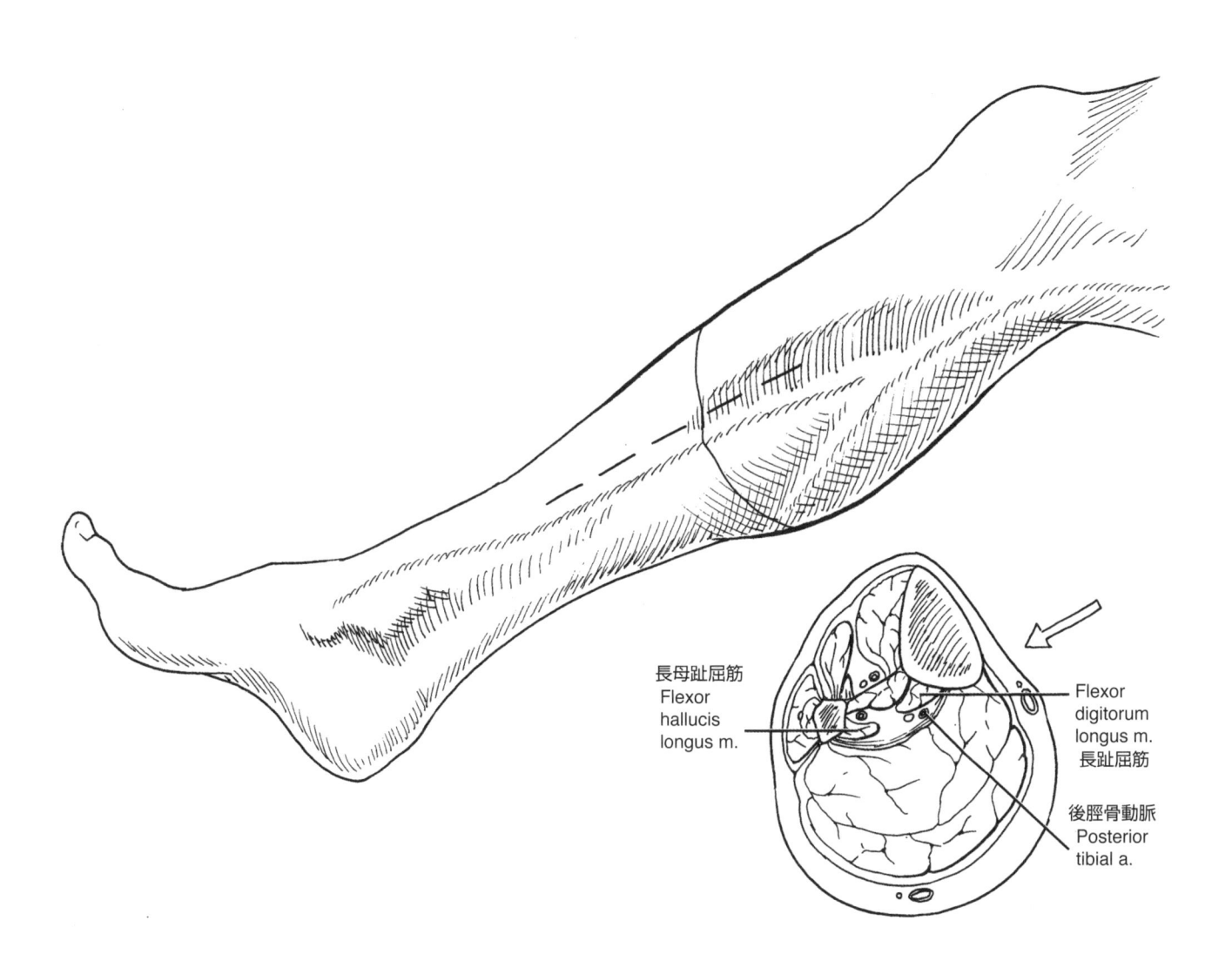

図18-36 下腿中部での後脛骨動脈への皮膚切開を図示する．

ヒラメ筋を後方に牽引し，長趾屈筋とヒラメ筋との間で視野を展開する（図18-37）．後脛骨動静脈は，後脛骨筋の後方表面上の疎な網状組織内に束縛されている．動脈はしばしば，主要な静脈幹と交通している静脈叢に囲まれている．バイパスのために十分な距離の動脈を露出するためには，何本かの静脈を剝離し，結紮する必要があろう．

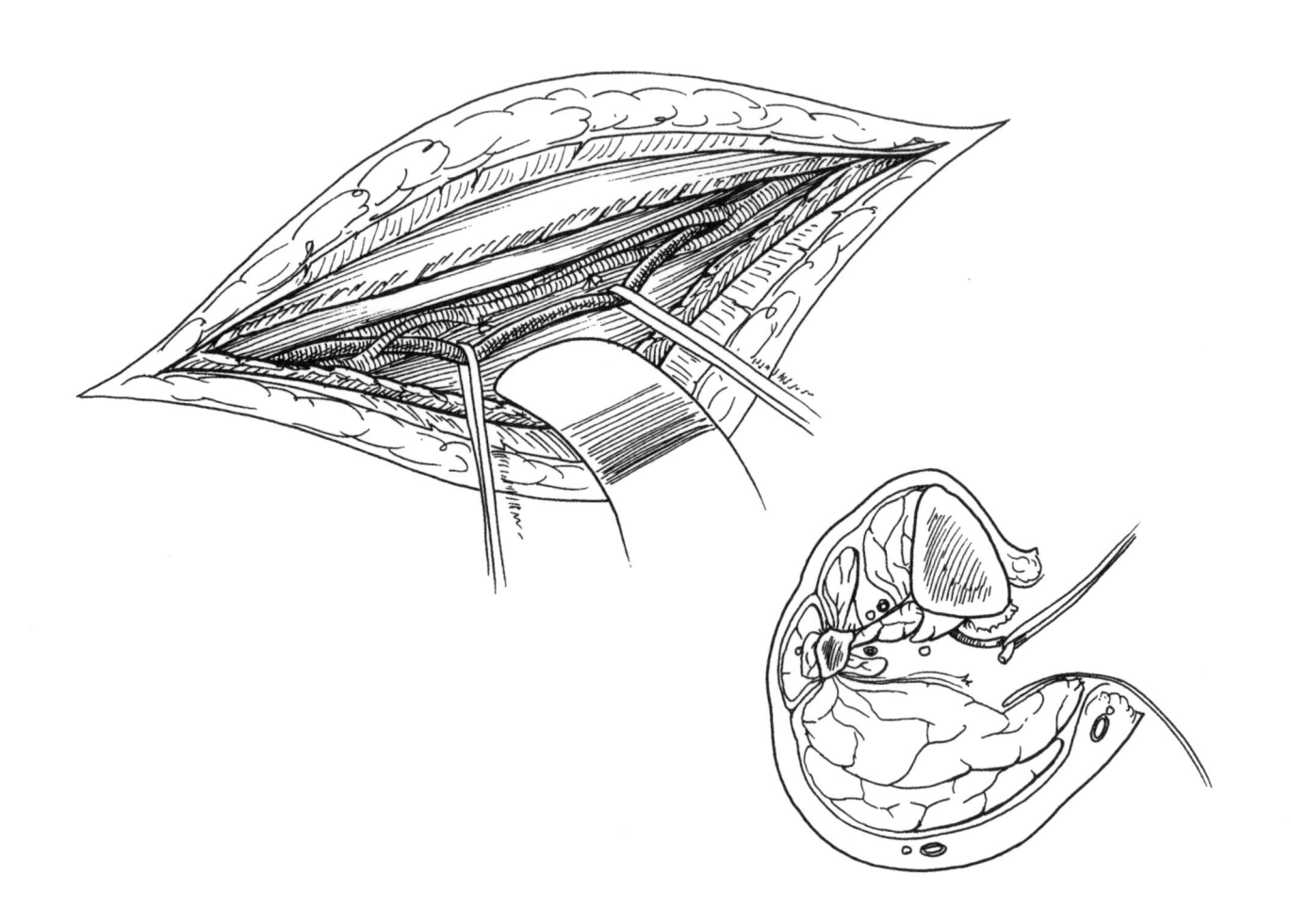

図18-37 後脛骨動脈は，深後方コンパートメント内の薄い筋膜の下に存在する長趾屈筋の表層に見出される．図示するために広範な剝離を断面図に示すが，重要な側副血行路を温存するために，臨床的には実施されない．

後方アプローチによる後脛骨動脈の露出

閉塞性疾患では，ときに膝窩動脈レベルの血流が十分で，病変が脛骨動脈に限局している場合がある．このような特別な状況では，大伏在静脈が温存できる場合には，膝窩-下腿バイパスが推奨される．Ouriel[10]は，下腿血管への後方アプローチを一般化したが，このアプローチの特徴は，大伏在静脈を温存して，必要とされる動脈導管を最小限にしたことである．この方法は，内側アプローチに合併する創治癒のトラブルの発生を最小限にすると思われる．もし，小伏在静脈を使用することを計画した場合は，術前に静脈が使用可能であることを確認して記録しておくことが重要である．適当な小伏在静脈がない患者では，あらかじめ大伏在静脈を採取しておく必要がある．この操作は，患者を腹臥位にする前に，背臥位で実施すればより簡単である．

後方からの露出では，患者は腹臥位とし，膝はまっすぐに伸展する．下腿と大腿は全周性に殿部まで消毒してドレープで覆う．小伏在静脈直上で縦切開を置く．静脈は外踝の後方から起始し，踵骨腱の外側を走行し，膝窩部正中に向かって内側に上行する．この静脈は，膝窩部の近くで深部筋膜を貫いて膝窩静脈と合流するまでは，下腿筋膜の表面を走行する．切開は膝窩部まで延長されるべきであるが，末梢側は必要とされる静脈の長さによって変化する（図 18-38）．

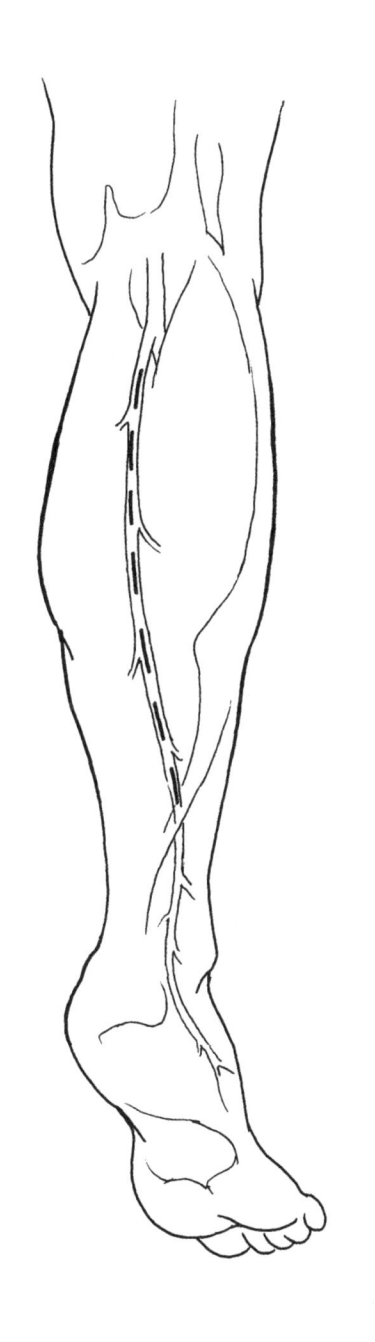

図 18-38 後脛骨動脈を後方から露出するための切開は，小伏在静脈の直上で実施されるべきである．

膝窩動脈の遠位側が初めに露出される．近位側の切開は，腓腹筋の2つの筋頭の間で膝窩動脈を露出するために，下腿筋膜を越えて深部に進められる．脛骨神経は，正中の最も浅層にある主要構造物であり，下に存在する動静脈を露出するために外側に反転される．動脈は神経血管鞘の内側で，静脈よりやや深部を走行している（第17章参照）．下腿の血管は，膝窩動脈をその末梢に追っていくと位置が明らかとなる[10]．血管の露出は，腓腹筋筋腹の融合した接合部を分離し，ヒラメ筋の脛骨付着部を切離することでより良好となる（**図18-39**）．脛骨神経の筋枝および交差する静脈は，この剝離操作中は損傷しないように慎重に回避しなければならない[10]．

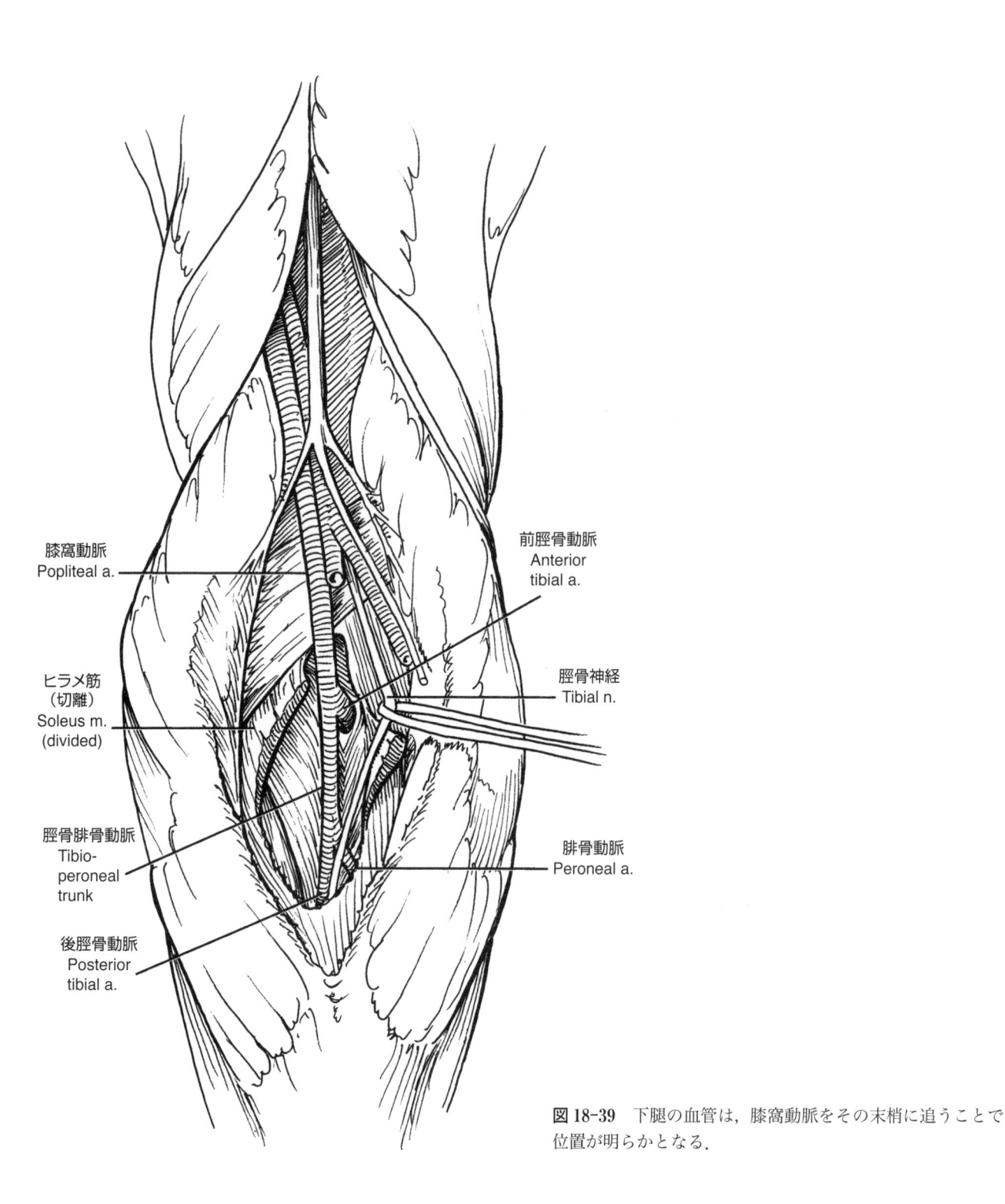

図18-39 下腿の血管は，膝窩動脈をその末梢に追うことで位置が明らかとなる．

後脛骨動脈は，踵骨腱の内側に作成された別の縦切開により，下腿の下3分の1の場所で露出される（図18-40）．神経血管の束は，このレベルでは，下腿の筋膜および深後方コンパートメントと浅後方コンパートメントを隔てている筋膜を切開することにより露出される．後脛骨動脈は，脛骨神経のすぐ前方で，長趾屈筋の内側に位置している．

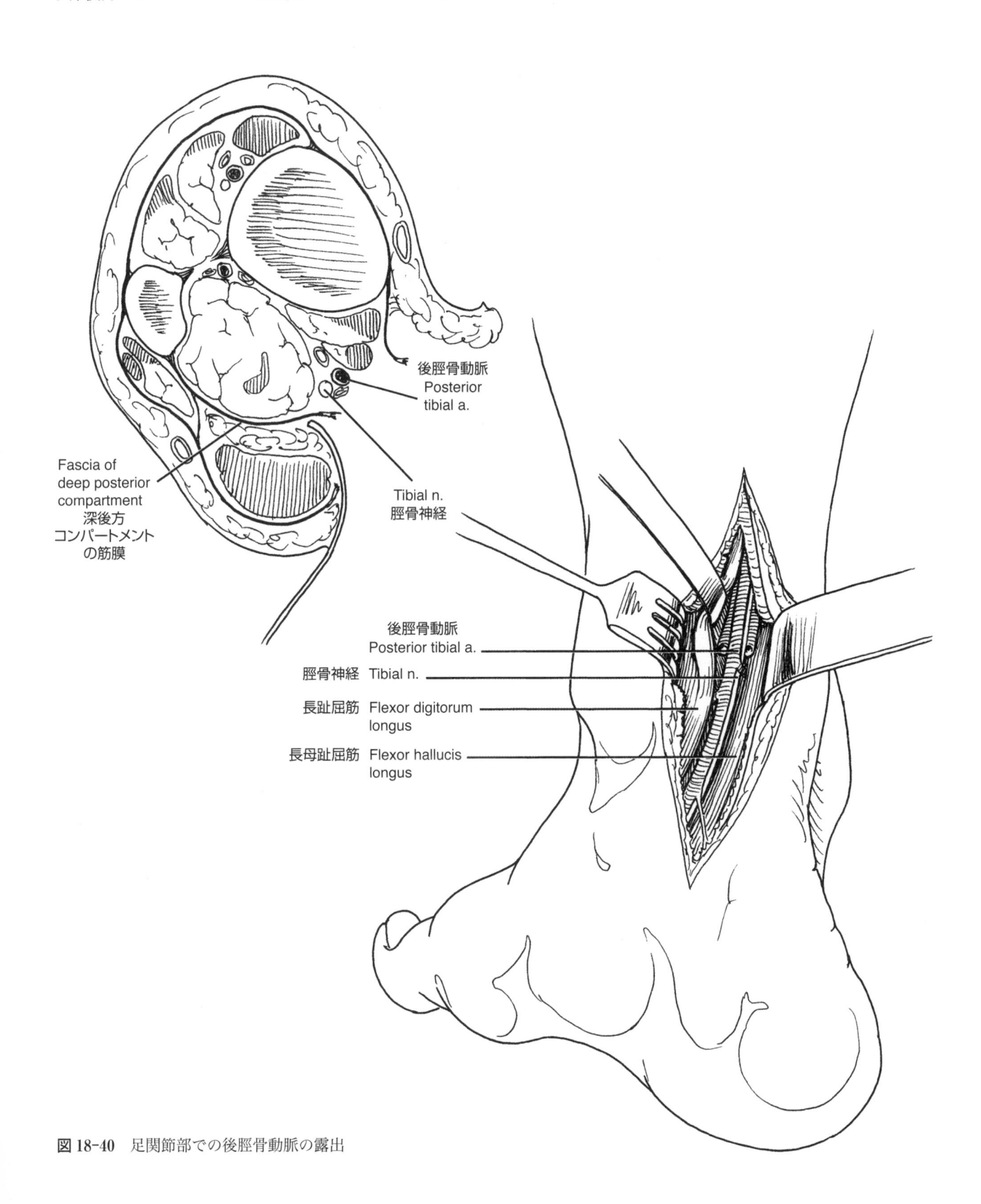

図 18-40 足関節部での後脛骨動脈の露出

前脛骨動脈の露出

前脛骨動脈の主要な部分は，下腿の前方コンパートメント内を走行しており，そこには下腿前外側の切開により最も容易に到達できる．前脛骨動脈の起始部は内側切開によっても露出可能であるが（上記参照），しかし，動脈のこの部分へのバイパス作成は他の選択可能な方法と比較すると，扱いにくく不便である．これからの記載では，下腿中部，下腿末梢側，そして足部におけるこの動脈の露出について検討する．

下腿中部での前脛骨動脈の露出

患者の体位は背臥位とし，下肢は内転し，膝を30°屈曲させる．下肢全体と鼠径部を消毒した後，下腿前外側の脛骨と腓骨との間の中点に縦切開を置く（図18-41）．下腿筋膜を，前脛骨筋の外側縁に沿って切開する．前脛骨筋と長趾伸筋との間の面を展開することで，下腿上方3分の1にある骨間膜の上に存在する神経血管の束に到達できる．長母趾伸筋起始部の末梢で，前脛骨筋と長母趾伸筋との間の面が展開されるべきである．神経血管束の最も前方に静脈が存在し，動脈はそのすぐ後方に存在す

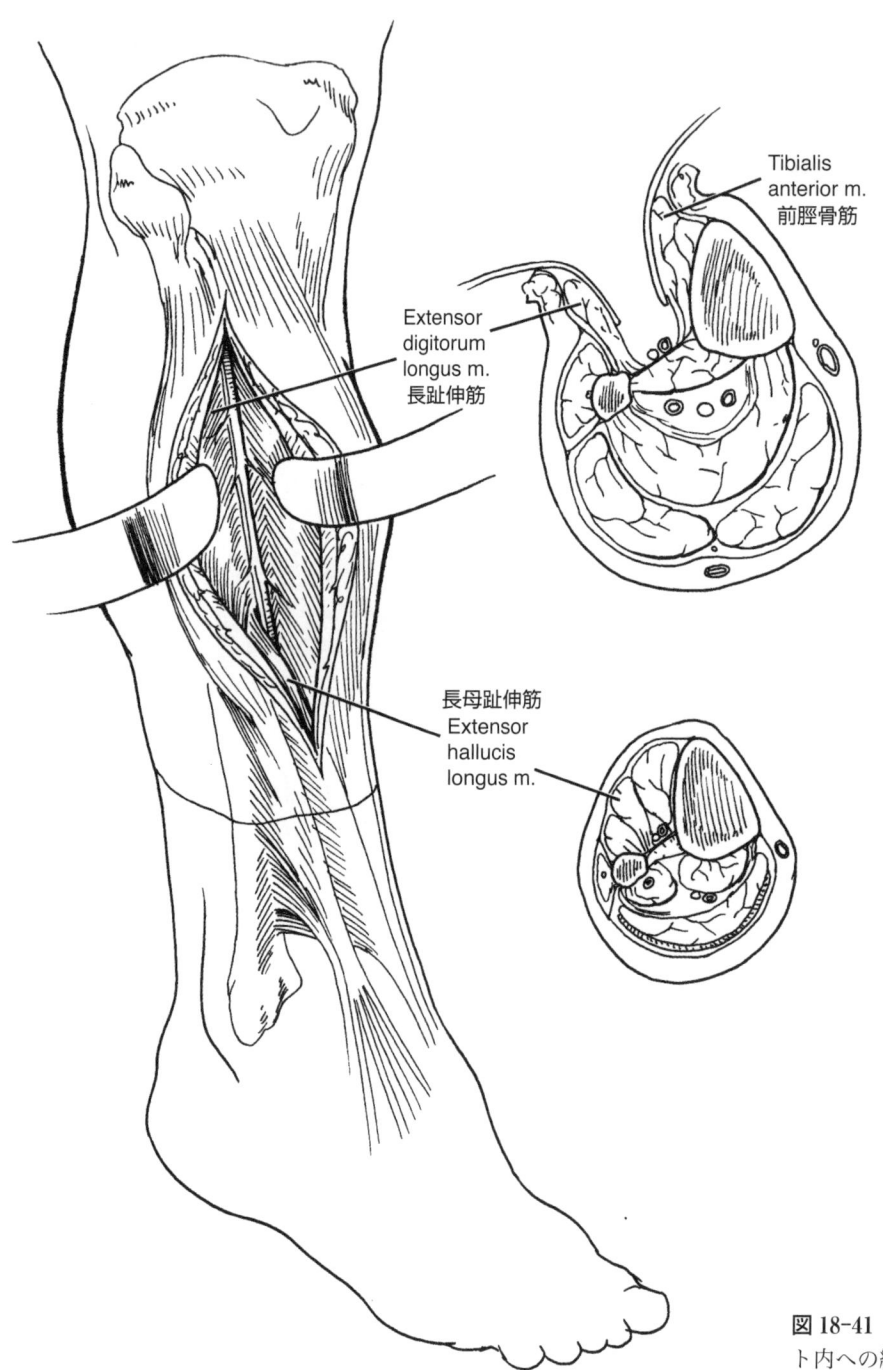

図 18-41　前脛骨動脈には，前方コンパートメント内への縦切開により容易に到達できる．

る．深腓骨神経は最も後方に存在する．前脛骨動脈の遊離は，そこに多数の静脈が覆っているので，注意深い剥離操作が必要である．

　静脈グラフトは，骨間膜を通過するトンネルをつくって，下腿内側切開部から前方コンパートメントへ持ってこられる．骨間膜は，内外側両方向のどちらからでも穿通可能である．われわれは，深部後方から前方コンパートメントへ鈍的トンネル作成器 blunt tunneling instrument を通過させることを推奨している．後脛骨動静脈は内側切開により露出され，外科医の人差し指の先で前方に牽引することで保護される（**図 18-42**）．前方コンパートメント内の吻合予定部分のレベルでは，骨間膜を通すトンネル作成器の誘導は直視下に行う．トンネル作成器は，創の中部で人差し指に出会うよう，末梢方向に 45°の角度をもたせる．トンネルは後脛骨筋を横切るが，この筋肉は骨間膜の後面と広く付着している．トンネルは，グラフトがコンパートメントの間を走行する際に圧迫されないよう十分に広げられる必要がある．多くの例では，トンネルは少なくとも指 2 本が十分に入るほどに広げられる必要がある．

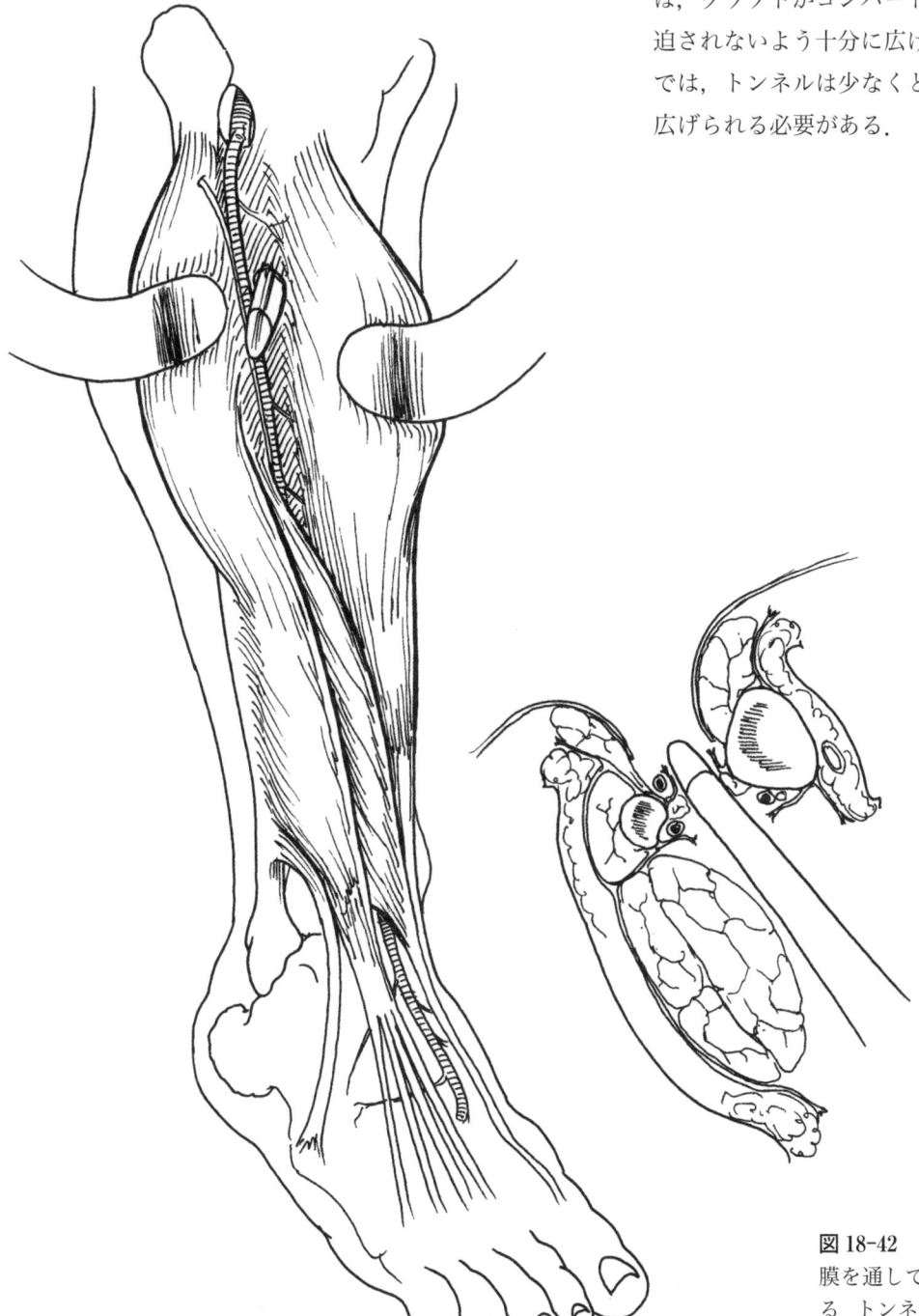

図 18-42 下肢内側からのグラフトは，骨間膜を通して前方コンパートメントに到達する．トンネル作成器を通過させる際には，骨間膜のそれぞれの側の血管を保護する．

下腿末梢での前脛骨動脈の露出

下腿の下方3分の1では，前脛骨動脈は前方に走行し，脛骨外側の広がっている部分の前面に出てくるので骨間膜から離れる（**図18-43**）．脛骨上にこの動脈が位置していることで，静脈バイパスが早期閉塞する危険があるため，この点については別個に検討されている．この部位で骨間膜を通してバイパスを持ってくると，バイパスが動脈に向かって骨の回りをうねって進むために，脛骨の後方外側縁で屈曲してしまう[11]．Veith（私信，1989）は脛骨前面の皮下組織を通すバイパス経路を推奨している．しかし，他の外科医は，脛骨の前縁で静脈グラフトが圧迫される可能性について報告している[9]．前方コンパートメント末梢への静脈グラフトの経路には，3つの選択肢がある．まず下腿近位側の骨間膜を通して，前方

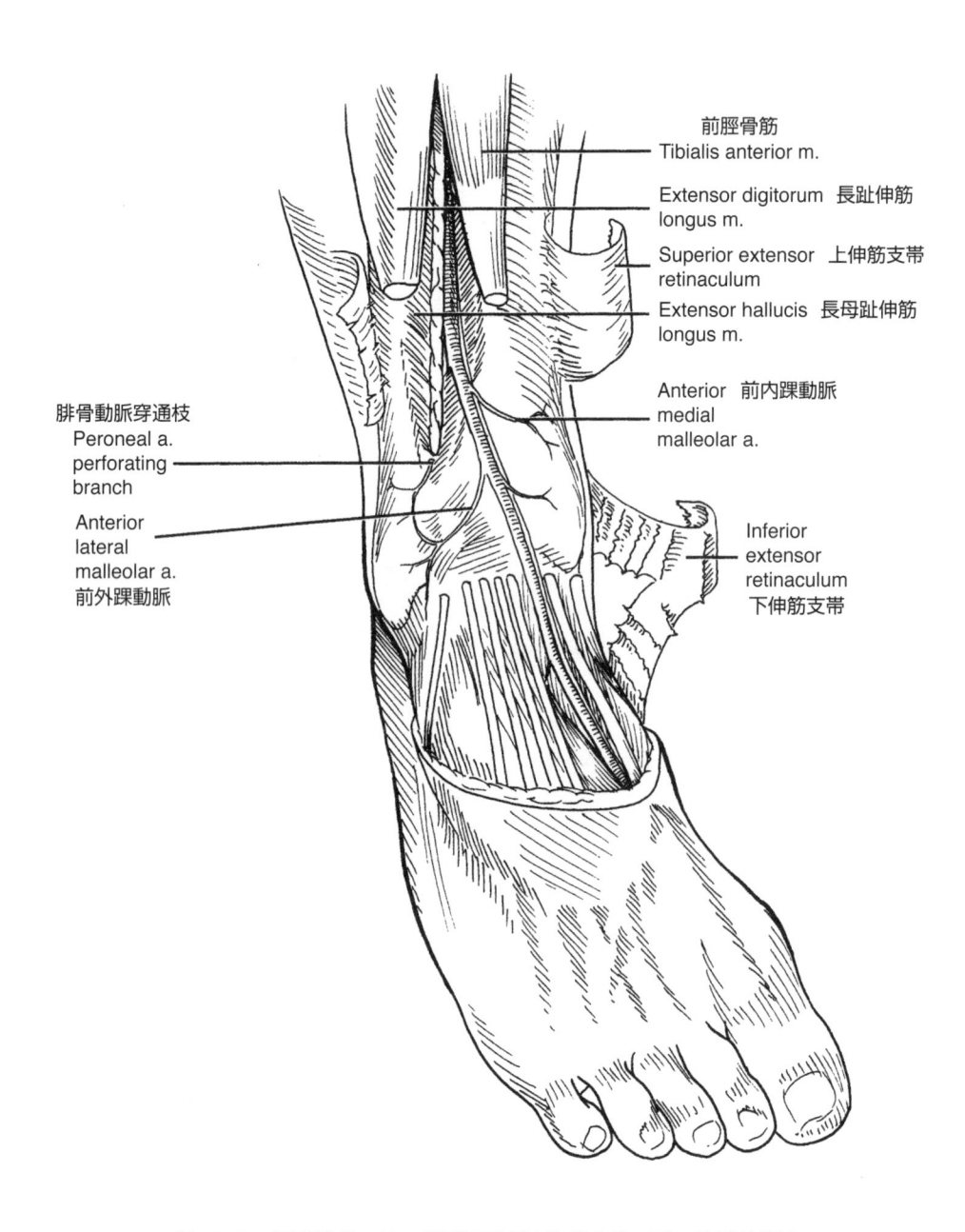

図18-43 足関節部では，前脛骨動脈は伸筋支帯の下の前脛骨筋腱表面と交差する．

第18章　下腿の血管　**527**

コンパートメントより前脛骨動脈末梢に静脈グラフトを持ってくる経路があり（**図 18-44**）[11]，あるいは脛骨末梢にドリルで穴を開け，動脈に直接持ってくる経路がある[12]．3番目の方法は，脛骨前縁の骨膜に表層を削って溝をつくる[13]．静脈グラフトは溝の中を脛骨前方に走行し，前脛骨動脈との吻合のために前方コンパートメント内に入る．吻合部は前脛骨筋により前方が保護される．

患者の体位は背臥位とし，下肢は内転し，膝を30°屈曲させる．下腿下方3分の1で前方コンパートメント上に縦切開を置き，下腿筋膜を越えて切開を深部に進める．前脛骨動静脈は，前脛骨筋と長母趾伸筋との間の面を展開することで見つかる．上伸筋支帯を切離すると，腱の分離が容易になる．前脛骨動静脈は，脛骨外側前面の創内深部で剝離される．

外側切開では，前脛骨筋を授動して前方に牽引することで脛骨が露出される．内側からの脛骨の露出は，大伏在静脈の露出に用いられる切開により得られる．切開部前方の皮膚と皮下組織を牽引して，ドリルで骨に穴を開けてトンネルをつくるか，あるいは骨の前縁に溝をつくるのに十分なだけ骨表面を露出する．

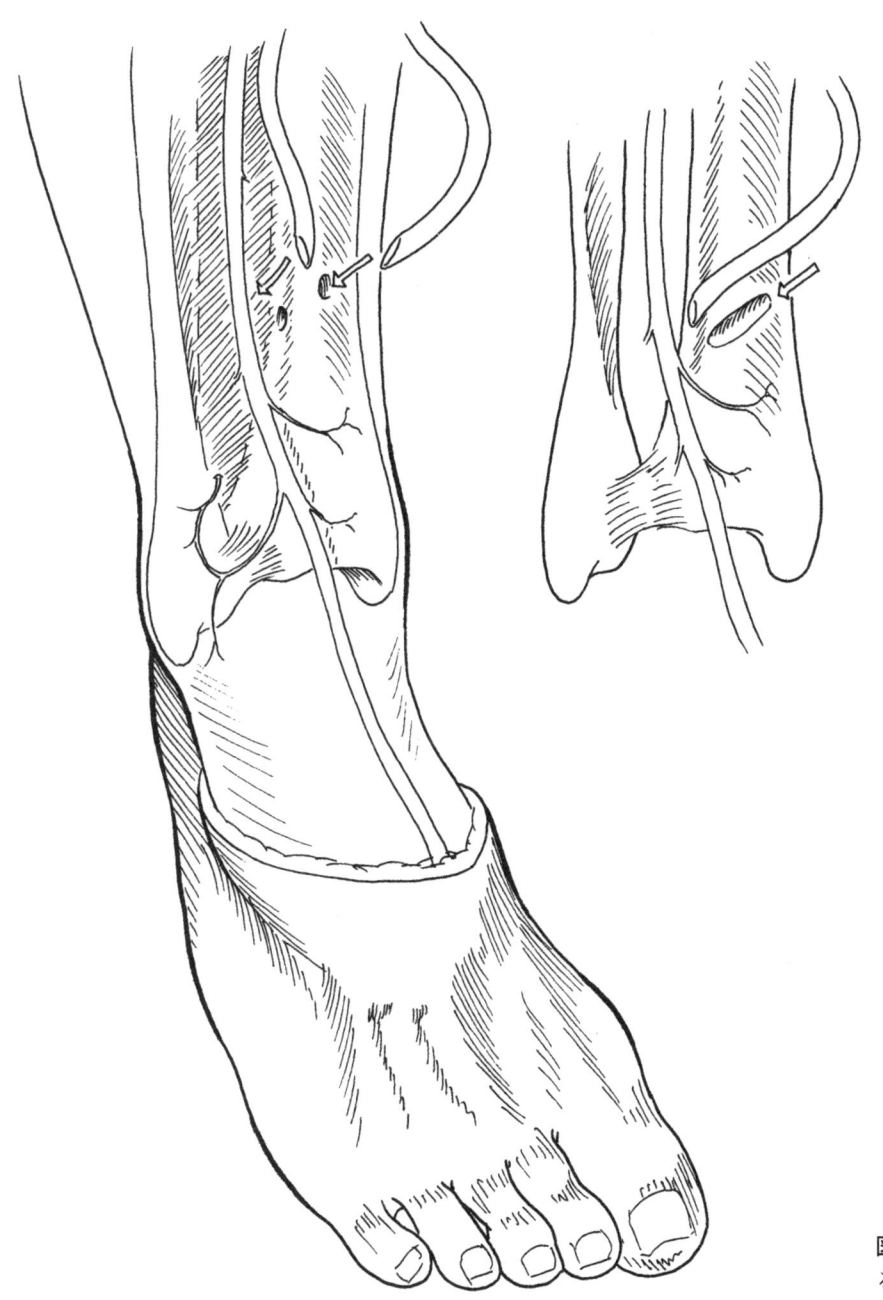

図 18-44　前脛骨動脈遠位部への選択しうる3つのバイパス経路を示す．

腓骨動脈の露出

下肢を救うためのバイパス手術における，受け入れ血管としての腓骨動脈の適性についてはよく記載されてきた[6〜8]．前脛骨動脈および後脛骨動脈へのバイパス術の開存率に近い成績が得られるため，その使用が正当化されてきた．しかし，腓骨動脈は剝離が比較的困難で，しかも足部動脈へは間接的に交通しているにすぎない．適当な脛骨動脈に先だって使用されるべきではない[8]．腓骨動脈は下腿外側で腓骨対側の深部に存在し，内側あるいは外側切開によってアプローチする．外側切開は肥満の人や再バイパス手術に勧められるが，腓骨の切除を必要とする．

腓骨動脈への内側アプローチ

患者の体位は背臥位とし，下肢を外転し，膝を30°屈曲させる．下肢全体，大腿，および鼠径部を前項同様に消毒し，ドレープで覆う．下腿の中3分の1で脛骨後縁の2cm後方に縦切開を置き，約10cmに皮膚切開を延長する（図 18-45）．下腿筋膜を越えて深部に切開を進め，ヒラメ筋の脛骨付着部を切離する．ヒラメ筋を後方に牽引

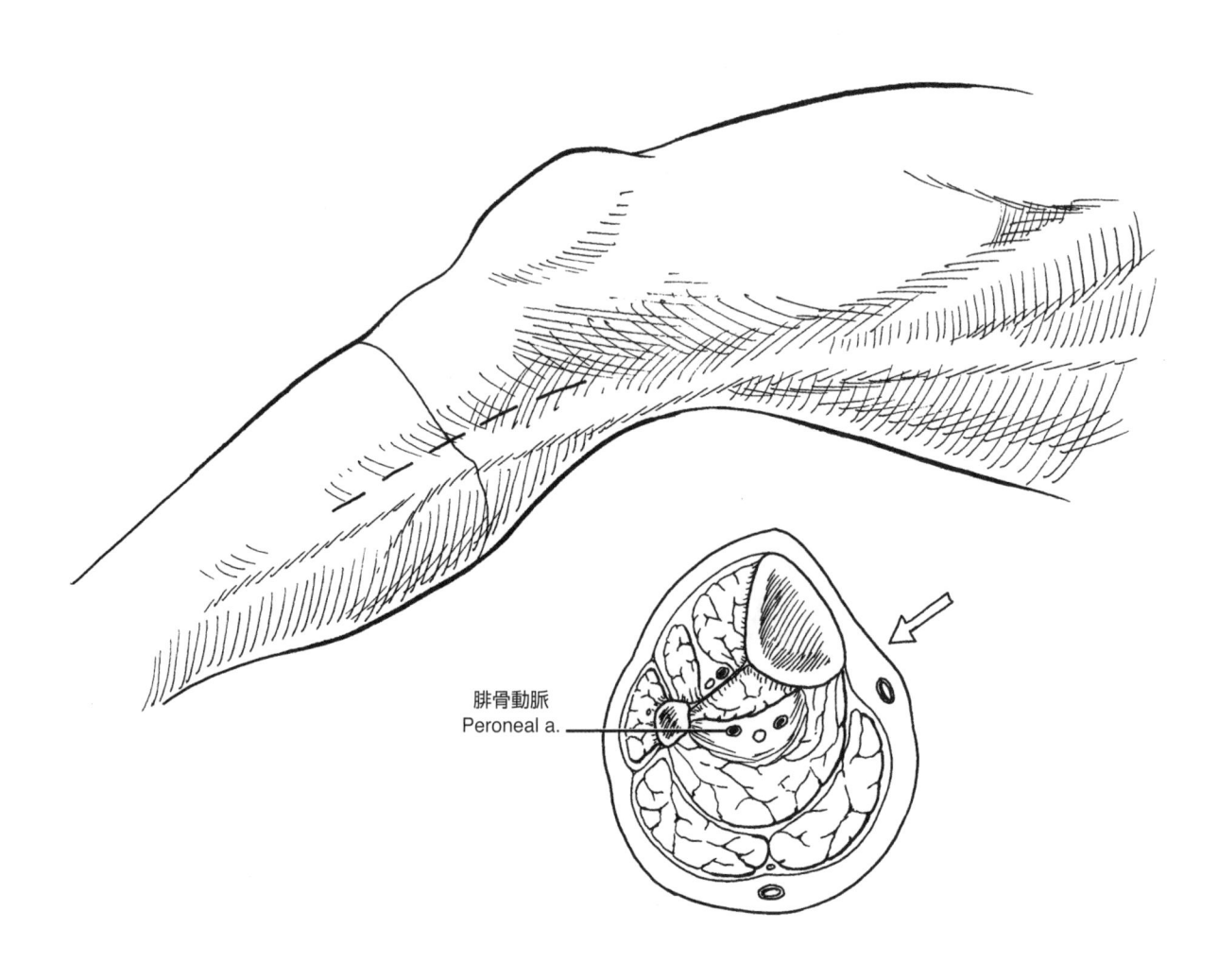

図 18-45　腓骨動脈への内側アプローチでは，後脛骨動脈への内側アプローチと同じ切開法を用いる．

すると，長趾屈筋が脛骨後方に露出される．剥離を助けるために，GrahamとHanel[14]は長趾屈筋を覆っている筋膜を切開することで深後方コンパートメントに入ることを勧めている（**図18-46**）．剥離面は筋膜を後方に牽引することで展開される．後脛骨動脈の筋枝の損傷を避けるために，神経血管の束はヒラメ筋を覆っている疎な網状組織の中に残しておくのが最もよい．創の深部で，腓骨動静脈は長母趾屈筋の前面に位置している．ときどきこれらの血管は筋腹内に埋没していて，露出のためには，わずかに表層の筋線維の剥離を必要とする[14]．

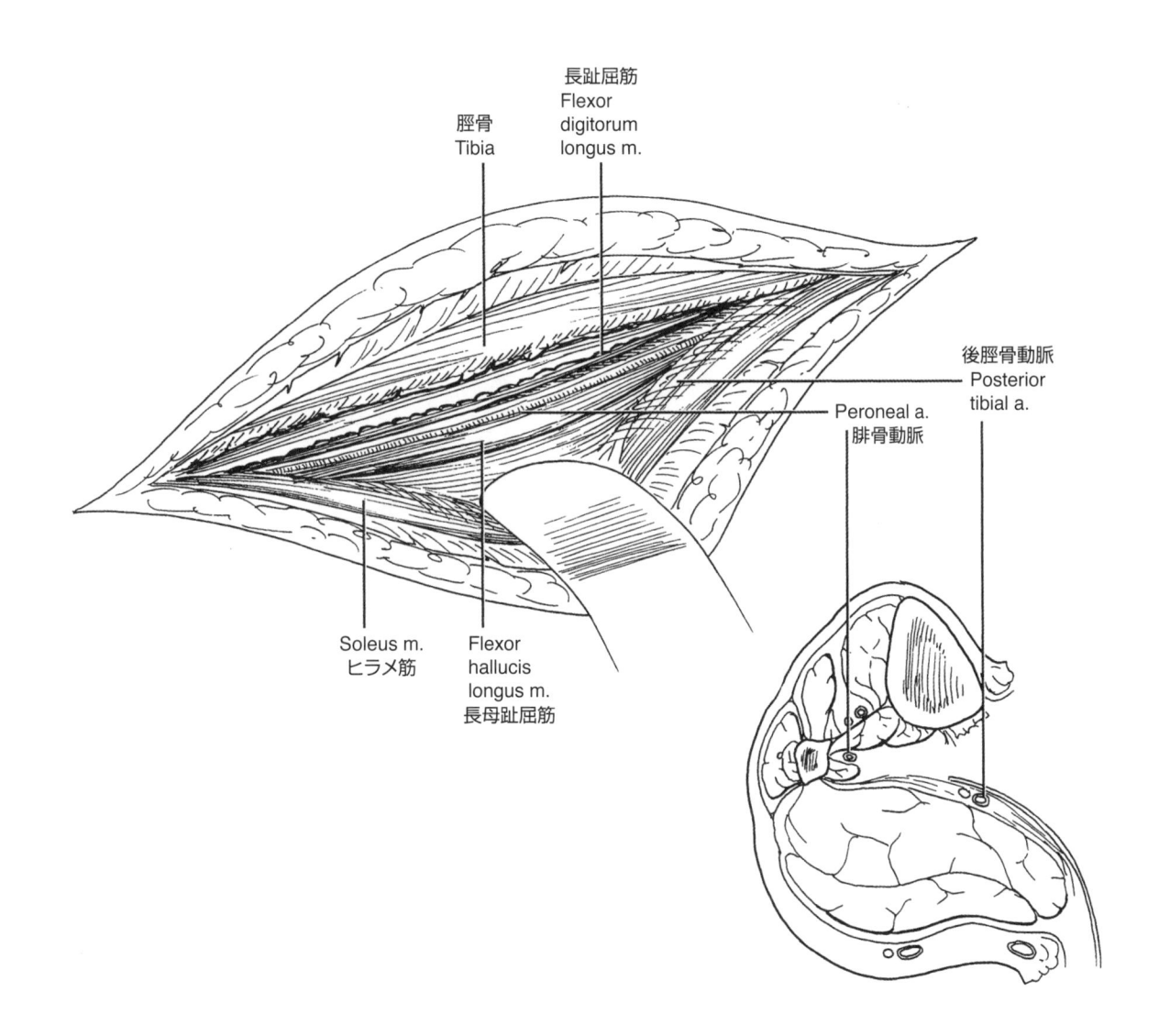

図18-46 ヒラメ筋とともに後脛骨動静脈と神経を後方に牽引することにより，長母趾屈筋の前方でより深部を走行している腓骨動脈を露出できる．

腓骨動脈への外側アプローチ

患者の体位は背臥位とし，下肢は内転し，膝を60°屈曲する．皮膚切開を下腿外側の腓骨上に置く．吻合予定箇所上を皮膚切開の中点とし，皮膚切開を10〜15 cmに延長する．切開を皮下組織および深部筋膜にまで進める．総腓骨神経を見つけ，神経が腓骨頸部を回って走行している創の近位部では注意して保護する（図18-47）．次いで腓骨への筋肉付着部を，前述したように鈍的に剥離す

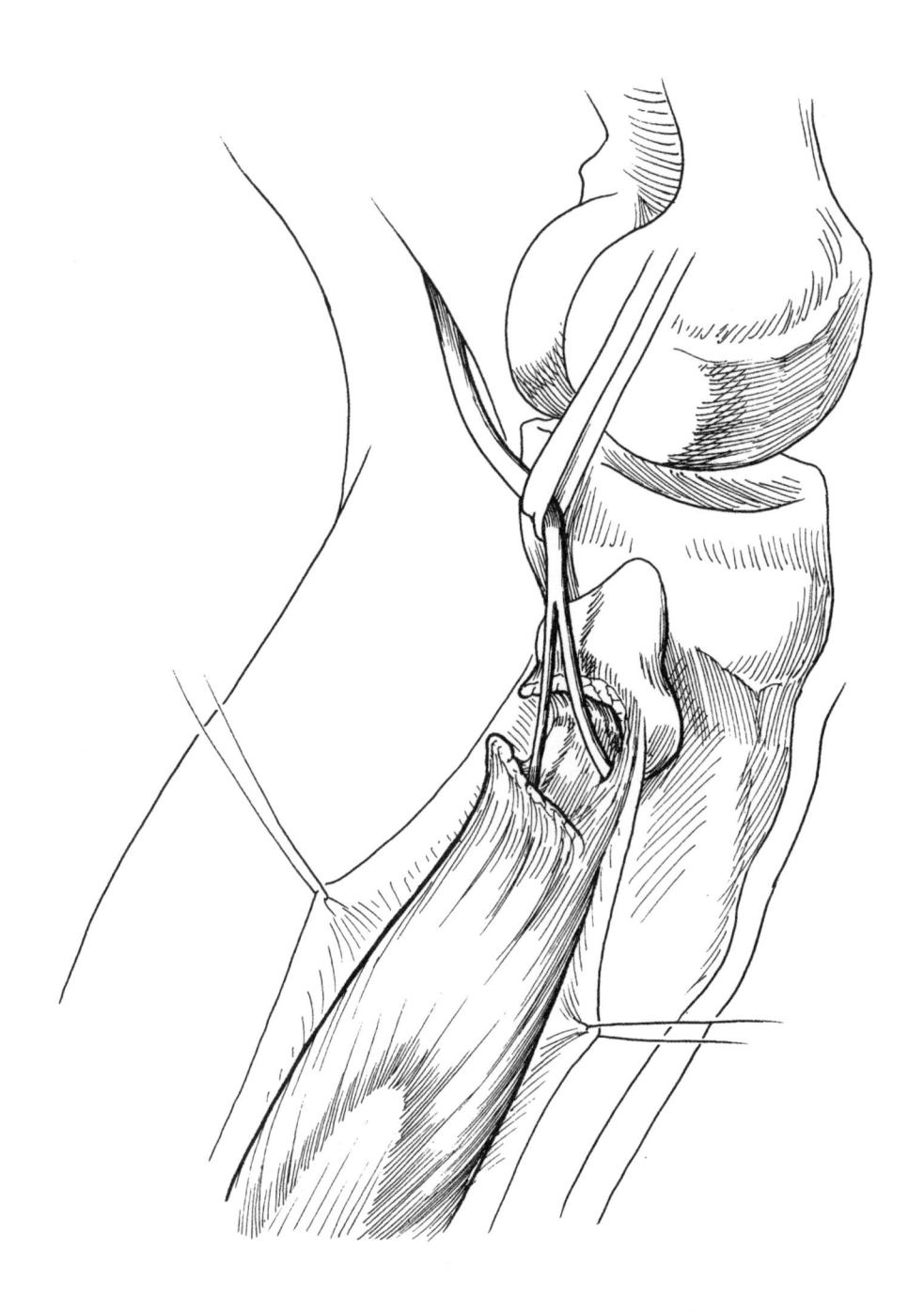

図18-47　腓骨神経は，腓骨動脈への外側アプローチの手術操作のなかで剥離される．

る（**図 18-48**）．一部の外科医は，筋線維の単純な剝離に対して，骨膜下の剝離がこの手技に適していると提唱している[15]．脛骨内側面での剝離の間は特に注意が必要である．なぜなら，腓骨動静脈が近接していて損傷しやすいからである．腓骨部分が十分に周囲の付着部から剝離されたとき，骨は切離され，腓骨床から除去される．

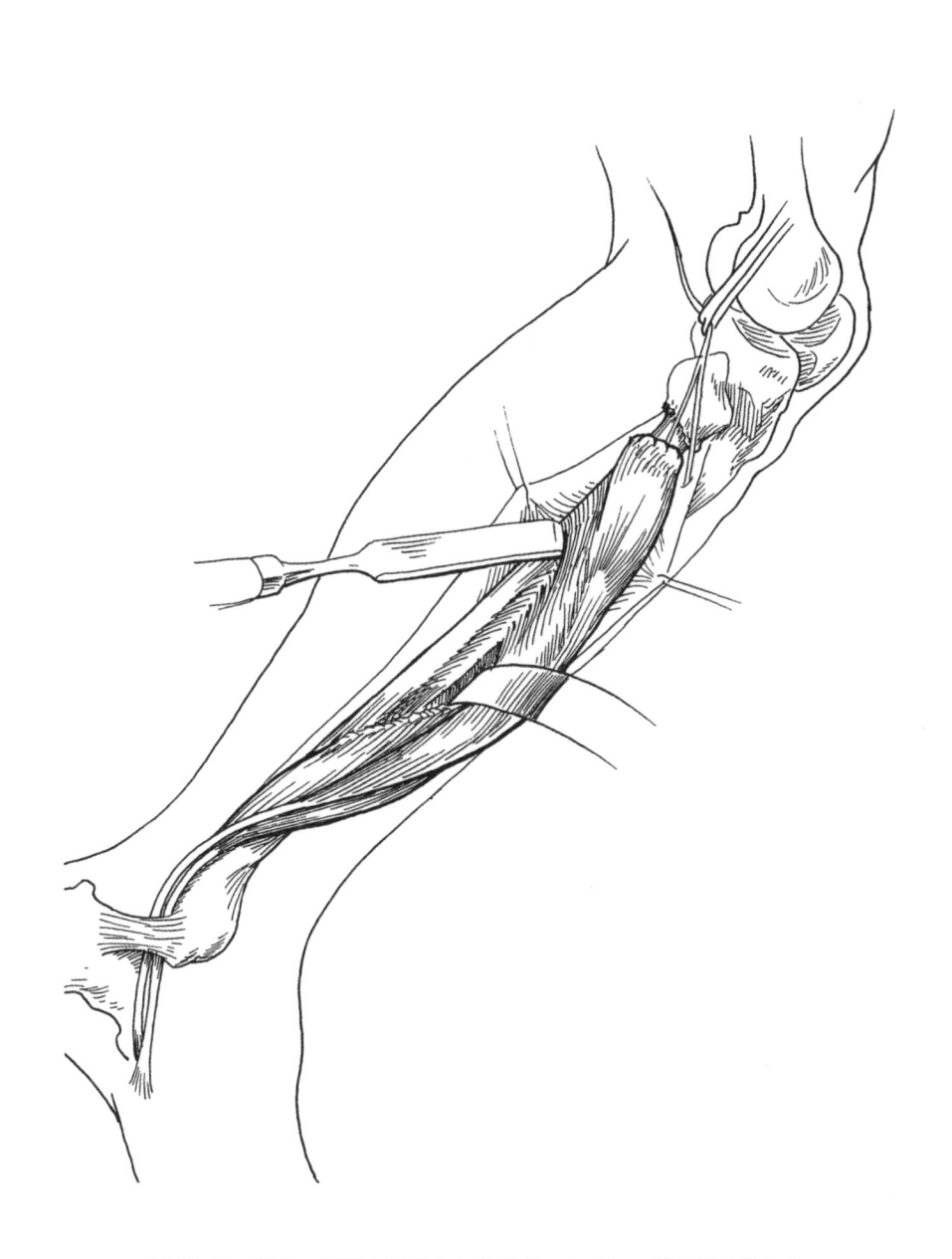

図 18-48 腓骨の切除を目的とした露出のために，腓骨筋を持ち上げる．

Veith ら[16]は，肋骨剪刀できれいに骨を切離するには，腓骨の切離予定線にドリルで穴を開けることが役立つと述べている．腓骨動静脈は腓骨床の深部に位置している（**図 18-49**）．

遠位腓骨動脈への後方アプローチ

前述したように，末梢血管疾患患者の少数ではあるが，膝窩動脈レベルでの流入血流が保たれているにもかかわらず，脛骨動脈に限局した病変の患者がいる．稀な例ではあるが，遠位腓骨動脈が唯一の足部および足関節への血液供給路として残っている場合がある[7]．遠位腓骨動脈への内側アプローチは，下腿遠位部では脛骨が末広がりになっているために邪魔になる．後方アプローチは，より直接にアプローチでき，創治癒の合併症も少ないため，推奨される方法である[10]．膝窩動脈-腓骨動脈バイパスは，小伏在静脈を使用して行われる．膝窩動脈と小伏在静脈の露出については前述した．

患者は腹臥位*とし，下腿と大腿の全体が消毒され，ドレープで覆われる．小伏在静脈の直上で縦切開が行われる．前述したように，静脈は外踝の後方から始まり，踵骨腱の外側を走行し，膝窩部正中に向かって内側に上行する．切開は踵骨腱の外側に沿って下腿下3分の1に置かれ，下腿筋膜まで深部に進める（**図 18-50**）．踵骨腱を内側に牽引し，長母趾屈筋を外側に牽引することで腓骨動脈が確認される．動脈は腓骨の内側に位置し，腓骨はちょうどよい目印となる[10]．腓骨動脈は，穿通枝および交通枝として分岐する末梢まで追跡して，確保することができる．

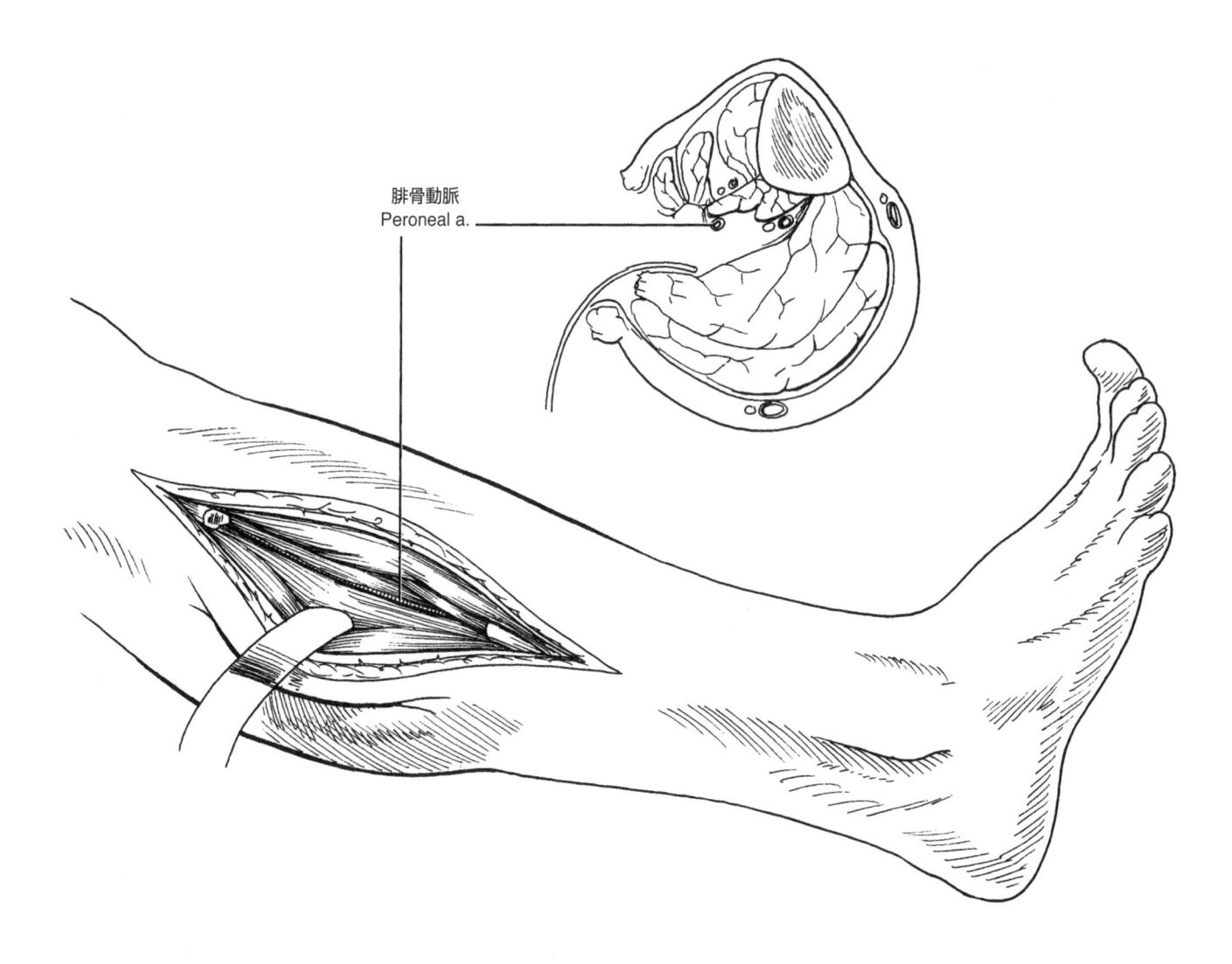

図 18-49 腓骨動脈の中枢は，腓骨床の深部に位置している．

---

*訳注：原文は supine（背臥位）であるが，文脈から腹臥位の誤りと思われる．

第18章 下腿の血管 533

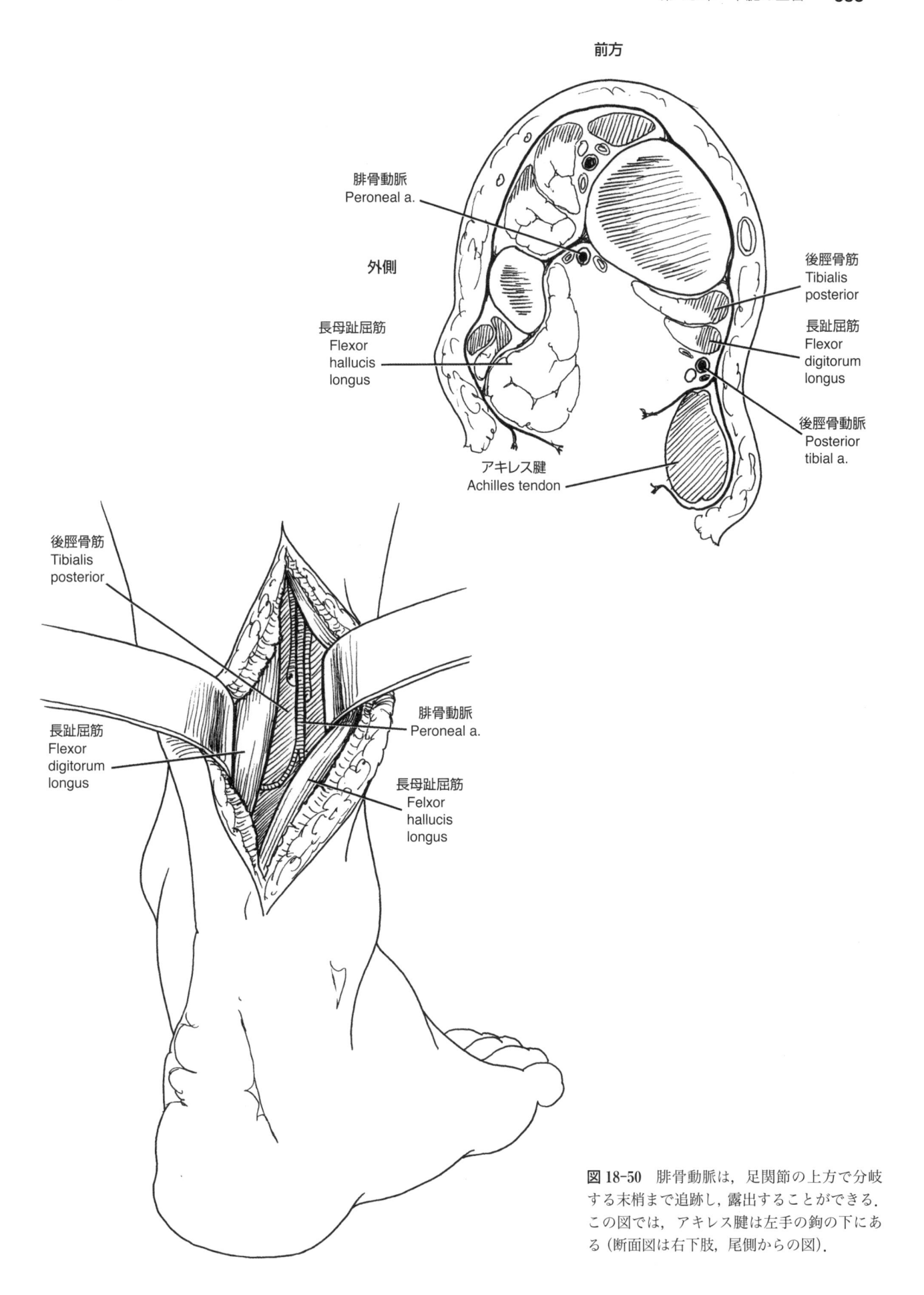

前方

腓骨動脈
Peroneal a.

外側

後脛骨筋
Tibialis posterior

長母趾屈筋
Flexor hallucis longus

長趾屈筋
Flexor digitorum longus

後脛骨動脈
Posterior tibial a.

アキレス腱
Achilles tendon

後脛骨筋
Tibialis posterior

長趾屈筋
Flexor digitorum longus

腓骨動脈
Peroneal a.

長母趾屈筋
Felxor hallucis longus

図 18-50 腓骨動脈は，足関節の上方で分岐する末梢まで追跡し，露出することができる．この図では，アキレス腱は左手の鉤の下にある（断面図は右下肢，尾側からの図）．

足部と足関節の動脈の露出

足首での後脛骨動脈の露出

足首および足部レベルの動脈への長い静脈バイパスの開存率は，より中枢の膝下部動脈へのバイパスの開存率と同様であることが示されてきた[17,18]．後脛骨動脈は足首においては浅層に位置しているので，露出はきわめて簡明であり，バイパスのための魅力的な選択肢になっている（図18-51）．

患者は背臥位とし，下肢は外転して，膝は60°に屈曲する．下肢，鼠径部そして足部はすべて消毒してドレープで覆う．脛骨遠位部の約1 cm背側で縦に切開を置き，カーブして内踝を回り足部に至る．屈筋支帯の切離により，長趾屈筋腱と長母趾屈筋腱との間の溝を走行する神経血管の束が露出される（図18-40）．後脛骨動脈はこのレベルでは，脛骨神経の前面を走行している．この動脈の剥離には，長趾屈筋腱を授動し，前方に牽引することが有効である．

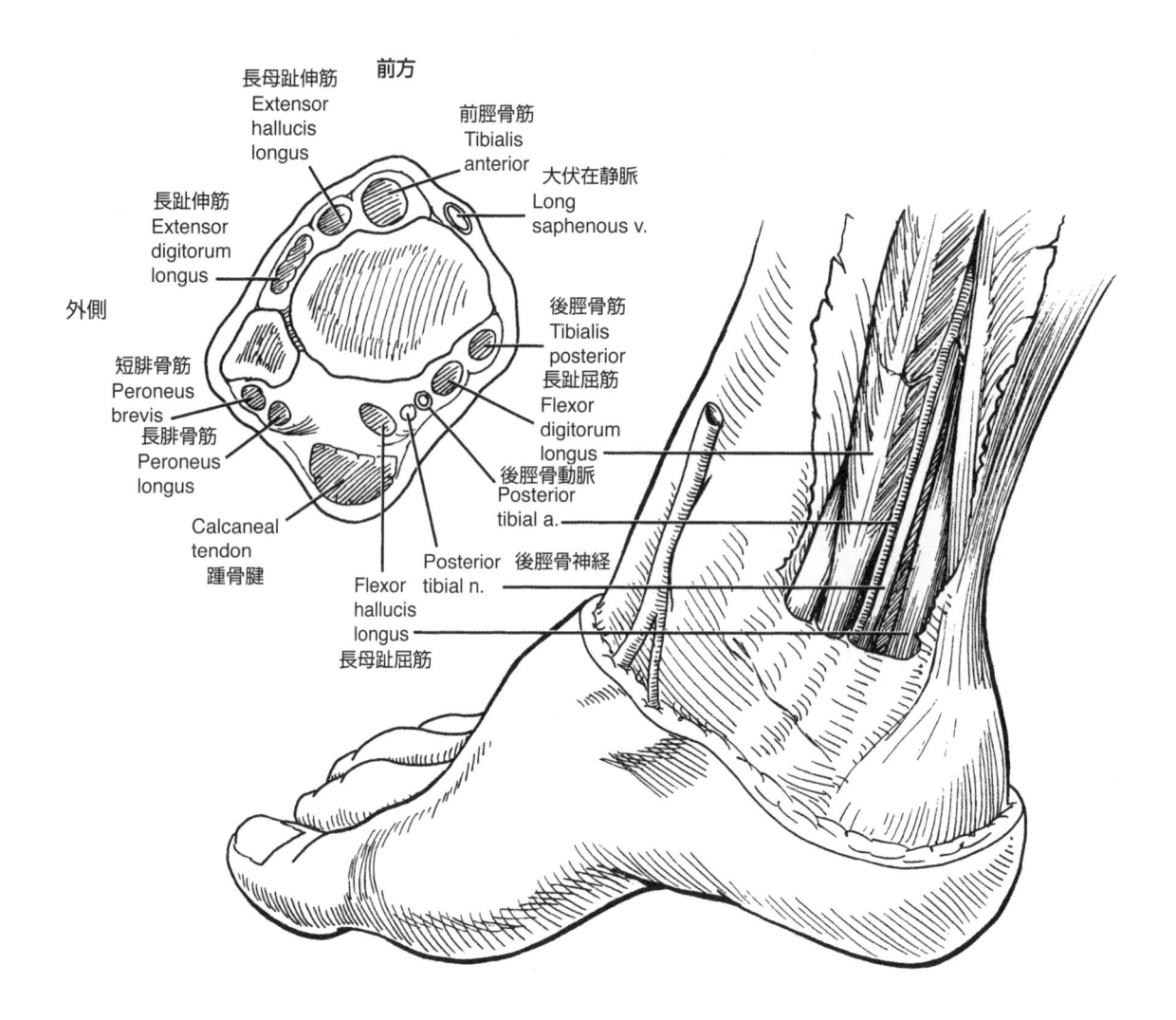

図18-51 後脛骨動脈は，足首で下腿筋膜のすぐ深部にあり，遠位バイパスのために容易に使用できる（断面図は右足，尾側から見た図）．

内側足底動脈および外側足底動脈の露出

後脛骨動脈の遠位分枝へのバイパスは，たとえ壊死を伴っていた患者でも，良好な開存率と長期にわたる救肢が得られる[19,20]．内側足底動脈および外側足底動脈は，内踝の下のレベルで露出することができる．双方ともにバイパスに用いられるが，2つのなかでは通常，外側足底動脈がより太い．

下肢は前述と同様に置かれ，膝は外転し，柔らかいパッドを外踝の下に置いて足部を挙上して，内踝と踵骨との間を広げるようにする[19]．内踝と踵骨腱との間の中間点から，曲線状の切開を始め，足の甲に沿って4〜5cm縦方向に延長する[16]（図18-52）．

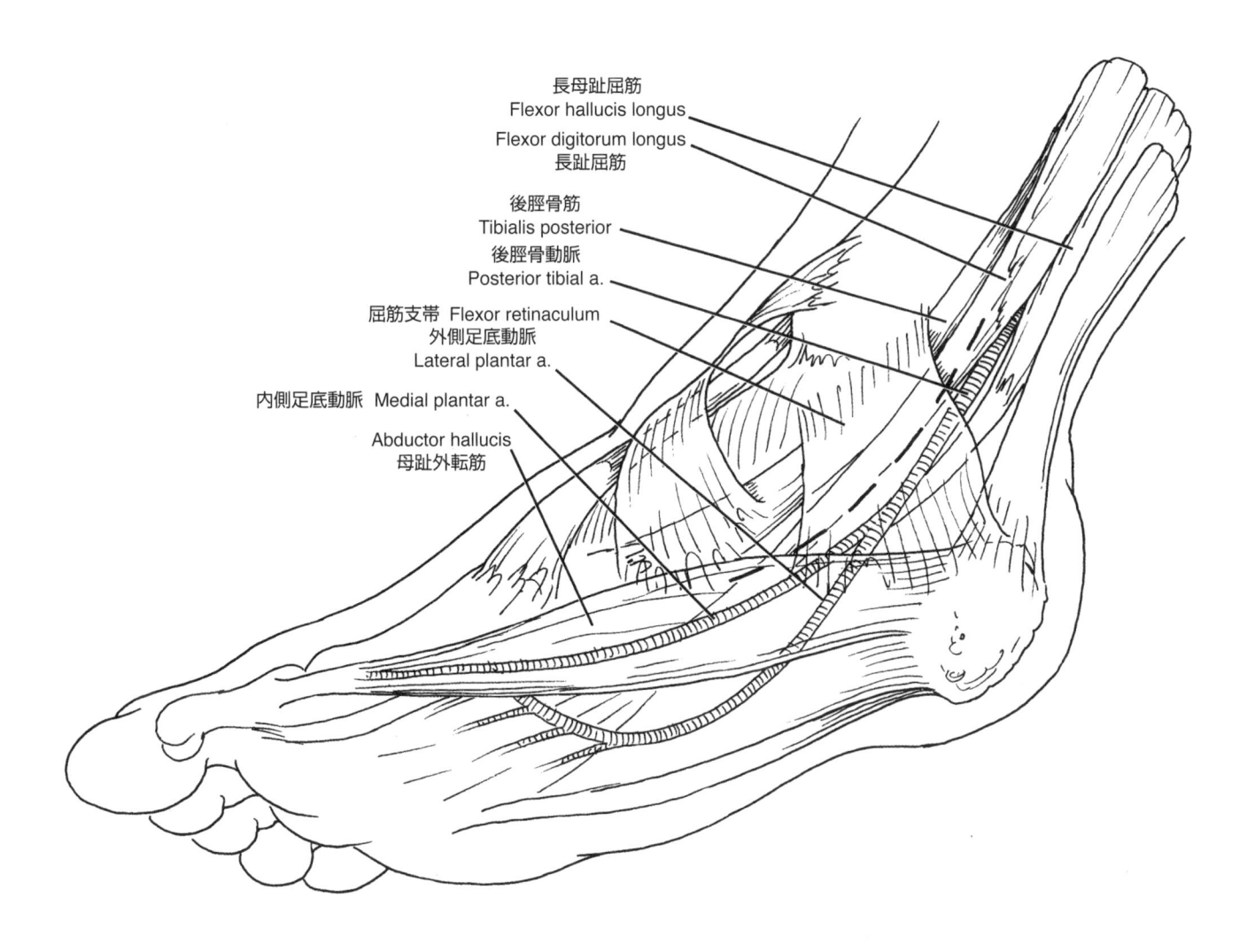

図18-52 後脛骨動脈の分枝を露出するための切開を示す．

後脛骨動脈は，屈筋支帯を切開することで露出される．動脈を末梢に追っていくにつれ，母趾外転筋の上縁で分岐部が確認される[19]．足底枝の露出は，外側足底動脈の方向に母趾外転筋を切開していくことで得られる（**図 18-53**）．

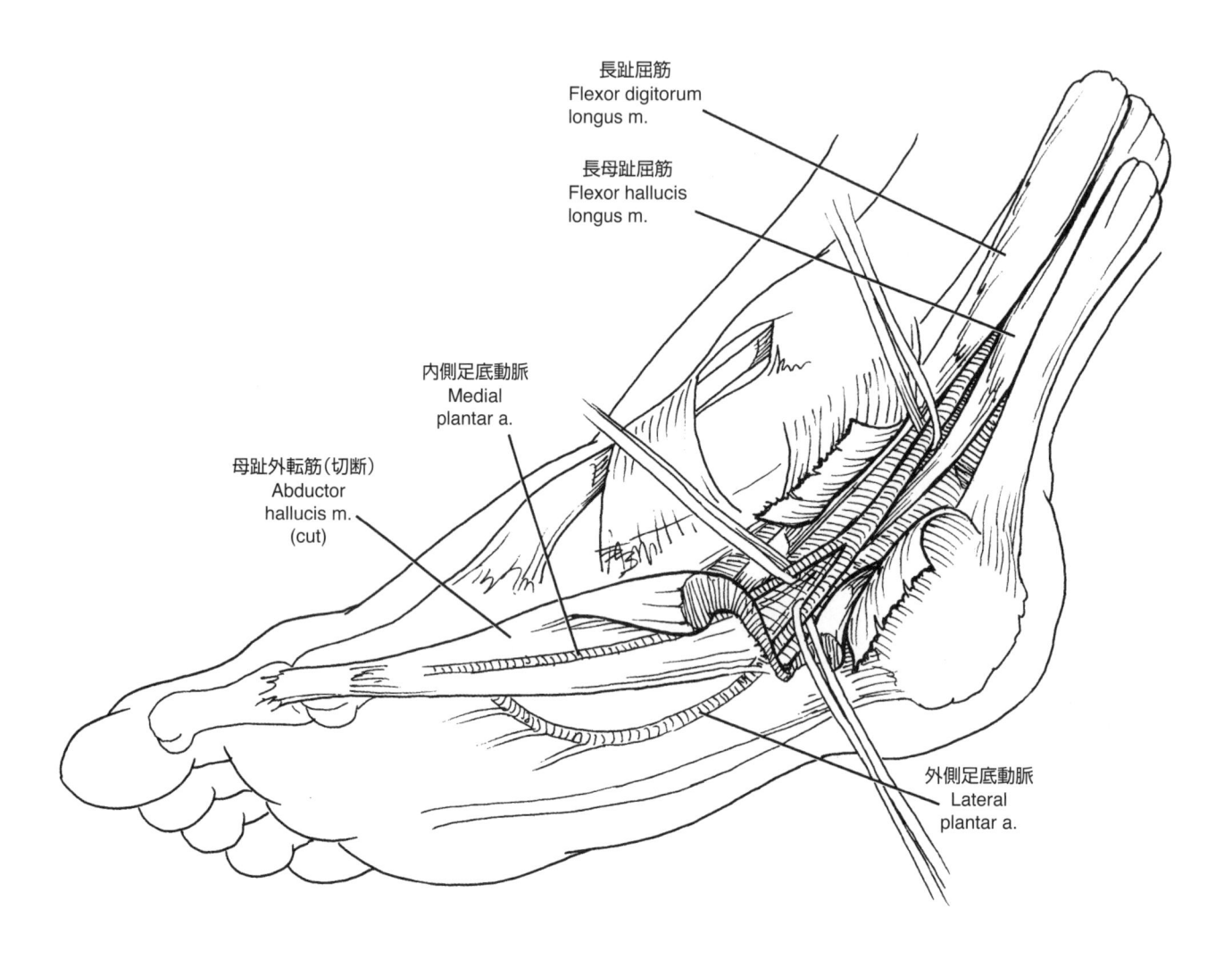

図 18-53 後脛骨動脈の分岐部は，母趾外転筋の上縁に位置している．

足背動脈の露出

前述したように，足首や足部の動脈への長い静脈バイパスの開存率は，より中枢の下腿動脈へのバイパスの場合とほぼ同様である[4〜7]．足背動脈はすぐに使用できるし，より中枢に適当な動脈がない場合には，バイパスには有力な選択肢である．

患者の体位は背臥位とし，下肢，足部，鼠径部を消毒する．足背の第1，第2中足骨間の中点で，足背動脈の部位の外側に縦切開を置く．皮膚切開の治癒が不良な場合でも，この方法によれば吻合部を覆う狭い皮膚のフラップを形成することができる．浅腓骨神経の足背枝は剝離され，外側に牽引されるべきである．深部筋膜の切開後，長母趾伸筋と短母趾伸筋を別々に牽引することで，神経血管の束が露出される（図18-54）．足背動脈は深腓骨神経の外側に存在している．動脈の剝離には内側および外側の足根動脈分枝をコントロールする必要があるが，それらはそのまま温存されるべきである[21]．

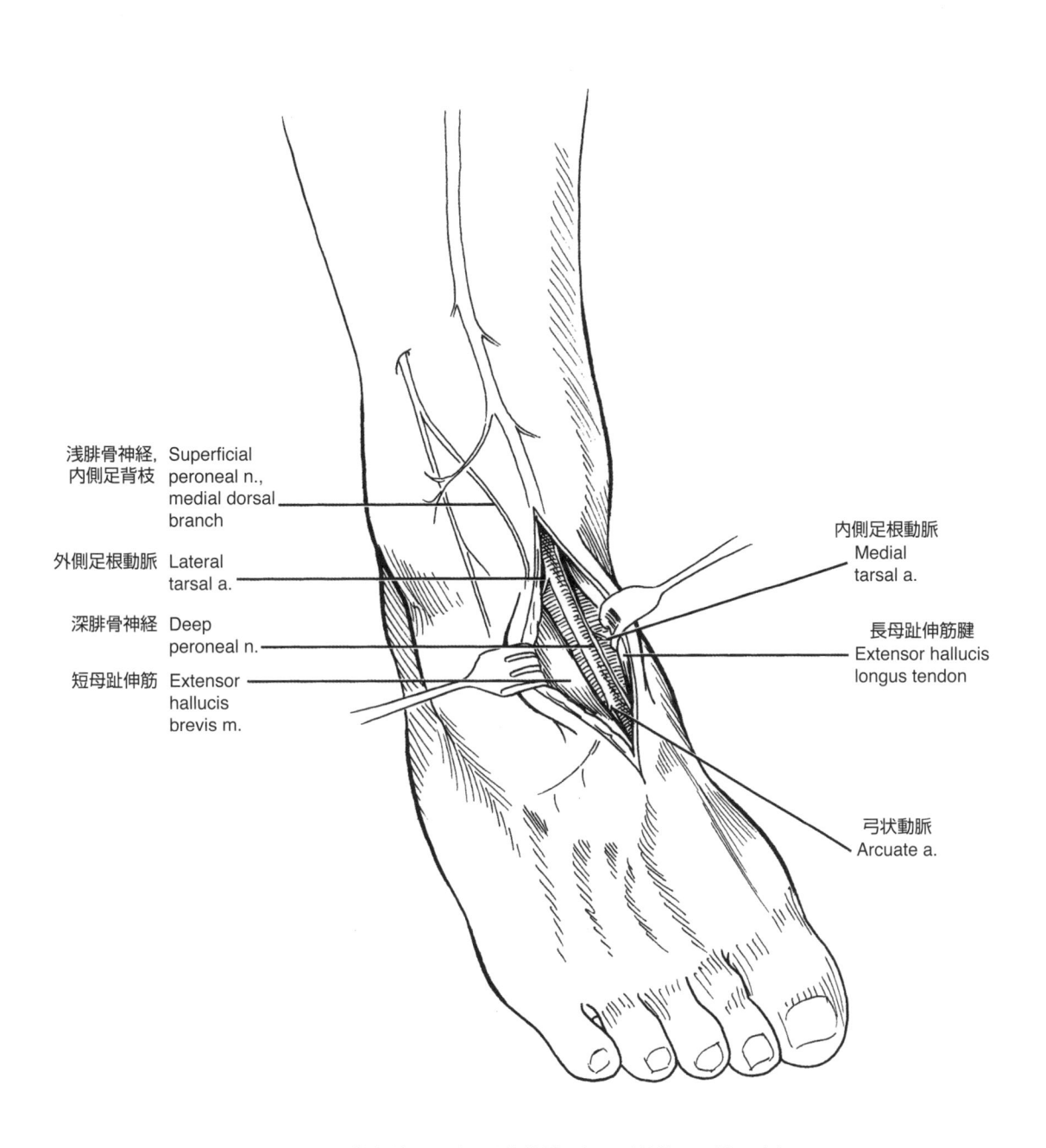

図18-54 足背動脈は，長母趾伸筋腱と短母趾伸筋との間で露出される．

参考文献

1. Colborn GL, Lumsden AB, Taylor BS, et al. The surgical anatomy of the popliteal artery. *Am Surg.* 1994;60:238–246.
2. Bergman RA, Thompson SA, Afifi AK, et al. *Compendium of Human Anatomic Variation.* Baltimore, MD: Urban & Schwarzenberg; 1988:426–427.
3. Henry AK. Exposure of the fibula and nerves related to it. In: Henry AK, ed. *Extensile Exposure.* Edinburgh, England: Churchill Livingstone; 1973:292–296.
4. Uflacker R. *Atlas of Vascular Anatomy.* Philadelphia, PA: Lippincott Williams & Wilkins; 1997:756–778.
5. Norgen L, Hiatt WR, Dormandy MR, et al. Inter-Society consensus for the management of peripheral arterial disease (TASC II). *J Vasc Surg.* 2007;45(suppl. S):S5–S67.
6. Bergamini TM, George SM Jr, Massey HT, et al. Pedal or peroneal bypass: which is better when both are patent? *J Vasc Surg.* 1994;20:347–356.
7. Ballotta E, Da Giau G, Gruppo M, et al. Infrapopliteal arterial revascularization for critical limb ischemia: is the peroneal artery at the distal third a suitable outflow vessel? *J Vasc Surg.* 2008;47:952–959.
8. Plecha EJ, Seabrook GR, Bandyk DF, et al. Determinants of successful peroneal artery bypass. *J Vasc Surg.* 1993;17:97–106.
9. Shah DM, Paty PSK, Leather RP, et al. Optimal outcome after tibial arterial bypass. *Surg Gynecol Obstet.* 1993;177:283–287.
10. Ouriel K. The posterior approach to popliteal-crural bypass. *J Vasc Surg.* 1994;19:74–80.
11. Tiefenbrun J, Beckerman M, Singer A. Surgical anatomy in bypass of the distal part of the lower limb. *Surg Gynecol Obstet.* 1975;141:528–533.
12. Dardik H. Graft positioning in tunnels. In: Dardik H, ed. *Arterial Reconstruction in the Lower Extremity.* New York, NY: McGraw-Hill; 1986:127–139.
13. Valentine RJ, Blankenship CL, Wind GG. The tibial gutter: a protected route for bypass to the distal anterior tibial artery. *J Vasc Surg.* 1989;10:465–467.
14. Graham JW, Hanel KC. Vein grafts to the peroneal artery. *Surgery.* 1981;89:264–268.
15. Dardik H, Dardik I, With FJ. Exposure of the tibioperoneal arteries by a single lateral approach. *Surgery.* 1974;75:377–382.
16. Veith FJ, Gupta SK, Acer E, et al. Alternative approaches to the deep femoral, the popliteal, and the infrapopliteal arteries in the leg and foot. In: Bergan JJ, Yao JST, eds. *Techniques in Arterial Surgery.* Philadelphia, PA: WB Saunders; 1990:145–156.
17. Gargiulo M, Giovanetti F, Bianchini Massoni C, et al. Bypass to the ankle and foot in the era of endovascular therapy of tibial disease. Results and factors influencing the outcome. *J Cardiovasc Surg (Torino).* 2012;53(5):617–623.
18. Slim H, Tiwari A, Ahmed A, et al. Distal versus ultradistal bypass grafts: amputation-free survival and patency rates in patients with critical limb ischaemia. *Eur J Vasc Endovasc Surg.* 2011;42:83–88.
19. Andros G, Harris RW, Salles-Cunha SX, et al. Lateral plantar artery bypass grafting: defining the limits of foot revascularization. *J Vasc Surg.* 1989;10:511–521.
20. Brochado-Neto FC, Cury MV, Bonadiman SS, et al. Vein bypass to branches of pedal arteries. *J Vasc Surg.* 2012;55:746–752.
21. Veith FJ. Alternative approaches to the deep femoral, popliteal, and infrapopliteal arteries in the leg and foot: part II. *Ann Vasc Surg.* 1994;8:599–603.

第 VI 部
血管の変異

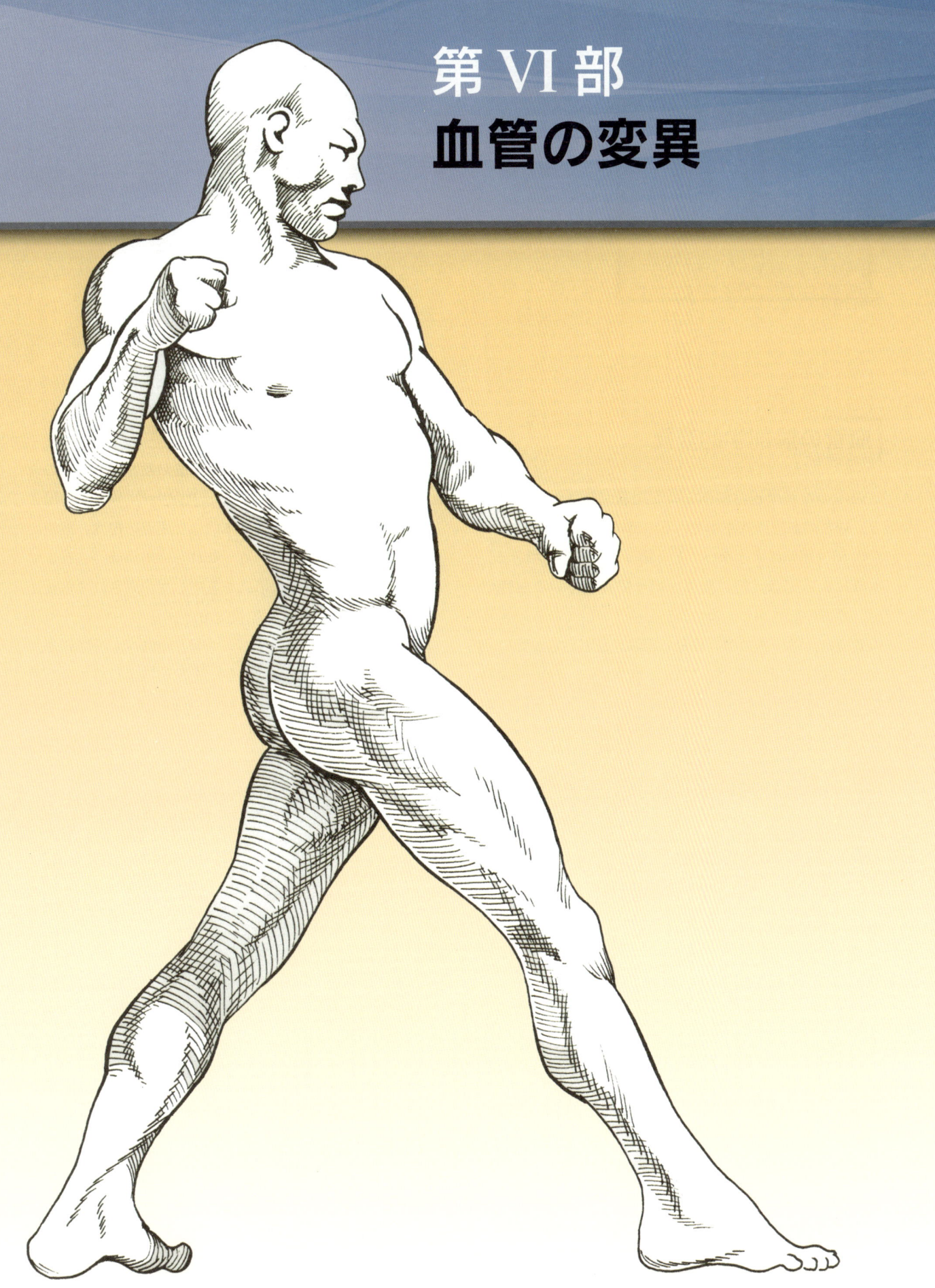

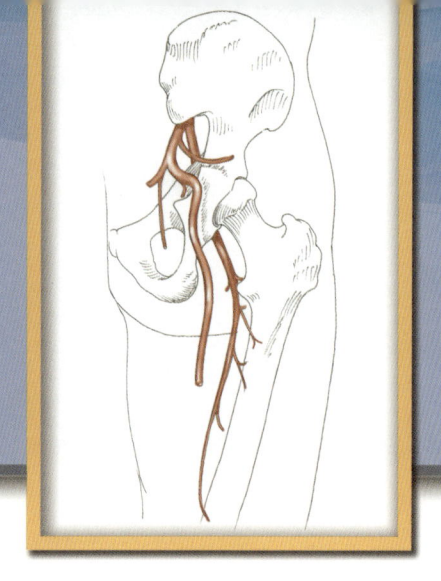

血管の解剖学的変異
Anatomic Variation of the Blood Vessels

第19章

血管の解剖学的変異

この本のなかで正常解剖という記載がなされているとき，通常の血管形式が示されるのは実際の臨床ではわずかに50〜70％にすぎないことを知っている必要がある．血管によっては，特に腹部内臓を栄養している血管では，通常の形式から，より変異しやすい．これらの多くの変異は，この本の導入部分で記載されている血管の発生と関連して理解が可能である．変異には，特定の臓器を栄養する血管の起始部と本数や，その走行，血管の太さや形状などが含まれる．こうした変異は，内頸動脈の屈曲のような単純なこともあるし，血管が欠如しているような極端な場合もある．

変異のクラス分けにおいて，用語の意味することの違いについては，これまで数多く議論されてきた．使用されてきた種々の用語は，基本的には変異の程度と機能に関する内容を反映している．これらの用語は，これまで区別されてきた多様な形式を考慮して作成されてきたことを知るべきである．先祖返りや逆戻りといった用語は，正常な発生の過程において起きた残存する形式や，人の成熟した形式に至る途中で進化が停止したことなどを示唆している．

発生は進化を反映しているので，こうした逸脱はしばしば，より下位の動物に見られる形式に似ている．変異という用語は，典型的な形式からの軽度の逸脱を示唆し，一方，破格は標準からのより顕著な逸脱を意味する．奇形や異常という用語は，もっと重大な意味をもち，身体にとって障害となる機能異常の形式を示唆している．この形式は，必要な血流を迂回したり途絶したり，あるいは隣接する構造を障害して機能を破壊したりする．奇形の程度が高度であればあるほど，一生のなかで症状が出現して見つけられる．また，変位した閉鎖動脈が不注意な外科医によって容易に損傷されるように，たとえ良性の変異であってもリスクは存在する．

血管の変異については，単純なものから奇怪なものまでほとんど際限がない．臨床医にとって幸いなことに，ある血管が示す95～98％の形式は，2～3種類の変異のなかで説明できる．この事実をバランス良く理解するために，これからの記述では主要血管および臨床的に重要な血管の一般的な変異について焦点をあて，目立たない形式については簡単に触れる．

胸部大動脈　thoracic aorta

弓部大動脈　aortic arch

大動脈弓部の破格は稀であり，破格の多くは発生第7週頃に存在した対になった弓部の非典型的な部分的退化の結果である[1]（図 19-1）．これらの破格の多くは，症状はなく，たまたま見つかる．例えば，大動脈輪はしばしば全く無症状であるが，新生児期に嚥下困難や呼吸困難を引き起こすことがある．

大動脈弓部の破格は，Stewartら[2]によれば4つのグループと24のサブグループに分類される．多くの形式は，一見すると混乱しそうであるが，渦巻き状に対になった第4弓部分を考慮すると理論的分析に従っていることがわかる（図 19-2）．右第4弓遠位部の退化は，左側弓部から腕頭，左総頸，および左鎖骨下動脈が起始する"正常"形式となる（図 19-2A）．総頸動脈と右鎖骨下動脈との間の右弓部の退化（図 19-2B）は，大動脈弓部の第4分枝として起始する異所性右鎖骨下動脈となる．この血管は通常は食道の後面を通過するので，食道を圧迫して嚥下困難を来たすことがある（dysphagia lusoria）[3]．

左弓部遠位部の退化は，通常形式の鏡面像となる右側大動脈弓になり（図 19-2C），左総頸動脈と鎖骨下動脈との間の退化は，右側弓部と異所性左鎖骨下動脈となる[4]（図 19-2D）．低形成の血管あるいは線維性の帯として何らかの渦状部分が遺残すると，気管や食道周囲の血管輪となる．さらに，第4弓背側の連続部分と第6弓との連絡が一側あるいは両側残存していることがあり，基本的な異所性大動脈弓の形式に多様な動脈管の破格を追加する．これらの形式のそれぞれに鏡面像の変異があり，記載された多くの破格が説明される．一部の異所性大動脈弓部分枝の変異は，基本的な大動脈弓部の異常の結果であるが，他の多くの変異は，単純な左側大動脈弓の通常形式に伴って見られる．

542　第Ⅵ部　血管の変異

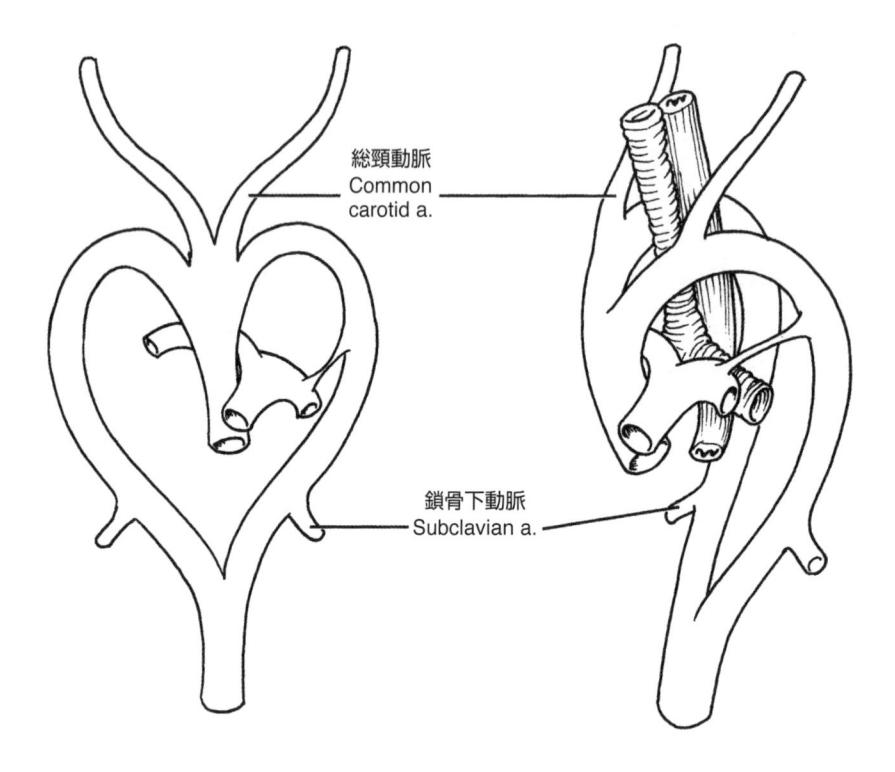

図 19-1　大動脈弓部の破格は，通常，胎生第 7 週に，対になった大動脈弓の一部が正常に退化することが妨げられることによる．

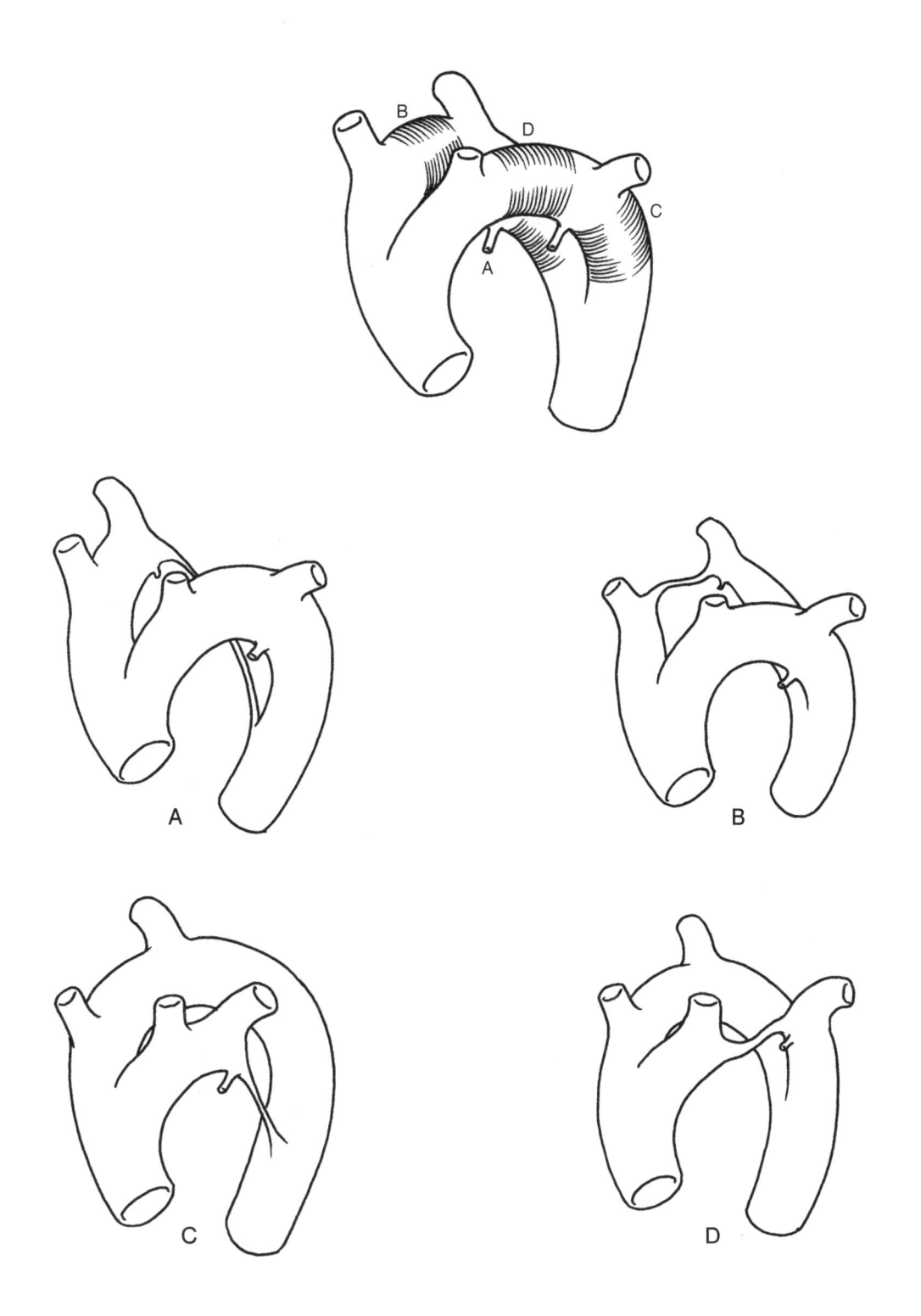

図 19-2 多くの大動脈弓部の破格は，4つの部分 (A〜D) の1つが退化するのを見ることにより，理解できる．

胸部大動脈の縮窄症

動脈管の存在する胸部大動脈の移行部は，先天的に狭い場合や，さらに閉塞している場合もある[5]．そうした狭窄は縮窄と呼ばれ，すべての主要な心臓大血管奇形の6〜10％を構成し，10,000の出産に1〜6の割合で発生する[1]．狭窄はまた，線維性の索状物であったり，膜状であったり，あるいは全く離断の形であったりする．最も一般的には，縮窄症は左鎖骨下動脈のすぐ末梢に発生する．稀には，狭窄が大動脈弓部やあるいは遠位大動脈の別の場所に見つかる場合もある（腹部大動脈の縮窄症は後述する）．

縮窄症は多くの臨床症状を呈する．子供では高血圧の一般的な原因であり，その子供は負荷のかかった心臓が拡大するまで無症状のこともあるが，最終的には心不全となる．しかし，早期の修復により正常な機能と平均寿命が期待できる．縮窄症は，その長さ，動脈管に対する相対的位置関係，動脈管開存の有無，心肥大，側副血行の程度を基に分類されている（図19-3）．

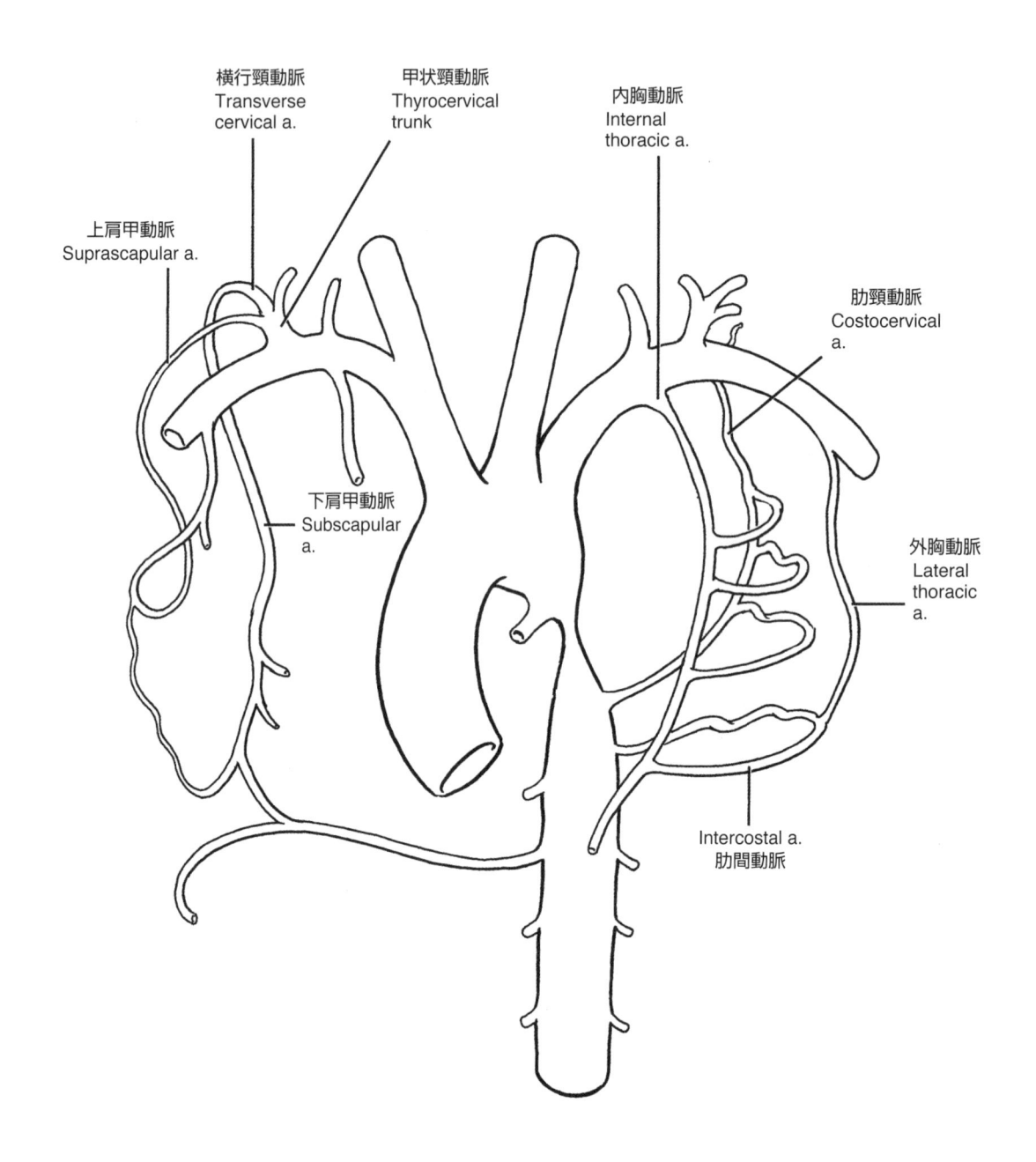

図19-3 肩甲骨および胸壁の血管を経由する側副血行路は，大動脈縮窄症によって生じる圧較差に応じて太くなる．

大動脈弓部の一次分枝

大動脈弓部の主要分枝は，弓部での位置，それぞれの分枝間の距離，主要分枝の数，そして経路や屈曲の程度において多様である．さらに，通常は二次分枝であるはずの枝が，代わりに大動脈から直接に起始する場合がある[6]．

通常形式の分岐はおよそ 70〜80％の例に見られるが，約 4 分の 1 の例では，左総頸動脈は腕頭動脈と同一の起始部から出ている[7]（**図 19-4**）．これらの 2 つの形式は，他の形成〔左椎骨動脈が左総頸動脈と鎖骨下動脈の間の大動脈弓部から起始するもの（全体の 2.5〜5％）〕と一緒になって，大動脈弓部分枝の形式の 95〜97％を占める．それ以外の形式はきわめて多様で，前述した異所性の右鎖骨下動脈とその他の破格 anomaly との組み合わせを含めて，残りの数％の異常となる．

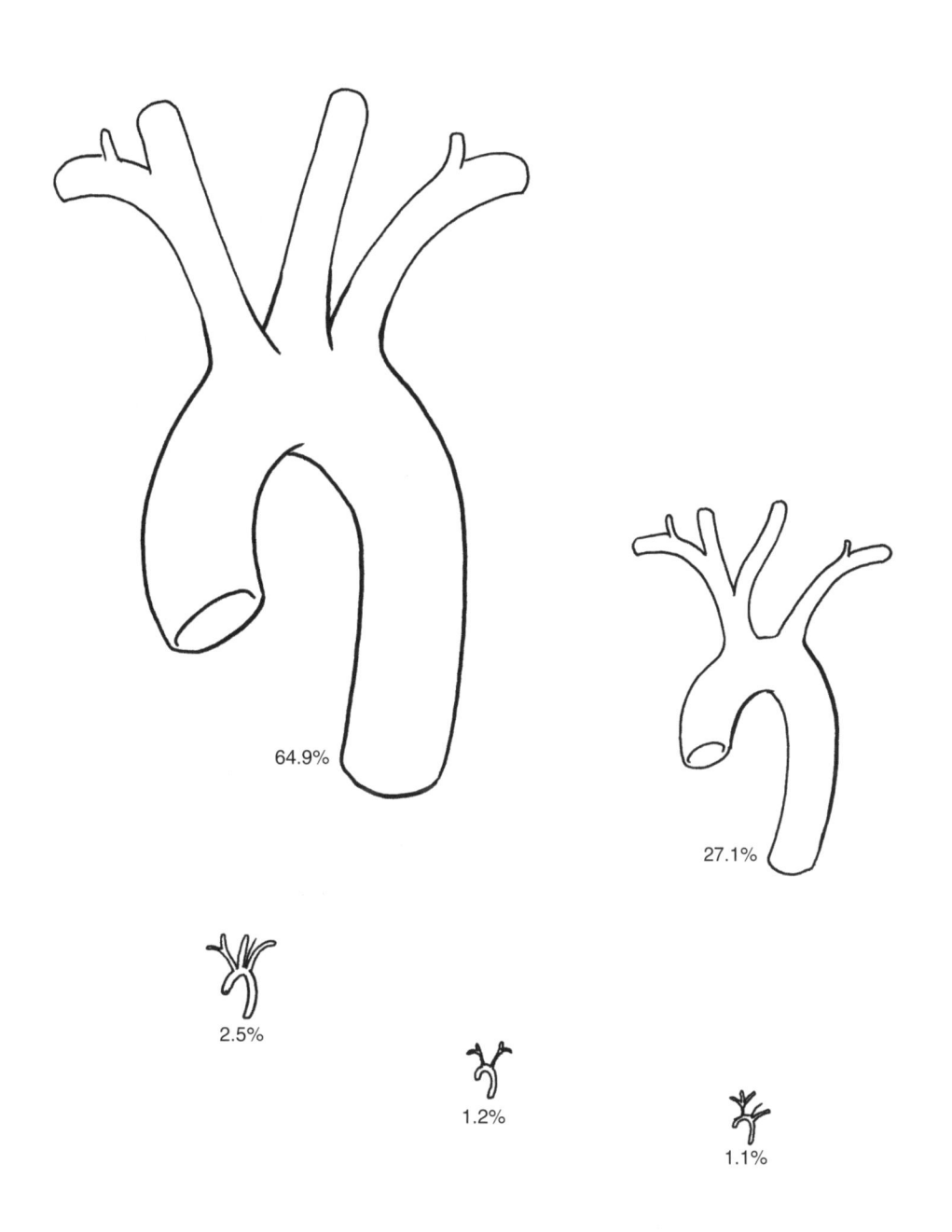

図 19-4 通常の大動脈弓部分枝の形式に加えて，腕頭動脈からの左総頸動脈の起始，および弓部からの左椎骨動脈の起始を含めると，すべての大動脈弓部の形式のほとんど 95％を占める．

腕頭動脈　brachiocephalic artery

腕頭動脈は，右鎖骨下動脈と右総頸動脈に分岐するレベルで，若干の変異がある．分岐の位置が高位のときには，腕頭動脈は胸骨柄の上で起始する可能性があり（12%），十分内側にあって気管切開の際に損傷する形態をとる場合がある[7]．分岐が低位のときには，より長い鎖骨下動脈と頸動脈となる．極端な例では，右鎖骨下動脈と右総頸動脈は，腕頭動脈を形成せずに，直接弓部から起始する（0.5%）．

総頸動脈　common carotid artery

これまで述べてきた主要な変異に加えて，総頸動脈には分岐位置の変異があり，あるときには屈曲し，またあるときには，正常であれば別の場所から起始するはずの枝を出すこともある．分岐の変異は，低位の場合よりも高位の場合がより一般的で，高位では舌骨レベルの高さの場合もあり，低位では輪状軟骨レベルの場合もある[6]．総頸動脈の屈曲は偶然に見つかり，ごく稀に頸部で完全なループを形成することもある．上，下の甲状腺動脈，最下甲状腺動脈，そして上行咽頭動脈などを含む外頸動脈の枝が，本来は分枝をもたない総頸動脈からときどき直接分岐することがある．椎骨動脈が総頸動脈より分岐するのは稀である．

頭部と頸部への動脈

外頸動脈　external carotid artery

外頸動脈の枝はその数や起始についてはきわめて多様性に富む．外頸動脈はときに一側あるいは両側がない場合があり，そうした例では本来の外頸動脈の枝は，対側の外頸動脈あるいは総頸動脈から起始する[7]．

内頸動脈　internal carotid artery

大動脈弓部から稀に直接内頸動脈が起始することに加えて，内頸動脈が0.1%の人では欠如している[7]．内頸動脈から外頸動脈の枝が起始している稀な例も報告されている．内頸動脈は屈曲していることもある．

鎖骨下動脈　subclavian artery

右鎖骨下動脈は，約1%の人で破格がある．その起始部は他の弓部分枝との相対的位置関係から，第1番目から第4番目までのいずれの位置もとりうるし，頸部で高位や低位の場合もあり，さらに斜角筋に対しても多様な位置関係をとる[7]．右鎖骨下動脈の起始部が弓部の第1分枝であることは，腕頭動脈がないことを意味する．もっと一般的には，右鎖骨下動脈が弓部の第4分枝として起始し，前述したように気管と食道の後面，あるいはその間を走行する（**図19-5**）．その経路では，腕頭動脈の分岐レベルによるが，右鎖骨下動脈の弓部の上縁が鎖骨の上方4 cmの高さに達することがある．鎖骨下動脈は，前斜角筋前方で鎖骨下静脈とともに見つかることは稀であり（ときに静脈は動脈とともに，前と中斜角筋の間に見つかる），中斜角筋を貫くか，あるいは中斜角筋と後斜角筋との間を通過する．稀な例では，鎖骨下動脈は腋窩動脈にならずに，斜角筋の内側縁で分離して橈骨動脈と尺骨動脈になる．

中斜角筋
Middle scalene m.

鎖骨下動脈
Subclavian a.

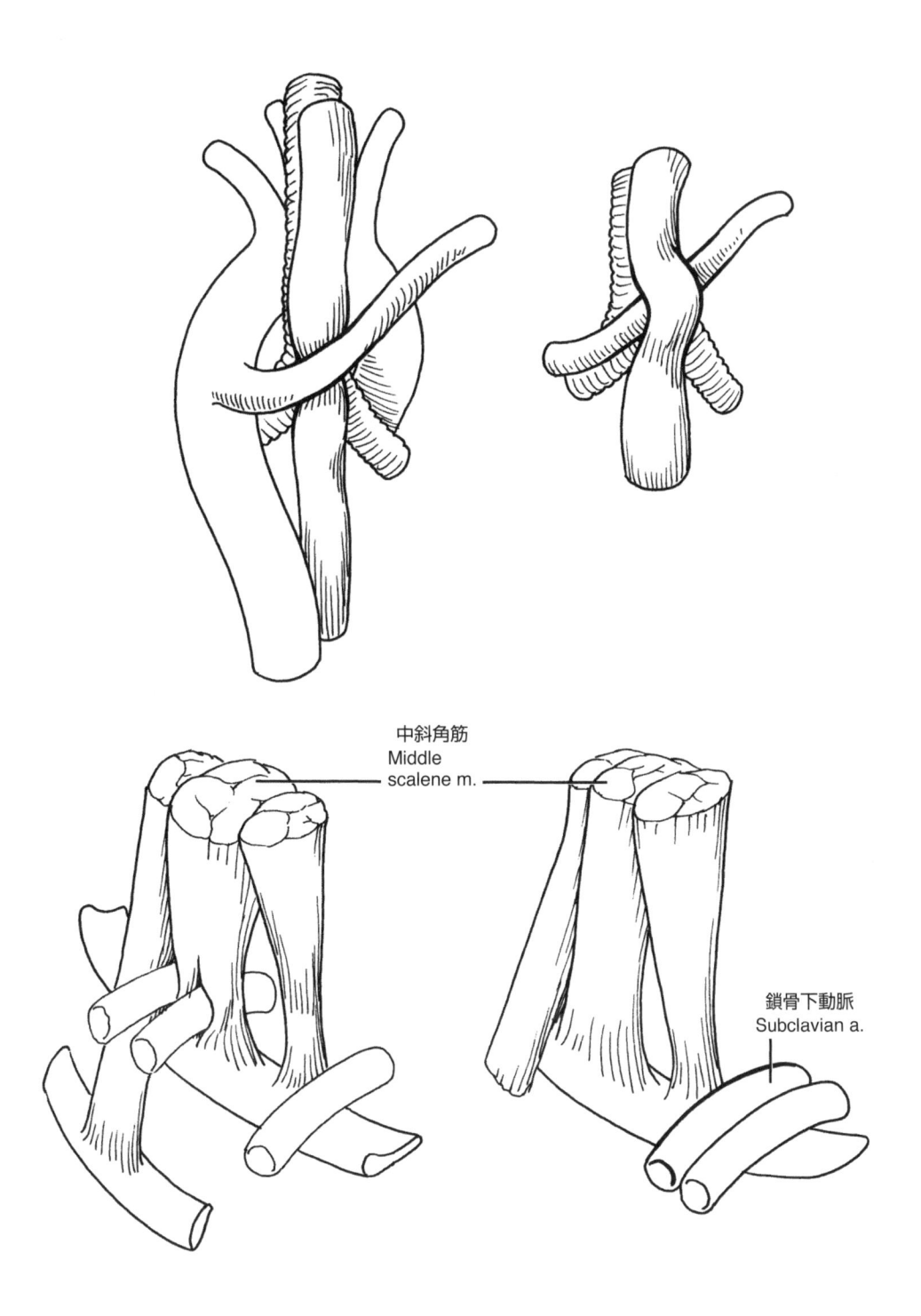

図 19-5 右鎖骨下動脈が末梢で起始するときは，動脈は右側（後方から見て）に到達するために，気管と食道の後方，あるいはそれらの間を通過する．鎖骨下動脈が斜角筋を通過する経路は多様である．

鎖骨下動脈の分枝

DaselerとAnsonのシリーズ[8]によれば，椎骨動脈は83%の人において，甲状頸動脈の0.5〜2.0 cm内側で，鎖骨下動脈の上後面から起始していた．この血管の最も一般的な変異は，鎖骨下動脈起始部に近く，甲状頸動脈より2 cm以上内側に起始部が存在することである（**図19-6**）．さらに，椎骨動脈は甲状頸動脈あるいは肋頸動脈や左総頸動脈，あるいは稀に大動脈から直接に起始する場合がある．

椎骨動脈は，88%の例で第6椎間孔に入るが，第5椎間孔と第7椎間孔の両者にも，ほぼ同じ割合で入る（7%）．第2椎間孔の高さまで入る例は稀である．

内胸動脈は椎骨動脈と同様に，通常の形式に沿う例が高率（79%）である．甲状頸動脈との共通管からの起始部，また上肩甲動脈，下甲状腺動脈，横行頸動脈，あるいはこれらを組み合わせた血管からの起始部などの，いくつかの一般的な変異がある．鎖骨下動脈からの起始部の位置についても，近位側から遠位側まで多様である．

甲状頸動脈と肋頸動脈の起始は人により，また右か左によりきわめて多様で，それぞれの最も一般的な形式は，全体の半分以下にしか見られない[8]．

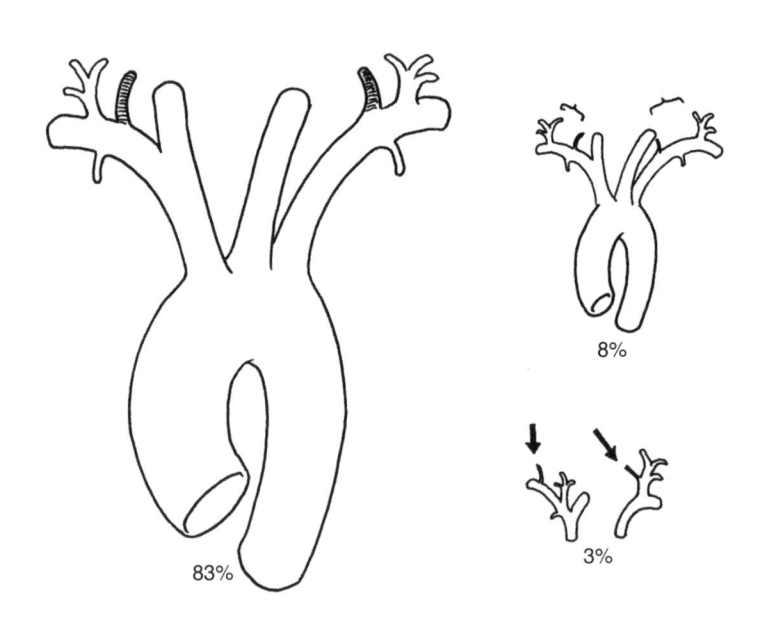

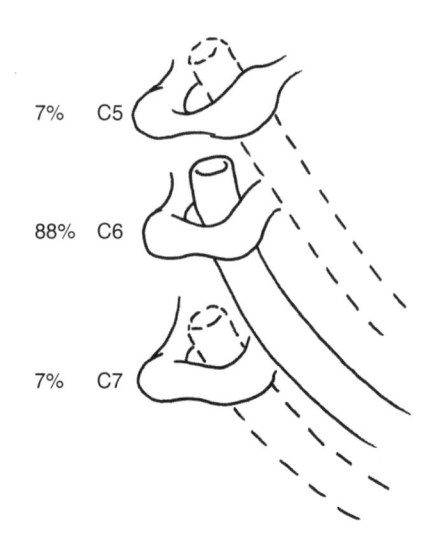

図19-6 椎骨動脈の起始は，動脈が入る椎間孔がさまざまであるのと似ていて，多様である．

上肢の動脈

腋窩動脈　axillary artery

腋窩動脈の主幹部は，かなりの程度同一である．有意な変異には，稀であるが早期に橈骨動脈と尺骨動脈とに稀に分岐することと，血管の第3部分を広背筋の一部が覆うことが含まれる．これに対して，腋窩動脈の分枝は大変に変異に富み，Hitzrot[9]によれば，最も一般的な形式は47人中のわずか20人に存在したにすぎない．胸肩峰動脈の胸筋枝を基に胸筋の筋肉皮弁を授動しようとする場合，あるいは下肩甲動脈の胸背枝を基に広背筋皮弁を授動しようとする場合は，この文献を参照すべきである．

上腕動脈　brachial artery

上腕動脈の主要な変異は，20〜25％の人に見つけられる[7]．これらの変異のうちで最も多いのは，上腕の近位側3分の1で高位に分岐する形式である．これらの3分の2は片側性であり，残りの両側性の破格ではそれぞれの側で違っている．上腕動脈の早期分岐には5つの形式が知られている（**図19-7**）．すなわち，橈骨動脈と尺側総骨間動脈（**A**），尺骨動脈と橈側総骨間動脈（**B**），総骨間動脈あるいは正中動脈の遺残と橈骨尺骨動脈幹（**C**），橈骨動脈，尺骨動脈，総骨間動脈（**D**），そして正中神経の表層を走行し，二頭筋に終わる細く長い異所性の分枝を伴った正常な上腕動脈（**E**）である．上腕動脈の深尺側側

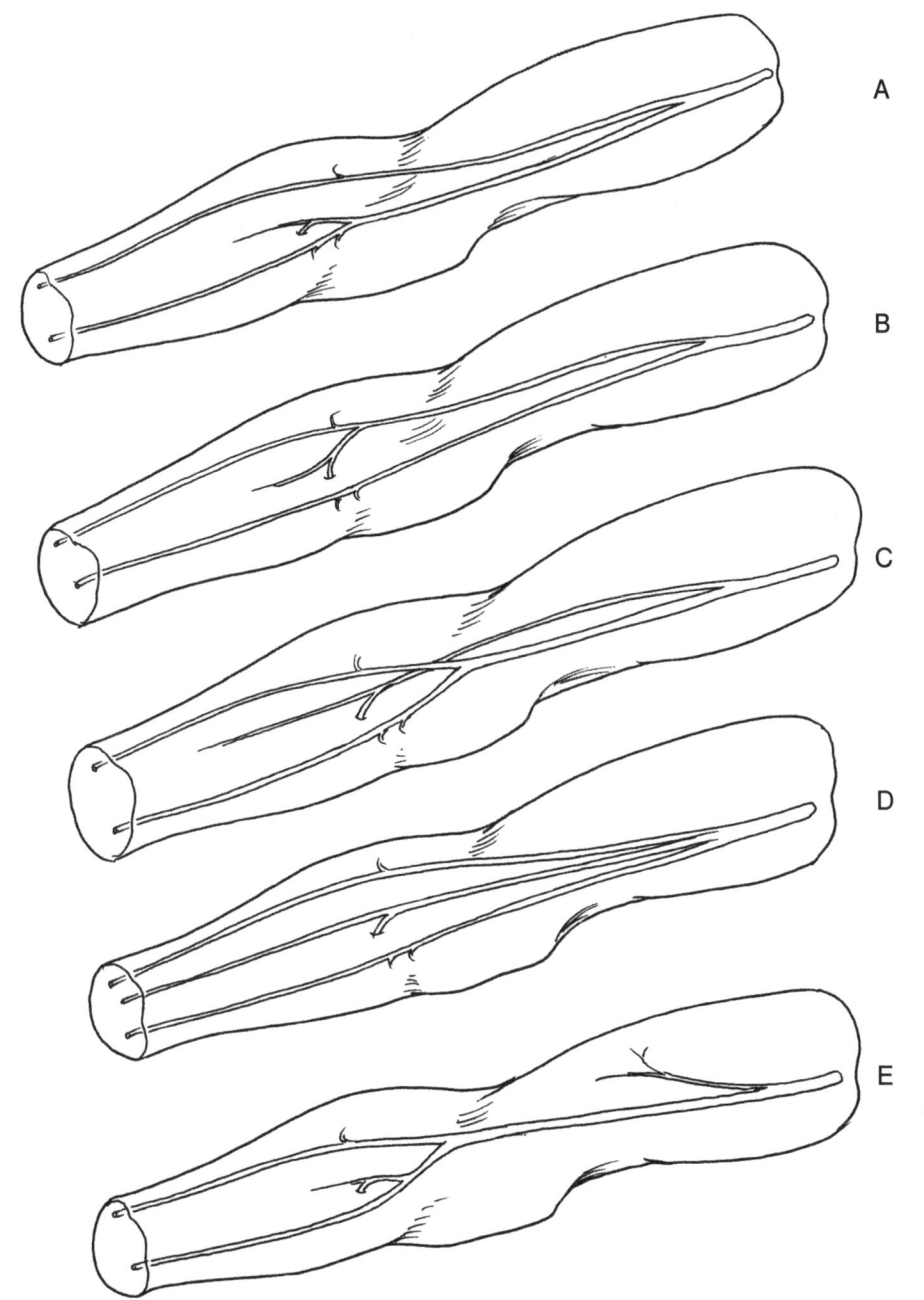

図19-7　上腕動脈の高位分岐の5つの形式が示されている．**A**：橈骨動脈と尺側総骨間動脈，**B**：尺骨動脈と橈側総骨間動脈，**C**：総骨間動脈あるいは正中動脈の遺残と橈骨尺骨動脈幹，**D**：橈骨動脈，尺骨動脈，総骨間動脈，**E**：正中神経の表層を走行し，二頭筋に終わる細く長い異所性の分枝を伴った正常な上腕動脈．

550　第Ⅵ部　血管の変異

副動脈，上尺側側副動脈，そして下尺側側副動脈では軽度の変異があり，またそれらのなかで互いに起始したり，共通幹を形成したり，入れ換わったりしている．

前腕の動脈

橈骨動脈と尺骨動脈は，前述したように高位で分岐することがある．この場合には，前腕の血管は正常の場合よりももっと浅層に存在し，通常，深前腕筋膜のすぐ下にあり，稀に皮下に存在することもある[7]．遺残正中動脈は，橈骨あるいは尺骨動脈に追加するか，とって代わることがある．総骨間動脈とその手掌あるいは手背の分枝は，その起始，太さ，終止がさまざまである．

手の動脈

浅掌動脈弓の形態はきわめて変化に富む．実際，ColemanとAnson[10]は，教科書で"正常"と書かれた完結した弓よりも，尺骨動脈をもとにした不完全な弓がより一般的であることを見出した（図 19-8）．さらに，5%の人で正中動脈が弓を完結するか，あるいは弓に関与していた．深掌動脈弓は浅掌動脈弓よりも変化は少ない．どち

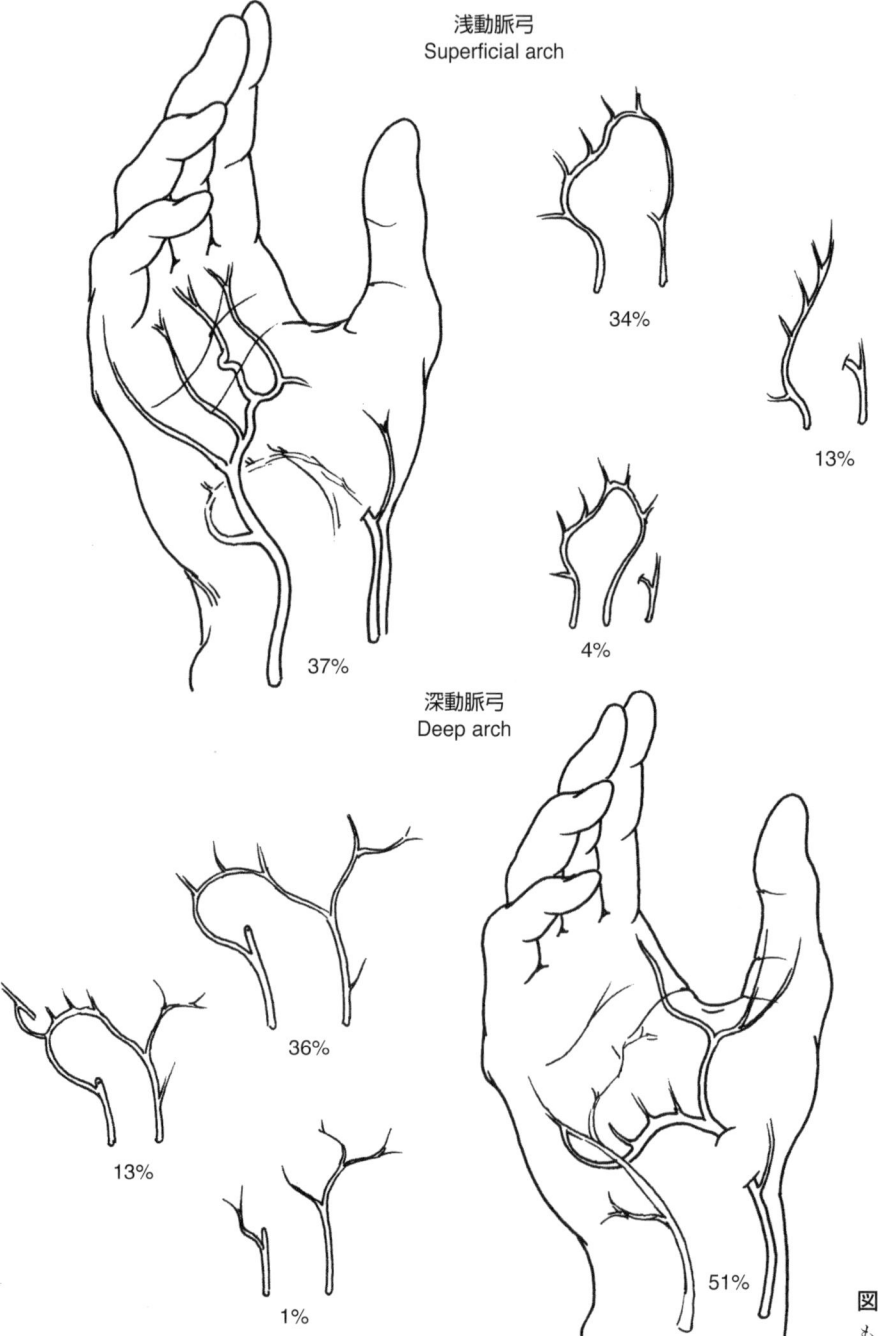

図 19-8　浅掌動脈弓は深掌動脈弓よりも変異に富み，そして通常は完結しない．

らかの弓が，他方の小さい，あるいは欠如した枝を補う．母指主動脈と示指橈側動脈は，どちらか一方，あるいは両方の弓から起始する．

腹部大動脈　abdominal aorta

腹部大動脈それ自体の変異や破格は稀であり，ほとんどがわずかなものである．これらの変異には，分岐のレベル，それに屈曲，本来は腹部臓器への二次分枝が直接に起始することなどが含まれる．臨床的に最も重要な腹部大動脈の破格は，稀に生じる縮窄症である（すべての縮窄症の 0.5％から 2％）[11,12]．狭窄は胸部にある場合よりも，より広範であり，しばしば一側あるいは両側の腎動脈狭窄を伴い，修復はより複雑である．腹部大動脈の二次分枝は，その起始と走行の両者において，身体のなかで最も変異に富んでいる．

腹部大動脈の分枝

腹部大動脈の体幹への対になった分枝では，多くの小さな変異が認められる．下横隔動脈は，独立して起始するか，あるいは共通幹を形成し，過剰な枝を出す場合がある．また，大動脈から起始する場合と腹腔動脈から起始する場合，あるいはその分枝から起始する場合などがある．腰動脈は，その起始と数において多様である．

腹部大動脈の腹部内臓への枝は非常に変化に富み，Nelson ら[13]は，腹腔動脈，上腸間膜動脈，そして下腸間膜動脈が古典的な記載に沿っているのは，全体の 4 分の 1 以下であることを見出した．

腹腔動脈とその分枝

典型的な腹腔動脈の 3 分岐は，人体の 60％から 89％に認められている（**図 19-9**）．胃脾動脈幹を形成して，肝動脈が大動脈あるいは上腸間膜動脈から起始するのが最も一

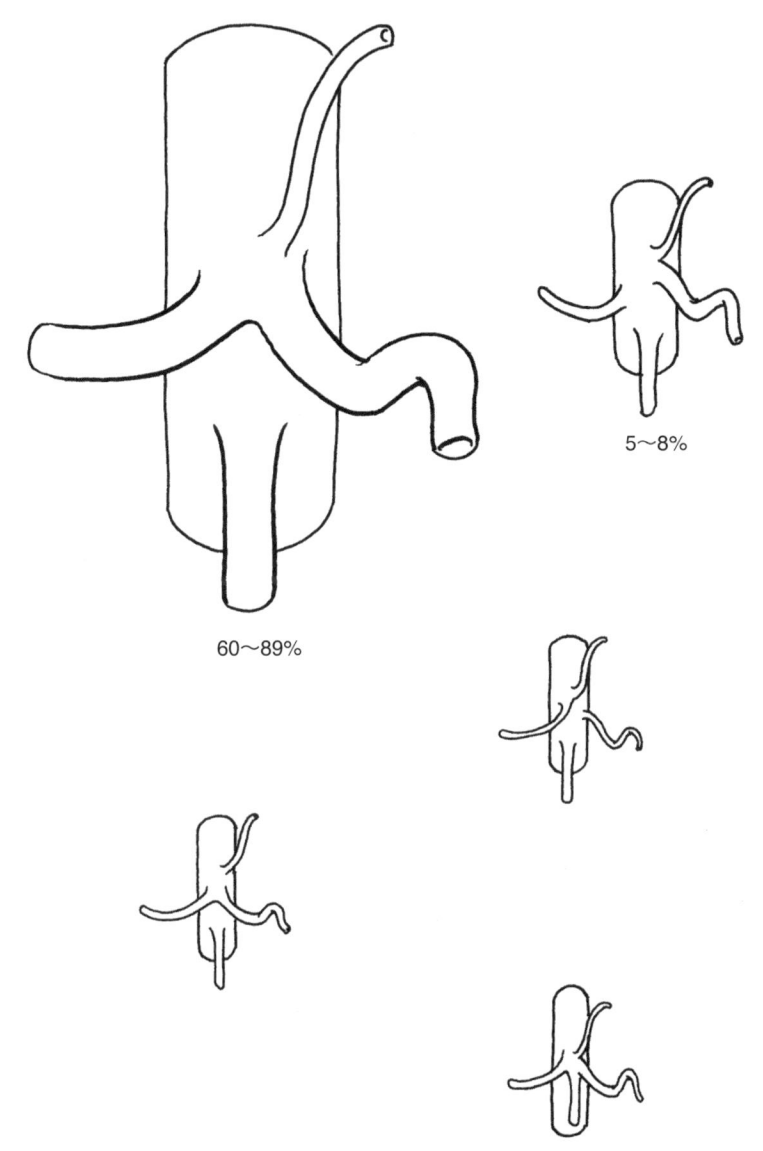

図 19-9　腹腔動脈枝の変異を示す．

般的な変異である（5％から8％）．肝脾動脈幹と胃肝動脈幹の形成はこの一般的な変異より幾分か少ない．稀には，上腸間膜動脈が腹腔動脈と一緒のこともある．

左胃動脈は腹腔動脈からの起始に関しては相対的に一定である．左胃動脈の最も頻度が高く重要な変異は，4分の1の症例で見られる肝左葉への分枝が起始することである．この分枝は固有肝動脈の肝左葉枝を補足するか，その代わりをする．下横隔動脈の分枝が，左胃動脈より起始することもある．

Daselerら[14]のシリーズによれば，総肝動脈は80％以上の例で腹腔動脈から起始していたが，右肝動脈および左肝動脈の起始には多くの変異があり，古典的に記載された形式はわずかに3分の1に見られたにすぎなかった（**図 19-10**）．このシリーズにおける総肝動脈の最も頻度の高い変異は，12％の例に見られたこの動脈の欠如であった．4.4％の例では，この総肝動脈は上腸間膜動脈から起始した．総肝動脈が欠如している場合は，右肝動脈および左肝動脈は腹腔動脈あるいはその分枝から，あるいは大動脈から，あるいは上腸間膜動脈から独立して起始する．

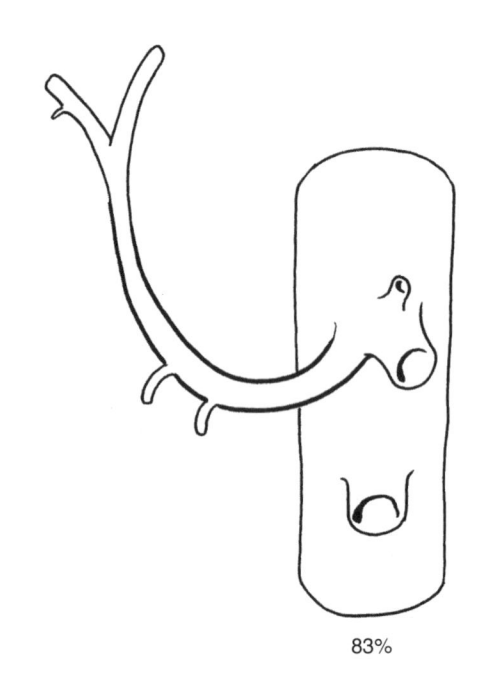

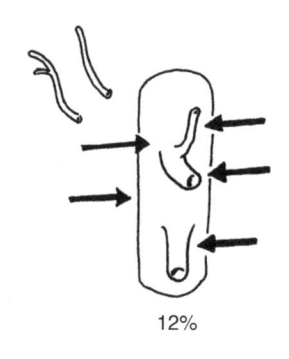

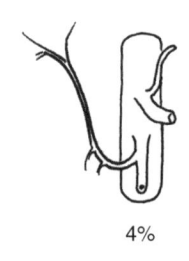

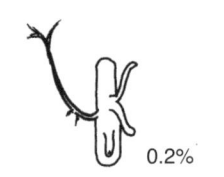

図 19-10 総肝動脈の最も頻度の多い破格は，欠如していることである．そこで右と左の肝動脈は大動脈から，あるいは残った腹腔動脈の枝から，あるいは上腸間膜動脈から起始する．

右肝動脈および左肝動脈の一般的な変異と破格が**図19-11**に示してある．それぞれの動脈には4分の1の頻度で異所性血管が見つかる．これらの異所性血管はしば　しば固有肝動脈から出る本来の血管にとって代わり，そうでない場合の異所性血管は補助的な枝となる．

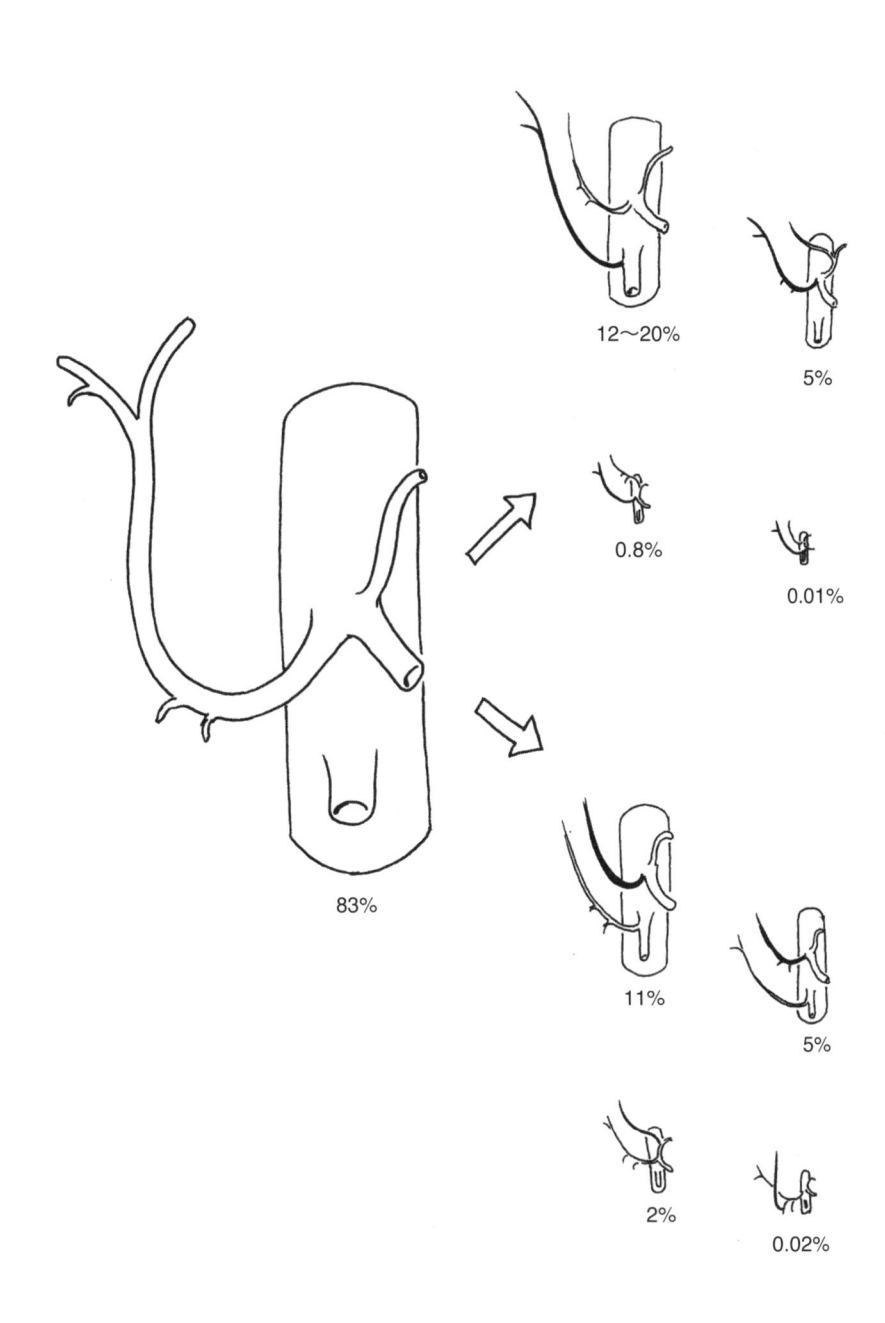

図19-11　肝動脈起始部の破格を示す．

胆囊動脈は，最も一般的には（70%）"正常"な右肝動脈から起始し（**図 19-12**），残りはいくつかの別の動脈から起始する．

さらに Daseler らによれば，最もしばしば右肝動脈から起始する副次的な胆嚢動脈が 11% の例に見られた．

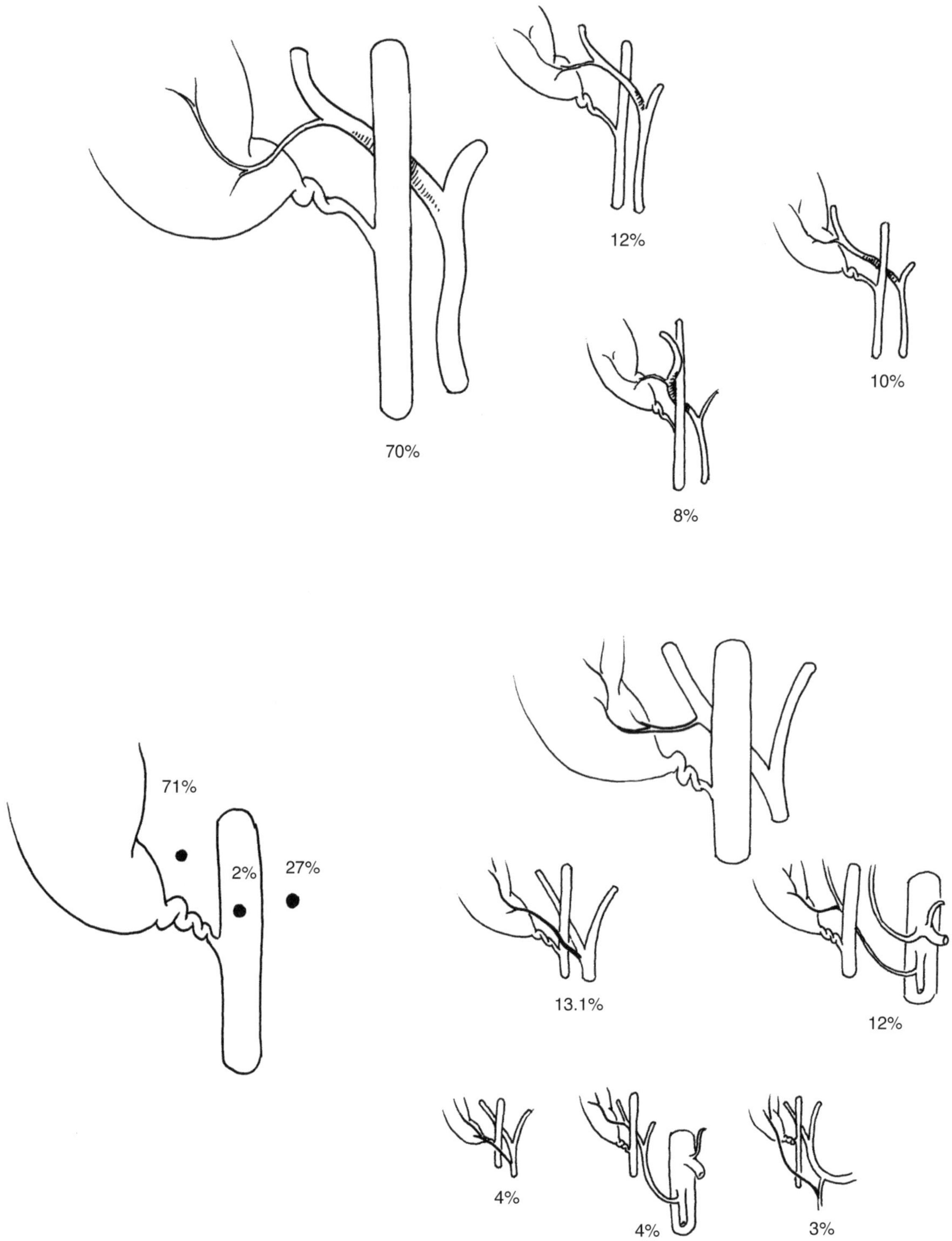

図 19-12 右肝動脈と総胆管との相対的位置関係は多様であり（図上），また胆嚢動脈の起始と走行も変異に富む（図下）．

胃十二指腸動脈は，4分の3の例で総肝動脈より起始し，他の3つの変異を合わせると94％の頻度となる[14]（図19-13）．

75%

10%

5%

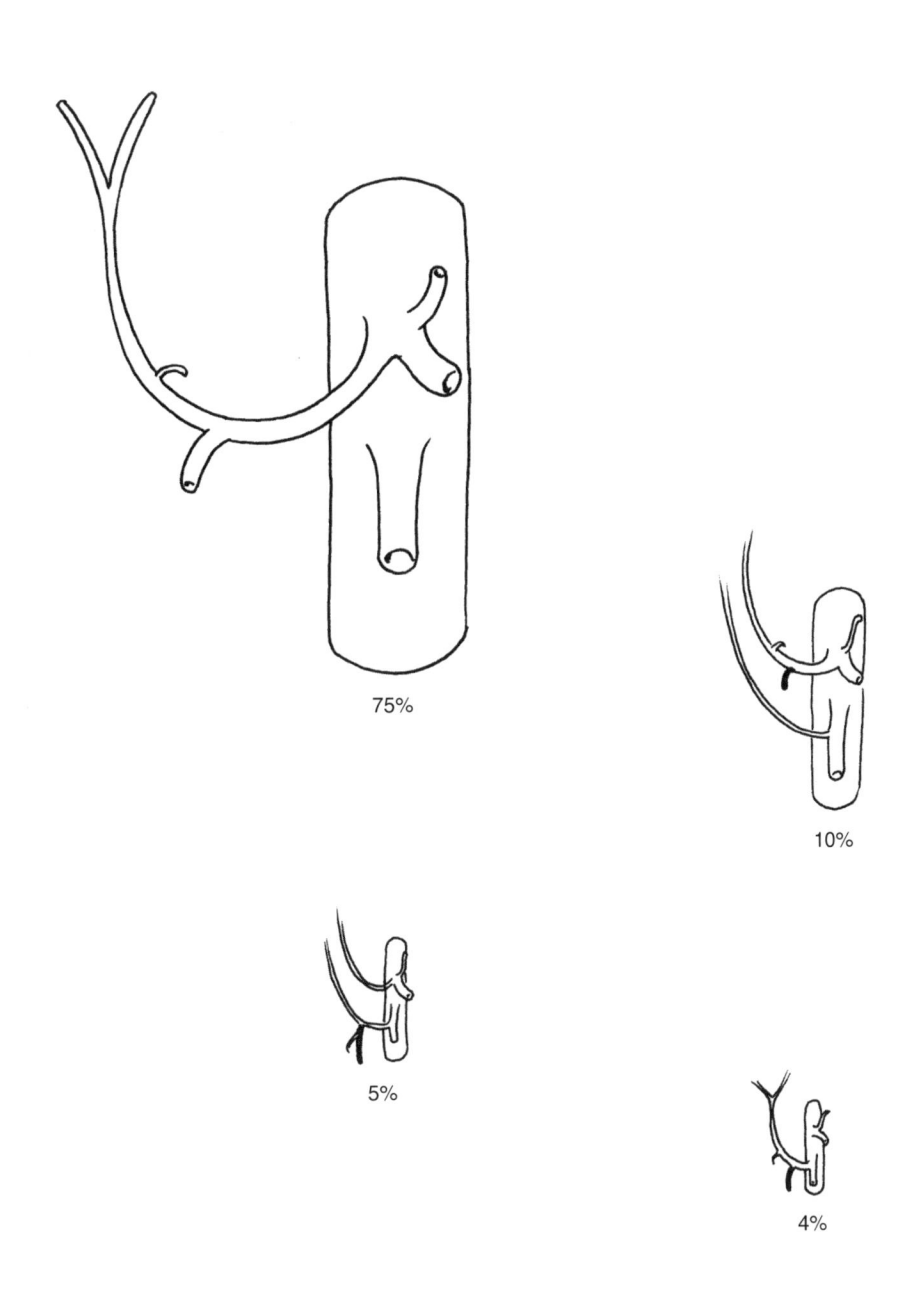

4%

図 19-13　胃十二指腸動脈の起始部の破格は，しばしば肝動脈の破格による二次的なものである．

Daselerらのシリーズでは，右胃動脈は50％の例で総肝動脈から，32％の例で左肝動脈から，9％は胃十二指腸動脈から，そして4％は右肝動脈から起始した（**図19-14**）．

屈曲した脾動脈は，上述した腹腔動脈分枝の入れ換えに加えて，いくつかの変異を示す．脾動脈は上腸間膜動脈から起始することもあり，また左胃動脈，中結腸動脈，あるいは左肝動脈を出すこともある．2本の脾動脈があることもあり，片方，あるいは両方ともが大動脈から直接に起始する．

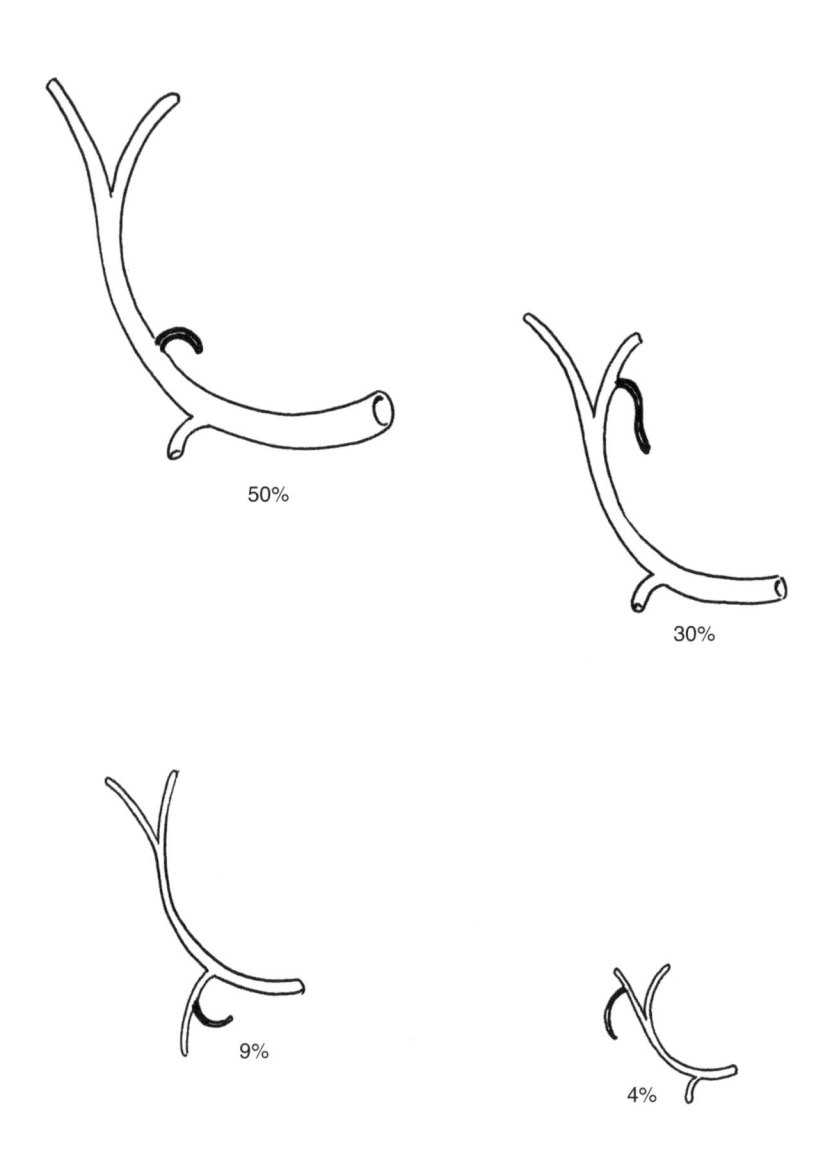

図19-14 右胃動脈起始部の変異は，単純化のために1本の肝動脈上に示す．

上腸間膜動脈　superior mesenteric artery

上腸間膜動脈には，対になっていない他の腹部大動脈の分枝と同様に，多くの変異がある．この動脈は腹腔動脈から起始するか，あるいは別に2つに分かれて大動脈より起始する．ここから脾動脈，右肝動脈，左肝動脈，あるいは総肝動脈が，またこれらの血管が組み合わされて分岐する場合がある．上腸間膜動脈から起始した右肝動脈が12％から20％の例に見られ，通常の右肝動脈と置き換わるか，補足している．また上腸間膜動脈は胃，膵臓，あるいは脾臓に分枝を送っている場合と，また下腸間膜動脈に置き換わる左結腸動脈と上直腸動脈を送っている場合もある．上腸間膜動脈のなかで最も大きな変異は，結腸への枝に見られる．Sonnelandら[15]は，これらの変異を7つの型に分類した（**図19-15**）．

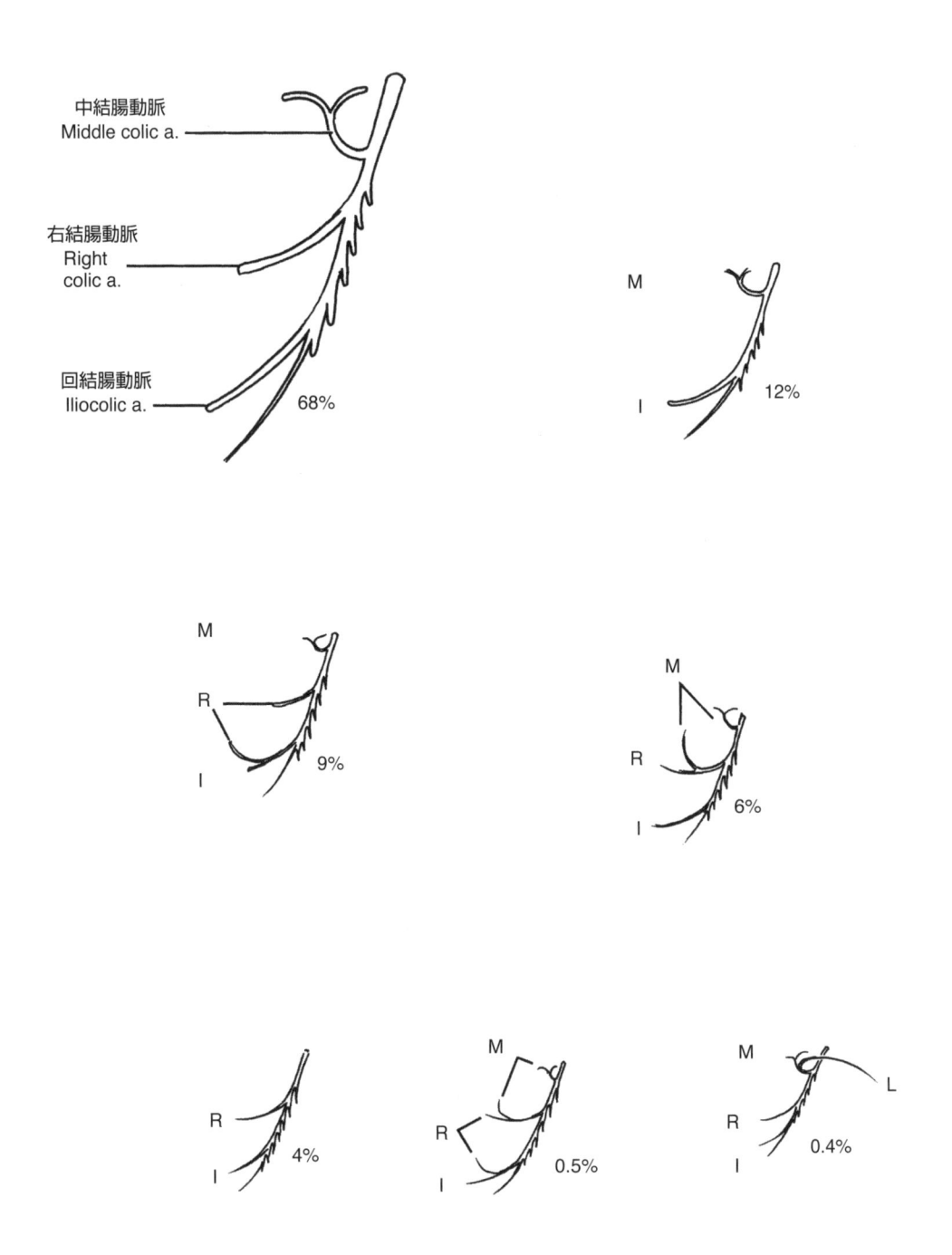

図19-15　上腸間膜動脈の結腸枝は，欠如したり複数であったり，変化に富む．

下腸間膜動脈　inferior mesenteric artery

下腸間膜動脈の起始と位置の変異はわずかである[16]．左結腸と上直腸動脈への分枝も相対的には一定である．変異は，2本の一次分枝からなるS状結腸枝の起始部と，それらの間の交通に関して現れる．重複，欠如，左総腸骨動脈からの起始，肝臓や腎臓への分枝などは稀な破格である[7]．

腎動脈　renal arteries

腎動脈の数，起始部，そして走行には中等度の変異がある．10,967個の腎臓の血管の形式を記録した45編の論文を検索したところ[7]，それぞれの腎臓に1本の動脈は72%の例に見られた．13%の例では1本の動脈と上極への分枝が見られ，11%の例では腎門部に2本の血管が存在し，6%では1本の腎門部動脈と大動脈から起始する上極への分枝があり，3%では腎門部と大動脈からの下極への分枝があった（図19-16）．2.7%の例では2本の腎門部血管とそのうちの1本に上極への分枝があり，1.7%の例では3本の腎門部血管があった．一方が1本の血管で，対側が複数の血管であることは珍しくない．

左腎動脈は左腎静脈を目印にして見つけることができる．動脈は最も一般的には，静脈頭側縁の深部に存在する[17]．腎動脈のレベルは，通常第1～第2腰椎椎間板の上下2 cmの間である．腎動脈は，その経路のどこかで前後の血管に分岐し，腎門部で2本から5本の分枝となる．

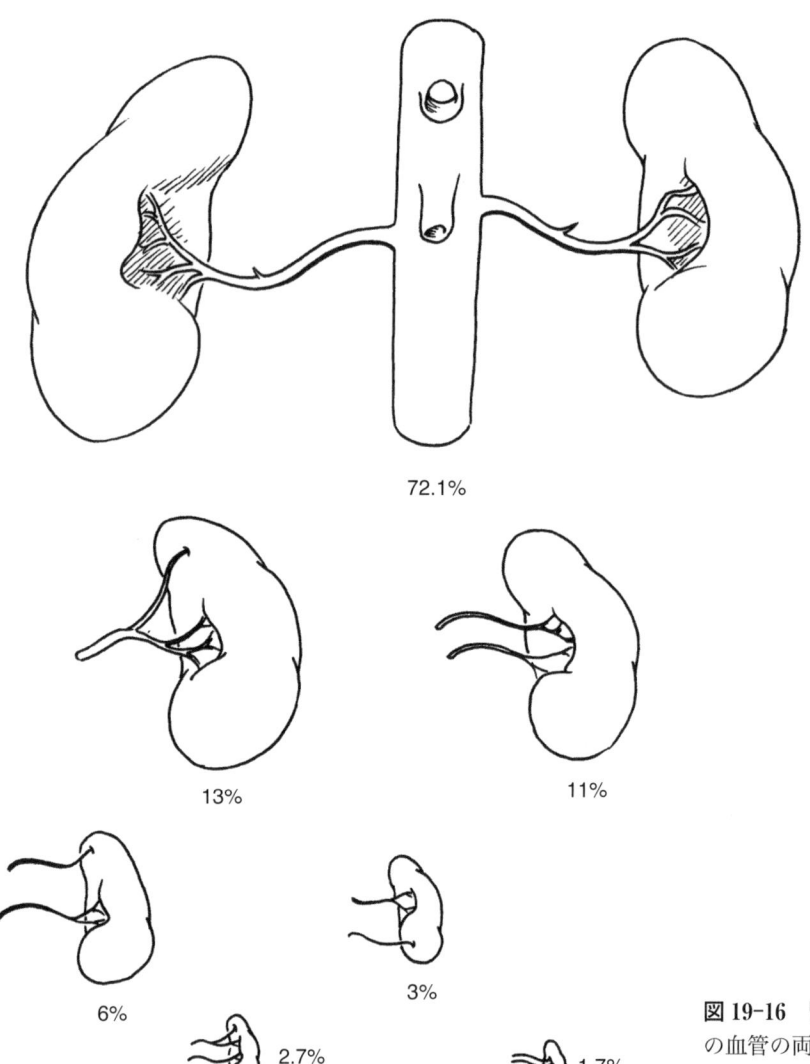

図19-16 腎動脈の破格には，腎門部と，上極，下極への血管の両方の追加，あるいはこれらのどちらか片方の追加がある．

副腎動脈 suprarenal arteries

上副腎動脈，中副腎動脈，そして下副腎動脈はその形式がきわめて多様であるところに特徴がある（**図19-17**）．上副腎動脈は常に（96％）下横隔動脈から起始する（下横隔動脈の一定しない起始を思い出してもらいたい）．そこでは3本から30本の分枝がある．中副腎動脈は85％の例で1本であり，大動脈，下横隔動脈，腎動脈，腹腔動脈，あるいは腎上極の血管から起始する．下副腎動脈は腎動脈（46％），大動脈（30％），あるいはその両者（23％）から起始し，欠如（12％）したり，11％は複数（平均3本）であったりする．

精巣動静脈 gonadal vessels

精巣動静脈は複数で，腹部大動脈やその分枝のどこからでも起始する．

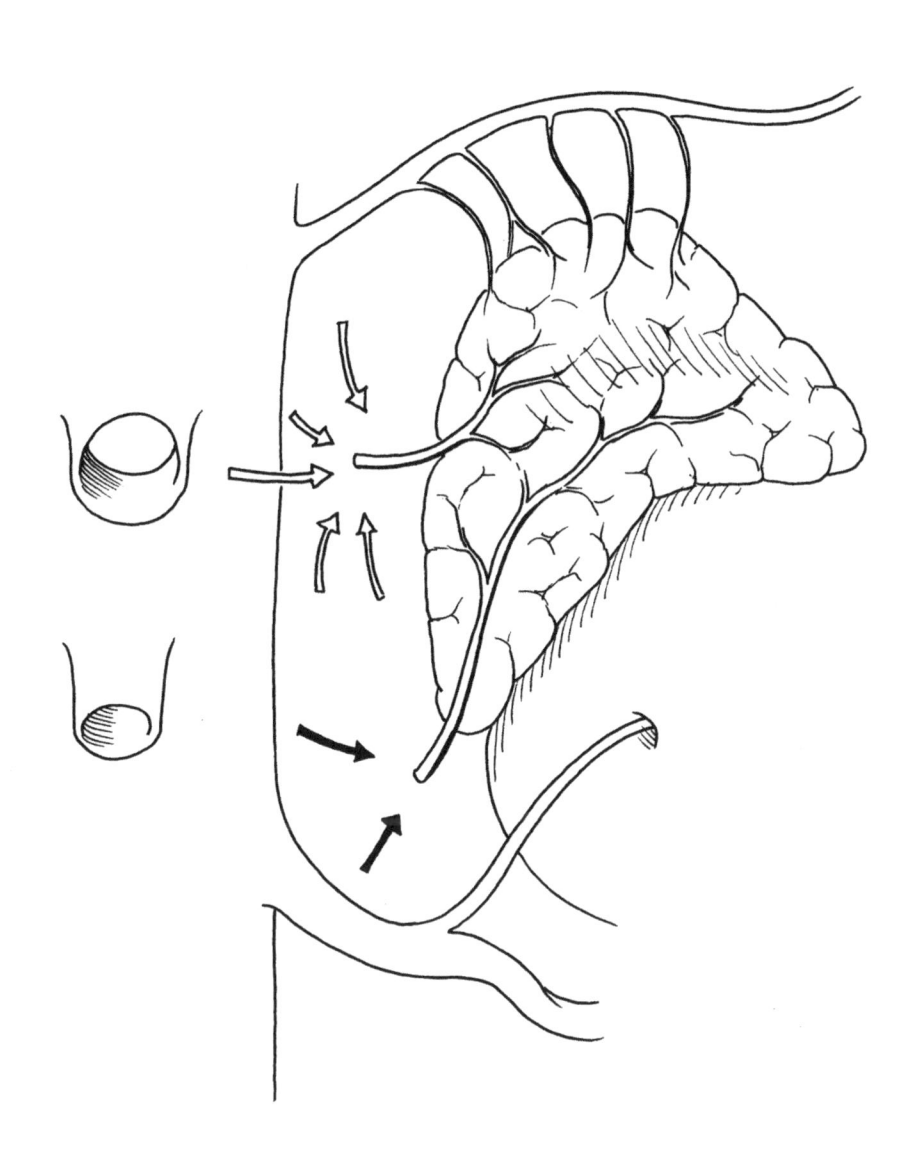

図19-17 中副腎動脈起始部および下副腎動脈起始部の変異を示す．

腸間膜血管の圧迫

大動脈の腹部内臓枝に関しては，さらに2つの病態を知るべきである．正中弓状靱帯症候群と上腸間膜動脈症候群である．

正中弓状靱帯による腹腔動脈の圧迫（**図 19-18**）は，腹痛や上腹部の血管雑音として顕在化する重大な血行障害の原因となる．これは腹腔動脈が高位であることよりは，弓状靱帯が異常に低位にあることが一次的な病態であると考えられている[18]．

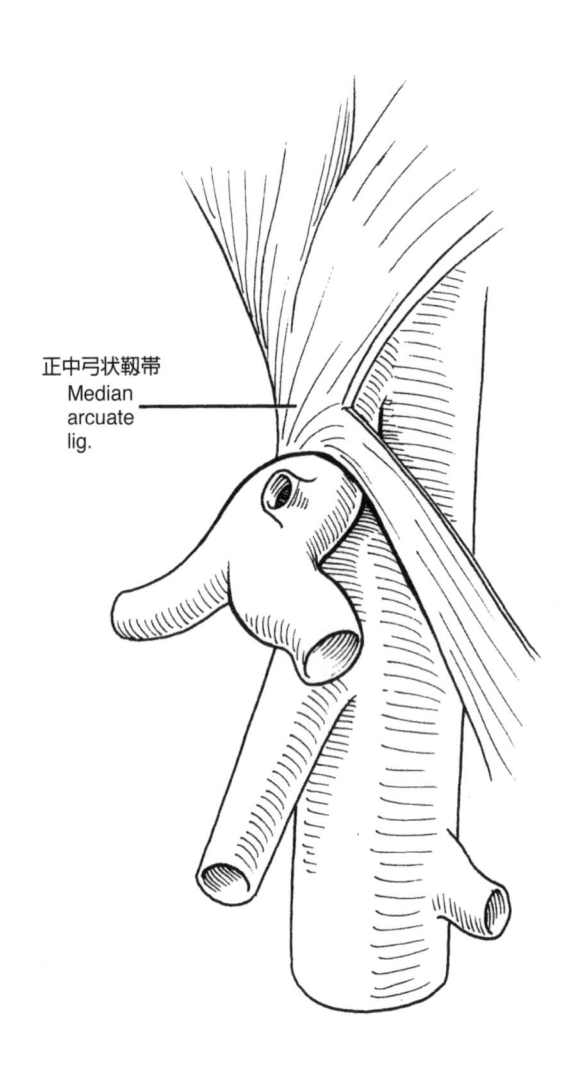

図 19-18 腹腔動脈は低位に存在する正中弓状靱帯により，圧迫されることがある．

上腸間膜動脈による十二指腸第3部の圧迫は，十二指腸閉塞の症状と体重減少の原因となる．症例によっては，上腸間膜動脈と大動脈との角度が狭いこと（**図19-19**）の原因が，体幹のギプスや背臥位で長時間ベッド上にいることなどの外力による圧迫と考えられることもある[19]．他の位置的原因には，脊椎の屈曲，急激な体重減少（角度形成部の脂肪パッドの減少），あるいは解剖学的特異体質の組み合わせなどが含まれる．

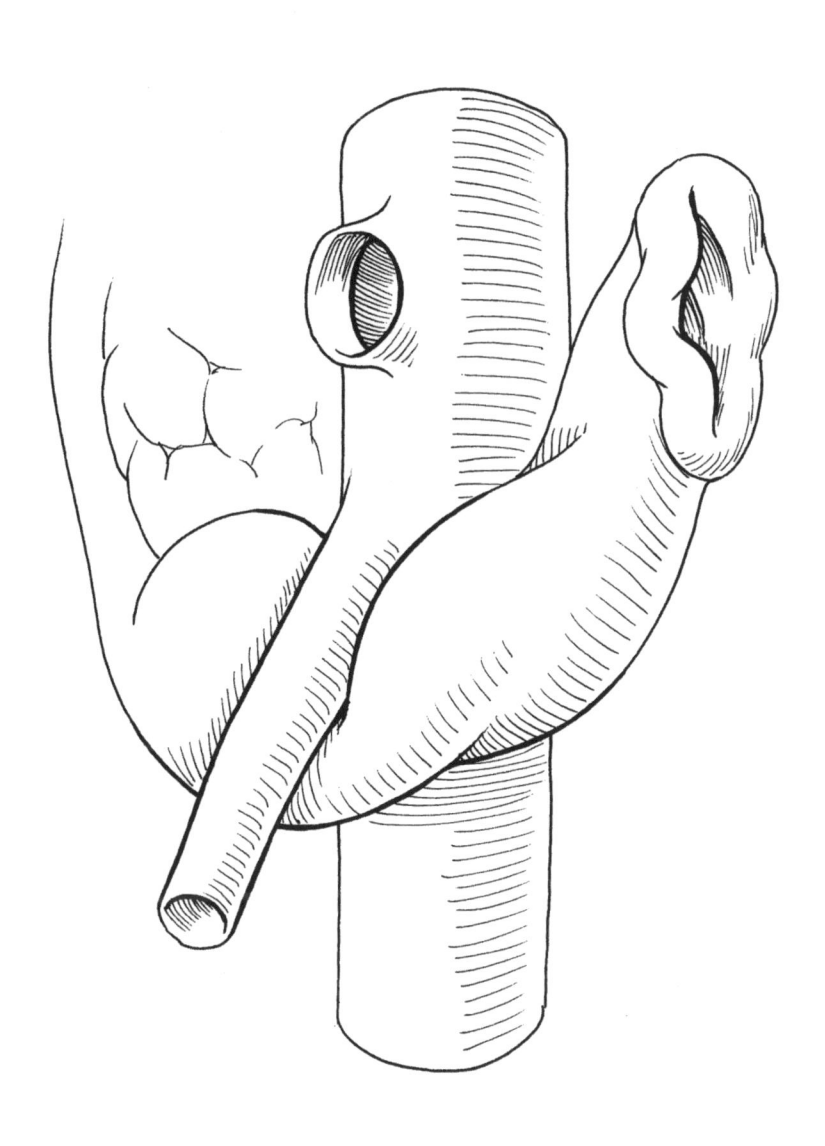

図19-19 上腸間膜動脈による十二指腸の圧迫については，よく分かっていない．

骨盤の動脈

総腸骨動脈 common iliac artery

総腸骨動脈の長さは，大動脈と総腸骨動脈がそれぞれどのレベルで分岐するかによる．極端な例では，内外の腸骨動脈が大動脈より直接に分岐して，共通幹を形成しないこともある．総腸骨動脈はしばしば腰動脈，仙骨動脈，腎動脈，あるいは精巣動脈などを出すことがあり，稀に中結腸動脈，臍動脈，閉鎖動脈，あるいは腸骨回旋動脈を出すことがある．

内腸骨動脈 internal iliac artery

内腸骨動脈の分岐形式はきわめて多様である．それは前方枝と後方枝に分岐することも，分岐しないこともある．Braithwaite[20]は，内陰部動脈と上殿動脈および下殿動脈からなる壁側動脈の分岐形式を記録した（**図 19-20**）．内臓枝（膀胱動脈，子宮動脈，および中直腸動脈）

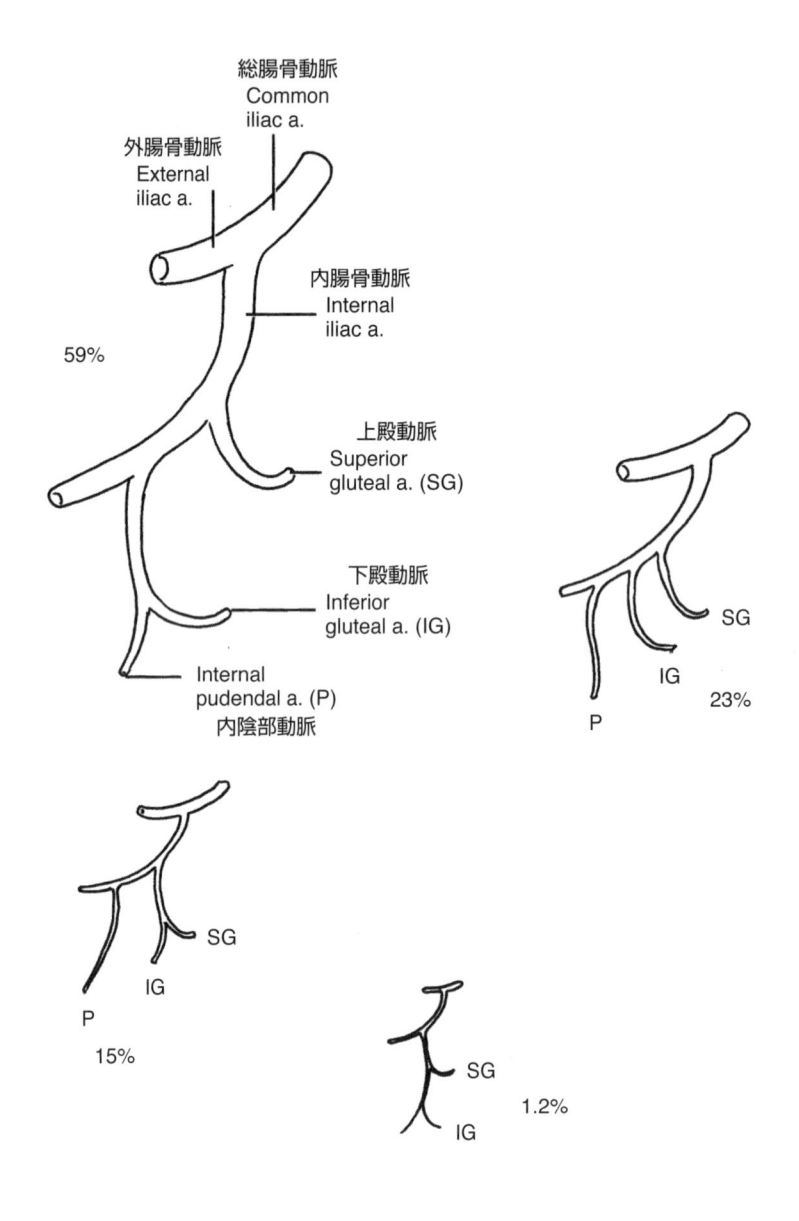

図 19-20　内腸骨動脈の壁側分枝の形式を示す．

と閉鎖動脈はさまざまな組み合わせで頻回に現れる[6]．最も多様な変異を示す内腸骨動脈の枝は閉鎖動脈で，この動脈は前方枝の直接の枝であることが最も多い[20]．多様な起始の部位と頻度が**図19-21**に示されている．臨床的に最も重要な変異は，5人に1人見られる下腹壁動脈からの起始で，鼠径ヘルニアの修復の際に損傷する危険な位置にある（**図15-9**参照）．

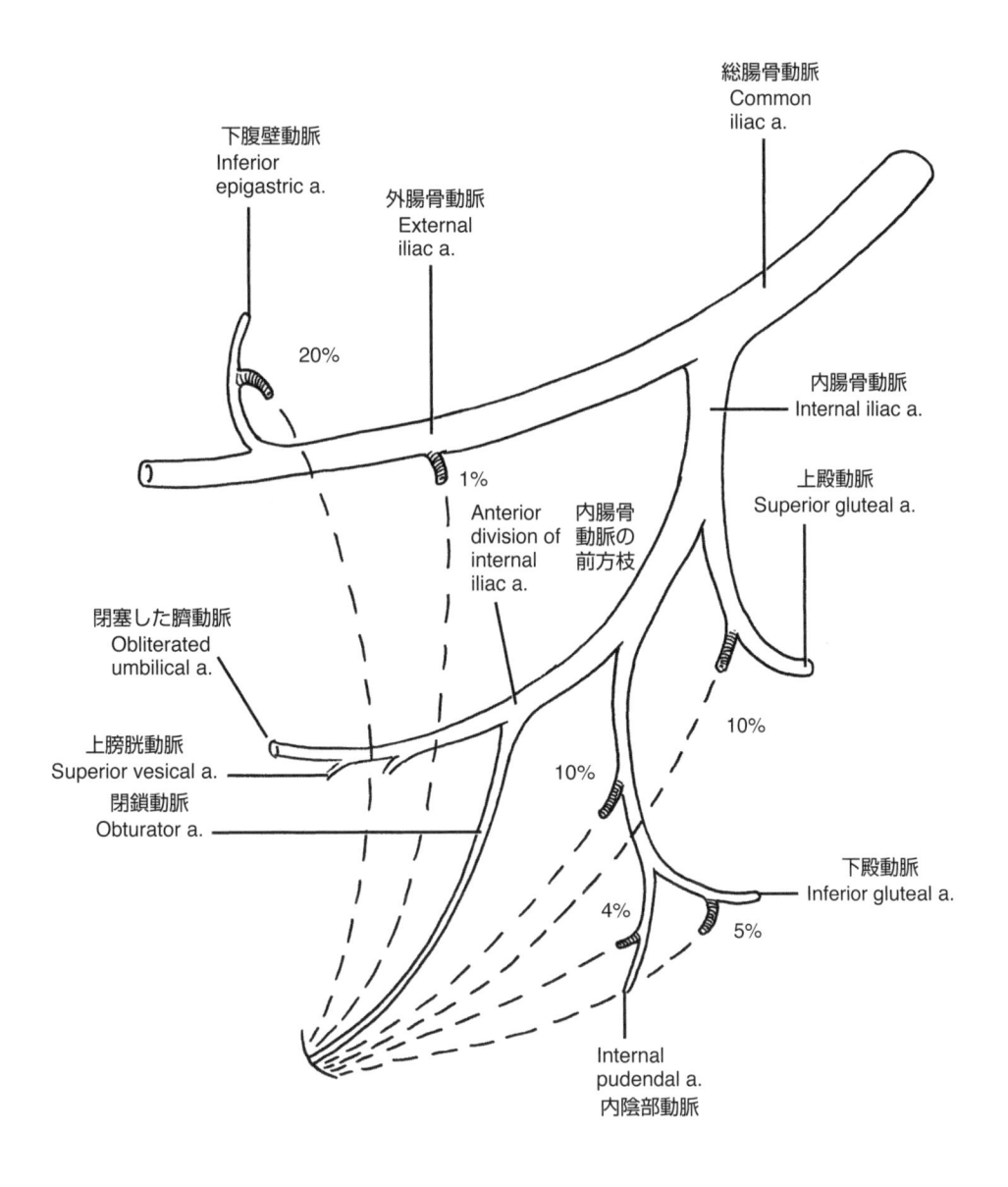

図19-21 閉鎖動脈の起始する部位はきわめて多様であり，事実上あらゆる骨盤血管が含まれる．

564　第VI部　血管の変異

　稀な例では，下殿動脈からの遺残坐骨動脈が下肢への主要な栄養動脈となり，膝窩動脈へと連続することがある[21]（図19-22）．そうした例では，外腸骨動脈は大腿部で深大腿動脈として終止する．

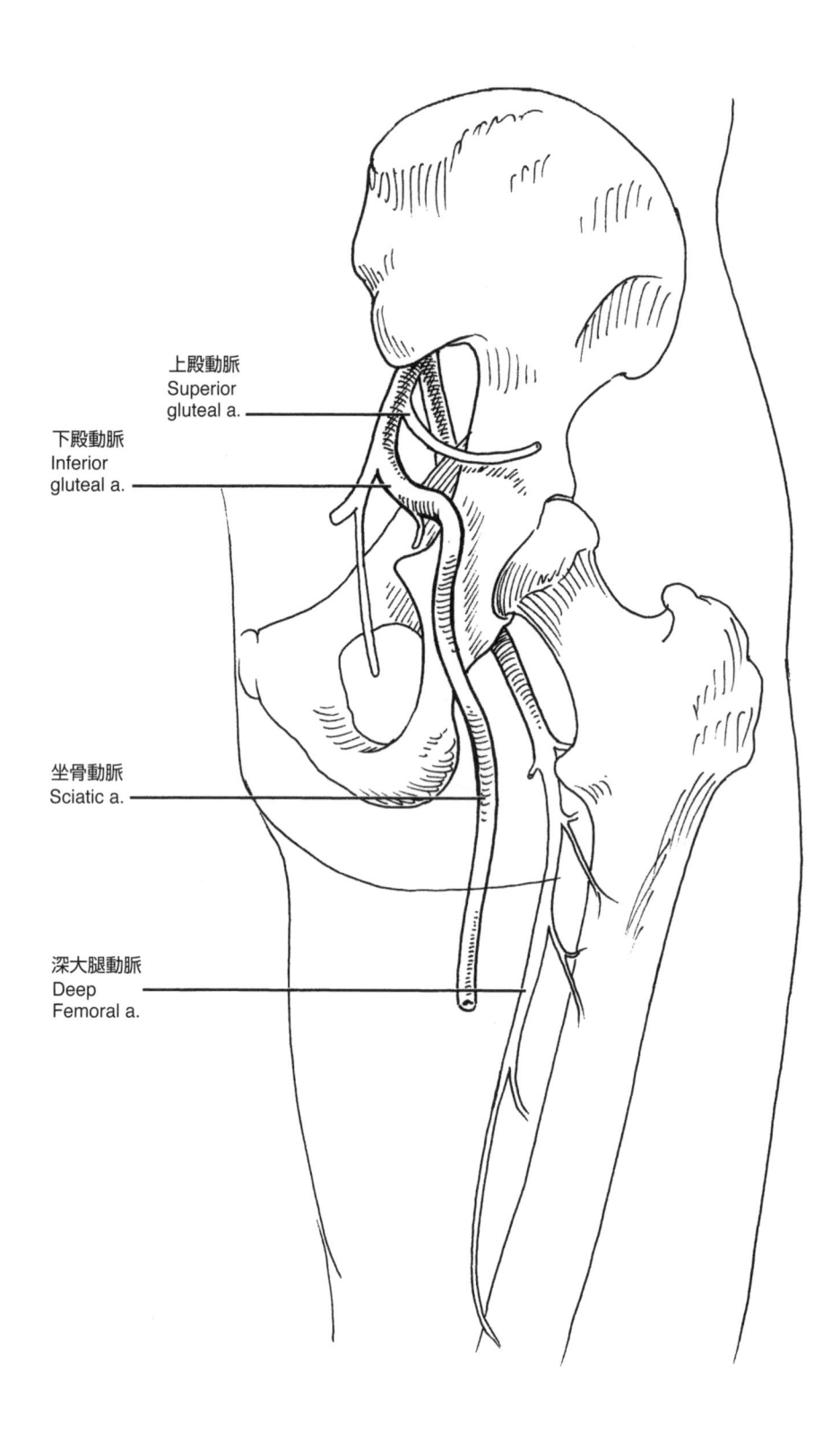

図 19-22 坐骨動脈の遺残は浅大腿動脈の欠如を伴うであろう．

外腸骨動脈 external iliac artery

外腸骨動脈は変異を示すことはほとんどない．それは屈曲するか，あるいは上述した坐骨動脈の遺残により小さい場合がある．通常存在する2本の分枝のうちの1本，下腹壁動脈は鼠径靱帯の数cm上方から起始することがある．他の1本の分枝である深腸骨回旋動脈は欠如していたり，複数であったり，あるいは総腸骨動脈より下腹壁動脈と一緒に起始し，外陰部，内側大腿回旋動脈あるいは外側大腿回旋動脈を出す．

下肢の動脈

総大腿動脈および浅大腿動脈 common and superficial femoral arteries

総大腿動脈は，一般には他の隣接する血管から起始するはずの分枝（例えば，下腹壁，深腸骨回旋，そして大腿回旋動脈など）を出すことがある．ときには，内転筋管内で浅大腿動脈より大伏在動脈が起始し，内転筋管を出て，膝で大伏在静脈と一緒になることもある[7]．

深大腿動脈 profunda femoris artery

深大腿動脈は，3分の1の人では鼠径靱帯より2.5cm以内で起始するか，あるいは5.1cm以上離れて起始する．89％の例では，深大腿動脈は総大腿動脈の後面正中の外側から起始し，外側に走行する．37％の例では，血管は直接後方に向かい，12％の例では外側に向かい，そして40％の例では後外側に向かう[22]．残りの11％では，深大腿動脈は，総大腿動脈の内側方向に起始する．

50〜60％の例で，内側大腿回旋動脈および外側大腿回旋動脈は深大腿動脈の近位部から起始する．内側と外側の回旋動脈は，それぞれ20％と13％の頻度で総大腿動脈から起始する[23]（**図19-23**）．深大腿動脈には，動脈の終枝を除いて2〜6本の穿通枝がある．

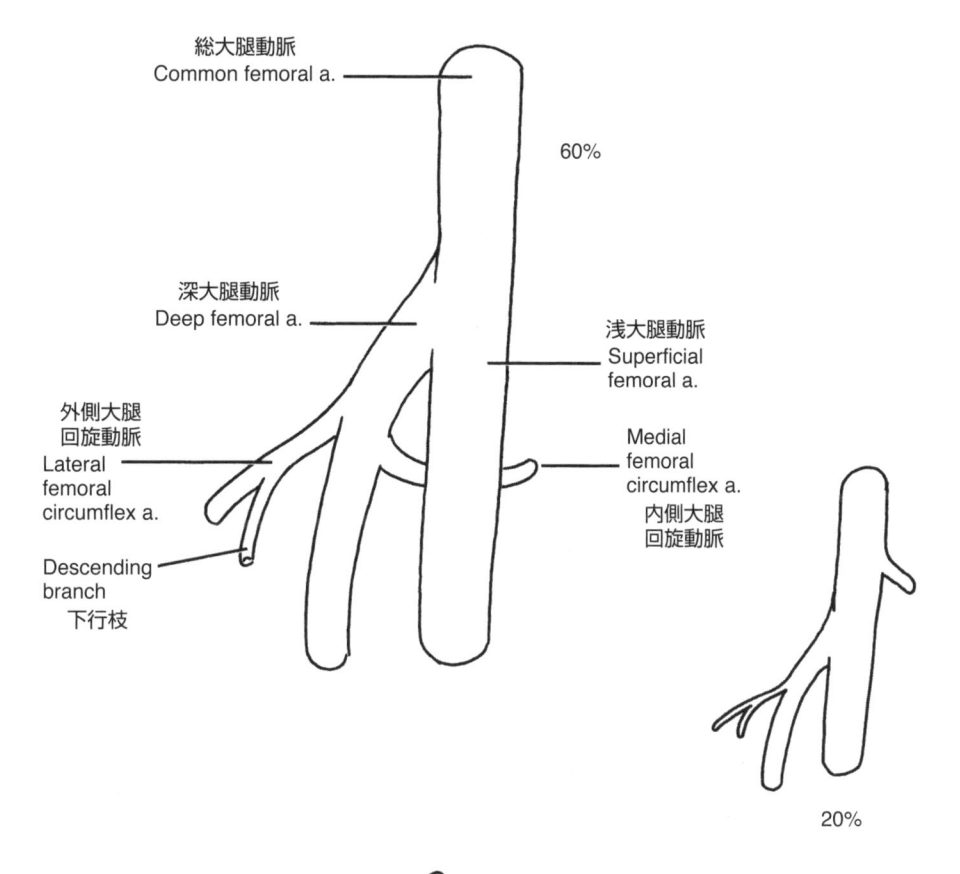

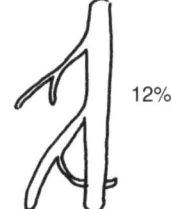

図19-23 大腿回旋動脈の1本は，しばしば総大腿動脈より起始する．

膝窩動脈 popliteal artery

膝窩動脈固有の変異には，その最終の分岐形式が含まれる．最も頻度が高いのは，前脛骨動脈が最初に分岐し，脛骨腓骨動脈となり，それが後脛骨動脈と腓骨動脈に分岐する形式である（図19-24）．前脛骨動脈が異常に高位で起始したときには，それは膝窩筋の深部を通過して圧迫されることがある．およそ3％の例で，膝窩動脈は正しく3本に分岐して終止する[7,24]．稀には，腓骨動脈が前脛骨動脈から起始したり，低位から起始することがある．

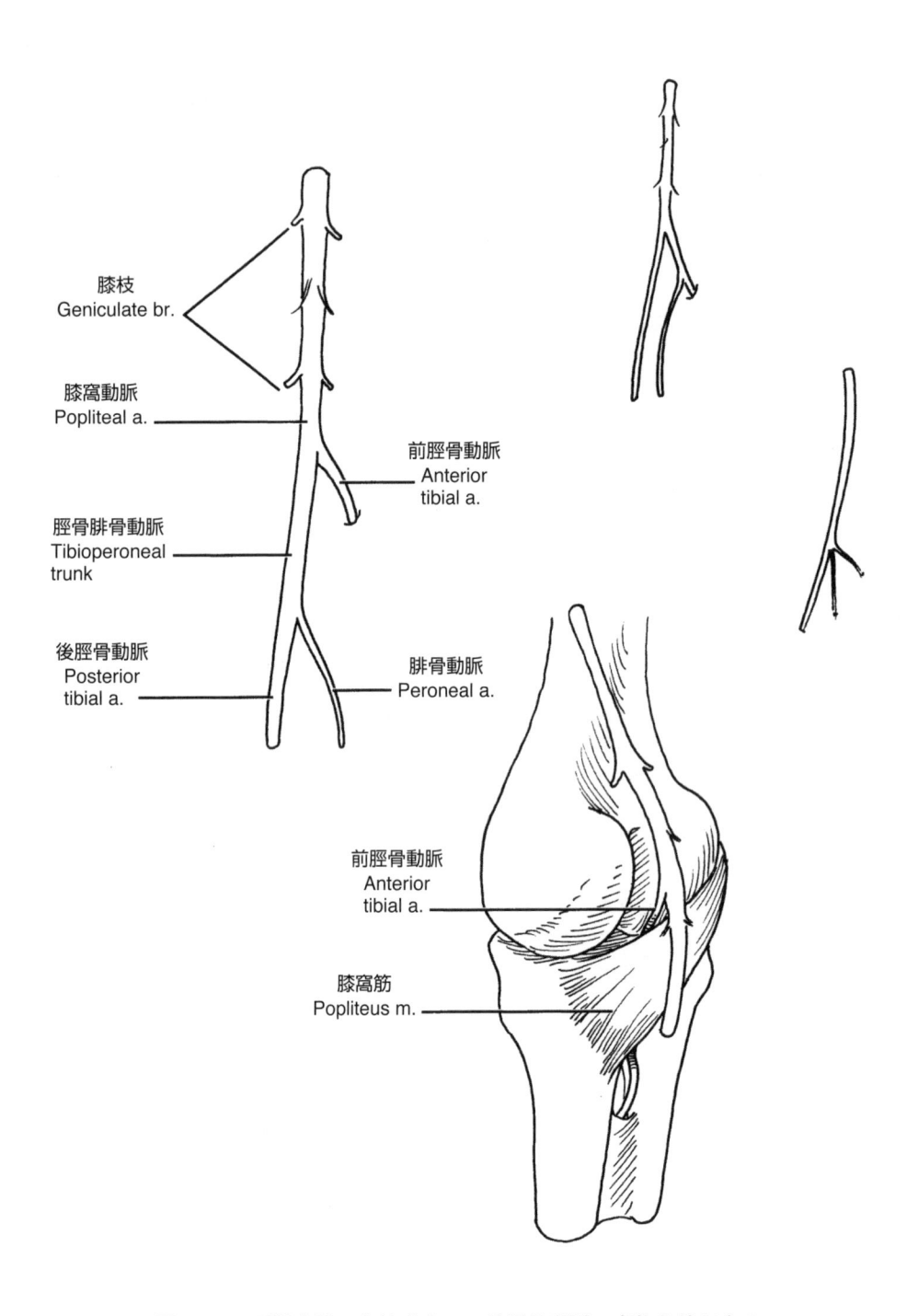

図 19-24　下腿血管の分岐形式には前脛骨動脈の高位分岐が含まれ，この血管はそれから膝窩筋の深部を通過する．

膝窩動脈に固有の解剖学的変異は，下腿の筋肉に対して相対的に異所性の経路をたどったときに発生する[25]（図19-25）．腓腹筋内側頭の通常あるいは通常でない起始部の内側を動脈が通過する場合（図19-25BとC），筋肉内を通過する場合（図19-25D），そしてさらに膝窩筋の深部を通過する場合（図19-25E）がある．間欠的な圧迫は下腿の跛行を引き起こしたり，血管の退行変性を来たしたりする．この状態は下腿の跛行を示す若い患者に存在する可能性がある．

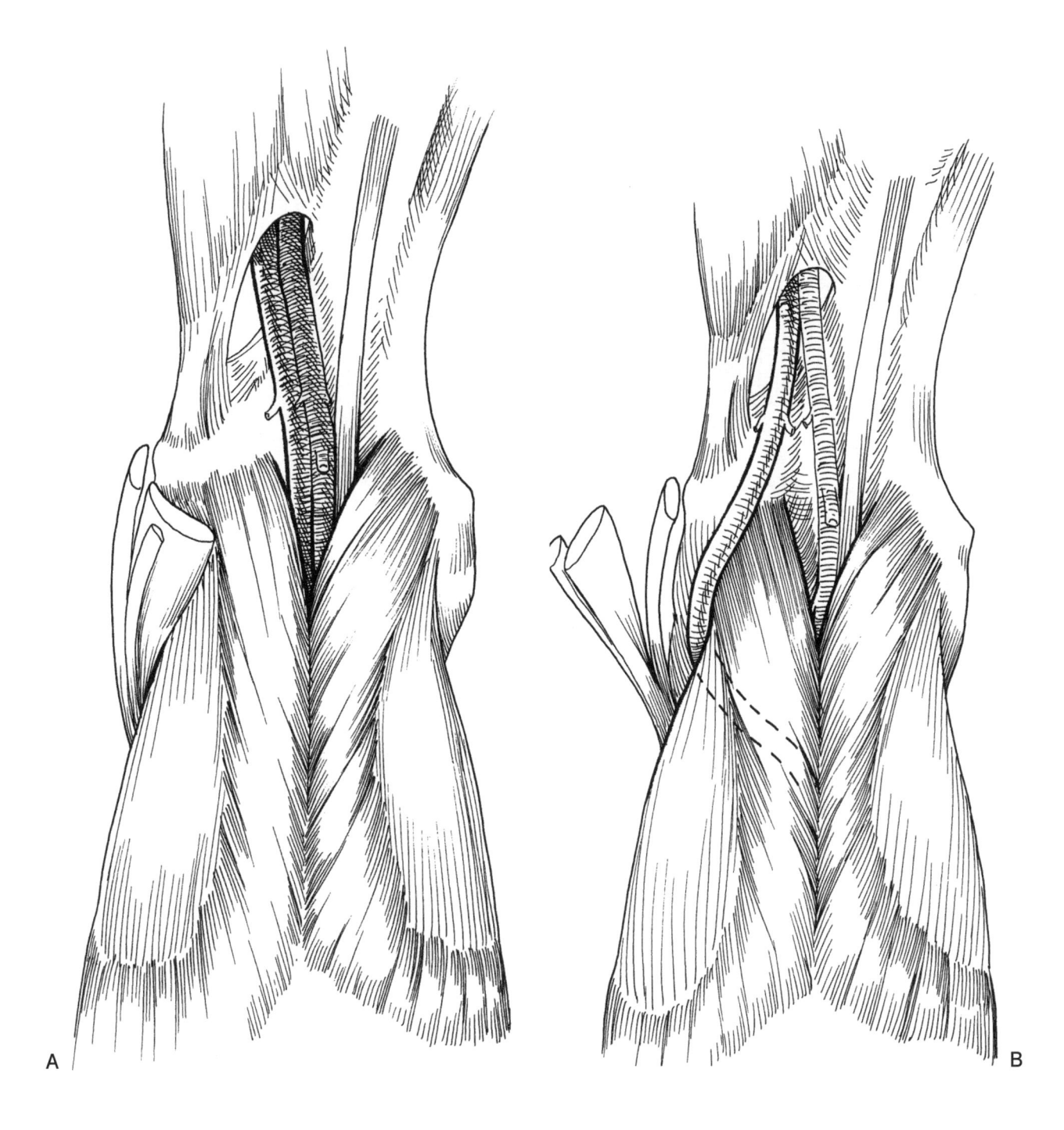

図19-25　正常な膝窩動脈を示す（A）．膝窩動脈が捕捉される最も一般的な原因は，腓腹筋の正常な内側頭を回る血管の内側への偏位である（B）．

568　第Ⅵ部　血管の変異

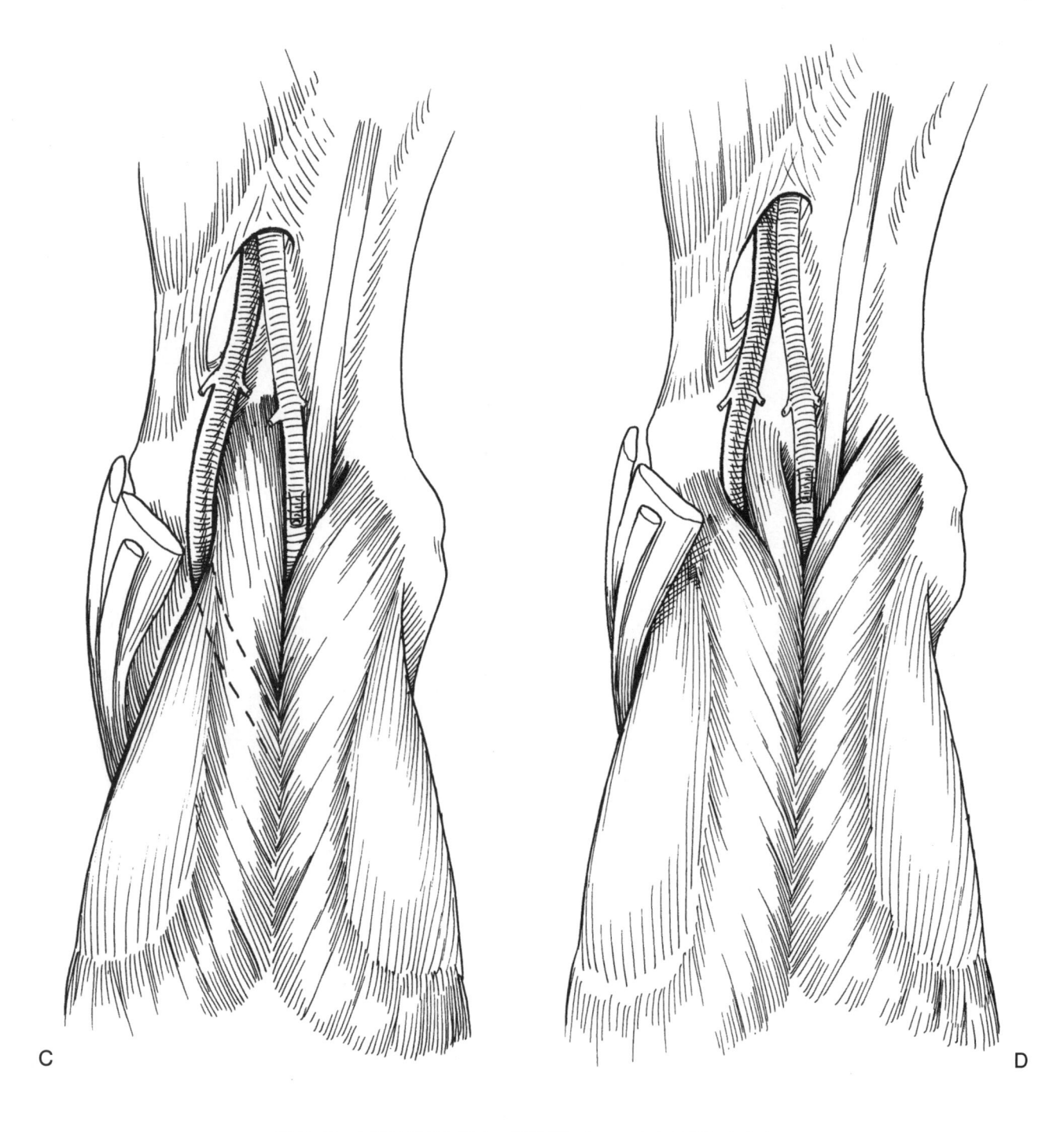

図 19-25　血管は異常な筋肉の起始部によって方向が変わる (**C**)，筋肉内を通過する (**D**)，あるいは血管が膝窩筋の下（深部）を通過することがある (**E**)．

第 19 章 血管の解剖学的変異 569

膝窩筋
Popliteus m.

E

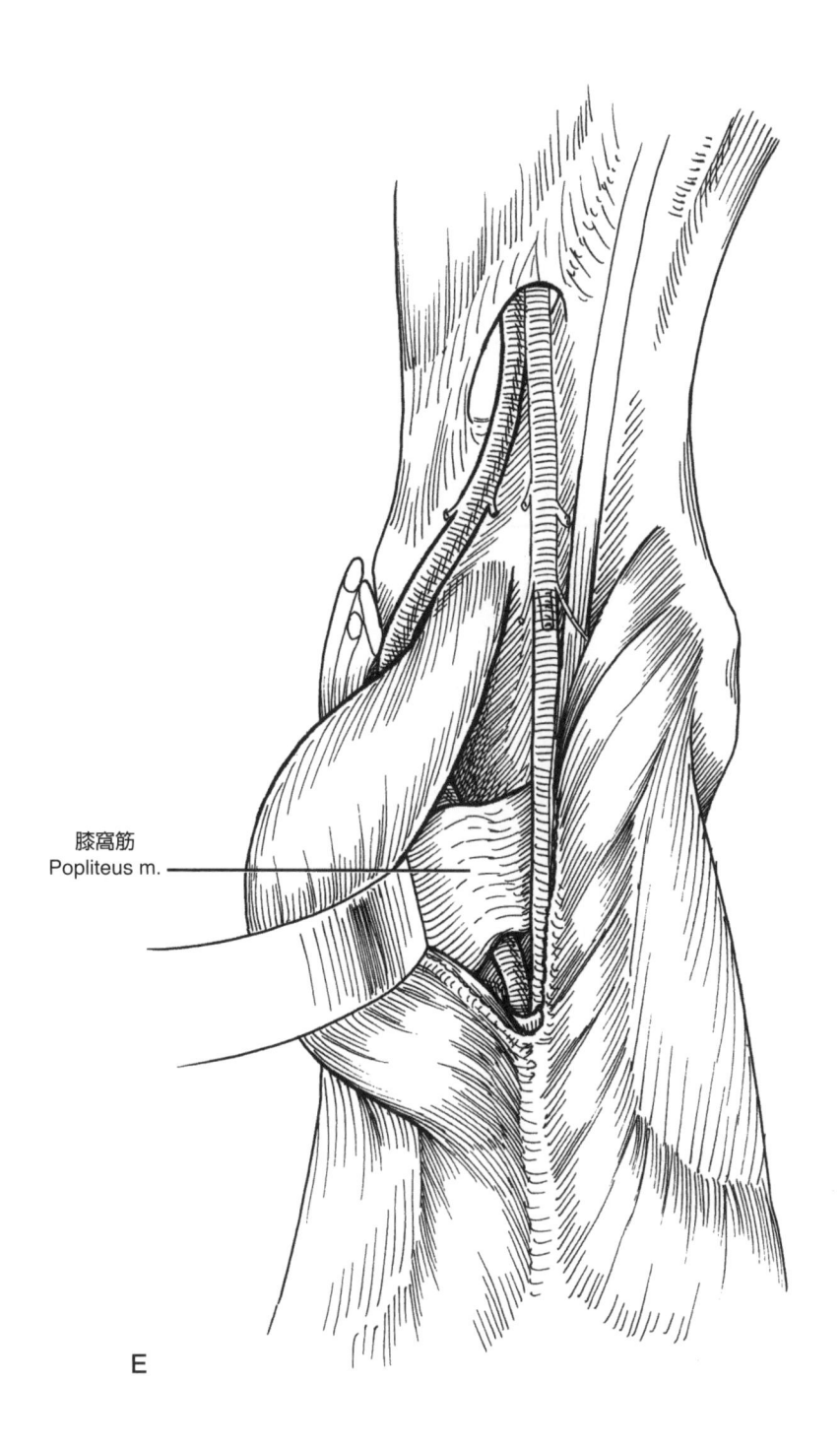

図 19-25（続き）

570 第Ⅵ部 血管の変異

下腿の動脈

下腿の血管はその起始部の変異に加えて，下腿3本の血管がそれぞれに太かったり，細かったり，欠如していたりする場合がある[7]（図19-26）．最も一般的な形式（図19-26A）は，前脛骨動脈および後脛骨動脈が足部に入るまで連続するものである．およそ5%の例では，後脛骨動脈が消失しており，足底動脈は腓骨動脈と連続している（図19-26B）．4%の例で，前脛骨動脈が細いか，消失

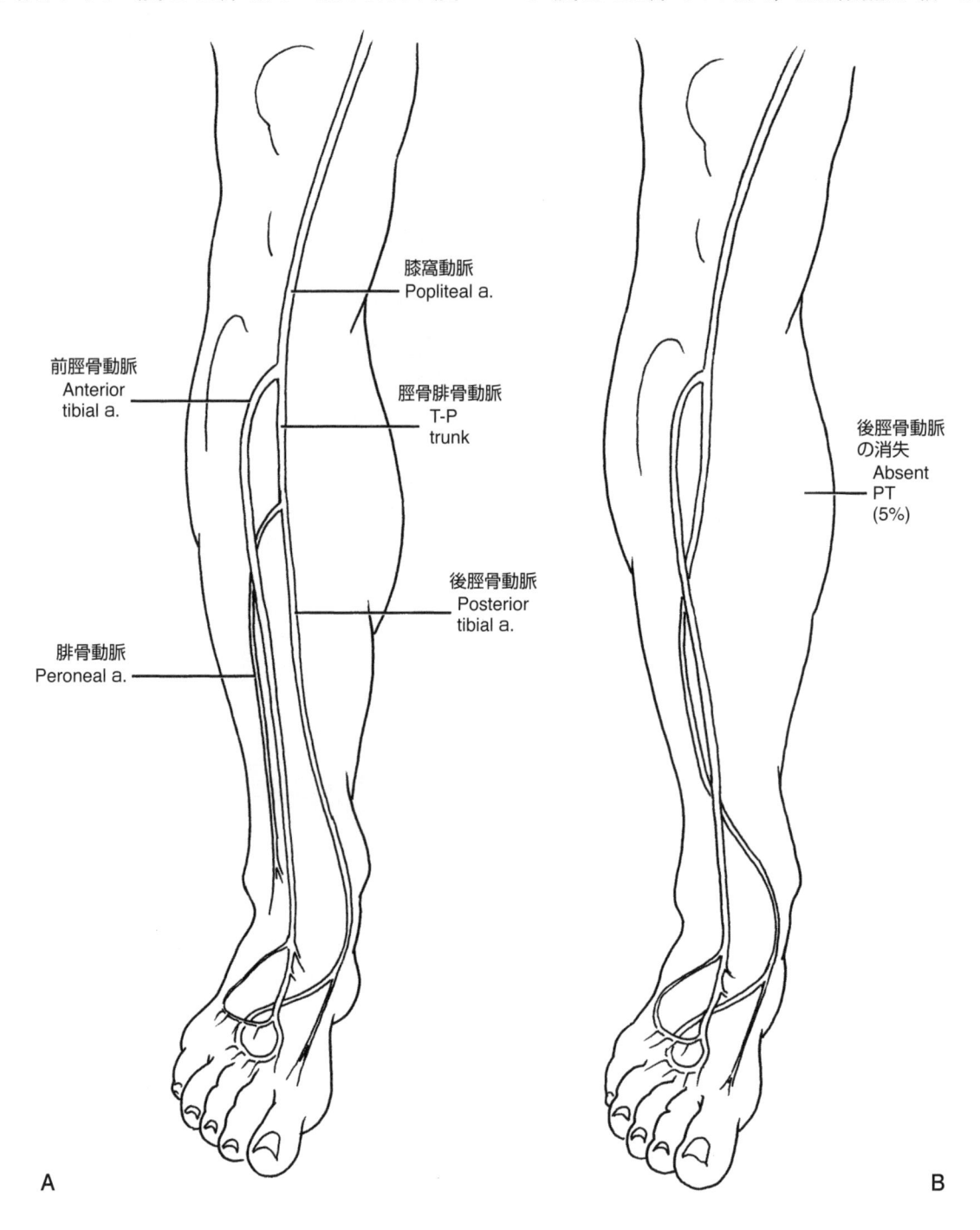

図19-26 下腿血管の分枝形式．A：最も一般的な形は，前脛骨動脈および後脛骨動脈が足部にまで連続するものである．変化には，後脛骨動脈が消失し，足底動脈が腓骨動脈と連続しているもの（B），前脛骨動脈が消失し，足背動脈が腓骨動脈の穿通枝と連続しているもの（C），そして後脛骨動脈が，骨間膜を貫いて前脛骨動脈と結合し，腓骨動脈から足底動脈が連続するもの（D）がある．

している（図 19-26C）．そうした例では，足背動脈は腓骨動脈の穿通枝と連続している．ときおり，後脛骨動脈が，骨間膜を貫いて前脛骨動脈と結合することがある（図 19-26D）．1本が細いときには，その領域は他の1本，もしくはそれ以上の仲間の血管によって栄養される．

前脛骨動脈が
細いか消失
Small or
absent
AT

足背動脈が
腓骨動脈の
穿通枝と連続
DP from
perforating
br. of
peroneal a.
(4%)

後脛骨動脈が
骨間膜を貫いて
前脛骨動脈と連続
PT through
interosseous
mbr. to join
AT

足底動脈が
腓骨動脈と連続
Plantars
from peroneal a.

C

D

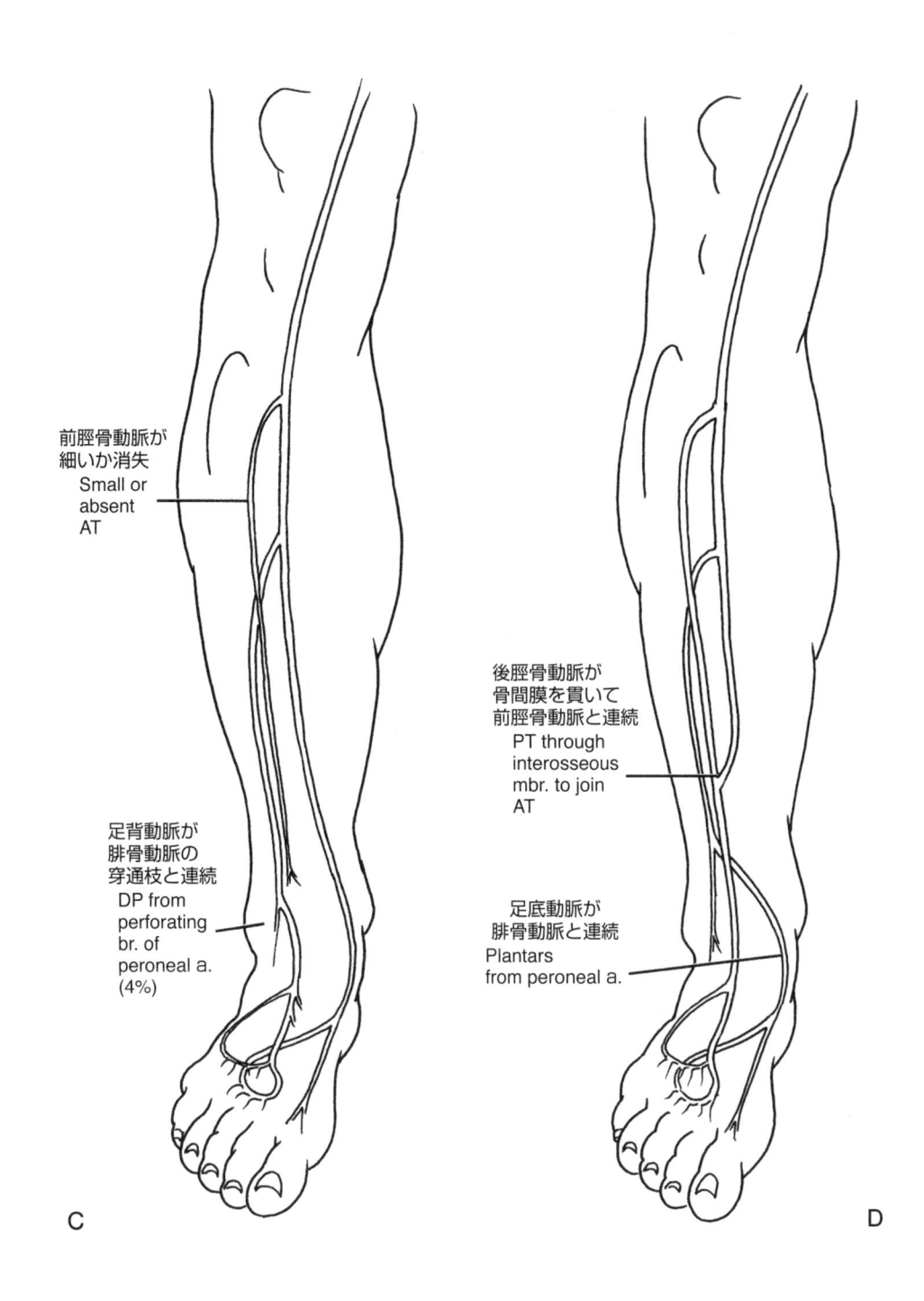

図 19-26（続き）

足部の動脈

足背動脈は，通常は前脛骨動脈と連続し，足底動脈は，通常は前述した例外を含んで後脛骨動脈と連続している[7]．足背動脈の分枝に関しては，変化は少ない．外側足底動脈は通常，足底弓部動脈の優位側であるが，外側足底動脈と足背動脈との間には，それぞれ関与の程度には若干の変化がある．足背動脈と足底動脈との間の交通に関しては，その広がりとサイズにおいてわずかの違いがある．足趾動脈の起始に関しての変化はわずかである[26]．

静脈　veins

大静脈からの二次分枝以降では，主要動脈に伴う静脈の正常解剖の形態は多様である．

さらに末梢においては静脈の形式はより不定で，より予想が困難である．体幹の大静脈での大きな変異が起こるが，通常は発生上の出来事をたどることができる．これらの重要な破格は臨床上顕在化するであろう．

上大静脈　superior vena cava

胎生8週後に左前静脈および総主静脈の退化が起こらないと，左側上大静脈となる．この血管は，同側の内頸静脈と鎖骨下静脈の血流を流入させ，大動脈弓の前外側を下行し，左肺門部の前方を下行する．そして最も一般的には冠静脈洞に注ぐ（図 19-27）．両側上大静脈が存在するときは（0.16％の例），左腕頭静脈は退化しているか，あるいは欠如している[1]．右側の主静脈部分が退化した

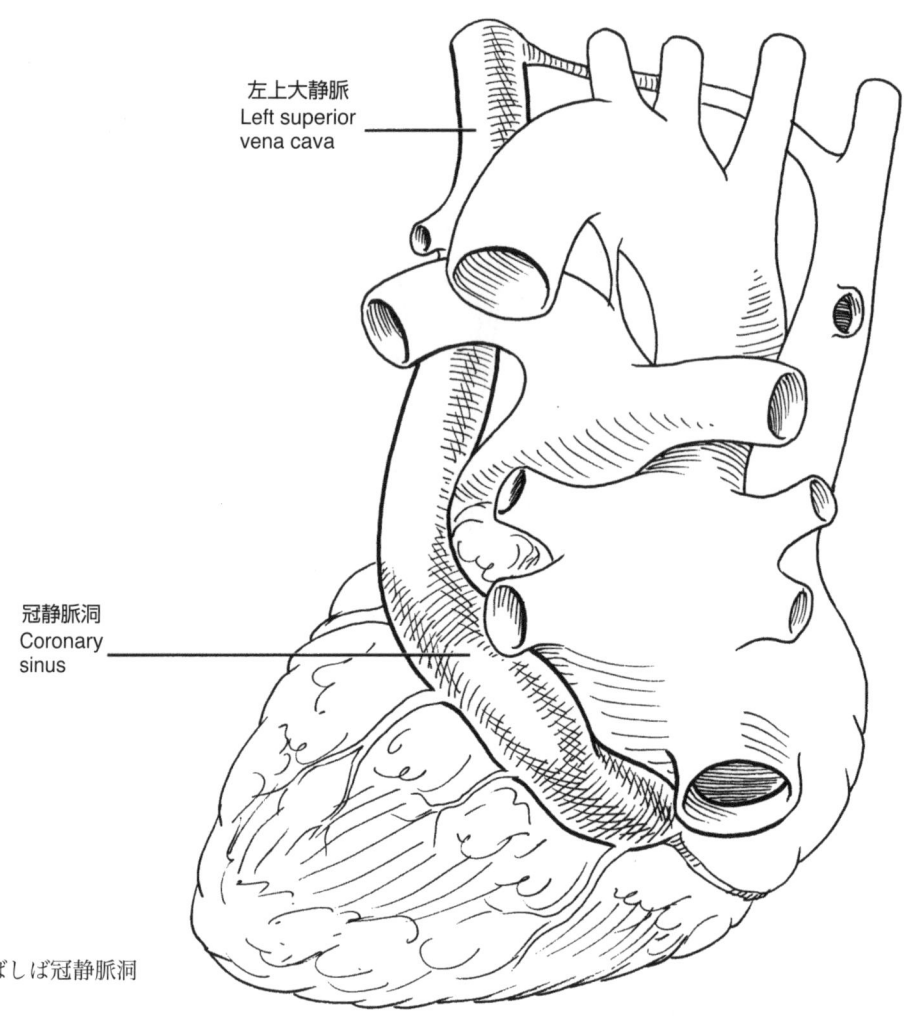

図 19-27　左側上大静脈は，最もしばしば冠静脈洞に流入する．

例では，左上大静脈のみが残っている．そうした例では，正常解剖の鏡面像の形態で右側から左側に流入し，そして奇静脈も逆となる．こうした状態は他の臓器の転移を伴うとは限らない．

下大静脈と腎静脈　inferior vena cava and renal vein
左下主静脈の遺残は，2～3％の人に見られる重複下大静脈となり，また0.2～0.5％の人に見られる左側下大静脈となる[1]．左側の静脈は通常右側より小さく，右側静脈と腎静脈のレベル，あるいはその下方で大動脈前面の交通路により連絡している（**図19-28**）．2本の下大静脈は，その尾側端で腸骨静脈の交通路によっても連絡している．この後者の交通は，ときどき大動脈の前面にある．さらに，大動脈後面の左腎動脈（2％）が，正常な前面の左腎動脈を伴ったり，あるいは伴わなかったりして存在する．前後面の両者がともに存在することにより，大動脈を取り囲む腎の襟（renal collar）が形成される．

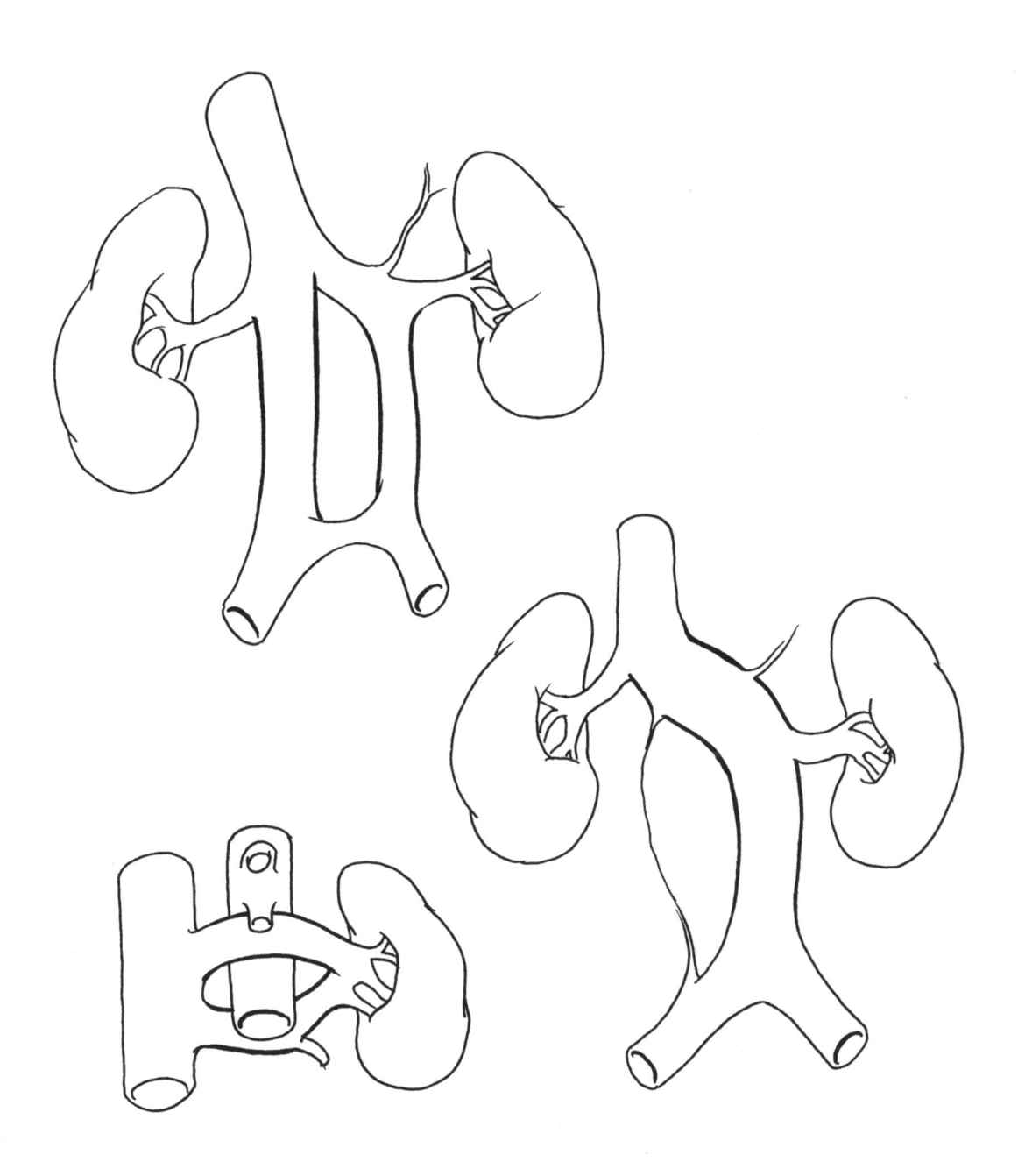

図19-28　大静脈の破格には，複数であること，左側に位置すること，そして大動脈を取り囲む腎静脈による襟（カラー）を形成することなどが含まれる．

左側の下大静脈は内臓逆位の一部ではあるが，孤立して破格として存在することもある．両側下主静脈の退化と下大静脈の欠如例では，下半身と肝臓からの血流は，太い上行腰静脈を通じて奇静脈系に入り，上大静脈に流入する．

臨床的に見つかる下大静脈奇形の頻度（0.6〜2.1％）は，解剖例での所見とほとんど正確に一致しており，外科的手術手技，なかでも腹部大動脈瘤の修復手技を複雑にする[27,28]．

腎静脈は腰静脈を受け入れ，また左腎静脈は脾静脈と交通する場合がある．右腎静脈は3分の1から4分の1の人で複数であるが，左腎静脈は通常は1本である．左副腎静脈は左腎静脈の変異のない枝であり，（左腎静脈に）左精巣静脈が流入する．

門　脈　portal vein

門脈はきわめて一定であり，静脈が十二指腸や，総胆管や，肝動脈の前方に位置することは稀である．門脈の先天的な欠如は，わずかに数例が報告されているにすぎない[7]．下腸間膜静脈が他の門脈の3分枝に合流する部位において，変異が存在する（**図 19-29**）．さらに左胃静脈は，選択的シャントにおいてはこの静脈を遮断することが重要であるが，門脈に流入する場合（54％）と，脾静脈に流入する場合（29％），あるいはそれらの合流部に流入する場合（16％）がある[7]．

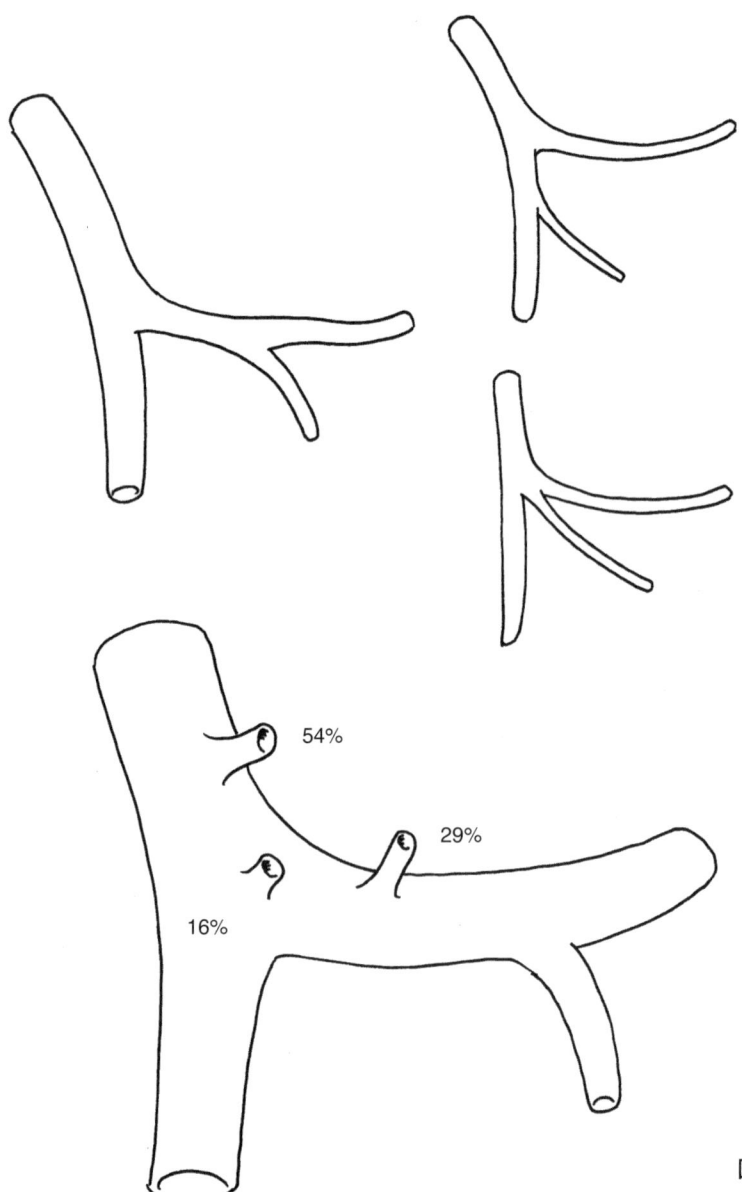

図 19-29　左胃静脈の合流部と同様に，下腸間膜静脈の他の門脈3分枝との合流部位には変異がある．

参考文献

1. Gray SW. *Embryology for Surgeons: The Embryological Basis for the Treatment of Congenital Defects*. Philadelphia, PA: WB Saunders; 1972.
2. Stewart JR, Kincaid GW, Edwards JE. *An Atlas of Vascular Rings and Related Malformations of the Aortic Arch System*. Springfield, IL: Charles C Thomas; 1964.
3. Valentine RJ, Carter DJ, Clagett GE. A modified extrathoracic approach to the treatment of dysphagia lusoria. *J Vasc Surg*. 1987;5:498–500.
4. Edwards FH, Wind G, Thompson L, et al. Three-dimensional image reconstruction for planning of a complex cardiovascular procedure. *Ann Thorac Surg*. 1990;49:486–488.
5. Sabiston DC Jr, Spencer FC. *Gibbon's Surgery of the Chest,* 4th ed. Philadelphia, PA: WB Saunders; 1983.
6. Clemente CD, ed. *Gray's Anatomy of the Human Body,* 30th American ed. Philadelphia, PA: Lea & Febiger; 1985.
7. Bergman RA, Thompson SA, Afifi AK, et al. *Compendium of Human Anatomic Variation*. Baltimore, MD: Urban & Schwarzenberg; 1988.
8. Daseler EH, Anson BJ. Surgical anatomy of the subclavian artery and its branches. *Surg Gynecol Obstet*. 1959;108:149–174.
9. Hitzrot JM. A composite study of the axillary artery in man. *Johns Hopkins Hosp Bull*. 1901;12:136–145.
10. Coleman SS, Anson BL. Arterial patterns in the hand based upon a study of 650 specimens. *Surg Gynecol Obstet*. 1961;113:409–424.
11. Scott HW Jr, Dean RH, Boerth R, et al. Coarctation of the abdominal aorta. *Ann Surg*. 1979;189:746–755.
12. Hallet JW, Brewster DC, Darling RC, et al. Coarctation of the abdominal aorta. *Ann Surg*. 1980;191:430–436.
13. Nelson TM, Pollak R, Jonasson O, et al. Anatomic variants of the celiac, superior mesenteric and inferior mesenteric arteries and their clinical relevance. *Clin Anat*. 1988;1:75–91.
14. Daseler EH, Anson BJ, Hambley WC, et al. The cystic artery and constituents of the hepatic pedicle. A study of 500 specimens. *Surg Gynecol Obstet*. 1947;85:47–63.
15. Sonneland J, Anson BJ, Beaton LE. Surgical anatomy of the arterial supply to the colon from the superior mesenteric artery based upon a study of 600 specimens. *Surg Gynecol Obstet*. 1958;106:385–389.
16. Zebrowski W, Augustyniak E, Zajac S. Variation of origin and branches of the inferior mesenteric artery and its anastomoses. *Folia Morphol (Praha)*. 1971;30:510–517.
17. Valentine RJ, Blakenship CL, MacGillivray DC, et al. Variations in the relationship of the left renal vein to the left renal artery. *Clin Anat*. 1990;3:249–255.
18. Stanley JC, Fry WJ. Median arcuate ligament syndrome. *Arch Surg*. 1971;103:252–257.
19. Akin JT, Skandalakis JE, Gray SW. The anatomic basis of vascular compression of the duodenum. *Surg Clin North Am*. 1974;54:1361–1370.
20. Braithwaite JL. Variations in origin of the parietal branches of the internal iliac artery. *J Anat*. 1952;86:423–430.
21. Steele G Jr, Sanders RJ, Riley J, et al. Pulsatile buttock masses: gluteal and persistent sciatic artery aneurysms. *Surgery*. 1977;82:201–204.
22. Uflacker R. *Atlas of Vascular Anatomy*. Philadelphia, PA: Lippincott Williams & Wilkins; 1997:756–778.
23. Williams GD, Martin CH, McIntire LR. Origin of the deep and circumflex group of arteries. *Anat Rec*. 1934;60:189–196.
24. Colborn GL, Lumsden AB, Taylor BS, et al. The surgical anatomy of the popliteal artery. *Am Surg*. 1994;60:238–246.
25. Rich NM, Collins GJ Jr, McDonald PT, et al. Popliteal vascular entrapment. *Arch Surg*. 1979;114:1377–1384.
26. Laterjet A, Testut L. *Traité d'anatomie humaine,* 8th ed. Paris, France: G. Doin a Cie; 1929.
27. Downey RS, Sicard GA, Anderson CB. Major retroperitoneal venous anomalies: surgical considerations. *Surgery*. 1990;107:359–365.
28. Bartle EJ, Pearce WH, Sun JH, et al. Infrarenal venous anomalies and aortic surgery: avoiding vascular injury. *J Vasc Surg*. 1987;6:590–593.

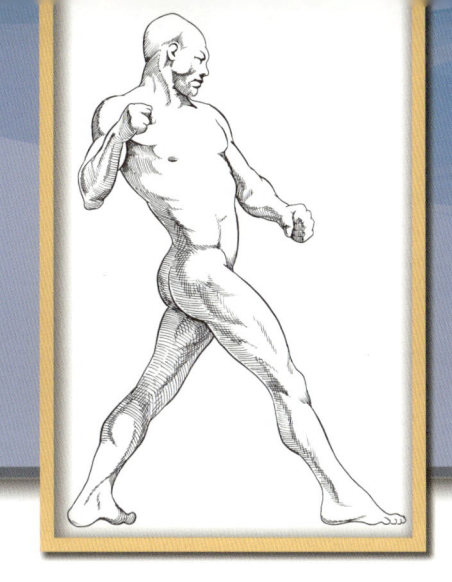

解剖の文献

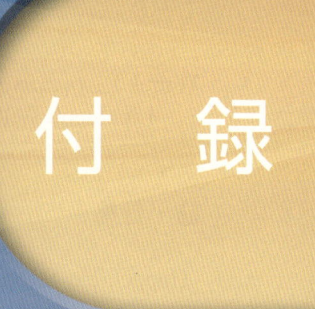

付　録

一般書

Hollinshead WH. *Textbook of Anatomy,* 5th ed. Philadelphia, PA: Harper & Row; 1997.

Lockhart RD, Hamilton GF, Fyfe FW. *Anatomy of the Human Body*. Philadelphia, PA: Lippincott Williams & Wilkins; 1974.

Moore KL, Dalley AF, Agur AMR, et al. *Clinically Oriented Anatomy,* 6th ed. Philadelphia, PA: Wolters Kluwer/Lippincott Williams & Wilkins; 2010.

Standring S, ed. *Gray's Anatomy: The Anatomical Basis of Clinical Practice,* 40th ed. Munich, Germany: Churchill Livingstone/Elsevier GmbH; 2008.

Woodburne RT. *Essentials of Human Anatomy,* 9th ed. New York, NY: Oxford University Press; 1994.

図版

Abrahams H, Boon J. *McMinn's Clinical Atlas of Human Anatomy,* 6th ed. Munich, Germany: Elsevier GmbH; 2008.

Agur AMR, Dalley AF. *Grant's Atlas of Anatomy,* 13th ed. Baltimore, MD: Wolters Kluwer/Lippincott Williams & Wilkins; 2013.

Bergman RA, Thompson SA, Afifi AK, et al. *Compendium of Human Anatomic Variation*. Baltimore, MD: Urban & Schwarzenberg; 1988.

Clemente CD. *Anatomy, a Regional Atlas of the Human Body,* 6th ed. Philadelphia, PA: Wolters Kluwer/Lippincott Williams & Wilkins; 2010.

Netter FH. *Atlas of Human Anatomy*, 5th ed. Philadelphia, PA: Saunders; 2011.

Pernkopf E. *Atlas of Topographic and Applied Human Anatomy,* 3rd English ed. Baltimore, MD: Urban & Schwarzenberg; 1990.

Putz R, ed. *Sobotta Atlas of Human Anatomy,* 14th ed. Munich, Germany: Elsevier Gmbh; 2008.

Uflacker R. *Atlas of Vascular Anatomy: An Angiographic Approach*. Philadelphia, PA: Lippincott Williams & Wilkins; 1997.

横断図版

Cahill D, Orland MJ. *Atlas of Human Cross-sectional Anatomy: With CT and MR Images*. New York, NY: Wiley Liss; 1995.

El-Khoury GY, Bergman RA, Montgomery WJ, et al. *Sectional Anatomy by MRI and CT with Website, 3rd ed*. Edinburgh, England: Churchill Livingstone; 2007.

Eycleshymer AC. *A Cross-section Anatomy*. New York, NY: D. Appleton; 1911.Reprints from the collection of the University of Michigan library.

Kelley LL, Petersen MS. *Sectional Anatomy for Imaging Professionals,* 2nd ed. St. Louis, MO: Mosby/Elsevier; 2007.

Koritke J, Sick H. *Atlas of Sectional Human Anatomy,* 2nd ed. Baltimore, MD: Urban & Schwarzenberg; 1988.

Weir J, Abrahams, P. *Imaging Atlas of Human Anatomy,* St. Louis, MO: Mosby/Elsevier; 2010.

外科解剖

Anson BJ, McVay CB. *Surgical Anatomy,* 6th ed. Philadelphia, PA: Saunders; 1984.

Henry AK. *Extensile Exposure,* 2nd ed. Edinburgh, England: Churchill Livingstone; 1973.

Scott-Conner CEH, Dawson DL. *Operative Anatomy,* Philadelphia, PA: Wolters Kluwer/Lippincott Williams & Wilkins; 2009.

Skandalakis JE, Skandalakis PN. *Surgical Anatomy and Technique*. New York, NY: Springer Sciences; 2008.

Thorek E. *Anatomy in Surgery*, 2nd ed. Philadelphia, PA: Lippincott Williams & Wilkins; 1962.

筋・骨格

Hoppenfeld S. *Surgical Exposures in Orthopedics: The Anatomic Approach*. Philadelphia, PA: Lippincott Williams & Wilkens; 1984.

バーチャル（virtual）解剖

http://www.visiblebody.com
http://www.anatronica.com
http://www.interactelsevier.com/netter
http://www.anatomium.com
http://www.primalpictures.com
http://www.anatomy.tv/default.aspx
http://www.nextd.com
http://www.zygotebody.com/no_webgl.html
http://www.3danatomy.co.uk
https://www.biodigitalhuman.com/default.html

和文索引

[注：病名および解剖学用語に人名が含まれるものは欧文索引を参照]

● あ

アキレス腱　513, 533
上げ蓋　44
上げ蓋型開胸　101
上げ蓋型の切開　91
足関節　504

● い

胃肝靱帯　248, 274
胃肝動脈幹　552
胃肝部網嚢　247, 248
胃結腸靱帯　275, 382
遺残坐骨動脈　564
胃十二指腸靱帯　291
胃十二指腸動脈　275, 276, 291, 555
　──の起始部の破格　555
異常右鎖骨下動脈　38, 45
胃静脈系の側副路　367
胃静脈瘤　369
異所性右鎖骨下動脈　541
異所性左鎖骨下動脈　541
異所性大動脈弓　541
胃大網静脈　368
胃大網連絡路　368
胃脾動脈幹　551
咽頭　33
咽頭後隙　66
陰部大腿神経　321, 338
インプラント移植　346

● う

右胃静脈　365, 367
右胃大網静脈　365, 382
右胃大網動脈　275, 382
右胃動脈　291, 556
右胃動脈起始部の変異　556
右横隔神経　242, 243
右横隔膜脚　243, 247, 248, 251
右外腸骨動脈　329
右肝動脈　553, 554
右結腸静脈　276, 378
右結腸動脈　273, 277, 284, 557
右交感神経幹　319
烏口突起　156
烏口突起下腔　123
烏口隆起　155
烏口腕筋　156, 167, 170, 172, 179, 183
動く筋束　210
右鎖骨下動脈　8, 11, 97, 545, 546
右三角靱帯　359

右腎静脈　296
右腎動静脈の露出　306
右腎動脈　295, 296, 302, 307
　──の露出　306
右精巣静脈　352
右総頸動脈　97, 546
右総腸骨動脈　329, 341, 351
　──露出　268
右腸骨動静脈　329
右内腸骨動脈　329
右反回神経　82
右副腎静脈　299, 349, 358
右迷走神経　82, 96
右腕頭静脈　87

● え

腋窩　158
腋窩筋膜　118, 159
腋窩鞘　24, 159, 167
腋窩静脈　137, 164, 168, 172
腋窩神経　158
腋窩-大腿動脈バイパス　165, 415, 418
腋窩-大腿動脈バイパストンネル　418
腋窩通路　117
腋窩動脈　13, 117, 137, 154, 156, 157, 160, 161, 164, 166, 168, 172, 549
　──の露出　418
腋窩動脈鞘　118
腋窩動脈鞘筋膜　118
腋窩動脈損傷　160
腋窩動脈バイパス　165
腋窩表層の血管　136
エレバトール　139
遠位手掌ヒダ　218
遠位側脾腎シャント　385
遠位腓骨動脈，後方アプローチ　532
円回内筋　192, 193, 194, 197, 198, 203
円周状切開　266
炎症性動脈瘤　245, 323
円靱帯　18

● お

横隔神経　55, 62, 65, 66, 80, 107, 111, 116, 129, 139, 142, 146, 147, 149, 244
横隔膜　242
　──切離　266
　──の円周状切開　270
　──の解剖　242
　──の起始部　242
　──の形態　243
　──の支配神経と血管　242

　──膜様部分　348
横隔膜右脚　244
横隔膜脚　243, 244
横隔膜上部下大静脈　362
横筋筋膜　297, 340, 355, 392, 340
横行頸動脈　544
横行結腸間膜　240, 284, 378, 382
　──の付着部　277
横切開　303
横中隔　14

● か

回外筋　192, 197
外胸動脈　544
外頸静脈　28, 29, 31, 61, 106, 128, 128
外頸動脈　5, 6, 8, 30, 34, 43, 46, 546
回結腸動脈　273, 277, 557
外傷性内膜剥離　478
外側アプローチ　460
外側下膝動脈　457
外側顆上稜　195
外側胸筋神経　158, 163, 164
外側胸静脈　120, 136
外側胸神経　120
外側胸動脈　116, 117, 120, 136, 157, 168, 173
外側筋間中隔　176, 195, 464
外側筋区画　210, 213
外側広筋　430, 436
外側コンパートメント　486, 489, 499, 502
外側膝下部アプローチ　472, 473
外側膝上部アプローチ　464
外側上顆　191
外側（上腕）筋間中隔　177, 178, 184
外側神経束　172
外側仙骨静脈　349
外側仙骨動脈　316
外側前腕皮神経　190, 191, 218, 219
外側足底枝　512
外側足底動脈　512, 535, 536
外側大腿回旋静脈　404, 413
外側大腿回旋静脈切離　444
外側大腿回旋動静脈　443
外側大腿回旋動脈　403, 404, 405, 414, 457
外側大腿二頭筋　452
外側大腿皮神経　321
外側腸骨仙骨静脈　341
外側腰肋骨弓　242
外腸骨静脈　335, 350, 351, 423
外腸骨動脈　13, 315, 316, 330, 334, 335, 390, 398, 423, 562, 563, 565
外腸骨リンパ系　397

灰白交通枝 121
灰白質側柱 121
開腹 280
　　——による血栓除去術 280
　　——によるバイパス手術 280
外腹斜筋 254
外腹斜筋腱膜 354
開腹手術用小腸パック 292
外閉鎖筋 400, 426
解剖学的嗅たばこ入れ 217, 225, 230
外膜嚢腫 459
外膜嚢腫症 478
カウザルギア 148
かえる足ポジション 439
下横隔静脈 242, 349
下横隔動脈 242, 243, 251, 282
下顎縁枝 38
下顎縁神経 38, 42
下顎後窩 40
下顎後静脈 35, 31
下顎骨骨切り術 47
下顎枝 38
拡大右肋骨弓下切開 373, 381
顎二腹筋 33, 34
下肩甲動脈 544
下甲状腺静脈 96
下甲状腺動脈 55, 62, 63, 65
下行大動脈 108
　　——の露出 108
下行大動脈遠位部 256
下喉頭枝 38
下歯槽神経 36
下肢の動脈 565
下尺側側副動脈 187, 196
顆上骨折 185
顆上中隔 177
芽状突起 4
下伸筋支帯 485, 495, 504
下膵十二指腸動脈 283
下腿 483
　　——の血管 483
　　——の主要な動脈 487
　　——の動脈 570
下腿筋膜 484, 486
下腿血管，分枝形式 570
下大静脈 237, 238, 317, 329, 349, 353, 379, 380, 573
　　——外科解剖 348
　　——の開口 244
　　——の分岐部 350
　　——露出 354
下大静脈後面の損傷部 358
肩牽引キット 135
下腸間膜静脈 300, 301, 364, 365, 366
下腸間膜神経節 322
下腸間膜動脈 9, 241, 268, 272, 273, 277, 278, 289, 315, 318, 325, 328, 329, 338, 341, 557, 558
　　——の露出 289
下直腸静脈 365
カテーテル・テクニック 69
下殿動脈 13, 316, 563, 564
顆導出静脈 72, 73
下肺静脈 270
下肺靱帯 270
下腓骨筋支帯 484
下腹神経 323
下腹神経叢 323
下副腎動脈 559
下腹壁静脈 335, 338, 339, 341, 349, 398
下腹壁動脈 316, 335, 338, 339, 341, 398, 399, 563
　　——の枝 254
下部食道 244
下膀胱動脈 316
幹 116
肝芽 4
肝鎌状靱帯 354, 361
肝後面 353, 359
　　——の下大静脈の露出 359
　　——の大静脈 353
間質組織圧 210
肝十二指腸靱帯 275, 291
冠状静脈 249
冠状靱帯 353
肝静脈 14, 353
　　——の枝 360
　　——の露出 361
冠静脈洞 4, 14, 572
関節下結節 181
肝臓 359
　　——の bare area 359
　　——の右三角靱帯 360
　　——の冠状靱帯 360
環椎 51, 56
環椎後頭関節 56
環椎後頭膜 58, 74
肝動脈 273, 291, 353
　　——の露出 290
　　——へのアプローチ 290
肝動脈起始部の破格 553
肝動脈-腎動脈バイパス 290
冠動脈バイパス手術 204
肝脾動脈幹 552
顔面静脈 35, 44
顔面神経 37, 49
顔面神経下顎縁枝 42
間葉溝 2

● き

気管食道溝 44, 82
気管前葉 25

奇形 541
奇静脈 16, 83, 86, 87, 244, 352
逆行性の出血 414
逆行性バイパス 280, 287
弓状動脈 510
急性筋区画症候群 209
急性腸管虚血 279
急性腸間膜動脈虚血 280
急性動脈閉塞 279
弓部大動脈 541
橋 51
頬咽頭筋膜 25
胸郭下横隔膜のドーム 236
胸郭上口 113, 123
胸郭出口 113
　　——の減圧 134
　　——の露出 123
胸郭出口症候群 113
胸郭出口バンド 125
胸管 54, 55, 61, 83, 104, 106, 128, 150, 244, 245, 281
胸筋筋膜 159
胸筋神経 168, 173
胸腔内ステント・グラフト 109
胸肩峰静脈 163
胸肩峰動脈 157, 163, 164, 168, 169, 173, 174
胸骨柄 88
胸骨柄結合 84
胸骨開創器 94
胸骨甲状筋 94
胸骨小切開法 98
胸骨上半部部分切開 98
胸骨正中切開 91, 95, 96, 359, 362
胸骨舌骨筋 94
胸鎖関節 113
胸鎖乳突筋 55, 60, 64, 70, 89, 106
胸腺 84, 94
胸背神経 116, 117, 150, 158
胸背動脈 157
胸部下行大動脈 269
胸腹部アプローチ 258
胸腹部切開 259, 262, 269, 359
胸腹部大動脈の全体 270
胸腹部大動脈瘤 260
　　——修復 265
　　——の分類 260
胸腹部皮膚切開 260
胸腹壁静脈 120, 136
胸部大血管 78
胸部大動脈 249, 250, 541
胸部大動脈下部 249
胸部皮膚切開 261
虚血性腎不全患者 290
起立筋筋膜 265
近位下行大動脈領域の病変 111
近位側後脛骨動脈 516

和文索引

近位側脾静脈-腎静脈吻合　371
筋横隔動脈　242
筋区画　176
筋区画症候群　209
筋肉層　28
筋肉の停止異常　124
筋皮神経　158, 172, 177, 179
筋房　486
筋膜　450
筋膜切開　488

● く

空腸近位部の残存　279
空腸枝　285
屈曲した腸間膜動脈　278
屈筋コンパートメント　176, 177
屈筋支帯　484, 485, 492, 504, 512
屈筋の共通起始　197

● け

経腋窩アプローチ　126, 134, 150
頸基部　53
頸胸神経節　32, 54, 148
頸胸部交感神経幹　148
　　──の露出　148
頸胸部交感神経節切除術　148
頸筋膜中間層　25
脛骨　453
脛骨神経　453, 470, 480, 481, 488, 505, 507, 513, 522, 523
脛骨腓骨幹　483
脛骨腓骨動脈　475, 476, 516, 517, 518, 566
経鎖骨アプローチ　127
茎状突起　33
頸静脈　31
頸静脈経由肝内門脈-体循環シャント作成術　370
頸静脈孔　35
頸静脈末梢部　35
頸神経叢　32
頸神経ワナ　27, 29, 36
頸切痕　92
経大動脈的血栓内膜除去術　280
頸長筋　52, 62, 67
頸椎横突起間隙　69
頸動脈　22, 30
　　──と分枝の露出　41
頸動脈管　30
頸動脈血行再建手術とステント治療の比較治験　36
頸動脈結節　51, 52, 66, 122
頸動脈-鎖骨下動脈バイパス　91
頸動脈鞘　23, 27, 61, 106
頸動脈三角　29
頸動脈小体　30, 39
頸動脈洞　30, 46

頸動脈洞神経　39, 46
茎突咽頭筋　34
茎突舌筋　33, 34
茎突舌骨筋　34
茎突舌骨靱帯　33
頸板状筋　58, 71
経皮的血管形成術　280
経鼻的口腔内ワイヤー固定法　47
経皮的バルーン血管形成術　300
頸部　32
　　──における椎骨動脈の露出　59
　　──の神経　32
経腹的アプローチ　245, 265, 356
経腹的(腹腔内)アプローチ　323
頸部交感神経幹　27, 54
頸肋　113
頸肋骨　124, 131, 140
血管　1
　　──解剖学的変異　540
　　──の発達　1
血管運動性交感神経　121
血管内形成術　419
血管内治療　160, 280, 407
血管内デバイス　408, 409
結合茎　2
結節間溝外唇　180
血栓症　279
結腸間膜下のアプローチ　386
血流の供給動脈　422
減圧手術　372
肩甲回旋動脈　157
肩甲下筋　118, 156
肩甲下動脈　116, 117, 157
肩甲挙筋　52, 58, 71
肩甲骨の烏口突起　154
肩甲上動脈　129
肩甲舌骨筋　43, 55, 64, 97, 106, 107, 128
原始的大動脈　2
剣状突起　92
腱旁結合組織　212

● こ

後腋窩線　253
公園ベンチ体位　72
交感神経幹　38, 54, 61, 64, 150, 337
交感神経節　66
交感神経切除術　336
交感神経の損傷　330
交感神経反射性ジストロフィー　148
後環椎後頭膜　58
広頸筋　28, 60, 128
後脛骨筋　492, 493
後脛骨静脈　520
後脛骨神経　488
後脛骨神経血管　512
後脛骨動脈　456, 476, 483, 487, 498, 505, 507,

509, 512, 515, 516, 520, 521, 523, 529, 534, 535, 536, 566, 570
　　──の露出　515, 519, 534
後脛骨動脈近位部へのアプローチ　516
後骨間動脈　196
交差バイパス　419
後斜角筋　89, 115, 546
後主静脈　4, 11, 13, 15, 16, 17
甲状頸動脈　55, 62, 63, 132, 544, 548
甲状頸動脈幹　8
後上腕回旋動脈　157, 181
後腎　9, 17
後神経索　116
後神経束　116
項靱帯　24
後浅大腿動脈　402
後前腕皮神経　191
後側神経束　172
後側方開胸　109
後頭下三角　56
後頭下神経　74
後頭下椎骨動脈　72
後頭動脈　34, 45, 48, 48, 54
広背筋　110, 118, 136, 156, 177
広背筋腱　176
後腹膜　333
　　──の構造物　241
　　──の側副路　369
　　──の剥離　327
後腹膜アプローチ　245, 246, 265, 323, 354
後方アプローチ　459, 478
後方コンパートメント　498
後方膝関節脱　478
後方腎筋膜　237
後方前腕皮神経　219
後方椎間静脈叢　352
後方到達法　127
後方傍椎骨アプローチ　148
硬膜　58
硬膜外冷却　258
骨外椎骨動脈　60
骨鉗子　68, 140
骨間椎骨動脈　66
骨間膜　486, 525
骨性管　68
骨盤神経叢　323
骨盤内筋膜　424
骨盤の動脈　562
骨膜外切除　132
骨膜下切除　140
骨膜起子　139
骨蝋　93
固有肝動脈　275
根　116
根治的乳様突起切除術　47
コンパートメント(筋房)　486

コンパートメント症候群　488

● さ

最上胸静脈　120, 137
最上胸動脈　116, 117, 120, 137, 157, 402, 454, 462
左胃静脈　367
臍静脈　2, 3, 14, 15, 18
左胃静脈冠状静脈　365, 367
臍帯血管　2
左胃大網静脈　365, 382
左胃大網動脈　275, 382
左胃動脈　249, 273, 275, 281, 365, 552
臍動脈　3, 9, 12, 13, 18
左横隔神経　106, 111, 242, 243
左外側腸骨仙骨静脈の枝　344
左外腸骨動脈　318, 351
左下傍腹直筋切開　339
左肝動脈　553
　　──変異した　251
左頸動脈　91
左結腸間膜　303
左結腸動脈　557
　　──の上行枝　278
左結腸を授動　269
鎖骨　88, 155
鎖骨下アプローチ　142
鎖骨下筋　118, 119, 138, 159, 174
　　──の停止部　144
鎖骨下静脈　16, 54, 107, 119, 129, 139, 142, 143, 145
鎖骨下動脈　6, 53, 106, 107, 129, 139, 140, 149, 542, 546, 547
　　──分枝　548
鎖骨下動脈血行再建術　91
鎖骨下ワナ　82, 122
鎖骨胸筋筋膜　118, 159, 162, 163, 170, 171, 174
坐骨結節　431
鎖骨上アプローチ　127
鎖骨上横切開法　60
鎖骨上到達法　60
坐骨神経の遺残　564
坐骨動脈　13, 564
鎖骨の変形治癒　125
左鎖骨下静脈　106
左鎖骨下動脈　85, 91, 101, 103, 544
左三角靱帯　246, 280, 354
左上大静脈　572, 573
左腎静脈　255, 256, 283, 286, 287, 289, 296, 299, 304, 305, 353, 367, 370, 386
　　──授動　300
　　──切離　300
左腎動脈　256, 295, 299, 301, 305, 367, 558
　　──露出　303
左性腺動静脈　340

左精巣静脈　299, 301, 328, 349
左前側方開胸の皮切　101
左総頸動脈　85, 95, 96, 97, 98, 545
左総腸骨静脈　317, 318, 341, 344
左総腸骨動脈　273, 330
　　──のより末梢の露出　268
左側下大静脈　573
左腸骨動静脈　318
左椎骨動脈　545
左内側腸骨仙骨静脈　344
左肺動脈　8
左反回神経　81, 82, 97
左副腎静脈　299, 301, 349
左迷走神経　81, 82, 96, 97, 103, 104
左腕頭静脈　86, 87, 94, 96, 97, 98, 99
三角胸筋アプローチ　167, 170
三角胸筋溝　154, 170, 183
三角胸筋切開法　170
三角筋　72, 73, 170, 183, 184
三角形靱帯　281

● し

耳介フラップ　47
痔核　369
子宮動脈　316
軸状筋線維　242
軸椎　56
示指伸筋　195
示指橈側動脈　226, 227
四肢の突起　10
指神経　217, 218
システイン乳糜管　245, 281, 282, 349
支帯　484
膝窩　453
膝窩-下腿バイパス　521
膝窩筋　449, 569
膝窩静脈　449, 453, 455, 469, 470, 481
　　──の後方露出　478
膝窩中部　449, 459
膝窩動脈　449, 453, 454, 455, 456, 457, 459, 460, 466, 469, 476, 478, 481, 483, 505, 522, 566, 567, 570
　　──のこれらの部分への到達，外側からのアプローチ　459
　　──捕捉　567
膝窩動脈中部の固有の病変　459
膝窩動脈-腓骨動脈バイパス　532
膝窩動脈捕捉症候群　478
膝下部　449, 459
膝下部膝窩動脈　467, 471
　　──の露出　466
　　──へのグラフト　471
膝下部膝窩動脈への経路　471
膝上部　449, 459
膝上部膝窩動脈　463
　　──の露出　460

刺入結紮　440
斜角筋　546, 547
斜角筋間三角　123
斜角筋群　115
斜角筋前脂肪塊　55, 61, 62, 65, 106, 129, 149
斜角結節　107, 114
尺側手根屈筋　194, 198, 199, 205, 207, 208, 209, 224
尺側手根屈筋腱　212
尺側神経　217
　　──背側枝　217
尺側総骨間動脈　549
尺側動脈　549
尺側囊　223
尺側反回動脈後枝　196
尺側反回動脈前枝　196
尺側皮静脈　178, 185, 186, 190, 201
射精の障害　323
尺骨神経　116, 158, 168, 172, 177, 181, 187, 196, 197, 198, 199, 207, 228, 233
　　──の手掌枝　208
　　──の手掌皮神経枝　218
　　──の深枝　224
　　──の背側枝　219
　　──の深枝　224
尺骨頭　197
尺骨動脈　12, 196, 197, 198, 199, 207, 208, 227, 233, 234, 549, 550
縦隔　78
縦隔胸膜　103
舟状骨　220, 221
舟状骨結節　220
十二指腸　356
　　──の水平部　276, 277
十二指腸-空腸接合部　284
絨毛小胞　2
絨毛膜絨毛　2
縮窄　544
縮窄症　544, 551
手根横靱帯　220, 221, 222, 227
手根骨弓　220
手根靱帯　222
手根トンネル切開　211
手指屈筋線維鞘　222
手掌腱膜　222, 223, 228, 234
手掌多汗症　148
手掌動脈弓　227
手掌ヒダ　227
主静脈　14
順行性バイパス　280, 288
上咽頭神経　36
上顎隆起　176
小胸筋　156, 159, 163, 171, 173
上頸神経節　37
上肩甲動脈　544
上行咽頭動脈　30

和文索引 **583**

上甲状腺動脈　30, 46
上喉頭枝　38
上喉頭神経　32, 38, 46
上行腰静脈　319, 320, 322, 349, 352, 352
　——の後方　320
踵骨　491
踵骨腱　498
小指球ハンマー症候群　230
小指球ヒダ　218
上尺側側副動脈　178, 181, 187, 196
上主静脈　17
上伸筋支帯　485, 495
掌側骨間膜　224
掌側支帯　193
掌側手根靱帯　222
掌側前腕筋膜切開　210
掌側の全長減圧法　214
掌側皮神経　217
上大静脈　86, 572
小腸間膜
　——の根部　240
　——の付着部　277
上腸間膜静脈　14, 276, 364, 365, 366, 367, 378, 379, 380
　——の露出　377
上腸間膜静脈-下大静脈吻合　371
上腸間膜動脈　9, 241, 272, 273, 276, 284, 285, 286, 325, 367, 557
　——による十二指腸の圧迫　561
　——の起始部　283
　——の結腸枝　557
　——の塞栓　279
　——の塞栓除去術　280
上腸間膜動脈起始部　245, 283
　——の急性閉塞　279
上腸間膜動脈血行の再建　287
上腸間膜動脈症候群　560
小腸腸間膜根部　276
上直腸静脈　365
上直腸動脈　273, 278, 318, 557
上殿動脈　316, 402, 564
上頭斜筋　72, 73
上腓骨筋支帯　484
上腓骨支帯　504
上部胸郭口　78, 88
小伏在静脈　453, 479, 521
上副腎動脈　559
上方下腹神経叢　322
静脈　14
静脈管　14, 15
静脈グラフトの経路　526
静脈血栓症　354
静脈索　18
静脈洞　14
小網　247, 248
小菱形骨　220

上腕筋　179
上腕筋膜　176
上腕骨上顆　176
上腕骨頭　155
上腕三頭筋外側頭　181, 184
上腕三頭筋長頭　183, 184
上腕三頭筋内側頭　183
上腕三頭筋内側頭(深頭)　181
上腕静脈　178
上腕深動脈　158, 178, 181, 182, 187
　——の橈側側副枝　196
上腕前部の筋肉　179
上腕頭　197
上腕動脈　12, 13, 177, 180, 187, 202, 203, 549
上腕動脈鞘　186
上腕動脈損傷　185
上腕二頭筋　156, 167, 177, 180, 183, 186, 203
上腕二頭筋腱　180, 193, 202
上腕二頭筋腱膜　180, 193, 201, 202
食道横隔靱帯　246
食道静脈瘤　369, 370
　——からの出血　369
食道静脈瘤減圧　382
食道神経叢　82
食道裂孔　243, 244
自律神経損傷　419
深外陰部動脈　394, 403
伸筋群　495
伸筋コンパートメント　176, 177
伸筋支帯　484
神経係蹄　173
神経血管茎　158
神経血管芯　116
神経血管束　183, 186
神経溝　2
神経堤　39
腎血管性高血圧症　290
人工血管　166, 419
　——による動静脈シャント　200
深後方コンパートメント　486, 489, 502, 523
　——の筋膜　503
深在筋膜　186, 206
深指屈筋　192, 193, 209, 213
腎周囲脂肪　297
腎周囲の大静脈　353
腎周囲被膜　297
深掌動脈弓　199, 226, 227
腎静脈　299, 573, 574
腎臓
　——の筋膜　297
　——の授動　267
　——の前方被膜　236
心臓管　2
心臓大血管奇形　544
深鼠径下リンパ節　397
深大腿静脈　393, 435

深大腿動脈　393, 402, 403, 404, 405, 406, 412, 413, 426, 433, 434, 435, 438, 442, 443, 451, 564, 565
　——後方アプローチ　446
　——の後方露出　446
深大腿動脈起始部　404
深大腿動脈近位側　442
深肘窩　193
深中手横靱帯　223
深腸骨回旋静脈　349, 393, 396, 398
深腸骨回旋動脈　316, 335, 393, 396, 398
腎動脈　295, 296, 298, 299, 315, 558
　——の破格　558
　——の露出　300
腎動脈下大静脈　352, 357
腎動脈下大動脈　314
　——の露出　323
腎動脈起始部の露出　300
深動脈弓　550
腎動脈再建　300
　——のためのバイパス　308
腎動脈性高血圧症　300
腎の襟　326
深腓骨神経　473, 488, 503, 506, 511
腎被膜　236
腎皮膜損傷　300
深部筋膜　462
深部掌側筋区画　210, 213
深部中隔　502
心膜横隔静脈　243
心膜横隔動脈　80, 243

●す

膵-十二指腸連絡路　278
膵臓頸部　276
膵臓鉤部　276
膵臓の鉤状突起　276
椎体周囲静脈叢　352
ステントグラフト治療　160
ステント治療　280
ストッキネット　135

●せ

性機能障害　325
星状神経節　121, 122, 148, 149, 150
生殖器　9
性腺動静脈　338
精巣静脈　269, 299, 301, 318, 351, 356, 559
精巣動脈　299, 318, 351, 356, 559
正中弓状靱帯　244, 251, 273, 274, 279, 281, 560
正中弓状靱帯症候群　560
正中臍靱帯　18
正中神経　116, 158, 168, 172, 176, 177, 187, 196, 197, 198, 211, 217, 219, 224, 227, 228
　——の手掌皮神経枝　218

正中切開　303
正中動脈　12, 13
舌咽神経　32, 37, 39, 48, 49
舌下神経　32, 37, 39, 45, 75
舌下神経幹　45
舌下神経管　37
舌下神経ワナ　32, 45, 48
節後線維　322
舌骨下筋群　25, 97
舌神経　36
節前線維　322
舌動脈　34
線維筋過形成　47
線維筋形成異常　300
線維筋性バンド　131, 134, 140, 124
浅外陰部動脈　394, 397, 403
前下膵十二指腸動脈　276
浅下腹壁動脈　332
前鋸筋　110, 118, 136, 150, 156, 156
浅筋膜　28, 60
前脛骨筋　494, 497, 524
前脛骨動脈　469, 475, 476, 483, 487, 505, 509, 518, 519, 526, 527, 566, 570
　　──の露出　524
前脛骨動脈起始部　517
前脛骨反回動脈　457
前頸静脈　31
浅頸動脈　149
前頸部縦切開法　64, 66
前頸部到達法　60
浅後方コンパートメント　486, 489, 502
前骨間動脈　196, 197, 210
仙骨正中動静脈　338, 341
浅指屈筋　192, 193, 194, 197, 198, 207, 213
前斜角筋　52, 62, 65, 89, 106, 107, 123, 124, 129, 137, 139, 147, 149
前斜角筋結節　133
前斜角筋切除術　126
前縦靱帯　24, 52, 66, 67
前主静脈　4, 14, 15, 16
前上膵十二指腸動脈　276
全小腸と右半結腸の壊死　279
浅掌動脈弓　199, 227, 233, 234, 550
前上腕回旋動脈　157
前神経束　116
前腎被膜　255
前脊髄動脈　56
前側方開胸　101
浅鼠径下リンパ節群　396
浅鼠径リンパ節　397, 410
浅大腿-膝窩静脈　437, 439
浅大腿静脈　435, 440, 441
浅大腿動脈　402, 404, 412, 413, 415, 426, 433, 434, 435, 450, 451
　　──の閉塞　421
選択的遠位側脾静脈-腎静脈シャント　372

選択的シャント　371
浅短掌筋　217
浅中手横靱帯　222, 223
浅腸骨回旋静脈　396, 410
浅腸骨回旋動脈　332, 394, 396, 397, 403, 410
浅橈骨神経
　　──外側枝　217, 218
浅動脈弓　550
浅腓骨神経　473, 488, 503, 511, 537
浅腹壁静脈　410
浅腹壁動脈　397, 403
前方経胸アプローチ　148
前方後腹膜アプローチ　338
前方コンパートメント　178, 486, 489, 497, 502
前方鎖骨上アプローチ　128, 148
前方腎筋膜　237
　　──と血管の関係　237
前方側頭下到達法　49
前方椎間静脈叢　352
前方椎間板
　　──の置換　338
　　──の融合　338
前腕筋膜　204
前腕筋膜切開　209
前腕骨間膜　192
前腕手掌側表層
　　──の静脈　190
　　──の神経　190
前腕の動脈　550

● そ

総肝動脈　275, 311, 552
総顔面静脈　44
総頸動脈　8, 30, 34, 45, 94, 542, 546
総骨間動脈　196, 549
総主静脈　4, 14, 15
臓側筋膜　25
臓側腹膜　272
総大腿動脈　390, 403, 407, 412, 413, 415, 433, 434, 565
　　──の露出　407, 409
総胆管　291
総腸骨静脈　319, 350
総腸骨動脈　315, 319, 350, 562, 563
総動脈幹　6
総腓骨神経　453, 472, 473, 488, 500
僧帽筋　110
足部
　　──動脈　572
　　──の血管　509
足外転筋群　496
足関節　504
塞栓　279
　　──による急性閉塞　284
塞栓症　279

　　──を来たす大動脈　245
足底筋　514
足底屈筋　502
足底屈筋群　493
足底動脈弓　510
足底方形筋　514
足背動脈　504, 506, 509, 510, 571, 572
　　──の露出　537
側副血行路　278, 405, 406
鼠径靱帯　350, 390, 391, 397, 408
鼠径部
　　──での大腿動脈の露出　407
　　──のヒダ（折り目）　408
鼠径部切開創　419
鼠径部リンパ節腫脹　422
鼠径ヘルニアの修復術　399
鼠径リンパ節　410
粗線　449

● た

第1体節　2
第1背側骨間筋　225, 232
第1肋骨　114
第1肋骨切除　126
大円筋　118, 156
大胸筋　102, 136, 137, 156, 162, 167, 168
大後頭孔　51
大後頭神経　72, 73, 74
大後頭直筋　72, 73
第3背側胸神経節　148
第3腓骨筋　497
胎児循環　18
大静脈の奇形　573
大腿　428
　　──の横断図　436
大腿陰部神経　336
大腿管　392
大腿筋膜　396, 410, 450, 484
　　──切開線　411
大腿後面のハムストリング筋　452
大腿骨の粗線　429
大腿三角　408, 442
　　──の後壁　400
大腿三角内　398
大腿三角部　428
大腿-膝窩動脈バイパス　460
大腿四頭筋　432, 450, 451
大腿鞘　392, 412
大腿静脈　391, 394, 407, 436, 437
　　──との合流部, 大伏在静脈　397
　　──の内側　420
大腿神経　321, 435, 443
　　──枝　444
　　──の伏在枝　462
大腿前面を交差する皮下経路　477
大腿-大腿動脈バイパス　415, 420

和文索引 **585**

――の解剖　419
大腿直筋　430
大腿動脈　13, 390, 391, 394, 407, 436, 437, 457
　――とグラフトの吻合　421
　――の拍動　408
大腿二頭筋　431, 436, 447, 464, 465, 466
大腿二頭筋腱　472, 473
大腿部外側筋間中隔　436
大腿ヘルニア　393
　――の修復術　399
大腿方形筋　430
大殿筋　447
大動脈　6, 7, 8, 84, 237, 238
　――を取り囲む腎の襟　573
大動脈弓　4, 5, 103
大動脈弓部　545
　――の異常　541
　――の破格　541, 542, 543, 545
大動脈弓部分枝　545
　――の露出　90
大動脈縮窄症　544
大動脈神経叢　322
大動脈-腎動脈バイパス　290
大動脈-大腿動脈バイパス　415
大動脈腸骨動脈の閉塞性疾患　415
大動脈囊　5
大動脈裂孔　90, 244
大内転筋　429, 432, 452
大内転筋群　430
大内転筋腱　449, 462, 463, 465
大伏在静脈　13, 351, 467, 515, 521
大網　275
大腰筋　320, 336
第4背側胸神経節　148
大菱形骨　220, 221
脱神経性過敏症　122
ダブルルーメン　258
短胃静脈　365, 382
短胃静脈連絡路　368
短胃動脈　275
短掌筋　233
短頭　465
短橈側手根伸筋　209
短内転筋　426, 429
胆囊動脈　554
短腓骨筋　496, 499
短母指外転筋　224
短母趾屈筋　514
短母指伸筋　195, 230, 231
短母趾伸筋　537
短母指伸筋腱　225

● ち

恥骨筋　392, 426
恥骨筋膜　392

恥骨靱帯　392
肘窩　178, 197
中間広筋　430, 450
中頸神経節　32, 54, 82, 122
中結腸静脈　284, 286, 365, 378
中結腸静脈/下腸間膜静脈連絡路　368
中結腸静脈/上腸間膜静脈連絡路　368
中結腸動脈　276, 284, 286, 557
　――の左分枝　278
中膝窩動脈の露出　478
中斜角筋　52, 89, 123, 130, 137, 142, 146, 546, 547
中斜角筋バンド　124, 125
中掌隙　223
中腎　9
中腎ヒダ　17
中枢側腕頭動脈の病変　100
肘正中皮静脈　190, 201
中仙骨静脈　349
中仙骨動脈　13
中腸循環　279
中直腸静脈　365
中直腸動脈　316
肘頭　176, 182
中副腎動脈　559
虫様筋　226
超音波ドップラー聴診器　200
腸間膜血管の圧迫　560
腸間膜循環　279
腸間膜動脈の露出　279, 280
腸間膜内での上腸間膜動脈の露出　284
長胸神経　116, 120, 130, 137, 140, 150, 158
腸脛靱帯　450, 464
腸骨下腹神経　321
腸骨筋膜　392
腸骨静脈　316, 330, 332, 340, 350, 422
　――の損傷　343
腸骨鼠径神経　321, 336, 338
腸骨動脈　314, 316, 317, 329, 332, 340, 417, 422
腸骨動脈末梢の血流　344
長趾屈筋　491, 492, 493, 512, 520
長趾屈筋腱　534
長趾伸筋　494, 497
長掌筋腱　211, 222
長頭　465
長橈側手根伸筋　192, 195, 209
長内転筋　395, 426, 429, 432
長腓骨筋　472, 496, 499
長母指外転筋　225
長母指屈筋　193, 209, 213
長母趾屈筋　492, 493, 508, 512, 513, 514, 533
長母指屈筋腱　223
長母指伸筋　195, 231
長母趾伸筋　494, 497, 504, 534
長母指伸筋腱　225

長母趾伸筋腱　537
腸腰筋　392

● つ

椎間孔　320
椎間板切除　346
椎骨斜角筋角　53
椎骨静脈　54, 62
椎骨動脈　8, 30, 51, 58, 62, 65, 74, 107, 122, 149, 548
　――の起始　548
椎骨動脈溝　56
椎骨動脈損傷　69
椎骨動脈末梢部　56
椎前葉　24, 67, 118

● て

手
　――の固有筋　224
　――の動脈　550
電動鋸　93

● と

頭蓋外椎骨動脈　69
盗血現象　419
橈骨神経　116, 158, 177, 178, 179, 181, 196, 225, 230, 231
　――の浅枝　217, 219
橈骨神経溝　181, 191
橈骨神経浅枝　197, 204
橈骨粗面　180, 193, 196
橈骨動静脈シャント　230
橈骨動脈　196, 197, 198, 199, 204, 205, 206, 225, 231, 549, 550
　――背側手根枝　225
頭最長筋　72, 73
豆状骨　207, 220, 221, 227
動静脈瘻　200
橈側手根屈筋　199
橈側手根屈筋腱　205, 206, 224
橈側総骨間動脈　549
橈側側副動脈　178
頭側通路　113
橈側反回動脈　196
橈側皮静脈　145, 155, 159, 170, 178, 190, 206, 230
頭長筋　52, 67
頭半棘筋　72, 73
頭板状筋　70, 72, 73
頭部と頸部への動脈　546
動脈管　6, 8, 18, 544
動脈管索　18, 82, 108
動脈硬化性の閉塞性疾患　415
動脈硬化性病変　407
動脈硬化性プラーク　287
洞様毛細血管　4

和文索引

鈍的トンネル作成器　525
トンネル作成器具　418

な

内陰部動脈　316, 563
内胸静脈　84, 98, 102
内胸動脈　8, 53, 84, 98, 102, 106, 242, 544, 548
内頸静脈　16, 31, 35, 37, 43, 54, 61, 72, 94, 95, 107
内頸動脈　5, 6, 8, 30, 34, 45, 72, 75, 546
内頸動脈錐体部　49
内頸動脈末梢部　47
内視鏡的硬化療法　370
内臓動脈起始部腹部大動脈　252
内側アプローチ　460
内側下膝動脈　457
内側顆上線　449
内側胸筋神経　158, 169
内側筋間中隔　176, 462
内側広筋　430, 436
内側鎖骨切除　143
内側前腕皮神経　158
内側膝下部アプローチ法　467
内側膝上部露出法　460
内側（上腕）筋間中隔　177, 178
内側上腕皮神経　117, 158
内側神経索　116
内側神経束　158, 172
内側前腕皮神経　190, 201
内側足根骨動脈　510
内側足底枝　512
内側足底動脈　535
内側大腿回旋動脈　402, 403, 405, 406, 413, 414
内側腸骨仙骨静脈　341
内側内転筋区画　432
内側半膜様筋　452
内側腓腹神経　479, 480
内側腰肋弓　242
内腸骨静脈　350
内腸骨動脈　315, 316, 330, 394, 562, 563
内転筋管　402, 434, 440, 451
内転筋群　428
内転筋裂孔　402, 425, 449
内乳動脈　53
内腹斜筋　254
内閉鎖筋　423, 424
斜め中隔　223

に

乳糜の漏出　325
乳糜腹水　300
乳様突起の部分切除　47
尿管　255, 318

ぬ

抜け穴　464

の

囊状突起　4
脳神経　36
脳脊髄液ドレナージ　258
脳底動脈　51, 56

は

肺芽　5, 6
胚外体腔　2
肺間膜　80
背屈筋群　494, 502
背側筋区画　210, 214
背側支帯　193
背側手根枝　231
背側大動脈　7, 11
背側分節間動脈　9, 12
背側分節間動脈分枝　13
肺動脈　6, 8
胚盤　2
破格　541, 545
白交通枝　121
白線　92
発生　541
馬蹄腎　323
ハムストリング筋　432
ハムストリング筋群　446
反回骨間動脈　196
反回神経　37, 38, 44, 82, 96
半奇静脈　83, 352
半腱様筋　431, 452
ハンター管　434, 451
反復性職業外傷　230
半膜様筋　461

ひ

脾横隔膜靱帯　269, 292, 303
非解剖学的経路　415
非解剖学的バイパス　415
皮下経路　476
皮下トンネル　418, 419
肥厚性瘢痕　200
脾梗塞　292
腓骨　530
　　──の切除　531
腓骨筋の腱　484
腓骨床　476
腓骨神経　453, 473, 480, 481, 488, 500, 502, 530
腓骨切除　490, 528
腓骨（切離）　475
腓骨側副靱帯　473
腓骨動脈　456, 476, 483, 498, 506, 508, 528, 533, 566, 570
　　──外側アプローチ　530
　　──内側アプローチ　528
　　──の露出　528
腓骨離断　474
肘固め　135
脾静脈　283, 293, 364, 365, 367, 383
　　──の授動　384
　　──の露出　381, 383
脾腎靱帯　269, 292, 303
脾-腎動脈バイパス　293
非選択的シャント　371
脾臓　292, 304
左胃静脈　367
左胃静脈冠状静脈　365, 367
左胃大網静脈　365, 382
左胃大網動脈　275, 382
左胃動脈　249, 273, 275, 281, 365, 552
左横隔神経　106, 111, 242, 243
左外側腸骨仙骨静脈の技　344
左外腸骨動脈　318, 351
左下傍腹直筋切開　339
左肝動脈　553
　　──変異した　251
左頸動脈　91
左結腸間膜　303
左結腸動脈　557
　　──の上行枝　278
左結腸の授動　269
左鎖骨下静脈　106
左鎖骨下動脈　85, 91, 101, 103, 544
左三角靱帯　246, 280, 354
左上大静脈　572, 573
左腎静脈　255, 256, 283, 286, 287, 289, 296, 299, 304, 305, 353, 367, 370, 386
　　──授動　300
　　──切離　300
左腎動脈　256, 295, 299, 301, 305, 367, 558
　　──露出　303
左性腺動静脈　340
左精巣静脈　299, 301, 328, 349
左前側方開胸の皮切　101
左総頸動脈　85, 95, 96, 97, 98, 545
左総腸骨静脈　317, 318, 341, 344
左総腸骨動脈　273, 330, 344
　　──のより末梢の露出　268
左側下大静脈　573
左腸骨動静脈　318
左椎骨動脈　545
左内側腸骨仙骨静脈　344
左肺動脈　8
左反回神経　81, 82, 97
左副腎静脈　299, 301, 349
左迷走神経　81, 82, 96, 97, 103, 104
左腕頭静脈　86, 87, 94, 96, 97, 98, 99
脾動脈　275, 281, 293, 312

和文索引　**587**

──の露出　292
脾動脈-腎動脈バイパス　292
非反回喉頭神経　38, 44
腓腹筋　491
　──両側頭の間　471
腓腹筋群　491
腓腹筋内側頭　468
腓腹枝　456
腓腹神経　505
腓腹神経血管の束　505
皮膚の縦切開　408
被包葉　26, 64
表在性掌側筋区画　210
ヒラメ筋　491, 516, 517, 529
脾彎曲部　293

● ふ

不完全な第1肋骨　125
腹横筋　355
腹横筋筋膜　254
腹腔　236, 238
腹腔神経節　281, 282
腹腔動脈　9, 270, 272, 273, 274, 291
　──直接アプローチ　280
　──の露出　281
腹腔動脈圧迫症候群　279
腹腔動脈起始部　245
　──の閉塞性疾患　290
腹腔動脈周囲交感神経線維　279
腹腔動脈上大動脈　245, 256
　──の経腹的露出　246
腹腔動脈上部　245
腹腔動脈中枢　245
伏在神経　440, 441
伏在神経痛　440
副腎　9
副神経　37, 39, 43, 70, 72, 73
副腎動脈　559
腹直筋　339
腹直筋後鞘　339
腹直筋鞘　340
腹直筋前鞘　339
副半奇静脈　86
腹部横切開　324
腹部重要血管　340
腹部食道　244
腹部正中切開　323, 324, 359
腹部正中線　253
腹部大動脈　236, 242, 272, 274, 551
　──後腹膜アプローチ　265
　──の分枝　551
腹部大動脈-大腿動脈バイパス経路(トンネル)　416
腹部内臓動脈　245, 272
腹壁の各層　340
腹膜　340

太い腰静脈枝　300
部分遮断鉗子　245
ブラッド・アクセス　200

● へ

閉鎖管　399, 401, 424
閉鎖孔　400, 424
閉鎖孔経路　426
閉鎖孔バイパス　401, 415, 424, 425
　──の解剖　422
閉鎖静脈　401, 423, 424
閉鎖神経　321
閉鎖動脈　399, 401, 402, 423, 424, 563
　──の起始　563
　──の変異　316
閉鎖膜　401, 424
閉塞性血栓血管炎　148
閉塞性疾患　521
壁側胸膜　78, 80, 149
壁側腹壁　340
　──の後壁　240
壁側腹膜の包み(袋)　239
へら　10
変異　541
辺縁静脈　11, 13
辺縁動脈(Drummondの)　278

● ほ

方形回内筋　192, 193
縫工筋　395, 440, 442, 443, 445, 461
放射状切開　266
傍腎動脈瘤　245, 323
傍腎動脈領域　245
傍大動脈組織　111
傍椎骨前面の筋肉構造　52
補完物　4
母指球側隙　223
母指球ヒダ　218
母指主動脈　226
母指内転筋　224
母趾内転筋　536
捕捉症候群　459
ボトックス　126

● ま

末梢側大動脈灌流　258
慢性の腸管虚血　279
慢性の腹部内臓動脈の閉塞　279

● み

右胃静脈　365, 367
右胃大網静脈　365, 382
右胃大網動脈　275, 382
右胃動脈　291, 556
右胃動脈起始部の変異　556
右横隔神経　242, 243

右横隔膜脚　243, 247, 248, 251
右外腸骨動脈　329
右肝動脈　553, 554
右結腸静脈　276, 378
右結腸動脈　273, 277, 284, 557
右交感神経幹　319
右鎖骨下動脈　8, 11, 97, 545, 546
右三角靱帯　359
右腎静脈の露出　306
右腎動脈　295, 296, 302, 307
　──の露出　306
右精巣静脈　352
右総頸動脈　97, 546
右総腸骨動脈　329, 341, 351
　──露出　268
右腸骨静脈　329
右内腸骨動脈　329
右反回神経　82
右副腎静脈　299, 349, 358
右迷走神経　82, 96
右腕頭静脈　87

● め

迷走神経　6, 32, 37, 38, 44, 61, 64, 75, 82, 111
メデューサの頭　369, 370

● も

盲嚢　137
門脈　364, 365, 367, 574
　──の側副血行路　368
　──の露出　373
門脈圧　369
門脈圧亢進症　369
門脈-下大静脈吻合　371
門脈循環　370
門脈-体循環間の交通　369
門脈体循環シャント　379
門脈-体循環の側副血行　382

● ゆ

融合　7
有鉤骨　220
有鉤骨鉤　221
有頭骨　220

● よ

腰静脈　17, 255, 269, 301, 307, 319, 320, 341, 352, 574
　──コントロール　357
腰静脈叢　238
腰神経　320
腰仙骨神経幹　321
腰椎椎間板手術　317
腰椎隆起　238
腰動脈　314, 320, 341
腰部交感神経幹　319, 336, 337

腰部交換神経節の鎖 338
腰部交感神経の露出 336
腰部神経叢 321
羊膜 2
横切開 303

●ら

卵円窩 396
卵円孔 18
卵黄嚢 2
卵黄嚢循環 2
卵黄嚢静脈 2, 3, 14, 15
卵黄嚢動脈 3, 9
卵巣静脈 423
卵巣動脈 350

●り

リドカイン 126

リングで補強された人工血管 419
リンパ嚢腫 300, 397, 410

●れ

裂孔靱帯 390, 391
連絡ワナ 164

●ろ

労作性血栓症 123, 142
肋烏口靱帯 123
肋胸結合 142
肋鎖角 119
肋鎖腔 142
肋鎖靱帯 88, 113, 114, 144
肋鎖通路 123
肋軟骨結合 133, 140
肋間静脈 17
肋間上腕神経 116, 117, 120, 136, 158

肋間動脈 53, 54, 544, 548
肋頸動脈幹 8
肋骨切除 266
肋骨剪刀 254
肋骨と鎖骨による圧迫 125

●わ

腕神経叢 115, 116, 121, 130, 137, 140
── の神経束 177
腕橈骨筋 184, 192, 195, 198, 199, 203, 204, 209
腕頭静脈 16
腕頭動脈 85, 87, 91, 96, 98, 546

欧文索引

A

abdominal aorta 551
abductor hallucis muscle 536
abductor pollicis brevis muscle 224
abductor pollicis longus 225
aberrant obturator artery 316
accessory hemiazygous vein 86
accessory nerve 37, 39, 70
adductor brevis muscle 426, 429
adductor canal 440
adductor hiatus 402, 425, 449
adductor longus muscle 426, 429, 432
adductor magnus muscle 429, 432, 452
adductor magnus tendon 449, 462, 463, 465
adductor pollicis muscle 224
adrenal 9
AIA 197, 210
Allen test 200
amnion 2
anatomic snuffbox 217
anomaly 545
ansa cervicalis 27, 29, 36
ansa hypoglossi 32
ansa subclavia 82, 122
antebrachial fascia 204
antecubital fossa 178
anterior cervical approach 64
anterior compartment 178, 486, 489, 502
anterior divisions 116
anterior inferior pancreaticoduodenal artery 276
anterior infratemporal approach 49
anterior interosseous artery 197
anterior intervertebral plexus 352
anterior jugular vein 31
anterior longitudinal ligament 24, 52, 66, 67
anterior rectus sheath 339
anterior renal fascia 237
anterior scalene muscle 52, 62, 107, 123, 124, 129, 137, 139, 147, 149
anterior superior pancreaticoduodenal artery 276
anterior supraclavicular approach 128, 148
anterior tibial artery 469, 475, 476, 483, 487, 506, 509, 566, 570
anterior tibial recurrent artery 457
anterior ulnar recurrent artery 196
anterolateral thoracotomy 101
aorta 6, 7, 8, 84, 237, 238
aortic arches 4, 5, 103, 541

aortic hiatus 90
aortic sac 5
arc of Riolan 278
arcuate artery 510
ascending lumbar vein 319, 320, 322, 349, 352
ascending pharyngeal artery 30
atlanto occipita membrane 74
atlas 51
axillary artery 137, 161, 164, 168, 172, 549
axillary fascia 118, 159
axillary nerve 158
axillary passages 117
axillary sheath 24, 167
axillary sheath fascia 118
axillary vein 137, 164, 168, 172
axis 56
azygous vein 16, 83, 87, 244

B

backbleeding 414
bare area 361
basilar artery 51, 56
basilic vein 185, 186, 201
biceps brachii mascle 156, 167, 177, 180, 183, 203
biceps brachii tendon 193
biceps femoris muscle 431, 447, 464, 465, 465, 466
biceps femoris tendon 472
biceps muscle 186
biceps tendon 180, 202
bicipital aponeurosis 180, 193, 201, 202
bicipital tuberosity of radius 180
blunt tunneling instrument 525
body stalk 2
Bookwalter retractor 341
botulinum toxin A 126
brachial artery 12, 177, 180, 187, 202, 203, 549
brachial fascia 176
brachial plexus 121, 130, 137
brachial plexus cords 177
brachial sheath 186
brachialis muscle 179
brachiocephalic artery 85, 87, 96, 546
brachiocephalic vein 16
brachioradialis 192, 209
brachioradialis muscle 184, 195, 198, 199, 203, 204
buccopharyngeal fascia 25

C

canal of Guyon 222, 233
capitate 220
caput medusa 369, 370
carotid artery 22, 30
carotid body 30
carotid canal 30
carotid sheath 23, 27, 61
carotid sinus 30
carotid sinus nerve 39
carotid triangle 29
carotid tubercle 51, 52, 66, 122
causalgia 148
celiac artery 9
celiac ganglion 281, 282
celiac trunk 273, 274, 291
cephalad passages 113
cephalic vein 145, 155, 159, 170, 190, 206, 230
cervical rib 124
cervicothoracic sympathectomy 148
Chassaignac's tubercle 52
chorionic vesicle 2
chorionic villi 2
circumflex scapular artery 157
cisterna chyli 245
clavicle 155
clavicular malunion 125
clavipectoral fascia 118, 159, 162, 163, 171, 174
Cobb elevator 342, 344
common cardinal vein 4, 14, 15
common carotid artery 8, 30, 34, 390, 413, 433, 434, 542, 546, 565
common flexor origin 197
common hepatic artery 275, 311
common iliac artery 315, 562, 563
common interosseous artery 196
common peroneal nerve 453, 472, 488
compartment 486
compartment syndrome 488
complement 4
condyloid emmisary vein 73
connecting loop 164
coracobrachialis mascle 156, 167, 172, 179, 183
coracoid process 156
coracoid prominence 155
coral reef syndrome 245
coronary ligament 353

coronary sinus 572
coronary vein 249
costocervical artery 544
costocervical trunk 8, 54
costochondral junction 133
costoclavicular angle 119
costoclavicular compression 125
costoclavicular ligament 88, 114, 144
costoclavicular passage 123
costoclavicular space 142
costocoracoid ligament 123
costosternal junction 142
cranial nerves 36
crawford type 260
crural fascia 484
cubital fossa 197
cul-de-sac 137
cysterna chyli 281, 282, 349

D

Deaver retractor 246
deep arch 550
deep brachial artery 158, 178, 181, 182
deep circumflex iliac artery 316, 393, 396, 398
deep circumflex iliac vein 349, 393, 396, 398
deep cubital fossa 193
deep external pudendal artery 394, 403
deep fascia 186, 206, 462
deep femoral artery 402, 403, 404, 405, 406, 413, 426, 433, 434, 435, 443, 451, 564, 565
deep palmar arch 226, 227
deep peroneal nerve 473, 488, 506, 511
deep posterior compartment 486, 489, 523
deep transverse metacarpal ligament 223
deep volar compartment 210
deltoid muscle 170, 183, 184
deltopectoral approach 167, 170
deltopectoral groove 154, 170, 183
denervation hypersensitivity 122
digastric muscle 33, 34
digital nerve 218
digital palmar crease 218
distal jugular vein 35
distal vertebral artery 56
doppler probe 344
dorsal 9
dorsal aorta 7, 11
dorsal branch of ulnar nerve 219
dorsal carpal branch 231
dorsal carpal branch of radial artery 225
dorsal compartment 210
dorsal interosseous artery 196
dorsal intersegmental artery 12
dorsal retinacula 193

dorsalis pedis artery 504, 506, 509, 510
double-lumen tube 258
ductus arteriosus 6, 8, 18
ductus venosus 14, 15
duodenum 356
dura mater 58

E

effort thrombosis 123
elevator 139
embolus 279
embryonic disk 2
esophageal plexus 82
esophageal varices 369
esophagophrenic ligament 246
extensor carpi radialis brevis 209
extensor carpi radialis longus 209
extensor carpi radialis longus muscle 195
extensor compartment 176, 177
extensor digitorum longus muscle 494, 497
extensor hallucis brevis muscle 537
extensor hallucis longus 504, 534
extensor hallucis longus muscle 494, 497
extensor hallucis longus tendon 537
extensor indicis muscle 195
extensor pollicis brevis 225, 230, 231
extensor pollicis brevis muscle 195
extensor pollicis longus 195, 225, 231
external carotid artery 5, 6, 8, 34, 43, 546
external iliac artery 13, 315, 316, 330, 335, 423, 562, 563, 565
external iliac vein 423
external jugular vein 28, 29, 31, 106, 128
external oblique 254
extraembryonic coelom 2
extraperitoneal approach 354

F

facial nerve 37
facial vein 35, 44
fascia lata 396, 450, 484
fascia of deep posterior compartment 503
fasciae 297, 450
FCU 194, 199, 207
FCU tendon 212
FDS 194, 197, 198, 207, 213
felxor hallucis longus 533
femoral artery 13, 437, 457
femoral canal 392
femoral nerve 321, 443
femoral sheath 392
femoral triangle 442
femoral vein 437
fibromuscular dysplasia 300
fibrous digital flexor sheath 222
fibula (cut) 475

fibular collateral ligament 473
first dorsal interosseous muscle 225, 232
first rib 114
first somites 2
flexor carpi radialis muscle 199
flexor carpi radialis tendon 205, 206, 224
flexor carpi ulnaris 194, 209, 224
flexor carpi ulnaris muscle 198, 199, 205, 207, 208
flexor compartment 176, 177
flexor digitorum longus muscle 491, 492, 493, 512
flexor digitorum profundus 192, 209
flexor digitorum profundus muscle 193
flexor digitorum superficialis 192, 194
flexor digitorum superficialis muscle 193, 197, 207
flexor hallucis brevis muscle 514
flexor hallucis longus 513, 514
flexor hallucis longus muscle 492, 493, 508, 512
flexor pollicis longus 209
flexor pollicis longus muscle 193
flexor pollicis longus tendon 223
flexor retinaculum 485, 512
flexordigitorum superficialis 198
Fogarty chatheter 328
foramen magnum 51
foramen of Winslow 375
frog-leg position 439
fusions 7

G

gastric varices 369
gastrocnemius muscle 491
gastroduodenal artery 275, 276, 291
gastroepiploic arcade 368
gastrohepatic (lesser) omentum 248
genitofemoral nerve 321, 338
Gerota's fascia 236, 304, 327
Gibbon's space 362
glossopharyngeal nerve 32, 37, 39, 48
gluteus maximus muscle 447
gonad 9
gonadal artery and vein 351, 356, 423
gonadal vessels 338, 559
great saphenous vein 351, 515
greater occipital nerve 73, 74
grey rami 121
groin lymphadenopathy 422

H

Halsted's ligament 144
hamate 220
heart tubes 2
hemiazygous vein 83

hemorrhoids 369
hepatic artery 273, 291, 353
hepatic sinusoids 14
highest genicular artery 454
hook of hamate 221
Horner syndrome 121, 122, 148, 150
humeral epicondyle 176
humeral head 155, 197
Hunter's canal 402, 425, 434, 451
hypoglossal canal 37
hypoglossal nerve 32, 37, 39, 45, 75
hypothenar crease 218

I

iliac fascia 392
iliac veins 317, 330, 350
iliac vessels 340
iliocolic artery 273, 557
iliohypogastric nerve 321
ilioinguinal nerve 321, 338
iliotibial band 450, 464
in situ greater saphenous vein 515
incomplete first rib 125
inferior alveolar nerve 36
inferior cervical ganglion 32, 54
inferior epigastric artery 316, 335, 398, 563
inferior epigastric pedicle 339
inferior epigastric vein 335, 349, 398
inferior epigastric vessels 338
inferior extensor retinaculum 485, 495
inferior gluteal artery 13, 316, 402, 563, 564
inferior mesenteric artery 9, 241, 268, 273, 277, 315, 318, 325, 328, 329, 338, 341, 558
inferior mesenteric ganglion 322
inferior mesenteric vein 301, 365, 366
inferior peroneal retinaculum 484
inferior phrenic artery 242
inferior phrenic vein 242, 349
inferior pulmonary ligament 80, 270
inferior pulmonary vein 270
inferior rectal vein 365
inferior thyroid artery 55, 62
inferior ulnar collateral artery 196
inferior vena cava 237, 238, 317, 329, 353, 379, 380, 573
inferior vesicle artery 316
infraclavicular approach 142
infrageniculate 449
infraglenoid tuberosity 181
infrarenal vena cava 352
inguinal ligament 390, 391
intercostal artery 544
intercostobrachial nerve 116, 120, 136, 158
internal carotid artery 5, 6, 8, 30, 34, 75, 546
internal iliac artery 315, 316, 330, 394, 562, 563
internal jugilar vein 16, 31, 43, 54, 61, 95, 107
internal oblique 254
internal pudendal artery 8, 242, 316, 544, 563
internal thoracic artery and vein 84
interosseous membrane 192, 486
interosseous recurrent artery 196
interscalene triangle 123
intersegmental artery 9
intraperitoneal approach 356
intrinsic hand muscles 224
investing fascia 26, 64
ischial tuberosity 431

J

jugular foramen 35
jugular veins 31

K

Kaplan's cardinal line 211
Kocher maneuver 306

L

L4/L5 exposure 344, 338
L5/S1 exposure 338
lacinate ligament 492
lacunar ligament 390, 391
Langenbeck retractor 146
Langer's arch 123
lateral antebrachial cutaneous nerve 190, 191, 219
lateral antebrachial utaneous nerve 218
lateral branch of superficial radial nerve 218
lateral compartment 210, 486, 489, 502
lateral cord 172
lateral epicondyle 191
lateral femoral circumflex 457
lateral femoral circumflex artery 403, 404, 405, 414
lateral femoral circumflex vein 413, 443
lateral femoral cutaneous nerve 321
lateral grey column 121
lateral humeral circumflex artery 157
lateral iliosacral vein 341
lateral inferior genicular artery 457
lateral intermuscular septum 177, 178, 184, 195, 464
lateral lip of bicipital groove 180
lateral lumbocostal arch 242
lateral pectoral nerve 158, 163, 164
lateral plantar artery 535, 536
lateral sacral artery 316
lateral sacral vein 349
lateral supracondylar line 195
lateral thoracic artery 116, 136, 157, 544
lateral thoracic vein 120, 136
latissimus dorsi mascle 110, 118, 136, 156, 177
Lebsche knife 93
left adrenal vein 299, 301, 349
left brachiocephalic vein 87, 94, 96, 97
left common carotid artery 85, 95, 96
left common iliac artery 273, 330
left common iliac vein 317, 318
left external iliac artery 318, 351
left gastric artery 249, 273, 275, 281, 365
left gastric (coronary) vein 365
left gastric vein 367
left gastroepiploic artery 275, 382
left gastroepiploic vein 365, 382
left gonadal vein 301, 328, 349
left gonadal vessels 340
left phrenic nerve 242, 243
left pulmonary artery 8
left recurrent laryngeal nerve 81
left renal artery 367
left renal vein 255, 283, 286, 287, 296, 304, 367, 370, 386
left subclavian artery 85, 103, 106
left superior vena cava 572
left triangular ligament 246
left vagus nerve 81, 96, 103
levator scapulae muscle 58, 71
ligamentum arteriosum 82
ligamentum nuchae 24
limb buds 4
limited upper sternotomy 98
linea alba 92
linea aspera 449
lingual artery 34
lingual nerve 36
liveiner buds 4
long head 465
long thoracic nerve 116, 120, 130, 137, 158
longissimus capitis 73
longus capitis muscle 52
longus colli muscle 52, 62
loophole 464
Louis' angle 98
lumbar sympathetic chain 338
lumbar vein 255, 301, 307, 352
lumbar venous plexus 238
lumbar vessels 341
lumbosacral trunk 321
lumbrical muscle 226
lung buds 5, 6
lymphocele 410

M

manubrium of sternum 88
marginal artery (of Drummond) 278
marginal mandibular branch 38
marginal mandibular nerve 38
marginal vein 11
May-Thurner syndrome 317
meandering mesenteric artery (of Riolan) 278
medial antebrachial cutaneous nerve 190, 201
medial brachial and antebrachial cutaneous nerve 158
medial claviculectomy 143
medial cord 158, 172
medial femoral circumflex artery 402, 403, 405, 406
medial humeral circumflex artery 157
medial iliosacral vein 341
medial inferior genicular artery 457
medial intermuscular septum 177, 178, 462
medial lumbocostal arch 242
medial pectoral nerve 158
medial plantar artery 535
medial supracondylar line 449
medial sural nerve 480
medial tarsal artery 510
median arcuate ligament 251, 273, 274, 281, 560
median artery 12
median cubital vein 190
median nerve 116, 158, 168, 172, 177, 187, 196, 197, 198, 219, 224, 227, 349
median sternotomy 91
mediastinum 78
membranous portion 348
mesenchymal clefts 2
mesonephric folds 17
mesonephros 9
metanephros 9, 17
middle cervical fascia 25
middle cervical ganglia 82
middle cervical ganglion 32, 54, 122
middle colic artery 276, 284, 286, 557
middle colic vein 284, 286, 365, 378
middle colic vein/inferior mesenteric vein arcade 368
middle rectal artery 316
middle rectal vein 365
middle sacral vessels 338, 341
middle scalene band 124, 125
middle scalene muscle 52, 123, 130, 137, 142, 547
mid-palmar space 223
midpopliteal 449

mobile wad 210
mobile wad muscles 212, 213
musculocutaneous nerve 158, 172, 177, 179
musculophrenic artery 242

N

nerve of Hering 46
neural crest 39
neural groove 2
neurovascular bundle 183
neurovascular core 116
neurovascular pedicle 158

O

oblique septum 223
obliquus capitis superior 73
obturator artery 402, 423, 563
obturator vein 423
obturator canal 399, 401
obturator externus muscle 400, 426
obturator foramen 400
obturator internus muscle 423
obturator membrane 401
obturator nerve 321
occipital artery 34, 45, 48
olecranon 176, 182
omni retractor 341
omohyoid muscle 43, 55, 61, 64, 106, 107
outlet band 125
outpouchings 4
Overholt raspatory 140

P

paddle 10
Paget-Schroetter syndrome 142
palmar aponeurosis 223
palmar arches 227
palmar cutaneous branch of median nerve 218
palmar cutaneous branch of ulnar nerve 218
palmar hyperhidrosis 148
palmaris brevis muscle 233
palmaris longus tendon 222
pancreaticoduodenal arcade 278
panniculus carnosus 28
parietal peritoneum 340
parietal pleura 78, 149
park bench position 72
pectineal fascia 392
pectineal ligament 392
pectineus muscle 392, 426
pectoral fascia 159
pectoralis major muscle 136, 137, 156, 162, 167, 168
pectoralis minor mascle 156, 159, 163, 171

pericardiophrenic vessels 80, 243
peroneal artery 456, 476, 483, 498, 508, 528, 533, 566, 570
peroneal nerve 481
peroneus brevis muscle 496, 499
peroneus longus muscle 496, 499
peroneus tertius muscle 497
pharynx 33
phrenic nerve 55, 62, 65, 66, 80, 107, 116, 129, 139, 142, 147, 149
pisiform 207, 220, 221, 227
platysma muscle 28, 60, 128
pons 51
popliteal artery 449, 454, 456, 457, 466, 469, 476, 481, 505, 522, 566, 570
popliteal vein 469, 481
popliteus muscle 449, 569
portal vein 365, 367, 574
postcardinal vein 4, 11, 13, 16, 17
posterior antebrachial cutaneous nerve 191, 219
posterior atlantooccipital membrane 58
posterior cord 116, 172
posterior divisions 116
posterior groove 56
posterior humeral circumflex artery 181
posterior intervertebral plexus 352
posterior rectus sheath 339
posterior renal fascia 237
posterior tibial 570
posterior tibial artery 456, 476, 483, 487, 498, 505, 507, 509, 512, 515, 518, 519, 529, 535, 566
posterior tibial nerve 488
posterior ulnar recurrent artery 196
posterolateral thoracotomy 109
precardinal vein 4, 14, 16
pretracheal fascia 25
prevertebral fascia 24, 118
princeps pollicis artery 226
profunda femoris artery 565
pronator quadratus 192
pronator quadratus muscle 193
pronator teres 192
pronator teres muscle 193, 194, 197, 198, 203
psoas muscle 320
pulmonary artery 6, 8

Q

quadratus plantae muscle 514

R

radial artery 196, 197, 198, 199, 204, 205, 206, 225, 231
radial collateral artery 178

radial collateral brachii of profunda brachii artery　196
radial nerve　116, 158, 177, 178, 179, 181, 196, 225, 230, 231
radial recurrent artery　196
radial tuberosity　193, 196
radialis indicis artery　227
ramus mandibularis　38
rapezium　221
Raynaud's symptoms　148
rectus capitis posterior major　73
rectus muscle　339
rectus sheath　340
recurrent laryngeal nerves　82
reflex sympathetic dystrophy　148
renal artery　295, 296, 315, 558
renal collars　326
renal vein　573
retinacula　484
retromandibular space　40
retromandibular vein　31, 35
retroperitoneal connections　369
retropharyngeal space　66
right adrenal vein　299, 349
right brachiocephalic vein　87
right colic artery　273, 284, 557
right colic vein　276
right common carotid artery　97
right common iliac artery　329, 351
right crus of diaphragm　247
right external iliac artery　329
right gastric artery　291
right gastric vein　365, 367
right gastroepiploic artery　275, 382
right gastroepiploic vein　365, 382
right internal iliac artery　329
right phrenic nerve　242, 243
right renal vein　296
right subclavian artery　8, 11, 97
right sympathetic trunk　319
ring retractor　342
rongeur　68, 140
root of small bowel mesentery　240, 277
root of transverse mesocolon　277
roots　116

● S

saphenofemoral junction　397
saphenous nerve　440
sartorius muscle　442, 443, 445, 461
scalene fat pad　61, 128, 149
scalene muscles　115
scalene tubercle　107, 114
scalenovertebral angle　53
scaphoid　220, 221
Scarpa's triangle　394

Schrock technique　361
sciatic artery　13, 564
semimembranosus muscle　431, 461
semispinalis capitis　73
semitendinosus muscle　431, 452
septum transversarum　14
serratus anterior mascle　110, 136, 156
short gastric artery　275
short gastric vein　365, 382
short gastric vein arcade　368
short head　465
Sibson's fascia　88, 131, 140, 148, 149
sigmoidal branches　278
sinus venosus　4, 14
sinusoids　4
small saphenous vein　453, 479
snuffbox　225
soleus muscle　516, 529
spinal accessory nerve　73
spiral groove　181, 191
spleen　304
splenic artery　275, 281, 293, 312
splenic flexure　293
splenic vein　283, 293, 365, 367
splenius capitis　73
splenius cervicis muscle　58, 71
S-shaped incision　201
steal phenomenon　419
Steinmann pins　342
stellate ganglion　121, 122, 149, 150
sternoclavicular joint　113
sternocleidomastoid muscle　55, 60, 64, 70, 89, 106
sternomanubrial joint　84
stockinette　135
strap muscles　25, 97
styloglossus muscle　33, 34
stylohyoid ligament　33
stylohyoid muscle　33, 34
styloid process　33
stylopharyngeus muscle　33
subclavian artery　6, 53, 107, 129, 139, 149, 542, 546, 547
subclavian vein　16, 54, 106, 107, 129, 139, 142, 145
subclavius insertion　144
subclavius mascle　118, 119, 138, 142, 159, 174
subcoracoid space　123
subscapular artery　116, 157, 544
subscapularis muscle　156
superficial arch　550
superficial branch of radial nerve　197, 219
superficial cervical artery　149
superficial circumflex iliac artery　394, 396, 403

superficial circumflex iliac vein　396
superficial epigastric artery　403
superficial external pudendal artery　394, 403
superficial fascia　28
superficial femoral artery　402, 404, 413, 426, 433, 434, 435, 450, 451, 565
superficial femoral vein　441
superficial femoral-popliteal vein (SFPV)　437
superficial palmar arch　227, 234
superficial peroneal nerve　473, 488
superficial posterior compartment　486, 489, 502
superficial radial nerve　204
superficial transverse metacarpal ligament　222, 223
superficial volar compartment　210
superior extensor retinaculum　485, 495
superior genicular artery　456
superior gluteal artery　316, 402, 564
superior hypogastric plexus　322
superior laryngeal nerve　32, 36
superior mesenteric artery　9, 241, 273, 276, 284, 286, 325, 367, 557
superior mesenteric vein　276, 365, 366, 367, 378, 379, 380
superior peroneal retinaculum　484
superior rectal artery　273, 318
superior rectal vein　365
superior sympathetic ganglion　37
superior thoracic aperture　78, 88, 113, 123
superior thyroid artery　30
superior ulnar collateral artery　178, 181, 196
superior vena cava　572
supinator　192
supinator muscle　197
supraclavicular approach　60
supracondylar fracture　185
supracondylar ridge　176
supracondylar septa　177
supra-geniculate　449
suprarenal artery　559
suprascapular artery　129, 544
suprasternal notch　92
supreme thoracic artery　116, 120, 137, 157
supreme thoracic vein　137
sural nerve　505
sympathetic trunk　54, 61

● T

teres major mascle　156
thenar crease　218
thenar space　223
third portion　276

thoracic aorta 249, 541
thoracic duct 54, 55, 61, 83, 106, 128, 244, 245, 281
thoracic outlet 113
thoracic outlet syndrome 113
thoracoacromial artery 157, 163, 168, 174
thoracoacromial vein 163
thoracodorsal artery 157
thoracodorsal nerve 116, 158
thoracoepigastric vein 120, 136
thromboangiitis obliterans 148
thrombosis 279
thymus 84, 94
thyrocervical trunk 8, 53, 55, 62, 132, 544
tibial nerve 453, 481, 505, 507, 513, 522, 523
tibialis anterior muscle 494, 497, 524
tibialis posterior muscle 492, 493
tibioperoneal trunk 475, 476, 566
tracheoesophageal groove 82
transaxillary approach 134, 150
transfixing suture 440
transjugular intrahepatic portosystemic shunt (TIP) 370
transnasal/oral wiring 47
transversalis fascia 297, 340, 392
transverse carpal ligament 220, 221, 222, 227
transverse cervical artery 544
transverse mesocolon 240, 382
trap door 44
trap door extension 91

trap door thoracotomy 101, 105
trapezium 73, 220
trapezius muscle 110
trapezoid 220
Treitz's ligament 286, 325
triceps
──long head 183
──medial head 183
triceps muscle
──lateral head 181, 184
──long head 184
──medial (deep) 181
truncus arteriosus 6
trunks 116
tunnel of Guyon 222
tunneling instrument 418

● U

ulnar artery 12, 196, 197, 198, 199, 207, 227, 233, 234
ulnar bursa 223
ulnar nerve 116, 158, 168, 172, 177, 181, 187, 196, 197, 198, 199, 207, 208, 228, 233
umbilical artery 18
umbilical vein 14, 15, 18
umbilicarteryl artery 3
umbilicarteryl vein 3
uterine artery 316

● V

vagus nerve 6, 32, 37, 61, 75

vasomotor sympathetics 121
vastus lateralis muscle 430, 436
vastus medialis muscle 430, 436
veins 14
veins of Retzius 370
venolysis 143
vertebral artery 8, 30, 51, 58, 62, 65, 74, 107, 122, 149
vertebral vein 54, 62
vessels of the leg 483
visceral fascia 25
vitelline artery 3
vitelline circuits 2
vitelline vein 3, 15
volar carpal ligament 222
volar interossei 224
volar interosseous artery 196
volar retinacula 193

● W

Warren's distal splenorenal shunt 372
white ramus 121

● X

xiphoid process 92

● Y

yolk sac 2

重要血管へのアプローチ
外科医のための局所解剖アトラス 第3版　　定価：本体20,000円＋税

1995年 5月30日発行　第1版第1刷
2005年 6月20日発行　第2版第1刷
2014年 5月20日発行　第3版第1刷 ©
2024年 1月15日発行　第3版第3刷

著　者　　ガリー G. ウィンド
　　　　　R. ジェームズ バレンタイン

訳　者　　鰐　渕　康　彦
　　　　　安　達　秀　雄

発行者　　株式会社　メディカル・サイエンス・インターナショナル
　　　　　代表取締役　金子 浩平
　　　　　東京都文京区本郷 1-28-36
　　　　　郵便番号 113-0033　電話 (03) 5804-6050

印刷：三報社印刷／表紙装丁：トライアンス

ISBN 978-4-89592-774-1　C3047

本書の複製権・翻訳権・上映権・譲渡権・貸与権・公衆送信権（送信可能化権を含む）は（株）メディカル・サイエンス・インターナショナルが保有します．本書を無断で複製する行為（複写，スキャン，デジタルデータ化など）は，「私的使用のための複製」など著作権法上の限られた例外を除き禁じられています．大学，病院，診療所，企業などにおいて，業務上使用する目的（診療，研究活動を含む）で上記の行為を行うことは，その使用範囲が内部的であっても，私的使用には該当せず，違法です．また私的使用に該当する場合であっても，代行業者等の第三者に依頼して上記の行為を行うことは違法となります．

JCOPY 〈出版者著作権管理機構 委託出版物〉
本書の無断複製は著作権法上での例外を除き禁じられています．複製される場合は，そのつど事前に，出版者著作権管理機構（電話 03-5244-5088, FAX 03-5244-5089, info@jcopy.or.jp）の許諾を得てください．